HANDBUCH DER GEISTESKRANKHEITEN

BEARBEITET VON

K. BERINGER · K. BIRNBAUM · A. BOSTROEM · E. BRAUN · A. v. BRAUNMÜHL
O. BUMKE · H. BÜRGER · H. CREUTZFELDT · J. L. ENTRES · G. EWALD
E. GAMPER · F. GEORGI · H. GRUHLE · E. GRÜNTHAL · J. HALLERVORDEN
A. HAUPTMANN · A. HOMBURGER · F. JAHNEL · W. JAHRREISS · A. JAKOB
H. JOSEPHY · V. KAFKA · E. KAHN · F. KEHRER · B. KIHN · H. KORBSCH · E. KRETSCH-
MER · E. KÜPPERS · J. LANGE · W. MAYER-GROSS · F. MEGGENDORFER · K. NEU-
BURGER · P. NITSCHE · B. PFEIFER · F. PLAUT · M. ROSENFELD · W. RUNGE
H. SCHARFETTER · K. SCHNEIDER · F. SCHOB · W. SCHOLZ · J. H. SCHULTZ · H. SPATZ
W. SPIELMEYER · J. STEIN · G. STEINER · F. STERN · G. STERTZ · W. STROHMAYER
R. THIELE · W. VORKASTNER · W. WEIMANN · A. WETZEL · K. WILMANNS · O. WUTH

HERAUSGEGEBEN VON

OSWALD BUMKE
MÜNCHEN

FÜNFTER BAND
SPEZIELLER TEIL I

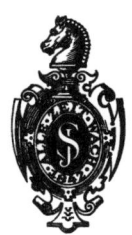

SPRINGER-VERLAG BERLIN HEIDELBERG GMBH 1928

SPEZIELLER TEIL

ERSTER TEIL

DIE PSYCHOPATHISCHEN ANLAGEN REAKTIONEN UND ENTWICKLUNGEN

BEARBEITET VON

K. BIRNBAUM-BERLIN · E. BRAUN-KIEL
E. KAHN-MÜNCHEN · J. H. SCHULTZ-BERLIN
G. STERTZ-KIEL

MIT 10 ABBILDUNGEN

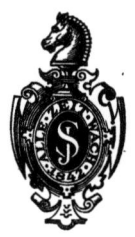

SPRINGER-VERLAG BERLIN HEIDELBERG GMBH 1928

ISBN 978-3-540-01062-3   ISBN 978-3-642-51083-0 (eBook)
DOI 10.1007/978-3-642-51083-0

Inhaltsverzeichnis.

Die Behandlung der abnormen nervösen Reaktionen und der Psycho-pathien. (Unter Ausschluß der Vergiftungen und soziologischer Fragen.) Von Professor Dr. J. H. Schultz, Berlin 487

Berichtigungen

zu dem Beitrag
EUGEN KAHN, Die psychopathischen Persönlichkeiten.

S. 239, Zeile 22 von oben: statt deshriptiv lies deskriptiv
S. 323, Zeile 10 von unten: statt HIPPOKRATES lies ARISTOTELES
S. 350, Zeile 16 von oben: statt möglröh lies möglich
S. 390, Zeile 5 von unten: statt aszoialen lies asozialen
S. 398, Zeile 21 von oben: statt KRETSCHMAR lies KRETSCHMER
S. 430, Zeile 15/16 von oben: K. SCHNEIDER bleibt weg (das Zitat ist aus KRONFELD)
S. 470, Fußnote 1: statt remittierenden lies intermittierenden

Der Aufbau der Psychose.

Von

KARL BIRNBAUM
Berlin.

1. Der Aufbau als allgemein-klinisches Phänomen.

Der „Aufbau der Psychose" (BIRNBAUM) schließt sich nicht nur zufällig unmittelbar an den allgemein-psychopathologischen Teil dieses Handbuchs an und
tritt damit zugleich an die Spitze des speziellen klinischen Teils. Er gehört
vielmehr aus inneren Gründen dahin. Die Aufbaubetrachtung vermittelt von
sich aus den Übergang vom einen zum andern, bildet das Bindeglied zwischen
beiden. Sie führt von den unselbständigen Teil- und Einzelgebilden all-
gemein-psychopathologischer Natur direkt hinüber zu den komplexen selbständigen Bildungen der klinischen Ganzheiten und Einheiten. Der Aufbau in
diesem Sinne ist also ein *psychiatrischer Zwischenbegriff* oder noch bestimmter
ausgedrückt: ein *allgemein-klinischer* Begriff im Gegensatz zu den allgemein-
psychopathologischen (Symptomen- und Syndromen-) Begriffen und den speziellen klinischen (Krankheits-) Begriffen. Er bezieht sich grundsätzlich auf
(und setzt also grundsätzlich voraus) zusammengesetzte Bildungen, wie sie die
klinische Empirie ihm darbietet, und er kommt daher auch erst in Frage, wenn
man über jene einfachen allgemeinen psychopathologischen Gegebenheiten hinaus zu höheren (klinischen) Gebilden vordringt. Welcher Art Gebilde es sind
oder es sein müssen, auf die sich der Aufbau bezieht, ist an sich von vornherein
nicht festgelegt oder festzulegen, hängt vielmehr davon ab, was die Klinik bei
ihrer Betrachtung als solche zusammengesetzten höheren Bildungen heraushebt,
und worauf sie bei ihrer Verarbeitung und Bewertung besonderes Gewicht legt. Für
die klinisch-nosologische Einstellung, wie sie sich historisch herausgebildet hat,
auch gegenwärtig allgemein als ausschlaggebend anerkannt wird und noch als
wegweisend für die Zukunft gilt, stellen im wesentlichen die *Krankheitsformen*
jene zusammengesetzten Ganzheiten und Einheiten dar, um deren Aufbau sich
die Klinik zu bemühen hat. Es liegt aber an sich kein Grund vor, etwa die Aufbaubetrachtung fallen zu lassen, wenn die weitere klinische Entwicklung zu
anderen — insbesondere zu weniger fest geschlossenen und umschriebenen — klinischen Einheiten etwa in Form von klinischen Reaktionsformen oder selbst
zu weniger umfassenden, nach Art der Zustands-Verlaufsverkuppelungen u. dgl.
führen sollte, wobei an ihr dann freilich entsprechende Modifikationen der Gesichtspunkte vorgenommen werden müßten.

An dieser Stelle haben wir es jedenfalls nur mit den Krankheitsformen als
den klinisch anerkanntesten und wissenschaftlich wie praktisch bedeutsamsten,
hoch zusammengesetzten psychiatrischen Einheitsgebilden und damit lediglich
mit dem Aufbau der *Psychosen* zu tun. In den *Psychosen* sehen wir — um den
grundsätzlichen Standpunkt vorweg sicherzustellen — nun nicht etwa für

praktische Zwecke zurechtgelegte Schablonen oder für wissenschaftliche er-
dachte Konstruktionen nach Art bloßer heuristischer Fiktionen, sondern vielmehr *reale Gegebenheiten* naturwissenschaftlich-empirischer Art, und zwar verstehen wir unter ihnen *gewisse nach Art und Folge regelmäßig wiederkehrende
und daher auf innere Zusammenhänge und Zusammengehörigkeiten hinweisende
geschlossene Reihen klinischer Erscheinungen, die durch ihre regelmäßige Zuordnung zu gewissen (mehr oder weniger sicher nachweisbaren) besonderen Agentien
sich auch als einheitlich verursacht darstellen.* Dabei verkennen wir durchaus
nicht die Bedeutung der schon seit langem (HOCHE) und besonders dringlich
in letzter Zeit (BUMKE) gegen diese anerkannten Kernphänomene aller Klinik
erhobenen grundsätzlichen und erfahrungsmäßigen Einwände: so vor allem das
vielfache Versagen dieser nosologischen Einheiten bei der klinischen Verwertung
und systematischen Durchführung, weiter die vielfache Unspezifität der konstitutiven Krankheitselemente, die heterogene Zusammensetzung der einzelnen
Krankheitseinheiten (aus exogenen und endogenen Bestandteilen), die scheinbare Unspezifität selbst der ausschlaggebenden ätiologischen Faktoren und
schließlich die wesentliche Beteiligung von außerhalb des Krankheitsprozesses
liegenden, in der Person des Befallenen selbst vorgebildeten bereitstehenden Bildungen am Krankheitskomplex. Alle diese (und auch andere hier zu über-
gehende) Einwände genügen uns aber nicht, wie wir ausführlich in der „Revision der psychiatrischen Krankheitsaufstellungen" auseinandergesetzt und begründet haben, um einfach diese Krankheitsformen als echte naturgesetzlich
festgelegte komplexe klinische Einheiten aufzugeben, wenn wir auch zugestehen,
daß sie noch wesentlicher Modifikationen bedürfen und daß vor allem ihre bisherigen zahlreichen konkreten Sonderbestimmungsstücke und ihre fest umrissenen starren Formen einer allgemeineren Formulierung und einer weiteren
Fassung werden weichen müssen.

Indem wir nun die Psychose grundsätzlich als eine hoch zusammengesetzte
klinische Einheit anerkennen, erkennen wir ihr ebenso grundsätzlich eine bestimmte Art der Zusammensetzung, ein bestimmtes Gefüge, eine Struktur, einen
inneren Aufbau zu, und damit erhalten wir, ohne den weiteren Ableitungen
vorzugreifen, mit dem Aufbauphänomen ein allgemeines — ja *das* allgemeine
*klinische Grund*phänomen und mit ihm zugleich den klinischen *Grund*begriff, der
die verschiedenen, die Störung konstituierenden Elemente nach inneren Zuordnungen, gesetzmäßigem Zusammenhang und klinischen Beziehungen zusammenfaßt und im Rahmen der Psychose festlegt. Wir erkennen damit zugleich an,
daß dieses Aufbauphänomen für die *ganze* Nosologie in gleicher Weise Geltung
hat und daß es unbeschadet aller sonstigen Differenzen auf alle klinischen Objekte: Krankheitseinzelfälle so gut wie -spielarten und -typen Anwendung findet.

Wir ergänzen noch: Die Psychose, wie sie sich im Aufbau darbietet, stellt
anerkanntermaßen keine starre unbewegliche Zuständlichkeit, keine statische
Gegebenheit dar. Sie kennzeichnet sich vielmehr ihrem Wesen nach als ein
lebendiges Geschehen, ein dynamischer Vorgang, ein Komplex von (gestörten)
Funktionsabläufen, der durch das Spiel (Zusammenspiel und Gegenspiel) wirksamer Kräfte, durch die besonderen Funktions- und Wirkungsbeziehungen
dieser Kräfte herbeigeführt, in seiner Richtung bestimmt und in Bewegung
gehalten wird. Das bedeutet aber, daß es speziell die *Dynamik des Aufbaus*
ist, der wir nachzugehen haben, und daß unsere Aufbaubetrachtung selbst
dynamisch gerichtet sein muß, derart, daß sie die gestörten Funktionsabläufe
und -zusammenhänge in der Gesamtdynamik der Psychose verfolgt und zu
diesem Zwecke vor allem auch auf die für deren Erfassung wesentlichen *genetischen* Beziehungen das Hauptaugenmerk richtet.

Nach alledem ist die Aufbaulehre ihrer *allgemeinen wissenschaftlichen Eigenart* nach als eine — vorzugsweise *dynamisch-genetisch gerichtete* — *klinische Struktur-, Zusammenhangs- und Beziehungslehre* zu charakterisieren, die den Blick von der bloßen äußeren Erscheinungsform der Psychose auf ihr *inneres* Gefüge richtet und die Erfassung des Ganzen der Psychose aus der Zusammenordnung der Teile wie umgekehrt den Zusammenhang der Teile vom Ganzen her zu gewinnen sucht[1]. Sie erweist sich damit zugleich *wissenschaftsgeschichtlich* gesehen als eine Fortentwicklung (und als nötige Ergänzung) jener klinisch-*deskriptiven* Forschung, die in der Periode des empirischen Klinizismus KRAEPELINS sich als so fruchtbar erwies, indem sie auf die Sammlung und Registrierung der Bestandteile und Bestimmungsstücke der klinischen Formen, auf ihre schreibende Veranschaulichung sowie auf die Darstellung ihrer *äußeren* Bilder das Hauptgewicht legte.

Methodologisch erfordert diese Aufbaubetrachtung entsprechend ihrer Hinwendung auf die inneren Strukturbeziehungen und -zusammenhänge im Gefüge der Psychose eine entsprechend von der einfachen Deskription sich entfernende systematisch-*analytische* Betrachtungsweise, für die die Kennzeichnung als *klinische Strukturanalyse* (BIRNBAUM) sich von selbst ergibt. Diese Strukturanalyse bietet selbst umgekehrt die unmittelbare und notwendige Grundlage sowie die Hilfsmittel für die zugehörige *synthetisch*-klinische Leistung: für die Zusammenfassung und Zusammenordnung der strukturanalytisch gewonnenen konstituierenden Elemente der Krankheit zur Einheit der Psychose vermittels einer *klinischen Strukturformel* (sei es des Krankheitsfalls, der Spielart oder des Typs), welche die inneren Strukturverhältnisse der Psychose, die Zusammenhangs- und Ordnungsbeziehungen in ihrem Gefüge wie ihren ganzen hierarchischen Aufbau in einer Einheitsformulierung zur Darstellung bringt.

2. Die Determinanten des klinischen Aufbaus.

Die Eigenart des Aufbaus der Psychose ist mit den bisherigen allgemeinen Hinweisen auf ihren zusammengesetzten Charakter nicht erschöpft. Sie macht weitere klinische Kennzeichnungen und Differenzierungen notwendig. Vor allem ist eins herauszuheben: Die Psychose wird in ihrem Aufbau keinesfalls durch die bloße Zusammen- und Nebeneinanderstellung, die einfache Anhäufung ihrer klinischen Elemente, durch die unterschiedslose Herausholung ihrer Determinanten hinreichend erfaßt. So würde sie bestenfalls einem undifferenzierten Konditionalismus der psychiatrischen Krankheitsbetrachtung erscheinen, der von uns als strukturanalytisch durchaus unzulänglich abgelehnt werden muß. Wesentlich für ihren Aufbau ist vielmehr eine *bestimmte* Ordnung dieser Bestandteile, eine differenzierte Anordnung und Zusammenordnung der Teile im Rahmen des Ganzen entsprechend ihrer jeweiligen *klinischen Wertigkeit* und *nosologischen Bedeutung*. Diesen Unterschieden im Anteil der konstituierenden Krankheitselemente, im hierarchischen Aufbau und der dynamischen Determination der Psychose muß die Aufbaulehre von vornherein Rechnung tragen durch

---

[1] Es erübrigt sich (weil für die klinische Psychiatrie, auf die es hier lediglich ankommt, ohne jede Bedeutung) hier noch nachzuprüfen, ob diese klinische Aufbaubetrachtung eine *Struktur* und *Gestalt* im Sinne der modernen Psychologie (WERTHEIMER, KÖHLER, KOFFKA u. a.) voraussetzt und anerkennt und damit von der klinischen Seite her einen Anschluß der psychiatrischen Forschung an jene psychologischen Richtungen herstellt. Daß es sich bei dieser Auffassung der nosologischen Einheiten um analoge Gebilde wie die Strukturen der Gestaltpsychologie handelt, kann trotz gegenteiliger Behauptung eines Kritikers, der am Aufbau der Psychose lediglich die methodologische Seite zu sehen vermochte, kaum zweifelhaft sein.

Aufstellung einer Anzahl *Hilfsbegriffe,* welche diese klinischen Bedeutungs-
differenzen klar zum Ausdruck bringen. Diese Begriffe, ohne die sie überhaupt nicht strukturanalytisch arbeiten kann, sind von ihr nicht willkürlich
geschaffen, sie brauchte sie in der Hauptsache überhaupt nicht selbst erst zu
gewinnen, sie bekam sie vielmehr zum gut Teil unmittelbar von der klinisch-
nosologischen Forschung ausgehändigt, der ja trotz ihrer vorherrschenden
Richtung auf das äußere klinische Erscheinungsbild der Psychose analytische
Tendenzen (WERNICKE, auch MEYNERT) durchaus nicht so fern lagen. Diese
klinisch-empirische Herkunft der differenzierenden Aufbaubegriffe bringt es
auch mit sich und macht es verständlich, daß sie Sinn und Wert nur dann haben
und nur so lange behalten, als sie sich auf die Objekte, von denen sie herstammen,
beziehen: also auf die nosologischen Gebilde der Krankheitsformen, ohne Bezug
auf sie dagegen sinn- und wertlos werden. Und sie bürgt zugleich des weiteren
dafür, daß sie nicht etwa auf spekulative Gedankenkonstruktionen, sondern
auf empirisch erprobte und anerkannte klinische Fakten hinweisen.

Als Grundbegriffe, die grundsätzlich und in allen Fällen für den Aufbau
der Psychose heranzuziehen sind, ergeben sich nun auf Grund der klinischen
Erfahrung folgende:

1. Hauptbegriffe:

a) Begriff der *Pathogenetik,* der sich auf die Krankheitsverursachung und damit
zugleich auf die spezifische Determinierung des Grundcharakters der Psychose
bezieht.

b) Begriff der *Pathoplastik,* der sich auf die Krankheitsausgestaltung und
damit die äußere Sonderformung der Psychose bezieht.

2. Hilfsbegriffe:

a) Begriff der *Prädisposition,* der auf die Krankheitsvorbereitung, auf die
pathogenetische (Entstehungs-)*Bereitschaft* Bezug hat.

b) Begriff der *Präformation,* der auf die Gestaltungsvorbereitung, auf die
pathoplastische (Bild-)*Bereitschaft* Bezug hat, und schließlich

c) Begriff der *Provokation,* der weder auf die Krankheitsbestimmung und
-gestaltung noch auch auf die Bereitschaften dazu, sondern nur auf ihre Auslösung, ihre Aktivierung, Mobilisierung und Manifestmachung sich bezieht.

Diesen klinisch orientierten Grundbegriffen des Krankheitsaufbaus entsprechen nun, wie es sich bei ihrer unmittelbaren klinischen Ableitung von selbst
versteht, bestimmte „*klinisch-formale" Grundphänomene,* deren Eigenart sowohl
wie ihre Unterschiede wie auch ihre Bedeutung für den Aufbau selbst und damit ihre klinische Wertigkeit für das Krankheitsganze sich ohne weiteres aus
den angeführten Bezeichnungen und Kennzeichnungen ergibt.

Die so gegebene klinische Differenzierung der Strukturdeterminanten scheint
es nun höchst einfach zu ermöglichen, den Aufbau der Psychose eindeutig und
erschöpfend durchzuführen: Es genügt anscheinend, daß man die konstituierenden Krankheitsbestandteile gemäß den ihnen zugeschriebenen klinischen
Wertzeichen, ihrem besonderen klinischen Wirkungswert an den entsprechenden
Stellen im Rahmen der Psychose einsetzt. In Wirklichkeit gestalten sich aber
die Aufbauverhältnisse meist unübersichtlicher und komplizierter, als jene scheinbar elementaren Voraussetzungen erwarten lassen (und übrigens auch verwickelter, als es nach den bisher durchgeführten Erfassungen des *äußeren* Er-
scheinungsbildes der Psychose zu erwarten war). An dieser Kompliziertheit des
Aufbaus ist nun nicht etwa bloß die grundsätzlich *polymorphe* Zusammensetzung
der Psychose schuld: Diese kann nicht nur je nach der Krankheitsform, sondern
auch je nach der Intensität und dem Stadium des Krankheitsverlaufs und selbst

nach der Eigenart der betroffenen Persönlichkeit ein vielgestaltiges, in Art, Umfang und Grad variierendes Zusammenspiel von pathogenen, pathoplastischen, prädisponierenden, provozierenden und sonstigen Momenten bieten; darüber hinaus können dann auch noch die beteiligten Aufbauelemente selbst unter sich noch weitgehend differieren: teils normaler, teils pathologischer, teils biologischer, teils psychologischer, teils exogener, teils endogener Natur sein. Weiter ist vielmehr daran auch schuld die immer wiederkehrende Tendenz der einzelnen determinierenden Faktoren, an dem gleichen Krankheitsvorgang sich vielseitig zu beteiligen; derart, daß etwa bei einer psychogenen Störung ein psychischer Faktor zugleich auslösend und inhaltgebend oder bei einer Schizophrenie die gleiche Konstitution sowohl prädisponierend wie verlaufsbestimmend wirkt. Sodann spricht komplizierend der Umstand mit, daß bestimmte im Krankheitsrahmen wirksame Tendenzen sich in den verschiedenen Gebieten der psychischen Sphäre (in verschiedenen Systemengebieten, darüber hinaus auch in verschiedenen „Schicht"gebieten) zugleich, dabei aber symptomatologisch verschieden, auszuwirken neigen, wie etwa eine allgemeine Funktionshemmung sich gleichzeitig in der psychomotorischen Sphäre als Hypokinese, in der ideatorischen als Denkverarmung, in der emotionellen als Apathie innerhalb des Gesamtbildes repräsentiert oder eine katathyme Tendenz sich zugleich innerhalb der „rationalen" Schicht in einer Wahnbildung und innerhalb der „archaischen" in irgendwelchen magischen Erlebnisformen ausdrückt. Und schließlich fällt hier noch ins Gewicht die Verschmelzung der verschiedenartigen Tendenzen und Mechanismen in *einem* pathologischen Gebilde, *einem* Symptom u.dgl., das damit zugleich von der pathogenetischen Seite her etwa hirnphysiologisch, von der pathoplastischen psychologisch, von der prädispositionellen biologisch (z. B. durch das Lebensalter) usw. determiniert sein kann (und demgemäß „mehrdimensional" zu erklären ist).

Diese Vielgestaltigkeit des Krankheitsaufbaus mit vielfältiger Determination der Bestandteile bringt es so mit sich, daß die durch ihn gegebenen Probleme mit der Durchprüfung der komplizierten Zusammensetzung der Psychose nichts weniger als erledigt sind, sondern daß sie vor allem zugleich auf die Lösung der Frage hindrängen, wie bei einer solchen Verwicklung der Zusammenhänge sich überhaupt noch die Einheit der Krankheitsform als wirkliches klinisches Faktum und nicht als eine bloße begriffliche Abstraktion ergeben kann.

Wie es aber auch im einzelnen mit den Problemen des Aufbaus bestellt sein mag: die unverkennbare Tatsache, daß er grundsätzlich alle jene Momente aufgreift und umschließt, die für die Eigenart der Psychose bestimmend sind, macht diesen Aufbau selbst zu einem bedeutsamen Bestandteil aller auf die *speziellen* klinisch-psychiatrischen Formen gerichteten Untersuchungen. Deren Aufgabe ist es dann, im besonderen die Eigenheiten und Unterschiede in der Struktur der einzelnen Krankheitsfälle, -formen und -gruppen nach Art, Zahl, Wirkungsweise, Zusammenhang und klinischer Wertigkeit der Determinanten festzustellen, daraus nosologische Aufstellungen und Abgrenzungen abzuleiten und so schließlich von der strukturellen Individual- und Typenanalyse der Psychose zur Sicherung eines nosologischen Systems zu gelangen.

Die *allgemeine* Aufbaubetrachtung, die hier die spezielle Klinik einzuleiten hat, hat es mit solchen klinisch-nosologischen und klassifikatorischen Sonderzielen nicht zu tun; sie hat nur das allgemeine Gerüst für den Aufbau der einzelnen Krankheitsformen zu entwerfen. Sie kann daher auch von vornherein zahlreiche Einzelheiten und vielfältige Variationen der Aufbaubeziehungen und -zusammensetzungen außer acht lassen, wie sie sich bei der systematischen Durchprüfung der vielgestaltigen klinischen Sonderformen ergeben, und sich vielmehr darauf beschränken, nur das allgemein Gültige und grundsätzlich Be-

deutsame an den Aufbauerscheinungen herauszuheben, wie es den klinischen
Gesamtbereich (wenn auch mit fall- und typenweise wechselnden Abwandlungen)
durchzieht, und so zugleich im *Überblick* die allgemeine Problematik dieses
Gebiets zu beleuchten. Soll dieses aber einwandsfrei geschehen, ohne daß immer
wieder die verwirrende Fülle der Variationsmöglichkeiten der zahllosen Bestimmungsstücke der Sondertypen störend hineinspielt, so erscheint es zweckmäßig,
ja selbst notwendig, von vornherein den Aufbau der Psychose zu vereinfachen
und nur in seinen Grundumrissen festzulegen. Dies gelingt am ehesten dadurch,
daß man eine *Auswahl* unter den konstituierenden Elementen des Krankheitsaufbaus trifft und möglichst wenige, dafür aber wirklich grundlegende Momente
herausgreift.

Betrachtet man zu diesem Zwecke den Aufbau und seine Determinanten
zunächst einmal unter jenen „*klinisch-formalen*" Gesichtspunkten, wie sie durch
die Begriffe und die Zusammenhänge im Sinne der Pathogenese, Pathoplastik,
Prädisposition, Präformation usw. gegeben sind, so läßt sich unschwer erkennen,
daß hier eine bestimmte Vereinfachung und Einschränkung schon durch die
vorgenommene Gliederung in Haupt- und Hilfsmomente nahegelegt wird. Für
die Hilfsmomente: also prädisponierende, präformierende und provozierende
Faktoren zeigt sich ohne weiteres, daß sie zwar im Aufbau vertreten sein *können*,
aber nicht vertreten sein *müssen*, und daß also ihre mehr oder weniger weitgehende
Beteiligung zwar bei diesen oder jenen Krankheitsformen auf Grund der klinischen Erfahrung anzuerkennen ist, dieser Anteil aber nicht etwa grundsätzlich für jede Psychose gefordert werden muß. Anders steht es demgegenüber
mit den als Hauptmomenten herausgehobenen pathogenen und pathoplastischen
Faktoren: Sie *müssen* grundsätzlich an jeder Psychose Anteil haben: die ersteren
aus dem selbstverständlichen allgemein theoretischen Grunde, weil sie ja überhaupt die Voraussetzung für das Zustandekommen dieser psychischen Gebilde
sind; und die letzteren aus dem ebenso selbstverständlichen empirischen Grunde,
weil ein realer Krankheitsfall nicht ohne konkrete Formgestaltung denkbar ist.
Dabei soll durchaus nicht die Bedeutung verkannt werden, welche einzelnen
auch jener Hilfsmomente für die Typik bestimmter Krankheitsformen oder
-gruppen zukommt: der Provokation etwa für die psychogenen Störungen, der
Prädisposition für die schizophrenen usw., und ebensowenig soll das allgemeine
klinische Interesse übersehen werden, das sich auch an diese Hilfsmomente:
an ihr Hineinspielen in die Grundstruktur der Psychose und ihre eigentümlichen
Verbindungen und Verflechtungen mit den Hauptmomenten des klinischen
Aufbaus knüpft. Aber davon unberührt bleibt doch bestehen, daß gerade das
für die Psychose selbst grundsätzlich Wesentliche (und zwar sowohl für ihre
äußere Erscheinungsform des Symptomen- und Verlaufsbildes wie für ihre
innere Strukturzusammensetzung) und darüber hinaus der ganze Beziehungsreichtum der wirksamen Kräfte im Rahmen der Psychose sich vorwiegend, wenn
auch nicht ganz ausschließlich, an die pathogenen und pathoplastischen Momente,
ihre Zuordnungen, ihre Verflechtungen und ihr Wechselspiel knüpfen. Wir
glauben daher bei diesem erfahrungsgemäßen Übergewicht und dem grundsätzlich überwiegenden Anteil jener Hauptfaktoren am Aufbau der Psychose
gegenüber den übrigen Hilfsmomenten uns keiner klinischen Unterlassungssünde
schuldig zu machen, vielmehr alle Hauptzusammenhänge und -beziehungen im
Gefüge der Psychose ausreichend einzufangen, wenn wir der allgemeinen Darstellung des Aufbaus der Psychose, soweit *klinisch-formale* Determinanten in
Betracht kommen, nur jene pathogenen und pathoplastischen Momente zugrunde
legen. Dies nun freilich mit der stillschweigenden Anerkennung, daß für die
spezielle Darlegung der klinischen *Einzel*formen auch die übrigen: prädispo-

nierende, präformierende, provozierende zur bestimmteren Kennzeichnung ihres Sonderaufbaus noch — und *unbedingt* — herangezogen werden müssen.

Wir sehen uns nun noch weiter um: Prüft man zum Zwecke einer ähnlichen Vereinfachung und Zusammendrängung der Aufbaubetrachtung den Aufbau der Psychose unter jenem anderen Gesichtspunkt, der der Ergänzung des klinisch formalen zu dienen hat: unter dem „*klinisch-materialen*", wie er etwa durch die Gegensatzpaare: normal und pathologisch, endogen und exogen, konstitutionell und konstellativ, persönlichkeitszugehörig und persönlichkeitsfremd (personal und „extrapersonal") und ähnliche gegeben ist, so zeigt sich unschwer, daß auch diese materialen Seiten des klinischen Aufbaus durch Ausschaltung der weniger wesentlichen und Beschränkung auf die grundlegenden ohne Beeinträchtigung des Grundrisses des Aufbaus, ja sogar im Gegenteil unter besserer Herausarbeitung desselben, auf eine einzige polare Gruppe zusammengeschmolzen werden können. Und auch dies wieder bei voller Anerkennung der klinischen Tatsache, daß die Betrachtung des Aufbaus von jedem dieser materialen Bezugssysteme aus die Psychose in einer neuartigen, von anderwärts nicht ebenso zu gewinnenden Beleuchtung zeigt.

Wir sehen uns zunächst unter dem Gesichtspunkt der Unentbehrlichkeit für die Aufbaubetrachtung das Gegensatzpaar der *normalen* und *pathologischen* Aufbaudeterminanten an. Die Zusammensetzung der Psychose aus diesen scheinbar heterogenen Elementen ist gegeben durch die Tatsache, daß nicht das ganze psychophysische Funktionssystem durch die Störung verändert zu werden braucht, daß einzelne Funktionsanteile körperlicher und seelischer Art des Organismus, die an sich vom Krankheitsprozeß verschont und also normal geblieben sind, in die Dynamik der Psychose eintreten können und in Wechselbeziehung mit den psychotisch erzeugten oder veränderten an der Entwicklung und Gestaltung der Psychose teilnehmen können. Es läßt sich nun nicht verkennen, daß der Aufbau der Psychose, gerade weil man es mit einem pathologischen Gebilde zu tun hat, ohne Berücksichtigung dieses Zusammenspiels von normalen und pathologischen Determinanten nicht voll gewürdigt werden kann. Nun liegt es aber in der Natur der Sache, daß die pathologischen Bestandteile der Psychose, weil Störungskräfte bzw. die Produkte von Störungskräften darstellend, vorwiegend an den pathogenetischen Zusammenhängen beteiligt sind, die normalen dagegen, weil ihrem Wesen nach nicht pathologisch wirksam, vorzugsweise an den pathoplastischen teilhaben. Es geht also zunächst einmal die Beziehung: normal-pathologisch im Rahmen der Geisteskrankheit in einem wesentlichen Umfang in die von pathogenetisch-pathoplastisch ein und wird daher von dieser aus gleichzeitig mehr oder oder weniger miterfaßt.

Das ist das eine. Zum andern stammen die normalen Anteile am Aufbau der Psychose im wesentlichen (wenn auch selbstverständlich nicht ausschließlich und immer) von der *Persönlichkeit* des Befallenen, die pathologischen rühren (zum gut Teil wenigstens) von außerhalb der Persönlichkeit liegenden Schädigungskräften her. Und damit wird zugleich die Gruppe der normalen und pathologischen Aufbauelemente in vieler Hinsicht von der Gruppe der *personalen* und „*extra*"-*personalen* Krankheitsbestandteile aufgenommen, und ihr Anteil am Aufbau der Psychose und ihre Beziehungen zu ihm werden so zugleich wieder erfaßt, wenn man diesen Faktoren Rechnung trägt.

In ähnlichem Sinne lassen sich auch noch andere, in anderen Dimensionen liegende bedeutsame Determinanten des Aufbaus aufteilen. So werden, wie leicht abzuleiten, speziell die Gruppen *endogen — exogen* und *konstitutiv — konstellativ* in der Hauptsache von der Gruppe personal — extrapersonal umfaßt, so daß auch bei ihnen von einer selbständigen Erörterung bei der Aufbaubetrachtung halbwegs abgesehen und statt dessen speziell auf diese letzteren Beziehungen zurückgegangen werden darf.

Eine selbständigere Stellung scheint demgegenüber dem Verhältnis *biologischer* und *psychologischer* Momente im Gefüge der Psychose zuzukommen. Pflegen diese doch besonders tief in die Dynamik der Geistesstörung einzugreifen und sie so grundlegend zu bestimmen, daß mit der Festlegung des *psychobiologischen* Aufbaus geradezu das Grundgerüst der Psychose als festgelegt gelten kann. Mit diesem psychobiologischen Aufbau ist nun nicht etwa die selbstverständliche Tatsache gemeint, daß letzten Endes alle psychologischen Bestandteile der Psychose irgendwie biologisch-somatisch fundiert sein müssen, als vielmehr die vorläufig immer noch nicht als Selbstverständlichkeit geltende andere: daß bestimmte Aufbauerscheinungen (Zusammenhänge usw.) ebenso nur vom Psychologischen aus verstanden werden können, wie andere nur vom Biologisch-somatischen her ihre Erklärung finden können. Auch hier soll die weitreichende Problematik nicht übersehen werden, wie sie gerade das Zusammenspiel biologischer und psychologischer Anteile am Aufbau der Psychose mit ihrer eigenartigen Mischung im Rahmen der Störung ergibt, eine besondere Problematik, die bei andersartiger Bezugnahme nicht entsprechend zum Ausdruck kommt. Das bezieht sich nun nicht so sehr auf die Probleme *allgemeiner somatologischer* Natur, die für den Aufbau weniger charakteristisch sind, etwa auf die hirnphysiologische (bzw.-pathologische), neurovegetative, endokrine und sonstige körperliche Fundierung psychotischer Vorgänge; auch nicht so sehr auf die Frage, wie biologische oder psychologische Gebilde und Mechanismen die klinischen Formen im Sinne der Prädisposition, der Präformation oder der Provokation bestimmen: ungeklärte Fragen, die letzten Endes mit Unzulänglichkeiten unserer allgemeinsten biologischen Einsichten zusammenhängen; sondern es bezieht sich vor allem auf die Eigenart des *Funktionsverhältnisses, der Wirkungsbeziehungen, der Zusammenordnungen* (Ein-, Über-, Unterordnungen), *vermittels derer biologische Determinanten in funktionelle Verbindung mit psychologischen im Rahmen der Psychose treten* und trotz ihrer scheinbaren Gegensätzlichkeit einen einheitlichen Funktionszusammenhang herstellen: derart etwa, daß der biologische Grundprozeß die Bedingungen für psychologische Überbauten bietet (der schizophrene etwa für psychogene); oder daß biologische Faktoren (wie die der Lebensphasen) psychologische Eigenheiten pathologisch verstärken oder abschwächen; oder daß psychische Einwirkungen (Erlebnisse u. dgl.) biologische Prozesse (z. B. schizophrene) aktivieren und mobilisieren u. a. m. Alle solche biopsychologischen Aufbauzusammenhänge lehren uns nochmals die (schon erwähnte) scheinbar paradoxe Tatsache verstehen, daß der gleiche Krankheitsbestandteil: eine Halluzination, eine Wahnbildung, eine Bewegungsstörung u. dgl. einer eigentümlichen *klinischen Doppelerklärung* unterliegt: einmal kausal-genetisch als Folge eines bestimmten körperlichen (cerebralen und sonstigen) Prozesses usw. und zum andern sinngemäß und motivationsgenetisch als psychologischer Ausdruck und Folge einer bestimmten Geistesartung, bestimmter seelischer Tendenzen u. dgl.

Aber trotz solcher für die Beziehungen psychologischer und biologischer Aufbaufaktoren charakteristischer Momente, die gerade für den psychobiologischen Aufbau eine Sonderwürdigung in der allgemeinen psychiatrischen Strukturlehre zu fordern scheinen, läßt sich doch nicht verkennen, daß auch dieser grundlegende biopsychologische Zusammenhang sich mit anderen Grundprinzipien des Aufbaus berührt und daher zum gut Teil von diesen aufgenommen und ersetzt werden kann. So von den pathogenetisch-pathoplastischen Beziehungen wenigstens insofern und insoweit, als die biologisch-somatischen Faktoren vorzugsweise die Grundlage für spezifische Krankheitsprozesse abgeben und damit also in die pathogenen eingehen, die psychologischen umgekehrt vorwiegend für die Gestaltungen ins Gewicht fallen und damit in der Hauptsache von der Pathoplastik mit erfaßt werden. Außerdem lassen sich aber die psychologisch-biologischen Momente noch bis zu einem gewissen Grade in die Gruppe der personalen Aufbaudeterminanten einbeziehen, insofern als die Konstitution einerseits einen wesentlichen Teil der biologischen, der Charakter andererseits einen solchen der psychologischen Faktoren umschließt.

Demgegenüber scheint nun das Gegensatzpaar *personaler* und *extrapersonaler* Aufbaufaktoren ähnlich wie das pathogenetisch-pathoplastische keinen Ersatz und keine Vertretung durch andere zuzulassen. Die klinische Selbstverständlichkeit, daß die Persönlichkeit es ist, die vom psychotischen Krankheitsprozeß befallen wird und daß also die Psychose in ihrem biopsychischen Funktionsbereich sich abspielt, bringt es mit sich, daß deren Aufbau ohne personale Elemente überhaupt kaum gedacht werden kann; und umgekehrt weist die Tatsache, daß irgendwelche Störungseinflüsse in den geordneten Ablauf der körperlich-seelischen Funktionen zur Hervorrufung der Krankheit eintreten müssen, auf extrapersonale Elemente als vorwiegende Störungskräfte hin. Nimmt man nun noch hinzu, daß, wie schon oben dargetan, so wichtige Beziehungen wie die von endogen und exogen, konstitutiv und konstellativ, biologisch und psychologisch außerdem von diesen personalen-extrapersonalen Aufbaudeterminanten zum gut Teil mit umfaßt werden, so wird man nicht umhin können, ihnen unter den *klinisch-materialen* Strukturbestandteilen die gleiche überragende Stellung zuzuweisen wie den pathogenetisch-pathoplastischen unter den formalen.

Alles in allem müssen wir also als die Haupt- und Grunddeterminanten des Aufbaus der Psychose, die nicht nur sonstige Aufbaubestandteile teilweise in sich aufnehmen, sondern auch die zahlreichen Zusammenhänge und Strukturbeziehungen im Rahmen der Psychose am vielseitigsten zur Darstellung bringen, die pathogenen-pathoplastischen einerseits, die personalen-extrapersonalen andererseits herausstellen, wobei die ersteren als Hauptvertreter der klinisch-formalen, die letzteren als die der klinisch-materialen Aufbauelemente fungieren. Von diesen beiden Bezugssystemen aus wird — das dürfen wir nach den vorangegangenen Abwägungen erwarten — das Strukturgefüge der Psychose sowohl weitgehend wie sicher zu erfassen sein.

3. Pathogenetik und Pathoplastik im Rahmen der Psychose.

Die pathogenen und pathoplastischen Faktoren und die durch sie bestimmten klinischen Funktionszusammenhänge umfassen die ganze Breite und durchziehen die ganze Tiefe des Krankheitsaufbaues. Sie geben infolgedessen auch die Grundlage für zahlreiche grundlegende Differenzierungen in der Stellung und der Zusammenordnung der konstituierenden Krankheitselemente. Zunächst liegt es in der Natur von Pathogenetik und Pathoplastik begründet, daß der *Umfang* der in ihrem Sinne am Krankheitsaufbau beteiligten Determinanten im Rahmen der Psychose wesentlich differiert. Das Gebiet der pathogenen Faktoren ist naturgemäß begrenzt; es beschränkt sich im wesentlichen auf die der Qualität oder Intensität nach pathologisch wirksamen Kräfte und bevorzugt infolgedessen aus naheliegenden Gründen die als Krankheitsnoxen am ehesten wirksamen exogen-materiellen und biologisch-somatischen Momente, denen gegenüber alle sonstigen und insbesondere die psychischen weitgehend zurücktreten.

Das Gebiet der pathoplastischen Faktoren ist im Gegensatz dazu beinahe ohne Grenzen, universell; es bezieht alles in sich ein, was der Qualität oder Intensität nach überhaupt biodynamisch bzw. psychodynamisch wirksam sein kann; es umfaßt also neben den pathologisch wirkungsfähigen Momenten auch — und sogar vorzugsweise — die normalen, neben den biologischen auch die psychologischen, und es bevorzugt speziell die letzteren in besonderem Maße und Umfange, wie es der natürlichen Affinität psychischer Kräfte zu psychischen Vorgängen im allgemeinen (und daher auch zu psychopathologischen) entspricht, sowie der Leichtigkeit, mit der Psychisches im allgemeinen (und daher auch Patho-psychisches) von seelischen Kräften beeinflußt wird. So kommt es, daß am Umfang gemessen der Aufbau der Psychose von der Pathoplastik, und zwar speziell von der *Psychoplastik* beherrscht erscheint: ein Sachverhalt, der im Gegensatz — allerdings nur im scheinbaren — zu der wirklichen klinischen Bedeutung der Pathoplastik gegenüber der Pathogenetik steht und ohne weiteres die Notwendigkeit erkennen läßt, für die Wertigkeitsverhältnisse im Krankheitsaufbau keinesfalls den *Umfang* der beteiligten Determinanten zum Maßstabe zu nehmen.

Die Verschiedenheiten, ja selbst Gegensätzlichkeiten der pathogenetischen und pathoplastischen Faktoren, Dynamismen und Vorgänge bringen es nun zunächst einmal mit sich, daß verschiedenartige Erscheinungen im Krankheitsrahmen zueinander treten. Auf der einen Seite stehen als pathogenetische Gebilde jene elementaren primitiven Grundstörungen nach Art von psychischen Reiz- und Erregungs-, Lähmungs- und Dissoziationsvorgängen usw., wie sie sich als *normfremde*, speziell auch *apsychonome* Erscheinungen, als Ausdruck von entsprechenden Hirnschädigungs- und ähnlichen Prozessen, darbieten. Und auf der anderen stehen als pathoplastische Bildungen jene vorzugsweise psychologisch bestimmten Krankheitsphänomene nach Art der inhaltlichen Projektionen, der Verdrängungen, Symbolbildungen, Systematisierungen und ähnliche, die Ausdruck und Niederschlag natürlicher psychologischer Funktionsvorgänge (kognitiver, emotioneller usw.) darstellen und dementsprechend dynamisch *psychonomer* Natur sind.

Durch diese Verschiedenheiten ergeben sich nun bestimmte Funktions- und Wirkungsbeziehungen grundlegender Art zwischen den pathogenen und pathoplastischen Krankheitselementen, die zugleich für die kausalgenetischen Zusammenhänge wie den hierarchischen Aufbau in der Psychose von ausschlaggebender Bedeutung werden. Im einzelnen sind es im wesentlichen folgende:

1. Die Pathogenetik gibt die klinischen *Ursprungs-* und *Ausgangsgebilde* ab, die Pathoplastik die *Ableitungen, Verarbeitungen, Weiterführungen.* Diese selbst können sowohl psychodynamisch wie biodynamisch reaktiver Natur sein und im einzelnen auf den verschiedensten Systemgebieten der psychophysischen Funktionsstörungen liegen. An die pathogenetisch erwirkte Grundstörung der halluzinatorischen Erregung schließt sich in diesem Sinne etwa der pathoplastisch-reaktive Erklärungswahn (darüber hinaus evtl. auch noch die weitere pathoplastische Wahnsystematik); an das Erlebnis der hereinbrechenden psychischen Grundstörung schließt sich die reaktive Ratlosigkeit an; an die pathogenetische Erregungsphase das somatisch-reaktive Erschöpfungszustandsbild u. ä. m.

2. Die Pathogenetik gibt die *elementaren allgemeinen Grundstrukturen* der Psychose, die Pathoplastik ihre *Ausgestaltungen, Differenzierungen, speziellen Formungen.* Die pathogenetisch gegebenen elementaren „strukturlosen" Reiz- und Erregungserscheinungen in der sensoriellen Sphäre erhalten so ihre inhaltliche Sondergestaltung und feste Prägung als bestimmt charakterisierte Halluzinationen durch den pathoplastischen Einfluß von emotionellen: Wunsch- oder Befürchtungs-Tendenzen; die ähnlich gestaltlosen pathogenetischen Erregungs-

syndrome der motorischen Sphäre in analoger Weise ihre rhythmische Formung durch den pathoplastischen Einfluß allgemein menschlicher urtümlicher Bewegungstendenzen u. dgl.

3. Die Pathogenetik gibt den allgemeinen bio- bzw. psychopathologischen *Wurzelboden*, die Pathoplastik die klinischen *Auflagerungen und Aufpflanzungen*. So führt etwa der pathogenetische schizophrene Grundprozeß zu einer biologischbedingten Lockerung des seelischen Gefüges (die an sich nicht einmal immer psychisch manifest zu werden braucht), und pathoplastische Einflüsse (etwa psychische Komplexe u. dgl.) erwirken dann auf dieser Grundlage psychogene Bildungen nach Art von querulatorischen Wahnbildungen, von Dämmerzuständen, Ganserbildern usw. Insbesondere das große Gebiet der psychogenen Syndrome kommt als solche Aufpflanzung auf biodynamisch erwirkten Grundstörungen in der ganzen klinischen Reihe von den funktionellen Psychosen angefangen bis hin zu den grob organischen (traumatischen, arteriosklerotischen, senilen, paralytischen usw.) in Betracht.

Diese grundlegenden Funktionsbeziehungen zwischen den pathogenen und pathoplastischen Momenten erweitern, komplizieren und verschieben sich nun zumeist noch im Verlauf der Psychose. So wirken etwa die pathoplastisch herbeigeführten Symptomengebilde von sich aus weiter einmal in dem Sinne, daß sie *neue* und *weitere* pathoplastische Bildungen entwickeln und angliedern (Prototyp: die kombinatorische Wahnbildung); des weiteren aber auch in der Weise, daß sie *rückläufig* auf die pathogenetischen Ausgangsgebilde zurückwirken und diese beeinflussen und umgestalten (Komplizierung epileptischer psychotischer Grundprozesse durch Alkoholpathoplastik, Verlaufsverschleppung des Alkoholdelirs durch körperliche Dekrepidität u. ähnl.).

Alles in allem ergibt sich so für die Dynamik der Psychose eine wechselseitige Durchflechtung der pathogenen und pathoplastischen Kräfte und Wirkungen, die dann in der verwickelten Struktur der klinischen Endprodukte sich bezeichnend niederschlägt. Besonders bedeutsam spricht bei dieser vielfältigen Funktionsverflechtung der Umstand mit, daß die pathogenen und pathoplastischen Vorgänge, indem sie zunächst einmal von sich aus weiter laufen und durch die ihnen selbst innewohnenden Gesetzmäßigkeiten bestimmte Veränderungen erfahren, damit zugleich in ihrem natürlichen Verlauf immer wieder andere Bedingungen für die Beeinflussung der anderen Ablaufsreihe setzen. So begünstigt etwa der schizophrene Grundprozeß im Initialstadium pathoplastische Bildungen paranoischen Charakters und ihre Systematisierung; das Endstadium dagegen läßt sie zerfallen und läßt dafür mehr primitiv elementare psychische Funktionsmechanismen zu.

So gut wie auf *qualitative* Wandlungen der Pathoplastik hat der Verlauf der pathogenetischen Grundstörung auch seinen Einfluß auf deren *quantitative* Modifikationen: der paralytische Grundprozeß gewährt beispielsweise in der Anfangsphase pathoplastischen Symptomen (z. B. solchen charakterologischer Genese) weitgehenden Spielraum, während er im fortgeschrittenen Ablauf deren Einschlag wesentlich einschränkt. So erklären sich meist erst aus dem Zusammenspiel pathogener und pathoplastischer Momente jene *Strukturwandlungen und -verschiebungen*, welche die Psychose in ihrem eigenen Krankheitsverlauf erfährt, jene Änderungen im Sinne der Progression oder Regression, je nachdem die pathogenetischen und pathoplastischen Kräfte — bei gleichsinnig synergistischer Tendenz — im Sinne des Fortschreitens oder der Rückbildung gerichtet sind oder — bei antagonistischer Tendenz — je nachdem die dynamisch überwiegenden im Sinne des Abbaues oder der Weiterführung der Psychose sich bewegen. Demgemäß sind die mannigfachen Änderungen, die ein bestimmtes Einzel-

syndrom, etwa eine Wahnbildung im Krankheitsverlauf erfährt: als Wahn-
fixierung, -progression oder -systematisierung, als Wahnabbau und -korrektur,
als Residualwahn und Wahnzerfall, als Übergang vom Beeinträchtigungs- zum
Größenwahn u. ähnl. nur voll und richtig zu erfassen aus der Betrachtung des
Parallellaufs der pathogenen und pathoplastischen Vorgänge und ihrer gegenseitigen Funktions- und Wirkungsbeziehungen in qualitativer wie quantitativer
Hinsicht.

Ein durchgängiges Grundgesetz für das *dynamische Maßverhältnis* pathogener und pathoplastischer Faktoren im Krankheitsrahmen läßt sich nicht festlegen. Die Funktionsbeziehungen variieren qualitativ wie quantitativ sowohl
nach Krankheitsform, -spielart und Individualfall wie auch nach Krankheits-
ausprägung und -stadium. Im allgemeinen pflegt mit zunehmendem Anteil
organischer apsychonomer Störungsvorgänge am Krankheitsaufbau der Umfang der pathoplastischen Momente gegenüber den pathogenetischen zurückzutreten, umgekehrt dagegen bei wachsendem Umfang funktionell psychonomer
Krankheitsvorgänge entsprechend zuzunehmen. Dies zeigt sich einmal bei systematischer Durchprüfung der *klinischen Formenreihen*, wo die Pathoplastik um
so breiteren Raum gewinnt, je mehr man von den grob organisch-destruktiven
Demenzpsychosen über die exogenen im engeren Sinne und die schizophrenen
hinweg zu den endogenen, funktionell-konstitutiven und psychogenen fort-
schreitet, und das zeigt sich ähnlich bei der Durchmusterung der *Krankheits-
stadien*, wo die Pathoplastik um so mehr zurückzutreten pflegt, je weiter sich
die Verlaufsphase in ihrem klinischen Charakter vom Funktionell-psychonomen
zugunsten des Prozeßhaft-organischen-apsychonomen zu entfernen pflegt.

Nach alledem muß den pathogenetischen Grundstörungen je nach ihrer —
von Krankheitsform zu Krankheitsform und von Krankheitsstadium zu Krankheitsstadium wechselnden — Eigenart eine *quantitativ* variierende *Bereitschaft
für pathoplastische Bildungen*, ein je nachdem fördernder oder hemmender Einfluß auf ihr Zustandekommen zugeschrieben werden, derart, daß man einzelne
pathogenetisch bedingte Zustände: die Demenz, die Inkohärenz direkt als
pathoplastisch sterile, andere umgekehrt als pathoplastisch fruchtbare ansprechen
kann. Darüber hinaus ist aber auch noch den pathogenetischen Grundstörungen
eine gewisse *qualitative* Bereitschaft für bestimmte pathoplastische Bildungen,
eine Art innerer *Affinität* zu ihnen und bestimmte *elektive* Tendenz in dem Sinne
zuzuerkennen, daß bestimmte dieser Grundstörungen bestimmte pathoplastische
Kräfte, Tendenzen und Produkte begünstigen und bevorzugen. Daraus erklären
sich bestimmte immer wiederkehrende innere qualitative Zuordnungen pathogener und pathoplastischer Krankheitselemente (die Demenz bevorzugt unter den
katathymen Wahnbildungen den Größenwahn, die Bewußtseinsstörung unter den
Sinnestäuschungen die visuellen usw.): Zusammenhänge, aus denen sich zugleich
direkte *pathoplastische Prädilektionssyndrome* für bestimmte Krankheitsformen
und -stadien ergeben.

Schließlich ist das Maßverhältnis pathogener und pathoplastischer Momente
im Krankheitsaufbau noch durch eine vergleichende Zusammenstellung ihrer
Beziehungen im äußeren Erscheinungsbild (Symptomen- und Verlaufsbild) einerseits, im inneren Strukturgefüge andererseits zu kennzeichnen. Beim *Erscheinungsbild* der Psychose steht naturgemäß diejenige Krankheitskomponente im
Vordergrunde, die sich am stärksten und umfassendsten nach außen manifestiert.
Das ist, wie klinisch zur Genüge erwiesen, zweifellos die pathoplastische. Demgegenüber tritt der pathogenetische Grundprozeß, der sie ermöglicht, begünstigt
oder herbeiführt, oft genug entweder gar nicht oder nur ganz unbestimmt und
uncharakteristisch in die Erscheinung. Oder aber er erscheint so weit von der

Pathoplastik zurückgedrängt, verdeckt und entstellt, daß das äußere Gepräge
in Symptomatologie wie Verlauf in der Hauptsache von der Pathoplastik beherrscht und bestimmt wird: Vorkommnisse, die ja der Klinik durch ihre Konsequenzen: die wissenschaftlich - nosologischen und praktisch - diagnostischen
Schwierigkeiten der Krankheitsbestimmung zur Genüge vertraut sind.

Im Gegensatz zum äußeren Erscheinungsbilde, das ungerechtfertigterweise
im Übermaß die Pathoplastik zum Ausdruck bringt, wird das eigentliche *Strukturgefüge*, weil den Schwerpunkt auf die klinische Valenz, den klinischen Wirkungswert legend, dem pathogenetischen Element gerecht. Die Strukturbetrachtung
beweist unverkennbar, daß die pathogenetischen Bestandteile der Psychose
entsprechend ihrem kausal-genetischen Zusammenhang mit der eigentlichen
Krankheitsursache das Wesentliche und Bestimmende für die Krankheitsform
abgeben. Mögen sie sich auch in ihrer psychischen Manifestation nur elementar
und einförmig äußern und zum Teil sogar in der psychischen Symptomatologie
latent und stumm bleiben, so erweisen sie sich doch als die *grundlegenden, essen-
tiellen, primären* und *unumgänglichen* Determinanten der Psychose, als ihre
spezifischen Stamm- und Kerngebilde, die zugleich den eigentlichen Grundcharakter
der Störung am unmittelbarsten, reinsten und echtesten zum klinischen Ausdruck
bringen und dem Krankheitstypus direkt spezifisch zugeordnet sind. Demgegenüber bedeuten die pathoplastischen Krankheitsbestandteile, auch wenn sie noch
so vielfältig differenziert in die Erscheinung treten und noch so aufdringlich
und laut sich manifestieren, entsprechend ihrer Herkunft von den nebensäch-
lichen, dem eigentlichen Krankheitsprozeß nicht wesenszugehörigen Faktoren
und den sonstigen Bedingungen ihres Zustandekommens nur *akzidentelles, sekun-
däres, uncharakteristisches* und daher *auswechselbares klinisches Beiwerk*, das die
ganze nosologische Reihe durchziehen und allenthalben in ähnlicher Weise
wiederkehren kann, und das mit den vielseitigen Variations- und Gestaltungs-
möglichkeiten seiner Einzelerscheinungen nicht sowohl die Typik der Krankheitsform als ihre individuellen Sonderzüge hergibt. Ihr Anteil an der Psychose
ist im Vergleich zu den pathogenetischen ein mehr zufälliger: nur dadurch gegeben, daß der spezifische Krankheitsprozeß stets irgendwie in eine bestimmte
biologisch-psychologische Gesamtkonstellation eingebettet ist, wie sie durch die
Eigenart des Trägers, seine jeweilige innere und äußere Lage usw. gegeben ist.

4. Persönlichkeit und Psychose.

Zu den ausschlaggebenden Grundlagen für den Aufbau der Psychose, die von
der klinisch formalen Seite her das Kräftepaar der pathogenen und pathoplastischen Momente liefert, treten nun von der klinisch materialen Seite aus die
personalen und extrapersonalen. Da die extrapersonalen Anteile an der Psychose zum gut Teil und in gewisser wesentlicher Hinsicht (freilich nicht in jeder
und nicht völlig) dem psychotischen Grundprozeß zugewiesen werden können,
so lassen sich die durch jenes Gegensatzpaar gegebenen Aufbaubeziehungen im
wesentlichen in der Formel: Persönlichkeit und Psychose erfassen.

Die Bedeutung der personalen Elemente für die Psychose und damit die
Bedeutsamkeit des Zusammenhanges zwischen Persönlichkeit und Psychose
kann man, wie schon angedeutet, aus elementaren Grundsätzlichkeiten der
psychiatrischen Klinik ableiten. Die Psychose spielt sich im wesentlichen Umfang in jenem biopsychischen System ab, das mit dem Ausdruck Persönlichkeit
zusammengefaßt wird. Sie greift in dieses mehr oder weniger ein und nimmt die
ihm zugehörige Apparatur und das von ihm gegebene Material für ihre abweichenden psychischen Funktionsabläufe in Anspruch. Schon deshalb müssen daher

Bestandteile der Persönlichkeit — von welcher Art und welchem Umfang kann
zunächst noch dahingestellt bleiben — in den Aufbau der Störung mit eingehen.
Hinzu kommt, daß gerade jener Komplex biopsychischer Kräfte und Dynamismen,
der in der Persönlichkeit zusammengefaßt ist, sich vorzugsweise als bestimmende
Kraftquelle und richtunggebendes Wirkungszentrum für *alle* psychischen Lebensäußerungen erweist und daher auch nicht ohne entsprechende Bedeutung in dem
abartigen psychischen Lebensgeschehen der Psychose sein kann.   Weiter ist
daran zu denken, daß biologische Prozesse schon in der normalen Breite (so z. B.
die kritischen Umwälzungsphasen der Pubertät oder Involution) Persönlich-
keitseigenheiten zu aktivieren und zu verstärken neigen und ein ähnlicher Zusammenhang daher auch für die biopathologischen Prozesse der Psychose anzunehmen ist.   Und schließlich ist noch in Betracht zu ziehen, daß die allgemein
anerkannte Bedeutung des endogenen Moments für das Gesamtgebiet der Psychosen folgerichtig zur Anerkennung der gleichen klinischen Bedeutung für die
Persönlichkeit zwingt, in der ja zum gut Teil das Endogene eingefangen ist.
Alle diese grundsätzlichen Feststellungen lassen daher ebenso grundsätzlich erwarten, daß mit den Beziehungen zwischen Persönlichkeit und Psychose der Aufbau der Geistesstörung ähnlich vielseitig und beziehungsreich erfaßt wird wie
mit den Beziehungen zwischen pathogenen und pathoplastischen Momenten.
Dabei wird unter Persönlichkeit — um auch diesen Hauptbegriff halbwegs klar
umrissen in die Aufbaubetrachtung einzusetzen — im Gegensatz zur unscharf
umgrenzten allgemeinen psychophysischen Organisation vor allem die Zusammenfassung jener *speziellen biopsychischen Besonderheiten* verstanden, *durch welche die
individuelle seelische Eigenart gekennzeichnet ist.*
    Die erste Frage nach den für den Aufbau der Psychose überhaupt in Betracht
kommenden Bestandteilen der Persönlichkeit läßt sich a priori — und zwar
speziell im Hinblick auf jenen weitgehenden Anteil endogener Faktoren überhaupt
am psychotischen Geschehen — zunächst ganz *allgemein* dahin beantworten, daß
allen Persönlichkeitskomponenten die Möglichkeit und Fähigkeit zugesprochen
werden muß, in die Dynamik der Psychose einzutreten oder in ihrem Rahmen sich
auszuwirken und weiter zu wirken.   Wie weit sie im *einzelnen* als Determinanten
für den Aufbau der Psychose heranzuziehen sind, hängt selbstverständlich von
ihrer Eigenart ebenso wie von der der jeweiligen Geistesstörung ab. Zunächst kommen jedenfalls alle Hauptkomponenten des Persönlichkeitssystems in Betracht:
so einmal ihr *somatischer* Unterbau mit seinen verschiedenen Staffeln, wie er
speziell gegeben ist mit dem endokrinen, neurovegetativen, subkortikalen und
kortikalen System und ihrer Zusammenfassung in der biologischen Konstitution (die zugleich, insofern sie die Anlageelemente umfaßt, außerdem noch *erbbiologische* Komponenten hinzubringt); sodann der *psychologische Überbau* mit
seinen verschiedenen Funktionssystemen: sensorisch-motorische, mnestisch-
assoziative, emotive usw. wie auch seine verschiedenen Schichten: der primitiv-
elementaren triebhaft-affektiven Sphäre einerseits und der rational-intellektuellen
und der höheren Gefühlssphäre andererseits.   Besonders bezeichnend ist dabei
für diese Spezialbeziehungen zwischen Persönlichkeit und Psychose: Speziell
jene Bestandteile des Persönlichkeitsaufbaus, die wir als selbständige Persön-
lichkeits„*kerne*" herausheben dürfen, insofern sie wichtige Ausgangs- und Kristallisationspunkte für den Aufbau bestimmter Teilsysteme der *Persönlichkeit*
und ausschlag- und richtunggebende Triebkräfte für die Persönlichkeitsäußerungen abgeben — so jene mit Vorliebe auf Triebgrundlagen sich erhebenden komplexen personalen Bildungen des Ichkomplexes (der u. a. Persönlichkeitsbewußtsein, Eigenwertgefühl, Geltungsdrang, Machttrieb und ähnliches umfaßt), so
der von der Psychoanalyse in diesem Zusammenhang besonders gewürdigte

personale Komplex der Sexualität mit seinen elementaren triebhaften und höheren seelischen Komponenten, weiter der Komplex der Körperlichkeit mit seinen vielgestaltigen psychischen Repräsentationen — alle diese einzelnen Persönlichkeitskerne pflegen sich in analoger Weise zugleich auch als Ausgangs- und Kraftzentren für den Aufbau der *Psychose* und als Kristallisationspunkte für entsprechende symptomatologische Bildungen (und zwar nicht nur für egozentrisch-, sexualpsychisch- oder hypochondrisch-katathyme) zu erweisen.

Im übrigen gehen — und das ist weiter für die Beziehungen zwischen Persönlichkeit und Psychose auseinander zu halten — in den Aufbau nicht nur primär und unmittelbar durch die Persönlichkeit gegebene Einschläge ein in dem Sinne, daß die *intakt* gebliebene — sei es nun normale, sei es psychopathisch konstituierte — Persönlichkeit mit den ihr eigenen natürlichen Tendenzen auf die Psychose, das Krankheitserlebnis und die Krankheitsinhalte reagiert, sondern auch mit mittelbaren sekundären Anteilen psychotischer Art, nachdem sie selbst bereits vom Krankheitsprozeß verändert, psychotisch umgewandelt worden ist. Hier kommen neben den qualitativ veränderten Persönlichkeitsreaktionsweisen, wie sie durch die psychotisch bedingte Umwandlung grundlegender psychischer Eigenheiten, etwa der Grund und Lebensstimmung, der Psychomodalität (der formalen Eigenart der psychischen und speziell emotionellen Abläufe) u. dgl., gegeben sind, vor allem auch jene anderen Reaktivitäten aus tieferen und anderen Persönlichkeitssphären in Betracht, wie sie durch den psychotisch bedingten Abbau bzw. die funktionelle Ausschaltung bestimmter regulierender höherer Persönlichkeitsschichten frei gemacht und aktiviert worden sind.

So ist es nicht zum wenigsten — und zwar speziell auf dem Umwege über die psychotisch beeinflußte und veränderte Persönlichkeit — die gegenseitige Beeinflussung und die Wechselwirkung zwischen Persönlichkeit und Psychose, die maßgebend den Aufbau der Geistesstörungen mitbestimmt.

Was nun weiter die *Art der Beteiligung* der einzelnen Persönlichkeitskomponenten an den verschiedenen Strukturbeziehungen und -zusammenhängen im Aufbau der Psychose angeht, so lassen sich etwa folgende Regeln als halbwegs feststehend herausheben:

Die *biologischen* (konstitutions-, erbbiologischen usw.) Bestandteile der Persönlichkeit sind entsprechend der vorwiegend biologischen Grundlage der wesentlichen Psychosen wie der ihnen zugeordneten Bereitschaften in erster Linie *pathogenetisch* und *prädispositionell* an der Psychose beteiligt: eine Feststellung, bei der wieder die Unzulänglichkeit unserer Einsichten sowohl in die somatologischen Fundamente der Persönlichkeit wie in die biologischen Wurzeln der Psychose die Problematik der Beziehungen zwischen biologisch-personalen und -klinischen Elementen mehr aufrollt als erledigt. Bezeichnend in dieser Hinsicht sind schon die Unklarheiten im Grundlegendsten: in welcher Weise sich etwa die einzelnen somatologischen Grundkomponenten der Persönlichkeit: corticale, subcorticale, neurovegetative, endokrine usw., auf die entsprechenden Grundelemente der Psychose bzw. der Disposition zur Psychose bei den verschiedenen Krankheitsgruppen verteilen (es sei in dieser Hinsicht nur an die in letzter Zeit mehr und mehr betonte prädispositionelle Zuweisung einer anomalen Sexualkonstitution an die Schizophrenie, die Paranoia, die paranoiden Involutionspsychosen erinnert), oder ob und wie weit verschieden geartete konstitutionelle bzw. erbkonstitutionelle Bestandteile der Persönlichkeit zugleich im Aufbau der Psychose zur Geltung kommen und sich in charakteristischen psychotischen Legierungen auswirken können u. a. m.

Demgegenüber heben sich die *psychologischen* Anteile der Persönlichkeit viel klarer in Umfang und Beziehungen im Rahmen der Psychose heraus, und zwar

hier speziell in deren *Pathoplastik*. Daß sie vor allem in der Pathoplastik vielseitig und beziehungsreich wieder erscheinen, liegt nicht einfach in der grundsätzlich leichteren klinischen Nachweisbarkeit psychologisch-charakterologischer
Zusammenhänge gegenüber biologisch-konstitutionellen und organologischen
begründet, sondern vor allem in jener klinischen Grundtatsache, daß diejenigen
psychischen Faktoren, die überhaupt pathoplastisch (d. h. speziell *psychoplastisch*) zu wirken neigen und für deren Wirksamkeit die Psychose besonders
günstige Bedingungen bietet, so vor allem die katathymen Tendenzen —, daß
diese pathoplastischen Vorzugskräfte vorwiegend in der Persönlichkeit und ihren
affektiven Kernbestandteilen, dem Charakter, den Triebtendenzen, den ,,Kom-
plexen" usw., gelegen sind.

Im einzelnen gehen dann die personalen Elemente in all die verschiedenen
Zusammenhänge ein, an denen die Pathoplastik überhaupt Anteil hat, und wirken
sich in den verschiedenen Formen aus, in denen sich die Pathoplastik überhaupt
auswirkt. Zunächst und vor allem sind die Persönlichkeitsbestandteile an der
Ausgestaltung der pathogenetisch erzeugten Symptomengebilde beteiligt, deren
Inhalt sie durch den Niederschlag affektbetonter Komplexe, die Projektion von
Wünschen, Befürchtungen und sonstigen individuellen Gefühls- und Triebtendenzen usw. bestimmen und festlegen. In gleichem Umfang und Bedeutung
nehmen sie dann weiter auch an der *Angliederung* pathoplastischer Bildungen an
die pathogenetisch gegebenen Ausgangssymptome teil, die sie durch persönliche
Reaktionen auf die Krankheit und ihre Erlebnisse, durch individuelle Stellungnahmen und reaktive Verarbeitungen derselben im Sinne der Persönlichkeits-
eigenheiten weiterführen. Und schließlich bleiben die Persönlichkeitstendenzen
auch bei den pathoplastischen *Auflagerungen* und Aufpflanzungen auf dem
pathogenetischen Grundprozeß nicht unbeteiligt, wie etwa die durch persönliche
Eigenheiten reaktiv erwirkten querulatorischen, paranoischen und ähnlichen
Symptomengebilde im Rahmen der haftpsychotischen schizophrenen Prozesse
beweisen. Schon bei diesen persönlichen Reaktionen auf das psychotische Krank-
heitsgeschehen, bei diesen persönlichkeitsbedingten Weiterverarbeitungen der
psychotischen Erlebnisse zeigt sich im übrigen, daß die personale Pathoplastik
sich nicht auf das Symptomenbild zu beschränken braucht, sondern auch auf
das *Verlaufsbild* bestimmend übergreift. In diesem Sinne kommen die verschiedensten persönlichen Fähigkeiten und Tendenzen: die Neigung zu klarer intellektueller Stellungnahme, zu ,,eudämonistischer" Selbsttäuschung, zur Konflikts-
ausweichung oder Konfliktsüberwältigung für die Gestaltung des Verlaufs (sei
es nun im Sinne des Abbau und Korrektur des Krankheitsvorganges, sei es im
Sinne seiner Fixierung oder Weiterführung), mehr oder weniger neben der dem
Grundprozeß selbst innewohnenden Verlaufstendenz in Betracht.

Der *Umfang*, in welchem personale Bestandteile in die Pathoplastik der
Psychose eingehen, und die *Auswahl*, nach welcher dies geschieht, hängt dabei
nicht zum wenigsten von der Eigenart des pathogenetischen Grundprozesses
und damit von Krankheitsform und Verlaufsstadium ab. Destruktive Krankheitsprozesse, die überhaupt die Persönlichkeit anzugreifen neigen, pflegen demgemäß auch die Persönlichkeitseinflüsse für die Formbildung der Psychose mehr
oder weniger auszuschalten, andere Störungen nach Art der funktionellen Psychosen sie eher zuzulassen. Aber auch gewisse biologisch unterlegte psychotische Prozesse wie die schizophrenen gestatten oft weitgehende personale Auswirkungen und bestätigen so den obengegebenen Hinweis auf die allgemeine
natürliche Tendenz der biologischen Vorgänge zur Aktivierung, Heraushebung und Steigerung charakterologischer und sonstiger personaler Eigenheiten. In analoger Weise sehen wir auch im *Krankheitsverlauf* charakteristische

Strukturverschiebungen hinsichtlich des Anteils personaler Elemente: solche im Sinne einer Zunahme etwa bei psychogenen Entwicklungen, einer Abnahme bei der Paralyse. Schließlich bestimmen Krankheitsformen und -stadien auch die *Auswahl* der in den Aufbau der Psychose eingehenden Persönlichkeitsbestandteile und führen so durch wechselnde Heranziehung verschiedenartiger personaler Komponenten gleichfalls bezeichnende Strukturmodifikationen der Psychose herbei. In dieser Richtung ist besonders für manche fortschreitende Geistesstörungen bezeichnend der Übergang von der Beteiligung kognitiver Denktendenzen im Anfangsstadium, zu katathymen gefühls- und triebmäßigen im weiteren Verlauf und schließlich zu primitiv-elementaren psychischen (rhythmisierende, iterative, stereotypisierende u. dgl.) im Endstadium.

Dieser vielfältige Einschlag personaler Tendenzen in die Dynamik der Psychose bedeutet nun freilich nicht zugleich, daß diese Persönlichkeitsbestandteile im äußeren *Erscheinungsbilde* der Störung ihrem Umfange und ihrer Bedeutung entsprechend hervortreten müssen, und daß also die präpsychotische Persönlichkeit sich ohne weiteres in der Psychose widerspiegelt. Vielmehr sind im Rahmen der Störung und in vielfachem innerem Zusammenhang mit ihr mancherlei Momente am Werke, um den Einfluß der personalen Pathoplastik zu entstellen und zu verdecken. Einmal sieht der pathoplastische Niederschlag personaler Eigenheiten im Krankheitsbilde oft genug ganz anders aus als diese selbst, so wenn etwa der Eifersuchtswahn sich statt von einer eifersüchtigen Charakterneigung von dem ihm gar nicht ähnlich sehenden Wesenszug des sexuellen Minderwertigkeitsgefühls herleitet. Zum andern können die personalen Elemente, die in die Psychose eingehen, andere sein als diejenigen, die sich in den durchschnittlichen Persönlichkeitsäußerungen manifestieren (sie können insbesondere den tieferen Unterschichten der Persönlichkeit so beispielsweise ihren elementaren „unbewußten" Triebgrundlagen entstammen und daher im allgemeinen latent sein). Zum dritten können die in die Psychose aufgenommenen Persönlichkeitsbestandteile durch den psychotischen Grundprozeß selbst weitgehend und sogar bis zur Unkenntlichkeit entstellt werden, wie dies etwa an dem verzerrten Niederschlag katathym-personaler Tendenzen im vorgeschrittenen Stadien der Schizophrenie zu ersehen ist. Mag nun aber auch das Erscheinungsbild der Psychose nicht mit genügender Durchsichtigkeit sich von personalen Elementen in der Symptomen- wie Verlaufsgestalt durchsetzt erweisen, daß seine unverkennbare *Individualgestaltung* in der Hauptsache ein Produkt dieser personalen Pathoplastik ist, bleibt davon unberührt.

Die *grundsätzliche Bedeutung* des Persönlichkeitsanteils an dem inneren Gefüge und dem Aufbau der Psychose dürfte zunächst wieder in seiner eigentümlichen Verbindung mit dem eigentlichen psychotischen Grundprozeß gelegen sein, in jener heterogenen Vermischung der spezifisch klinischen (pathogenetischen) Produkte mit personalen Tendenzen, welche dahin führt, daß die Krankheitserscheinungen auf der einen Seite durch die Eigenart des Krankheitsprozesses wie auf der andern durch die der befallenen Persönlichkeit ihre Erklärung finden. Dazu tritt dann noch als weiteres bedeutsames Moment für die Struktur der Psychose, daß damit von der Persönlichkeit aus *vorgebildete* Erscheinungen (seien es nun allgemein menschliche generelle, die mehr den „Tiefenschichten" der Persönlichkeit angehören, seien es individuelle charakterologische, die ihrer „Oberschicht" entstammen) zu den neugebildeten des psychotischen Grundprozesses treten und beide sich trotz ihrer heterogenen Natur zu einem einheitlichen Funktionsgeschehen zusammenschließen. So gesehen steht die Psychose gewissermaßen im Schnittpunkt biologischer Störungsprozesse einerseits und personaler Funktionsvorgänge andererseits und sie beweist von diesem Standpunkt aus

noch deutlicher als von der pathogen-pathoplastischen Seite her, daß ihre Wesens-
erfassung nicht sowohl durch eine einseitig lokalistisch-organologische als durch
eine das psychophysische Gesamtsystem der befallenen Persönlichkeit und seine
ganze Dynamik umfassende Struktur- und Aufbauanschauung möglich ist. —

Wie sich die einzelnen Psychosen im Lichte dieser klinischen Struktur- und
Aufbaulehre darstellen, ergeben die speziellen klinischen Darlegungen der folgenden Abschnitte.

Literatur.

BIRNBAUM: Der Aufbau der Psychose, Grundzüge der psychiatrischen Strukturanalyse.
Berlin 1923. — Persönlichkeit und Psychose. Mschr. Psychiatr. 63. — Zur Revision der
psychiatrischen Krankheitsaufstellungen. Mschr. Psychiatr. 68. BUMKE: Zur Frage der funktionellen Psychosen. Fortschr. naturwiss. Forschg. 6. — Über die gegenwärtigen Strömungen
in der klinischen Psychiatrie. Münch. med. Wschr. 1924. — Die Auflösung der Dementia
praecox. Klin. Wschr. 1924.
GAUPP-MAUZ: Krankheitseinheit und Mischpsychosen. Z. Neur. 101.
HOCHE: Kritisches zur psychiatrischen Formenlehre. Zbl. f. Nervenheilk. u. Psychiatr.
1906. — Die Bedeutung des Symptomenkomplexes in der Psychiatrie. Allg. z. Psychiatr.
1912. HOFFMANN: Charakterantinomien und Aufbau der Psychose. Z. Neur. 109.
KAHN: Konstitution, Erbbiologie und Psychiatrie. Z. Neur. 57. KEHRER: Methodische
Fragen und Gesichtspunkte der heutigen Psychiatrie. Z. Neur. 74. — Die Stellung von
Hoches Syndromenlehre. Arch. f. Psychiatr. 1925. KRAEPELIN: Die Erscheinungsformen
des Irreseins. Z. Neur. 62. KRETSCHMER: Gedanken über die Fortentwicklung der psychia-
trischen Systematik. Z. Neur. 48. KRONFELD: Psychologie und Psychiatrie. Berlin 1927.
MARCUSE: Reaktionsformen oder Formenkreise. Arch. f. Psychiatr. 69.
SCHRÖDER: Über die Systematik der funktionellen Psychosen. Zbl. f. Nervenheilk. u.
Psychiatr. 1909. STORCH: Über den psychobiologischen Aufbau der Schizophrenie. Z. Neur.
101.
WILMANNS: Die Schizophrenie. Z. Neur. 78.

Die neurasthenische Reaktion.

Von

G. STERTZ
Kiel.

Die *neurasthenische Reaktion* ist gekennzeichnet durch den Symptomenkomplex der reizbaren Schwäche, eine Verbindung psychischer Leistungsherabsetzung mit Symptomen von Überempfindlichkeit und Erregbarkeit. BEARD hat 1880 diesen Symptomenkomplex als eine Krankheit unter dem Namen der Neurasthenie beschrieben und dieselbe auf die nervenaufreibenden Einflüsse der neuzeitlichen Zivilisation, die damals in der Entwicklung der Vereinigten Staaten von Amerika sich besonders eindringlich offenbarten, zurückgeführt. Man hat dann die Neurasthenie, mit der ebenfalls als eine Krankheit aufgefaßten Hysterie evtl. noch der Psychasthenie zur Gruppe der *Psychoneurosen* zusammengefaßt. Die weitere Entwicklung führte dazu, daß sich diese Krankheitsbegriffe mehr und mehr überdehnten, und erst allmählich wurde man sich klar, daß sie eigentlich pathogenetisch Verschiedenes umfaßten, während sie Zusammengehöriges auseinanderrissen und somit zunehmend an praktischer Brauchbarkeit einbüßten. So hat sich der von HOCHE, dann besonders von BUMKE vertretene Standpunkt mehr und mehr durchgesetzt, daß auf dem Gebiet der sog. funktionellen Neurosen die Abtrennung in sich geschlossener Krankheiten dem natürlichen Geschehen mit seinen fließenden Übergängen nicht Rechnung trägt. Die Krankheit Hysterie löste sich auf in eine Form psychopathisch-degenerativer Veranlagung und in die psychogen-hysterische Reaktion, welche Begleiterscheinung ganz verschiedener angeborener und erworbener Dispositionen sein konnte. In ähnlicher Weise erfordern es die tatsächlichen Verhältnisse, anstatt der Neurasthenie eine *nervöse Veranlagung* mit ihren Auswirkungen von der *neurasthenischen Reaktion* des vorher Gesunden zu unterscheiden.

Allerdings muß man sich darüber klar sein, daß es ein Übergangsgebiet zwischen beiden gibt. Denn auch der Neuropath, ja gerade dieser reagiert auf äußere Reize u. U. neurasthenisch, und vielleicht in der Mehrzahl der Fälle wird man nicht fragen dürfen, ob man einen endogen-nervösen *oder* einen neurasthenischen Symptomenkomplex vor sich habe, sondern inwieweit das eine *und* das andere der Fall sei. Allein gerade um diesen reaktiven Mischformen gerecht zu werden, ist es erforderlich, an der begrifflichen Trennung der *endogenen Nervosität* und der *exogenen neurasthenischen Reaktion* festzuhalten, durch welche die an den Enden der Reihe stehenden reinen Formen gekennzeichnet werden. Die Macht der Gewohnheit dürfte es, wie die Dinge jetzt liegen, verhindern, daß die Bezeichnungen „nervös" und „neurasthenisch" nur auf die eine bzw. andere Form des hier in Frage kommenden Geschehens angewendet werden. Die einen sprechen von konstitutioneller Nervosität, die anderen von konstitutioneller Neurasthenie, die einen nennen nervöse Erschöpfung das, was die anderen gerade mit Neurasthenie

2*

bezeichnen möchten; der Nachdruck ist jedenfalls bei der Wahl der Bezeichnung darauf zu legen, daß kenntlich wird, ob man die endogene oder die exogene Reaktionsform meint. Die oben gewählte Gegenüberstellung endogener (konstitutioneller) Nervosität und (exogener) neurasthenischer Reaktion würde diesem Bedürfnis Rechnung tragen.

Wenn KRAEPELIN die (exogene) „nervöse Erschöpfung" unter die psychogenen Reaktionen einordnet, so gebraucht er den Begriff „psychogen" insofern in einem ungewöhnlichen Sinne, als darunter im allgemeinen solche Reaktionen verstanden werden, bei welchen seelische Inhalte irgendwie in den Schädigungskomplex mit eingehen, wie es etwa bei den hysterischen, depressiven und paranoischen Reaktionen der Fall ist. Im Gegensatz dazu handelt es sich bei der neurasthenischen Reaktion in erster Linie um eine übermäßige Inanspruchnahme des Substrates durch die ihm eigene Funktion ohne Rücksicht auf spezielle Inhalte, was auch KRAEPELIN wieder dadurch zum Ausdruck bringt, daß er die nervöse Erschöpfung auch als eine Tätigkeitsneurose bezeichnet.

Die anhaltende Inanspruchnahme eines Substrates durch seine Funktion führt zu seiner physiologischen Ermüdung, und diese ist teils durch den Verbrauch des erregbaren Materials, teils durch eine Überladung des funktionstragenden Substrates mit dissimilatorischen Produkten seines Stoffwechsels bedingt (VERWORN). Die Steigerung der Beanspruchung bei Ausschaltung der Erholung führt schließlich zur Einstellung der Funktion oder Erschöpfung. Letzten Endes kommt also die letztere auf eine Stoffwechselvergiftung hinaus und MÖBIUS hat folgerichtig der nervösen Erschöpfung eine Vergiftung mit Ermüdungsstoffen zugrunde gelegt. Man hat diese Ermüdungsstoffe („Kenotoxine") im Tierversuch auch zu gewinnen geglaubt, und indem man sie anderen Tieren einspritzte, Ermüdungsphänomene hervorrufen wollen (WEICHARDT).

In einem gewissen Gegensatz zu der früher uferlosen Verallgemeinerung trat nun eine allzu starke Einengung des Neurasthenie-Begriffes ein. KRAEPELIN und neuerdings HAUPTMANN wollen darunter nur diejenigen Krankheitszustände verstanden wissen, die durch aktive Überanstrengung zustande kommen. Dadurch entsteht die Gefahr, daß wiederum innerlich Zusammengehöriges getrennt wird.

HAUPTMANN definiert die neurasthenische Reaktion als die Äußerung eines in der Anlage gesunden, vollwertigen Menschen, dessen Nervensystem durch *aktive* übermäßige Inanspruchnahme eine vorübergehende, reparable Funktionsbeeinträchtigung erfährt. Ohne bestreiten zu wollen, daß dieser Autor damit einen wichtigen Sonderfall der n. R. umschreibt, halte ich die Begriffsbestimmung aus folgenden Gründen für zu eng. Das gleiche Substrat, das schließlich der übergroßen aktiven Beanspruchung unterliegt, kann passiv von den verschiedenartigsten pathogenen Schädigungen betroffen werden, wobei der gleiche Symptomenkomplex entsteht. So gewinnt die n. R. die Bedeutung eines exogenen Reaktionstypus des Gehirns, worauf in dem betr. Kapitel auch kurz hingewiesen worden ist. In der Tat ist es kaum möglich, die aktiven Schädigungen des Substrates im oben gekennzeichneten Sinn von den passiven streng abzutrennen. Schon wenn man an die Wirkung körperlicher Strapazen denkt, so sind diese mit den geistigen doch nicht ohne weiteres zu identifizieren, dasselbe gilt für Schlafentziehung, Inanition u. a. m. Sie alle wirken passiv im Verhältnis zu der eigentlichen geistigen Überanstrengung, und doch wird man die genannten Einflüsse als wesentliche Ursachen nervöser Erschöpfung anerkennen müssen. Wenn wir uns die oben angedeuteten physiologischen Vorstellungen von Ermüdung und Erschöpfung zu eigen machen, so rückt damit die Erschöpfung in die Nähe der exogenen Noxen und gewinnt nachbarschaftliche Beziehungen zu anderen Intoxikationen. Allerdings entfalten die lediglich eine quantitative Steigerung der normalen Lebensvorgänge darstellenden Schädigungen meist nicht die groben Wirkungen, welche artfremde entfalten können, sie stimmen in dieser Hinsicht mit den endokrinen Sekretionsstörungen überein, die ebenfalls nur ausnahmsweise die schwereren exogenen Reaktionstypen hervorrufen. Sichtlich bewegen wir uns hier auf einem Grenzgebiet organischen und funktionellen Geschehens. Wenn aber die erwähnten artfremden Noxen, z. B. die Toxine der Infektionskrankheiten, die anderen Gifte (Alkohol) in ihren chronischen Wirkungsweisen ebenfalls neurasthenische Symptomenkomplexe hervorrufen, so besteht doch kein Anlaß, sie prinzipiell unter anderen Gesichtspunkten zu betrachten. Ebensowenig kann grundsätzlich das Kriterium des Fortschreitens oder der Rückbildungsfähigkeit der entstandenen Störungen dazu Anlaß geben, so daß schließlich auch die neurasthenischen Äußerungen der beginnenden organischen Hirnkrankheiten im engeren Sinne (z. B. Paralyse und Arteriosklerose) zu unserer Gruppe der n. R. zählen. Auch BUMKE schließt sich (Lehrbuch S. 404) der Auffassung an, ,,daß das rein neurasthenische Syndrom zu den exogenen Reaktionsformen gehört, und daß sich die Symptomatologie einer ausgleichbaren Erschöpfung von der einer beginnenden unheilbaren Erkrankung des Nervensystems grundsätzlich nicht zu unterscheiden braucht". Dementsprechend teilt auch die n. R. mit allen anderen Symptomenkomplexen eine gewisse diagnostische Unverbindlichkeit. Nicht durch die klinische Erscheinungsform ist zu bestimmen, ob Tremor, Tachykardie, Reflexsteigerung, Kopfschmerz neurasthenisch, endogen-psychopathisch, hysterisch oder selbst auch organisch im engeren Sinne bedingt sind, sondern ihre Bedeutung ist nur aus dem Gesamtbestand der Tatsachen zu schließen (GAUPP). Hier wie anderwärts ist es notwendig, den Blick über den Symptomenkomplex hinaus zu richten und die zugrunde liegende Krankheit zu erfassen. Ich sehe also in der n. R. eine, vielleicht die leichteste Form exogener Hirnschädigung.

Was nun die reine, durch aktive Überlastung bedingte Erschöpfungsneurasthenie betrifft, so könnte es, wie BUMKE ausführt, bei Berücksichtigung der starken seelischen Belastungen im Weltkrieg zunächst überhaupt zweifelhaft erscheinen, ob sie angesichts ihrer Seltenheit gegenüber der in der gleichen Zeit so häufig beobachteten endogenen Nervosität eine Existenzberechtigung habe. Auch wenn man die durchschnittlichen Erfahrungen in Klinik und Sprechstunde hinzunimmt, scheinen die Fälle, die lediglich der Überanstrengung zur Last fallen, äußerst selten zu sein, während es allerdings ein großes Grenzgebiet gibt, wo diese Faktoren bei konstitutioneller Disposition von Bedeutung werden. Die Seltenheit der reinen Fälle beruht auf der Schutzwehr, welche die Natur in dem Auftreten von Ermüdungsgefühlen, die selbst einen zwingenden Charakter annehmen können, dem Eintritt der krankhaften Erschöpfung entgegengestellt hat. Wird durch irgendwelche Umstände diese Schutzwehr unwirksam gemacht, so kann eben doch der Krankheitsfall eintreten. Das trifft z. B. bei allen Leistungen zu, welche mit starker gemütlicher Spannung einhergehen: die Arbeit unter der Last einer starken Verantwortung, wie etwa die eines Offiziers im Kriege an exponiertem Posten oder auf anderem Gebiet die psychische Inanspruchnahme eines Spekulanten, bei dessen Geschäften es sich oft um Sein oder Nichtsein handelt, der Sporn eines übertriebenen Ehrgeizes, der einen unzulänglich begabten Menschen zu Leistungen drängt, denen er nicht gewachsen ist, die seelischen Anforderungen eines allzu harten Daseinskampfes, kurz alle mit Gemütsbelastung vor sich gehenden Tätigkeiten spielen eine größere Rolle in der Entstehung der n. R., als die geistige Arbeit an sich, wenn sie auch das gewöhnliche Maß erheblich überschreitet. Es kommt hinzu, daß die erwähnten Momente

zwangsläufig eine Verminderung des Schlafes mit sich bringen, in welchem sich
sonst die notwendige Erholung am besten zu vollziehen vermag. Schlaflosigkeit
ist daher nicht nur Symptom der Erschöpfung, sondern hat zugleich auch eine
wesentliche pathogenetische Bedeutung. In gleicher Weise sind Reizmittel
imstande, künstlich die Ermüdungsgefühle zu verscheuchen, wie starker Kaffee
und Tee.

Es ist nicht ohne Reiz, sich Vorstellungen darüber zu machen, wo denn eigentlich der Sitz der seelischen Ermüdung bzw. Erschöpfung sei. Es bieten sich
ganz allgemein zwei Möglichkeiten dar. Sie könnten in den zentralen Antriebs-
quellen und in den ausführenden seelischen Apparaten zu suchen sein. Erfahrungen der Alltagspsychologie und der Psychopathologie geben da einige
Fingerzeige. Wie wenig ermüdbar an sich die ausführenden seelischen Apparate
sind, zeigt ihre Funktionsweise unter dem Einfluß endogener Antriebsvermeh-
rung, z. B. der manischen und katatonischen Erregungszustände. Sehr auffällig
ist dabei, daß die außergewöhnliche Leistungssteigerung lange Zeit ohne erkennbare Ermüdungszeichen und ohne Ansprechen des Schlafmechanismus vor sich
geht, und ebenso ist es eine geläufige Erfahrung, daß unter dem anregenden Einfluß des Interesses, von Lust und Liebe zur Sache die Wirkung der Ermüdung
viel später auftritt als dort, wo eine Arbeit unter indifferenten Bedingungen
oder selbst gegen inneren Widerstand geleistet werden muß. Es liegt also durchaus nicht so, daß Affekte oder Stimmungen im allgemeinen eine Steigerung der
Erschöpfungsgefahr bilden, sondern dort, wo sie der Antriebsquelle der Leistung
gleichgerichtet sind, wird letztere sogar in weitem Umfange ohne nachteilige
Folgen vergrößert. Wo aber der Antrieb auf Widerstände stößt, wie z. B. bei
mit Hemmungen verbundenen Depressionszuständen, erlahmen die Leistungen
um so eher, je mehr — ein Attribut der endogenen Depression — die Antriebs-
kraft schon primär geschwächt ist. Innerhalb der Depressionszustände treten
daher nicht selten, vor allem in den leichteren Formen, die ein Weiterarbeiten
im Beruf noch allenfalls ermöglichen, neurasthenische Symptomenkomplexe
zutage, und es kann dabei leicht zu einer Täuschung über ihre Pathogenese
kommen.

Aus alledem ergibt sich, daß gerade bei der eigentlichen nervösen Erschöpfung
ein wichtiger Störungsort an ganz zentraler Stelle zu suchen ist. Es würde mit
neuzeitlichen Anschauungen ja durchaus übereinstimmen, wenn man die vitalen
Vorgänge des Antriebs und der Ermüdung im Hirnstamm und in seinen endokrinen Kraftquellen suchen würde[1] (vgl. ähnliche Anschauungen REICHARDTS).
Leider lassen sich solche theoretische Erwägungen bisher kaum auf eine exakte
anatomische oder physiologische Grundlage stellen. Da wir der reinen neurasthenischen Erschöpfung nicht als Todesursache begegnen, kann es auch kein Sektions-
material geben, das es gestatten würde, die etwa vorhandenen Veränderungen
gerade mit diesem Symptomenkomplex in Beziehung zu bringen. Im Tierexperiment sind zwar Veränderungen an den Ganglienzellen des Rückenmarks
und des Gehirns bei motorischer Übermüdung gefunden worden, bestehend in

---

[1] Allerdings könnte man nicht einfach die nervöse Erschöpfung einer quantitativen
Verminderung der Energiezufuhr gleichstellen, sondern sie müßte zugleich in einer Störung
des Regulationsmechanismus tonisierender und hemmender Impulse für die Gesamtheit
der seelischen Apparate gedacht werden. Unter dem Gesichtspunkt einer in dieser Form
wirksamen und so lokalisierten Störung würden sich die nahen Beziehungen der Ermüdung
zum Schlaf (mit seinen vegetativen Auswirkungen) der pathologischen Erschöpfung zur
Schlaflosigkeit, ebenso das Mißverhältnis des erleichterten Anklingens der seelischen Apparate
zu ihrer herabgesetzten Leistungsfähigkeit (Sinnessphäre, Aufmerksamkeit, Affektapparat
usw.), endlich auch die Beteiligung des vegetativen Systems erklären, mit welcher wieder
endokrine Drüsenstörungen zusammenhängen.

Verkleinerung der Zellen und des Kernes, Verlagerung des letzteren an die Peripherie, Auflösung der chromatophilen Substanz (PUGNAT, GUERRINI, CHIARINI, MARINESKO [1], doch sind diese Befunde, soweit sie der Kritik standhalten, natürlich nicht auf die komplizierten Verhältnisse bei den n. R. des Menschen zu übertragen.

Ob wir nun eine toxische Grundlage für den neurasthenischen Symptomenkomplex annehmen oder eine andere Form leichtester Schädigung des Gewebes, wie bei Arteriosklerose oder Paralyse, in keinem Fall wird es gelingen, bestimmte Beziehungen etwa vorhandener histologischer Veränderungen mit dem intra vitam festgestellten neurasthenischen Syndrom herzustellen, eine Unmöglichkeit, die ganz generell die Zuordnung der exogenen Symptomenkomplexe zu den ganz diffusen Veränderungen des Gehirns, die man dabei findet, betrifft. Ebensowenig haben experimentell-psychologische Untersuchungen tiefere Einblicke in die Entstehungsbedingungen der n. R. vermittelt, da bestenfalls nur ein ganz umschriebener Anteil des Ursachenkomplexes experimentell nachgeahmt werden kann, während das Hinzukommen von Momenten, die den natürlichen Verhältnissen unangemessen sind, dabei unvermeidlich ist. Das gilt z. B. von den Untersuchungen WEYGANDTS, welcher feststellte, daß bei fortgesetztem Addieren einstelliger Zahlen die Zunahme der Ermüdbarkeit in einem sofortigen Sinken der Arbeitswerte vom Beginn der Tätigkeit an ihren Ausdruck fand, so daß also von vornherein die sonst zunächst die Oberhand gewinnenden arbeitfördernden Einflüsse der Anregung und Übung überwogen wurden [2]. SCHARNKE und HÄSELER haben an Studenten Untersuchungen darüber angestellt, ob sich im Laufe und am Ende eines mehrmonatigen sportlichen Trainings Zeichen gesteigerter geistiger Ermüdbarkeit oder andere Schädigungen auf psychischem Gebiet würden nachweisen lassen. Auch hier konnten nur Teile des seelischen Geschehens: Merkfähigkeit, Gedächtnis, Aufmerksamkeit untersucht werden, nicht aber komplexe Leistungen. Es kam dabei das Ergebnis heraus, daß sich während einer wochenlangen angestrengten Sportübung die geistige Ermüdbarkeit eher verringerte, was, entgegen den Befunden WEYGANDTS wohl in der Hauptsache auf den Einfluß der Übung bei den notwendigerweise gleichartigen Untersuchungen zurückgeführt werden mußte.

Es wurde bereits erwähnt, daß im Kriege die große Widerstandsfähigkeit der Psyche gegen die Verbindung körperlicher und seelischer Strapazen eine überraschende Erfahrung darstellte (BONHÖFFER). Immerhin bestätigte dieses große Experiment die bereits oben angeführten Erfahrungen. Schon MENDEL und dann später HELLPACH beobachteten eine Verschiedenheit des Verhältnisses neurasthenischer und hysterischer Reaktionen bei Mannschaften und Offizieren. Dasselbe betrug bei den Mannschaften 2:1, bei den Offizieren 8:1. Die starke Disposition der letzteren zu den n. R. spiegelt den schädigenden Einfluß wider, welchen die verantwortliche Tätigkeit des Vorgesetzten mit der damit verbundenen Affektspannung bei sonst gleichen Strapazen mit sich bringt. Schon vor dem Krieg hat KRAEPELIN darauf hingewiesen, daß gebildete und pflichttreue Menschen unter sonst gleichen Bedingungen der n. R. besonders leicht verfallen, weil sie in höherem Grade geneigt sind, wachsende Schwierigkeiten durch immer stärkere Anspannung aller ihrer Kräfte zu überwinden.

Das Lebensalter ist für die Entstehung des neurasthenischen Syndroms nicht ohne Belang; auch ohne daß Arteriosklerose im Spiele ist, macht das Klimakterium bzw. das Rückbildungsalter ceteris paribus empfänglicher dafür, indem den seelischen Belastungen mit der Abnahme der geistigen Elastizität geringere

---

[1] Zit. nach HAUPTMANN.
[2] Zit. nach KRAEPELIN.

Ausgleichsmöglichkeiten gegenüber stehen. So mischt sich in die Rentenhysterie verbrauchter älterer, früher oft besonders tüchtiger Arbeiter nicht selten ein echt neurasthenischer Einschlag, so schwer es allerdings ist, ihn von dem psychogenen Hauptanteil zu unterscheiden.

Bezüglich des Unterschiedes der Geschlechter stehen den im allgemeinen stärkeren seelischen Berufsschädigungen des Mannes die durchschnittlich geringere Widerstandsfähigkeit und die stärkere gemütliche Erregbarkeit der Frau gegenüber. Überlastete Mütter, Lehrerinnen, Krankenpflegerinnen unterliegen der n. R. besonders leicht. Ungünstig wirkte in dieser Richtung während des Krieges die gemütliche Spannung, der die Frauen wegen des Schicksals ihrer Verlobten, Gatten und Söhne ausgesetzt waren.

Es ist die Frage aufgeworfen worden, ob es der Wirkung *chronischer* Schädigungen des Nervensystems bedarf, um die n. R. hervorzurufen, oder ob diese auch akut entstehen könnte. Die unmittelbare Wirkung starker Affektstöße, der „Nervenschock", scheidet hier allerdings aus, die Schreckwirkung ist eine von der n. R. zu trennende Reaktionsweise des Zentralnervensystems. Jedoch ist zuzugeben, daß bei bereits vorhandener oder im Entstehen begriffener Erschöpfung das Hinzukommen starker Affektstöße eine plötzliche und nachhaltige Verschlimmerung der Erscheinungen, einen sog. „seelischen Zusammenbruch" bedingen kann. Diese Entstehungsweise akuter Neurasthenie ist nach Birnbaum für die Kriegsverhältnisse nicht selten maßgebend gewesen.

Symptomatologie.

Das Grundsymptom der n. R. ist also die reizbare Schwäche, die sich mehr oder minder ausgeprägt in allen seelisch-nervösen Leistungen zu erkennen gibt. Faßt man Einzelleistungen ins Auge, so findet man, daß die *Aufmerksamkeit* zwar leicht ansprechbar, u. U. selbst in erhöhtem Grade ablenkbar ist, jedoch bei jeder anhaltenden Funktion vorzeitig ermüdet. Die Patienten klagen, daß sie sich nicht konzentrieren können, die Gedanken auf Nebengeleise geraten, affektbetonte Vorstellungen sich störend in den Gedankengang einschieben, sie können weder selbst in der Unterhaltung ein Thema festhalten, noch beim Zuhören oder Lesen den Zusammenhang bewahren. Überall, wo sich die Aufmerksamkeit in stärkerem Grade als eine Willenstätigkeit darstellt und ihre beharrliche Anspannung erfordert wird, tritt subjektiv alsbald das Versagen eindringlich hervor. Dann werden Sinneseindrücke verschwommen, motorische Präzisionsleistungen unsicher, die Lösung eines gedanklichen Problems unmöglich.

Das *Gedächtnis* ist in seiner produktiven wie reproduktiven Funktion beeinträchtigt. Zunächst wird das beim Erinnern von Namen, Daten, Zahlen und dgl. deutlich, ungebräuchliche Bezeichnungen fallen den Patienten nicht ein. Die chronologische Reproduktion von Erlebnissen wird unsicher. Mit der Merkfähigkeit verhält es sich ähnlich. Die Patienten klagen über hochgradige Vergeßlichkeit. Zum Unterschied von den organischen Gedächtnisstörungen ist jedoch zu bemerken, daß es sich nirgends um eigentliche Ausfälle handelt, eine augenblickliche Anstrengung vermag die Hemmungen oft zu überwinden, und es zeigt sich, daß die Vergeßlichkeit zum großen Teil in einer Zerstreutheit ihren Grund hat. Das Erregungsmoment liegt auf diesem Gebiet darin, daß irgendwelche affektbetonte, aber auch völlig indifferente Gedächtnisbestandteile, etwa eine Melodie, sich mit Beharrlichkeit in das Bewußtsein eindrängen können. Die dabei entstehenden Erscheinungen haben Ähnlichkeit mit dem Zwangsdenken, das im übrigen mit Recht als ein Bestandteil konstitutionell-nervöser Krankheitsäußerungen gilt. Von Zuständen der Ermüdung und Erschöpfung wissen wir ferner, daß unter

Entspannung der Aufmerksamkeit sich leicht eine Art Reminiszenzenflucht entwickelt.

In der *Sinnessphäre* findet sich eine Überempfindlichkeit gegen die zugehörigen
Reize, auch sind die Empfindungen vielfach von ausgesprochenen Unlustgefühlen
begleitet, alles wird den Kranken zuviel: das Licht blendet, jedes Geräusch beleidigt das Ohr, Musik wird unerträglich. Hingegen treten bei der aktiven Beanspruchung der betr. Sphären bald Ermüdungserscheinungen auf, die Augen
beginnen zu flimmern, Verdunkelungen treten auf und die Undeutlichkeit des
Sehens wird durch das Erlahmen der Akkomodation noch gesteigert. Auf dem
Gehörsgebiet ist gelegentlich ein zeitweiliges Aussetzen der Empfindungen festzustellen, demzufolge aufeinanderfolgende, gleichstarke Reize, die sich in der
Nähe der natürlichen Reizschwelle halten, bald deutlich wahrgenommen werden,
bald unter die Wahrnehmungsschwelle sinken (TH. ALBRECHT). Ähnliches wird
man wohl auch von anderen Sinnesgebieten, wenn man darauf achtet, feststellen
können. Möglicherweise hängt dieses Phänomen allerdings wieder mit der Verstärkung eines auch normalerweise feststellbaren Intermittierens der Aufmerk-
samkeitsspannung zusammen.

Auf *motorischem Gebiet* zeigt sich eine gesteigerte Ermüdbarkeit, nach kurzer
Zeit erlahmen die Kräfte, sei es bei der Arbeit oder auf einem Spaziergang, die
Anspannung der Willenskraft zur Überwindung der Schwäche hat bald ein um so
schwereres Versagen zur Folge. In der Ruhe treten jedoch, ganz besonders nach
körperlichen Anstrengungen, wieder Reizerscheinungen: Muskelzucken, Zittern,
fibrilläres Wogen u. dgl. auf.

Der *Affektapparat* befindet sich im Zustand erhöhter Erregbarkeit: es besteht
eine Neigung zu Explosionen aus geringfügigen Anlässen, die oft in Form kurzer
Wellen ablaufen und übrigens eine erhöhte allgemeine Erschöpfung und protrahierte Mißempfindungen auf Grund der körperlichen Affektausstrahlungen hinter-
lassen. Die Kranken ärgern sich über alles: die „Fliege an der Wand", unvermeidliche Mißhelligkeiten, ein vergnügtes Gesicht in der Umgebung, endlich über sich
selber. Es ist dabei bemerkenswert, daß sie sich Fremden gegenüber noch allenfalls zusammennehmen, um sich in der gewohnten Umgebung desto mehr gehen
zu lassen. Nachher bereuen sie ihre Hemmungslosigkeit. Auch sonst treten Erscheinungen raschen Affektwechsels, Rührseligkeit, emotionelle Schwäche, zutage. Die durchschnittliche Stimmung ist trübe, teils wohl eine primäre Begleiterscheinung herabgesetzten psychischen Turgors, teils als reaktive Folge des
starken Krankheitsgefühls; eine pessimistische Lebensbetrachtung greift Platz
und Unlustgefühle heften sich an alles psychische Erleben.

Das Fehlen einer *hypochondrischen Note*, die geringe Neigung zur Selbstbeobachtung oder wenigstens zur übertriebenen Bewertung der vorhandenen
Symptome wird von manchen Autoren als charakteristisch für die eigentliche
Erschöpfung angesehen. KRAEPELIN ist in diesem Punkte anderer Auffassung.
In der Tat wäre es bei der stets erhaltenen Selbstwahrnehmung der Krankheitserscheinungen psychologisch merkwürdig, wenn diese nicht auch Gegenstand
hypochondrischer Betrachtungen und Befürchtungen würden. Dennoch lehrt
die Erfahrung, daß das *starke* Hervortreten des hypochondrischen Zuges, die
systematische Ausdeutung von Sensationen im Sinne schwerer Organerkrankungen u. dgl. durchaus zum Bild der endogenen Nervosität gehören. Allerdings
gilt diese Einschränkung vorwiegend für die Erschöpfung aus aktiver Überanstrengung; soweit die n. R. als Folge organischer Krankheiten auftritt, kann sie
auch einen ausgesprochen hypochondrischen Inhalt haben, wie wir es bei der
Arteriosklerose oder der Paralyse sehen.

Es ist selbstverständlich, daß, wo die einfachen *Voraussetzungen höherer geistiger Leistungen* in dieser Weise beeinträchtigt sind, auch die letzteren selbst und sie ganz besonders gestört sind. Wir hören von einem Nachlassen der produktiven Kräfte, von der Unfähigkeit, eine Entscheidung zu treffen oder einen schwierigen Entschluß zu fassen, und endlich erlahmt jede Form geistiger Arbeit nach mehr oder minder kurzer Zeit.

Natürlich bewirkt ähnlich wie bei der normalen Ermüdung vermehrte Willensanstrengung vorübergehend eine Besserung der Leistung, jedoch die an sich herabgesetzte Willensreserve erschöpft sich an den vorhandenen Widerständen bald vollständig.

Unangenehme *körperliche Empfindungen* begleiten den hier geschilderten Symptomenkomplex. Oft wird über Kopfschmerzen, Druck in der Scheitelgegend oder den Augen, Stechen in den Schläfen geklagt. In verschiedenen Nervengebieten treten unangenehme Sensationen oder neuralgiforme Schmerzen auf. Das Zustandekommen derselben ist wohl ebenfalls zentral zu denken. Im Kriege haben L. Mann und Nonne echte polyneuritische Symptome auf dem Boden rein nervöser Erschöpfung beschrieben, und rein theoretisch wären derartige organische Affektionen unter dem Gesichtspunkt einer endotoxischen Noxe allenfalls denkbar. Aber es wurde schon darauf hingewiesen, daß der Wirkungsbereich solcher Endotoxine auch auf anderen Gebieten ein eng begrenzter ist, daß sie keine Neigung zeigen, die schwereren exogenen Reaktionen hervorzurufen. In der Tat sind die erwähnten Befunde vereinzelt geblieben, und unter dem Gesichtspunkt, daß die Kriegsschädigungen besonders vielseitig und unübersichtlich sind, können sie als beweiskräftig für so handgreifliche Manifestationen der hypothetischen „Kenotoxine" nicht herangezogen werden. Anders liegt es natürlich wieder bei denjenigen n. R., die als Folgezustände gröberer Schädigungen anzusehen sind. Bei ihnen gehen funktionelle und sicher organische Affektionen des Nervensystems auf diesen wie auf anderen Gebieten fließend ineinander über.

Erwähnt wird eine Steigerung des physiologischen Ermüdungszitterns, jenes Oscillierens im Bereich der anisotropen Substanz des Muskels, welches bei anhaltender und vor allem ungewöhnlicher statischer Innervation auftritt, ferner eine Steigerung der mechanischen Muskelerregbarkeit (Gierlich, Meyerhofer, Curschmann), wohl auch spontanes fibrilläres Muskelwogen (Oppenheim), Erscheinungen, die bereits oben kurz Erwähnung fanden, ferner Lidflattern bei Augenschluß (Rosenbach). Eine eigenartige Verdeutlichung des Handzitterns ist in dem *Quinquaudschen Phänomen* gegeben, welches in der Empfindung des Crepitierens besteht, die man hat, wenn man die eigene Handfläche senkrecht gegen die Kuppen der gespreizten Finger des Untersuchten stellt. Die *Sehnenreflexe* sind im allgemeinen normal, werden aber auch, ebenso wie die Hautreflexe, gesteigert gefunden. Eine Sonderstellung nimmt das Verhalten der Sehnenreflexe nach außergewöhnlichen körperlichen Anstrengungen ein. Auerbach, Heichelheim und Metzger, Benedek[1] und Scharnke haben Untersuchungen an jungen Leuten nach starken Sportleistungen angestellt. Die Autoren kommen zu dem Ergebnis, daß die Patellarreflexe schwinden können, während die Achillessehnenreflexe erhalten bleiben. Diese Befunde dürften mit einer primären ungewöhnlichen Erschlaffung des Muskels, keineswegs mit einer Erschöpfungsneuritis (s. o.) zusammenhängen.

Das *vegetative Nervensystem* ist Erschöpfungseinwirkungen ebenfalls ausgesetzt. Brugsch hat bei den durch Kriegsstrapazen aller Art Erschöpften auf die hierher gehörenden Erscheinungen aufmerksam gemacht. Er fand eine Insuffizienz des vasomotorischen Systems, eine Senkung des Blutdrucks um 20 bis 30 mm Hg, eine Erweiterung des Herzens nach links, verbunden mit funktionellen Geräuschen.

---
[1] Zit. nach Scharnke.

Prognose.

Die Erscheinungsformen der n. R. in der hier vorgenommenen Begrenzung sind hinsichtlich ihres Verlaufs und der Prognose natürlich unmittelbar von der Verursachung bzw. dem Grundleiden abhängig. Soweit sie Ausdruck der Erschöpfung im engeren Sinne sind, muß die Prognose bei zweckmäßigem Verhalten als durchaus günstig angesehen werden. Zieht sich das Krankheitsbild gleichwohl stark in die Länge, so wird der Verdacht auf ein Vorwiegen der endogenen Disposition oder u. U. auch auf eine psychogene Überlagerung nahe gelegt. Das letztere habe ich bei der Untersuchung von Typhusrekonvaleszenten im Krieg, die übrigens in einem großen Prozentsatz neurasthenische Reaktion zeigten, vielfach festzustellen Gelegenheit gehabt. Sofern die n. R. Symptome eines beginnenden organischen Leidens, der Paralyse oder Arteriosklerose usw. ist oder auch eines chronischen Alkoholismus ist sie natürlich vollständig von diesem abhängig. So schwer im ersten Beginn rein aus dem psychischen Symptomenkomplex die Differentialdiagnose gestellt werden kann, so bekommen doch allmählich die Symptome einen deutlichen organischen Anstrich, d. h. sie münden in ausgesprochene Defekte ein, z. B. auf dem Gebiet des Gedächtnisses, oder es kommen Defektsymptome hinzu, z. B. auf ethischem Gebiet, die dem n. S. nicht angehören.

Literatur.

ALBRECHT: Otologischer Beitrag zur objektiven Begründung neurasthenischer und verwandter Zustände. Münch. med. Wschr. 1919.

BEARD: American nervousness, New York 1880, deutsch von NEISSER „Die Nervenschwäche" (Neurasthenie), Leipzig 1881. BINSWANGER: Pathologie und Therapie der Neurasthenie. Jena 1896. BIRNBAUM: Kriegsneurosen und Psychosen auf Grund der gegenwärtigen Kriegsbeobachtungen. Z. Neur. Ref. 11, 12, 13, 14, 16, 18, BONHÖFFER: Erfahrungen aus dem Kriege über die Ätiologie psychopathologischer Zustände mit besonderer Berücksichtigung der Erschöpfung und Emotion. Allg. Z. Psychiatr. 73. BRUGSCH: Erschöpfung bei Kriegsteilnehmern. Z. ärztl. Fortbildg. 12. BUMKE: Suggestibilität, psychogene Reaktion, hysterischer Charakter. Berl. klin. Wschr. 1918. — Kriegsneurosen. Handbuch d. Neurologie, Erg.-Bd. Berlin: Julius Springer 1923. — Lehrbuch der Psychiatrie 1924.

CRAMER: Die Nervosität. Jena 1906. — Neurasthenie. Handbuch von LEWANDOWSKY.

DORNBLÜTH: Die Psychoneurosen. Leipzig 1911. DUBOIS: Die Psychoneurosen. Deutsch von RINGIER. Bern 1905. — Pathogenese der neurasthenischen Zustände. Volkm. Samml. 1909.

GAUPP: Kriegsneurosen. Dtsch. Z. Nervenheilk. 56. Z. Neur. 34. — Über den Begriff der Hysterie. Z. Neur. 5 (1911). GIERLICH: Untersuchungen über die objektiven Krankheitszeichen der Neurotiker. Med. Klin. 1918.

HAUPTMANN: Neurasthenie in Curschmann-Kramer Lehrbuch der Nervenkrankheiten. HELLPACH: Die Kriegsneurasthenie. Z. Neur. Orig. 45. HOCHE: Die Bedeutung der Symptomenkomplexe in der Psychiatrie. Z. Neur. 12.

KEHRER: Spezielle Symptomatologie der Hysterie und Neurasthenie. Handbuch der Neurol. Erg.-Bd. Berlin: Julius Springer 1923. KRAEPELIN: Psychiatrie. 8. Aufl. Leipzig 1909.

MEYERHOFER: Über das Muskelphänomen an den Soldaten usw. dazu CURSCHMANN ebenda u. OPPENHEIM ebenda. Med. Klin. 1916. MÖBIUS: Neurologische Beiträge. Leipzig 1894—96. MÜLLER: Handbuch der Neurasthenie. Leipzig 1893 mit sehr umfassendem Literaturverzeichnis.

NONNE: Über Polyneuritis gemischter Nerven bei neurasthenischen Kriegsteilnehmern. Dtsch. Z. Nervenheilk. 56.

OPPENHEIM: Die Neurosen nach Kriegsverletzung. Berlin: Karger 1916. — Lehrbuch der Nervenkrankheiten.

SCHARNKE-HAESELER: Mitteilungen der Gesellschaft zur Beförderung der Naturwissenschaften. Marburg 1925. STERTZ: Typhus und Nervensystem. Berlin: Karger 1927.

VERWORN: Lehrbuch der Physiologie.

Die konstitutionelle Nervosität.

Von

J. H. SCHULTZ
Berlin.

I. Umschreibung als Diathese.

Unter dem Stichwort der „*konstitutionell Nervösen*" werden *die konstitutionell Abartigen zusammengefaßt, deren genotypische Eigenart die ausgesprochenen psychopathischen oder physiopathischen Krankheitstypen qualitativ oder auch nur quantitativ nicht erreicht, die Fälle, die nach Ausschluß der charakteristischen psychopathischen und der klar umschriebenen physischen Konstitutionsanomalien übrig bleiben***. Haftet so schon nach der überwiegend negativen Abgrenzung zur nächsten nosologischen Nachbarschaft der konstitutionellen Nervosität der Charakter der Unklarheit und Vorläufigkeit an, so mehren sich diese Mängel ins Uferlose, wenn die Abgrenzung nach der andern Seite, nach der Norm, versucht wird. Es kann daher nicht ausbleiben, daß die Darstellung der konstitutionellen Nervosität zwangläufig von allen, nicht nur in der Psychiatrie, sondern auch in der gesamten Konstitutionsforschung schwebenden Problemen abhängig und in einiger Gründlichkeit nur in einem ungeheuer umfassenden Rahmen möglich ist.

II. Historische Entwicklung.

Sehr deutlich tritt dies schon in der *historischen Entwicklung des Nervositäts-begriffes* hervor, über die wir besonders durch MARTIUS[15], MÜLLER[6] und ARNDT[3], vom letzten allerdings in recht unkritischer Form, orientiert sind. Selbstverständlich sind allgemein nervöse Krankheitserscheinungen den Ärzten aller historischen Zeiten nicht entgangen. Sie wurden überwiegend unter dem Stichwort „Hypochondrie" bei männlichen und „Hysterie" bei weiblichen Kranken erfaßt. In klarer Form hat zuerst WHYTT[6] 1777 in seinem Traité des maladies des nerfs (Paris) die bisher unscharf umschriebenen Krankheitsbilder in drei Gruppen geteilt, von denen er die zweite und dritte in etwa herkömmlicher Weise als Hysterie und Hypochondrie bezeichnet, während er die erste folgendermaßen charakterisiert: „La première classe composée des personnes qui, quoique jouissant ordinairement d'une bonne santé, sont cependant à cause de la delicatesse excessive de leur système nerveux, très sujettes à être attaquées de violents tremblements, de palpitations, de syncopes et de convulsions dans

---

* Damit rückt die konstitutionelle Nervosität etwa in den Umkreis einer Diathese im Sinne von HIS, der eine solche definiert als einen „individuellen angeborenen, oftmalig vererbten Zustand", der darin besteht, daß „physiologische Reize eine abnorme Reaktion auslösen, und daß Lebensbedingungen, welche von der Mehrzahl der Gattung schadlos vertragen werden, krankhafte Zustände bewirken".

les cas ou la frayeur, le chagrin, la surprise ou toute autre passion les affecte, et chaque fois qu'une des parties les plus sensibles du corps est vivement irritée ou affectée d'une manière désagréable, par quelque cause que ce soit". Diese „rein nervösen" Krankheitszustände wurden später von SANDRAS[6] als „état nerveux" (1851), von BOUCHUT[6] als „Nervosisme" bezeichnet. Der letztere Autor versuchte 1860 eine Einteilung in nervosisme cérébral, spinal, cardiaque, laryngé, gastrique, utérin, séminal, cutané, spasmodique, paralytique, douloureux, hystérique, hypochondriaque. Im allgemeinen unterschied er einen nervosisme simple chronique und einen nervosisme aigu, worunter er im Gegensatz zu dem mit dem ersten Wort bezeichneten Dauerzustande nervöse Zustände bei allerlei körperlichen Krankheiten und alle die Erscheinungen bezeichnete, die wir jetzt als Organneurosen registrieren. Die neurologisch-körperliche ärztliche Anschauung stellte dann für längere Zeit die nervösen Krankheitserscheinungen in den weiteren Kreis der Rückenmarksleiden, meist unter den Stichworten Spinalirritation beim Weibe und spinale Neurasthenie beim Manne (LEYDEN 1875, ERB 1887). Die unzweckmäßige Bezeichnung der Spinalneurosen hinderte aber nicht, daß GEORG HIRSCH schon 1843 eine ausgezeichnete klinische und allgemeine Darstellung der Nervosität gab. Demgegenüber wurden die mehr psychiatrisch eingestellten Autoren durch das Problem der Hypochondrie stärker auf die psychologische Seite des Problems geführt, so daß etwa auch MORITZ HEINRICH ROMBERG in seinem bekannten Lehrbuch der Nervenkrankheiten von der Hypochondrie als einer „psychischen Hyperästhesie durch krankhafte Vorstellungsintentionen" spricht.

Entscheidend gefördert wurde das ganze Problem durch den genialen amerikanischen Praktiker GEORGE M. B. BEARD, der 1880* zu gleicher Zeit mit dem neuen Terminus „neurasthenie" eine ausführliche Schilderung der allgemein nervösen Zustände gab.

BEARD selbst war sich über die Bedeutung seiner Konzeption durchaus im klaren. So sagt er in der Vorrede zur 2. Auflage in der deutschen Ausgabe: „Das Reich der Neurasthenie war den Blicken Tausender begegnet, seine Umrisse waren oft geschaut und sein Gebiet gestreift worden — aber es blieb ein mysteriöses Land. Was enthielt es? Welches waren seine Grenzen? Welches Verhältnis bestand zwischen ihm und den benachbarten Reichen der Hypochondrie, der Geistesstörung? Tausende haben über diese Frage Vermutungen gehegt — derjenige, welcher die Antwort bringt, führt die Neurasthenie in die Wissenschaft ein und erobert der Menschheit ihren Besitz".

Sehr bemerkenwert ist einiges Allgemeine an BEARDS Beobachtungen. So sagt er, seine Kranken seien durchweg wahre Modelle von Körperkraft gewesen, die meist jünger aussahen als ihren Jahren entsprach, „sie ertragen die Last der Jahre leichter als phlegmatische und nervenkräftige Personen",. Gedankengänge, denen ähnlichen wir bei HEILBRONNER begegnen, der sich direkt dahin aussprach, es beweise eine besondere Gesundheit, wenn man an Neurasthenie erkranke. Weiter betont BEARD, daß seine Kranken durchweg geistig und körperlich außerordentlich arbeitsfähig waren, ein Gesichtspunkt, der später vielfach, mit besonderer Energie 1909 von JENDRASSIK vertreten worden ist und der schematischen Gleichsetzung. von Nervosität und Minderleistung mit Recht energisch widerspricht.

BEARDS Arbeit fand in der Literatur aller Länder stärkstes Echo. F. C. MÜLLER[6] konnte 1893 bereits 36 Synonyma für das neue Modewort Neurasthenie zu-

* „American nervousness, with its causes and consequences (nervous exhaustion, neurasthenie)". Von NEISSER 1881 (Leipzig) übersetzt „Die Nervenschwäche (Neurasthenie), ihre Symptome, Natur, Folgezustände und Behandlung".

sammenstellen, das sich trotz lebhafter Anfeindungen, etwa von Jolly, der 1878 vorschlug, die Neurasthenie wieder völlig in Hysterie und Hypochondrie aufzuteilen, weiter in der wissenschaftlichen Sprache hielt und anregende Diskussionen förderte.

Noch heute sehr beachtlich ist die Kontroverse von P. J. Möbius[1] gegen Arndt[3], welcher die Konzeption einer progressiver Ausartung fähigen Neurasthenie vertreten hatte und allerlei organische Leiden mit ihr in Beziehung setzen wollte. Die herrschende wissenschaftliche Ansicht blieb lange gänzlich auf seiten von Möbius. In den letzten Jahren sind verschiedene Beobachtungen geeignet, uns nachdenklich zu stimmen, so etwa das Auftreten von Hypertonie (Fleischmann) nach langjährigen psychischen Erregungen, wie sie Klemperer bei russischen Revolutionsopfern beobachten konnte, überhaupt die zunehmende Bewertung funktionell und konstitutionell nervöser Momente in der inneren Medizin (Ulcustheorie von Bergmanns), oder auch die Ausführungen Hellpachs, der 1921 in seinen Ausführungen über den nervösen Zusammenbruch (Neuroplexie) die Ansicht vertritt, daß *reaktive Abnormitäten prozessiviert* werden können, so daß dann mit einer tiefgreifenden Umschaltung der Funktionssysteme des Organismus eine vollkommene Veränderung des Zustandsbildes, ein Ergriffenwerden bisher verschonter Organsysteme und ein völliges Versagen aller reaktiven Kurmittel einsetzt. Man hat den Eindruck, meint Hellpach, daß ein „neues System des Organismus ergriffen ist".

III. Einteilungsversuche.

Der Umfang des ganzen Gebietes und die außerordentliche Flüssigkeit und Launenhaftigkeit vieler einzelner Erscheinungen ließen es bald allen Bearbeitern dringlich werden, *entweder durch übergeordnete allgemeine Gesichtspunkte oder durch typologische Einteilung irgendwelcher Art die Übersicht zu erleichtern.* Strümpell, Charcot, Krafft-Ebing[9], Binswanger[10], Cramer[18] und andere suchten sich vor allen Dingen danach zu orientieren, wie weit mehr endogene oder exogene Momente eine Rolle spielen, so daß in Übereinstimmung mit Möbius eine erworbene, der echten Ermüdung und Erschöpfung nahestehende, wirkliche Nerven*schwäche* einer allgemeinen Nervosität mehr degenerativer und konstitutioneller Art gegenübergestellt wurde, eine Teilung, die oft sehr wohl durchführbar erscheint, wenn auch zugegeben werden muß, daß bei vielen Fällen, die zunächst den Eindruck echter Erschöpfung machen, endogene und konstitutionelle Momente nachweisbar sind, ähnlich wie dies etwa F. Fränkel (1920) hinsichtlich der psychopathischen Konstitution bei Kriegsneurosen nachweisen konnte.

In Frankreich erlebte Griesingers Konzeption der „Psychoneurosen" namentlich in Janets[14] Psychasthenie eine Wiederbelebung, die aber bereits 1908 den Widerspruch von Hartenberg, Dupré, Régis[23] und andern begegnete, welche die Abtrennung von dem Gebiet der allgemeinen Nervosität ablehnten. Bemerkenswert ist in diesem Zusammenhang die Gegenüberstellung von Bernheim und Freud, von denen letzterer versuchte, die durch das beherrschende Symptom der Angst charakterisierten Angstneurosen aus dem Rahmen der allgemeinen Nervosität zu lösen und ihnen einen andern psychopathologischen Mechanismus zu unterlegen. Noch wesentlich schroffer trennte Bernheim 1909 „die Neurasthenie" von den allgemeinen nervösen Erscheinungen, indem er sie als eine meist toxisch infektiöse Krankheit von psychischer Behandlung ausschließen wollte, ähnlich wie es etwa Sollier nach 1924 für „die Hysterie" oder Page 1910 für die „neurasthenische Toxämie" verlangen.

Derartige im Prinzip *rein physiologische* Auffassungen funktionell nervöser Zustände sind in systematischer Weise von GOLDSCHEIDER, VERAGUTH[28] 1910 und SAHLI 1923 unternommen. Auch GOLDSCHEIDERS wertvolle Studie über krankhafte Überempfindlichkeit (1919) ist hier als wesentlich zu nennen. Es erscheint nun sehr bemerkenswert, daß derartige Systematisierungsversuche dem medizinischen Denken vor etwa 20 Jahren mit psychologischen Auffassungen unvereinbar scheinen mußten. Es wäre ja anscheinend etwa der Gesichtspunkt von BING (1908), WOLLENBERG (1910) u. a., daß für die Neurasthenie nicht die physiologische Erschöpfung, sondern die spezifische Färbung der schädigenden Erregungen besonders in emotioneller Beziehung entscheidend sei, in einem physiologischen Schema kaum unterzubringen. Das hat sich in den letzten 20 Jahren prinzipiell geändert. Die Erfassung lebendiger Ganzheit, bisher nur Eigentum bevorzugter Denker besonderer Weite des Gesichtskreises oder schlichter überwiegend empirischer Praktiker ist inzwischen zum Zentralproblem der Medizin geworden und darüber hinaus, durchaus im Sinne einer allgemein geistigen Bewegung auf den verschiedensten für die Auffassungen der konstitutionellen Nervosität wesentlichen Forschungsgebieten erkannt. Um nur einige wenige für die heutige Auffassung der konstitutionellen Nervosität wesentliche Gesichtspunkte zu erinnern, sei auf allgemein medizinischem Gebiet an die Konstitutionsforschung, an die Pathologie der Person (,,Tiefenperson" KRAUS, BRUGSCH, F. H. LEWY), an die intensive Bearbeitung der vegetativen Zusammenhänge besonders auch zur physikalischen Chemie hinüber (ZONDECK), an die moderne Erforschung des Motoriums und die psychologische Lockerung des Hirnlokalisationsproblems, an die Ausgestaltung der Lehre von Anaphylaxie, Überempfindlichkeit und Umstellung (GOLDSCHEIDER) und an die Physiologie der bedingten Reflexe erinnert; auf psychologischem Gebiete sind die Bemühungen um die verständlichen Zusammenhänge und die phänomenologischen Klärungsversuche, die Ganzheitseinstellungen sowohl in behaviouristischer Form als im Sinne der Struktur- und Gestaltpsychologie, die Richtungen differentieller und geisteswissenschaftlich wertender Psychologien, die menschen- und charakterkundlichen Bemühungen und endlich die kritischen Reinigungsversuche der psychotherapeutischen Empirie und die Ansätze zu einer wissenschaftlichen medizinischen Psychologie zu nennen. Alle diese geistigen Strömungen zeigen uns eine Überwindung des kartesianischen Dualismus und Rationalismus zugunsten eines neohippokratischen Naturalismus und Personalismus (JELIFFE, A. MEYER); WOLFGANG KÖHLER hob erst unlängst (1924) hervor, daß besonders auch die Strukturparallelen psychologischer und naturwissenschaftlicher Forschung einen bedeutsamen Hinweis im Sinne der Einheit geben.

Man wird daher heute in physiologischen Hypothesen über die funktionell nervösen Erscheinungen keinen Gegensatz mehr zu psychologischer Forschung erblicken können, sondern beide mühelos in dem Ganzheitsproblem einordnen.

IV. Prinzipielle Einteilungsmöglichkeiten.

1. Körperliche Konstitutionsmerkmale.

Versucht man prinzipiell die *Möglichkeiten einer Einteilung auf dem Gebiete der konstitutionellen Nervosität* im eingangs umschriebenen Sinne klarzustellen, so wird man ärztlich zunächst an *körperlich konstitutionell gegebene Merkmale* denken, gewiß nicht in dem etwas primitiven Sinne, in dem bereits BEARD und ROCKWELL eine cerebrale, eine spinale, eine vasomotorische, eine digestive und eine sexuelle Neurasthenie unterschieden, sondern in nächster Fühlung mit den

Ergebnissen der modernen Konstitutionsforschung, wie dies schon vor Jahren
etwa von BING und anderen gefordert wurde. „Es liegt in der Natur der Sache,
daß konstitutionelle Anomalien der Arbeitsweise der Funktion des Nervensystems in erster Linie bei einem auch anatomisch vom normalen Durchschnitt
abweichend organisierten Zentralnervensystem angetroffen werden dürften,
wenngleich wir über diese Beziehungen noch gar nicht unterrichtet sind." Diese
kritischen Worte von JULIUS BAUER (1921) werden uns zur Vorsicht mahnen.
Für die Frage der konstitutionellen Nervosität ist hier zunächst an den Versuch von PERITZ zu erinnern, die Spasmophilie als konstitutionelle Einheit
auch Erwachsener abzugrenzen, der sich weitgehend mit Ausführungen von
JAENSCH über den eidetischen Typus begegnet, ohne daß es bisher auf beiden
Wegen zu einer widerspruchslosen Klarheit gekommen wäre.

Besonders bemerkenswert sind die neuesten Ausführungen von PERITZ (1926)
über das Vorkommen echter Herzkrämpfe im Rahmen der Spasmophilie. PERITZ
konnte mit der Ohmschen Apparatur am Phlebogramm echte Herzkrämpfe
nachweisen, die er mit Rückbezug auf MACKENZIES X-Krankheit der Spasmophilie
in dem von ihm gemeinten Sinne einordnet; damit wäre nicht nur eine rein
theoretische Klärung, sondern auch eine eminent wichtige praktische Folgerung
gegeben, indem die von PERITZ gemeinten Fälle in spezifischer Weise auf bestimmte therapeutische Mittel ansprechen. Für die hier vorliegende Frage
eines Gruppierungsversuches innerhalb der konstitutionellen Nervosität müßte
theoretisch eine weitgehende Korrelation zwischen einer solchen spezifischen
allgemeinen Partialkonstitution und dem gesamten Typus gefordert werden.
Die vorliegenden klinischen Erfahrungen mahnen in dieser Hinsicht zur Vorsicht. Wenn wir etwa an die chronische benigne Hypofunktion der Nebennieren
im Sinne von BOENHEIM (1925), an die Neurosis hypophysaria deconcentrationis
von KUGLER (1924) oder an LYONS Hinweis auf Einheitlichkeit psychischer
Charakterzüge bei Kindern denken, die an Tic leiden — LYON (1923) betont,
daß alle Patienten dieser Art eine auffallende affektiv bedingte Überempfindlichkeit, motorische Instabilität und eine abnorme Neigung zu übertriebenen motorischen Entladungen bei kleinen Unlusterlebnissen zeigen —, wenn wir beachten,
daß L. MANN (1913) im Anschluß an seine Beobachtungen über die traumatische
Entstehung spasmophiler Zustände hinsichtlich des klinischen Verhaltens seiner
4—20jährigen Patienten nur von einem psychischen Habitus von „neurasthenischer" Färbung spricht, und uns demgegenüber vergegenwärtigen, daß über die
psychische Einheitlichkeit der Eunuchoiden (H. FISCHER 1919, 1924, F. FRÄNKEL
1922) noch keine Einigkeit erzielt ist, daß MAASS (1922) auf den großen psychischen
Formenreichtum chondrodystrophischer Zwerge hinweist, und daß wir bei
Individuen mit deutlichen Störungen der Schilddrüsentätigkeit gleichfalls den
verschiedensten klinischen Bildern begegnen, werden wir ohne weiteres anerkennen müssen, daß eine für eine sachliche und klare Gruppierung ausreichende
Korrelation zwischen den bisher erkannten Konstitutions- und nervösen Typen
nicht darstellbar ist, wenn auch zweifellos das eigentliche Problem einer ärztlich
befriedigenden Klassifikation hier gegeben ist.

Wie weit man auf dem von HAUPTMANN (1924) bei seiner Bearbeitung des
Menstruationsproblems gezeigten Wege Aussicht auf schnellere Fortschritte
hätte, ist mangels entsprechender Erfahrung nicht zu entscheiden. HAUPT-
MANNS Versuch einer „verständlichen" Inbeziehungsetzung somatischer und
psychischer Erscheinungsreihen ist als methodisches Prinzip dahin charakterisiert, daß aus dem psychischen Erscheinungsbild erst nach Abzug der mehr
minder verständlichen Reaktionen die Grundsymptome herauszuarbeiten versucht werden, die dementsprechend als Folge unmittelbar körperlicher Ein-

wirkung anzusprechen wären. HAUPTMANN kommt bei seiner Bearbeitung von Menstruation und Psyche durchaus zu dem Resultat, daß das menstruelle Erscheinungsbild durch die nervöse Eigenart, nicht durch besondere menstruelle Körpereinflüsse bestimmt werde. So dürfen wir einstweilen nicht hoffen, daß uns etwa aus dem eingehenden Studium der als morphologische, sexotype und dysgenetische „Entartungszeichen" (ARONOWITSCH 1924) benannten gewöhnlichen Varietäten (BUMKE) auch in ontogenetischer Systematisierung (JENTZSCH 1917), oder aus einer Bezugnahme auf die bisher bekannten morphologischen, funktionellen und evolutiven Konstitutionsanomalien jetzt schon die Möglichkeit einer wirklich sinnvollen Gruppierung allgemein nervöser Erscheinungen gelänge, so nahe auch namentlich etwa im Hinblick auf die funktionellen Konstitutionsanomalien chemischer Idiosynkrasie und Dysregulation (BISGAARD 1922) oder hinsichtlich der evolutiven Konstitutionsanomalien etwa im Sinne des Infantilismus oder Senilismus (J. BAUER) die Beziehung zum Problem der allgemeinen Nervosität sind.

Man müßte schon eine *Gruppierung* der *Konstitutionsanomalien* nach einem *einheitlichen Einteilungsprinzip* voraussetzen, wie es etwa TANDLER nach dem verschiedenen Skelett-Muskeltonus, GANTER nach der Reaktionsbereitschaft der glatten Muskulatur („Apo-" und „Ana"-toniker), oder wie es SIGAUD und KRETSCHMER nach der Morphologie des Phänotypus versucht haben.

Die bisher bekannten typischen Kombinationen partieller Konstitutionsanomalie mit daraus resultierenden besonderen Formen universeller Konstitutionsanomalie, die „Konstitutionssyndrome" im Sinne J. BAUERS sind in dieser Hinsicht so unzureichend, daß bisher in der Konstitutionspathologie neben PALTAUFS Status thymico-lymphaticus einschließlich CZERNYS exsudativer Diathese, BARTELS Status hypoplasticus, STILLERS Status asthenicus und der französischen Konzeption des Arthritismus eine neuropathische Konstitution als Sonderform ihre Existenzberechtigung behält, und gerade hier weisen kritische Konstitutionsforscher auf die ganz besonders großen Schwierigkeiten der Beurteilung hin.

Die Unvollkommenheit unseres Wissens und unserer Methodik auf dem Gebiete der Konstitutionsforschung nötigt uns zur Zeit noch zur Resignation; damit ist nicht in Widerspruch, und es erschien wesentlich, das hier nochmals zu betonen, daß *prinzipiell nur auf diesem Wege eine wirklich klare und sinnvolle Gruppierung im Bereich der konstitutionellen Nervosität möglich ist.*

2. Experimentellpsychologische Unterschiede.

Ein zweiter Weg wäre in der Anwendung *experimentell psychologischer Methoden* gegeben, und zwar würde man im Sinne von O. LIPMANN (1921) bei der außerordentlichen Komplexion der in Frage stehenden Erscheinungen nicht mit einem summierenden, sondern einem abzählenden Verfahren statistischer Art zu arbeiten haben, also nicht arithmetische, sondern Reihenmittelwerte erstreben. Das letzte hier gegebene Problem ist von KRAEPELIN schon vor Dezennien in Angriff genommen. Es handelt sich um die *Messungen der persönlichen Grundeigenschaften*, über deren außerordentliche Schwierigkeiten J. LANGE (1923) in seinem Bericht über 20 Jahre lang zurückliegende Versuche sich äußerte. KRAEPELIN, auf dessen Anregung die Versuche damals erfolgten, hat LANGES Mitteilungen mit kritischen Bemerkungen versehen und darauf hingewiesen, daß die von LANGE geschilderten Versuche, die sich besonders auf Übungsfähigkeit und Übungsfestigkeit bezogen, durch ihren Ansatz zum Scheitern verurteilt wären. Von neueren Versuchen nach dieser Richtung ist die Arbeit

von Tendler (1923) zu nennen, der 50 Versuchspersonen einer Reihe von Test-
untersuchungen unterzog. Seine Resultate, daß bei psychoneurotischen Versuchspersonen die Wahrnehmung des Wesentlichen (James) fehle, kann für
den hier vorliegenden Zusammenhang, von allen kritischen Bedenken ganz abgesehen, ebensowenig als fördernd betrachtet werden, wie die Resultate von
Iwanow-Smolinsky (1922—1923), der aus ähnlichen Untersuchungen an Nervösen lediglich Verlangsamungen und Unregelmäßigkeit der Leistungen, Herabsetzung der reflektorischen Sicherheit und der Willensimpulse und gesteigerter
Ermüdbarkeit entnahm und namentlich mit Rücksicht auf die Erschwerung des
Erwerbs neuer Reaktionen, die „Psychasthenie" darin charakterisiert sieht,
daß eine Unfähigkeit zur Intensivierung der geistigen Arbeit bei Zunahme der
Extensivierung der mimisch emotiven Reaktionen bestehe, also eine Verminderung der produktiven Differenzierung und Integrierung.

Alle diese Untersuchungen leiden an einem viel zu geringen experimentellen
Material, von den Schwierigkeiten der Deutung, Ableitung und Beurteilung
ganz abgesehen. So brauchbar die in Frage stehenden Methoden bei der Abgrenzung ausgesprochen geistiger Schwächezustände sein mögen, so außerordentlich umfangreich muß sich der experimentelle Apparat gestalten, wenn
an die hier interessierende Frage einer Gruppierung konstitutionell nervöser
Eigenarten herangegangen werden soll. In demselben Sinne kann das psychologische Profil im Sinne von Rossolimo in der Erforschung der geistigen Schwächezustände sehr wohl seinen Sinn erfüllen und trotzdem der analoge Versuch
von Crocq in Verfolgung von Ballet, Genil, Perrin und andern, den Geisteszustand Psychopathischer in ein Diagramm zu pressen, für unsere Aufgabe
ausscheiden. Interessante Ansätze zu einer psychiatrisch psychologischen Kor-
relationsforschung liegen aus der letzten Zeit aus der Moskauer psychoneurolo-
gischen und pädagogischen Sanatoriumsschule vor, wo Ssucharewa und Ossipowa (1926) 30 ausgesprochene Fälle von Psychopathie im Sinne der Ewaldschen Charakterformel bearbeitet haben. Hierbei ergaben sich deutliche Beziehungen zwischen der psychisch-syntonen Eigenart und motorischer, technischer und graphischer Begabung. Die reaktiv labilen Typen zeigten besondere
schauspielerische Fähigkeit und bei den schizoiden Typen fand sich auffallend
häufig literarisches, musikalisches und schöpferisch graphisches Können. Prinzipiell ähnlich gerichtete Versuche von Kibler (1925) aus der Tübinger Klinik
auf Basis der Kretschmerschen Typenlehre ergaben gleichfalls in sorgfältigen
experimentellen psychologischen Untersuchungen unter Anregung und Leitung
von Kroh ähnliche Unterschiede.

Vielleicht darf man diesen ersten Ansätzen den Hinweis entnehmen, daß
*namentlich eine tiefergehende Analyse der motorischen Funktionen im weitesten
Sinne in diesem Zusammenhang aussichtsvoll erscheint.* Möge sich die Fragestellung dabei an die „individuellen Bewegungsfiguren" von F. H. Lewy (1924),
an die „Psychologie des motorischen Menschen" (Baerwald 1910) oder an die
psychomotorischen Typenstudien von O. Löwenstein (1924) halten. Gerade
Löwensteins Konzeption einer „primären Reaktion", die sich im wesentlichen
durch die Muskelerregbarkeit, die nervöse Reizbarkeit, durch die Anfangs-
spannung der Muskulatur, durch psychische Momente und endlich die Eigenart
des Willenserlebnisses charakterisiert, im Gegensatz zu der typisch psychogenen
„sekundären Reaktion" erscheint hier von Belang. Wesentliche Anregungen hat
hier namentlich auch die Erforschung der motorischen Entwickelung (Homburger 1924) gegeben, andererseits die von experimentell psychologischer Seite
in den letzten Jahren im zunehmenden Maße, am klarsten von O. Lipmann
und H. Bogen in ihrer „Naiven Physik" (1923) gestellte Forderung, die In-

telligenzprüfungen nicht auf das abstrakt Inhaltliche zu beschränken, sondern auch die motorische Begabung in Rechnung zu ziehen (Problembereich der „praktischen Intelligenz"). Im Anschluß hieran haben GUREWITSCH (1925), OSERETZKY (1925) Stufenteste ausgearbeitet, deren Anwendung unter Zugrundelegung des Kretschmerschen Schemas und in Übereinstimmung mit den oben erwähnten Arbeiten von SCUCHAREWA und KIBLER eine motorische Überlegenheit des pyknischen Typus ergab.

In demselben Sinne wie auf dem Gebiete der körperlichen Konstitutionsanomalien müssen wir hier vor allen Dingen die Schwierigkeiten des Problems hervorheben, die zum Beispiel sehr deutlich hervortreten, wenn wir sehen, daß es in den Arbeiten von LIEBENTHAL (1914) und BREDNOW (1924) nur zu einem kleinen Teil gelungen ist, die Eigenart pseudologer Typen im Experiment darzustellen. Damit ist nicht in Widerspruch, daß als lediglich messende und objektivierende Kontrollprüfung die experimentell-psychologische Methode wesentliche Dienste leisten kann. Nur reichen die bisherigen Resultate in keiner Weise nach Umfang und methodischer Vertiefung so nahe an die Erfassung grundlegender psychologischer Eigenarten konstitutionell nervöser Menschen heran, daß mit ihrer Hilfe eine Gruppierung möglich wäre, die sich bei konstanter Durchführung in ihrem Resultat mit den oben geforderten körperlichen Reaktionstypen in Übereinstimmung finden müßte. Auch hier ist bis jetzt nur die psychologische Bearbeitung des Problems der eidetischen Veranlagung zu nennen, das allerdings noch in keiner Weise als abgeschlossen gelten darf.

3. Praktisch-klinische Gruppenbildungen.

Sowohl die somatisch-klinische als die experimentell-psychologische Erforschung der Konstitutionstypen ist bisher nicht genügend fortgeschritten, um eine sinnvolle Gruppierung der konstitutionell Nervösen zu ermöglichen. Man wird daher zu einer mehr *praktisch klinischen Einteilung* greifen müssen, deren Unzulänglichkeiten hier nicht im einzelnen ausgeführt zu werden brauchen (K. SCHNEIDER[36] 1923); es erschien nur notwendig, der *vielfach verbreiteten Meinung entgegenzutreten, als sei diese Resignation mit prinzipieller Notwendigkeit in der Eigenart des Stoffgebietes begründet.* Solange die in Frage stehenden Methoden noch so durchaus in ihren Anfängen stehen, dürfte darüber ein abschließendes Urteil in keiner Weise möglich sein, und es ist unbedingt wesentlich, darauf hinzuweisen, daß im Gegenteil prinzipiell der Weg zu einer inneren Ordnung offen ist. Versuche zu einer *rein klinisch praktischen Gruppenbildung* sind überaus zahlreich gemacht worden, in den letzten Jahren besonders auf dem Gebiete der Kinderheilkunde (LEDERER 1924). Auf psychiatrischem Gebiete verdanken wir GRUHLE (1924) Anregungen zur Charakterforschung, deren Prinzip im Sinne eines antitypischen Schema von W. STERN darin gegeben ist, daß das Vorkommen von 24 gegensätzlichen Eigenschaftspaaren, wie etwa gesellig-einsam, lenksam-dickköpfig usw., nach ihrer praktisch häufigen Kombination registriert werden. GRUHLE hofft dabei viel von der Mitwirkung psychologisch-pädagogisch interessierter Lehrer. Wenn auch STRAUSS mit Recht hervorhebt, daß einem solchen Vorgehen viel Subjektives anhaftet, muß doch betont werden, daß eine solche Materialsammlung von außerordentlichem Werte sein würde, namentlich wenn sie mit der Aufnahme kurzer Personalbogen verbunden würde, etwa wie bei den großen bekannten Sammelforschungen von HEYMANS, WIERSMA und seinen Schülern. Durch eine große Reihe von entsprechenden Versuchen zieht sich die offenbar durch das Material bedingte Gegensatzstellung reizbarer und ungehemmter oder erethischer Typen auf der

einen, gehemmter, passiver, primär asthenischer Typen auf der andern Seite
(Burr 1921, Meier-Müller 1922, Boncour 1925 u. v. a.). Wir finden dieselbe Gegensatzbildung etwa in dem System wertpersonaler Typen nach Scheler,
das Hoffmann 1921 gab, in allen charakterologischen Versuchen bis zu ihrer
letzten Ausgestaltung bei Klages, C. G. Jung oder in der Reaktionslehre von
Kretschmer. Zu der früheren physiologischen Grunddefinition der nervösen
Zustände als eines Ausdrucks „reizbarer Schwäche" ergeben sich hier mannigfache Beziehungen. Trotzdem würde eine Einteilung lediglich nach diesen
Gesichtspunkten dem qualitativen Reichtum konstitutionell nervöser Erscheinungen schwerlich gerecht werden. In diesem Sinne hat etwa Bumke (1924)
euphorische, hypomanische, depressive, paranoide, querulatorische und sensitive
nervöse Temperamente erwähnt. Hartenberg[23] (1918) unterschied eine depressive, eine ängstliche, eine erregte, eine reizbare und eine wehmütig resignierte
Form, Scholz[33] versuchte indolente, depressive, manische, periodische, Affekt-
menschen, triebhafte, haltlose, verschrobene Phantasten, Zwangskranke, sittlich minderwertige und sexual-pathologische Typen zu kennzeichnen, also das
Gebiet sehr viel weiter zu fassen, ähnlich wie es etwa Koch[7] (1893) in seinen
klassischen psychopathischen Minderwertigkeiten tat. K. Schneider[36] hat in
seiner letzten umfassenden Bearbeitung der psychopathischen Persönlichkeiten
(1923) die prinzipiellen auf diesem größeren allgemeinen Gebiete liegenden
Fragen eingehend und übersichtlich bearbeitet. Gewiß müssen wir uns hüten,
vorschnell alltagspsychologische Eigenheiten unseren Betrachtungen zugrunde
zu legen. So haben erst neuerdings Feldner und Lazar (1924) in einer verdienstvollen Arbeit aus der Wiener Kinderklinik an 36 Kindern, die sich durch
krankhafte Neigung zum Zerstören auszeichneten, nachgewiesen, daß dieses
äußerlich ähnliche Verhalten auf völlig verschiedener Grundlage zustande kam.
Es handelte sich um erethische Imbezillität, Hypomanie, nervösen Geltungsdrang, Infantilismus, Epilepsie, postencephalitische Störung, charakterologische
Antisozialität, Schizoidie, Brutalität, Milieuverwahrlosung, neurotische Angstanfälle und endlich psychisch-sadistische Erscheinungen.

Wenn wir andererseits die Gesichtspunkte betrachten, unter denen Bürger
(1924), wohl unter dem Einflusse von Schneider, das Material seiner psychologisch untersuchten unehelichen Mütter ordnet — er unterscheidet einfach Treibende, Wirklichkeitsnaturen, ratlos Ängstliche, einfach Ablehnende, Versagende,
Treibende mit warmer Anteilnahme, Verhaltende und Gehetzte — so leuchtet
ohne weiteres ein, daß wir es hier mit ungeheuer komplexen Phänomenen zu
tun haben.

Bei dem heutigen Stande unserer Kenntnisse erscheint namentlich *eine
prinzipielle Scheidung außerordentlich wesentlich*, die seit Jahren in Übereinstimmung mit Koch[7], Krafft-Ebing[9], Reichardt, Aschaffenburg[26],
von Mayendorf u. a. mit besonderer Klarheit von Stier[37] (1924) vorgenommen
worden ist, die *Trennung von neuropathischen* und *psychopathischen Erscheinungen* der konstitutionellen Nervosität, wobei wir unter neuropathisch vor
allen Dingen die auf körperlichem Gebiet hervortretenden Besonderheiten
konstitutionell nervöser Menschen verstehen, während die ausgesprochen
psychisch klinischen Symptome als psychopathische Eigenheiten zusammengefaßt werden. Selbstverständlich hat nach dem hier vertretenen Standpunkte
eine solche Scheidung völlig vorläufigen Charakter. Sie eröffnet uns aber die
Möglichkeit, die Erscheinungen der konstitutionellen Nervosität in einem gewissen, mehr als rein anordnungsmäßigen Zusammenhange aufzubauen, und
bereitet die Aufgabe vor, *die lebendige Fülle konstitutionell nervöser Menschen
in einer solchen Ordnung an einen gewissen Platz zu stellen.*

Grundlegend ist dabei die Erkenntnis, daß auch der einheitlich gefaßte Organismus verschiedene „Schichten" oder „Systeme" in sich integrativ vereinigt, eine Auffassung, die namentlich in der modernen amerikanischen Ausgestaltung der Behaviourpsychologie und in der Kraußschen Konzeption einer Tiefenperson entsprechende Form gewonnen hat. Ein solcher Schichten- und Systemaufbau wird zu gleicher Zeit notwendigerweise Beziehungen zum Ichproblem ergeben, indem die in einem solchen System „niedrigsten" Schichten zu gleicher Zeit für den bewußten Menschen am ichfernsten erlebt werden. So können wir mit ADOLF MEIER (1926) im Sinne seines pragmatischen Pluralismus, den er sehr mit Recht der unfruchtbaren Hypothese eines psychophysischen Parallelismus entgegengestellt, funktionelle Stufenbildungen postulieren, die von der niedrigsten, rein physikalisch ordinierten über die chemische zur physiologischen, biologischen und endlich psycho-biologischen aufsteigen, ähnlich wie ich es 1919 in meinem Grundriß der seelischen Krankenbehandlung im Einführungskapitel angedeutet habe.

V. Klinische Erscheinungen.
A. Neuropathische Eigenheiten.
1. Tiefste Schicht.

In der Tat sehen wir im Gesamtbereich der konstitutionellen Nervosität nicht selten *neuropathische Erscheinungen tiefster Schichten,* die mit *individueller Eigenart physikalisch-chemischer Struktur* gleichzusetzen sind, vor allen Dingen die sehr merkwürdigen „Idiosynkrasien" gegenüber Nahrungs- oder Genußmitteln oder chemischen und physikalischen Beeinflussungen, etwa auch atmosphärischen Konditionen wie bei der peruanischen Schneekrankheit der „Nevada" ESCOURELS (1923), die für die große Mehrzahl durchschnittlicher Menschen ohne nachweislichen Einfluß sind. Im selben Sinne sind viele Erfahrungen aus der Kinderheilkunde außerordentlich lehrreich, so etwa die habituelle Hyperthermie MORÓS oder die mit ihr etwa gleichzusetzende konstitutionelle Subfebrilität HOLLÓS. Wahrscheinlich dürfen wir in dieselbe letzte konstitutionelle Tiefe auch die nicht seltenen unerklärlichen Gewichtsschwankungen Nervöser und mancherlei anfallsartige Zustände verankert denken.

Im *Urgrund des Physiologischen* dürfen wir das Problem der *Entwicklung* gegeben sehen; es sei hier nur ganz allgemein auf die überaus häufigen Anomalien dieser Verläufe bei konstitutionell Nervösen hingewiesen, die sich zwangloser bei der Besprechung einzelner Funktionsstörungen einordnen lassen. Dagegen erfordert diese physiologische Schicht in ihrer Gesamtheit eine kurze Erörterung des *Begriffs der Reizbarkeit.* Wir dürfen darunter eine veränderte Ansprechbarkeit gegenüber jeder Veränderung der Lebensbedingungen verstehen und möchten hier gleich festlegen, daß die *allgemeine Annahme einer universellen Übererregbarkeit im Bereich der konstitutionellen Nervosität zweifellos den Tatsachen nicht gerecht wird.* Es begegnen uns im Gegenteil auch nicht selten Erscheinungen ausgesprochener *Untererregbarkeit* bei Kranken, die nach dem Stande unseres heutigen Wissens nicht anders als in dem großen Sammelbereich der konstitutionellen Nervosität unterzubringen sind („Nervöse Anorexie", abnorme Schlafmitteltoleranz). Außer der Verschiebung der *Ansprechbarkeit* (Reizschwelle) im einen oder andern Sinne finden wir bei konstitutionell Nervösen die Reaktion nach den verschiedensten Richtungen verändert, zunächst lediglich im Sinne vermehrter oder verminderter *Intensität,* dann aber auch formal hinsichtlich des *Reaktionsverlaufes*, namentlich in *zeitlicher* Beziehung, indem *Eintritt* und *Dauer* des Verlaufes vom Durchschnitt abweichen, nicht selten auch *eigenartige Verlaufsformen*, etwa rhythmischer Art, sich einstellen. Außerordentlich häufig begegnen wir der Erscheinung, daß bei konstitutionell Nervösen eine physiologische Reaktion *nicht* wie durchschnittlich eine *Erledigung findet*, sondern entweder als solche *Dauerform* annimmt oder andere *sekundäre Mechanismen* ungewohnter Art für längere oder kürzere Zeit in Gang setzt. Wir dürfen bei konstitutionell nervösen Menschen statt allgemeiner „Reizbarkeit" besser von einer *herabgesetzten Reaktionssicherheit sprechen*, die sich einmal schon in den eben ausgeführten Eigenheiten äußert, dann namentlich auch in qualitativen Veränderungen. Czerny hat seit vielen Jahren darauf hingewiesen, daß der nervöse Organismus sich häufig dadurch kennzeichnet, daß Reize, die beim durchschnittlichen Individuum zu ganz bestimmten Reaktionen führen, hier ganz andere Erscheinungen auslösen, daß etwa statt eines Würgreflexes ein Hustenreflex auftritt. Die herabgesetzte Reaktionssicherheit bei konstitutionell nervösen Menschen verrät sich weiter in einer *ungenügenden Isolierung der Reaktion*, indem Erregungen, die bei durchschnittlichen Individuen bestimmte und umschränkte Abläufe haben, weit in die Nachbarschaft hinein begleitende Erregungen herbeiführen. Man könnte von einer *mangelhaften Reaktionsisolierung* sprechen, ohne dabei irgendein anatomisches Bild zu verlangen. Diese Dinge lediglich mit der Hypothese der erhöhten Reizbarkeit zu erfassen, erscheint nur gezwungenerweise möglich.

Endlich verlangt die biologische Synthese der individuellen Entwicklung eine automatische *biologische Reaktionsverarbeitung* und *Stabilisierung* im Sinne von *biologisch sinnvollen reaktiven Dispositionen*, woraus integrativ eine gewisse *Hierarchie der Reaktionspositionen* (Monakow, Head, Janet[27]) normalerweise resultiert, die bei Nervösen oft notzuleiden scheint.

Alle diese aus dem rein Physikalisch-physiologischen bis zum Biologisch-physiologischen aufsteigenden Organisationen des reaktiven Verhaltens bleiben dem Individuum durchaus ichfremd. Es vermag sie nur in ihrem Resultat und als Erfahrungseigenheit zu konstatieren. Hier liegt das unendlich *weite Bereich der allgemein neuropathisch konstituierten Eigenart, die unter uns unbekannten Umständen völlig latent bleiben kann, ohne je dem Träger als „krankhaft" bewußt zu werden*. Nicht selten deckt nur ärztliche Untersuchung aus ganz andern Gründen ihr Bestehen auf. Wir befinden uns damit in dem Bereich jener zahlreichen äußeren Merkmale, die die Zugehörigkeit eines Individuums zur Gruppe der konstitutionellen Nervosität erkennen lassen.

In diesem Sinne finden wir häufig Steigerungen der *Sehnenreflexe*, oft im Sinne des springenden und schnellenden Patellarreflexes (Semi Meyer 1911); hierbei ist zu beachten, daß selbstverständlich die klinische Reflexprüfung nicht im Sinne eines exakten Experiments angesehen werden darf, sondern bereits eine Reaktionsprüfung des gesamten lebendigen Menschen darstellt. Es genügt an Kretschmers „willkürliche Reflexverstärkung" zu erinnern, namentlich aber an die exakten und ausführlichen Studien von Tuttle (1924) über die Beziehungen der Aufmerksamkeit zur Reflexerregbarkeit. Das Fehlen sonst konstanter Sehnenreflexe als „Degenerationszeichen" anzusehen, dürfte nur bei genauester autoptischer mikroskopischer Prüfung gerechtfertigt sein. Allerdings erkennt die kritische Konstitutionsforschung die Möglichkeit solcher Vorkommnisse durchaus an. Man wird deswegen auch nicht ohne weiteres, wie es vielfach in der Bearbeitung der konstitutionellen Nervosität geschehen ist, starke Herabsetzungen oder Nichtauslösbarkeit sonst konstanter Sehnenreflexe ohne sonstige Erklärung als Beweis für das Vorliegen einer echten Erschöpfung ansehen dürfen. TSCHERBACK (1910) bezeichnet eine Hypo- oder Areflexie bei funktionellen Neurosen als nicht selten, doch beziehen sich seine Resultated lediglich auf die Armreflexe, deren Auslösung nicht selten mit Schwierigkeiten verbunden ist. Hinsichtlich der *Hautreflexe* ist namentlich darauf hinzuweisen, daß nicht selten bei allgemein nervösen Patienten ohne Zeichen typisch hysterischer Reaktion die Fußsohlenreflexe außerordentlich wenig lebhaft sind. Eine Reihe derartiger Patienten gaben mir an, daß ihnen das Kitzelgefühl überhaupt völlig unbekannt sei, Angaben, die ich sowohl von männlichen als auch von weiblichen Patienten gelegentlich orhalten konnte. Gerade solche kleine Beobachtungen sind wesentlich als Korrektur gegen die schematische Annahme, als sei bei jedem konstitutionell nervösen Menschen eine Reizbarkeit im Sinne allgemeiner Übererregbarkeit notwendig vorhanden. Sehr viel mehr Schwierigkeiten machen bei der neurologischen Untersuchung der konstitutionell Nervösen atypische, oft dem Babinskischen Phänomen sehr ähnliche Reaktionen beim Bestreichen der Fußsohle. J. BAUER schlug vor, sie als Pseudobabinski dem echten Babinskischen Phänomen nahezurücken; allerdings ist doch wohl die ganz typische langsame isolierte Dorsalflektion der großen Zehe bei konstitutionell Nervösen nicht anzutreffen, es handelt sich mehr um diffuse Extensionsbewegungen, meistens mit starken Fluchtbewegungen der ganzen Extremität. Das gleiche gilt für das Oppenheimsche Phänomen; besonders bei den häufigen Typen konstitutionell Nervöser, die jeden stärkeren Druck als schmerzhaft empfinden, ergeben sich recht häufig dem „Pseudobabinski" ähnliche Reaktionserscheinungen. Außerordentlich häufig und ohne sichere Beziehung zur eigentlich hysterischen Reaktion finden sich Herabsetzungen des Cornealreflexes.

Sehr zahlreich sind entsprechend der allgemeinen konstitutionellen Anomalie Veränderungen des *muskulären Verhaltens*. Idiomuskuläre Wulstbildungen, Muskelwogen (Myokymie) und Unruheerscheinungen im Sinne von Zittern, Lidflattern (ROSENBACH) sowie mehrfache Antwortzuckungen bei Prüfung des Fußklonus (OPPENHEIM) in seltenen Fällen, namentlich nach starken physischen Anstrengungen, auch vorübergehend „echter" Fußklonus, sind nichts Seltenes. Sehr vielfach dürfen wir die in ausgesprochen familiären Fällen auffallenderweise mit besonderer Langlebigkeit verbundene (MINOR 1925) Zitterneigung im Sinne der Tremophilie von BENEDEK und GOLDENBERG (1923) mit Störungen der Schilddrüse in Verbindung setzen, ohne dabei zu vergessen, daß hier jedes einseitige Auffassen verfehlt ist, da ebensowohl Zeichen leichter Hyperthyreose symptomatisch im Bilde allgemeiner Neuropathie stehen als umgekehrt leichte Schilddrüsenstörungen das Bild allgemein nervöser Veränderungen bedingen können. Mit GORDON (1924) wird man vor allen Dingen zu untersuchen haben, ob das Zittern lediglich durch falsche Spannungen der Antagonisten bedingt und durch ihre Entspannung prompt abzustellen ist, eine Erfahrung, die ja aus dem Massenbetrieb der Kriegsneurosen, namentlich dank der Hinweise von K. SINGER selbstverständlich geworden sind. Mit den hier erörterten Fragen dürfte zum Teil in Zusammenhang stehen, daß der für organische Erkrankungen nichtsbeweisende leichte Nystagmus in Endstellung bei vielen konstitutionell Nervösen besonders deutlich ist.

Sehr viel weiter als im Bereich der Basedowschen Krankheit finden wir, wie besonders VERAGUTH mit Recht hervorhob, bei neuropathischen Individuen die Erscheinung einer ausgesprochenen Konvergenzschwäche im Sinne des Möbiusschen Basedow-Symptomes.

Nicht nur die mechanische Erregbarkeit der Muskeln, sondern auch ihr *Tonus* zeigt sich bei Neuropathen häufig atypisch ganz besonders im Sinne vermehrter Spannungen. Diese jedem Neurologen aus dem ungleichmäßigen Ausfall der Reflexprüfung Neuropathischer geläufige Tatsache ist mir im Verfolge meiner autogenen Organübungen (1926) besonders deutlich geworden, bei denen die trainingsmäßige Erarbeitung einer vollständigen allgemeinen Muskelentspannung einen wesentlichen Punkt bildet. Die im Verlaufe dieser Arbeit seit Jahren an einem außerordentlich großen gemischten Menschenmaterial erhobenen Beobachtungen zeigen mit besonderer Deutlichkeit, daß es konstitutionell nervöse Menschen gibt, deren muskuläre Mittellage dauernd nach der Spannung zu verschoben ist, so daß die erwähnte Arbeit mit ganz außerordentlichen Zeiträumen rechnen muß, denn, das sei hier gleich in besonderer Übereinstimmung mit den Ausführungen von BRUGSCH über den Brustumfang als konstitutionelles Maß bemerkt, viele der hier erwähnten konstitutionellen Eigentümlichkeiten sind einer Umbildung durch Übung sehr wohl zugänglich.

Die muskuläre Arbeitsleistung ist ein so komplexes Phänomen, daß kaum irgend etwas Allgemeines darüber im Rahmen der konstitutionellen Nervosität gesagt werden kann. Athletisch durchtrainierte Individuen, wie sie anscheinend der Begründer der Neurasthenielehre BEARD anfangs seinen Studien überwiegend zugrunde legte, zeigen ebenso häufig Erscheinungen konstitutioneller Nervosität, wie Individuen von ausgesprochen asthenischem Habitus und geringer Muskelleistung. Auf eine besondere Schlaffheit der Augenmuskulatur als Stigma konstitutioneller Nervosität hat neuerdings KUSCHL (1924) aufmerksam gemacht.

Mehr Aussicht auf Erfolg in dem hier vorliegenden Sinne haben Untersuchungsmethoden, die nicht die corticale bewußte Muskelarbeit irgendwelcher Form, sondern reflektorisch ausgelöste Reaktionen benutzen, wobei allerdings die Komponente der Reflexleitung in der Auswertung nicht übersehen werden darf. So fand E. SCHLESINGER bei Untersuchungen mit seinem Pupillenprüfungsapparat, daß die Pupillen normaler Versuchspersonen auf den gleichen eben wirksamen Lichtreiz lange Zeit mit gleich ausgiebigen Verengerungen antworteten, während bei Nervösen hier bald ein Nachlassen der Irisreaktion hervortrat.

Daß das *Pupillenverhalten* bei konstitutionell Nervösen hinsichtlich Weite und beiderseitiger Gleichheit häufig abnorm ist, ist eine vielfach schon von BEARD festgestellte Tatsache. Eigenartige motorische Unruhezustände im Sinne springender Mydriasis sind von RIEGEL, MILOSLAVICH, PELIZAEUS, GUMPERTS und andern beobachtet, von BINSWANGER auch echter Hippus. SOMOGYI (1913) wies auf die Häufigkeit starker Pupillenerweiterung im Inspirium mit deutlicher Verzerrung im Exspirium bei konstitutionell Nervösen hin (Vagusreflex?). Auffallende Pupillenweite mit sehr ausgiebiger schnell eintretender Reaktion auf Licht ist eine verbreitete Erscheinung, besonders bei „sympaticotonischen" Nervösen, die sich oft schon durch die besondere Lidweite und starke Tränenabsonderung kennzeichnen, vielfach mit Beziehungen zu Störungen der Schilddrüsentätigkeit. Dieselben Kranken reagieren auf Adrenalin-Instillation mit Mydriasis (LÖWI). Über die von BUMKE (a) (1911) bei Ermüdeten mitgeteilte Steigerung der (galvanisch geprüften) Licht- und Abnahme der (ebenso untersuchten) Reflexempfindlichkeit wären neuere Untersuchungen an einem großen, nach modernen konstitutionspathologischen Gesichtspunkten geordneten Material ebenso dringend wichtig, wie über die Weilersche Beschleunigung der Lichtreaktion. BUMKE und HAYMANN haben in ihren bisherigen Untersuchungen nur bei Erschöpfungszuständen Befunde erheben können, die denen bei ermüdeten Normalpersonen entsprechen. Bei konstitutionell Nervösen fanden sie stets normalen Ausfall der Prüfung, doch wäre durchaus denkbar, daß dieser letztere Befund sich bei umfangreicherer Nachprüfung einengen würde, vielleicht in Analogie zu der Beobachtung CURSCHMANNS, daß nicht selten bei konstitutionell oder endokrin. abartigen Individuen die Verengerung der Pupille bei Nahesehen wenig ausgiebig erscheint, während bei gewöhnlicher klinischer Prüfung die Lichtreaktion nichts Auffälliges zeigt.

Die Erscheinungen konstitutionell nervöser Eigenart am *Kreislaufapparat* und an den *inneren Organen* sollen im Rahmen der Besprechung der Organneurosen Platz finden. Hier sei nur noch darauf hingewiesen, daß die *histologische Blutuntersuchung* bei konstitutionell Nervösen nicht selten Abweichungen erkennen läßt, namentlich im Sinne einer „degenerativen" Lymphocytose (BAUER, GIERLICH, SAUER, VON HOESZLIN, HOFFERBERT 1921). Wie weit dieser Befund mit endokrinen Veränderungen in Beziehung zu setzen ist oder im Sinne von FREY und TONIETTI (1925) und GLASER (1924) direkt als Ausdruck vegetativer Schwankungen gefaßt werden darf, muß in den meisten Fällen offen bleiben. Nicht selten sind erhöhte Erythrocytenzahlen bei konstitutionell nervösen Kranken festgestellt worden (KOHNSTAMM, I. H. SCHULTZ 1906 und andere), die teilweise wohl zu ähnlichen Befunden bei Schizophrenen, zu der dort nicht seltenen „capillären Erythrostase" (I. H. SCHULTZ 1913, KAFKA 1923) eine Analogie bilden, teilweise Ausdruck von uns noch unbekannten konstitutionellen Zusammenhängen sind. Ausgesprochen anämische Befunde gehören nicht in das Bild der konstitutionellen Nervosität, sondern werden im Gegenteil immer den Verdacht erwecken, daß ein Leiden anderer Art vorliegt. Sehr mit Recht hat SAHLI schon vor vielen Jahren energisch dagegen protestiert, die konstitutionelle Nervosität in irgendwelche Beziehung zu anämischen Zuständen zu bringen, und gerade aus diesem Grunde vorgeschagen, bei den durch vasomotorische Einflüsse oder durch besondere Undurchsichtigkeit der Epidermis auffällig blaß aussehenden konstitutionell nervösen Menschen mit Hilfe genauer mikroskopischer Untersuchung des Blutes seine ausnahmslos völlig normale Beschaffenheit festzustellen und von einer „nervösen Pseudoanämie" zu sprechen. *Resistenzprüfungen* der Erythrocyten LEVINE (a) 1923 haben bisher für die Auffassung der konstitutionellen Nervosität keine Fortschritte gebracht. Die *Senkungsgeschwindigkeit der roten Blutkörperchen* ist normal, wie KAFKA (1923) an sog. Kriegsneurotikern nachweisen konnte. Derselbe Autor fand normale Resultate bei der Untersuchung nach ABDERHALDEN und meint, daß die anders lautenden Befunde von EWALD sich dadurch erklären, daß unter dessen Material ausgesprochene Grenzfälle zu den Psychosen unterlaufen sind. Der *antitryptische Index* wurde bei konstitutionell Nervösen unkomplizierterer Form normal befunden (KAFKA), was ja durchaus der modernen Auffassung dieser Reaktion als eines Indikators für akute Veränderungen des Blutaufbaues entspricht. Hinsichtlich dieser Untersuchungen und ihrer Auswertung kann in Übereinstimmung mit KAFKA nur dringendst zu größter methodischer und auswertender Kritik und Vorsicht geraten werden; es liegt ja auf der Hand, daß jede Komplikation der konstitutionellen Nervosität mit konstitutionellen oder akzidentellen organischen Erkrankungen insbesondere innersekretorischer Art jede solche Untersuchung völlig fälschen muß.

Die H-Ionenkonzentration (Indikatormethode J. H. SCHULTZ 1906) des Blutserums ist bei konstitutionell Nervösen normal. Das Problem der titrierbaren Alkalireserve zur Zeit (Alkalose- und Acidoseproblem) methodisch und deskriptiv durchaus im Flusse (BISGAARD, MICHAELIS).

Im Sinne der Auffassung der konstitutionellen Nervosität in dem hier gemeinten allgemeinen und umfassenden Sinne ist es selbstverständlich und in der Konstitutionsforschung durch das nahe Heranrücken an den „Arthritismus" anerkannt („Diathèse nevro-arthritique" des Franzosen), daß wir bei konstitutionell nervösen Individuen häufig Zeichen *allgemeiner Stoffwechselanomalie* begegnen; besondere Neigung zur Glykosurie, Oxalurie, Phosphaturie, namentlich eine auffällige Labilität der Blutzuckersteuerung sind durchaus häufige Erscheinungen. Manifestationen gleichen Sinnes im gesamten Habitus, frühzeitiges Ergrauen des Kopfhaares oder Haarausfall, Verwischung oder Vermischung der sekundären Sexualcharaktere, Anzeichen einer der zahlreichen benachbarten konstitutionellen Anomalien nach allen nur erdenklichen Richtungen lassen häufig den Kranken schon in seiner ganzen äußeren Erscheinung als ,,stigmatisiert" (v. Bergmann) erscheinen.

Die bisher kurz angedeuteten Eigenschaften konstitutionell nervöser Individuen bewegen sich im Sinne des oben gegebenen Schemas in der tiefsten konstitutionellen Schicht; sie sind an und für sich nicht als Krankheitszeichen aufzufassen, sondern geben nur einen Hinweis, daß der untersuchte Mensch dispositionell in den Bereich der konstitutionell Abartigen gehört.

Vom klinisch praktischen Standpunkte aus gesehen sind die hier zusammengestellten Phänomene in Übereinstimmung mit einigen vasovegetativen, noch andern Ortes zu erwähnenden Eigenheiten insofern besonders bedeutsam, als ihr Nachweis entsprechend ihrer ichfernen Stellung der Beeinflussung und Mitwirkung des Untersuchten entzogen ist. Wir finden sie daher häufig als ,,*objektive Symptome der konstitutionellen Nervosität*" (Oppenheim) angeführt. Das ist konstitutionspathologisch sicher nur zu einem Teil richtig, denn die hier in Frage stehenden Reaktionseigentümlichkeiten beweisen re vera nur die Zugehörigkeit des Individuums zu der ungeheuer weit verbreiteten Gruppe leicht konstitutionell abartiger Menschentypen, und ihr Vorhandensein ist an und für sich nicht im geringsten mit dem Bestehen krankhafter Zustände im ärztlich praktischen Sinne notwendig verbunden, so daß vor einer Überschätzung nach dieser Richtung durchaus zu warnen ist. Dementsprechend dürfte auch die Bezeichnung dieser Merkmale als ,,objektive Symptome der konstitutionellen Nervosität" irreführend sein; sie sind nicht für den ,,morbus nervosus" in irgendeinem Sinn verbindlich, sondern lediglich als Hinweis auf konstitutionelle (dispositionelle) Eigenart mit Kritik und Vorsicht in der Gesamtbeurteilung zu verwerten. Dieser Gesichtspunkt müßte ganz besonders in der Begutachtungsfrage mehr Berücksichtigung finden, als es bisher oft geschah, so bedauerlich es auch vom technischen Standpunkt aus sein mag, daß gerade diesen ,,objektiven Symptomen" ein relativ so geringer nosologischer Wert zukommt.

Die bisher besprochenen Erscheinungen allgemeinster konstitutioneller Art gehen physiologisch betrachtet ohne scharfe Grenze im Sinne der Integration reaktioneller Dispositionen in Mechanismen über, die psychologisch betrachtet schon wesentlich persönlichkeitsnäher sind. Es würde im Sinne der glänzenden Konzeption der Tiefenperson von Friedrich Kraus das nachweisliche Einspringen animaler Instanzen in die vegetative Strömung zu postulieren, im Sprachgebrauch psychologischer Art das Erscheinen erster unklarer Triebhaftigkeiten und halbklarer Beachtungsvorgänge zu setzen sein, etwa im Sinne der zweiten Schicht des Bewußtheitsaufbaues in meinem Grundriß der seelischen Krankenbehandlung (S. 18). Während die bisher berührten Bereiche, wie erwähnt, dem Erlebenden nur in ihrem Resultat und als Erfahrungseigenheit konstatierend zugänglich sind, sind die jetzt in Frage stehenden ,,Schichten" des Organismus als primitive Anteile der Affektivität, als Zwang, Not oder ,,psychischer Motor" (Kretschmer) erlebbar, wenn auch erlebbar im Sinne irgendeines ,,von außen", eines ,,Es" von ausgesprochen körperhafter Qualität.

2. Mittlere Schichten.

Auch diese „Schicht" geht durchaus, wie selbstverständlich, ohne scharfe Grenzen in die nächst höhere über, in der besonders die höheren vegetativen vasomotorischen und koordinativ statisch-motorischen Funktionen und „Gelegenheitsapparate" im Sinne von BLEULER zuständig sind. Wahrnehmungen, Vorstellungen und Strebungen bis hinüber zu Gefühlserlebnissen, keimhaften Gedankenansätzen im Sinne von SCHILDER und Wunschhandlungen finden hier psychologisch ihren Ort.

Hinsichtlich des Problems der konstitutionellen Nervosität bewegen wir uns hier im *Bereich der Organneurosen und Psychoneurosen*, deren Trennung selbstverständlich nur einen reinen Ordnungswert hat.

Über die dispositionelle Eigenart unserer Kranken nach dieser Richtung hin orientieren zunächst im Sinne der bisher erwähnten „objektiven Symptome" eine Reihe von Prüfungen, die als kurze Stichproben geeignet sind, Rückschlüsse auf den *neurovegetativen Tonus* zu erlauben. In erster Stelle ist hier die Prüfung der *vasomotorischen* Erregbarkeit zu nennen. Sie geschieht praktisch am einfachsten durch mechanische Reizung der Haut, die bei den Kranken unserer Gruppe oft zu auffallend starkem und lange anhaltendem Nachröten, nicht selten bis zur Entwickelung einer ausgesprochenen Urticaria factitia („Dermographismus elevatus") führt. In denselben Bereich gehört das unregelmäßige Vasomotorenspiel der Haut bei Entkleiden, Temperaturwechsel usw., sowie der seltenere „weiße Dermographismus", bei dem die Hautblutgefäße nicht mit einer Erweiterung, sondern einer Verengerung auf den gesetzten Reiz antworten. Diese besondere Labilität der vasomotorischen Reaktionen läßt sich noch durch eine ganze Reihe von einfachen Untersuchungsmethoden darstellen. So schwankt der *Puls* konstitutionell Nervöser bei leichten körperlichen Anstrengungen, bei Lagewechsel und insbesondere bei tiefem Atmen; während lediglich Unregelmäßigkeiten der Pulsfolge meistens im Sinne einer auffallenden Beschleunigung des Pulses während der Einatmung und einer Verlangsamung des Pulses während der Ausatmung überwiegend im Sinne einer gesteigerten Ansprechbarkeit des Herzvagus (vagovagaler Reflex) anzusprechen sind, ist ein deutliches Auftreten von Pulsinaqualität im Zusammenhang mit den Atemphasen („pulsus paradoxus") mindestens als Anzeichen einer partialen Hypoplasie des Zirkulationsapparates aufzufassen und fordert dringend zu genauester Kontrolle des Herzbefundes auf. Dagegen stehen das ERBENsche Phänomen (Pulsverlangsamung bei tiefer Kniebeuge oder tiefem Bücken), der ASCHNERsche Reflex (Pulsverlangsamung bei Druck auf die geschlossenen Augen) und die von BRAUN und FUCHS (1909) beschriebene Veränderung der Pulsfrequenz und Pulsgröße bei Fingerdruck auf die Herzspitze ebenso wie die respiratorische Arhythmie des Pulses durchaus im Bereich rein funktionell konstitutioneller Merkmale. THOMAYER (1903) beschrieb die „orthostatische Tachykardie" als besonderes Symptom der konstitutionellen Nervosität, das sich gleichfalls demselben Zusammenhang einordnet, während die Auslösung von Bradykardie durch Druck auf den Vagusstamm (CZERMAK) oder die Carotis (ORTNER 1926) auch bei organisch kranken Herzen oft gelingt (BAUER).

Sehr häufig kennzeichnen sich konstitutionell nervöse Menschen schon bei einfacher äußerer Betrachtung entweder durch allgemeine *Blässe* und leicht livide bläuliche Hände oder durch ein dauernd „kongestives", fälschlich als „*besonders blühend*" bezeichnetes Aussehen. Es ist wohl kaum ein Zufall, daß dieser letztere Habitus so häufig unter den Kranken anzutreffen ist, die über ausgesprochene Angstanfälle klagen.

Sehr ausgedehnte Untersuchungsreihen von den verschiedensten Gesichtspunkten aus liegen über das Verhalten des *Blutdruckes* bei konstitutionell Nervösen vor, ohne daß über die Häufigkeit asthenisch-hypotonischer konstitutioneller Eigenheiten und die besondere allgemeine Labilität auch dieser Funktion
hinaus etwas Charakteristisches sich ergeben hätte. Dasselbe gilt für die *ple-
thysmographischen* Untersuchungen, die atypische Verläufe und Umkehrungs-
erscheinungen des normalen Aktionstypus (E. Weber, Citron, H. Bickel) als
besonders häufig ergaben, allerdings überwiegend im Zusammenhang mit
exogenen Einflüssen. Citron wies besonders auch auf halbseitige Störungen
dieser Mechanismen hin. H. Bickel (1916) versuchte eine plethysmographisch
charakteristische, durch Vasomotorenschwäche bedingte „psychasthenische
Reaktion" herauszuarbeiten, deren Bewertung durchaus fraglich erscheint.
Interessanterweise zeigt auch das *Elektrokardiogramm* bei den Kranken unserer Gruppe dem Säuglings-Elektrokardiogramm ähnliche atypische Erscheinungen (Kraus und Nicolai 1910); Strubell (1912) spricht direkt von
einer „Neurasthenikerzacke" der Kurve. Wir dürfen nach dem Vorschlag
von Julius Bauer die Bezeichnung als „degenerative Zacke" für zweckmäßiger erachten.

Von sonstigen Versuchsanordnungen, die einen Anhaltspunkt für das Vorliegen einer neuropathischen Konstitution ergeben, ist hier besonders die *elektrische Untersuchung* zu nennen. Mit ihrer Hilfe gelingt es ja, die bereits mehrfach erwähnten *spasmophilen* Typen unter den erwachsenen konstitutionell
Nervösen festzustellen, sobald wir nämlich beim Erwachsenen eine Anoden-
öffnungszuckung von 2,5 mA an finden. Ergänzt wird dieser Befund durch das
Bestehen erhöhter mechanischer Nervenmuskelerregbarkeit, die wir nach Chvo-
stek am einfachsten durch Beklopfen des Facialisstammes prüfen, worauf Spasmophile mit typischen blitzartigen Zuckungen, nicht etwa mit grimassenhaften
Ausdrucksbewegungen reagieren, ferner durch das nicht seltene Vorhandensein
einer peripheren Spannungshärte der fühlbaren Schlagadern bei normalem oder
niedrigem Blutdruck, das Vorhandensein bläulich kalter Extremitäten, starkes
Ansprechen auf den *Aschnerschen Bulbusreflex* und deutliche Mononukleose des
Blutes. Es darf als sehr wahrscheinlich gelten, daß das Peritzsche Syndrom Beziehungen zu einer Mindertätigkeit der Epithelkörperchen hat, obwohl hierüber
noch in dem Sinne Diskussion besteht, daß von manchen Seiten die in diesem Sinne
charakterisierte Eigenart lediglich als allgemeine Konstitutionsanomalie aufgefaßt wird, ohne daß ein Rückschluß nach der endokrinen Seite zu Recht bestünde. Häufig begegnen wir bei diesen Typen einer ausgesprochenen allgemeinen
Überempfindlichkeit der peripheren Nervenstämme auf mechanischen Druck,
so daß die Differentialdiagnose zu leichten polyneuritischen Erkrankungen verfehlt werden kann. Die Kranken selbst kennen diese Eigenschaft an sich und
geben auf Befragen meist prompt an, daß sie bei gleichmäßiger Lagerung eines
Armes oder Beines schon nach wenigen Augenblicken unangenehme, ja gelegentlich schmerzhafte ausstrahlende Empfindungen wahrnehmen.

Vielleicht bestehen auch Beziehungen zu der von Loewenthal (b) (1908)
beobachteten Veränderung des *faradischen Intervalls* bei Nervösen. Prüft man
mit einer Erbschen Elektrode die Empfindungsschwelle für allgemeine Wahrnehmungen des faradischen Reizes und dann für das Auftreten schmerzhafter
Empfindungen, so erweist sich, daß diese bei durchschnittlichen Versuchspersonen
22—25 mm Rollenabstand betragende Differenzstrecke auf 9—12 mm herabgesetzt ist. Im Gegensatz zu den bisher besprochenen Methoden sind wir hier
bereits auf die Angaben der Versuchspersonen angewiesen. Wir nähern uns im
Sinne der hier versuchten schichtweisen Einordnung dem bewußten Ich.

Außerordentlich wertvolle Beiträge zum Studium konstitutionell nervöser Menschen brachte das *psychogalvanische Phänomen*, dem wir bei Besprechung der psychopathischen Erscheinungen konstitutionell Nervöser wieder begegnen werden.

Hier hätten weiter eine Reihe von Erscheinungen Platz zu finden, die ebenso wie das bisher Angeführte, zwanglos als dauernde „Stigmata" vieler konstitutionell nervöser Menschen aufgefaßt werden dürfen, aber überwiegend subjektiven Charakter haben. An erster Stelle sind die *unzähligen Mißempfindungen* zu nennen, von denen konstitutionell nervöse Menschen belästigt werden. Besonders häufig beziehen sich solche Klagen auf unangenehme Empfindungen im Kopf, die „casque" CHARCOTS, der nervöse „*Kopfdruck*" (RUNGE[6] 1871). Gelegentlich sehen wir bei Druck auf Körperstellen, über die der Nervöse klagt, Pulsbeschleunigungen (MANNKOPF) oder starke Erweiterungen der gleichmäßig beleuchteten Pupillen (M. LÖWY), doch ist es durchaus unstatthaft, aus diesen Psychoreflexen weitgehende Schlüsse zu ziehen, da sie durchaus in demselben Maße lediglich ideogen auslösbar sind.

Damit ist nicht in Widerspruch, daß zweifellos die Druckschmerzhaftigkeit verschiedener Körperstellen bei Nervösen gesteigert ist („*Druckpunkte*" VALLEIX, „Nervenpunkte" CORNELIUS, GOLDSCHEIDER). Die Untersuchungen von TELLGMANN (1923), GOLDSCHEIDER (1923), KOCHS (1925) führen übereinstimmend zu dem Resultat, daß es sich hier um Körperstellen handelt, die bereits physiologischerweise stärker empfindlich sind und unter den verschiedensten pathologischen Umständen zu lebhaften Schmerzempfindungen Anlaß geben können, so daß es durchaus ungerechtfertigt erscheint, alle diese Beobachtungen schematisch mit dem viel mißbrauchten Schlagwort suggestiver Fälschung abzutun. Hiervor hätte, von den uralten Traditionen heilender Massage abgesehen, namentlich auch die sorgfältige Bearbeitung der MYALGIEN durch PERITZ (1906) schützen sollen, so wenig gerade deswegen diese Erfahrungen zu theoretischen Einseitigkeiten (CORNELIUS) Berechtigung geben. Gerade die hier versuchte Darstellung der konstitutionellen Nervosität in engstem Anschluß an die allgemeine Konstitutionspathologie läßt es absolut selbstverständlich erscheinen, daß wir sehr vielfach bei unseren Kranken Erscheinungen begegnen, die auf einen allgemein gestörten Körperchemismus zu beziehen sind.

Dementsprechend ist der *Kopfdruck* konstitutionell Nervöser häufig einer entsprechenden Therapie sehr wohl zugänglich, was um so wichtiger ist, als diese Kranken sonst sehr leicht zum Mißbrauch antineuralgischer Mittel kommen. Das soll gewiß nicht so verstanden werden, daß nun schematisch jeder Kopfdruck auf Myalgien zurückgeführt wird. Zweifellos können hier ebensowohl konstitutionell morphologische Anomalien, die geeignet sind, die Zirkulationsverhältnisse im Schädelinnern zu schädigen, vasomotorische direkte oder indirekte Einflüsse oder sonstige irgendwelche Störungen des inneren Körpergleichgewichts subjektiv in Form von Kopfdruck manifest werden, wenn wir auch über alle diese Zusammenhänge nur in einem außerordentlich ungefähren Sinne, überwiegend durch grob klinische Empirie orientiert sind. Wesentlich ist, bei allen solchen Fällen zu beachten, daß bei näherem Befragen die Kranken nur sehr ausnahmsweise das Bestehen direkt schmerzhafter Beschwerden angeben, sondern ganz überwiegend ihre Beschwerden im Sinne von Druck, Spannung, Völle, Leere oder im Sinne merkwürdiger Allgemeinempfindungen, „als wenn das Gehirn weich wäre", „als wenn das Gehirn schaukelte oder schlotterte" u. dgl. mehr schildern. Nur sehr selten geben lediglich konstitutionell nervöse Menschen stechende oder reißende Empfindungen im Kopf an, so daß, wenn die Angabe ausgesprochen schwerer *schmerzhafter* Störungen im Kopf auch bei eingehender ruhiger Befragung aufrechterhalten wird, stets der Verdacht auf eine Komplikation mit migränoiden Zuständen oder einem anderen rein organischen Leiden berechtigt ist.

Sehr häufig finden wir bei konstitutionell nervösen Kranken Klagen über quälende *Schwindelempfindungen*, die diagnostisch große Schwierigkeiten machen können. Besonders der nervöse *Dauerschwindel* (OPPENHEIM) stellt ein außerordentlich lästiges Symptom und ein diagnostisch sehr schwieriges Kapitel dar. Auch für die Schwindelbeschwerden konstitutionell Nervöser gilt das für den Kopfschmerz Ausgeführte, daß nämlich in den meisten Fällen eingehende ruhige Schilderung Unterschiede zu den klinisch bekannten Schwindelformen aufdeckt. Sehr häufig weist die Schilderung der Kranken eindeutig darauf, daß es sich vielmehr um akut auftretende Schwächegefühle, meist mit leichtem Angstcharakter, handelt, die von den Schwindelanfällen bei organischen Krankheiten sich wesentlich unterscheiden. Damit ist nicht in Widerspruch, daß vasomotorische Störungen, die bei unseren Kranken ja so häufig sind, gelegentlich dieselben Apparate beanspruchen und in Schwankungen bringen können, die auch bei organischen Affektionen gestört sind, besonders das Labyrinth. Gerade über diese Frage sind in neuester Zeit eine Reihe wertvoller Untersuchungen erschienen. Ähnlich wie G. ALEXANDER (1910) eine „labyrinthogene Neurasthenie" aufstellte, indem er dem Einfluß allgemeiner Neurosen auf Symptomatologie und Verlauf organischer Labyrintherkrankungen nachging, haben LEIDLER und LOEWY (1923) in ausgedehnten Studien über den Schwindel bei Neurosen die weitgehende Gemeinsamkeit der hier vorliegenden Krankheitserscheinungen feststellen können. Der „*Schwindelkern*" ist bei funktionellen und organischen Erkrankungen durchaus identisch und kann bei Neurosen als Teilerscheinungen eines vegetativen Anfalles mit Kopfschmerz und oft Nystagmus seine Beteiligung verraten. Trotzdem läßt eingehende Prüfung und namentlich genaue Registrierung der Beziehungen zwischen subjektiven und objektiven Symptomen meistens erkennen, wie weit rein nervöse Momente ausschlaggebend sind. Besonders die Reizungsempfindlichkeit und die mangelnde Übereinstimmung von innerer Scheinbewegung und statischer Bewegungsstörung ist hier von Belang. Zu ähnlichen Resultaten kamen STEIN und BÉNESI (1924), die bei 22 vasomotorisch leicht erregbar Nervösen eingehende Labyrinthprüfungen nach BÁRANYI vornahmen. Sie fanden bei Wiederholung der Untersuchung meist eine Verstärkung der Symptome, die sie bei der subjektiven Lästigkeit der Prüfung selbst sehr mit Recht auf eine emotionelle Erregung beziehen. MAUTHNER teilte 1924 21 Fälle mit, die im Anschluß an affektive Erregungen vestibuläre Erscheinungen zeigten und erklärte eine konstitutionelle pathologische Übererregbarkeit des Vestibularis-Apparates für ein Stigma der konstitutionellen Nervosität. Er empfiehlt auf Grund seiner Untersuchungen, besonders darauf zu achten, daß die neurotischen vestibulären Erscheinungen ausnahmslos doppelseitig sind.

Gelegentlich werden auch allgemeine Mißempfindungen im Ohre als „Schwindel" geschildert. Es sind manchmal wohl mehr vasomotorisch bedingte Klagen über Sausen oder „Schmerzen" im Ohr oder in der seitlichen Kopfgegend, manchmal mehr Spannungsvölle und Druckempfindung. GATSCHER, der sich mit diesen Symptomen 1924 besonders beschäftigte, nimmt an, daß für diese letzteren Beschwerden eine auf gesteigerter Reflexerregbarkeit beruhende Verstärkung und Verlangsamung der Kontraktion des Tensor tympani verantwortlich zu machen ist, welche diese nach akustischen Reizen normale Erscheinung subjektiv lästig fühlbar macht. Gelegentlich steigern sich die Schwindelbeschwerden

Nervöser so hochgradig, daß man eine *nervöse Form des Ménièreschen Symptomenkomplexes* annehmen darf.

Auf ein auch in vielen Darstellungen unserer Krankheitsgruppe als rein nervöse Erscheinung geschildertes Phänomen sei an dieser Stelle besonders hingewiesen; man begegnet vielfach der Angabe, daß Kinder des hyperalgetisch nervösen Typus (BINSWANGER) beim Beschneiden der Fingernägel „nervöse" Schmerzreaktionen zeigen („Onychalgie"). Diese nicht seltene Beobachtung erklärt sich dadurch, daß bei vielen konstitutionell abnormen Kindern das Nagelbettgewebe bis unter dem Vordernagelrand lebendig bleibt, so daß jeder Eingriff als schmerzhaft empfunden werden muß. Es genügt, die Pflegepersonen solcher Kinder dazu anzuweisen, täglich mit einer 30proz. Wasserstofflösung unter den Fingernägeln durchzufahren, um diese überstehenden Gewebe zum Eintrocknen zu bringen und jede Schmerzhaftigkeit zu beseitigen. „Rein nervöse" Schmerzen eigentlichen Sinnes müssen bei eingehender Untersuchung und kritischer Beobachtung als eine überaus seltene Erscheinung bezeichnet werden, wie meistens schon aus der genauen Selbstschilderung der Kranken hervorgeht. Die „douleurs d'habitude" von BRISSAUD (1904) und die „neurasthenischen Schmerzen" [KOLLARITS (c) 1910] sollten mit größter Zurückhaltung beurteilt werden und entpuppen sich meistens, wie besonders BRISSAUD hervorhob, als ausgesprochen phantasiemäßige und urteilhafte Störungen.

Zu den häufigsten Allgemeinstörungen konstitutionell Nervöser gehören ferner *Schlafstörungen* der verschiedensten Form. DEUTSCH hat 1908 darauf hingewiesen, daß eine länger dauernde exzessive Schlafentziehung häufig zu körperlich sichtbaren Symptomen führt. Man findet unter diesen Umständen nicht selten Rötungen der Conjunctiven, Injektion der Lidränder, Verdickungen der Lider, Dunklerfärbung des tarsalen Anteiles, Blaßwerden der Deckfalte und wechselnd große Schwellung oberhalb der Ligamenta canthi interna. Im allgemeinen steht das Aussehen konstitutionell Nervöser zur Häufigkeit und Intensität ihrer Klagen über Schlafstörungen durchaus im Gegensatz. Die Form der Schlafstörungen bei konstitutionell Nervösen ist außerordentlich wechselnd. Klagen über erschwertes Einschlafen und über verfrühtes Erwachen mit dem subjektiven Gefühl abgeschlossener Schlafreaktion sind ebenso häufig wie solche über unwiderstehliche Schlafmüdigkeit schon an relativ frühen Abendstunden, „bleischweren Schlaf" und Unfähigkeit, sich morgens in den Wachzustand hinüberzufinden. In allen drei Phasen des Schlafes, im Schlafeintritt, im Schlafverlaufe und im Schlafabschluß können die allerverschiedensten und eigenartigsten Symptome hervortreten. KLEINE (1925) wies auf die konstitutionelle Sucht zu normalen Schlafzuständen hin und teilte 5 entsprechende Fälle aus der KLEIST-schen Klinik mit, die vasomotorische und endokrine Eigentümlichkeiten zeigten und in ihrer Heredität Beziehungen zur Epilepsie, Psychopathie und Imbezillität zeigten. Er möchte diese Fälle in den größeren Kreis anfallsartiger schlafähnlicher Zustände einbeziehen.

Charakteristisch ist meist schon das motorische Schlafverhalten konstitutionell Nervöser. Sie wälzen sich im Schlaf umher, geben allerlei Laute von sich oder sprechen auch, produzieren namentlich im kindlichen Alter rhythmische Bewegungserscheinungen im Sinne der Jactatio capitis nocturna [ZAPPERT, STIER (c) 1924] oder rhythmischer Arm- und Rumpfbewegungen (HAMBURGER 1915); Zähneknirschen, Beißen und Kauen an Gegenständen oder an Körperteilen, in selteneren Fällen Ausführen von komplizierten zusammengesetzten Handlungen dämmerzuständlicher Art, kommen zur Beobachtung. Nicht selten ist auch der sonst typische Unterschied der Wärme- und Kälteschlafhaltung (DE SANCTIS) bei konstitutionell Nervösen aufgehoben oder die Schlafhaltung sonstwie son-

derbar. Andere konstitutionell Nervöse sind wieder in einer geradezu zwanghaften Weise von einer bestimmten Schlaflage abhängig. So schildert ein 36 jähriger Patient: „Wenn ich abends nicht mit leicht eingekrümmtem Unterarm
auf der rechten Seite liege, dann weiß ich positiv, daß ich nicht schlafe."
    Szymanski konnte in schönen Untersuchungen im Laboratorium der Baseler
psychiatrischen Klinik bei normalen Versuchspersonen scharf getrennte Tag-
und Nachtphasen nachweisen. Seine Versuchsanordnung bestand darin, daß
die Versuchspersonen 24 Stunden lang in einem Hängebett mit Schreibvorrich-
tung zubringen mußten, wobei jede Bewegung registriert wurde. Das „mono-
phasische" Verhalten normaler Erwachsener unterscheidet sich prinzipiell von
dem 5—6phasischen Rhythmus der Säuglinge. Die Versuchspersonen hatten
die Anweisung, sich im ganzen auf eine erholende Situation einzustellen und jede
Betätigung zu unterlassen. Zwei von ihnen beschäftigten sich trotz des Verbotes,
was an der Kurve ohne weiteres hervortrat.
    Während für den normalen Erwachsenen nach den Erfahrungen Szymanskis
besondere Lichtreize von Belang sind — sein Schlafverhalten stimmt mit dem
überwiegend optisch eingestellter Tiere überein, die gleichfalls monophasischen
Schlafverlauf haben — zeigt der mehr durch Berührungs- und Geruchsreize an-
regbare Säugling dasselbe polyphasische Verhalten wie die taktilen und osma-
tischen Tiere. Es ist mir durchaus wahrscheinlich, daß für einen Teil konstitutionell Nervöser die Veränderung der Schlafphasen mit Entwicklungshemmungen
in Zusammenhang steht („Schlafinfantilismus").
    Das Schlafproblem im allgemeinen hat in den letzten Jahren ausgedehnteste
Bearbeitung gefunden, besonders angeregt einmal durch die positiven und negativen, mit der Encephalitis lethargica verbundenen Schlaferscheinungen, zum
andern durch die verschiedenen pathologischen Schlafzustände (Narkolepsie,
Hypnolepsie usw.). In unserem Zusammenhange scheint nur bemerkenswert,
daß Brailowsky (1926) auf Grund klinischer Beobachtungen und physiologischer Daten wahrscheinlich machen konnte, daß wir im physiologischen Sinne
ein mehr corticales von einem mehr subcorticalen Schlafen, im parallelen psychologischen Bilde ein Einschlafen mehr „von oben" von einem mehr „von
unten" unterscheiden dürfen. Dementsprechend können wir auch nicht erwarten, daß die Schlafstörungen Nervöser einem einheitlichen Schema einzuordnen wären, nicht einmal, was den Apparat betrifft, geschweige denn Auslösung
und Konditionierung; wir können nur allgemein mit Pawlow-Krasnogorski
(1923) physiologisch den Schlaf in weitgehenden stabilen Hemmungsirradia-
tionen begründet sehen, die durch corticale Analysatorenfunktion in ihren oft
individuellen Einzelheiten bestimmt werden. Werden beim Hunde bedingte
Reflexe längere Zeit von inaktiven Punkten ausgelöst, so sehen wir dieser Auffassung entsprechend nicht nur vorübergehende starke Hemmungen auftreten,
sondern von ihnen aus Erstarren, Gähnen und tiefem Schlaf, so daß sogar die
Nahrungsaufnahme vergessen wird.
    Sorgfältige Studien von Peiper (1924) aus der Berliner Kinderklinik ließen
erkennen, daß im allgemeinen Reize verschiedener Art ihrer Wirksamkeit der
Schlaftiefe parallel eingeschränkt sind; das psychogalvanische Reflexphänomen
ergab in Peipers Versuchen beim Säugling Nullstellung, ein Befund, dem Veraguth widerspricht, bei älteren schlafenden Kindern freisteigende Wellenbewegungen auch ohne äußere Reizgebung. Entsprechende ausgedehnte
Untersuchungen an konstitutionell Nervösen wären von größtem Interesse, um
so mehr, als das klinische Urteil über die Schlaffunktion Nervöser sehr schwierig
ist, wenn wir sie nicht einer Dauerbeobachtung oder einer Kontrolle mit dem
Aktographen Szymanskis oder dem Hypnograph von Nägele unterziehen.

KREIDL und HERZ (1924) konnten mit dieser Apparatur nachweisen, daß Sinnes-
schwache, besonders Taubblinde, auffallend lange absolute Ruhestellungen darbieten und damit einen wesentlichen Beitrag zu der Frage des Schlafes bei Reizfreiheit erbringen. Die zweifellos bei vielen konstitutionell Nervösen häufige
Herabsetzung der Reizschwelle für allerlei Sinneseindrücke läßt in diesen Untersuchungen eine gewisse objektive Unterlage für die Klagen mancher erregbarer
Nervöser erkennen, obwohl selbstverständlich gerade in dem Verhalten des Nervösen einer so komplexen Reaktion, wie der des Schlafes, gegenüber allgemeinen
Momenten sowohl im abschwächenden Sinne der Gewöhnung als im störenden
Sinne einspringender oft halbklarer und unbewußter Tendenzen genaueste Be-
rücksichtigung erfordert.

Amerikanische Autoren befaßten sich namentlich mit der Reflexphysiologie
des Schlafes im klinischen Sinne. PUTTLE konnte in experimenteller Versuchsanordnung nachweisen, daß der Kniereflex beim Einschlafen erlischt, um beim
Aufwecken wieder steil anzusteigen. KLEITMANN (1923) stellte Untersuchungen
über Schlafentziehung an, deren Einwirkung er auch physiologisch-chemisch
nachprüfte; nach seinen zum Teil mit BORNSTEIN übereinstimmenden Befunden
fördert der Schlaf die Ausfuhr von Phosphaten und Säuren auch am folgenden
Tage, während die Chloride im Wachzustande stärker ausgeschieden werden.
Vielleicht dürfen wir hierin eine teilweise Erklärung dafür sehen, daß besonders
bei schlafsüchtigen Nervösen Phosphaturien auffallend häufig sind. KLEITMANN
und LASLETT (1924), die ebenfalls die Schlafentziehung bearbeiten, aber mehr
unter Heranziehung experimentell psychologischer Methoden, berichten übereinstimmend, wie schwer eine wirkliche Schlafentziehung von etwa 50 Stunden
bei gesunden Menschen gelingt. Das Schlafbedürfnis wird so zwingend, daß die
Versuchspersonen sogar in körperlicher Bewegung einnicken. In der zweiten
durchwachten Nacht traten in LASLETTS Versuchen bei einigen Versuchspersonen
flüchtige Halluzinationen auf. Wir haben daher allen Grund, der Angabe absoluter Schlaflosigkeit bei konstitutionell Nervösen stärkstes Mißtrauen entgegenzusetzen und sprechen in unserem Zusammenhang besser von *Schlafmangel*
(J. SCHWALBE, J. H. SCHULTZ 1926), ganz besonders den Patienten gegenüber.

Die Beurteilung der Schlafstörung Nervöser, wie übrigens im Prinzip aller
nervöser Funktionstörungen, läßt jede schematische Auffassung als absolut unan-
gebracht erscheinen. Es ist daher ein wichtiger Teil der ärztlichen Arbeit, gerade
auf diesem Gebiet durch möglichst genaue, von keinerlei allgemeinen Vorurteilen
getrübte Beobachtung den *individuellen Schlaftypus* des Nervösen festzustellen
und nur auf dieser Grundlage beratend einzugreifen. Haben wir es mit Menschen
des zweiten Schlaftypus im Sinne KRAEPELINS oder der „Nyktophilen" HELL-
PACHS zu tun, so wird es, wenn die Lebensumstände dies irgendwie erlauben,
niemals anzustreben sein, diese konstitutionelle Reaktionsform gewaltsam um-
zubiegen; der „polyphasische" Schläfer im Sinne SZYMANSKIS wird bei Berücksichtigung dieses Umstandes und entsprechender Lebenseinteilung leistungs-
fähiger und lebensfroher sein, als wenn man versucht, ihm den Typus I KRAEPE-
LINS mit Frühermüdung, längerem langsam absinkendem Schlaf und spontaner
Morgenfrische aufzuzwingen.

Besonders häufig bei Kindern, nicht selten aber auch bei Erwachsenen, finden
wir im Schlafe ein exquisit neuropathisches Symptom, das *Bettnässen*. Früher
einfach als „Degenerationszeichen" registriert, dann mit andern oft sehr hypothetischen körperlichen Konstitutionsanomalien in Beziehung gesetzt, erscheint
die Enuresis nocturna sachverständigen modernen Beobachtern mehr und
mehr als ärztlich pädagogisches Problem. So konnte KATZ (1914) darauf hinweisen, daß im Anschluß an erregende Kriegserzählungen eine auffallende Zu-

nahme von Enuresis erfolgte; die auch in der neuesten Zeit nicht ganz seltenen
Mitteilungen über Heilungen des Bettnässens durch Medikamente sind fast
nirgendwo mehr ohne Widerspruch hingenommen worden. Wir erinnern an
BAUER (1924), der die Verordnung von Krappwurzel empfiehlt (entweder als
Tinktur: Rubiae tinctorum radic. concis. ein Eßlöffel zu drei Tassen Wasser als
Abkochung, oder Rubiae tinctorum radic. excortic. pulv. in Oblaten, Frucht-
wasser, Latwerge oder Zwieback: 6,0 zu 150 Weizenmehl — 12 Zwiebacken,
so daß 2 Stück 1,0 g Krapp enthalten), ferner an die sehr zahlreichen Empfehlun-
gen von Atropin, Phosphorsäure, Ergotin, Acid. boric. (4,0 Syrup. aqua āā ad 150
1 Eßlöffel vor dem Mittag- und Abendessen), Belladonna, Adrenalin, Luminal,
Organpräparate usw. Kritische Autoren, wie etwa POTOTZKY, der selbst, um einer
nervösen Untererregbarkeit der Blasenresultation abzuhelfen, den Campher in
Form des Cadechols in die Enuresistherapie einführte, stellt dieses Mittel gegenüber psychischer Beeinflussung zurück und erhofft von ihm nur eine günstige
Beeinflussung im oben erwähnten Sinne sowie hinsichtlich der Zirkulation und der
eventuellen abnormen Schlaftiefe. Die nahen Beziehungen der Neuropathie und
Spasmophilie führten vielfach zur Verordnung von Calcium-Präparaten, über
deren Wirksamkeit in Form von Aphenylinjektionen sich MEISELS (1923) enthu-
siastisch äußerte. Es muß allerdings sehr sonderbar erscheinen, daß in einem seiner
Fälle eine einzige Injektion zur Dauerheilung genügte, was sich wohl kaum rein
physiologisch erklären läßt. CHAVIGNY (1923), AMBERG und FOODGE (1924)
empfahlen dehnende Blasenspülungen mit Halteübungen. Dies Verfahren ist,
wie entsprechende traurige Erfahrungen bei sogenannten Kriegsneurotikern und
aus der Kinderpraxis lehren, als lebensgefährlich absolut zu verwerfen, wie wir
überhaupt alle örtlichen Maßnahmen ganz besonders bei Kindern und Jugendlichen mit echter Enuresis nocturna auf Basis konstitutioneller Nervosität als
grobe Schädigung der Kranken völlig ablehnen müssen. Das gilt nicht nur für
die erwähnten Spülerziehungsversuche, sondern in noch viel höherem Maße für
alle Penisklemmen und ähnlichen Folterapparate, die unglaublicherweise noch
immer von sonst gut orientierten und gewissenhaften Ärzten verordnet werden.
    Die kritische Bearbeitung des Enuresis-Problems in den letzten Jahren hat
vor allen Dingen die Erkenntnis vermittelt, daß das Symptom „Enuresis" in die
verschiedensten Persönlichkeiten eingebaut sein kann. Auf einen besonders
schwierigen egozentrischen Kindertyp mit Überwiegen niedrigster Instinktreaktionen, Mangel an jeglichem Ekelgefühl und vielfach grausam-sadistischen oder
hinterlistig-schüchternen Zügen unter den Enuresis-Kranken wiesen neuerdings
STIER (γ) und REHM (1925) hin. Diese Kinder sind auch durch Einschmutzen mit
Kot gekennzeichnet und als so schwer entwicklungsgestört und entartet zu bezeichnen, daß ihre Einordnung in den Rahmen der konstitutionellen Nervosität
als durchaus fraglich erscheinen muß. BEHM (1923) unterschied drei Enuretiker-
typen, 1. entartete von allgemeiner Minderwertigkeit bis zum Schwachsinn
hinüber, 2. dickfällige (phlegmaticus) und 3. aufgeregte (neuropathicus).
    Die früher etwas schematisch angenommene absolute Beziehung zwischen
Enuresis und abnorm tiefem Schlaf konnte in Weckreizversuchen von COURTIN
(1923) aus der Freiburger Kinderklinik nicht immer bestätigt werden, während
neuere Untersuchungen von WEIGAND vermittels des Alveolkoeffizienten bei
Enuretikern objektive Anhaltspunkte für abnorme Schlaftiefe gaben. Die klinische Erfahrung spricht in der Mehrzahl der Fälle im letzteren Sinne.
    Entsprechend der stärkeren Wertung ärztlich pädagogischer und psycho-
therapeutischer Gesichtspunkte der Medizin sind in der neueren Zeit sehr zahlreiche Arbeiten über Enuresis erschienen, die diesen Gesichtspunkt nachdrücklich
in den Vordergrund stellen. So erklärt KARGER (1924), die Enuretiker unserer

Gruppe für organisch gesund und prinzipiell stets heilbar, er empfiehlt eine larvierte erzieherische Therapie, während er von Hypnose wenig Erfolg, von Psychoanalyse Schädigungen sah. Sicher ist das methodische Vorgehen in weitem Maße je nach dem Material und der Technik des Arztes wahlfrei. COURTIN hatte mit rein suggestiver Therapie sehr gute und dauernde Erfolge. Die individuelle Psychotherapie und auch die Suggestionstherapie läßt überall dieselben Resultate erkennen, die im allgemeinen neuerdings von GIBBS (1925), LEGUEN (1922), WILE (1924), SAIZEFF (1924), KLEEMANN (1924) und MARCUSE (1924) bestätigt wurden. Für Anstaltsbetriebe empfiehlt sich das Vorgehen von BAUMANN (1925), das darin besteht, daß als Abendessen etwas Milch, Brot und Fettnudel gereicht wird, woran anschließend die Kinder sich 2 Stunden lang im Freien zu bewegen haben. Vor dem Schlafengehen werden die Kinder angewiesen, 5 Minuten lang in kühlem Wasser Wasser zu treten und den Kältereflex auf die Blase zur Entleerung zu benutzen. Weiter werden dann die Kinder in den ersten Wochen um 10 Uhr, 12 Uhr und 2 Uhr aufgenommen und abgehalten. BAUMANNS Resultate an einem großen und zum Teil schwierigen Material waren ausgezeichnete und dauernde. Interessant ist der Bericht von WILE und ORGEL (1924). Diese Autoren betonen besonders, daß psychische Beeinflussung mindestens so wirksam sei wie die Beeinflussung durch irgendwelche medikamentöse Verordnungen (Atropin, Hypophysin usw.). Therapeutisch gehen sie zunächst suggestiv vor, in geeigneten Fällen auch hypnotisch und geben den Kindern dann Kärtchen mit, die jeden Morgen mit einem neuen Sternchen beklebt werden, und zwar für eine trockene Nacht mit goldenen, für eine nasse Nacht mit bunten Sternchen. Diese Karten zeigen die Kinder sich gegenseitig und stellen damit eine gewisse Rangordnung des Ehrgeizes zur Mitarbeit her. Besonders günstig waren die Erfolge der Autoren bei Kranken, die auch andere neuropathische Angewohnheiten zeigten, wie Daumenlutschen oder Nägelkauen. Hier wurde die Suggestion erteilt, daß die Enuresis aufhören werde, wenn das Daumenlutschen oder Nägelkauen unterbleibe, und da diese neuropathischen Gewohnheiten erfahrungsgemäß außerordentlich gut auf Suggestion reagieren, waren hier die Erfolge besonders gut. NARATH (1926) hat auf die Kombination auf Suggestion und Übung etwa in demselben Sinne hingewiesen, wie das alle fortschrittlichen älteren Suggestivtherapeuten schon vordem taten. Seine Arbeit gliedert sich in drei Stationen, 1. das Lernen der Entleerungsempfindung (identisch mit der Behandlung der „sensiblen Enuresis im Sinne von J. H. SCHULTZ), 2. das Lernen der motorischen Komponente, das NARATH so zu fördern sucht, daß der Kranke in Hypnose in die Urinentleerung eintritt, den Akt aber schon im ersten Beginn coupiert und sich dabei selbst aus der Hypnose weckt. Diese Fertigkeit wird nun 3. im Sinne eines Selbstappells in die normale Nachtschlafphase übernommen.

Wir sind bei diesem neuropathischen Stigma absichtlich etwas näher auf die therapeutische Seite eingegangen, weil lediglich diese intensive Bearbeitung gefunden hat und leider vielfach noch eine viel zu geringe therapeutische Aktivität ihm gegenüber besteht.

Die neuropathische Eigenheit der „mittleren Schicht" in unserem Sinne verrät sich häufig nicht nur durch die bisher erwähnten Stigmata und Dauerreaktionen, sondern durch eine Fülle eigenartiger Organfunktionsanomalien, besonders häufig anfallsartiger Natur, die im allgemeinen unter dem Stichwort der *Organneurosen* zusammengefaßt werden.

Wir nennen an erster Stelle die *Atemneurosen*, insbesondere das Asthma. Wenn auch der Psychiater derartige Fälle selbstverständlich immer nur in nächster Fühlung mit einem gründlichen und modernen Internisten behandeln wird, so sind doch einige Bemerkungen über dies bei konstitutionell Nervösen so häufige

Symptom am Platze. Wie wir von Isserlin (b) wissen, ist die Zahl Asthmaleidender in Deutschland auf etwa ½ Million zu veranschlagen, und mehr als ein Fünftel der Tuberkuloseinvaliden sind nach Zahl Asthmainvaliden. Unter voller Respektierung der überaus komplexen Natur und konditionalen Vielschichtigkeit des Asthma bronchiale (Schmidt 1926) ist doch hier, wie bei einer erheblichen Zahl von „Organneurosen" die Bedeutung der gesamten Persönlichkeit des Kranken, sowohl hinsichtlich ihrer nur psychiatrisch zu erfassenden krankhaften konstitutionellen Eigenart, als bezüglich ihres Verhältnisses zum Symptom (psychotherapeutische Frage) von so überragender Bedeutung, daß es unbedingt angezeigt erscheint, hier in kurzen Zügen auf diese Fragen einzugehen. Sie beschäftigen uns im Sinne unserer Übersicht hier zunächst überwiegend als Manifestation *neuropathischer*, körperlich nervöser Art, wenn auch schon mit dem Aufsteigen unserer Darstellung zu den höheren neuropathischen Schichten ein gelegentliches Übergreifen ins psychopathische Gebiet unvermeidlich erscheinen wird. Es ist kein Zweifel, daß die konstitutionelle Abartigkeit unserer Krankheitsgruppe sehr häufige Beziehungen zu besonderer körperlicher physiologischer Empfindlichkeit der Atmungsorgane mit sich bringt, ein Ausdruck dafür, daß, wie schon mehrfach hervorgehoben, die Heraushebung einer neuropathischen Sonderform konstitutioneller Abartigkeit eine künstliche Trennung von andern konstitutionellen Minderwertigkeiten bedeutete. In diesem Sinne können wir hier die Häufigkeit einer gewissen katarrhalisch-exsudativen Diathese bei konstitutionell nervösen Menschen auffassen, wodurch namentlich auch nahe Beziehungen zum Heufieber (Vollbracht 1924, Berger 1924) gegeben sind. Es darf daran erinnert werden, daß diese Beziehung zwischen nervöser und katarrhalischer Empfindlichkeit schon sehr frühzeitig, namentlich auch von Dichtern bemerkt und geschildert wurde, so daß etwa Flaubert von einem Frauentypus spricht, der durch eine besondere Empfindlichkeit der Schleimhäute und besonders sensibles und kompliziertes Verhalten in Liebesdingen ausgezeichnet sei. Dem modernen Mediziner liegen namentlich Gesichtspunkte aus dem Gebiet der Allergie und Anaphylaxie für die pathologische Erfassung solcher krankhafter Reaktionen nahe, wobei sowohl eine allgemeine und spezifische Allergie in Frage kommen kann, deren Wesen besonders in einer abnormen Capillarreaktion charakterisiert zu sein scheint, oder eine echte durch Sensibilisierung erworbene spezifische Anaphylaxie oder endlich eine primäre nicht durch Sensibilisierung entstandene, aber trotzdem spezifische Allergie. Die neuere Bearbeitung des Asthma bronchiale ist in dieser Beziehung besonders lehrreich und außerordentlich geeignet, den Psychiater, dessen Arbeitsgebiet so vielfach pathogenetisch unklare Krankheiten umfaßt (Epilepsie! Metaluesproblem!), zur Vermeidung jeder Einseitigkeit und größter methodischer Kritik und Zurückhaltung zu ermahnen. Wir sehen zu gleicher Zeit etwa von Storm van Leeuwen ausgedehnte und anregende Studien über die allergene Auflösung des Asthma bronchiale durch körperverwandte oder Schimmelpilz-Stoffe der Umgebung und von Hekman (1923) demgegenüber ebenfalls aus Holland sorgfältige Beobachtungen mit dem Resultate, daß beim Asthma bronchiale eine Anaphylaxie ziemlich selten, vielmehr der wesentliche Grund der Erkrankung eine bakterielle (Streptokokken) Infektion der Bronchiolen sei, bei der jede Art parenteraler Reizkörpertherapie Erfolge verspreche. Hekman wies in 300 Fällen im Auswurf von asthmatischen Patienten Streptokokken nach und läßt sogar die Möglichkeit durchblicken, daß vielfach die Annahme erblich konstitutioneller asthmatischer Eigenart unzutreffend sei, es sich vielmehr um eine Streptokokken-Infektion von Eltern zu Kindern, also eine Art von „Pseudoheredität" handele. Rackmann und Graham (1924) haben in ähnlichem Sinn 90 Asthmatiker mit Autovaccine (49 Erfolge) und 41 Asthmatiker mit Stammvaccine (28 Erfolge) behandelt und beobachtet, daß es nur zu einem Erfolge kommt, wenn die Injektion mit einer Stichreaktion einhergeht. Da Auto- und Stammvaccine in ihrer Wirksamkeit keinen Unterschied erkennen ließen, warnen die Autoren dringend davor, ohne ausreichende experimentelle Begründung spezifische Auslösungen im Sinne der Immunitätslehre anzunehmen. Die zusammenfassenden Darstellungen des Asthmaproblems von seiten moderner universeller Internisten tragen der Vieldeutigkeit der hier vorliegenden Beziehungen und dem umfassenden Charakter des ganzen Problems ausreichend Rechnung. *Es handelt sich hier wie bei allen Organneurosen im Prinzip darum, daß in die konstitutionell abnorme Persönlichkeit eingebaute organneurotische Syndrome durch verschiedenste Auslösungen aus der Latenz aktiviert werden können, so daß immunbiologische, physikalische, vasomotorische und psychische Momente ebensowohl eine Rolle spielen können, wie allgemeine Stoffwechselstörungen* im Sinne des *Endokriniums* (etwa im Sinne der Hoffmannschen Theorie des Asthma bronchiale als einer Schilddrüsenerkrankung) oder einer *Selbstvergiftung* infolge von Verdauungs- und Stoffwechselstörungen usw. Hinsichtlich dieses letzten Punktes ist namentlich an die Untersuchungen von STÄHELIN zu erinnern, der bei Asthmatikern eine abnorme Hautempfindlichkeit gegenüber Darmsaftextrakten nachweisen konnte. Schon diese kurzen Hinweise zeigen, daß selbstverständlich hier auch vielfach Mechanismen mitspielen, die wir im Sinne unserer Übersicht den tieferen Schichten einreihen würden. Hier scheint es besonders wesentlich, die Beziehungen asthmatischer Zustände zum Atemtypus kurz zu erwähnen. Den unermüdlichen Anstrengungen von HOFBAUER ist es besonders zu danken, daß die Wichtigkeit des *Atemübungsfaktors* bei asthmatischen Patienten die gebührende Beachtung fand, was um so wesentlicher ist, als die Mehrzahl der bei ernsthaften asthmatischen Zuständen wirksamen Medikamente durchaus nicht unbedenklich ist. Es sei erinnert an die Mitteilungen von Atropinwahnsinn bei Asthmatikern, an die Todesfälle nach Adrenalin, die allerdings nach den letzten Mitteilungen von GERSTER (1924) in 13 Fällen deswegen schwierig zu beurteilen sind, weil nebenher Narkotica und Cocain verabreicht wurden, so daß nur 6 reine Fälle übrig bleiben, und an die besonders starke Neigung asthmatischer Nervöser, dem Morphinismus oder Cocainismus zu verfallen. Auch so heroische Maßnahmen, wie die von WERNER SCHULTZ (1922) empfohlene Lumbalpunktion, die charakteristischerweise um so intensiver „heilend" bei Asthma wirkt, je mehr sie mit schweren subjektiven Reaktionserscheinungen verbunden ist, oder die im Anschluß an FORSTER und BRÜNINGS erneute Empfehlung der periarteriellen Sympathektomie und an die modernen Versuche chirurgischer Behandlung der Angina pectoris und der Aortalgie wieder aufgenommenen Versuche einer operativen Inangriffnahme des Asthma bronchiale sind nur geeignet, die kritischen Reserven gegenüber nicht bis ins letzte einwandfrei begründeten theoretischen Anschauungen oder therapeutischen Versuchen auf dem Gebiete des Asthma bronchiale zu bestärken.

Demgegenüber stellt eine sachgemäße Übungstherapie ein Verfahren dar, das auch bei schärfster methodischer Kritik und bei ausreichender Berücksichtigung der allgemeinen Zusammenhänge sehr wohl bestehen kann; *ist doch das Grundprinzip der Übung die einzige wirklich produktive Maßnahme gegenüber konstitutioneller Minderwertigkeit.* In diesem Sinne hat JAMIN (1919) in Übereinstimmung mit HOFBAUER, KNOPF (1911) und vielen anderen die oft grundlegende Bedeutung der Atemgymnastik hervorgehoben, die auch für dem Asthma verwandte und nahestehende Symptome, etwa die Jaminsche „Zwerchfellneurosen" die Therapie der Wahl darstellt. Daß auch für psychotherapeutische Bemühungen auf diesem Gebiet Raum genug bleibt (MARCINOWSKI, J. H. SCHULTZ, E. WEISS

1922, E. Moos 1923 und v. a.), braucht hier nicht besonders hervorgehoben zu werden.

Ein sehr lästiges, bei konstitutionell Nervösen häufiges Symptom ist der *Singultus*, bei dem gleichfalls die Konditionierung vom rein organischen Reflex bis zur psychischen Fixierung hinüber gestaffelt sein kann. In diesem Sinne sei hier die Beobachtung von Vehler (1922) erwähnt; hier bestand trotz beiderseitiger Durchschneidung des Nervus phrenicus der Singultus weiter, so daß der bis zur Verzweiflung gequälte Patient durch Selbstmord endete. Von chirurgischer Seite (Kappis 1924) wurde die sehr bemerkenswerte Beobachtung gemacht, daß bei einer 27 jährigen weiblichen Patientin ein 3 Jahre lang bestehender beiderseitiger Durchschneidung und nachfolgender Ausreißung des Nervus phrenicus trotzender „Singultus“, der nach der künstlichen Zwerchfellähmung in ruckhafte Zuckungen der Hals-, Schulter- und Brustmuskeln sich transformierte, durch manuelle Kompression des Larynx, wodurch die Singultusbewegung mit Atemenge verbunden wurde, zu völliger Heilung kam. Andere Autoren wiesen für die leichteren Singultafälle auf zweckmäßige kleine Hilfe hin. So konnte Pönitz (1918) den Alltagssingultus, der sich namentlich bei konstitutionell nervösen Kindern oft lästig fixiert, nach seinen Beobachtungen ausnahmslos dadurch zum Verschwinden bringen, daß er ein Geldstück auf den Tisch legte und den Kranken aufforderte, nun noch einmal absichtlich den Singultus zu produzieren.

Hishikawa empfahl 1924, den Singultus durch Auslösung energischer Nies- oder Brechreflexe zu coupieren und teilte entsprechende positive Erfahrungen mit.

Während das Symptom des Singultus zum Asthma überwiegend mehr zufällige Beziehungen der Organnachbarschaft und der gemeinsamen Angreifbarkeit durch sachgemäßes Übungsverfahren darbietet, weisen bestimmte allgemeine Eigenheiten asthmatisch Reagierender darauf hin, daß in einer gewissen physiologischen Sphäre Verbindungen zu Krankheitserscheinungen angenommen werden dürfen, deren äußere Erscheinungen durchaus abweichender Art sind. Daß hier mehr wesentliche Zusammenhänge gegeben sind, als lediglich eine hypothetische Zuordnung bedeuten würde, geht namentlich daraus hervor, daß wir häufig bei demselben Individuum zu verschiedenen Zeiten bald die eine, bald die andere Manifestation der in Frage stehenden Eigentümlichkeit auftreten oder bei Vertretern einer Familie ein Mitglied von der einen, ein anderes von einer andern entsprechenden Krankheitserscheinung befallen sehen. In diesem Sinne dürfen wir nahe Beziehungen zwischen *Asthma, Urticaria, Quinckeschem Ödem*, bestimmten Formen von *Migräne*, vielleicht auch darüber hinaus zu der oben erwähnten „*katarrhalischen Diathese*“, dem Heufieber usw. annehmen. Bolten hat in den letzten Jahren diese Zusammenhänge („exsudative Syndrome“) besonders bearbeitet und 1925 als Grundlage dieser angioneurotisch-exsudativen Zustände eine *angeborene Minderwertigkeit* des *sympathischen Nervensystems und damit der innersekretorischen Drüsen* angenommen. Die außerordentlich vielgestaltige Erscheinungsweise der hier in Frage stehenden Symptome kann auch nicht andeutungsweise gestreift werden, sondern muß besonderen Darstellungen vorbehalten bleiben. Hier sei nur hervorgehoben, daß bei aller Anerkennung der verdienstvollen Anregungen Boltens die Einengung auf eine ganz bestimmte einheitliche ätiologische Auffassung notwendigerweise dem hier vorliegenden Problem nicht gerecht werden kann und auch praktisch durch Schematisierung der Therapie, die etwa entsprechend den Boltenschen Anschauungen sinngemäßer weise nur in einer Hormontherapie bestehen kann, nachteilig ist. Dem widerspricht nicht, daß wohl bei allen den in Frage stehenden Syndromen an die hier mehr geahnten als nachgewiesenen Zusammenhänge gedacht werden muß und,

so sehr wir etwa die neueren anatomischen Befunde bei exzessiv schweren Migränefällen von HILPERT (1925) als eben für diese exzessiv schweren Fälle aufschlußreich begrüßen, so wenig darf uns eine solche Feststellung an Einzelfällen dazu
verleiten, die vielseitige konditionale Verankerung der hier in Frage stehenden
Syndrome zu verkennen. Es dürfte bei einer solchen sachlichen und von schematischen Engigkeiten freien Einordnung auch keineswegs wundernehmen, wenn
gelegentlich bei ausgesprochen „echten" Migränefällen psychische Konditionierungen und Auslösungen eine erhebliche Rolle spielen (KÄMMERER, HEYER 1925)
und psychotherapeutische Beeinflussungen erfolgreich sind. Hier gehen sehr eigentümliche Verbindungen über hereditäre Verwandtschaften und Gemeinsamkeiten
des klinischen Zustandsbildes über die Migränepsychosen (MINGAZZINI 1926)
und migränöse Hirnstammsyndrome im Sinne von KRISCH (1925) hinüber in das
Gebiet der Epilepsie und ihrer Grenzzustände, deren Abgrenzung von der konstitutionellen Nervosität zweifellos als völlig fließend anzusehen ist. Nach meinen
Beobachtungen ist hier namentlich die Lues der Eltern von ganz außerordentlicher Bedeutung. Allerdings handelt es sich bei allen diesen Erscheinungen
um klinisch recht seltene Erkrankungen, so daß etwa MARTHA ULRICH bei der
Bearbeitung von 500 Migränefällen aus der Charité nur zweimal Dämmerzustände
nachweisen konnte.

Endlich sei kurz darauf hingewiesen, daß mehrfach die Beziehungen des
Asthmasyndroms zu eigentlich psychiatrischen Erkrankungen bearbeitet wurden.
So wiesen J. H. SCHULTZ und F. REICHMANN (1922) darauf hin, daß Kranke
mit asthmatischer Reaktion auffallend häufig deutliche Charakteristica manisch-
depressiver Art aufweisen. KIRSCHBAUM (1924) konnte demgegenüber in 10 Fällen beobachten, daß sonst häufige Asthmaanfälle in Schüben von Dementia
praecox aussetzen, was er in Beziehung zu Schwankungen des Eiweißstoffwechsels
oder des hormonalen Gleichgewichts bringt.

Das Problem der *Organneurosen im allgemeinen* hat in den letzten Jahren
eine fast überreichliche Bearbeitung erfahren. Wir verweisen namentlich auf die
neuere Zusammenfassung von GLÄSSNER, L. R. GROTE, LEPEHNE und *5 anderen
Autoren* über das Problem der „Funktionsprüfung innerer Organe", auf die Referate
des Baden-Badener Psychotherapiekongresses (1926), sowie auf die neueren zahlreichen monographischen Bearbeitungen des Gebietes (O. SCHWARTZ). Der
Mechanismus der dreifachen Sicherung (JULIUS BAUER 1925), der in der gegenseitigen Einstimmung von Erfolgorgan, vegetativem Nervensystem und Hirn-
stammzentrale und Endokrinium seine Grundlage hat, ist ein besonders anschauliches Abbild der hier laufenden Möglichkeiten. Ich habe seit Jahren im
selben Sinne auf das „*Ringsymbol*" hingewiesen, in dem nervöse Wirkung, Organ
und Organnervenbeeinflussung in sich zu unlöslicher gegenseitiger Bedingtheit
verkettet sind. Nicht nur das Syndrom der Organneurosen in voller Ausbildung
läßt diese Beziehungen erkennen, sondern auch die klinische Entwicklung der
Erkrankungen, indem bald Erlebnis und Schädigungswirkungen erst zu vegetativen Schwankungen führen, bald endokrine Gleichgewichtsstörungen primärer
Art den Ablauf fälschen, ohne daß in vielen Fällen bei dem resultierenden Krank-
heitszustand eine Entscheidung möglich wäre, wenn die Entwicklung ärztlicher
Beobachtung entzogen war (BROWN 1925). Von internistischer Seite ist namentlich im Anschluß an die Wiener Studien über das vegetative Nervensystem das
Problem des *vegetativen Anfalls* ganz allgemeiner Formulierung häufig bearbeitet,
der bemerkenswerterweise beim kleinen Kinde (FEER 1923) zu ganz besonders
alarmierenden Erscheinungen führen kann. Beziehung zu allgemein psychischen
Störungen bearbeitete neuerdings namentlich ROSENFELD (b) (1925). SEREJSKI
(1926) verdanken wir einen besonders nachdrücklichen Hinweis auf die auch

sonst schon gelegentlich registrierte bemerkenswerte Tatsache, daß vegetative Anomalien bei konstitutionell Nervösen häufig mit halbseitigen Unterschieden verlaufen. Seine Fälle sind überwiegend auch stark endokrin gestört, aber durchgehend auch psychisch stark stigmatisiert. Bei Gesunden konnte Serejski solche „vegetativen Asymmetrien" nicht nachweisen. Die äußere experimentelle Eindeutigkeit physiologischer Laboratoriumsversuche wird immer wieder Autoren dazu verführen, bei den hier in Frage stehenden neuropathischen Zuständen einzelne Befunde oder Reaktionen aus dem geschlossenen Ring des Lebendigen herauszulösen und zu überwerten. Diese Erscheinung wiederholt sich je nach dem Stande medizinischer Forschung jeweilig auf dem aktuellen Gebiete, neuerdings besonders hinsichtlich der Veränderungen des Grundumsatzes. Sicher dürfen wir Curschmann vollkommen recht geben, wenn er 1925 die klinische Bedeutung der Grundumsatzbestimmung in der Diagnostik der Neurose betont und namentlich nachdrücklich darauf hinweist, daß vielfach hier hervortretende Schwankungen im Sinne einer kausal bedeutsamen Schilddrüsenfunktionsstörung verwertet werden dürfen. Aber demgegenüber wissen wir aus Untersuchungen von Grafe und seinen Mitarbeitern sowie von Ziegler (1925) und Levine (b) (1924), daß auch die emotionelle Aufladung von Organen den Grundumsatz weitgehend beeinflußt. Curschmann weist selbst in seiner oben erwähnten Arbeit darauf hin, daß gelegentlich Herabsetzungen der Viscosität und Konzentration des Blutserums Anhaltspunkte für das Vorliegen von Schilddrüsenstörungen liefern können, aber von Grafe bei Fällen von *Dercum* ebensowenig wie Grundumsatzstörungen nachgewiesen werden konnten, obwohl klinische und therapeutische Umstände die Bedeutung des Schilddrüsenfaktors deutlich werden ließen; auch das komplizierte Problem des Calciumgehaltes des Blutserums (Glaser 1924, Kylin 1925) gibt schöne neuere Illustrationen für das in Frage stehende Problem. Im Zusammenhang mit den vegetativen Anfällen dürfen wir auch an das schwierige Problem des *nervösen Fiebers* erinnern, demgegenüber man nicht skeptisch genug sein kann (Goldscheider, Löffler 1925). Insbesondere darf mit Löffler das in diesem Zusammenhang oft angeführte Katheterfieber als sicher infektiöse Erkrankung ausgeschaltet werden. Trotzdem bleiben seltene einwandfreie Beobachtungen bestehen, wie etwa die nervösen Fieberreaktionen Lungentuberkulöser (Lateck 1924) und die sicheren Beobachtungen suggestiver Veränderung der Körpertemperatur (Berger, I. H. Schultz, Eichelberg) beweisen.

Besonders deutlich treten häufig die körperlichen Besonderheiten konstitutionell Nervöser auf dem Gebiete des *Kreislaufes* hervor. Wir verweisen auf die neueren Studien von Goldscheider und seinen Mitarbeitern (1925) über Dermographie sowie auf die neueren Capillarbeobachtungen, die im Anschluß an Otfried Müllers capillarmikroskopische Methode vorgenommen wurden. Hier ergeben sich wieder Beziehungen zu dem Problem der Spasmophilie und des eidetischen Typs, auf die an dieser Stelle nur kurz verwiesen sei. Im Verlaufe dieser Forschungen sind vielfach an Kranken konstitutionell nervöser Art Befunde erhoben worden, so neuerdings von Hisinger (1924), der bei konstitutionell nervösen Kranken eine ungewöhnliche Schlängelung der Capillaren, Strömungsvariationen und auffallende Labilität der Capillarwände nachweisen konnte, die sich bald spastisch verengt, bald atonisch schlaff zeigten, Befunde, die in vieler Beziehung infantiles Gepräge tragen. Sicher werden auch über diese Beobachtungen hinaus weitere Erhebungen über vasomotorische Reflexe (Muck, Albert, Thomas 1924, Emden 1925) für die Erforschung der vasomotorischen Diathese" (Rohde) im Bereiche der konstitutionellen Nervosität Bedeutung erlangen. Anfallsartige Erscheinungen buntester Art können auf dem Boden konstitutionell nervöser vasomotorischer Empfindlichkeit auftreten, von leichten Wallungen und Kongestionen bis zum „nervösen Schüttelfrost" und zu Schwindel- und Ohnmachtszuständen hinüber. Gelegentlich führen, ähnlich wie bei den Narkolepsiekranken, Affektreaktionen zu anfallsartigen, namentlich ohnmacht- ähnlichen Erscheinungen, so daß etwa ein 40jähriger, ausgesprochen vasomoto- rischer konstitutionell Nervöser meiner Beobachtung in den 20er Jahren zweimal im Anschluß an maßloses Lachen das Bewußtsein verlor, Beobachtungen, die zweifellos zu OPPENHEIMS „Lachschlag" Beziehungen haben.

Ferner sind von BENJAMIN (1923) und BROOKS (1924) wesentliche Gesichts- punkte zu einer gewissen konstitutionellen Unterwertigkeit des Kreislaufes bei- gebracht worden; BENJAMIN unterscheidet drei Phasen der Kreislaufarbeit, ein- mal eine Arbeitsreaktion, wobei das Zeitvolumen zunimmt, ferner eine Er- schöpfungsreaktion, bei der Zeit- und Schlagvolumen abnehmen, endlich eine Erholungsreaktion, wo bei vollem und weichem Puls eine mäßige Vermehrung des Schlagvolumens eintritt, und konnte bei seinen konstitutionell kreislauf- schwachen Patienten ebenso wie bei organischen Herzkranken eine verkürzte Arbeitsreaktion mit verfrühtem Eintreffen der Erschöpfungsreaktion nachweisen auf Grund einer Disposition zu relativer Herzinsuffizienz, die sich bereits im Ruhezustande durch eine kompensierende periphere Kontraktion und dement- sprechende auffällige Blässe der Kranken verrät. Ähnlich konnte BROOKS Herab- setzungen der Herzreservekraft und vorübergehende Dilatationen nach An- strengungen bei konstitutionell nervösen Menschen nachweisen, die häufig auch sonst Zeichen einer gewissen Kreislaufhypoplasie darbieten und im Ruhezustande gleichfalls durch kalte, oft etwas cyanotische Extremitäten sowie krankhafte vaso- motorische Reaktionen auffallen. Im Material von BROOKS bestanden Beziehun- gen zu Schilddrüsenstörungen. Es dürfte keinem Zweifel unterliegen, daß hier Zustandsbilder erfaßt worden sind, die nahe Beziehungen zur Pseudoanaemia nervosa im Sinne von SAHLI haben, und es ist in unserm Zusammenhang von be- sonderer Bedeutung, daß BENJAMIN und BROOKS nachdrücklich darauf hinweisen, man könne nur durch sachgemäße angepaßte konstitutionsverbessernde Gymnastik hier Fortschritte erreichen. Auch das Problem des krankhaft erhöhten Blut- druckes [KYLIN (a) 1924, TIGERSTEDT 1925, F. FLEISCHMANN 1925, KALISCHER 1925] enthält zweifellos vielfache Beziehungen zur konstitutionellen Nervosität Daß umgekehrt Herzstörungen organischer Art ganz andere Mechanismen in Gang setzen können, die zu klinischen Verwechselungen Anlaß geben [LEYSER (c) 1924, ROBIN 1925], sei nur kurz erwähnt. Wichtiger sind auf unserm Gebiete iatrogene Schädigungen im Sinne von BUMKE, für die BABCOCK („cardiac hypochon- drials") 1914) sehr anschauliche Beispiele gegeben hat. Außerordentlich wichtig ist gerade hier die Ausschaltung peripherer Beschwerden im Sinne von Intercostal- neuralgie oder schmerzhaften ausstrahlenden Empfindungen von andern Organen, insbesondere auch in der Herzgegend liegender „Nervenpunkte" (SELIG 1909), da erst nach deren Beseitigung ein erfolgreiches Behandeln möglich ist. Auch der nicht unbestrittene (MORAWITZ) „gastro-kardiale Symptomenkomplex" ROEMHELDS gehört hierher.

Von den durch CASSIERER abschließend behandelten *vasomotorisch trophischen Erkrankungen* führen vielerlei Verbindungen zur konstitutionellen Nervosität. Klinisch begegnen wir am häufigsten funktionellen Herzbeschwerden jeder Art von leichten Palpitationen bis zu den schwierigen, im einzelnen Fall kaum jemals restlos zu klärenden Bildern der Angina pectoris nervosa, ferner Angio- spasmen, besonders der Akra.

Auch der *Magendarmkanal* zeigt häufig Manifestationen der konstitutionellen Nervosität; gastrische Störungen und „Krisen" bei Schizophrenen (v. HOLST

1926) fordern besondere Aufmerksamkeit, wie ja selbstverständlich an und für sich Magendarmerscheinungen mit jeder Art psychischer Anomalie verbunden sein können [Leyser (b) 1924]. Auch hier sehen wir wieder zahlreiche Autoren der Versuchung erliegen, das Gesamtgebiet nervöser Störungen durch primäre Magendarmerkrankungen „erklären" zu wollen, wie etwa bei Paulsen (1924), Cohnheim (1925), die allerdings nicht mehr so weit gehen, wie ihre Anschauungsgenossen besonders in Frankreich, sondern das Mitwirken einer neuropathischen Veranlassung für unerläßlich erklären. Gelegentlich sehen wir bei konstitutionell Nervösen Krankheitsbilder, die mit Recht an eine *Neurose des Plexus solaris* denken lassen können. Es handelt sich um schwere akute, eine Magenperforation vortäuschende Krankheitsbilder (Page 1904, Cornioley 1925), so daß mehrfach operiert wurde, ohne daß sich irgendein Befund ergab. Die Erfahrungen mit den *Nabelkoliken* nervöser Kinder, bei denen pädagogische Maßnahmen heilend wirken, (Timmer 1923) verlangen hier dringende Beachtung. Außerordentlich kompliziert und wahrscheinlich ganz verschieden strukturiert sind die Fälle sogenannter *nervöser Anorexie*, die namentlich bei weiblichen Jugendlichen, wie ich in zwei Beobachtungen bestätigen kann, nicht selten tödlich enden („Maligne Anorexie" Jendrassiks). Die beiden tragisch ausgehenden Fälle meiner Beobachtung, bei denen ein rechtzeitiges ärztliches Eingreifen am Unverständnis der Angehörigen scheiterte, erweckten mir den dringenden Verdacht, daß es sich hier um Fälle handele, die in das Grenzgebiet der Schizophrenie gehören. So berechtigt die modernen Bestrebungen erscheinen, das pädagogisch-psychologische Moment bei diesen Zuständen zu betonen, wie es modernerweise in überreichem Maße geschieht, so wesentlich erscheint es doch, gerade an dieser Stelle darauf hinzuweisen, daß in einer gewissen Reaktion gegen gelegentliche Übertreibungen dieses Standpunktes Balint, Simnitzki (1926) und andere nachdrücklich auf die Beziehungen solcher Symptome zu alkalotischen und acidotischen Allgemeinzuständen hingewiesen haben. In diesem Zusammenhang scheint der Hinweis von Boas (1922) auf lange dauernde hartnäckige „nervöse Dyspepsien" anscheinend idiopathischer Art von besonderem Belang. Entsprechend den oben erwähnten exsudativen Syndromen ist hier die *Colica mucosa* als häufiges Symptom konstitutioneller Nervosität zu erwähnen. Im übrigen sind die Magendarmerscheinungen konstitutionell Nervöser ganz außerordentlich vielseitig, so daß wir Funktions- und Sekretionsstörungen beinahe nach jeder Richtung hin bei unsern Kranken begegnen. Als besondere Syndrome heben sich die *ruminatio humana* [Wollenberg (b) 1924], der *Oesophageo-* und *Pylorusspasmus* sowie der *idiopathische Analkrampf* (Mende, Fuld 1922) und der von Elsner geschilderte *Perinealkrampf* hervor. Alle diese Symptome treten, wie es Wollenberg für die Ruminatio zeigte, bald im Sinne einer familiären Disposition, bald im Anschluß an die verschiedensten erworbenen Schädlichkeiten hervor.

Jedenfalls darf der Psychiater sich durch die außerordentlichen Fortschritte unserer medizinischen psychologischen Einstellung nicht verführen lassen, die rein physiologisch funktionelle Seite der hier liegenden Probleme und Aufgaben zu übersehen, da zweifellos für den vielfach reizempfindlicheren konstitutionell nervösen Menschen die optimale Regulierung der physiologischen Abläufe von erheblich weitergehendem Einflusse ist, als bei völlig robusten Individuen.

Auch auf dem Gebiete der *Frauenheilkunde* ist die moderne medizinische Einstellung auf das Funktionelle sehr fruchtbar gewesen, in vielen Fällen allerdings durch enthusiastische Mißverständnisse allzu fruchtbar, wie H. Freund (1925) mit Recht hervorgehoben hat. Vielfach vermissen wir hier eine kritische Scheidung des „*Funktionellen*" und des im eigentlichen Sinne „*Psychogenen*", also eine ausreichende Würdigung der Schichtbildung des Organischen. Daß gerade die weiblichen Genitalien geeignet sind, die konstitutionelle nervöse Eigenart zu demonstrieren, ist sowohl aus anatomischen, als auch aus funktionellen Gesichtspunkten ebenso verständlich, wie endlich aus Gründen psychischer Wertigkeit eben dieser Organe und der mit ihnen verbundenen Funktionen. Auch hier finden wir Funktionsstörungen nach allen Richtungen hin [FLATAU 1925, A. Mayer 1925, H. Fischer (c) 1925, Walthard 1925 und viele andere]. Vom leichten Fluor über dysmenorrhoische Funktionsstörungen jeder Art, ja nach Ansicht erfahrener Kliniker bis hinauf zu unklaren Störungen des Schwangerschaftsverlaufes gleichfalls vom Hyperemesis bis zum „idiopathischen" Abort können sich hier die verschiedensten Bilder entwickeln, insbesondere selbstverständlich auch sensible Reaktionen jeder Art im Sinne von Bauchneuralgien (WALTHARD) oder ferner unklare spastische Zustände etwa im Sinne des Vaginismus. Die „menstruellen Neurosen" [HANSE (a) 1924] zeigen keinerlei einheitlichen Typus, wie ja auch nach den früher erwähnten Untersuchungen von HAUPTMANN nicht anders zu erwarten. Sie sind nicht irgendwie spezifisch, sondern besser als Neurosen von menstruellem Typus zu bezeichnen. Die besondere Empfindlichkeit konstitutionell Nervöser trat in den ausgedehnten Untersuchungen von HANSE (b) und der von ihm eingehend bearbeiteten Literatur ungemein deutlich hervor. Sicher wird der Psychiater bei den Kranken unserer Gruppe nach Möglichkeit operative Eingriffe zu verhindern suchen und dabei modernen Gynäkologen gegenüber Verständnis finden. Die merkwürdigen Beobachtungen von KUTZINSKI (1925) und WEIDNER (1925) über Besserung allgemein nervöser Zustände meistens allerdings „hysterischer Art" nach Kastration bedürfen wohl noch längerer Nachprüfung.

Die oben für die weibliche Genitalfunktion gegebenen Gesichtspunkte gelten im selben Maße für die *männlichen Genitalien*, um so mehr, als immer noch das Gespenst der „sexuellen Neurasthenie" selbst in psychiatrischen Fachkreisen umgeht. Es ist außerordentlich wesentlich, daß HELLER (1925) bei eingehenden anatomischen Untersuchungen an sogenannten sexuellen Neurasthenikern keinerlei örtlichen Befund erheben und als Urologe dringenden Protest gegen die unkritische Lokalbehandlung solcher Fälle einlegen konnte. Wie weit das viele konstitutionell nervöse Männer so sehr quälende Symptom der Ejaculatio praecox wirklich Ausdruck rein körperlich konstitutioneller Eigenart sei und etwa auf eine antivagotonische Atropintherapie reagieren kann, mag einstweilen offen bleiben. Daß die überwiegende Mehrzahl aller dieser Störungen nicht der physiologischen Schicht angehört, dürfte jetzt allgemein anerkannt sein. Erwähnenswert ist hier, daß die von MENDEL zum erstenmal nachdrücklich gekennzeichneten *Wechseljahre des Mannes* zweifellos bei konstitutionell Nervösen besonders nachhaltig hervortreten.

Es seien hier endlich anhangsweise eine Reihe von eigenartigen organneurotischen Bildern erwähnt, die bei konstitutionell nervösen Patienten zur Beobachtung kommen können. Wir erinnern an die *reflektorische Anurie*, ein glücklicherweise seltenes und bedrohliches Symptom (RUBRITIUS 1925) und an die sehr wechselnden eigenartigen *Hauterscheinungen* konstitutionell Nervöser; bei der nahen Beziehung zu exsudativen Prozessen ist besonders die Urticaria zu nennen, doch kommen auch zweifellos oft sehr hartnäckige Ekzemerkrankungen verschiedenster klinischer Form mit Vorliebe bei konstitutionell nervösen Patienten zur Beobachtung und erweisen sich gelegentlich auch psychischer Beeinflussung als zugänglich (BUNNEMANN 1924, HAZEN und WHITEMOR 1925). Mannigfache Störungen der Hautsekretion örtlicher und allgemeiner, dauernder und periodischer Art sind bei unseren Kranken überaus häufig. Über die Rolle neurotischer Mechanismen in der *Augenheilkunde* hat neuerdings BARTHELS (1925) zusammenfassend berichtet, namentlich Störungen der Akkomodation im Sinne der „Asthenopie" sind hier zu erwähnen, die gelegentlich zu außerordentlich quälenden Zuständen bei konstitutionell nervösen Patienten führen können. Die wesentlichen neueren Arbeiten aus dem Gebiete der *Ohrenheilkunde* sind bereits weiter oben bei der Erörterung des nervösen Schwindels zur Sprache gekommen. Hier gilt es vor allen Dingen, konstitutionell Nervöse vor unkritischer Ausführung örtlicher Eingriffe zu schützen; dies trifft besonders auch für die Wechselbeziehung von Nasenatmung und Allgemeinzustand zu.

Selbstverständlich sind diese kurzen Hinweise auf die organneurotischen Manifestationen der mittleren Schicht bei konstitutionell Nervösen lediglich als beispielhafte Andeutungen aufzufassen, die Gelegenheit geben sollten, die zahlreichen hier liegenden theoretischen und praktischen Probleme aufzuzeigen, denn kaum auf irgendeinem Gebiete der Medizin sind wir so weit von irgendeiner endgültigen Einsicht entfernt und einer solchen Fülle kompliziertester Probleme aus dem Gesamtgebiete der Medizin gegenübergestellt wie gerade bei den Organmanifestationen der konstitutionellen Nervosität, den wohl nur sehr zum Teil mit Recht als „Organneurosen" bezeichneten funktionellen Zuständen. Damit soll keineswegs etwa einer kritiklosen Verallgemeinerung ausgesprochen psychogener Zusammenhänge im weitesten Sinne das Wort geredet werden, sondern nur der Konzeption einer „Organneurose" in *dem* Sinne widersprochen sein, daß sie auch im Sinne moderner physiologischen Denkens unsern wesentlichsten Erkenntnissen völlig widerspricht. Es sollte deswegen nach Möglichkeit jede Bezeichnung irgendeines Krankheitsfalles als „Herzneurose" oder dgl. unterbleiben und schon durch die Bezeichnung der Fälle ausgedrückt werden, daß wir es hier stets mit Syndromen zu tun haben, die in der Gesamtkonstitution verankert und konditioniert sind. Unter diesen Konditionen spielen auch die physiologischen Höchstfunktionen, die psychischen eine wesentliche Rolle, und *damit steigen wir in die höchste Schicht der organischen Staffelung* hinauf, mit der wir uns auch hinsichtlich ihrer physiologischen Substrate in unserm Zusammenhang der neuropathischen Erscheinungen der konstitutionellen Nervosität kurz auseinanderzusetzen haben.

3. Höchste Schicht.

An erster Stelle sind hier krankhafte Erscheinungen zu erwähnen, die aus dem Bereiche ohnmachtähnlicher vegetativer und vasomotorischer Störungen, wie sie bei konstitutionell Nervösen so häufig beobachtet werden, bis in das Grenzgebiet der Epilepsie hinüberführen. Die von Rülf (1916) bei plötzlich einsetzenden Gehversuchen beschriebenen, dem Jacksonschen Verlaufe nahestehenden *funktionellen Rindenkrämpfe* sind hier ebenso zu erwähnen, wie die besonders bei Kindern häufigen eigenartigen Ohnmachten und ohnmachtähnlichen Anfälle. Stier (d) (1920) betont auf Grund der Beobachtung von 33 Fällen, daß nicht wie bei hysterischen Krankheitserscheinungen deutliche mehr oder weniger bewußte Wunschmechanismen, sondern eine gewisse Zerstreutheit, eine Art von innerem Nachlassen zweifellos stark vasomotorischer Art vielfach für diese Krankheitserscheinungen charakteristisch ist. Dementsprechend finden wir nicht selten ohnmachtähnliche Anfälle konstitutionell nervöser Menschen auf Grund irgendwelcher Temperaturauslösungen, etwa bei längerem Aufenthalt in strenger Kälte ohne Bewegung oder bei starker Überhitzung in geschlossenen Räumen, vielfach unterstützt durch vorhergehende Überanstrengung oder leichte Vergiftung. Diese Zustände gehen ohne scharfe Grenze zu den Fällen über, wo uns Fremd- und Eigenbeobachtung konstitutionell Nervöser erkennen läßt, daß auf ganz bestimmte psychische Eindrücke hin ohnmachtähnliche Erscheinungen auftreten,

wie etwa bei jenen bekannten Typen konstitutionell nervöser Menschen, die
„kein Blut sehen können", oder bei minimal körperlichen Eingriffen kollabieren
[„Situationsohnmacht" STIER (a) 1915].

Gelegentlich haben die hier in Frage stehenden anfallsartigen Störungen
weniger den Charakter von Ohnmachten als von Schlafzuständen. Wir kommen
dann in den Problemkreis der *Narkolepsie* (B. FISCHER 1924, REDLICH 1925),
über deren Abgrenzung namentlich zu den gehäuften kleinen Anfällen der Pyknolepsie FRIEDMANNS noch keine Einigkeit besteht. Auch hier finden wir lückenlose Reihen von ausgesprochen psychogener Auslösung, wie etwa in dem Falle
von GOLDFLAM (1924), von dessen 6 Kranken einer die erste „Muskelohnmacht"
bekam, als er sein Kind züchtigen wollte, über die affektiven Tonusverluste, die
„Tonusblockade" STERNS und OPPENHEIMS Lachschlag bis hinüber zu Fällen
mit deutlich endokrinen, besonders hypophysären Erscheinungen. Während
BOLTEN, ENGELHARD, HENNEBERG, REDLICH u. a. die Narkolepsie von den
pyknoleptischen Erscheinungen im Sinne FRIEDMANNS abtrennen möchte, neigen
FRIEDMANN, KAHLER und andere zu einer Vereinigung beider Gruppen, besonders
auch, da nicht selten beide Störungen bei demselben Individuum beobachtet
werden können (FISCHER). Jedenfalls besteht kein Zweifel darüber, daß in
typischen Fällen, auch nach mehr als 20 Jahren, keinerlei Zeichen echter Epilepsie hervortreten (REDLICH), sondern hereditär und klinisch deutlichere Beziehungen zu sogenannten neurasthenischen Zuständen, zu Tic und Migräne-
erscheinungen, sowie zu allgemeinen psychopathischen Krankheitsformen bestehen. Der Beginn liegt in typischen Fällen in der Pubertät, das Leiden befällt
überwiegend männliche Patienten. Auch die therapeutischen Bemühungen entsprechen durchaus den Erfahrungen, die wir immer bei konstitutionellen Erkrankungen machen können, indem bald vorübergehend Organpräparate, besonders
Hypophysin (FISCHER) oder Thyreodin (DERCUM, REDLICH, MATZDORF 1925),
bald Coffein (GOWERS) vorübergehende oder beständigere Erleichterungen
schaffen, bald durch eingehende psychotherapeutische Bearbeitung (FISCHER)
sich theoretisch und praktisch wesentliches Material ergibt. Der disponierende
Einfluß von Stoffwechselstörungen jeder Art im Sinne von Diabetes, Adipositas
(WENDEROWIC 1924) fügt sich dieser Auffassung zwanglos ein, ebenso der pathogenetische Deutungsversuch von HEVEROCH (a) (1924), daß es sich bei der Narkolepsie um eine funktionelle Lockerung zwischen den Stätten des Kerngraus in der
Umgebung des dritten Ventrikels und dem thalamischstriären Apparate handelt,
die sowohl die Schlafdisposition als die Labilität der statischen Muskelfunktion
erklären würde. Gelegentlich scheinen in der Vorgeschichte dieser Zustände auch
Unfälle eine Rolle zu spielen (GEIPEL 1925), obwohl man mit Rücksicht auf den
ausgesprochen konstitutionellen Charakter des Leidens nach dieser Richtung hin
zweifellos sehr zurückhaltend wird sein müssen.

Endlich sind hier die seltenen Fälle jahrelanger Schlafzustände zu erwähnen,
die im allgemeinen mit JANET (c) (1921) als durch den Verlust des Wirklichkeits-
bewußtseins und der volitiven Einstellungen aufzufassen sind. Bei der Seltenheit
ihres Vorkommens und insbesondere der außerordentlich schwierigen Abgrenzung
zu atypischen funktionell überlagerten schizophrenen Attacken ist hier mit einfacher Erwähnung Genüge getan.

Die verwickelte Frage nach den kleinen Anfällen FRIEDMANNS kann hier nicht
aufgerollt werden; wir verweisen in dieser Beziehung auf die neueren Bearbeitungen des Epilepsieproblems [GRUHLE (a), REDLICH] und heben für unsern Zusammenhang nur hervor, daß in allen neueren Bearbeitungen stets ein Rest unklarer und
solcher Fälle übrig bleibt, die ausgesprochene Beziehung zur konstitutionellen
Nervosität darbieten, ebenso wie andere, trotz MANNS Widerspruch, der Spas-

mophilie nahezustehen scheinen (W. Cohn 1919, Lindenblatt 1925). Hier ist auch der Ort, auf die Beziehungen zur *Affektepilepsie* im Sinne von Bratz, auf die *intermediären Anfälle* Oppenheims und die systematisch-klinisch so sehr schwierigen Krankheitsfälle von Epilepsie ausgesprochen funktioneller Bedingtheit, oft auch anscheinend psychogener Abhängigkeit oder mindestens Auslösbarkeit hinzuweisen. Orbison hat in diesem Sinne bereits 1910 von „Psychasthenic attacks resembling epilepsy" gesprochen. Die grundlegenden Beobachtungen Otfried Försters über die Auslösung echter epileptischer Anfälle durch Hyperventilation sind in diesem Zusammenhang gleichfalls kurz zu erwähnen; Lange und Guttmann konnten (1926) bei entsprechenden Versuchen gelegentlich vor dem Auftreten eigentlich epileptischer Attacken „funktionelle" Krisen beobachten, die sie als „Schrittmacher" für den eigentlich epileptischen Insult bezeichnen. Der Gedanke liegt nahe, daß es nur eine Frage der Reichweite konstitutioneller Veränderung ist, ob bei einem Individuum unter diesen oder anderen auslösenden Umständen lediglich „funktionelle" Erscheinungen hervortreten oder endlich eine echte epileptische Konvulsion. Ähnliche Beobachtungen führten französische Autoren (Claude, Codet, Cénac, Montassut) 1925 dazu, die Anwendung der experimentellen Hyperpnoe zur Diagnose der „psychischen Epilepsie" zu empfehlen.

Erinnert sei hier kurz an die dem Epilepsieproblem nahestehende, hier nicht näher auszuführende Frage des pathologischen Rausches, der gleichfalls bei konstitutionell Nervösen nicht selten zu beobachten ist (Bing und Schönberg 1925); wir dürfen in ihm ein kompliziertes Syndrom sehen, das ebensowohl Beziehungen zu der oben erwähnten eigenartigen konstitutionellen Reaktionsverschiebung konstitutionell Nervöser im Sinne tiefster physiologisch-chemischer Eigenart, als zu der Verstärkung und Abwandlung physiologischer und psychologischer Abläufe durch pharmakologische Einwirkung hat.

Nicht immer führen die in Frage stehenden periodischen Schwankungen konstitutionell nervöser Menschen zu ausgesprochen ohnmachtähnlichen oder konvulsiven Zuständen; vielfach äußert sich die krankhafte Konstitution lediglich etwa in einer Labilität des Persönlichkeitsbewußtseins (Bonhoeffer), die zu konstitutionellem Wachträumen (Breuers Hypnoid) im Sinne von Heilbronner (1913) führt. Die nähere Untersuchung der Fälle ergibt in Übereinstimmung mit Heilbronner das Vorhandensein von spielerisch größenhaften, egozentrischen und expansiven Phantasien oder phantastischen Innenerlebnissen, zum Beispiel im Sinne des Doppelgängertums; solche Kranke glauben dann sich selber zu begegnen und, zwar mit solcher Lebhaftigkeit, daß sie ausweichen möchten, oder sie erleben sich selbst als Zuschauer ihres eigenen Sterbens. Heilbronner lehnt mit Recht eine Einbeziehung in die eigentlich hysterischen Krankheitserscheinungen ab und faßt das konstitutionelle Wachträumen als einen degenerativen Zustand allgemeiner Art auf, bei dem konsequentes Ignorieren die beste Therapie darstelle. Die nähere psychologische Bearbeitung konstitutionell Nervöser im Sinne der Anfallsbeschreibung von Rohde (1911) oder im Sinne therapeutischer Bemühungen suggestiver oder besonders psychoanalytischer Art hat die außerordentliche Verbreitung und Bedeutung dieser Zustände im Bilde der konstitutionellen Nervosität überaus deutlich erkennen lassen. Zweifellos bestehen Beziehungen zu leichten Bewußtseinstrübungen und zum Nachtwandeln (Obarrio 1924), vielleicht auch zu einem Teil der wichtigen Beobachtungen Kleists über *episodische Dämmerzustände*, deren Träger Kleist von der eigentlichen Epilepsie und Schizophrenie aussondern und der allgemeinen degenerativen Gruppe zuweisen möchte. Sicher sind hier oft ausgesprochen körperlich disponierende Umstände nachweisbar, so daß zum Beispiel Obarrio Urobilinurie,

Verzögerung der Methylenblauprobe und die Erscheinungen einer hämoklastischen Krise im Sinne von WIDAL nachweisen konnte, woraus er auf das Bestehen einer Autointoxikation schließt. Angeblich bestätigten diätetische Versuche seine Erwartungen. Im selben Sinne spricht die nicht seltene Empfindlichkeit gegen Alkohol. Von eigentlich „*neurasthenischen Dämmerzuständen*" und ähnlichen Bewußtseinsstörungen (RAECKE 1910, STRASSMANN 1911, HORSTMANN 1922) kann im Rahmen der konstitutionellen Nervosität abgesehen werden, da bei diesen Fällen immer körperlich erschöpfende Momente, Unterernährung, Überanstrengung, Schlafentziehung u. dgl. von Belang waren, so daß sie in ausgesprochenem Maße der eigentlich exogenen Nervosität einzubeziehen sind, die man zweckmäßigerweise als „*Exhaustio*" (J. H. SCHULTZ) ganz aus dem Gebiet der „Nervosität" und „Neurasthenie" ausscheiden sollte.

Dagegen stellen periodische *Fuguezustände* ein ausgesprochenes Stigma konstitutioneller Nervosität dar. STIER (e) (1913), dem wir die erschöpfende Bearbeitung dieses Gebietes verdanken, zeigt hier mehrere in ihrem psychologischen Typus verschiedene Gruppen auf, die nach Ausscheidung der selteneren eigentlich epileptischen oder imbezillen Kranken übrig bleiben. Er fand unter den konstitutionell nervösen Kindern mit Wandertrieb und pathologischem Fortlaufen 1. eine Gruppe mit allgemein erhöhter Affekterregbarkeit (KRÜGER 1919) entweder im Sinne explosiv-dysphorischer oder sensitiv-ängstlicher, pessimistischer, selbstunsicherer Eigenart, 2. Kinder ausgesprochen hyperphantastischer und pseudologer Eigenart und endlich eine 3. Gruppe ethisch schwer Defekter. Zweifellos muß aber zu diesen charakterologischen Eigenarten noch ein Konstitutionsmoment hinzutreten, das wir nach dem Stande unserer heutigen Kenntnis irgendwie mit cerebralen Funktionsstörungen in Beziehung setzen müssen, um gerade das Auftreten fugueartiger Zustände im Rahmen der von STIER gekennzeichneten Gruppen verständlich zu machen. Amnesie ist nicht notwendig mit den Anfällen verbunden, aber häufig zu beobachten. Nicht selten deckt nähere psychologische Erforschung (BOVET 1924) affektive Wurzeln der krankhaften Erscheinungen, etwa im Sinne eines tiefen Elternhauses auf, der dann zu ganz bewußten Fluchtreaktionen und zu Vagabundage führt, die bei kurzer Beobachtung eigentlichen Fuguezuständen gleichen können, in andern Fällen ist psychologisch nur eine auffallende Hemmungslosigkeit gegenüber verlockenden Außenreizen bei solchen Kindern nachweisbar [CLAUDE (a) 1925]. Die Therapie wird wie bei allen nervösen Reaktionen im kindlichen Alter vor allen Dingen das Milieu zu berücksichtigen haben. Entsprechende Erscheinungen bei erwachsenen konstitutionell Nervösen lassen sich, wenn genaue Beobachtung eine epileptische Grundlage ausschließen läßt, meist auf affektive Auslösungen zurückführen, denen konstitutionell Nervöse sensitiver Art erfahrungsgemäß schlecht gewachsen sind; man kann in diesen Fällen mit CLAUDE (b) (1923) von einer „Fugue psychasthénique" sprechen. In diesem Zusammenhange darf kurz erwähnt werden, daß bei diesen Fällen, soweit nach den Attacken eine Amnesie besteht, das suggestive Wiederherbeischaffen des verlorenen Erinnerungsmaterials eine wichtige therapeutische Aufgabe erfüllt; gerade diese Kranken erleben in ausgesprochenstem Maße das von J. H. SCHULTZ (b) (1924) im Anschluß an Wiederherstellung des verlorenen Gedächtniszusammenhangs beschriebene „*Erlösungserlebnis*" und geben von dort aus gute therapeutische Anknüpfungen.

Weiter ist hier die neuropathische Seite der bei konstitutionell Nervösen so häufigen Angstanfälle zu erwähnen, die, wie schon oben dargelegt, von den verschiedensten Einteilungsgesichtspunkten her aus dem Rahmen der allgemeinen Nervosität ausgesondert wurden (FREUD, BERNHEIM, CHARCOT u. a.).

Die *nahen Beziehungen des ausgesprochenen Angstanfalles konstitutionell Nervöser* mit seinem charakteristischen Erregungssturm in der gesamten vaso-vegetativen Sphäre und je nach Disposition und Kondition überwiegendem Hervortreten von Haut-, Muskel-, Kreislauf-, Atem-, Darm- oder allgemeinen Manifestationen *zu* den oben besprochenen „*vegetativen Anfällen*" einerseits, zu *Kollaps-* und *Ohnmachtszuständen* andererseits sind nicht zu übersehen und in neuerer Zeit von Burgess, Dupré, David u. a. ausführlich hervorgehoben. Es ist neuropathologisch in vielen Fällen berechtigt und naheliegend, vago-vagale Reflexstörungen und ausgesprochen vagotonische Zustände anzunehmen [Laignel-Lavastine (b) 1924], in andern Fällen wieder stehen Anomalien der Zirkulation im Vordergrund, die bei Anzeichen von Hypotonie die Anwendung von Cardiacis, beim Vorliegen vasospastischer Symptome die Benutzung von Nitroglycerin und ähnlichen Präparaten berechtigt erscheinen lassen (Stein 1923). In andern Fällen führen Umstellungen der endokrinen Verhältnisse, besonders kleine Schilddrüsen- und Joddosen (Laubry, Mussio-Fournier und Walser 1924) zum Erfolge, wieder andere Fälle erheischen Berücksichtigung der Zwerchfell- und Verdauungsfunktion. Laignel-Lavastine (1923) versuchte die in Frage stehenden „psychosympathischen" Phänomene der „Émotivité, inquiétude, angoisse et anxiété" nach klinischen Formen dahin einzuteilen, daß er leichte mit Erbrechen einhergehende, und etwas schwerere ähnliche, mit ausgesprochen vagotonischen Zeichen verlaufende von großen vagotonischen, anaphylaktischen Shockzuständen ähnlichen und „roten" sympaticotonen, tachykardischen, nicht selten mit Temperaturerhöhung verlaufenden Bildern abzugrenzen suchte. Es bleibt für unsern Zusammenhang aber immer wesentlich, daß ganz ähnliche rein physiologische Abläufe nicht selten ohne den kennzeichnenden Angstaffekt beobachtet werden, so daß auch hier jede psychologisch-neuropathologische Klärung zu begrüßen, aber ihr kausalerklärender Wert in entsprechenden Grenzen zu halten ist. Nur eine auf die gesamte Persönlichkeit gerichtete Beobachtung und Untersuchung ist, wie überall auf dem Gebiete der konstitutionellen Nervosität, geeignet, den überaus komplexen Problemen gerecht zu werden. Die klinische Empirie hat dies namentlich durch die hier nicht selten kausale Wirkung rein psychischer Behandlung seit vielen Jahren klar erkennen lassen. So wies Bechterew (a) schon vor Jahren (1909) darauf hin, daß gerade die in Frage stehenden Angstzustände mit Organmanifestationen verschiedenster Art, etwa mit zwangsweisen Darm- und Blasenkrisen, sich neuropathologisch vielfach zwanglos im Sinne eines bedingten Reflexes krankhafter Art auffassen lassen, daß dementsprechend jede allgemeine Behandlung wohl lindern, aber, wie er an vier ausführlich mitgeteilten Fällen nachweisen konnte, nur eine ausgesprochen psychische Behandlung, in seinen Fällen im Sinne der Suggestion, wirklich heilend wirken kann.

Auf außerordentlich eigenartige, wohl auch in ausgesprochen „cerebralen" Mechanismen zu verankernde Erscheinungen bei konstitutionell Nervösen hat ganz neuerdings Wollenberg (c) (1925) an Hand von drei Fällen hingewiesen. Es handelt sich um Kranke, die immer eine gewisse leichte Ermüdbarkeit darboten, von denen zwei lebhaften Temperaments und ausgesprochene Eidetiker waren und ein Fall Zwangserscheinungen darbot. Alle drei waren asthenisch und myopisch-astigmatisch, in einem Fall bestand eine nervöse Hörstörung, auch wurden leichte Unsicherheiten des Rechts- und Linkserlebnisses beobachtet, wie sie neuerdings besondere allgemein psychologische Beachtung fanden. Die drei Kranken klagten übereinstimmend darüber, daß sie sich zeitweise in bekannter Umgebung nicht zurechtfinden könnten, weil diese in der Horizontale um 180° gedreht scheine. Der Zustand schaltete ruckhaft ein und aus, ging mit Fremdheits- und Beengtheitsgefühlen einher und führte zu ausgesprochener Rat- und Hilflosigkeit. Ein Patient half sich selbst durch schnelle Selbstdrehung. Es erscheint bei ihnen anfallsweise *ein funktioneller Komplex, die egozentrische Lokalisation in der Gesamtheit, lädiert*, während die Befallenen wohl imstande waren, im einzelnen egozentrisch zu lokalisieren. WOLLENBERG selbst hebt die Beziehungen zu hysterischen Erscheinungen hervor, ohne die in Frage stehenden Beobachtungen unmittelbar in der hysterischen Reaktion aufgehen lassen zu wollen. Wir haben diese interessanten Befunde hier erwähnt, weil sie trotz ihrer Verankerung in teilweise höheren funktionellen Zusammenhängen zweifellos Apparate betreffen, die irgendwie als primitiv anzusprechen sind und weil sie geeignet erscheinen, hier kurz darauf hinzuweisen, daß auch für die „neurologische Forschungsrichtung in der Psychiatrie" im Sinne von A. PICK Aufgaben im Bereich der konstitutionellen Nervosität gegeben sind und vielfache Beziehungen zu den Ergebnissen dieser Arbeitsrichtung an unserm Krankenmaterial bestehen.

Nicht nur Bewußtseins- und andere Allgemeinumschaltungen ausgesprochen „cerebralen" Charakters begegnen uns in der höchsten neuropathologischen Schicht konstitutionell nervöser Krankheitserscheinungen, sondern auch sehr eigenartige *Koordinationsstörungen*. Die seltene Beobachtung von FISCHER und ROGATZ (1924) über anfallsartige, etwa 5 Monate lang dauernde *kataleptische* Zustände bei einem 22 Monate alten intelligenten, bis auf leichte Apathie und allgemeine Reflexsteigerung nicht nachweislich kranken neuropathischen Kinde sei hier nur als Kuriosum kurz erwähnt. Von sehr viel größerer allgemeiner Bedeutung sind hier Koordinationsstörungen der Allgemeinbewegungen, des Sprachmechanismus und bewußter Leistungskoordinationen, deren Träger fast ausnahmslos als konstitutionell nervöse Menschen anzusprechen sind. Sehr vielfach verrät der konstitutionell Nervöse seine Eigenart schon durch eigentümliche Zeichen seines *äußeren Bewegungsverhaltens*, ungeformte, wenig zielsichere Bewegungsabläufe, Störungen des Bewegungstempos im Sinne von Hastigkeit oder Verlangsamung, dem normal-kindlichen Verhalten nahestehende Erscheinungen von Zappeligkeit, Unbeherrschtheit und andern beim normalen Erwachsenen überwundenen Anzeichen kindhafter Einstellung des Motoriums (HAMBURGER) sind außerordentlich häufig zu beobachten. Hieraus erklärt es sich, daß eine große Anzahl konstitutionell nervöser Menschen zu Berufen und Leistungen, die eine erhebliche Beherrschung des Motoriums voraussetzen, völlig ungeeignet sind. Jene der Alltagsbeobachtung durchaus geläufigen „ungeschickten" und indisziplinierten Persönlichkeiten, die stets besonders schwere Kämpfe mit „der Tücke des Objektes" auszufechten haben und sehr häufig durch eine besondere abstrakte und theoretische oder auch affektive und künstlerische Begabung auffallen, die „terribles métaphysiciens" JANETS. Zweifellos liegen hier gewisse Ansätze zu charakterologischen Typenbildungen, weswegen ja auch weiter oben bei Erörterung der Einteilungsmöglichkeiten konstitutionell nervöser Menschen gerade eine eingehende Analyse der Bewegungs- und Ausdruckssphäre als besonders aussichtsreich bezeichnet wurde, führen doch direkte Wege von rein physiologischen konstanten Gegebenheiten zur Ausdruckskunde und Persönlichkeitsforschung. Von diesen primitiven Gegebenheiten des Motoriums geht eine fließende Grenze hinüber zu den eigentlichen *Ticerkrankungen* verschiedenster Form, die, wie MEIGE und FEINDEL bereits 1903, für den damaligen Stand der Kenntnisse abschließend, festlegten, nur psycho-pädagogischer Beeinflussung in geeigneten Fällen weichen. Gerade bei Tickranken sind auch sonstige infantile Züge und ausgesprochene Disharmonien der Persönlichkeitsentwicklung überaus häufig. Prinzipiell ist das Gebiet des Tics deswegen von außerordentlichem Interesse, weil wir klinisch durchaus identische Bilder im Rahmen des rein degenerativen und Gewohnheitstics und als Residuum schwerer Hirnerkrankungen beobachten können, wie das namentlich die Erfahrungen an den Folgezuständen von Encephalitis überreichlich haben erkennen lassen.

Dieselben allgemeinen Gesichtspunkte gelten für das *Stottern*, das gleichfalls als ein exquisites Stigma allgemein nervöser Degeneration anzusprechen ist. Die frühere schematische Annahme einer „spastischen Neurose" ist jetzt von führenden Autoren, wie Gutzmann, Fröschels, Th. Höpfner u. a. zugunsten der Auffassung verlassen worden, daß es sich um eine zentrale Entwicklungsstörung auf degenerativer Basis, um eine „assoziative Aphasie" (Höpfner) ganz universeller Konditionierung handelt.

Gleicher Beurteilung unterstehen viele Fälle der bei unseren Kranken so häufigen *Beschäftigungsneurosen*, die neuerdings von Alexander (1924) erschöpfende Bearbeitung fanden (Schreibkrampf, Klavierkrampf, Leistungsneurosen jeder Art usw.).

Anhangsweise sei hier endlich noch das Problem der *Reflexneurose* gestreift, wie sie neuerdings etwa in der „Sympathicusneurose der weiblichen Sexualorgane" (Planer 1925) im Rahmen der sog. „nasalen Reflexneurose" nach Fliess, Koblanck, Siegmund, Goldschmidt u. a. behauptet wird. Es sei diesbezüglich auf die kritische Auseinandersetzung von Forster (1923) gelegentlich des Problems der Weir Mitchellschen Causalgie verwiesen, und nur allgemein dahin Stellung genommen, daß die allgemein konstitutionell-physiologisch gerichtete, modern-medizinische Auffassung der neuropathischen Erscheinungen nicht eben geeignet ist, die allzu schematische Annahme reflexneuropathischer Zusammenhänge zu erleichtern.

Der im vorstehenden gemachte Versuch, die körperlichen Eigenheiten konstitutionell nervöser Menschen, ihre neuropathischen Stigmata im Sinne eines schichtenhaften Aufbaus geordnet darzustellen, mußte mit dem Aufstieg in die höheren Funktionsbereiche naturgemäß wachsenden Schwierigkeiten begegnen. Schon bei den „Organneurosen" sind Beziehungen, namentlich zu affektiven, aber auch zu andern psychischen Mechanismen überaus deutlich, noch viel stärker bei den eigenartigen Erscheinungen der höchsten Schicht, den Störungen des Bewußtseins, den Wandertriebanfällen und dem Grenzgebiet der Epilepsie, wo vielfach noch viel deutlicher ausgesprochene psychogene und psychopathische Momente von Belang sind, so daß man füglich zweifeln darf, ob die Einordnung der besprochenen Erscheinungen gerade in diesem Punkte ohne Widerspruch erfolgen kann. Wenn wir im gleichen Sinne versuchen, die *psychische Eigenart konstitutionell nervöser Menschen* zu charakterisieren, so wird auch hier auf weite Strecken hin das künstlich Schematische einer Trennung in neuropathische und psychopathische Erscheinungsreihen sich aufdrängen. Trotzdem erscheint es nicht nur vom Gesichtspunkte der Übersichtlichkeit her gerechtfertigt, die in Frage stehende Zweiteilung durchzuführen, sondern auch in dem prinzipiellen Sinne, daß gerade eine solche parallel aufbauende Darstellung der neuropathischen und psychopathischen Erscheinungen konstitutionell Nervöser geeignet ist, jeden Augenblick und für jede einzelne theoretische und praktische Aufgabe den Beziehungsreichtum der in Frage stehenden Erscheinungen recht deutlich hervortreten zu lassen; ist doch einseitige, nicht unter dem Gesichtspunkt der lebendigen Ganzheit kritisch eingeordnete physiologische Erfassung konstitutionell nervöser Zustände ebensowenig geeignet, dem vorliegenden Problem im Ganzen gerecht zu werden, wie etwa eine nicht genügend durch physiologische Einsicht kritisch gesteuerte rein psychologische Einordnung. Dieser Gesichtspunkt ist in der heutigen Zeit mit besonderem Nachdruck hervorzuheben, weil der Triumphzug psychotherapeutischer und medizinisch-psychologischer Meinungen zunehmend zu einer Nichtachtung rein physiologischer Gesichtspunkte zu führen geeignet ist, und damit nicht nur die psychotherapeutische Arbeit in den Augen kritischer Ärzte in Mißkredit bringen, sondern auch an Stelle der früheren, bequemen, rein physiologischen Einseitigkeit nun eine nicht minder bequeme Art von Psychologismus treten lassen könnte.

B. Psychopathische Eigenheiten.

1. Tiefste Schicht.

Es soll im folgenden in gleicher Weise wie bei Besprechung der neuropathischen Reaktionen versucht werden, auch die psychopathischen Eigentümlichkeiten konstitutionell Nervöser im Sinne eines einer höheren Einheit einzuordnenden schichtenhaften Aufbaus in kurzen Zügen anzudeuten, wobei sich ohne weiteres und dauernd die unauslöslich nahen Beziehungen zum rein physiologisch-psychologischen Schichtenaufbau offenbaren, die uns immer und immer wieder auf das Ganzheitsproblem, auf den kranken Menschen als Lebendiges hinweisen.

In diesem Sinne würden wir *in der tiefsten Schicht psychopathischer Eigenheiten* nach solchen Befunden zu fragen haben, die den konstitutionell nervösen Menschen im Sinne der Eigenart einfachster psychischer Reaktionen dem Durchschnitt gegenüber charakterisieren. Erinnern wir uns daran, daß früher im Anschluß an die angebliche besondere Häufigkeit nervöser Zustände nach Überanstrengungen die Formel der ,,reizbaren Schwäche" (MÖBIUS) für den ganzen in Frage stehenden Formenkreis empfohlen wurde, so wäre hier vor allen Dingen danach zu fragen, ob mit konstitutioneller Nervosität im jetzigen Sinne an und für sich die in Frage stehenden Eigenschaften notwendig verbunden seien.

Die *experimentelle Psychologie* dürfte an und für sich vor allem berufen sein, eine Entscheidung herbeizuführen. So versuchte WEYGANDT bereits vor vielen Jahren durch *ergographische* Untersuchungen hier Klarheit zu schaffen mit dem Resultat, daß er bei seinen Kranken eine Arbeitskurve feststellen konnte, die in weitem Maße mit der Arbeitskurve im Laboratoriumsversuch akut Ermüdeter übereinstimmte. Allerdings war sein Krankenmaterial überwiegend in der Nachwirkung äußerer erschöpfender Einflüsse zur Beobachtung gekommen, während bereits DUBOIS[28] in bald darauf ausgeführten ergographischen Versuchen feststellen konnte, daß ,,die ergographische Kurve seiner Patienten alles andere eher als charakteristisch" sei (VERAGUTH)[28]. DUBOIS hielt den allgemeinen psychischen Zustand des Untersuchten für den Ausfall der Kurven für entscheidend und betonte schon vor vielen Jahren, daß bei diesen Experimenten Fehlerquellen höherer psychischer Instanzen, die sich jeder Messung und Beeinflussung entziehen, hier größte Zurückhaltung bei der Auswertung der Resultate erfordern. RANSCHBURG, der mit seiner Wortpaarmethode ausgedehnte experimentelle Untersuchungen an nervösen Kranken vornahm, kam 1910 zu dem Resultat, daß allerdings bei ,,cerebral neurasthenischen" Kranken eine entschieden pathologische Abnahme des unmittelbaren Gedächtnisumfanges, sowie zumeist auch eine mehr oder minder auffällige, manchmal den Durchschnitt der Paralytiker überragende Verlangsamung der Reproduktionsdauer zu beobachten sei, am stärksten allerdings bei solchen Fällen, bei denen nachweislich arteriosklerotische Veränderungen oder ständiger Schlafmittelgebrauch vorliegt. Schwere und lange andauernde Schädigungen fand er ferner in Fällen von Unfallneurosen und nach Kopfverletzungen, wobei er selbst allerdings weniger eine primäre Hemmung oder Erschwerung der Leitung der assoziativen Vorgänge, als vielmehr eine mangelhafte oder fehlende Betätigung der willkürlichen Reproduktion im Sinne der mangelnden Konzentration der Aufmerksamkeitsenergie beim Suchen der sich nicht automatisch einstellenden Reproduktionen annimmt. Bei den in Frage stehenden „cerebral Neurasthenischen" beobachtete RANSCHBURG auch immer echte Erschöpfungssymptome, sowohl bei der klinischen Untersuchung, als im psychologischen Experiment. Dagegen betont er, daß bei hypochronischen, „pseudo-cerebrasthenischen", an Phobien leidenden Nervösen das unmittelbare Wortgedächtnis meist normal, manchmal ganz vortrefflich leistungsfähig sei, während das Behalten für längere Zwischenzeiten dennoch eine pathologische Schwäche zeigen könne. In diesem Sinne empfahl RANSCHBURG schon 1910 die Heranziehung experimenteller Methoden, sowohl als Hilfe für diagnostisch unklare Fälle, als zur Kontrolle der Verlaufsbeobachtung und etwaiger Heilmaßnahmen, ein Gesichtspunkt, der ganz neuerdings vielfach, so etwa von MONRAD KROHN (1923), aufgenommen worden ist.

Beschränkt man sich nicht auf die Anwendung einer einzelnen Methode zur Festlegung der primären Leistungseinstellung Nervöser, so erhält man weitergehende Einblicke in die hier vorliegenden Mechanismen. So konnte J. H. SCHULTZ (a) 1920 über sehr ausgedehnte psychologische Leistungsprüfungen an nervösen Kriegsteilnehmern berichten, die sich in diesem Sinne eines methodisch vielseitigen Vorgehens befleißigten. Im Vorversuche wurden 4 sinnlose Silben, 7 einzeln gesprochene nicht rhythmisierte Ziffern und ein Merksatz von 10 Einheiten akustisch exponiert und endlich die Aufgabe gestellt, die Monatsreihe rückwärts aufzusagen. Die ersten drei Aufgaben wurden so oft exponiert, bis die richtige Wiederholung erfolgte, die Expositionszahl notiert und nach 24 Stunden unwissentlich ohne Exposition erneute Reproduktion verlangt; die rückläufige Monatsreihe wurde notiert und ohne Mitteilung etwaiger Fehler nach 24 Stunden wieder verlangt. Nach dieser Vorprüfung, die je nach Leistung wenige Minuten bis zu einer Viertelstunde in Anspruch nahm, erfolgte der Hauptversuch. Es wurden gleichfalls akustisch exponiert: erstens 10 nach experimentellen Gesichtspunkten einwandfrei gebaute sinnlose Silben, die nach jeder Exposition zu wiederholen waren. Auf jede Wiederholung folgte 2 Minuten Ablenkung durch anamnestische Fragen usw. Die Reihe wurde 10 mal vorgesprochen und wiederholt. Dann folgte 5 Minuten Ablenkung und nun die Aufforderung, ohne vorherige Exposition die Reihe nochmals zu reproduzieren („Gesamthaftung"). Diese Aufforderung wurde unwissentlich nach 24 Stunden wiederholt („Dauerhaftung") im Sinne der c-Methode RANSCHBURGS. Zweitens wurden anschließend 10 sinnvolle, möglichst heterogene, klangfremde, einsilbige Worte exponiert und beim Versuche sowohl qualitativ der Reproduktionsverlauf, als qualitativ die Reproduktionsleistung (Kurve) registriert. Endlich wurde drittens ein Bourdontext mit 10 mal gleichen Mengen „e" den Versuchspersonen in die Hand gegeben mit der Anweisung, mit einer Stricknadel die Zeilen verfolgend ohne Hast, aber rasch, laut die „e" zu zählen und bei jedem Teilstrich (10 mal) wieder mit 1 anzufangen. Auch dieser Versuch wurde kurvenmäßig dargestellt. Jeder Versuch führte zur Auswertung nach 24 größtenteils exakt zahlenmäßig zu fassenden Gesichtspunkten und konnte an 200 Fällen so genau durchgeführt werden, daß schließlich ein Material von 6000 Wertzahlen vorlag, das nun nach verschiedenen Gruppen und Fragestellungen vereinigt wurde. Dabei ergab sich für *konstitutionell Nervöse* mit körperlich oft deutlich *asthenischen Zügen*, meist kurzer Frontleistung (oft Büro) und charakteristischer Vorgeschichte (chronische Insuffizienz mit Reizbarkeit, Neigung zu Zwangserscheinungen usw.)

in Übereinstimmung mit RANSCHBURG *sehr gute* bis *optimale Merkfähigkeit*, wobei im Vergleich der sinnlosen und sinnvollen Reihe eine *deutliche Verbesserung der Merkleistung durch die Sinnhaftigkeit des Materiales* festzustellen war. Auch die *Reproduktionstreue* erwies sich als außerordentlich gut, wie ebenfalls die „Gesamthaftung" (unwissentlich Reproduktion nach 5 Minuten). Auch die Werte der „Dauerhaftung" waren außerordentlich gut, so daß bei kombinierter Berücksichtigung von sinnvollem und sinnlosem Material die in Frage stehenden Patienten sogar an erste Stelle der Krankenreihe rückten. *Völlig anders waren dagegen die Resultate* der *Bourdonprüfung*, bei welcher die gleichen Kranken in der *Leistungsskala unter die letzten* rückten, so daß ihre Kurvenwerte sich in *unmittelbarer Nachbarschaft organisch Kranker, Kopfverletzter* und *Schwachsinniger* befanden. Das in Frage stehende experimentelle Verfahren demonstriert also überaus deutlich den von DUBOIS WEYGANDT gegenüber vertretenen Standpunkt, der ja von vielen anderen Autoren in gleichem Sinne aufgenommen wurde. Es sei nur an die treffenden Ausführungen ASCHAFFENBURGS in seiner „Symptomatologie" erinnert. „Ich habe oft feststellen zu können geglaubt, daß schon das Merken von Zahlen und Wortpaaren dem Traumatikus wie auch sonstigen Nervösen schwer fällt, weil sie ihre *Aufmerksamkeit nicht energisch* genug auf die gestellte Aufgabe *konzentrieren können.*" Der gleichmäßige Ausfall in meinen erwähnten Untersuchungen dürfte darauf zurückzuführen sein, daß bei den in Frage stehenden Kranken in der Merkprüfung alles vermieden wurde, was irgendwie den Charakter eines Examens oder einer sonst alarmierenden Situation hätte vermitteln können. Dementsprechend sind die *mechanischen Merk-, Haft-* und *Reproduktionsleistungen* durchweg *gut*, während nur bei der *Aufmerksamkeitsprüfung* die charakteristische *Minderleistung* offenbar wird. Gegenüber diesen durchaus regelmäßigen und in sich sinnvollen Resultaten ergab die gleichsinnige Prüfung *allgemein konstitutionell psychopathischer Individuen außerordentlich wechselnde Resultate* mit dem allgemeinen Stigma der *Unzuverlässigkeit* und *Ungleichmäßigkeit*, doch trat hier keinerlei einheitlicher Zusammenhang mit den einzelnen Mechanismen und entsprechenden Seiten des experimentellen Verfahrens hervor, auch nicht im Sinne einer so deutlichen Gegensatzbildung zwischen primärer Merkleistung und Aufmerksamkeitsgebung, wie in den erwähnten Prüfungen an asthenischen Nervösen. Zahlreiche ähnlich gerichtete experimentell psychologische Untersuchungen an konstitutionell Nervösen sind in meiner erwähnten Arbeit zu finden; es handelt sich bedauerlicherweise fast ausnahmslos um die Anwendung lediglich *einer* Methode, so daß entsprechend außerordentliche Schwierigkeiten der Auswertung gegeben sind. Außerordentlich beachtlich sind die Versuche von PATRIZI (1925), welcher die parallele Anwendung von Zeitmessungen, Prosexigrammen (Aufmerksamkeit), Gnoseogrammen (Auffassungsfähigkeit) und Mnemogrammen (Gedächtnis), sowie genaue Prüfungen der Schnelligkeit von Wort- und Ideenassoziationen in diesem Zusammenhang verlangt. Die in Methodik und Resultaten verwandten Arbeiten von TENDLER, SMOLENSKY und SZUCHAREWA haben weiter oben bei Besprechung der Möglichkeit einer allgemeinen Typengliederung im Bereich der konstitutionellen Nervosität auf experimenteller psychologischer Grundlage Erwähnung gefunden.

Es kann nach diesen Resultaten nicht behauptet werden, daß die experimentell psychologische Analyse entscheidende Anhaltspunkte für eine Störung der primitiven Aufnahmefunktion bei konstitutionell Nervösen geliefert hätte. Sie weist vielmehr nach der Richtung einer besser im Sinne etwa der *Aufmerksamkeitsintensität* und der *Konzentrationsfähigkeit* zu legenden störenden Disposition, die es wohl erklärt, daß konstitutionell Nervöse vielfach im Lebenskampf versagen.

Es darf hierbei aber nicht vergessen werden, daß zweifellos, wie wir es schon aus den Beobachtungen von Beard, Jendrassik und vielen anderen hervor- hoben, dieses Versagen im Lebenskampf zweifellos nicht absolutes Charakteristi- kum der gesamten hier in Frage stehenden Kranken ist, sondern im Gegenteil hier auch Individuen von nicht nur normaler, sondern im Gegenteil weit über durchschnittlicher Leistungsfähigkeit anzutreffen sind. Die in Frage stehende Leistungseinschränkung dürfte daher nur für einen ganz bestimmten Typus konstitutionell Nervöser kennzeichnend sein, nach dem Stande unserer heutigen Kenntnisse für diejenigen mit ausgeprägten Merkmalen konstitutioneller *Asthenie*.

Auch gegen die schematische Anwendung des Begriffs der „Reizbarkeit" haben wir uns schon bei Besprechung der neuropathischen Erscheinungen ge- wendet. Dieses Stigma dürfte nur für einen bestimmten Teil der in Frage stehen- den Abnormen wirklich charakteristisch sein, jene Persönlichkeiten, bei denen die Reizschwelle für Sinneseindrücke und besonders Empfindungen und Gefühle unlustbetonter Art abnorm niedrig liegt (vgl. die Beobachtung Löwenthals über das „faradische Intervall"). Auch dieser Typus konstitutionell Nervöser ist aus der klinischen Alltagspraxis durchaus geläufig („hyperalgetische Form" der konstitutionellen Neurasthenie Binswangers). Es sind jene Kranken, die, wie namentlich das dauernde Zusammenleben in einer Heilstätte oder sonstige Lebensgemeinschaften zeigt, tatsächlich dauernd Reize bewußt apperzipieren, die am durchschnittlichen Menschen ohne bewußte Registrierung vorbeigehen, und im selben Maße auch allen exogenen Mißempfindungen und den Allgemein- empfindungen ihres Organismus intensiver psychisch verbunden sind. Fast durchweg sind diese Kranken auch durch erhöhte Reaktion, z. B. auf Schreck- eindrücke, wie sie Sommer und seine Schüler so anschaulich experimentell festgelegt haben, charakterisiert, und es ist gewiß kein Zufall, daß die moderne Kinderheilkunde gerade auf die Zeichen ganz primitiver erhöhter Reizerregbar- keit entscheidenden Wert für die Diagnose des „nervösen Kindes" legt. Im Sinne der hier in Frage stehenden ganz primitiven Reaktion dürfen die in Frage stehen- den konstitutionell nervösen Menschen als „*sensitive*" charakterisiert werden.

Zweifellos bewegen wir uns in dieser Schicht primitivster allgemeiner Reaktion psychopathischer Art in außerordentlich greifbarer Nähe durchaus physiolo- gischer Abläufe und Konditionen. Sowohl die asthenischen als die sensitiven, am meisten die *asthenisch-sensitiven* Typen unter den konstitutionell nervösen Menschen zeigen von klein auf Eigenheiten, die sich am besten auf die Formel einer *allgemein herabgesetzten Vitalität* bringen lassen (Herabsetzung des „seeli- schen Turgor", K. Schneider). Alle Reaktionen, selbst primitivster Art, er- scheinen irgendwie herabgemindert, alle Abwehrkräfte geschwächt, alle Reiz- einwirkungen gesteigert, Aktivität und Reaktivität erscheinen gleichmäßig herabgesetzt. „La psychasthénie est une forme de la dépression mentale carac- térisée par l'abaissement de la tension psychologique" (P. Janet[27]). Versagen die so charakterisierten Individuen gegenüber irgendwelchen Anforderungen des Lebens, so wird leicht fälschlich eine reine Erschöpfungserkrankung angenommen. Andererseits darf nicht vergessen werden, daß exogene Momente bei den in Frage stehenden Typen oft von besonders großem Einfluß sind. Zahlreiche schulärzt- liche Untersuchungen, wie etwa die letzten von Paull (1924) haben ja den innigen Zusammenhang der körperlichen und geistigen Resistenz- und Leistungsent- wicklung beweisend dargestellt.

Schumansky (1924) konnte in demselben Sinne an Kindern nach der rus- sischen Hungerkatastrophe paralleles Ansteigen von Gewichtszunahme und intel- lektueller Leistung nachweisen, und es kann keinem Zweifel unterliegen, daß für einen bestimmten Typus konstitutionell nervöser Menschen eine rein körperliche

Aufbesserung des Allgemeinzustandes außerordentlich Gutes leistet. Hier ist der Punkt, wo sachgemäße Berücksichtigung allgemein physologisch-hygienischer Umstände ebenso Gutes schaffen kann, wie ihre schematische Anwendung als Kunstfehler zu betrachten ist; BLEULER hat in seinem „autistisch undisziplinierten Denken" neuerdings mit besonderer Schärfe auf diesen Punkt hingewiesen. Bei kritischer Verwendung von Ruhe- und Mastkuren und andern körperlich hygienischen Maßnahmen werden wir vor allen Dingen nicht so sehr die rein passiv mästende Erholung, das „Einwickeln der Nerven in Fett" in den Vordergrund stellen, sondern vor allen Dingen das Moment der Ertüchtigung durch Übung und Training berücksichtigen. In dieser Beziehung sind namentlich die sportärztlichen Versuche von RICHTER (1925) außerordentlich lehrreich, der durch genaue Messungen der geistigen und körperlichen Ermüdung in verschiedenen Trainingsabschnitten objektiv nachweisen konnte, daß der untrainierte Mensch nach Körpertraining eine Herabsetzung seiner Gesamtleistung auch auf geistigem Gebiete erfährt, während der durchtrainierte Mensch durch Körpertraining nicht nur geistig unermüdet bleibt, wie der Trainierte mittlerer Stufe, sondern sogar eine deutliche geistige Auffrischung erfährt. In diesem Sinne wird man Ruhekuren etwa nach WEIR MITCHEL (WEISENBURG 1925) nur mit großer Zurückhaltung verordnen.

Vielleicht der wichtigste Versuch, mit exakt psychologischen Methoden dem allgemeinen Typenproblem nahezukommen, ist die ausgedehnte Umfrage von HEYMANS, WIERSMA und ihren Mitarbeitern. Es ist sehr bemerkenswert, daß gerade auf Grund dieser Erfahrungen WILLIAM STERN seine früher fast absolut ablehnende Haltung gegenüber derartigen Versuchen in seiner differentiellen Psychologie (1911) ausdrücklich zurückgenommen hat. Hinsichtlich der allgemeinen Schwierigkeiten jeder menschlichen Typologie und Charakteriologie sei besonders auf dieses grundlegende Werk von WILLIAM STERN und als ergänzenden kritisch produktiven Versuch auf die Charakterologie von UTITZ[36] (1925) verwiesen. Beide Werke sind ganz besonders geeignet, die außerordentlich großen hier gegebenen Schwierigkeiten ans Licht zu stellen. Um so bedeutsamer erscheint es, daß selbst die auf ganz universelles Beherrschen der Materie gegründete Kritik von WILLIAM STERN die HEYMANS-WIERSMASchen Untersuchungen als durchaus beachtlich gelten läßt. HEYMANS und WIERSMA gingen bekanntlich so vor, daß sie durch Ärzte und Pädagogen einen Fragebogen von 90 Fragen an einem außerordentlich großen Menschenmaterial durcharbeiten ließen und die Resultate dann unter einfachen leitenden Gesichtspunkten zusammenfaßten. Ihr einzigartig großes Material bezieht sich nach Möglichkeit auf ganze Familien, so daß schließlich beinahe 2500 Personen, die über 400 Familien angehörten, durch diese Studien erfaßt wurden. Bei der Einordnung ihrer Resultate legten die Autoren gewisse einfachste und primitivste Merkmale zugrunde, als welche drei „Grundfunktionen" angenommen wurden, die von den Autoren als *Aktivität, Emotionalität* und *Sekundärfunktion* postuliert wurden. Dementsprechend sind auch die Fragen des HEYMANS-WIERSMASchen Fragebogens eingeteilt, bei dem sich 8 auf Bewegungen und Handlungen, 8 auf Gefühle, 10 auf die Sekundärfunktion, 17 auf den Intellekt und Verwandtes, 38 auf Neigungen aller Gebiete und 10 auf verschiedene Gesichtspunkte bezogen.

Es ist nicht zweifelhaft, daß schon eine klare Scheidung der beiden ersten leitenden Gesichtspunkte gewissen Schwierigkeiten unterliegt, doch darf man im allgemeinen in der „Aktivität" in höherem Maße Erscheinungen der Volition und Spontaneität sehen, Abläufe, die mit der eben berührten Frage der „Vitalität" zweifellos nahe Beziehungen haben, während die Emotionalität engeren Sinnes schon höheren psychischen Schichten einzuordnen sein dürfte. Dagegen

scheint das in Deutschland eigentlich nur von O. Gross in seiner unseres Erachtens zu wenig gewürdigten Studie „über psychopathische Minderwertigkeiten"
(1909) in seiner ganzen Bedeutung erfaßte Problem der *Sekundärfunktion* ein
unbedingt wesentlicher und charakteristischer Faktor der tiefsten psychopathischen Schicht zu sein, der nur in vereinzelten neueren psychotherapeutischen
Werken (J. H. Schultz) eingehende Sonderbeachtung fand, während er in der
Mehrzahl neuzeitlicher medizinisch-psychologischer Theorien und Systeme in
anderer Form oder in anderer Verankerung gewürdigt erscheint, so etwa in der
Retentions- und Ableitungsfähigkeit, deren Bedeutung besonders für sensitive
Reaktionen Kretschmer hervorhob, oder im Zusammenhang mit der Reagibilität
und Dauer der Gefühlswellen bei Jaspers und in der ausgedehnten neueren
allgemeinpsychologischen und charakterologischen Bearbeitung der Probleme
von Tiefe, Echtheit und Nachhaltigkeit von Gefühlserlebnissen (Klages, Scheler,
Pfänder, Haas und viele andere). Soweit auch diese persönliche Eigenheit in
höchste psychische Verwicklungen, in die Fundierung von Werterlebnissen und
die gesamte Bewältigung der Lebensaufgabe hinaufreicht, erscheint es bei nüchterner Beobachtung unzweifelhaft, daß bei vielen Individuen eine in der tiefsten
Reaktionsschicht begründete, quasi formelhafte Einstellung dieses Ablaufes besteht. In diesem Sinne habe ich schon 1919 empfohlen, zwei entgegengesetzte,
antitypische nervöse Menschentypen nach Erhöhung oder Verminderung der
Sekundärfunktion zu charakterisieren, wobei im einen Falle jene leicht erkenn-
baren nervösen Menschentypen gemeint sind, deren ganzes seelisches Verhalten
im Sinne der Pfänderschen Vergleichscharakterologie einen „klebrigen", „dick-
flüssigen", „zähen" Eindruck macht, so daß der psychiatrisch geschulte Beobachter gelegentlich an das charakteristische Verhalten Epileptischer erinnert
wird, ein Eindruck, der sich in vielen Fällen noch dadurch verstärkt, daß nicht
selten bei diesen Menschentypen gewisse periodische Verstimmungen und eigenartige unvermittelte Explositivitäten hervortreten. Ganz im Gegensatz hierzu sind
sie in ihrem sonstigen Verhalten durch ein bis in die früheste Kindheit leicht zurück-
zuverfolgendes, absolut passives Beherrschtsein durch Erlebnisnachwirkungen und
die dauernde Unfähigkeit charakterisiert, sich selbständig von irgendwelchen
Gegebenheiten freizumachen. Nahe Beziehungen zu den als Kleinlichkeit, Pedanterie, Unselbständigkeit usw. geläufigen vulgär-psychologischen Charaktermerk-
malen liegen bei diesen Menschen auf der Hand, die man zweckmäßig nach meinem
Vorschlage als *perseveratorische* Typen bezeichnet. Ganz im Gegensatz hierzu,
wie bereits Gross sehr anschaulich hervorhob, stehen psychologische Typen im
Bereich der konstitutionellen Nervosität, bei denen alle Erlebnisnachwirkungen
deutlich herabgesetzt sind, bei denen sowohl Lebens- und Schicksalserfahrungen,
die den durchschnittlichen Menschen tiefgreifend und nachhaltig beeinflussen,
wirkungslos abfließen, als auch selbständig zielgerechte Einstellungen irgend
eines Organisations-, Dispositions- oder Lebensplanes weitblickenderer und kon-
sequenterer Art unmöglich sind. Auch hier finden wir bei genauerer Durchforschung der Vorgeschichte das kennzeichnende Merkmal bis in die früheste
Kindheit überaus deutlich: unvermitteltes Wechseln von Ansichten, Neigungen
und Entschlüssen, völliges Bejahen entgegengesetztester Stellungnahmen innerhalb kürzester Frist unter irgendwelchen Umwelteinflüssen, so daß innerhalb
einer halben Stunde 10 Vertreter verschiedenster Meinungen „recht haben",
kurz, eine ausgesprochene Art von Augenblicksmenschentum (Paulhan 1925)
hat häufig in der verminderten Sekundärfunktion ihre tiefste charakteriolo-
gische Wurzel und ist für die in Frage stehenden Typen konstitutionell nervöser
Menschen nach innen und außen so überaus bezeichnend, daß wir gut tun, derartige Fälle praktisch und theoretisch als Sondergruppe zu behandeln. Ob die

von mir vorgeschlagene Bezeichnung dieser charakterologischen Menschengruppe als „*mnemisch-dissoziierte*" zweckmäßig ist, erscheint unwesentlich. wichtig nur, daß derartige Typen nicht fälschlich in den Bereich der Impulsiven, der Willensschwachen, der Hypomanischen, der Phantasten, der Debilen oder etwa gar in jener gänzlich unklaren und tieferer psychologischer Analyse nur hinderlichen Sammelgruppe der Haltlosen untergebracht werden, gegen deren klinische Verwendung F. REICHMANN auf Anregung von mir schon vor Jahren protestierte.

In Übereinstimmung mit allen kritischen Bearbeitern des Suggestionsproblems und neueren Mitteilungen etwa von SEROG (1922) dürfen wir im *Suggestionsmechanismus* an und für sich gleichfalls ein letztes, in tiefsten Schichten verankertes psychologisches Merkmal sehen. Exakte Untersuchungen dieser Eigenschaft sind aus naheliegenden Gründen überwiegend an ausgesprochen hysterischen Patienten angestellt. Wichtig ist, daran zu erinnern, daß der um die Psychologie der Neurosen so verdiente SCHNYDER bereits 1904 feststellen konnte. daß, im Gegensatz zu hysterischen Patienten, die Mehrzahl allgemein neurotisch Kranker und ausgesprochener „Neurastheniker" deutlichere und zuverlässigere Resultate ergab. Seine Versuchsanordnung, die später vielfach mit und ohne Kenntnis seiner Arbeit ähnlich wieder aufgenommen wurde, so etwa von SEROG, bestand darin, daß eine Scheinelektrisation vorgenommen und den Versuchspersonen aufgetragen wurde, die ersten subjektiven Wahrnehmungen der Elektrisierung zu melden. Sehr bemerkenswert sind ferner die neueren Versuche von MORGAN, der 1924 bei verschiedenen Versuchspersonen die untere Hörgrenze hinsichtlich der Reizintensität bestimmte und seine Versuchspersonen dann anwies, sich beliebigen Träumereien zu überlassen und ohne besonders darauf gerichtete Anstrengungen ein Signal zu geben, wenn sie akustische Reize wahrnähmen. Hierbei zeigte sich, daß die auch durch andere Prüfungen als suggestibel charakterisierten Versuchspersonen unter diesen Umständen nicht selten noch Reize wahrnahmen, die unter der vorher festgelegten Schwelle lagen, während ablehnende, verschlossene und wenig zugängliche Kranke durchgehends nur auf wesentlich stärkere Reize reagierten. MORGAN selbst empfiehlt sein Verfahren besonders zur Herausstellung schizoider Typen, ohne ihren Wert für die Feststellung der umgekehrten, der suggestiv empfänglichen Menschentypen, damit einschränken zu wollen. Den klinischen und therapeutischen Praktikern ist von jeher aufgefallen, daß die Eignung zu ausgesprochen suggestiven Maßnahmen in mittlerer Stärke bei allen durchschnittlichen Individuen anzutreffen ist, daß sich aber bestimmte, vielfach durch psychologische Methoden nicht charakterisierbare Individuen durch eine ganz selbständig gesteigerte Eignung zu suggestiven Maßnahmen auszeichnen. GERSTER schlug vor vielen Jahren vor, sie als einen Typus I von der eigentlichen Hysterie, zu der zweifellos Beziehungen bestehen können, abzugrenzen, die Alltagspraxis kennzeichnet derartige Menschen als „medial" begabt und hat ihre Erkennung stets von praktischen suggestiven bzw. hypnotischen Versuchen abhängig gemacht. Nach meinen Erfahrungen, die sich durchaus mit denen von MOLL, FOREL, OSKAR VOGT und den übrigen Führern der hypnotischen Bewegung decken, findet sich diese eigentümliche Reaktionsweise bei im übrigen völlig verschiedenen Menschentypen. Schwächliche Jugendliche, die namentlich in Laienschriften als besonders empfänglich gekennzeichnet werden, sind unter den ausgesprochen „medial" Veranlagten nicht häufiger vertreten, als energisch-männliche, durchaus wirklichkeitstüchtige, oft in der äußeren Erscheinung sogar robuste oder auch wieder sehr zarte und differenzierte, vielfach künstlerisch begabte und hoch komplizierte Erwachsene. Lediglich eine allgemeine Erfahrung darf als feststehend gelten, daß durchschnitt-

lich das übermittlere Lebensalter den in Frage stehenden Erscheinungen nicht
günstig ist, ohne daß auch diese Gesetzmäßigkeit irgendwie ausnahmslos zu
Recht bestünde. So erinnere ich mich einer 78jährigen Kranken, die störender
organnervöser Symptome, teilweise arteriosklerotischer Genese, wegen in Behandlung trat und ohne irgendwelche dahingehende frühere Vorbehandlung
schon beim ersten Versuch einer suggestiven Therapie produktive Tiefzustände
ausgesprochenster Art darbot. Beziehungen zu der oben charakterisierten
sensitiven Gruppe konstitutionell Nervöser sind bei den in Frage stehenden
Persönlichkeiten in vielen Fällen nachweislich, aber im Bereich bisheriger Fest-
stellungsmöglichkeiten gleichfalls durchaus nicht ausnahmslos. Es muß nach
diesen Erfahrungen in Übereinstimmung mit den oben erwähnten allgemeinen
Anschauungen einstweilen als wahrscheinlich gelten, daß in der Tat die Dispo-
sititon zur sofortigen Produktion ausgesprochener Suggestiverlebnisse eine relativ
korrelationsfreie und tief verankerte Eigenheit darstellt. Daß die Mehrzahl
ihrer Träger Zeichen konstitutioneller Nervosität darbietet, dürfte allgemein
anerkannt sein.

Auch abgesehen von der eigentlich „medialen" außergewöhnlichen suggestiven Empfänglichkeit finden wir bei konstitutionell nervösen Menschen häufig
Erscheinungen erhöhter Suggestibilität in dem allgemeineren Sinne, wie sich
dieses Problem in den letzten 20 Jahren psychologisch gestaltet hat. So können
wir, wie dies etwa Otis (1924) in ausgedehnten Studien an Kindern herausstellte,
auch bei konstitutionell Nervösen jeden Alters bald *produktive, subjektive Suggestionswirkungen*, die sich in der Förderung oder Hemmung, gelegentlich sogar
Erzeugung von Empfindungen und Wahrnehmungen äußert, oder *tendenziöse
Suggestivwirkungen*, unter deren Einfluß etwa ein Wahrnehmungs- oder Ge-
dankenurteil durch eine unmerklich eingefügte fälschende „Kontrollidee" gestört werde, wie etwa bei der Mehrzahl der bekannten experimentell psychologischen Suggestibilitätsprüfung mit Linientests u. dgl. oder endlich *imitative*,
dem Bereich der psychischen Ansteckung nahestehende *Suggestivwirkungen* nicht
selten bei konstitutionell nervösen Menschen in besonders ausgesprochenem und
weitreichendem Maße feststellen. Je mehr derartige Prüfungen oder Beobachtungen sich nicht auf die irgendwie zweifellos in der primitiven Organisation
begründeten eigentlich hypnotischen Zustandsveränderungen beschränken, sondern allgemeinere Funktionen zu ihrem Nachweis benutzen, Wahrnehmungs-
vorgänge, Urteilsbildungen oder auch Gedächtnisleistungen (Problem der Sug-
gestivfrage usw.!), desto mehr nähern wir uns dem Bereiche anderer hier wesentlicher psychologischer Mechanismen, zum Teil sehr komplizierter, später erst
zu berührender Art. Neben ihnen erscheint vor allen Dingen ein Funktionsbereich von besonderem Belang, das wir nach dem Stande unseres heutigen
Wissens in tiefste Gegebenheiten struktureller Art einordnen müssen, die Begabung zu *Phantasieerlebnissen*. Sie ist für bestimmte konstitutionell nervöse
Menschentypen ein so durchaus charakteristischer, das gesamte innere und
äußere Leben beherrschender Zug, daß wir gut tun, eine bestimmte Gruppe
konstitutionell nervöser Menschen als „*Phantasten*" besonders zu charakterisieren, Menschentypen, deren Eigenart und praktische Bedeutung psychiatrisch
seit langer Zeit erkannt wurde (auch sie bilden wieder bei tieferer psychologischer
Analyse einen Bestandteil der gemischten und vorläufigen Gruppe der „Haltlosen"). Besonders nahe Beziehungen bestehen von hier im klinischen Sinne
zu hysterischen Erscheinungen, praktisch zur Pseudologie und vielfachen
psychogenen Reaktionen. Die gesteigerte Einbildungskraft solcher Individuen
kann entweder rein allgemein reproduktiv tätig sein oder mehr im Sinne von
Wahrnehmungsvorstellungen exogener oder endogener Art, oft mit Beziehungen

zum eidetischen Typ, ichfremd und beinahe zwanghaft belästigend arbeiten, wie es besonders französische Autoren schilderten (SOLLIER und COURBON 1923), endlich sich ausgesprochen produktiv schöpferisch auswirken, so daß sich Beziehungen zu wahnhaften Einfällen und phantastischen Wirklichkeitsfälschungen der verschiedensten Art ergeben. Ganz besonders intensive Bearbeitung hat das Problem der phantastischen Einstellung im Bereich konstitutionell Nervöser in der modernen medizinischen Psychologie und in der Psychotherapie gefunden. So erschöpft sich etwa für die psychoanalytische Auffassung nervöser Zustände das Problem „der Neurose" in einem Ausweichen des Nervösen vor der Wirklichkeit zugunsten scheinbeglückender Phantasien, das Realitätsprinzip im Sinne von FREUD wird zugunsten des in der Phantasie allmächtigen Lustprinzips abgewiesen. Ähnlich sprach schon JANET vor vielen Jahren von dem mangelnden Wirklichkeitssinn („perte de la fonction du réel") seiner Psychastheniker, und schon GRIESINGER formulierte, die nervösen Menschen seien oft „Helden in der Phantasie, Kinder in der Wirklichkeit". Ausgesprochene „Fremdheitserlebnisse" („le présent leurs fait l'effet d'un intrus" JANET), Depersonalisationserscheinungen (OESTERREICH, SCHILDER), dejà vu-Zustände und verwandte Erscheinungen illustrieren oft deutlich diese Einstellung. In dem etwas sehr einfachen Schema ALFRED ADLERS sehen wir gleichfalls die Anpassung an Wirklichkeit und Gemeinschaft unter Aufgabe phantasievoller Beschränkung auf das Ich und seine infantilen Machttendenzen als Kernproblem, und in derselben Linie liegen die Bestrebungen eines DUBOIS, durch Vernunft und Selbstbeherrschung „den Nervösen" wieder lebensfähig und lebenstüchtig zu machen. C. G. JUNG hat in seiner Gegenüberstellung extra- und introvertierter (aktiv apperzeptionell insuffizienter [FAUSER]) Typen gleichermaßen dies Problem zum Mittelpunkt typologischer Menschenforschung gemacht, wie wir ebenso in KRETSCHMERS Versuch einer Antithese schizoider und syntoner Typen ähnliche Richtungshinweise bemerken. In der klinischen Beobachtung verraten sich diese Typen durch oft außerordentlich bezeichnende Äußerungen, so wenn etwa eine 44 jährige Kranke sagt, „das Leben hat nie erfüllt, was ich suchte". Ein anderer 35 jähriger Patient fiel als 22 jähriger junger Mann in Ohnmacht, als er von einer Geburt erzählen hörte, half aber am nächsten Tage ohne irgendwelche nervösen Schwierigkeiten einer Kuh beim Kalben. Die Wirklichkeit ist diesen Menschen viel weniger bedeutungsvoll als das Phantasieleben. Damit soll nicht etwa die mißverständliche Auffassung zugelassen sein, als erschöpften sich diese charakterologischen und typologischen Versuche irgendwie lediglich in dem Problem des „Phantasten". Wir sehen nur hier, wie bei der gesamten Bearbeitung der konstitutionellen Nervosität, einzelne Vertreter unserer Menschengruppe in ganz ausgesprochenem Maße Einzelerscheinungen des Gesamtproblems verkörpern, und möchten daher an dieser Stelle auf diese gesamten, die letzte menschliche Einstellung des Nervösen suchenden Bemühungen hinweisen, die uns viel weiter oben bei der Frage einer praktisch klinischen Typologie schon andeutungsweise begegnet sind (siehe oben S. 36 f.). Entsprechend dieser Einstellung auf das Ganze, Lebendige fassen die in Frage stehenden typologischen Versuche sehr viel weiter oder versuchen es wenigstens, doch dürfte es nicht unwahrscheinlich sein, daß die lebendige Fülle der Wirklichkeit jedem auch noch so genialen Versuch einer Zusammenfassung unter einer leitenden Idee entgegensteht. Wir möchten in diesem Zusammenhang nur noch auf eine unseres Erachtens wiederum für eine bestimmte Gruppe konstitutionell nervöser Menschen restlos bezeichnende, in geringem Maße, wie alle derartigen Eigenheiten, fast bei jedem konstitutionell Nervösen nachweisbare Grundeigenschaft hinweisen, die in typischen Fällen ohne weiteres bis in die früheste Kind-

heit zurückzuverfolgende, an und für sich sonst charakterologisch durch aus neutrale überstarke Einengung auf die eigene Person, ein Verhalten, das zweckmäßig als *egozentrisch* bezeichnet wird, ohne deswegen mit der unvermeidlich
wertenden Terminologie egoistischen Verhaltens belegt werden zu dürfen. Es
handelt sich vielmehr in typischen Fällen um ein ganz primitives, aus sonstiger
seelischer Eigenart nicht ableitbares Begrenztsein bestimmter konstitutionell
nervöser Individuen nur auf das Ich, das durchaus nicht in jedem Falle ein
„liebes Ich" zu sein braucht. In typischen Fällen besteht wohl im ganzen eine
gewisse seelische Dürftigkeit, Unbeweglichkeit, geringe affektive Begabung und
Wärme, und trotzdem können wir bei derartigen Typen durchaus nicht die
lebensscheue Abkehr eigentlich sensitiver oder die wirklichkeitsfälschende Einwirkung ausgesprochen phantastischer Erlebnisse nachweisen, wie denn diese
Menschentypen kaum je ärztlicher Hilfe oder Beobachtung bedürftig, sondern
nur der Alltagsbeobachtung oder sonstiger zufälliger Erschließung zugänglich
sind. Nur gelegentlich führt die Eigenart solcher Menschen zu Erscheinungen,
die ihnen selbst störend sind, besonders im Sinne der hier sehr häufigen hypochondrischen Reaktionen. Sicher liegt es nahe, derartige Verhaltungsweisen
im Sinne einer narzistischen Einstellung psychoanalytischer Art einzuordnen,
ohne daß man dabei die Schwierigkeiten einer psychoanalytisch determinierten
allgemeinen Psychologie und Charakterologie übersehen darf. Die mir bekannten
Typen dieser Art waren so durchaus arm an irgendwelchen Anzeichen tieferer
Spannungsstörungen und in typischen Fällen so gänzlich frei von irgendwelchen
neurotischen Manifestationen, daß man in Konsequenz analytischer Anschauung
hier mindestens außerordentlich weit zurückliegende und umfassende Verdrän-
gungsvorgänge annehmen müßte, denen gegenüber eine in tiefster phycholo-
gischer Anlageschicht begründete psychische Armut naheliegend erscheinen
dürfte. Vielleicht stimmt damit überein, daß die Psychoanalyse fortschreitend
die Forderung eines bestimmten Formniveaus im Sinne von Klages für ihre
Arbeit betont, so daß ein erheblicher Bereich von anlagemäßig unzulänglichen
Primitivstrukturen nicht nur praktisch, sondern vielleicht auch theoretisch
psychoanalytischer Erschließung unzugänglich bleibt.

   Endlich sei hier ein nicht seltener Typus konstitutionell nervöser Menschen
erwähnt, dessen primitive Struktur durch völlige *Passivität* entscheidend gekennzeichnet ist. Schröder hat vor Jahren schon darauf hingewiesen, daß
gerade dieser gutmütig-unselbständige ungeformt-freundliche Menschentypus
ein besonders großes Kontingent Rauschmittel-, besonders Alkoholkranker,
darstellt, vielleicht sogar an der „alkoholischen Euphorie" materialhaft beteiligt ist. Die schon weiter oben hervorgehobene, nicht seltene Erscheinung
einer allgemein geringen Vitalität zeigt sich im Sinne der Grundfaktoren des
Schema von Heymans oft in einer sehr geringen Aktivität, die gewisse Beziehungen zur *Abulie* vieler Psychastheniker im Sinne von Janet (Dupong 1921)
hat. Nicht selten zeigen die in Frage stehenden Kranken auch besonders deutliche Züge allgemein körperlicher Entwicklungshemmung, Organinfantilismen
oder auffallend jüngeres Allgemeinaussehen, als ihrer Altersklasse entspricht.
Das völlige Fehlen jeder aktiven Note ist namentlich aus längeren Lebensläufen
sehr deutlich abzulesen, die erkennen lassen, daß die Kranken dauernd nur von
Außenfaktoren und fremden Einflüssen geprägt und jeder selbständigen Leistung
und Entschließung so unfähig sind, daß sie oft schwere nervöse Reaktionen
irgendwelcher Form produzieren, wenn das Schicksal sie zu einer selbständigen
Situation zwingt; namentlich durch lange glückliche Ehe, wozu dieser Menschentypus mit Hilfe eines aktiven und selbständigen Partners besonders geeignet
erscheint, der Wirklichkeit entzogene, beim Verlust des Gatten völlig rat- und

hilflos zusammenbrechende Frauen lassen häufig die in Frage stehende Erscheinung in „Reinkultur" erkennen.

Bei der Besprechung der neuropathischen Erscheinungen hatten wir in der tiefsten Schicht auch die *Entwicklungsvorgänge* kurz erwähnt. Im selben Sinne dürfen wir auch die *psychische Entwicklung* als stark bestimmt durch letzte innere Faktoren erachten. Ich habe schon 1919 darauf hingewiesen, daß die genauere Durchforschung der Lebensläufe konstitutionell nervöser Menschen gerade nach dieser Richtung hin oft außerordentlich aufschlußreich ist. Nicht nur einfache allgemeine Ablaufveränderungen im Sinne von Frühreife oder auffallend langsamer Entwicklung im allgemeinen sind hier von Belang und im Problem der „Wunderkinder" und des Infantilismus im Bereich konstitutionell Nervöser allgemein bekannt und beachtet, sondern wir gewinnen durch eingehendes Familienstudium nicht selten den Eindruck, daß „auch das Entwicklungstempo erblich abhängt, so daß überraschende Spätreifungen (LEPP-MANN, v. GRABE 1923, BAPPERT 1925) vielfach den Eindruck hervorrufen, als habe in dem Träger eine Erbdissonanz bestanden, die durch das spätere Einsetzen partieller Reifungen das Resultat erkläre. Es hat dann die Erbmasse schnelleren Entwicklungstempos ihr Ziel schon erreicht und erst danach setzt die Reifung anderer Persönlichkeitsanteile ein" (J. H. SCHULTZ).

Erst ganz neuerdings ist derselbe Gesichtspunkt von pädiatrischer Seite (SALGE 1921) in einer sehr lesenswerten Abhandlung über die Bedeutung der Geschwindigkeit der Entwicklung für die Konstitution präzise formuliert.

Wenn in den vorstehenden Ausführungen einige der häufigsten charakteristischen Eigenheiten psychopathischer Art bei konstitutionell nervösen Menschen anzudeuten versucht wurden, soweit sie als letzte Gegebenheit, als Ausdruck bestimmter Anomalien der tiefsten psychologischen Schicht anzusehen sind und dementsprechend entweder bestimmte einzelne Vertreter unserer Krankheitsgruppe als besonders kennzeichnende charakterologische Eigenart aus dem bunten Gesamtbilde herausheben oder andererseits häufige Bestandteile allgemein konstitutionell nervöser Reaktionen überhaupt darstellen, so bedarf doch die selbstverständliche Tatsache besonderer Erwähnung, daß mit diesen wenigen Strichen die Fülle des Wirklichen nicht entfernt erschöpft werden kann. Wenn wir auch auf Grund psychiatrischer Erfahrungen und biologischer Erkenntnisse die Frage bestimmter Typenbildung in einem tieferen als rein statistischen Sinne bejahen werden, so ist die Vorläufigkeit und Unsicherheit aller unserer hierin gerichteten Bemühungen nicht genug zu unterstreichen. Werden doch die bereits methodisch und prinzipiell ungeheuer großen Schwierigkeiten besonders noch durch einen Umstand vermehrt, der unseres Erachtens gelegentlich von psychiatrischer Seite nicht genügend beachtet wird, daß nämlich unsere Menschenerfahrung durchaus einem nach äußeren Gesichtspunkten ausgewählten Menschenmaterial entnommen ist, lernen wir doch ärztlich nur diejenigen Menschen gründlich kennen, die entweder von sich aus den Weg zum Arzte finden oder bestimmter äußerer Schwierigkeiten wegen von dritter Seite uns gegen ihren Willen zugeführt werden. Es kann wohl keinem Zweifel unterliegen, daß dadurch notwendigerweise unsere Eindrücke nicht frei von einer ungewollten einseitigen Auswahl sind, wie sich besonders deutlich etwa an dem seinen Lebensaufgaben durchaus gewachsenen egozentrischen konstitutionell nervösen Menschentypus aufzeigen läßt, der uns höchstens als Angehöriger anderer Kranker oder durch den Zufall eines organischen Leidens zugeführt wird. *Es erscheint darum wesentlich, auch hinsichtlich dieser tiefsten psychologischen Schicht ganz primitiver Reaktionseigentümlichkeiten allgemein dahin zu formulieren, daß Ungleichmäßigkeiten, Unsicherheiten, Disharmonien und Wider-*

sprüche dieser Dispositionen gegeneinander und außerdurchschnittliche Ausbildung einzelner der in Frage stehenden Reaktionsgegebenheiten als wesentliches Kennzeichen konstitutioneller Nervosität anzusehen sind. In diesem Sinne erscheint der Versuch von Hoffmann (1926) sehr beachtlich, diese Erscheinungen in geeigneten Fällen ähnlich Moebius' allgemeiner „Keimfeindschaftshypothese" auf eine Dissonanz *charakterologischer* Erbfaktoren zu beziehen. Voraussetzung einer wirklich umfassenden gesicherten und eindringenden Bearbeitung der hier aufgedeuteten Fragen wäre eine wirklich wissenschaftliche Charakterologie des normalen Menschen.

In der Tat finden wir auch in dem bedeutendsten und nach vielen Richtungen hin grundlegenden Versuche aus neuerer Zeit die uns biologisch als Schichtenbildung naheliegende und vertraute Konzeption entsprechend dem mehr geisteswissenschaftlichen Standpunkt ihres Verfassers in deutlichster Weise wirksam. Ludwig Klages (a) hat bereits in seinen 1910 erschienenen Prinzipien der Charakterologie auf die grundlegende Unterscheidung von Materie, Qualität und Struktur des Charakters hingewiesen, und wir erkennen unschwer in dem von ihm neuerdings als Stoff der Persönlichkeit bezeichneten Gebiete, der „die Fähigkeiten in ihrer Gesamtheit" umfaßt, entsprechend der früheren „Materie" des Charakters, das uns hier beschäftigende Bereich wieder, das von Klages gegenüber den Strebungen, die ihrerseits als „Triebfedern" die Verwertungen des Persönlichkeitsstoffes bestimmen und ihrer Gesamtheit als Artung, „Qualität" des Charakters bezeichnet werden, abgegrenzt wird. Im Bereich des Persönlichkeitsstoffes, bei allen Befähigungen weitesten Sinnes, erscheinen Klages quantitative Gesichtspunkte anwendbar, „Befähigungen sind *Mengeneigenschaften*", und gerade dieser Gesichtspunkt führte ihn wohl dazu, im Gegensatz zu diesen quantitativ erfaßbaren Seiten des Charakters das Gesamtbereich der Strebungen als „Qualität" zu charakterisieren. „Mengenunterschiede der Charaktereigenschaften führen uns zum Begriffe spezifischer Fähigkeiten, Richtungsunterschiede (des ihnen entspringenden Strebens) zum Begriff spezifischer Triebfedern". Gewisse Beziehungen dieser Unterscheidung zu den biologisch psychologischen Begriffen von Disposition und Funktion sind ebenso deutlich, wie zu den zuerst von Jaspers in völliger Klarheit erarbeiteten Anschauungen der Begrenzung verschiedener psychologischer Methoden und Theorien auf bestimmte psychiatrische Teilprobleme. Es trifft durchaus dasselbe Problem, wenn wir bei Klages lesen, „unser unmittelbarer Maßstab zur Abschätzung von Fähigkeiten einer Persönlichkeit ist eine zweite Persönlichkeit, zur Abschätzung von Triebfedern dagegen eine zweite Triebfedergruppe dieser selben Persönlichkeit"; in diesem Sinne läßt sich sehr wohl ein Individuum gegenüber den anderen als mehr oder weniger urteilsbefähigt feststellen, was im Sinne der Jaspersschen Methodenkritik leistungspsychologisch exakt geschehen könnte, während etwa ein Urteil darüber, ob ein Mensch besonders starken Erwerbssinn habe, sich nur danach bestimmen läßt, wie weit diese Triebfeder im Verlaufe des Lebens oder in einzelnen Situationen andere Triebfedern in demselben Menschen ohne weiteres ausschaltet, eine Aufgabe, die immer weitgehendes psychologisches Verstehen im eigentlichen Sinne voraussetzt und besten Falles durch die Methoden gehobener Selbstbeobachtung im Sinne der *Würzburger Schule* oder eines lebendig gehandhabten Psychogramms exakter Entscheidung zugeführt werden kann. Zu gleicher Zeit würde ein solches Gegeneinanderbestimmen und Inbeziehungsetzen verschiedener Triebfedern desselben Individuums in charakterologische Feststellungen spezieller Art hinüberführen. Neben Artung (Qualität) und Stoff (Materie) des Charakters, unterscheidet Klages noch eine dritte „Persönlichkeitszone", die ihrerseits auch

Anlagegrundlagen aufweist, ,,nun aber nicht mehr des Stoffes oder der Menge und nicht mehr der Artung oder der Richtung, sondern des *inneren Mittels* (Mediums), worin die Erlebnisabläufe stattfinden; Anlage der seelischen Struktur oder des inneren Gefüges". Hier ,,lokalisiert" KLAGES das Temperamentsproblem, das einerseits nahe Beziehungen zu äußeren Ablaufsweisen hat und für ihn besonders charakterisiert erscheint durch die innere Abhängigkeit von zwei gegensätzlichen Faktoren, die treibend und hemmend sich gegenseitig bestimmen, wofür bei KLAGES auch formelhafte Darstellungsversuche zu finden sind.

Zweifellos sind die in Frage stehenden Scheidungen von einer mehr verstehend geistespsychologischen Seite her leichter, in ihren höheren Stufen überhaupt nur von hier zu fassen, obwohl KLAGES selbst ja niemals zur lebendigen Gestaltung seiner Charakterologie gelangt wäre, wenn ihn nicht die jahrelange tiefgründige Befassung mit praktisch graphologischen Fragen dauernd in Anspruch genommen und befruchtet hätte. Psychiatrischer Beobachtung und Erforschung werden die in Frage stehenden Scheidungen an ihrem Material nicht so leicht gelingen. Das wird besonders deutlich, wenn wir versuchen, neben den *im vorstehenden kurz angedeuteten, stark zur Normalpsychologie und Normalcharakterologie herüberleitenden psychopathischen Typen* im Bereich konstitutioneller Nervosität die häufigen Beobachtungen kurz zu kennzeichnen, wo die *psychopathische Eigenart konstitutionell Nervöser in ihrer tiefsten psychologischen Schicht deutliche Übereinstimmungen mit bekannten psychiatrisch klinischen Einheiten* aufweisen. Wir nennen an *erster Stelle* die diagnostisch besonders schwierige Gruppe konstitutionell Nervöser, welche durch gewisse Züge von *Begabungsmangel und Urteilsschwäche* charakterisiert erscheinen, ohne daß man sich berechtigt fühlte, sie einfach in das Gebiet der Imbezillität oder Debilität einzuordnen. Maskierungen durch äußere Gewandtheit oder Überdeckungen durch natürliche Instinkt- und Gefühlssicherheit oder andere hochwertige Eigenheiten führen zu so ausgesprochen differenzierten persönlichen Bildern, daß die Einbeziehung in den Kreis der ,,Oligophrenien" (BLEULER) unrichtig erscheint. MOERCHEN (1910, 1925) hat besonders nachdrücklich auf einen unseres Erachtens hierher gehörigen Typus ,,degenerierter Frauen höherer Stände" hingewiesen, den er nicht im Bereich der Hysterie aufgehen lassen möchte, obwohl sicher Beziehungen nach dieser Seite bestehen. Es handelt sich um infantil-grausame, oft pseudologisch-phantastische, im bürgerlichen Sinne völlig unmoralische und dementsprechend sozial sehr gefährliche Menschen von ,,faszinierender Scheinbedeutung", deren körperliche Stigmatisierung sich häufig im Auftreten funktioneller Fieberzustände verrät. Beziehungen zu dem komplizierten Problem des ,,*moralischen Schwachsinns*" sind zweifellos vorhanden, das sich selbstverständlich nicht an und für sich im Gebiete des Urteils erschöpft, sondern zweifellos in vielen Fällen mit weit komplizierteren Funktionen in Zusammenhang steht. Andere konstitutionell nervöse Menschen zeigen *periodische Explositivitäten* und *Verstimmungen*, deren kurvenmäßiger, von exogenen Momenten relativ unabhängiger Verlauf Beziehungen zu *epileptischen* Zuständen nahelegt. Gerade für die Beurteilung dieser Individuen wäre eine eingehende Analyse der Erblichkeitsverhältnisse von außerordentlicher Bedeutung; unsere bisherigen Kenntnisse (Dipsomanieproblem) erscheinen noch durchaus lückenhaft und unzureichend. Wieder andere konstitutionell nervöse Menschen zeigen sowohl in der Umgebungsreaktion als bei genauer Aufarbeitung ihrer Vorgeschichte überaus deutliche *paranoide Einstellungen*, wie sie bemerkenswerterweise KRUEGER (1919) bei ,,konstitutionell Übererregbaren" besonders häufig beobachten konnte. Diese intellektuell und sozial gut eingeordneten Typen zeigen häufig periodisch explosive Zustände, sekundenlange stuporähnliche Bilder mit Blässe und Muskelstarre und anschließenden schweren motorischen und affektiven Explosionen. Sie erscheinen durch eine gewisse Starrheit und Konsequenz des Charakters, durch scharf betontes Selbstbewußtsein, rücksichtslose Tatkraft und außerordentlich häufig paranoide Züge charakterisiert.

Daß nicht selten selbst ausgesprochene Fälle der *Schizophreniegruppe* außerhalb eigentlicher sekundärer Krankheitserscheinungen im Sinne von BLEULER auch sorgfältiger fachärztlicher Beobachtung als konstitutionell nervös erscheinen, ist nicht zu verwundern. Wie weit die von BLEULER angeregte Auffassung latenter Schizophrenen und der mit ihnen psychologisch und hereditär verbundenen „Schizoiden" im Sinne KRETSCHMERS sich halten oder ausgestalten wird, bleibt abzuwarten; jedenfalls kann kein Zweifel darüber bestehen, daß unter den *verschrobenen* konstitutionell Nervösen sehr vielfach Menschentypen gemeint sind, die dem schizophrenen Formenkreis überaus nahe stehen.

2. Zweite Schicht.

Während die bisher in Frage stehenden psychopathischen Eigenschaften im allgemeinen zwanglos dem reinen Dispositionsbereiche eingeordnet werden können und dementsprechend einem Wurzelgebiete des Seelischen angehören, das der eigenen und Fremdbeobachtung nur indirekt und erfahrungsmäßig zugänglich ist, führen andere, bekannten psychiatrischen Bildern nahestehende Typen konstitutionell Nervöser in den Bereich primitiver dunkler Triebhaftigkeit und unklarster Strebungen bis zum Wunschhaften hinüber. Wir gehen damit ohne völlig scharfe Grenze in das Bereich der „Affektivität" besonders instinktiver Art hinüber, in psychische Bereiche, die vom bewußten Ich als zwangsmäßige und nothafte Außeninstanz, eventuell als „Motor" erlebt werden, aber immerhin „oberhalb" einer rein dispositionellen Unterschicht *psychisch* zu lokalisieren sind, trotz der modernerweise verbreiteten Neigung, diese tiefste dispositionelle Unterschicht zugunsten einer reinen Trieb- und Affektdynamik zu ignorieren. Sicher wird niemand die ungeheure Bedeutung der Trieb- und Affekteinstellungen, über die uns namentlich die Psychoanalyse so außerordentlich viel wertvolle Aufschlüsse vermittelt hat, verkennen wollen, aber wir werden doch Bedenken haben, auch freieren psychoanalytischen Formulierungen, wie etwa der allgemeinen „Triebbedingtheit des psychischen Geschehens" im Sinne VON HATTINGBERGS (1923) ohne weiteres zu folgen oder etwa die weitgehende Ignorierung von Begabungsunterschieden und anlagemäßigen Persönlichkeitsgrenzen zuzulassen, die im individualpsychologischen Kreise besonders bei enthusiastischen Anhängern ALFRED ADLERS vielfach hervortritt.

Das Grenzgebiet der „*Zyklothymie*" ist in dieser Beziehung besonders lehrreich. In der Tat sind eine erhebliche Anzahl konstitutionell nervöser Menschen durch die starke Neigung zu ausgesprochen manisch-depressiven Schwankungen leichten Grades oder „konstitutionellen Verstimmungen" (KRAEPELIN, GAUPP, REISS) entscheidend gekennzeichnet, und die Anlehnungsbedürftigkeit, die Ansprechbarkeit des Gefühlslebens und der meist vorhandene Gesundungswille dieser Kranken macht es verständlich, daß sie im depressiven Zustande unter den hilfesuchenden konstitutionell Nervösen besonders häufig sind. Die alltägliche Erfahrung (DREYFUSS, KRAEPELIN, BONHOEFFER), daß bei konstitutionell nervösen Menschen die depressiven Zustände überaus häufig ganz oder überwiegend nur in der körperlichen Sphäre als „Herzneurose", „Magenneurose" usw. in Erscheinung treten, führt die Kranken häufig zunächst in die Hände allgemeiner und internistischer Ärzte, und der in typischen Fällen selbstverständliche gutartige Verlauf verschafft hier unkritischen therapeutischen Enthusiasten, leider auch

auf psychotherapeutischem Gebiete das stolze Bewußtsein trügerischer Scheinerfolge. Ist ein Zyklothymer nach Zustand oder Vorgeschichte genau erkannt,
so wird man mit viel Vorteil die von KURT SCHNEIDER (1920), WESTERMANN
(1922) im Anschluß an SCHELER entwickelten Gesichtspunkte zur Anwendung
bringen; SCHELER versuchte eine Schichtenstaffelung der Gefühlserlebnisse von
einer animalisch sinnlichen Tiefenschicht, die nicht sinnhafte und intentionslose
psychische Gegebenheiten darstellen über ,,Lebensgefühle" durchaus subjektiven
und sinnhaften Charakters und ,,seelische Gefühle" mit echter Ichqualität und
Motivansätzen sinnhafter Art bis zu geistigen Gefühlen ohne Ichzuständlichkeit
mit außerpersönlicher Wertrichtung und Motivbedeutsamkeit. Diese durchaus
typisierende Stufenbildung ergab in SCHNEIDERS phänomenologischen Studien
Anhaltspunkte zu einer gewissen Unterscheidung tieferer endogener und mehr
reaktiver depressiver Verstimmungen, indem bei den tiefer melancholischen Zuständen eine stärkere Beteiligung der Vitalgefühle nachweisbar war, während
mehr reaktive Depressionen sich überwiegend in Störungen der höheren Stufen
dieser Reihe kennzeichneten. Die Depressionen ,,endogen Nervöser" im Sinne
von CRAMER, die ,,neurasthenischen Depressionen" FRIEDMANNS dürften hier
ihren Platz finden, wie besonders LANGE (c) (1926) in seiner schönen Studie über
Melancholie dargelegt hat. Er wies darauf hin, daß bei diesen leichteren Depressionszuständen konstitutionell nervöser Menschen die allgemeine Hemmung
mehr den Charakter eines etwa dargestellten Desinteressements habe, daß im
allgemeinen Selbstanklagen und andere eigenfeindliche Reaktionen weniger deutlich hervortreten, dagegen häufig Anzeichen mehr allgemeiner psychopathischer
Art im Sinne des Aggressiv-Lieblosen, Egozentrischgereizten, Verbissenen hervortreten, der Zustand wechselvoller und beeinflußbarer und selten hinsichtlich der
Gewichtskurve einheitlich und übersichtlich sei. Von den 11 Fällen LANGES
zeigten 9 körperlich deutliche Zeichen von Asthenie. Diese ,,psychogenen Depressionen" werden mit Rücksicht auf konstitutionelle Gesichtspunkte von
LANGE gegenüber ,,provozierten Depressionen" geltungssüchtiger Individuen nach
schwerwiegenden Erlebnissen abgegrenzt. Nicht selten wird eine Depression auch
nach anderer Richtung hin charakterologische Eigentümlichkeiten des Befallenen
enthüllen, wie MAYER-GROSS (1924) so schön demonstrierte. Gerade für die Bearbeitung der Depressionen konstitutionell nervöser Menschen ergeben sich hier
zweifellos wesentliche und aussichtsreiche Aufgaben. Wie weit sich die von
CIMBAL (b) (1926) angedeutete Krankheitsgruppe depressiver Psychoneurosen Erwachsener mit Herleitung aus kindlicher und jugendlicher Krankheitsbereit-
schaft bewähren wird, bleibt abzuwarten. Zweifellos sind viele der von CIMBAL
gemeinten Fälle zunächst der konstitutionell nervösen Gruppe einzuordnen.

Gleichfalls in einer sehr tiefen Schicht dürfen wir den Mechanismus der *Zwangsvorgänge* im echten Sinne (WESTPHAL-BUMKE) einordnen. Die Selbstbeobach-
tungen gebildeter postencephalitischer Kranker vermitteln, wie GOLDSTEIN (1924)
an einem Falle cerebello-striärer Erkrankung gleichfalls schön demonstrieren
konnte, nächste Beziehungen zu eigentlichen Hirnapparaten und -Mechanismen;
auch die Lehre von den bedingten Reflexen, die sich anscheinend bei konstitutionell
nervösen Kindern leichter bilden und schwerer lösen, wie die zahlreichen zwanghaften Gewöhnungen konstitutionell Nervöser zeigen [Daumenlutschen, Nägelkauen usw. STIER (a) 1915], wären gerade an diesem Punkte besonders zu erwähnen.
Während die eigentlich konstitutionell zwangskranken Menschen als Sondergruppe
schwerer Psychopathie zweifellos dem Kreise konstitutionell Nervöser nicht einzubeziehen sind, ist das vorübergehende Auftreten zwanghafter Erscheinungen
oder ein oft nur bei sehr genauer psychologischer Analyse nachweisbares dauerndes Mitschwingen derartiger Erscheinungen bei konstitutionell nervösen Men-

schen überaus häufig, so daß man annehmen darf, daß der in Frage stehende Mechanismus bei unsern Kranken eine abnorme Bereitschaft zeigt, ohne daß man in jedem Falle das Mitwirken depressiver Momente sicher nachweisen könnte. Im Gegensatz zu der eigentlich konstitutionellen Zwangsneurose schwerer, in echten Fällen wohl unheilbarer Art, sind die Zwangserscheinungen konstitutionell Nervöser oft ein dankbares Objekt ärztlicher Arbeit. Rein klinisch sind sie auch nur ausnahmsweise so öde und gestaltungsarm, wie die Zwangssymptome echt konstitutionell Zwangskranker; wir sehen vielmehr bei konstitutionell Nervösen die zwanghaft ängstlichen Reaktionen in vielfacher Bindung und wandelnder Gestaltung bei demselben Individuen kommen und gehen, und können hier viel weitergehende und offenkundigere Abhängigkeiten von periodischen Angstanfällen und situativen Gegebenheiten herausarbeiten als bei den eigentlich echten Zwangskranken.

In einer ähnlich tiefen Schicht dürfen wir eine gewisse Bereitschaft zu beinahe *instinktiven Milieureaktionen* verankert denken, für deren näheres Studium besonders die moderne Bearbeitung der kindlichen Nervosität (Czerny, Friedjung, Homburger) außerordentlich belehrendes Material geliefert hat. Die zuerst analytisch und individual-psychologisch voll erkannte Bedeutung der Stellung in der Geschwisterreihe und anderer ganz primitiver Einstellungsreaktionen gegenüber früh kindlichen Umgebungseinflüssen wurde an einem überreichen kinderärztlichen Material durchaus bestätigt, wie ich sie (1925) bei 86% allgemein nervöser Erwachsener nachweisen konnte ("Schicksalstunde der Psychotherapie" Enke); die psychiatrisch an anderm Material längst erkannten Situationsreaktionen (Bleuler, Stern) treten uns hier als Milieukrankheiten nervöser Kinder, als "*Miliosen*" (Friedjung, 1922) in lebendiger Entwickelung entgegen. Nur ein Sonderfall dieser ganz eigenartigen Tiefenbindungen dürfte in der besonderen Disposition konstitutionell Nervöser zur Erwerbung der verschiedensten *Süchtigkeiten* gegeben sein, deren eigentliche Bekämpfung neben allgemein hygienischen, sozialen und Zwangsmaßnahmen zunehmend in einer tiefen Umbildung der süchtigen Persönlichkeit erkannt wird, die der Natur der Sache nach sicher in keiner Weise einen einheitlichen Typus darstellen, aber außerordentlich häufig nahe Beziehungen zum Formenkreis der konstitutionellen Nervosität darbieten wird.

Nicht nur in den bisher erwähnten Erscheinungsformen treten uns bei näherer psychologischer Bearbeitung konstitutionell nervöser Menschen Eigenheiten der *Triebtiefenschicht* entgegen, wir werden vielmehr, besonders in Übereinstimmung mit den Bemühungen der Psychoanalyse, bei jeder eingehenden psychologischen Bearbeitung konstitutionell nervöser Menschen häufig auf Probleme dieses Gebietes stoßen. In diesem Sinne scheint es angezeigt, hier mit einigen Worten, selbstverständlich ohne erschöpfendes Eingehen in Einzelheiten, prinzipiell zu dem Problem Nervosität und Tiefenschicht Stellung zu nehmen.

In Ausnahmefällen bleiben die in Frage stehenden Triebtiefenströmungen nicht lediglich hinter dem klinischen Bilde unserer Patienten mehr oder weniger deutlich nachweisbar oder erschließbar, sondern treten unter verschiedenen physischen oder psychischen Bedingungen plötzlich und akut voll in Erscheinung. Es ergibt sich dann das Bild "*impulsiver*" *Störungen*, die wohl im allgemeinen dem Bilde anderer ausgesprochener Psychopathien zugehören, gelegentlich aber als katastrophal überraschende Einzelreaktionen auch bei Individuen zur Beobachtung kommen, die sonst lediglich die Merkmale konstitutioneller Nervosität darbieten. Im äußeren Verlauf unterscheiden sich diese impulsiven Reaktionen konstitutionell nervöser Menschen nicht von den gleichsinnigen Reaktionen auf anderer psychopathischer Grundlage; triebhafte Reaktionen jeder Art, nament-

lich mit der Tendenz der Fremd- und Selbstzerstörung treten plötzlich und unvermittelt, bei unsern Kranken namentlich unter dem Einfluß körperlicher
Schädigungen und affektiven Druckes auf.

Bei aller Anerkennung der außerordentlichen durch FREUDS Psychoanalyse
gegebenen Anregungen der Fragestellung und Erweiterungen unseres Gesichtskreises erscheint es doch sinngemäß, in einem weiteren biologisch-klinischen
Zusammenhange sich dabei durchaus *nicht lediglich* auf die psychoanalytischen
Gesichtspunkte engeren Sinnes zu beschränken; wir werden vielmehr mit einer
ganzen Reihe moderner, z. T. auch physio-psychologischer Strömungen und ihren
Beziehungen zum Problem der konstitutionellen Nervosität uns zu befassen haben,
und in der dynamisch-psychoanalytischen Auffassung nur *eine* der möglichen
Formulierungen sehen, die zudem nach unseren bisherigen Erfahrungen auf viele
der in Frage stehenden Menschentypen doch nur mit einem gewissen Zwang angewendet werden kann. Es wurde schon weiter oben kurz darauf hingewiesen,
daß für viele konstitutionell nervöse Typen weniger die Annahme oder Herausarbeitung eines dämonisch-lebendigen Unterbewußten, als die rein sachliche Kon-
statierung gewisser tiefster *konstitutioneller Ausfälle* und *Begabungsmängel* zutreffend erscheint, so daß diese Menschentypen nur gewaltsam dem psychoanalytischen Gesichtspunkt eingepaßt werden können. Allerdings sind wir uns darüber
klar, daß nach der ganzen prinzipiellen Struktur der psychoanalytischen Auffassung und Formulierung hier immer weite Reste des Unbeweisbaren bleiben
werden. Konsequente analytische Auffassung wird uns immer entgegenhalten,
daß hier eben tiefste, in ganz früheren Perioden liegende Fixierungen und Verdrängungen geschehen sind, an die die therapeutische Arbeit nicht heran kann.
Aber dadurch wird die Anwendbarkeit analytischer Gesichtspunkte nicht bewiesen, sondern nur vorausgesetzt, und wir möchten glauben, daß im Sinne der
Vielgestaltigkeit biologischer Entwickelungsmöglichkeiten die ganz allgemeine
Voraussetzung eines dämonisch-lebendigen Unterbewußten schwer zu vollziehen
ist. Damit liegt nicht in Widerspruch, daß entsprechend den im vorstehenden
ausgeführten eigenartigen konstitutionellen und dispositionellen Merkmalen
konstitutionell nervöser Menschen bei ihnen psychoanalytische Entwickelungs-
störungen der Persönlichkeit vielfach und besonders deutlich aufzuzeigen sind.
Die in allgemeinerer Formulierung von Ursprung jeder Bearbeitung des Nervosi-
tätsproblems an stets betonte *stärkere Abhängigkeit* des *konstitutionell Nervösen
von Umwelt* und *Erlebnis, Schicksal* und *Erziehung*, hat ja in der psychoanalytischen Bewegung nur eine sehr viel eindringlichere und vertieftere Bearbeitung
und Klärung erfahren. Hier ist der Punkt, wo in naher Beziehung zu den oben
erwähnten „*instinktiven*" *Milieureaktionen*, die im analytischen Sprachgebrauch
als „*Oedipus*"- und „*Kastrationskomplex*" bezeichneten psychischen Abläufe ihre
außerordentliche Bedeutung erkennen lassen. Hier ist dem weiten Bereich jeder
Art von *Schein-* und *Fehlbildungen, Maskierungen* und *Attitüden* in der *Persön-
lichkeitsentwickelung Wurzelgebiet* nachgewiesen worden, hier sind ohne jeden
Zweifel auch außerhalb eigentlich hysterischen Geschehens *Verdrängungs-
erscheinungen* umfassender Art besonders deutlich und überzeugend aufzuzeigen.
Auch das psychoanalytische Zentralproblem der „*Übertragung*" ist zweifellos
bei vielen konstitutionell nervösen Patienten in einem ganz außerordentlichen
Ausmaße wirksam, so daß es wohl selbstverständlich ist, wie der gründlichste und
umfassendste Kritiker der Psychoanalyse, MITTENZWEY, als letzte Stellungnahme
meint, daß eben die ganze psychoanalytische Psychologie eine neurotische Psychologie κατ᾿ ἐξοχήν darstelle. So ist es auch durchaus selbstverständlich, daß die
psychoanalytische Arbeit im speziellen Sinne vom *Sexualproblem* ihren Ausgangspunkt nahm, gehört doch die jetzt etwas antiquiert anmutende Krankheits-

6*

bezeichnung einer „sexuellen Neurasthenie" von jeher zu den Selbstverständlich-
keiten der Bearbeitung unseres Gebietes. Der Pubertätszusammenstoß mit der
Wirklichkeit, der (BÜHLER, SPRANGER, ZIEHEN) mit den körperlichen Reifungs-
vorgängen durchaus nicht gleichzeitig zu geschehen braucht, sondern vielmehr
am besten im Sinne von SPRANGER als Ausdruck ersten bewußten Kämpfens um
das eigene Ich, als eine konfliktreiche Erarbeitung der Ichstellung zu kennzeichnen ist, muß seiner Natur nach wesentliche Anteile tiefster Triebschichten enthalten und bei eingehender persönlicher psychologischer Analyse gerade nach
dieser Richtung hin zu weiterer Arbeit und Frage führen. Seitdem die Psychoanalyse nicht mehr schematisch einzelne traumatische Ereignisse sucht, sondern
zu einer Psychologie der Tiefenentwickelung, einschließlich der Auseinandersetzung mit idealisierenden Identifikationen geworden ist, bedeuten die Stichworte ihrer Sprache ja durchaus anderes, als im Verlaufe ihrer Entwickelung
zunächst gemeint war. Jedenfalls ist es zu wesentlichem Teile ein Verdienst der
psychoanalytischen Richtung, wenn jetzt unser Blick für derartige Entwickelungs-
störungen und schichtenhafte Gegensätzlichkeiten der Persönlichkeit geöffnet,
oder mindestens außerordentlich geschärft wurde.

Daß gerade konstitutionell nervöse Menschen alle diese Erscheinungen in besonderer Deutlichkeit häufig erkennen lassen, ist rein deskriptiv, seit vielen
Jahren Selbstverständlichkeit. So konnte etwa KRAFFT-EBING schon in der
ersten Auflage seiner Psychopathia sexualis darauf hinweisen, daß das eigenartige Sexualverhalten Erwachsener, namentlich im fetischistischen Sinne, beinahe regelmäßig auf Kindheitseindrücke zurückzuführen ist, wie denn ganz allgemein die Häufigkeit einer besonderen Triebfrühreife bei konstitutionell nervösen
Menschen von jeher auffiel. Von einer ganz anderen Seite her näherte sich der
Behaviourism ähnlichen Problemen. Wenn wir etwa MAUPINS (1921) zusammenfassenden Bericht über die letzten 10 Jahre dieser Forschungsrichtung in Amerika
von diesem Standpunkte aus heranziehen, so ergibt sich ein allerdings in seinen
Resultaten nicht überreicher (DEXLER), aber doch nicht unwesentlicher Beitrag
zum Tiefenproblem. Wir sehen im Tierexperiment exakt kontrollierbar und im
Verlauf genau abschätzbar das Wirken rein mechanischer instinktiver Haltungen,
die geeignet sind, uns viele einfache Reaktionen verständlich zu machen, so daß
(SOMMER 1925) sich wesentliche Beiträge auch zur menschlichen Charakterkunde
ergeben. Auch instinktive Reaktionen [MURSELL (a) 1922] sind von übenden
und anderen konstellierenden Bedingungen abhängig, wenn auch ihr Mechanismus
erbmäßig zur Verfügung steht, und auf Grund der in Frage stehenden, überwiegend tierexperimenteller Erfahrung entnommenen Beobachtungen kam man,
besonders in Amerika, zu der Annahme gewisser primitiver Instanzen, deren gegenseitige Auswirkung einstellungs- und verlaufbestimmend erschien. Neben rein
instinktiven Haltungen, die sich durch Integration (WATSON 1912) zu einer nervösen Organisation entwickeln, sind es besonders die Wirkungen der „sentiments"
„gefühlsbetonter Bewußtheiten" (CREUTZFELD) oder „Gesinnungen" (WEIZ-
SÄCKER), die 1922 in England ausgedehnte Diskussion fanden (RIVERS, TANSLEY,
MYERS und v. a.) und als entscheidend wichtig erachtet werden, so daß etwa für
CORY (1922) der Konflikt primitiver Triebinstanzen und der „sentiments" als überhaupt erschöpfende Formel jeder Art von Nenrosen gegeben wurde. Wie in der
analytischen Auffassung die krankhaften nervösen Reaktionen als Regressions-
erscheinungen und Produkte des Wiederholungszwanges aufgefaßt werden, formuliert
im Anschluß an MONAKOW MOURGUE (1923) dahin, es führe ein Funktionsabbau zu
einer „agglutinierten Kausalität", die ihrerseits zu archaischen Mechanismen (LEVY-
BRÜHL) und instinktiven Abläufen, also zu „der Arterhaltung dienenden, fixierten
und unmittelbaren, von der Erfahrung unabhängigen Reaktionen" Beziehung

habe; er verweist dabei ausdrücklich auf die Neurosenauffassung von RIVERS, die dahin geht, daß wir *bei Neurosen gewisse instinktgebundene emotive Reaktionen besonders deutlich* vorfinden: Ungenauigkeit der Unterscheidung und Bewertung, Ausfall der Reaktionsabstufung und daher explosive Reaktion mit der ganzen dispositionellen Energie im Sinne des Alles- oder Nichtsgesetzes, und unkontrollierte und unmittelbare reflexartige Reaktionsweise. RIVERS bezeichnet diese Erscheinungen als *protopathische Instinktreaktionen* und versucht sie zur Thalamusfunktion in Beziehung zu bringen. In derselben psychischen Schicht lokalisiert MOURGUE die *prälogischen Mentalerscheinungen*, insbesondere auch die agglutinierte Kausalität. Verwandten Ideen begegnen wir in KRETSCHMERS Konzeption *hyponoischer* und *hypobuler* Mechanismen. JANETS „Abbau der Funktionshierarchie" in der Psychasthenie nahm Ähnliches schon vor vielen Jahren vorweg („Regressionsproblem" der Psychoanalyse).

Alle diese Mechanismen tiefster Art zeigen nächste Beziehungen zu weitgreifenden körperlichen Funktionsumschaltungen, die hier unter dem Stichwort der *Affektbiochemie* (SEREJSKI 1923) nur angemerkt werden sollen. Was hier mehr in allgemein psychologischer Sprache ausgedrückt wird, ist, wie bei der primitiven in Frage stehenden Schicht einleuchtend, besonders leicht auch einer rein physiologischen Formulierung zugänglich, namentlich im Sinne der hier vielfach erwähnten Lehre von den *bedingten Reflexen* und *Assoziationsreflexen* [PAWLOW, BECHTEREW (b)]. Auch die Erfahrungen HEADS (1923), daß selbst beim decerebrierten Tiere der Reizart angepaßte hochwertige physiologische Leistungen möglich sind, die zweckmäßig einer gewissen *Vigilance*, einer „Bereitschaft" (VON WEIZSÄCKER) zugeschrieben werden, sind hier von außerordentlichem Interesse, und nicht minder die gesamte neuzeitliche, dem Problem des „*individuell erworbenen Reflexes*" (BERITOFF 1924) zugewandte Arbeit.

Gerade auf diesem Grenzgebiete liegen auch neuere experimentelle Erfahrungen von weittragender allgemeiner Bedeutung, wie etwa CRILES (1922) Studien über Erschöpfung, aus denen hervorgeht, daß *Kaninchen*, die durch Hunde, die einen Maulkorb trugen, *schwerer Angsterregung* ausgesetzt wurden, nicht selten bei diesem Versuch *zu Tode* kamen und regelmäßig nach derartigen Erlebnissen Veränderungen in Leber und Nebenniere, sowie Chromatindegeneration in Ganglien des Zentralnervensystems zeigten. *Gerade diese allernächste Verbindung der in Frage stehenden primitiven Triebreaktionen und „organischer" Veränderungen ist für die Ganzheiterfassung der in Frage stehenden Abläufe von besonders entscheidendem Belang.*

3. Dritte Schicht.

Es erschien wesentlich, auch diese allgemeinen Gesichtspunkte neben der eigentlich analytischen Bereicherung unseres Gesichtskreises Erwähnung finden zu lassen, wenn sie auch zweifellos rein klinisch sich nicht an Bedeutung mit den analytischen Ergebnissen messen können. Die historische Entwickelung der Psychoanalyse hat einmal durch Abspaltung der Arbeitsgruppe von C. G. JUNG, der den Schwerpunkt analytischer Arbeit mehr auf die Entwickelung der Persönlichkeit als Ganzes, auf Typik und regressiv-archaische und kosmisch-metaphysische Probleme legte, und der ADLERschen „finalen" Individualpsychologie *eine* menschliche Einstellung intensivster Bearbeitung zugeführt, über deren Einordnung im Sinne unseres Schichtenbildes ein abschließendes Urteil schwierig ist. Auch in der amerikanischen Behaviourpsychologie finden wir „*Selbstbehauptungstendenzen*" als „beinahe instinktive" Reaktionen vielfach erwähnt, die bekanntlich ADLER zum Mittelpunkt seiner Theorienbildung machte. In ähnlichem Sinne formulierte J. H. SCHULTZ (1919) die Lehre von einem „*allgemeinen seelischen*

Kampfgesetz". Daß *Selbstbehauptungstendenzen, zwangshafte Verteidigungshaltungen, unmotivierte Minderwertigkeitsgefühle, triebhafte Herrschsucht und äußerste Unsicherheit* bei konstitutionell nervösen Menschen eine eminente Bedeutung haben, dürfte keinem Zweifel unterliegen, doch weisen die bisherigen Erfahrungen dahin, daß man gut tut, gegenüber ihrer Einordnung in ganz primitive psychische Triebschichten zurückhaltend zu sein. Damit verlassen wir die primitive Triebschicht, deren Spiel wir schon beim Säugling in deutlichster Weise dartun können, namentlich etwa in den Reaktionen des kleinen Kindes auf falsche erzieherische Maßnahmen, und wenden uns der *nächsthöheren psychischen Schicht* zu, in welcher wir das *eigentliche Gefühlsleben*, die „*seelischen Gefühle*" im Sinne Schelers ausgesprochen ichangehörige, meist motiviert erlebte und zustandmäßige Erlebnisse, sowie *vorstellungshafte, hypologe* („Gedankenkeime" Schilders), wunschhafte und ähnliche psychische Abläufe finden werden. Es ist kein Zufall, daß die im vorstehenden kurz angedeuteten psychopathischen Eigenheiten sich schon beim kleinen Kinde, im Sinne Freuds nur bei ihm ganz besonders mächtig, offenbaren. Die im folgenden zu berührenden psychischen Erscheinungen sind der allgemein klinischen Beobachtung konstitutionell nervöser Menschen schon sehr viel länger deutlich geworden und in vieler Beziehung als Normalerscheinungen des Jugendalters nachweislich, so daß wir nicht selten konstitutionell nervöse Kollegen oder Psychologen ihren Zustand dahin definieren hören, sie litten an einer „chronischen Pubertät", einer „ewigen Jugendlichkeit". Im Sinne der charakterologischen Anschauung von Klages führt uns die Betrachtung hier in das „Gefüge" (Struktur) des Charakters, in nächste Nähe des *Temperamentproblems*, und wir tun gut, uns dabei mit Klages daran zu erinnern, daß dieser Persönlichkeitsbereich besonders durch die Eigenheit gekennzeichnet ist, daß es sich hier um psychische Abläufe handelt, die niemals lediglich durch einen einzelnen quantitativen oder qualitativen Faktor festgelegt, sondern immer bei eingehender Analyse nur durch das Zusammenwirken verschieden gerichteter Instanzen auflösbar sind. So steigt etwa die allgemeine Gefühlserregbarkeit mit wachsender Gefühlslebhaftigkeit, sie nimmt mit wachsender Gefühlstiefe ab, so daß sich unwillkürlich das Bild mehr oder weniger beschwerter Schwingungen längerer oder kürzerer Pendel aufdrängt. Lediglich die Beobachtung einer „schweren Gefühlserregbarkeit" gibt uns kein Urteil darüber, ob wir es mit einem gelassenen, harmonisch-tiefen oder einem unempfänglich-stumpfen Menschen zu tun haben. In ähnlichem Sinne erscheint die persönliche Willenserregbarkeit ebenso abhängig von fördernder Triebkraft als von hemmenden Widerstandsmomenten, so daß sich äußerlich gleichende Reaktionen und Erscheinungen auf ganz verschiedener Basis ergeben können. Gerade dies Ineinanderspielen verschiedener gegensätzlicher Faktoren vermittelt den Eindruck des Bewegten und Lebendigen und der unmittelbaren Beziehung auf das Ganze der Persönlichkeit, so daß wir sehr vielfach, wenn auch oft ohne jede nähere Klärung der Grundlage, der Feststellung eines „*nervösen Temperaments*" begegnen. Die oben bereits angeführte dissonierende Eigenart psychologischer Grundstrukturen bei konstitutionell nervösen Menschen muß notwendigerweise hier zu besonders bunten Bildern und besonders deutlichen Eigenheiten führen, so daß es leicht verständlich ist, wenn gerade die in Frage stehende psychische Sphäre der Affektivität in weiterem klinischen Sinne stets als besonders kennzeichnend für die konstitutionell nervösen Menschentypen bezeichnet wurde, wie es etwa neuestens Bumke in seiner Diagnostik bestätigte.

In der Tat ist klinisch praktisch eine große Zahl konstitutionell nervöser Menschen durch *eigenartige Affekterscheinungen* ganz besonders charakterisiert. Abnorm leichtes Ansprechen affektiver Reaktionen, ungewöhnliche Dauer und Ausdrucksstärke ist ein besonders verbreitetes Symptom, so daß sich nahe Be-

ziehungen zwischen vielen konstitutionell nervösen Menschentypen und Künstler-
naturen (L. FRANK) ergeben und die Annahme eines besonders intensiven reichen
Gefühlslebens naheliegt. Von der oben gekennzeichneten einfachen „Sensitivität"
allgemeinen Sinnes spalten sich hier Erregbarkeit und Empfindlichkeit diffuser
Art, Empfindsamkeit (Impressionabilität) und Reizbarkeit (Irritabilität) engeren
Sinnes ab. Wenn hier auch ein außerordentlicher Reichtum verschiedenster
Typen und Mischungen vorhanden ist, stellen sich doch einzelne Affekterlebnisse
als besonders häufig und kennzeichnend in den Vordergrund, die sich vielleicht
am besten von der negativen Seite her kennzeichnen lassen. *Es ist eine Ausnahme,
daß ausgesprochen konstitutionell nervöse Menschen reich an sthenischen, positiv-
sicheren und befreienden Affekten* sind. Selbst ihr Glücksgefühl entbehrt selten
eines Beiklangs von Weltschmerz, Wehmut oder Sentimentalität, ihre Liebes-
gefühle sind selten frei von Unsicherheit oder Herrschsucht, und ganz besonders
selten erreichen konstitutionell nervöse Menschen ohne viel entsprechende Hilfe
menschlicher oder ärztlicher Art das Erlebnis innerer Lösung, inneren Friedens
und innerer Ruhe. Sie zweifeln selbst im Augenblicke des Erfolges an ihrer
Leistungsfähigkeit, sie trüben sich die Glücksquellen des Lebens durch Angst-
oder Schuldgefühle, sie fühlen sich selbst am Ziele irgendeines Weges noch getrieben, suchend, unsicher und rastlos. Das besonders von MARCINOWSKI in diesem
Zusammenhang gebrachte Stichwort der „*Gefühlszerrissenheit*" ist als außerordentlich kennzeichnend anzusehen.

Außerordentlich verbreitet ist besonders bei dem asthenischen Typus ein
unentwirrbares Ineinander mehr körperlich physiologischer oder affektiver Erlebnisse. GAD hat schon vor vielen Jahren in einer sehr lesenswerten Studie über
die *Ermüdbarkeit von Affekten* darauf hingewiesen, daß die Affektabläufe konstitutionell nervöser Menschen hochspannungsartig zu brüsken Umschlägen zwingen und die Erscheinungen eines dauernden *Reizhungers* und *Kontrastbedürfnisses*
affektiver Art bedingen. Dieselbe Gruppe konstitutionell Nervöser ist in ganz
hervorragendem Maße zu der Erscheinung disponiert, die ich 1919 als „*Pseudo-
affekte*" gekennzeichnet habe, Auslösungen von durchaus affektiv aussehenden
Reaktionen durch nicht affektwesentliche Bedingungen. Der typischste Fall ist
das Auftreten schwer reizbarer oder depressiver Zustände im Anschluß an allgemeine Ermüdung, ein Mechanismus, der zweifellos nahe Zusammenhänge zu
den emotionell-hyperästhetischen Schwächezuständen BONHOEFFERS hat und in
reiner Ausprägung das Bild einer vollständigen „*nervösen Verzweiflung*" darbietet, ohne daß die Kranken außerhalb dieser Reaktion depressive oder andere
psychologisch determinierende Eigenheiten deutlich erkennen ließen. Impulsive
Suicide oder Tentamina sind in solchen Zuständen nicht selten.

Gelegentlich sehen wir bei diesen und anderen affektiven Reaktionen konstitutionell nervöser Menschen deutliche Beziehungen zu bestimmten mehr psychologischen Auslösungen. So hat KOLLARITS (b) (1920) auf die außerordentlich quälende
Wirkung von *Unterbrechungs-* und *Abbrechungsgefühlen* bei Nervösen hingewiesen,
Erlebnisse, die, wie namentlich aus BAADES experimentellen und systematischen
Arbeiten nach dieser Seite — er benutzte das bewußte Durchbrechen des Erlebnisses mit anschließender Selbstschau zu „Darstellungsexperimenten" — hervorgeht, auch bei durchschnittlichen, nicht nervösen Versuchspersonen besondere
Schwierigkeiten und leichte Unlustempfindungen erregen. Sicher liegt in der
systematischen Darstellung derartiger Situationen in der psychoanalytischen
Arbeit einer der zahlreichen unbewußten pädogogischen Faktoren dieser Therapie
(VARENDONCK 1922). Das Elementarphänomen der Iteration [LEYSER (a) 1923]
wird hier irgendwie berührt.

Rein qualitativ ist auf die *besondere Häufigkeit depressiver und ablehnender*

Gefühlslagen bei konstitutionell nervösen Menschen hinzuweisen, die sich nicht selten unter der *Maske* einer sonnigen Heiterkeit oder betonter Liebenswürdigkeit und Ansprechbarkeit verstecken, in andern Fällen als *Negativismus* Nervöser (Prengowski 1916) das Gesamtverhalten so außerordentlich stark kennzeichnen, daß die Differentialdiagnose zu schizophrenen Erscheinungen sehr schwierig, gelegentlich unmöglich sein kann. Für den Negativismus Nervöser gilt ganz besonders, was Riese (1925) allgemein über diese Reaktion ausgeführt hat, daß sie nämlich in sehr vielen Fällen innerlich durchaus keine Ablehnung, sondern einen spielerischen anreizenden Widerstand, eine Art von Koketterie bedeute. Nahe diesen Reaktionseigentümlichkeiten finden wir häufig bei konstitutionell Nervösen verschiedenster Form eine ganz maßlose *Unverträglichkeit gegenüber jedem Zwang*, gegenüber *jedem Anspruche einer Einordnung, Anpassung* oder *gar Unterordnung*, die ebensosehr aus tiefster sensitiver Scheu als aus einer in arrangiertes und *unechtes* Selbstbehaupten übersteigerten inneren Unsicherheit ihre nächste Grundlage nimmt. Ist ja für das gesamte Gefühlsleben des Nervösen nicht nur Gefühlsverlauf, Qualität und Intensität (Werner 1922) von Belang, sondern vor allen Dingen in sehr vielen Fällen das Moment der Echtheit, Tiefe und Nachhaltigkeit affektiver Erlebnisse (Pfänder, Haas, Vetter und andere). Der konstitutionell nervöse Mensch ist in ganz hervorragendem Maße *Fälschungen des Einzelgefühles* und *Gefühlstäuschungen jeder Art* ausgesetzt und ebensosehr disponiert, abnorme Affektverarbeitungen im Sinne der Stauungen, Verdrängungen, Akkumulierungen, Sperrungen und Repulsionen zu entwickeln, wie sie besonders L. Frank in seinen „Affektstörungen" (1913) in vorbildlicher Weise bearbeitet hat.

Es kann hiernach nicht wundernehmen, daß konstitutionell nervöse Menschen durchschnittlich um so mehr Schwierigkeiten ausgesetzt und zu Fehlleistungen disponiert sind, je mehr ein Lebensgebiet selbständige harmonische, lebendige und doch beherrschte affektive Entwickelungen zur Voraussetzung hat. Dementsprechend besteht die analytische Erfahrung, daß bei keinem konstitutionell nervösen Menschen die *Sexualaffekte* im weitesten Sinne störungsfrei seien, sicher weithin zu Recht. Möge es sich um mehr dunkel triebhafte, noch der vorbesprochenen psychischen Schicht einzuordnende Reaktionen handeln, wie etwa larvierte onanistische Reaktionen (Freud, Stekel, Runge 1923), mögen im Reichtum des normal sexuellen und erotischen Erlebens als Rand- und Durchgangserscheinungen durchaus verbreitete und häufige Reaktionen überbetonte Mittelstellungen einnehmen, so daß „perverse" Reaktionen resultieren, die namentlich auch in der triebhaften Tiefenschicht als homosexuelle, sadistische oder masochistische u. a. Antriebe nachweislich erscheinen, möge endlich die Unsicherheit nervösen Gefühlsaufbaues zu Erscheinungen des Ausweichens vor der realen Erlebnissphäre führen, so daß männliche und weibliche Potenzstörungen (W. Reich 1926) verschiedensten Grades resultieren, oder endlich nervöser Reizhunger und unechte Selbststeigerung kurzlebiger Sensationssituationen eine gesunde und harmonische Dauerentwicklung unmöglich machen: die affektive Sexualentwicklung des konstitutionell nervösen Menschen erscheint durch seine Eigenart nach verschiedensten Seiten hin ernstlich gefährdet.

Die nahe Beziehung der Affektivität zu *Ausdrucksvorgängen* weitesten Sinnes hat die experimentell psychologische Bearbeitung von jeher besonders angezogen und uns eine außerordentliche Fülle von Methoden an die Hand gegeben, die in Frage stehenden Abläufe nach ihrer Äußerungsfunktion zu beobachten und zu analysieren, wobei entweder mehr die begleitenden rein körperlichen Reaktionen von Atmungs- und Pulskurve bis hinüber zu Bewegungsregistrierungen und psychogalvanischen Studien oder die rein psychologische Erschließung im Sinne des Assoziationsexperimentes in neuerer Zeit überwiegend eine Kombination beider Methodengruppen herangezogen wurde. Seit den grundlegenden Feststellungen von JUNG und VERAGUTH spielen diese Methoden zur Demonstration und Klärung affektiver Verläufe eine wesentliche Rolle und haben namentlich das halbklare Mitschwingen oder bewußt unklarer affektiver Regungen im Sinne der „Komplexmechanismen" außerordentlich gefördert. Gerade die Kranken unserer Gruppe sind für derartige Beobachtungen häufig außerordentlich geeignet, wenn mit der nötigen Umsicht und Kritik verfahren wird, da die methodische Bearbeitung dieses ganzen Gebietes trotz sicherer Feststellung gewisser grundlegender Einzelreaktionen noch in keiner Weise als abgeschlossen bezeichnet werden darf.

Nicht selten begegnen wir im Bereich der Affektivität konstitutionell nervöser Menschen eigenartigen, in ihrer Art typischen *Situationsreaktionen,* die wohl stets nahe Beziehungen zu den so verbreiteten *Angstanfällen* Nervöser haben, wie etwa die *Kraepelin-Isserlinsche* (a) (1908) *„Erwartungsneurose".* Das Aufschießen von *Angstaffekten* ist ganz allgemein eines der häufigsten und charakteristischsten Symptome unserer Krankheitsgruppe, in typischen Fällen völlig abgetrennt von irgendwelchen Zeichen der Feigheit oder äußerer Ängstlichkeit.

So konnte ich im Kriege einen jungen Offizier beobachten, der mit wenigen Mann Besatzung und zwei schlechten Feldgeschützen vollkommen isoliert den Vormarsch einer starken russischen Truppenmacht bis zum Einbrechen der Dunkelheit aufhielt. Als er für diese außerordentliche Tapferkeitsleistung schon im Herbst 1914 mit dem Eisernen Kreuz I. Kl. ausgezeichnet werden sollte, mußte er zum Empfang der Dekoration eigentlich einen freien Platz allein zu Pferde überqueren. Dies wurde ihm durch nervöse Angst, die ihn schon vordem immer nötigte, nur mit einem Burschen oder sonstigen Begleiter zu reiten, zur vollkommenen Unmöglichkeit, so daß er ein Durchgehen seines Pferdes inszenierte und am Rande des Platzes entlang unter schweren Angstempfindungen seinen Kommandeur erreichte. Im Schützengraben hörte ich vielfach von nervösen Kriegsteilnehmern, daß ihnen alle äußeren Gefahren des Feldes gegenüber den ihnen vertrauten nervösen Angstzuständen ein Kinderspiel erschienen; sie zeichneten sich auch durchwegs in schweren Gefahrsituationen durch ganz besondere Ruhe, Sicherheit und Überlegenheit aus.

In andern Fällen erscheinen die Träger derartiger Zustände mehr chronisch mit Angst und Ängstlichkeit aufgeladen, die nur irgendeinen beliebigen Anlaß zur Anknüpfung sucht. Gerade die nervösen Angstzustände haben in den letzten Jahrzehnten besonders von analytischer Seite außerordentlich eingehende Bearbeitung gefunden und an Einsichtigkeit sehr gewonnen (FREUD, STEKEL, L. FRANK). Rein gewohnheitsmäßige Situationsfiktierungen dürfen demgegenüber nicht unterschätzt werden, wie überhaupt jede schematische Auffassung dieser so verbreiteten, mit verschiedensten Mechanismen in verschiedenste Persönlichkeiten eingebauten Erscheinung vermieden werden muß (OPPENHEIM, HOCHE 1910).

Es bedarf kaum besonderer Erwähnung, daß die in Frage stehenden Abartigkeiten der Gefühlsabläufe in intensivstem Maße die *Willensfunktion* konstitutionell nervöser Menschen schädigen, die an und für sich schon bald durch explosiv stoßende, bald durch überspannt gesteigerte Triebkraft ebenso häufig gefährdet sind, wie durch ein oft allgemein überstarkes, oft ganz regellos sprunghaftes, sperrungsähnliches Spiel von Widerständen und Hemmungen. Bei der praktischen Bedeutsamkeit der Willensreaktionen neigen konstitutionell nervöse Menschen dazu, diese Funktion bei ihren Klagen ganz besonders in den Vordergrund zu schieben und ihr so häufiges Versagen im Lebenskampf einfach auf die Formel einer irgendwie mit ihrer angeblichen „Nervenschwäche" in Verbindung stehenden angeborenen „Energielosigkeit" (Abulie) zu erklären, wobei sie leider auch ärztlicherseits nicht selten Unterstützung finden. Dadurch entwickeln sich Zustände chronischer *Entmutigung* (ADLER), die durchaus im Widerspruch zu allen biologischen Erfahrungen stehen, nach denen vielmehr für jede typologische

Eigenart bei entsprechender Ausnutzung vorhandener Übungsmöglichkeiten und möglichst weitgehender hygienischer Fürsorge allgemeinsten Sinnes Raum und Wirkungsmöglichkeit geschaffen werden kann, wenn nur eine stark affektiv bedingte, mehr innerlich gesinnungshafte Bejahung, ein „Gesundungswille" und ein adäquat arbeitendes „Gesundheitsgewissen" (KOHNSTAMM) entwickelt werden kann.

Fehlt allerdings diese innere Bejahung der Genesungstendenz, so dürfte die ärztliche Aufgabe im allgemeinen hoffnungslos sein. Wir sehen dann auf sensitiv asthenischer Basis die Bilder sich entwickeln, die von BUMKE[38] so anschaulich als „dauernd Insuffiziente", als ewige Versager geschildert worden sind, Menschen, deren Lebensschicksal recht eigentlich unter der Formel dauernden Mißerfolges und dauernden Unzulänglichseins gegeben ist. Während diese rein Insuffizienten in der Mehrzahl der Fälle eine gewisse unbeteiligte und hoffnungslose, kümmerliche Resignation zur Schau tragen und von all und jeder Leistung schon vorherwissen, daß „es sich ja gar nicht lohne", daß „es keinen Zweck habe" usw., ergibt das Einspringen gewisser sentimentaler und selbstliebender Haltungen auf sonst gleicher Grundlage das von HARTENBERG[23], KOCH[7] und andern schon so lebendig gezeichnete Bild des „wehleidigen" konstitutionell Nervösen, des ewigen Jammerers, der sich nicht genug tun kann, in seinem Unglück und seinen Leiden zu schwelgen und jedem noch so fremden Menschen nach kurzer Bekanntschaft in weinerlichem Tonfall hiervon berichten muß. Manche dieser Typen lernen es, in Beruf und Fremdwelt diese Haltung völlig zu verstecken, und zeigen sie nur im Familien- und Freundeskreise oder dem Arzte gegenüber, der dann an Stelle der durch Leistungen und äußere Fassade oft bekannten und geachteten Persönlichkeit ein hilfloses, greinendes, kindliches Wesen vorfindet, ohne daß es sich dabei um nach außen beherrschte vorübergehende depressive Schwankungen handelte; die Kranken verhalten sich vielmehr nach zuverlässigen Schilderungen ihrer Umgebung lebenslänglich in dieser ganz charakteristischen Weise.

Hier ist vor allen Dingen noch kurz die Stellungnahme konstitutionell nervöser Menschen zu ihrem Gedankenleben und dessen Eigenart zu streifen. Wir begegnen außerordentlich häufig Klagen unserer Kranken, daß der Gedankenablauf nicht vollkommen von ihnen aktiv vollzogen und beherrscht, sondern von irgendwelchen persönlichkeitsfremden Momenten geleitet werde. Plötzliches Ausbleiben der Gedanken, drängendes überstürztes „Gedankenjagen", dieses namentlich nachts, wenn äußere Eindrücke fehlen, werden ebenso häufig anschaulich geschildert, wie gewisse Unzulänglichkeiten der Gedankenbildung hinsichtlich klaren Erfassens, logischen Durchführens oder entsprechenden sprachlichen Ausdrucks. Der bei vielen konstitutionell Nervösen stärkere Einfluß von Affekt- und Phantasiemomenten läßt auch die gedankliche Arbeit vieler unserer Kranken häufig nicht unberührt, so daß Ungleichmäßigkeiten, Sprunghaftigkeiten, Widersprüche und Unklarheit der Denkverläufe häufig nachweisbar sind. Damit kontrastiert häufig eine besonders gute formale und reproduktive Begabung, so daß die in Frage stehenden Unzulänglichkeiten nur in Ausnahmefällen oder bei besonders darauf gerichteter Beobachtung hervortreten. Gelegentlich wird das Worterlebnis plötzlich in eigenartiger Weise fremd und selbständig. Beliebige von den Kranken selbst im Gespräch gebrauchte Worte machen plötzlich, wie etwa ein 36 jähriger asthenisch sensitiver Patient meiner Beobachtung angab, einen „sonderbaren Eindruck". So erklärte er einmal eine Maschine und benutzte dabei das Wort „Schraube". Bei diesem Worte stockte er, es zerfiel ihm in seine sprachlichen Elemente, rein klanglich unter Ausschaltung des sonst automatisch mit ihm verbundenen Begriffserlebnisses. Eine 50 jährige Kranke verwandter Art mit Neigung zu Phobien meint, „man ist sehr selten Ich, meistens geteilt in ein normales Ich und ein krankes Ich, in ein normales Denken und ein krankhaftes Denken". Auch hier ist wieder der Lebenslauf aufschlußreicher, als oft auch eingehende Einzeluntersuchung; wir sehen hier bei vielen unserer Kranken einen vollständigen Mangel an Kritik und System, ein enthusiastisches Mitgehen mit irgendwelchen verschwommenen Ideologien oder armselig doktrinären Prinzipienverödungen. So ist es leicht verständlich, daß wir in der Gefolgschaft aller irgendwelchen sektenhaften oder ähnlichen Führer und im trüben Strudel solcher Bewegungen neben ausgesprochen Minderbegabten und Psychopathen anderer schwererer Form auch immer einer erheblichen Zahl konstitutionell Nervöser begegnen, deren sonstige Lebensleistung im Gegensatz zu den vorgenannten Menschentypen in erheblichem Widerspruch zu der freiwillig gewählten Umgebung steht. Es ist vielleicht kein Zufall, daß gerade ärztliche Berater der leicht erregbaren und enthustiasch eindrucksfähigen romanischen Rasse von je her gerade diesen Gesichtspunkt bei Schilderung und Behandlung unserer Kranken besonders betonten.

4. Höchste Schicht.

Selbstverständlich bedeutet das isolierte Herausheben von Affekt- und Willensmechanismen, wie es im vorstehenden notwendig erschien, durchaus eine künstliche Abstraktion. *Das unaufhörliche Durcheinander und Ineinander aller Wellen und Strömungen des seelischen Erlebnisstromes gibt allen so versuchten Isolierungen nur richtige Bedeutung, wenn sie mit bewußtem Hinblick auf das lebendig Ganze der menschlichen Persönlichkeit geschehen;* das Problem des *„nervösen Menschen"* tritt in unsern Gesichtskreis, und damit steigen wir zu der letzten und höchsten psychologischen Schicht hinauf, wo im Selbstbeobachten der Mensch auf weite Strecken hin sich mit sich selbst identifiziert und das Erlebte als Eigentum, Wert- und Verantwortungsgegenstand vollzieht und verarbeitet. Die seelische Eigenwesenheit (LOCHNER 1925), charakterisiert durch ein vertieftes selbsteigenes Dubewußtsein als Erlebnis höherer seelischer Entwicklung neben dem mehr allgemeineren Wirbewußtsein, das schon als ganz elementares Erlebnis der Verbundenheit und Zusammengehörigkeit mit andern möglich erscheint, dürfen wir gleichfalls schichtenhaft entwickelt denken, von einem mehr instinkthaften primitiven Ichbewußtsein über ein Wir- und Ihrbewußtsein bis zum höchsten Ichund Duerlebnis. Die Komplexionen dieser Entwickelungen sind namentlich auch in der psychoanalytischen Bearbeitung des Ichproblems außerordentlich deutlich geworden, wie die sehr anregenden neuen Studien von SCHILDER zeigen, in denen der schichtenhafte Aufbau gestaffelter Ichideale das vordem schon kompliziert strukturierte analytische Ichbild ergänzt. Erlebensformen verschiedenster Kategorien (v. DÜRCKHEIM 1924), in denen Situationsreihen zu Erlebnissen sich zusammenschließen, teils im Sinne zielhafter Wünsche oder Handlungen, teils zielstrebendfrei anschauende oder analytische Stellungnahmen werden deutlich.

Was in tieferen Schichten als Disharmonie der Anlagen oder Reaktionen deutlich wurde, was namentlich bei Besprechung der Affektivität schon deutlich hervor trat und in dem Stichwort der „Gefühlszerrissenheit" seinen kürzesten Ausdruck fand, tritt uns hier als *Zentralproblem des bewußten Erlebens konstitutionell nervöser Menschen* entgegen: Es ist *der Konflikt* in irgendeinem, bei allen differenzierten Vertretern unserer Krankheitsgruppe meist sehr tiefen Sinne, der für den „nervösen Menschen", gleichgültig welcher Typologie, so überaus kennzeichnend und entscheidend ist. Wenn wir etwa schon in der von SCHWAB (1925) gegebenen Analyse von Heimwehreaktionen kleiner Kinder die Disposition zu solchen Reaktionen durch ein Mißverhältnis drängender und bejahender expansiver Tendenzen zu überstarken Gefühlsbindungen an die Mutter für viele Fälle einleuchtend gegeben sehen, so bedeutet das nur einen besonders durchsichtigen Einzelfall typischer Art. Das quälende *Gegeneinander divergenter, häufig direkt bipolarer Kräfte*, muß unbedingt zu *Dauerspannungen*, zu *inneren Katastrophen*, zu *ewiger Unrast* und einer *weitgehenden Bindung psychischer Kräfte* führen, die unter andren Umständen oder nach gelungener Umbildung fruchtbar sein könnte. In diesem Sinne dürfte es nicht immer nur ein wirklichkeitsfremdes und selbstgefälliges Phantasiespiel bedeuten, wenn konstitutionell nervöse Menschen sich darüber beklagen, daß sie eigentlich größerer Leistungen fähig, aber durch ihre Eigenart gehemmt seien. Sowohl die Verfolgung von Lebensläufen als namentlich auch die sachgemäße psychotherapeutische Arbeit läßt erkennen, daß in der Tat mit Klärung und Verarbeitung der nervösen Konfliktstellung ganz außerordentliche Kräfte frei werden, möge es sich nach meiner 1919 gegebenen Scheidung um endopsychische in der Seele befindliche Abläufe, um psychophysische, bei denen körperliche Motive, besonders angeborene körperliche Minderwertigkeiten wesentlich beteiligt sind oder allopsychische Konflikte handeln, bei denen Außerindividuelles die Konfliktbereitschaft aktiviert. Als besonders häufigen Sonderfall eines endopsychischen Konfliktes sei nur an Bleulers *Verhältnisblödsinn* erinnert, der neuerdings durch van Hoeven (1922) an einem sozial erfolgreichen ,,pathologischen Streber" interessante Ergänzung fand. Ähnliche Auswirkungen widerstreitender Tendenzen beobachten wir häufig an kleinen nervösen Eigenheiten, etwa dem *nervösen Aberglauben* sehr intelligenter Patienten, den man wohl nur schematisch mit Dubois (1910) als Urteilsschwäche abtun kann, ferner in einem eigentümlich spielerischen, oft in der Maske eines müden Ästhetentums auftretenden Snobbismus, der als ,,Ennui morbide" (Dupuis 1922) oder im Anschluß an die von Sauvages bereits 1768 beschriebene Melancholia anglica als ,,Spleen" (Fursac 1925) besondere Bearbeitung fand. In demselben Sinne *kann beinahe jede charakterologische Eigentümlichkeit durch innere Beziehungen zum zentralen Konflikterlebnis des konstitutionell nervösen Menschen eigentümliche Akzentuierungen erfahren*, so daß der *Beobachter*, der es versucht, die Reaktionen des Nervösen *einfühlend* zu begleiten, unmittelbar *das Gewollte, Gespannte, Verkrampfte, Übertriebene, Gesteigerte* und *Unechte* derartiger Reaktionen wahrnehmen kann.

Für das bewußte Erleben des konstitutionell nervösen Menschen pflegen diese Zusammenhänge besonders häufig als Störungen des *Selbstwerterlebens* deutlich zu werden (Voigtländer, Adler), möge es sich nun im Sinne von Storch (1918) mehr um selbstwertempfangende, abnorm unsichere ,,nervös Bescheidene" oder um verkleinernde ,,Wertvergleicher" handeln, die unermüdlich die Schwächen anderer Menschen aufspüren, dartun und ausnutzen. Alle diese *Selbstwertunsicheren* zeigen eine verkrampfte, vielfach von *Ressentiment* durchsetzte *Selbstwertsuche*, die häufig zu einem *äußeren Leistungszwang* mit großen, auf Kosten der Persönlichkeit erkauften äußeren Wirkungen führt. Ganz unversehens kann diese, wie jede andere verkrampfte psychische Haltung, beinahe explosiv ins Gegenteil umschlagen und schwere *Selbsthaßreaktionen* mit *Selbstschädigungstendenzen* herbeiführen. Es ergeben sich dann Bilder, wie sie etwa Hartmann (1922) besonders anschaulich mitteilte, wo ein Grenzfall unserer Gruppe, ein erregbar unsteter und labiler Triebmensch im 31. Lebensjahre, um eines quälenden sexuellen Zwanges Herr zu werden, sich durch eine selbstzugefügte Augenverletzung beinahe völlig blendete, worauf tiefe innere Beruhigung, Wegfall der Zwangsimpulse und friedliche optische Halluzinationen (?) beruhigender Landschaften und ornamentaler Motive einsetzten. Hartmann verweist in seiner Arbeit auf 15 ähnlich gelagerte Fälle, die uns unwillkürlich an die Selbstentmannungen kirchengeschichtlich historischer Persönlichkeiten erinnern. Nächste und selbstverständliche *Folge* der *Selbstwertunsicherheit* sind *Schuldgefühle* ausgesprochener Art, die wir bei konstitutionell nervösen Menschen auch ohne jede Begründung so deutlicher Art, wie in dem Falle HARTMANNS oder ähnlich gelagerter, überaus häufig antreffen. Dumpfe, oft nur halbklare *Selbstvorwürfe*, lastende, rein selbstquälende Schuldgefühle, oft ohne subjektiv klaren Inhalt, bedrücken dauernd oder episodisch unsere Kranken. Eine innere Stimme scheint ihnen jeden frohen Augenblick, jede Glücksmöglichkeit zu verbieten, und wenn das Leben ihnen einen Erfolg oder eine Wunscherfüllung beschert, so reagieren sie darauf mit *Selbstbestrafungen* in Form schwerer nervöser Symptome. Allerdings bedarf es einiger Geduld, um diese Dinge sich bei unsern Kranken deutlich darstellen zu sehen, denn nur ein kleiner Teil ist in der Lage und bereit, hierüber dem Arzte gleich Aufschluß zu geben, während die Mehrzahl konstitutionell Nervöser durch eine „nervöse" Betonung des Gegenteiles von diesem Zentralproblem abzulenken sucht, ähnlich wie dieselben Menschentypen dem Arzt dauernd versichern, er könne ihnen ruhig die volle Wahrheit über ihren Zustand sagen, sie wollten nur einmal wissen, ob bei ihnen irgendein schwereres Leiden vorläge, um dann, wenn hierdurch verführt, der Arzt ihnen in etwas brüsker Form irgendeine körperliche Anomalie mitteilt, schwer und rettungslos zusammenzubrechen. Das Nichterkennen dieser typisch nervösen „*arrangierten*" (ADLER) Schutzhaltungen wird sicher vielfach Anlaß sein, daß Ärzte, ohne es zu wollen, durch ihre Mitteilungen *iatrogene Schädigungen* im Sinne BUMKES (c) (1925) auslösen. Die nahen Beziehungen körperlicher und moralischer Gesundheit im Bewußtseinsfelde des modernen Menschen lassen es verstehen, daß gerade auch Mitteilungen festgestellter Krankheitszustände sehr häufig in den lauernden Schuldgefühlen des Nervösen ein ungeahnt tiefes Echo finden; die vom Arzte mitgeteilte Krankheit ist eben die langerwartete Bestrafung für alte Schuld oder halbklare oder verschwiegene kriminelle Tendenzen (STEKEL). Ganz besonders gilt dies natürlich für die Mitteilung einer venerischen Infektion. Die besonders nahen Beziehungen nervöser Schuld- und Minderwertigkeitsgefühle zu zwanghaften Erscheinungen sind namentlich von analytischer Seite oft hervorgehoben worden; sehr bemerkenswert ist die Mitteilung KORNFELDS (1918), der auffallend häufig in der Vorgeschichte moralisch anästhetischer Individuen das völlige Fehlen kindlicher Angstreaktionen konstatieren konnte; es braucht ja nur im Vorübergehen an das Problem der Gottes*fürchtigkeit* erinnert zu werden, um die hier liegenden Beziehungen zu sehen. Beziehungen der Schuldgefühle zu beinahe autistischen Reaktionen, die normalpsychologisch den Erscheinungen vertieften Denkens, kindlicher Spiele, der Meditation usw. nahestehen, beschreibt HEVEROCH (b) (1924) als *Autosynnoia*.

Selbstwertunsicherheit, Schuldgefühle und *Konfliktspannungen*, diese so *durchaus charakteristischen Kennzeichen der konstitutionell nervösen Persönlichkeit* bleiben in ihrer Auswirkung nicht auf den Träger beschränkt. Wie uns moderne psychologische Untersuchungen, etwa LINDWORSKYS (1925) Studien über das versteckte aber bedeutsame Spiel individueller Komplexwerte in der Gedächtnismechanik oder die neuerdings von ALLERS (1926) anschaulich experimentell illustrierte Wirksamkeit sinnhafter Zusammenhänge bis in die einfachsten motorischen Leistungen zeigen, besteht die im künstlerischen und intuitiv menschenkundlichen Verstehen sowie in der Psychologie des täglichen Lebens selbstverständliche Erfassung *psychologischer Reaktionen im Sinne* einer *oft unbewußt tendenziösen Kundgabe* im weitesten Maße zu Recht. In diesem Sinne kann es nicht ausbleiben, daß die abnormen Spannungen, Steigerungen und Sperrungen, die unvermittelten Umschaltungen und disharmonischen Ungleichmäßigkeiten des nervösen Verhaltens nicht nur an und für sich die Beziehungen zur menschlichen Umwelt weitgehend stören und unsern Kranken den Lebensweg ungeheuer erschweren. Weit darüber hinaus erfaßt menschliche Intuition viel klarer, als der nervöse Mensch selbst, und mit menschlicher Wertung die seinem Verhalten zugrunde liegenden Unterströmungen und Decktendenzen: Die üblichen tyrannisierenden Opferstellungen, die quälenden Feindschaftshaltungen, das Verdeckte, Unsichere, Hinterhältige und Unzuverlässige, das den Reaktionen vieler konstitutionell nervöser Menschen notwendigerweise dadurch aufgezwungen wird, daß sie hemmungsloser, unmittelbarer und heftiger unklaren, ja oft anscheinend ganz unbewußten primitiven Tendenzen ausgeliefert sind und namentlich, von der Wirklichkeit abgedrängt, stets weit mehr phantasiehaft darstellen, als wirklich und blutvoll erleben. So muß der „Andere" natürlicherweise den Nervösen „zu richtig" erfassen und ihm verständnislos, hart und ungerecht erscheinen, so daß ein spannungs- und konfliktfreies Wirerlebnis unmöglich wird. Sicher sind diese Dinge schon früher gesehen und sehr allgemein formuliert worden, aber es muß unbedingt hervorgehoben werden, daß im wesentlichen erst Freud die bei Schopenhauer, Nietzsche und allen intuitiven Menschenverstehern bereitliegenden Einsichten für diese *eigentümlich indirekte*, künstliche, gefälschte und gesteigerte, eben *im letzten Sinne „nervöse" Persönlichkeitsbildung* eröffnet hat. Erst die psychoanalytische Beurteilung, vereint mit der gesamten modernen psychologischen Entwickelung, läßt uns in tieferm Sinne und mit der leider auch vielen Ärzten noch fehlenden objektiven Sachlichkeit und Billigkeit den Satz verstehen, den Charcot 1887 im ersten Bande seiner Dienstagvorlesungen aussprach: „Aussi si on peut dire que ces malheureux neurasthéniques sont assomants, il faut bien reconnaître aussi qu'ils sont assomés."

VI. Verlauf.

Im Sinne unseres eingangs gekennzeichneten Standpunktes, die konstitutionelle Nervosität etwa im Sinne der Hisschen Umschreibung einer Diathese als einen individuellen, angeborenen, oftmalig vererbten Zustand anzusehen, der darin besteht, daß physiologische Reize eine abnorme Reaktion auslösen, und daß Lebensbedingungen, welche von der Mehrzahl der Gattung schadlos vertreten werden, krankhafte Zustände bewirken, ist von einem eigentlichen *Verlauf* einer „Krankheit" konstitutionelle Nervosität nicht wohl zu sprechen. Es wird vielmehr die *Auseinandersetzung dieser Diathese mit Schicksal und Umwelt* für den Lebenslauf und die gesundheitliche Haltung des konstitutionell Nervösen entscheidend sein. Nur „Auslösungen" verschiedenster Art werden die eigentlich konstitutionell begründete Anomalie aktivieren und zu äußeren Störungen führen. Dabei wird in gewissem Maße der Typus des konstitutionell Nervösen von erheblichem Einfluß sein; wir dürfen ganz allgemein dahin formulieren, daß, je mehr entweder ausgesprochen asthenisch-insuffiziente oder solche Faktoren nachweisbar sind, die eigentliche Grenzfälle zu ausgesprochenen Psychosen bedeuten (besonders Schizophrenie, epileptoide und paranoide Zustände), daß, je mehr ferner die Herrschaft der höchsten und für die Lebensleistung im ganzen richtunggebenden Funktionen herabgesetzt oder unzuverlässig arbeiten (Urteil, Kritik, Selbstbeherrschung, harmonischer Persönlichkeitszusammenschluß), um so geringer die Aussichten sind, daß der konstitutionell nervöse Mensch dem Lebenskampf gewachsen ist. Neben diesen Unterschieden des Typus spielen sicher auch graduelle Unterschiede innerhalb desselben Typus eine erhebliche Rolle. Die allgemein konstitutionell nervöse Persönlichkeit im Sinne der verkrampften Überspannungen, der inneren Zerrissenheit, der Wirklichkeitsferne und der Ungleichmäßigkeit verschiedenster Form muß notwendigerweise, wie schon angedeutet, unter allen Umständen mit einem erheblichen Gefährdungsmoment seine Lebensleistung vollziehen; sicher trifft dies ganz besonders für die engere Gruppe konstitutionell nervöser Menschen zu, die der Abgrenzung K. SCHNEIDERS[36] („asthenische Psychopathen") und etwa der deskriptiven Darstellung KRAEPELINS zugrunde liegen und von KRAEPELIN[33] selbst zusammenfassend dahin charakterisiert werden, es handele sich um eine „bestimmte Form unzulänglicher Veranlagung, die zu mindesten recht häufig oder in ähnlicher Form von den Eltern vererbt" werde. „Die Störungen liegen vor allem in einer ungenügenden Ausbildung jener dauernden Gefühls- und Willensrichtungen, die uns einerseits eine gewisse Unabhängigkeit unserer Stimmungen und unseres Wollens von äußeren Einwirkungen, andererseits die Fähigkeit zu selbständigem, tatkräftigem Handeln aus inneren Beweggründen gewährleisten. Dieses Verhalten kann als eine Entwickelungshemmung im Aufbau der Persönlichkeit aufgefaßt werden." Dementsprechend finden wir auch in der letzten KRAEPELINschen Darstellung das Moment der Insuffizienz als regelmäßige Erscheinung der „Nervosität" angeführt. „Die Arbeitsfähigkeit der Nervösen ist stets auf das empfindlichste beeinträchtigt". Wir würden darin in Übereinstimmung mit BINSWANGER, JENDRASSIK, MÖBIUS, HEILBRONNER, CRAMER, BUMKE und vielen anderen eine Einengung lediglich auf einen bestimmten, nämlich dem asthenischen konstitutionell-nervösen Typus erblicken und namentlich auf Grund der Beobachtung des täglichen Lebens und von zahlreichen Kranken, die nicht eigentlich nervöser, sondern ausgesprochen organischer Erkrankungen wegen den Arzt aufsuchen und trotzdem bei genauer Untersuchung zweifelsfrei ausgesprochen die Kennzeichen konstitutioneller Nervosität in unserm allgemeineren Sinne darbieten, den Standpunkt vertreten, daß unter irgendwie individuell günstigen Umständen die konstitutionelle Nervosität zweifellos völlig latent bleiben kann. Es ist bei diesen wie allen diathetischen Erkrankungen eben zweifellos nicht lediglich eine Frage der in jedem Falle nur sehr schwer zu beurteilenden „Schwere" der konstitutionellen Minderwertigkeit, sondern eine Frage der Relation von Konstitution, Schicksal und Umwelt, ob die angeborene Anomalie jemals subjektiv oder objektiv als im eigentlichen Sinne krankhaft in Erscheinung tritt.

Damit steht nicht im Widerspruch, daß *normalerweise kritische Phasen und Situationen bei konstitutionell nervösen Menschen überaus häufig und in oft typischer Weise zu Reaktionserscheinungen* führen. Wir erinnern an erster Stelle an die Frage von *Elternhaus* und *Erziehung*, deren ausschlaggebende Bedeutung jedem Bearbeiter unseres Gebietes im allgemeinen klar war, deren tiefere Erfassung aber namentlich auch durch die psychotherapeutische Arbeit der letzten 30 Jahre eine außerordentliche Förderung erfahren hat. Hygienische Mißstände allgemeiner Art seelischen wie körperlichen Gebietes, direkte menschliche Dissonanzen, namentlich endlich die ganze Atmosphäre des Elternhauses mit ihrer unauslöschlichen Vorbildwirkung und Beispielprägung sind hier von so entscheidendem Belang, daß FREUDS kurzes Stichwort einer „Pseudoheredität" (ABRAHAM, HAHN) als sehr glücklich bezeichnet werden darf. Es entstehen hier so innige Verflechtungen familiärer und individueller Reaktionen, daß in der Tat die Unterscheidung von eigentlich hereditären Einflüssen zur Unmöglichkeit werden kann. Stellt so der konstitutionell nervöse Mensch als Kind ein besonders empfindliches Testobjekt für jede Art Milieuschaden dar, so bildet er andererseits, selbst bei bestem Willen und vertiefter Einsicht der Umgebung, in der Mehrzahl der Fälle eine überaus schwierige Aufgabe für pädagogische Bemühungen, ohne daß wir deswegen so weit zu gehen brauchen wie CZERNY (a), der 1917 „das schwer erziehbare Kind" mit seinem gesteigerten Bewegungsdrang, seiner unbeständigen Aufmerksamkeit, seiner geringen Lernfestigkeit und mangelhaften Umgebungsanpassung, seiner Konzentrationsschwäche, seiner Neigung zu Opposition und Angsterlebnissen, als abortive Form pathologisch cerebraler Zustände im Sinne einer forme fruste der Imbezillität kennzeichnen wollte, sondern die hier vorliegenden Möglichkeiten doch für vielgestaltiger erachten möchten, ist doch zuzugeben, daß die Erziehung konstitutionell nervöser Kinder sehr vielfach ein schwer lösliches Problem darstellt, das sogar als unlösbar anzusehen ist, wenn die Erziehenden, insbesondere die Eltern und Angehörigen, selbst ausgesprochen konstitutionell nervöse Eigenheiten besitzen. Wir dürfen das Problem auf die kurze GOETHESCHE Formel bringen: „Wir könnten erzogene Kinder gebären, wenn die Eltern erzogen wären". Schon diese erste Lebensauseinandersetzung mit dem Elternhause und dem Erziehungsproblem läßt bei vielen konstitutionell nervösen Individuen das ganze unübersehbare, in der vorstehenden Darstellung der Erscheinungsformen der konstitutionellen Nervosität kurz angedeutete Heer abnormer Reaktionen von unauffälligen, mehr somatisch ablaufenden Funktionsstörungen bis hinauf zu Wut- und Dämmerzuständen, „Wegbleiben" und Persönlichkeitsmißbildungen in Erscheinung treten, alle jenen reaktiven und psychogenen physiologischen und pathologischen Erscheinungen, die andern Orts ihre eingehende Besprechung finden. Es sei daher hier allgemein darauf verwiesen und im folgenden nur der *verlaufsbestimmenden Auslösungen* kurz Erwähnung getan. An zweiter Stelle dürfen wir die *Berufsfrage* im allgemeinen nennen, beginnend mit der Schulfrage, die gar nicht selten die ersten deutlichen Manifestationen bringt, besonders im Anschluß an Examenssituationen. Hier dürfte auch der Ort sein, die „Überbürdungsfrage" kurz zu erwähnen, von der es glücklicherweise in den letzten Jahren etwas still geworden ist, wohl infolge der allgemeinen Erkenntnis, daß mindestens in der deutschen Schulausbildung von einer allgemeinen Überbürdung nirgends die Rede sein kann, aber konstitutionell ungeeignete Menschen anderen Bildungsstätten oder Bildungsweisen zugeführt werden müssen. Ganz allgemein dürfte es weniger der Beruf als solcher von der Schule bis zur Lebensarbeit, als entweder die Wirkung besonderer Berufssituationen oder einspringender anderer, namentlich affektiver Reaktionen, sein, die den konstitutionell Nervösen hier zurückbleiben lassen. Wenn L. SCHWARTZ (1925) aus den Selbstangaben von 50 Nervösen glaubt entnehmen zu können, daß unter den 31 Kranken die 14 lediglich die Arbeit als Krankheitsursache bezeichnenden im Rechte sind, so ist dem starker Zweifel entgegenzusetzen. Nach seinen Erfahrungen sind Haushalt, Schneiderei, Verkauf, Bureau- und Textilarbeit als besonders gefährlich anzusehen, aber schon der Umstand, daß außerordentlich zahlreiche Individuen diese Leistungen ohne Zeichen nervöser Schädigung lebenslänglich ausführen, müßte hier zur Vorsicht mahnen. Daß für den konstitutionell nervösen Menschen die Arbeitsbedingungen, Arbeitsquantität und -Dauer, das Tempo, das Milieu und das innere Interesse von stärkerem Einfluß sind, als für den robusteren arbeitenden Menschen, ist sicher anzuerkennen, und wir dürfen SCHWARTZ beistimmen, wenn er für konstitutionell nervöse Menschen besonders gute Arbeitsbedingungen fordert. Sehr lehrreich sind für diese Frage die besonders auf die Anregungen von LAEHR zurückgehenden Studien (LAEHR, ROHDE, SCHÖNHALS, FRIBERGER) über die Nervosität der Arbeiter und Lehrer und die Heilstättenerfahrungen. Sie führten LAEHR in Übereinstimmung mit LEUBUSCHER und anderen bekanntlich zu der Ansicht, daß, abgesehen von reinen äußeren Betriebsschädigungen, die hier nicht in Frage kommen, sondern in das Arbeitsgebiet der sozialen Hygiene gehören, die Nervosität der Arbeiterschaft besonders darin ihre Wurzel hat, daß die Lebens- und Arbeitsverhältnisse der Proletarier denen der bürgerlichen Kreise angenähert werden und so den Arbeiter zum „*Opfer der Kulturbedürfnisse*" machen. Die starke Beteiligung konstitutionell nervöser

Individuen an traumatischen Neurosen, die gleichfalls andern Orts eingehende Bearbeitung finden, läßt die Bedeutung zentralerer Persönlichkeitswerte und affektiver Zusammenhänge ebenso deutlich erkennen. Gerade in diesem Zusammenhang muß (BLEULER, BJERRE und v. a.) vor dem Mißbrauch des Erschöpfungs- und Schädigungsbegriffs dringend gewarnt werden.

Nicht selten verrät sich der konstitutionell nervöse Mensch durch einen abnorm häufigen *Berufswechsel*, dessen allgemein psychiatrische Bedeutung ja genügend bekannt ist; in unserm Zusammenhang darf nicht vergessen werden, daß GIESE in seinen bekannten berufspsychologischen Studien dasselbe Moment gerade auch bei Menschen besonderer geistiger und beruflicher Leistung aufzeigen konnte. *Wie weit die Berufstätigkeit geeignet ist, das Symptombild der konstitutionell nervösen Menschen zu beeinflussen*, ist objektiv noch kaum beantwortet. Ich bin diesen Dingen seit Jahren mit der Fragebogenmethode nachgegangen, konnte aus äußeren Gründen aber bisher nur die Resultate einer Umfrage mitteilen, die einer meiner Schüler an etwa 200 Zahnärzten durchführte. Hier ergab sich als ganz auffallend häufiges Symptom eine vermehrte zornmütige Erregbarkeit und allgemeine Reizbarkeit. Aus noch nicht abgeschlossenen Untersuchungen kann ich vorläufig berichten, daß demgegenüber bei Boxern eine auffällige Empfindlichkeit gegen das Leiden anderer Menschen und andere sentimentale Eindrücke sich ergibt, während bei Krankenschwestern subjektiv Insuffizienzerscheinungen, bei Stenotypistinnen gesteigerte Intoleranz gegen Sinneseindrücke, Schreckhaftigkeit und Empfindlichkeit statistisch überwiegen.

Sehr charakteristische Erscheinungen des Berufsproblems beim konstitutionell nervösen Menschen sind dadurch gegeben, daß der Beruf stärker wird als die Persönlichkeit und dem Ausübenden ohne zwingenden äußeren Grund jede menschlich persönliche Freiheit nimmt, Mechanismen, die vielfach allgemeine Beziehungen zur „Flucht in die Krankheit" haben und als „Flucht in die Arbeit" (MARCINOWSKIS „Arbeit mein Opium") zu charakterisieren sind. Der ganze Problemkreis phantastisch selbstopfernder und zwanghafter „neurotischer" Betätigung mit seinen zahlreichen Wurzelgebieten liegt hier zutage und gibt nicht selten tieferes Verständnis für das Zusammenbrechen bis dahin rüstiger Berufstätiger nach der Pensionierung („Pensionierungsbankrott" J. H. SCHULTZ). Andere konstitutionell Nervöse bleiben nur so lange leistungsfähig, als ein hohes Ziel phantastischer Verklärung ihnen winkt. Tritt die Erfüllung ein, brechen sie zusammen. Auch diese sehr typische Reaktion konstitutionell nervöser Menschen hat vielfache Innenmechanismen; Enttäuschung wirklichkeitsfremder Phantasie, mangelndes Selbstvertrauen gegenüber der früher ersehnten Zielstellung, Selbständigkeitsflucht, einfacher Antriebsverlust durch Wunscherfüllung und tiefer begründete innere Unruhe kommen neben vielen anderen Zusammenhängen für diese „*Zielzusammenbrüche*" in Frage, die naheliegenderweise besonders gern fälschlich auf Leistungsschädigungen der früheren Aufstiegarbeit bezogen werden.

An dritter Stelle ist das *Sexual- und Eheproblem* zu nennen, dem viele konstitutionell nervöse Menschen sich nicht gewachsen zeigen. Rein statistisch tritt dies, wie KRAEPELIN besonders hervorhob, darin zutage, daß zahlreiche konstitutionell nervöse Menschen den Schritt in die Ehe nicht unternehmen und als Junggesellen und Junggesellinnen durchs Leben gehen. Bei der Vielfältigkeit des Sexualproblems und seiner direkten Beziehung zu letzten persönlichen Einstellungen auf der einen Seite, der Verstärkung aller Erlebnis- und synthetischen Schwierigkeiten im Leben des konstitutionell nervösen Menschen auf der andern Seite, ist schon an und für sich die Disposition zu Konflikten auf diesem wichtigen Lebensgebiete für den konstitutionell nervösen Menschen

überaus groß. Wie im Mittelalter unser Menschentypus die religiösen und kon-
fessionellen Kämpfe und Katastrophen in lebendigster, tiefster, qualvollster,
ja nicht selten vernichtender Weise und in bunten Bildern ärmlicher Hoffnungs-
losigkeit und peinigender Selbstzerstörung oder schwärmerischer, oft gesteigerter
ekstatischer oder phantastischer Verzerrung erlebte, so spiegelt der konstitutionell
nervöse Mensch unserer Tage das allzu aktuelle Sexualproblem in tausend Bildern. Auch hier ist wieder dankbar der psychoanalytischen Arbeit zu gedenken,
die für außerordentlich viel nervöse Not auf diesem Gebiete die Augen geschärft
und Wege zur Hilfe aufgezeigt hat. Der Umfang des Gebietes erlaubt es nicht,
irgendwie in Kürze Allgemeines auszusagen. Erinnern wir etwa an den einfachen, seit Jahrzehnten intensiv bearbeiteten Fragekreis der *sexuellen Aufklärung*, so darf nur mit der Forderung absolut individuellen Vorgehens Stellung
genommen werden. Jedem Arzte sind Schädigungen durch Unwahrhaftigkeit
der Eltern und Erzieher, durch feiges Ausweichen vor berechtigten kindlichen
Fragen und alle ihre Folgen ebenso bekannt, wie die gar nicht seltenen schweren
Shockierungen konstitutionell nervöser Menschen des sensitiven Typus durch
ungeschickte Aufklärung. Die Disposition des konstitutionell nervösen Menschen
vieler Typen zu Selbstunsicherheit, zu Schuldgefühlen und halbklaren oder unbewußten derartigen Gedankenverbindungen und Einstellungen führen hier zu
geradezu vernichtenden, das Lebensglück völlig vergiftenden inneren Fehlhaltungen. Schon an der Schwelle der Sexualität, der einleitenden durchaus
normalen *Onanie*, geraten viele konstitutionell Nervöse in schwere Konflikte,
die zu lang dauernden depressiven Störungen, besonders hypochondrischer Art,
führen können. Zudem zeigt gerade das Sexualleben konstitutionell nervöser
Menschen mit besonderer Deutlichkeit ihre Neigung zu Hemmungen der Per-
sönlichkeitsentwickelung, zum Stehenbleiben auf infantilen, juvenilen oder durch
Milieueindrücke determinierten Einengungen, und das Bewußtsein, „pervers"
zu sein, bildet für viele konstitutionell nervöse Menschen eine dauernde Quelle
furchtbarster Selbstquälerei, tiefer Unwürdigkeitsempfindungen und anderer
Minderwertigkeitshaltungen seelischer Art. Das künstlerhafte Moment im
konstitutionell nervösen Menschen macht ihn zudem, wie schon vielfach hervorgehoben, weit empfindlicher und empfänglicher für Rhythmus und Atmosphäre der Umwelt, ganz besonders des genitalen, sexuellen oder erotischen
Partners. Er ist daher nicht nur auf dem Einzelwege der sexuellen Entwickelung
weit stärker gefährdet, als der robuste Mensch, sondern auch wenn er schließlich den inneren Mut zur Bejahung der Wirklichkeit und den Anschluß an einen
lebendigen Partner gefunden hat, erwachsen ihm hier weit mehr Schwierigkeiten,
weit mehr Enttäuschungsmöglichkeiten, weit mehr Anlässe zu irgendwelchen
Strindbergiana als dem gesunden Menschen. Dabei spielt die von E. Meyer,
Kraepelin, Bumke u. v. a. für allgemeine Lebensgebiete hervorgehobene besondere gegenseitige Anziehung psychisch Abartiger auch für unsere leichteren
Fälle der konstitutionellen Nervosität auf dem in Frage stehenden Gebiete
eine ganz besondere und oft verhängnisvolle Rolle. In diesem Zusammenhang
sagte Krafft-Ebing schon 1895: „Leider haben nervös Veranlagte häufig eine
fatale Inklination zu anderen ebenfalls belasteten Individuen, und so geschieht
es nicht selten, daß beide Teile schwer neuropathischen Familien entstammen.
Es ist dann kaum denkbar, daß die Deszendenz auf das Prädikat ‚Wohlgeboren'
Anspruch machen kann." Neben den eigentlichen analytischen Tiefenzusammen-
hängen und der schon besprochenen allgemeinen Affektivität, auf die hier nur
insgesamt verwiesen sei, spielen namentlich idealisierende und andere phantastische Motive eine verhängnisvolle Rolle. Wie zuletzt Spranger in seiner
Psychologie des Jugendlichen so schön ausführte, neigt der Jugendliche zu einer

Trennung von Genitalität, Sexualität und Erotik; der konstitutionell nervöse Mensch wird diese Dinge nicht einfach überwachsen und unter dem sanften Zwange der Natur zu einer harmonischen Einheit entwickeln, sondern, besonders durch das Einspringen von Schuld- und Minderwertigkeitsgefühlen, bleibt entweder die reine Genitalität, oft einschließlich der Sexualität, irgendwie Fremdkörper, das nothafte, animalische, stark körperlich Triebhafte der unteren Schichten bekommt ein sittlich negatives Vorzeichen, und so entsteht bei konstitutionell nervösen Menschen mit besonderer Häufigkeit auf diesem Gebiete ein völliges Doppelleben, teils in der Wirklichkeit, teils zwischen Phantasie und Wirklichkeit, das nun zu außerordentlich folgenschweren Konflikten Anlaß werden kann. Sich seiner körperlichen Sinnlichkeit schämend, sucht der konstitutionell nervöse Mensch dieses Typus mit Vorliebe als Lebensgefährten einen „rettenden" „reinen" Menschen, um dann zu seiner tiefsten Bestürzung zu erleben, daß eine Vereinigung mit seinem Idol im vollen Sinne unmöglich ist. Solche und ähnliche Mechanismen stellen die häufigsten Grundlagen männlicher und weiblicher Potenzstörungen dar, wobei außerdem überwertete Einzeleinstellungen irgendwie „perverser" Art eine weitere belastende Rolle spielen. Es kann daher nicht ausbleiben, daß bei außerordentlich viel konstitutionell nervösen Menschen das Sexualleben ein regelloser Wechsel hemmungsloser, oft sensationell gesteigerter, in sehr vielen Fällen mit reizsteigernder besonderer „Gemeinheit" verbundener und kleinmütiger, erlösungsuchender und selbstquälerischer Erlebnisse ist. Eine außerordentlich häufig ärztlich verkannte Erscheinung ist die allen ängstlichen, selbstunsicheren, asthenischen, besonders auch hypochondrischen konstitutionell nervösen Menschen allzu naheliegende Tendenz zu übertriebener sexueller Enthaltsamkeit meistens unter der falschen Vorstellung einer „Kräfteersparnis". Bei älteren Männern mit irgendwelchen Kreislauferkrankungen kann der allgemein ärztliche Rat „sich vor jeder Erregung zu hüten" zu vollkommener erzwungener Abstinenzhaltung und einem quälenden *Priapismus* führen, der dann zu vielerlei falschen ärztlichen Vermutungen und Maßnahmen Anlaß gibt. Wird ein schonender Ausgleich der sexuellen Spannung erreicht, so verschwindet das Symptom. Namentlich die hypochondrisch eingestellten Sanatoriumspatienten zeigen diese Erscheinungen nicht selten.

Selbstverständlich ist das Eheproblem sehr viel umfassender als das Sexualproblem. Außerordentlich typisch ist für viele sensitive, ängstliche konstitutionell Nervöse eine unüberwindliche Angsthemmung gegenüber jeder endgültigen Bindung. Sie fürchten, wie ein 43jähriger Patient mir schilderte, einer „Treue wider Willen" ausgeliefert zu sein und geraten in jeder Verlobungs- oder ähnlichen Situation in so schwere psychische Verstimmungen, daß, wie in dem hier angeführten Falle, dreimal Behandlung in geschlossenen Anstalten notwendig wird, die erst beendet werden kann, wenn die drohende Bindung aus der Welt geschafft ist. Bei dem erwähnten Kranken ging dieser zwanghaft nervöse Drang zu Unabhängigkeit und Selbstbestimmung so weit, daß er auch niemals irgendein Billett für eine Aufführung oder dgl. am folgenden Tage kaufen konnte, ohne in Verstimmung und Angst zu verfallen. Selbst wenn durch eine günstige Fügung die sexual-erotische Bilanz irgendwie ausreichend oder doch erträglich gestaltet ist, bedingt das einzigartig engbegrenzte Wirerlebnis der Ehe für den konstitutionell nervösen Menschen einigermaßen ausgesprochener Form eine kaum zu vollziehende Forderung. Schon aus diesem Grunde wird man jedem konstitutionell nervösen Menschen dringend raten müssen, seinen Lebensgefährten nicht aus einer ausgesprochen nervösen oder sonstwie abnormen Familie zu wählen oder gar die gemeinsame Lebensaufgabe mit einem Leidensgenossen zu versuchen, was auch im eugenischen Sinne unbedingte Forderung ist.

7*

Stellen so schon die gewöhnlichen Lebensforderungen Belastungen dar, denen viele konstitutionell nervöse Menschen nicht gewachsen sind, so gilt dies in weit höherem Maße noch von *Schicksalsschlägen* eigentlichen Sinnes. Auseinandersetzungen mit dem Gericht, Unfalls- oder Katastrophenerlebnisse, wie namentlich der Weltkrieg überreichlich zeigte, Verluste nahestehender Angehöriger, ganz besonders das Problem des Kindesverlustes und die Witwenschaft — diese und alle die vielen anderen ähnlichen besonderen Anforderungen des Lebens lassen die konstitutionelle Nervosität sehr häufig aus der Latenz hervortreten.

In demselben Zusammenhange sind *rein körperliche Dinge* zu nennen. Gar nicht selten beginnt schon der Lebenseintritt unserer Kranken als *Frühgeburt*, die sich an und für sich wohl zu brauchbaren Mitgliedern der Menschheit entwickeln können (YLPÖ, BRANDT 1923); im weiteren Leben kann dann wiederum jede beliebige Art körperlicher Schädigungen zu Manifestationen unserer Diathese führen und darüber hinaus jede rein physiologisch kritische Phase eine Auslösung bedeuten. Etwa 60% unserer Kranken (RÖMER, KRAEPELIN, WICHMANN, GLORIEUX) sind nach ärztlicher Beobachtung männlichen, etwa 40% weiblichen Geschlechtes, eine Verteilung, die sich nach verschiedenen Typen und Gruppen wesentlich verschieben dürfte, und wir sehen an den weiblichen konstitutionell nervösen Menschen bereits die *Menstruation* auch außerhalb der eigentlichen *Pubertätskatastrophe*, die ebenso wie die *Wechseljahre* beide Geschlechter belastet, als eine vielfach übermäßige Anforderung, erhebliche nervöse Reaktionen heraufführen. DEJERINE und GAUCKLER (1914) haben auf ein bei psychasthenischen Frauen besonders menstruell sehr häufiges Zustandsbild hingewiesen, das sie als „Crises de fatigue" bezeichnen. Es handelt sich um schwere akute Müdigkeitsgefühle und gänzliche Unfähigkeit, irgendwelche Anstrengungen zu vollziehen, da sonst Puls-, Blutdruck- oder Verdauungsstörungen, Migräne oder basedowähnliche Zustände, häufig mit Gewichtsverlust eintreten. Nicht ganz selten treten dabei krampfartige Beschwerden in Armen und Beinen und Absonderung einer Urina spastica hervor. Die Fälle, in denen ich entsprechende Beobachtungen machen konnte, beziehen sich sämtlich auf Frauen mit Genitalerkrankungen oder Genitaloperationen. Besonders die Klagen über ganz eigentümliche, sehr lästige ziehende Beschwerden in Armen und Beinen sind außerordentlich charakteristisch und erinnern an die von CURSCHMANN geschilderte sensitive Tetanie, ohne daß in den drei von mir beobachteten Fällen objektiv Tetaniesymptome festzustellen waren. Es dürfte sich um eine besondere Form wohl stark endokrin abhängiger vegetativer Anfälle handeln. Konstitutionell handelt es sich in meinen Beobachtungen stets um ausgesprochen asthenische Frauen. In diesem Zusammenhang sind auch nochmals die schwierigen Probleme körperlicher Hygiene, einschließlich der sexuellen Abstinenz und des Sexualbefriedigungsproblems, die Ermüdung und die Ernährung zu nennen. Die geistige Epidemie des Unterernährungswahnes, besonders bei modischen konstitutionell nervösen Frauen, liefert augenblicklich gerade ein überreiches entsprechendes Material.

Vielgestaltig, überraschend, sprunghaft und ungleichmäßig, wie die innere Formel unserer Kranken als ganze lebendige Erscheinung in körperlicher und seelischer Beziehung, erweist sich nach vorstehendem auch ihr Lebensverlauf, wenn auch mit dem Erreichen der Mitte des Lebens in vielen Fällen (Spätreifung!) ein gewisses Gleichgewicht erreicht und ein gewisses Gleichmaß dargestellt wird. Nicht ganz selten wird das Erreichen einer solchen ausgeglichenen Altershaltung konstitutionell Nervöser, die wir ja wie alle hier in Frage stehenden Lebensauseinandersetzungen nur als eine nervös verstärkte Ausprägung allgemein mensch-

licher kritischer Phasen hier der Altersabklärung ansehen dürfen, dadurch ver-
eitelt, daß der konstitutionell nervöse Mensch seinem Leben selbst ein Ende
macht. Der Gedanke an *Selbstmord* liegt vielen unserer Kranken infolge der
dauernd negativen Lebensbilanz und der zahllosen quälenden Erscheinungen
auf allen Gebieten außerordentlich nahe, und man wird dementsprechend kaum
einen konstitutionell Nervösen mittlerer Jahre treffen, in dessen Vorgeschichte
nicht mindestens zeitweise Neigung zum Suicid oder eine oder mehrere entsprechende Versuche anzutreffen sind. Namentlich der lebensscheue, asthenisch-
sensitive Menschentypus erscheint in dieser Richtung gefährdet; aber auch bei
vielen andern Typen konstitutioneller Nervosität kann bei irgendwelchen un-
vorhergesehenen Innenschwankungen oder Außenbelastungen oft in sehr impulsiver Weise der Weg in den Freitod beschritten werden. Das Zusammentreffen körperlich konsumierender Zufälle mit irgendwelchen psychischen Traumen
stellt eine besondere Gefährdung dar, und wir haben Grund, anzunehmen, daß
die bei weiblichen Selbstmördern so häufig festgestellte menstruelle Veränderung
gerade recht häufig im Zusammenwirken mit der konstitutionellen Eigenart
unserer Kranken zur Katastrophe führt. Zahlenmäßige Anhaltspunkte sind bei
der Eigenart unserer Krankheitsgruppe selbstverständlich schwer zu geben.

VII. Ätiologie.

Die *Ätiologie* der konstitutionellen Nervosität in unserm Sinne ist eine *durch-*
aus hereditäre konstitutionelle. Wenn auch wirklich gründliche und ausführliche
Familien- und Hereditätsforschungen noch nicht in genügendem Maße vorliegen, darf doch auf Grund allgemein klinischer Erfahrung an erster Stelle eine
allgemeine psychopathische Heredität genannt werden, in die die moderne
Familienforschung, besonders unter Führung RÜDINS und seiner Mitarbeiter,
sowie der Tübinger Schule, insofern manchen Einblick gewährt hat, als wir im
weiteren familiären Umkreis ausgesprochener Psychosen Angehörigen unserer
Krankheitsgruppe häufig begegnen. Die klinische Praxis gibt uns allerdings
häufiger eine mehr spezifische Heredität, die sich namentlich in kultivierten
Familien oft über Generationen verfolgen und sehr vielfach *überraschende sym-*
ptomatische Übereinstimmungen erkennen läßt. Die ,,allgemeine erblich degenerative Psychopathie'' im Sinne HILDEBRANDS dürfte hier die beste kurze
Formel geben, etwa im Sinne der Diathèse neuroarthritique der Franzosen.
Stoffwechselstörungen und Keimdrüsenschädigungen jeder Art sind bei den *Aszen-*
denten unserer Kranken gleichfalls außerordentlich häufig nachweisbar, sei es
im Sinne besonders *hohen Lebensalters der Erzeuger* (PEIPER 1921), *endokriner*
Störungen besonders hinsichtlich der Schilddrüse (RUTHERFORD 1922), allgemeiner *Stoffwechselstörungen* (Diabetes, Gicht) oder ausgesprochen *infektiöser*
und *toxischer* Schädigungen der Eltern. Bei der allgemeinen Verbreitung der
Lungentuberkulose wird man diesem Leiden besonders häufig begegnen, ohne
deswegen in die immer wiederholte Einseitigkeit einzelner Autoren zu verfallen,
das ganze Gebiet der konstitutionellen Nervosität auf die Formel einer tuber-
kulösen Schädigung bringen zu wollen. Außerordentlich häufig erhalten wir die
Angabe, daß Eltern oder Großeltern unserer Kranken *syphilitische* oder *meta-*
luetische Erkrankungen durchmachten. Besonders läßt sich häufig feststellen,
daß der Vater luetisch war (BINSWANGER[10], PLAUT und GÖRING, NONNE, HAUPT-
MANN und RAVEN[38]). Wie BUMKE neuerdings hervorhob, zeigen gerade diese
konstitutionell Nervösen häufig den Typus körperlich schwächlicher, kümmerlich gebauter, schlecht genährter und blaßaussehender, ermüdbarer und un-

froher Kranker, die zu Angst-, zu Zwangsvorstellungen, zu Hypochondrie und zu moroser Gereiztheit neigen. Rumpf fand bei 13% Luetikerkindern nervöse Krankheitserscheinungen, doch ist in diesem Zusammenhang die Angabe von Meggendorfer wichtig, der durch Stammbaumforschungen nachwies, daß *psychopathische Zustände bei Paralytikerkindern vielfach zu Unrecht der Syphilis zugeschrieben werden*, weil ganz gleiche oder ähnliche Psychopathien sich schon vielfach nachweisen lassen, ehe die Syphilis den Stamm befiel (Rüdin 1926). Auch *Alkoholismus* findet sich häufig bei einem oder beiden Erzeugern unserer Kranken, ohne daß auch hier dieser Befund überschätzt werden dürfte. *Morphinismus* und *Cocainismus* ausgesprochener Form pflegen in der Mehrzahl der Fälle glücklicherweise die Fortpflanzung auszuschließen. Die nähere statistische Bearbeitung von 200 Fällen ausgesprochener konstitutioneller Nervosität eigener Beobachtung unter Ausschaltung aller Grenzfälle ergab in 162 Fällen ausgesprochene gleichsinnige psychopathische Heredität; 65 Kranke entstammten Familien, in denen allgemeinere innere oder Stoffwechselleiden (Niere, Galle, Fettleibigkeit, Zucker, Gicht und endokrine Störungen sowie ausgesprochene Organneurosen) gehäuft auftraten, 15 weitere ausgesprochen rheumatischen Familien; 38 Fälle gehörten ausgesprochenen Gefäßfamilien an. Lues oder Metalues der Erzeuger war in 28 Fällen nachweisbar, Geisteskrankheiten ausgesprochener Form in 14 und starkes familiäres Auftreten von Lungentuberkulose in 9 Fällen. Unter den beliebig herausgegriffenen 200 Kranken fanden sich sechs, die als Siebenmonatskinder zur Welt gekommen waren. Es ist anzunehmen, daß ähnliche Umstände noch häufiger vorhanden, den Kranken selbst aber nicht bekannt sind. 5 Fälle waren Zwillingsgeschwister. So läßt auch die einfach klinische Beobachtung das außerordentliche Überwiegen einer rein spezifischen Heredität außerordentlich deutlich hervortreten.

Sehr viel geredet und geschrieben worden ist über den Einfluß der Kultur- oder Zivilisationsschädigungen, die in einem prägnanteren Sinne als „*Domestikationsschädigungen*" wenigstens eine gewisse Unterlage in gleichlaufenden Tierzuchtbeobachtungen haben, im übrigen aber durchaus ins Reich der Phantasie zu weisen sind. Daß dagegen gewisse *Rasseeinflüsse* von Belang sind, dürfte nach der besonderen Disposition jüdischer Individuen (Sichel), sowie nach neueren Untersuchungen über Rassenunterschiede der psychischen Hemmungsvorgänge an Weißen und Negern (Crane 1923) eine gewisse Wahrscheinlichkeit haben. Auch kleinere Volksgruppen unterscheiden sich in dieser Beziehung, wie etwa die Beobachtungen Binswangers (1926) über die Psychologie der Thüringer oder die besonderen Erfahrungen an der polnisch-jüdischen Bevölkerung lehren.

VIII. Differentialdiagnose.

Die *Differentialdiagnose* der konstitutionellen Nervosität ist dahin allgemein zu präzisieren, daß *ein Mitwirken konstitutionell nervöser Momente für den sorgfältigen Beobachter meist unschwer zu erkennen ist, die eigentliche Diagnose konstitutioneller Nervosität dagegen nach allen Richtungen hin überaus verantwortungsvoll und schwierig erscheint.* Nur allzu häufig enthüllt sich bei weiterer Beobachtung ein zunächst als konstitutionell nervös registriertes Krankheitsbild als „symptomatische Neurasthenie" im Sinne von Landauer (1919), hinter der sich *körperliche Erkrankungen jeder Art*, besonders chronischen Verlaufes, und namentlich auch *Geistesstörungen* verbergen. Vergiftungen verschiedenster Formen (Zangger 1924), schleichende symptomarme Nieren- und Gefäßerkrankungen, intrathorakale Strumen, schleichende organische Erkrankungen des

Nervensystems können ebenso wie Parasiten (MOUTIER 1924) oder Malaria (KLEIN 1925) zu Täuschungen führen, um nur ein paar beliebige, besonders häufige Beispiele verschiedenster Gebiete zu erwähnen. Die erhöhte Empfindlichkeit konstitutionell nervöser Menschen bedingt es nicht selten, daß auf die klinisch-latente Entwickelung eines organischen Leidens quasi „intuitiv" mit ausgesprochen nervös-hypochondrischen Symptombildungen geantwortet wird, so daß etwa, wie in einer eigenen Beobachtung, eine ausgesprochen schicksalhaft erworbene Syphilidophobie unmittelbar in eine Krebskachexie überleitet, oder bei demselben „nervösen" Zustandsbilde wiederholte Untersuchung wirklich das Vorhandensein einer Syphilis aufdeckt. Psychiatrisch bestehen die innigsten Beziehungen zu manisch-depressivem Irresein, wie BONHOEFFER (1912) besonders anschaulich und eindringlich nachwies; französische Autoren mühten sich in demselben Sinne um die Abgrenzungen der „periodischen Psychasthenie" (SOUKHANOFF 1910, CARRAS 1911), während SALERNI (1908), BENON (1922), LAMSENO (1923) und andere die Abgrenzung der Psychasthenie von der Schizophrenie bearbeiteten, die in Grenzfällen trotz sorgfältigster Beobachtung für viele Jahre unmöglich sein kann, ganz besonders wenn zwanghafte Erscheinungen im Symptombild deutlich sind. Unmöglich kann die Differentialdiagnose endlich in den Vorstadien eigentlicher psychotischer Veränderungen sein, namentlich im Beginn paranoider und anderer, ohne schwere Persönlichkeitszerstörung verlaufender Erkrankungen. Die im Eingang unserer Ausführungen schon hervorgehobene überwiegend negative Abgrenzung unseres Gebietes läßt *die Diagnose konstitutioneller Nervosität immer etwas vorläufig und unbefriedigend verbleiben, wenn nicht ein besonders glücklicher Zufall nächsten Einblick in den Familienkreis und weite Strecken des Lebensverlaufes ermöglicht. Andernfalls ist sie immer nur mit Vorbehalt zu stellen.*

IX. Behandlungsprinzip.

Von der *Behandlung* der konstitutionell nervösen Kranken ist ausführlicher andernorts die Rede. Hier sei nur darauf hingewiesen, daß die erste, leider durchaus utopische Forderung (RÜDIN 1926) eine eugenische allgemeine und persönliche *Prophylaxe* wäre, auf die wir in absehbarer Zeit ebensowenig hoffen dürfen, wie auf eine soziale und hygienische allgemeine und persönliche Prophylaxe. Der *Behandlungsplan* jedes unserer Fälle hat zunächst körperliche konstitutionelle und akzidentelle Mängel mit allen zur Verfügung stehenden Mitteln zu klären und in Angriff zu nehmen, und daneben durchaus gleichberechtigt auf seelischem Gebiete den Funktionsstörungen aller Schichten im oben erwähnten Sinne entgegenzuarbeiten. Allgemein körperliche und seelische Hygiene, allgemein körperliche und seelische Ertüchtigung wird hier ebenso oft notwendig und am Platze sein, wie jede Art somato- und psychotherapeutischer Spezialarbeit, und nur der Arzt, dem die Einheit des lebendigen Ganzen nicht im tieferen Sinne erschlossen ist, wird dem Irrtum verfallen, hier Gegensätzlichkeiten zu sehen oder Einseitigkeiten zu befürworten.

Literatur.
(Abgeschlossen 1. VII. 1927.)

A. Monographien.

(1) MÖBIUS: Die Nervosität. Leipzig 1882. (2) AXENFELD: Traité des Névroses. Paris 1883. (3) ARNDT: Neurasthenie. Wien-Leipzig 1885. (4) BOUVERET: La Neurasthenie. Paris 1891. (5) LEVILLAIN: La Neurasthenie. Paris 1891. (6) MÜLLER, F. C.: Handbuch der Neurasthenie. Leipzig 1893. (7) KOCH: Psychopathische Minderwertigkeiten. Ravensburg 1891/93.

([8]) Loewenfeld: Pathologie und Therapie der Neurasthenie. Wiesbaden 1894. ([9]) Krafft-Ebing: Nervosität (Nothnagel) 1895. ([10]) Binswanger: Pathologie und Therapie der Neurasthenie. Jena 1896. ([11]) Dornblüth: Nervosität. Leipzig 1896. ([12]) Gilles de la Tourette: Etats neurasthéniques. Paris 1898. ([13]) Glatz: Neurasthénie. Bâle-Genève 1898. ([14]) Janet, P.: Névroses et idées fixes. Paris 1898. — -Raymond: Névroses et idées fixes. Paris 1898. ([15]) Martius: Pathogenese innerer Krankheiten. III. Funktionelle Neurosen. Leipzig-Wien 1903. ([15a]) — Neurasthenische Entartung einst und jetzt. Wien 1909. ([16]) Wollenberg: Hypochondrie (Nothnagel). Leipzig 1904. ([17]) Dubois: Psychoneurosen (Ringer). Bern 1905. ([18]) Cramer: Nervosität. Jena 1906. ([19]) Savill: Lectures on Neurasthenie. London 1906. ([20]) Dana: Nervous diseases. London 1907. ([21]) Ziehen: Neurasthenie (Eulenburg). Berlin 1907. ([22]) Bernheim: Neurasthenie et psychonévroses. Paris 1908. ([23]) Hartenberg: Psychologie des Neurasthéniques. Paris 1908. ([24]) Dubois: Pathogene neurasthenischer Zustände (Volkmann). Leipzig 1909. ([25]) Birnbaum: Psychopathische Persönlichkeiten. Wiesbaden 1909. ([26]) Aschaffenburg: Psychasthenie (Curschmann). Berlin 1909. ([27]) Janet, P.: Les Névroses. Paris 1910. ([28]) Veraguth: Neurasthenie. Berlin 1910. ([29]) Dornblüth: Die Psychoneurosen. Leipzig 1911. ([30]) Dejerine-Gauckler: Psychonévroses. Paris 1911. ([31]) Heilbronner: Psychoneurosen (Mohr-Stähelin). 1912. ([31a]) Frank: Affektstörungen. Berlin 1913. ([32]) Wilmanns: Psychopathien (Lewandowsky). 1914. ([33]) Kraepelin: Psychiatrie IV. 1915. ([34]) Jung: Psychologische Typen. Zürich 1921. ([35]) Adler: Nervöser Charakter. III. Wiesbaden 1922. ([36]) Schneider, K.: Psychopathische Persönlichkeiten (Aschaffenburg). Leipzig-Wien 1923. ([37]) Stier: Neurasthenie (Kraus-Brugsch). Berlin 1924. ([38]) Bumke: Lehrbuch der Geisteskrankheiten. München 1924.

B. Einzelarbeiten.

Abraham, K.: Geschichte eines Hochstaplers. Imago 11, 355 (1925). Albert, Fritz: Etude expérimentale des troubles vaso-moteurs réflexes d'origine traumatique. (Experimentelle Untersuchungen über vasomotorische Reflexstörungen traumatischen Ursprungs.) (Laborat. de recherches, clin. chirurg., univ. Liège.) Arch. internat. Physiol. 22, H. 4, 391 bis 474 (1924). Alexander, G.: Labyrinthogene Neurasthenie. Über den Einfluß der Hysterie und Neurasthenie auf die Symptomatologie und den Verlauf der Labyrinthkrankheiten. Wien. med. Wschr. 1910, Nr. 29 u. 30. — Alexander, Willy: Beschäftigungsneurosen. Beitrag in: Spezielle Pathologie und Therapie innerer Krankheizen. Hrsg. v. Friedrich Kraus u. Theodor Brugsch. 10, T. 3: Nervenkrankheiten 3. Berlin u. Wien: Urban und Schwarzenberg 1924. Allers, R.: Reakt.-Zeiten bei sinnloser und sinnvoller Reizgebung. Z. Neur. 102, 548 (1926). Allport, F. G.: Personality traits: Their classification and measurement. Journ. of abnorm. a. soc. psychol. 16, 6 (1921). Aronowitsch: Klassifikationssystem der physischen Degenerationszeichen. Z. Neur. 92, 609 (1924). Aschaffenburg: Wandlungen des Neurastheniebegriffes. Festschrift Köln. Bonn 1915.

Baade, W.: Selbstbeobachtung und Introvokation. Z. Psychol. 79, 68 (1918). Babcock, R. H.: Cardiac-hypoerondials. N. Y. State J. Med. 1, 1914. Baerwald, R.: Psychologie des motorischen Menschen. Z. Psychother. 2, 65 (1910). Bappert, Jak.: Von der Gleichmäßigkeit oder Ungleichmäßigkeit der geistigen Entwicklung. Hilfsschule 18, 5, 131 (1925). Bartels, Dr. Martin: Einige Bemerkungen und Erfahrungen über die Rolle der sogenannten Neurosen, speziell der Psychoneurosen, Hysterie und Neurasthenie in der Augenheilkunde. Z. Augenheilk. 18, 1925. Bauer, J.: Konstitutionelle Disposition zu inneren Erkrankungen. Berlin: Julius Springer 1921. Bechterew, Dr. W. v.: (a) Über zwangsweise Darm- und Blasenkrisen und ihre Behandlung durch Suggestion. Neur. Zbl. 28, Nr. 11, 562. 1. 6. 1909. — (b) Bogen der Assoziationsreflexe im Zentralnervensystem. Z. Neur. 88, 26 (1924). Benedek, Ladislaus und Paul Goldenberg: Tremophilie und thyreotoxische Konstitution. Dtsch. Z. Nervenheilk. 78, H. 1/2, 75—77 (1923). Benjamin, R.: Wachstumsblässe. Jb. Kinderheilk. 102, 203 (1923). Benon, R.: Asthénie périodique. Revue neur. 29, 538 (1922). Beritoff, I.: Individuell erworbene Reflexe. J. Psychol. 30, 217 (1924). Bernheim, Prof. M.: (a) Revision du chapitre des nevroses. L'Encephale 1911, Nr. 7. — (b) Conception pathogénique des états dits neurasthéniques, psychasthéniques, psychoneurasthéniques. Rev. Méd. 1909, Nr. 4. — (c) Psychothérapie dans les psychoses. L'Encéphale 1911, 375. Beyer, Ernst: Die erholungsbedürftige Frau und ihre Behandlung in der Heilstätte. (Nervenheilst. Roderbirken b. Leichlingen.) Arch. f. Psychiatr. 74, H. 2/4, 204—217 (1925). Bing, Rob. (Basel): Über den Begriff der Neurasthenie. Med. Klin. 1908, Nr. 5. — und S. Schönberg: Der pathologische Rausch. Schweiz. med. Wschr. 55, Nr. 8, 157—164 (1925). Bisgaard, A.: Dysregulation. Z. Neur. 29, 1 (1922). Bjerre, Paul: Die neurasthenische Erschöpfung. Hygiae 86, H. 13, 417 u. H. 14, 462 (1924). Boas, I.: Besonderes Symptombild der nervösen Dyspepsie. Dtsch. med. Wschr. 1922, 1405. Boenheim, Felix: Über chronische benigne Hypofunktion der Nebennieren. Ein Beitrag zur Kenntnis der vegetativ-endokrinen Heredodegeneration. Klin. Wschr. 4, Nr. 24, 1159—1162 (1925). Bolten: Genese und Behandlung der exsudativen Paroxysmen. Beihefte zur Monatsschr. 31 (1925). Bonhoeffer, K.:

Zur Differentialdiagnose der Neurasthenie und der endogenen Depressionen. Berl. klin. Wschr. 1912, Nr. 1. BOSTROEM, A.: Zustandbild und Krankheit in der Psychiatrie. (Psychiatr. u. Nervenklin., Univ. Leipzig). Klin. Wschr. 2, Nr. 37/38, 1728—1731 (1923). BOVET, P.: Enfants vagabonds. J. de Psychol. 21, 236 (1924). BRANDT, P.: Schicksal von Frühgeburten. Mschr. Kinderheilk. 27, 209 (1923). BRAUN und FUCHS: Zur Symptomatologie der Herzneurosen. Wien. klin. Wschr. 1909, Nr. 48. BREDNOW: Reproduktionsversuche an pseudologischen Kindern. Z. Kinderforschg. 29, 416 (1924). BRISSAUD: Les douleurs d'habitude. Progr. med. 1904, Nr. 2. BROOKS, H.: Neurocirculatory asthenia. Ann. clin. Med. 3, 2 (1924). BÜCHLER, PAL: Über Störungen der Blutgerinnung bei Geistes- und Nervenkrankheiten. Gyogyaszat 65, Nr. 13, S. 294—297 (1925). (Ungarisch). BUMKE, O.: (a) Die Pupillenstörungen. 2. Aufl. Jena: Fischer 1911. — (b) Nervöse und pathologische Temperamente. Rev. Méd. Hamburgo. 5, 137 (1924). — (c) Der Arzt als Ursache seelischer Störungen. Psychiatr. u. Nervenklin., Univ. München). Dtsch. med. Wschr. 51, Nr. 1, 3 (1925). BUNNEMANN: Psychogenese von Hautsymptomen. Z. Neur. 88, 589 (1924). BÜRGER, HANS: Zur verstehenden Psychologie der unehelich Schwangeren. (Ehem. Prov.-Hebammenlehranst. u. psychiatr. Klin., Univ. Köln). Arch. f. Psychiatr. 72, H. 2, 237—258 (1924). BURGESS, M.: A case of neurasthenia complicated with (?) „vasovagal" attacks. Lancet 1908, 12. 12. BURR, CH. W.: The nervous child. N. Y. State J. Med. 114, 205 (1921), Brit. J. Childr. Dis, 18, 182 (1921).

CARRAS: Etude statistique sur la psychose périodique. Ses rapports avec la psychasthénie chronique à base d'interpretations délirantes. Thése de Toulouse, 1911, Nr. 921. CASSIRER, RICHARD, und ROBERT HIRSCHFELD: Vasomotorisch-trophische Erkrankungen. Sonderabdruck aus: Spez. Path. u. Therap. inn. Krankh. S. 557—696 (1924). CIMBAL, W.: (a) Zweck- und Abwehrneurosen. Z. Neur. 37, 399 (1917). — (b) Depressive Psychoneurosen. Z. Neur. (Kraepelin) 101, 77 (1926). CLAUDE, H., H. CODET, M. CÉNAC u. M. MONTASSUT: L'hyperpéne expérimentale. Application au diagnostic de l'épilepsie psychique. (Die Anwendung der experimentellen Hyperpnoe zur Diagnose der psychischen Epilepsie.) Progrès méd. 53, Nr. 15, 542—548 (1925). CLAUDE, HENRI: (a) Les fugues chez l'enfant. (Fortlaufen bei Kindern.) Journ. des praticiens 39, Nr. 31, 497—500 (1925). — (b) Fugue psychasthénique. Zbl. Neur. 32, 388 (1923). COHN, W.: Gehäufte kleine Anfälle bei Kindern. Mschr. Psychiatr. 46, 106 (1919). COHNHEIM, PAUL: Die Enterie (enterogene Neurasthenie), ihr Wesen und ihre Behandlung. Slg. Abh. Verdgskrkh. 9, H. 2 (1925). CORNIOLEY: Nevrose grave du plexus solaire simulant une perforation gastrique. (Schwere, eine Magenperforation vortäuschende Neurose des Plexus solaris.) Arch. des Mal. Appar. digest. 15, Nr. 5, 443—457 (1925). CORY, CH.: Problem of the individual. J. abnorm. a. soc. Psychol. 16, 374 (1922). CRANE: Race differences in inhibition. Arch. of Psychol. 9 (1923). CRILE, G. W.: Studies in exhaustion. 3. Emotion. Arch. Surg. 4, 130 (1922). CROCQ: Représentation graphique de l'état mental des psychopathes. (Graphische Darstellung des Geisteszustandes von Psychopathen.) J. de Neur. 24, Nr. neurol. 8, 148—158 (1924). CULPIAN, M.: Nomenclature of minor mental disorders. J. of Neur. 3, 105 (1922). CURSCHMANN: Die Stoffwechseluntersuchung in der Diagnostik der Neurose. Jahresvers. d. Ver. nordwestdtsch. Psychiater u. Neurol., Rostock, Sitzg. v. 24.—25. 10. 1925. Ber. Zbl. 42, H. 14, S. 840. CZERNY, A.: (a) Das schwer erziehbare Kind. Jb. Kinderheilk. 85, 253 (1917). — (b) Arzt als Erzieher des Kindes. Berlin: Julius Springer 1919.

DAVENPORT, CH. W.: The feebly inhibited. J. nerv. Dis. 42, 503 (1915). DAVID, E.: Angstaffekt und vegetatives Nervensystem. Z. Neur. 91, 209 (1924). DÉJERINE-GAUCKLER: Neurasthénie. Presse méd. 1913, 157. — Asthénies periodiques Crises de fatigue. Presse méd. 22, 457 (1914). DEUTSCH: Zur Diagnostik der Agrypnie. Wien. med. Wschr. 1908, Nr. 25. Mc DOUGALL, WILLIAM: Fundamentals of psychology. Psyche (Lond.) 5, Nr. 1, 13 (1924). DUBOIS (Bern): Psychasthenie und Aberglauben. 3. Vers. d. schweiz. neurol. Ges. 1910, Genf. Neur. Zbl. 29, Nr. 30, S. 729 (1910). DUPONG: L'aboulie du neurasthenique. Autoobservation. Ann. méd.-psychol. 2, 1921. DUPUIS L.: L'ennui morbide. Revue phil. 47, 417 (1922). DÜRCKHEIM, K. VON: Erlebnisformen. Ansatz zu einer analytischen Situationspsychologie. Arch. f. Psychol. 46, 262 (1924).

Enuresis (a) ZAPPERT: Erg. inn. Med. 1919. — (b) AMBERG: J. amer. med. Assoc. 83, 1300 (1924). — (c) BAUER: Z. Urol. 18, 452 (1924). — (d) BAUMANN: Z. Schulgesdh.pfl. 38, 403 (1925). — (e) BEHM: Z. Schulgesdh.pfl. 36, 321 (1923). — (f) BIRNBAUM: Frauenarzt 27, 2 (1912). — (g) BORZA: Orv. Hetil. (ung.) 69, 423 (1925). — (h) CHAVIGNY: Paris méd. 13, 566 (1923). — (h) COMBY: Bull. Soc. méd. Hôp. Paris 40, 282 (1924). — (k) COURTIN: Arch. Kinderheilk. 73, 40 (1923). — (l) FOODGE: Z. Relig.psychol. 39, 318 (1925). — (m) GIBBS: Z. Relig.psychol. 39, 318 (1925). — (n) DE HAAN: Zbl. Neur. 28, 99 (1922). — (o) KARGER: Dtsch. med. Wschr. 1924, 639. — (p) KATZ: Berl. klin. Wschr. 1914, 1835. — (q) KLEEMANN: Z. Kinderheilk. 38, 521 (1924). — (r) LEGUEN: Progr. méd. 50, 661 (1922). — (s) MARCUSE: Z. Sex.wiss. 11, 229 (1924). — (t) MEISELS: Zbl. Neur. 34, 409 (1923). — (u) MOSS: Med. J. a. Rec. 121, 22 (1925). — (v) NARATH: Klin. Wschr. 1916, 1446. — (x) PERATIER:

Zbl. Neur. **31**, 239 (1923). — (y) Potolzky: Dtsch. med. Wschr. **1922**, 730. — (z) Saizeff: Z. Neur. **90** (1924). — (α) Sicard: Ann. Méd. **17**, 470 (1925). — (β) Rehm: Zbl. Neur. **51**, 596 (1925).—(γ) Stier: Z. Kinderforschg.**30**, 125 (1925).— (δ) Wele-Pegel: Arch. of Pediatr.**41**, 252 (1924). Embden: Zur Reflexlehre, insbesondere zur Kenntnis der vasomotorischen Reflexe nach Versuchen mit Herrn Hans Freundlich. Biol. Abt. d. ärztl. Ver., Hamburg. Sitzg. v. 3. u. 17. 2. 1925. Ber. Zbl. **41**, H. 1/2, 31. Escomel, E.: „Nevada". Z. Neur. **34**, 230 (1923). Ewald (Erlangen): Krankheitseinheit und Reaktionsform. Vers. d. dtsch. Ver. f. Psychiatrie in Cassel, 1.—2. 9. 1925. Zbl. **42**, H. 5/6, 333.

Feldner, I. und Lazar, E.: Psychiatrische Untersuchung kindlicher Ungezogenheiten (Kinderklinik Wien). Wien. klin. Wschr. **74**, 999 (1924). Fischer, Bruno: Narkolepsie. Z. Neur.**90**, 599 (1924). — Fischer, Heinr.: (a) Psychopathologie des Eunuchoidismus. Z. Neur. **50** (1919).— (b)Die Wirkungen der Kastration auf die Psyche. (Klin.f. psych. u. nerv. Krankh., Gießen.) Z. Neur. **94**, H. 2/3, 275—300 (1924). — (c) Über psychogene Ursachen körperlicher Symptome in der Gynäkologie und Geburtshilfe. Zbl. Gynäk. **49**, Nr. 15, 800—814 (1925). — Fischer, Louis und Julian L. Rogatz: Catalepsy in an infant. (Katalepsie bei einem Kinde.) (Infantorium, New York City.) Arch. of Pediatr. **41**, Nr. 12, 845—850 (1924). Flatau, W. S.: Psychogene Ursachen gynäkologischer Beschwerden. (Sammlg. diagn.-therap. Abh.f. d. prakt. Arzt. H. 21.) München: Verl. d. ärztl. Rundschau Otto Gmelin 1925. Fleischmann, F.: Der hohe Blutdruck. Dtsch. med. Wschr. **51**, 2059, 216h (1925). Forster: Causalgie. Dtsch. Verein f. Psychiatrie. Jena 1923. Fränkel, Fr.: Psychischer Formenreichtum der Eunuchoiden. Berl. Ges. f. Psychiatr. **4**, 1922. (Maas: Chondrodystrophie. [Bemerkg. zum Vortr. von F. Fränkel.] ibid.) Freund, H.: Psychoneurose und Gynäkologie. Jkurse ärztl. Fortbildg. **16**, H. 7, 1—12 (1925). Frey, Walter und Francesco Tonietti: Der Einfluß des vegetativen Nerven auf die Milz und die Lymphocyten des Blutes. Z. exper. Med. **45**, H. 1/2, 597—608 (1925). Friberger, R.: Über die Prognose der Studienneurasthenie. Dtsch. Z. Nervenheilk. **40**. Friedjung, Josef K.: (a) „Miliosen". Wien. klin. Wschr. **70** (1921). — (b) Kindliche Sexualität. Berlin: Julius Springer 1923. — (c) Milieuerkrankungen des Kindesalters. Wien. med. Wschr. **75**, Nr. 16, 914—918 (1925). Fuchs (Wien): Über ein neurasthenisches Pulsphänomen. 74. Vers. dtsch. Naturforscher u. Ärzte in Karlsbad v. 21.—26. 9. 1902. Ber. i. neurol. Zbl. **21**, Nr. 20, 979, 16. 10. 1902. Fuld, E.: Idiopathische Analkrämpfe. Münch. med. Wschr. **69**, 1159 (1922). Rogues de Fursac, I.: Le spleen. (Der Spleen.) Progrès méd. **53**, Nr. 14, 491 (1925.

Gatscher, Siegfried: Über Dysästhesie im Ohre bei Neurasthenie. Wien. klin. Wschr. **37**, Nr. 50, 1281 (1924). Gaupp (Tübingen): Kampf um die Krankheitseinheit. 48. Jahresvers. der südwestdtsch. Psychiater in Tübingen am 23. u. 24. 10. 1925. Z. Neur. **101**, 1 (1926). Geipel, P.: Über eigentümliche Schlafanfälle (Narkolepsie) nach Trauma. (Johannstädter Krankenh. Dresden.) Mschr. Unfallheilk. **32**, Nr. 9, 208—212 (1925). Glaser, F.: Über Schwankungen des Kalkgehaltes im Blutserum bei funktionellen Neurosen. (Auguste-Viktoria-Krankenh., Berlin-Schöneberg.) Med. Klin. **20**, Nr. 36, 1237—1240 (1924). Glässner, K., L. R. Grote, G. Lepehne, E. Magnus-Alsleben, O. Platz, van der Reis, M. Rosenberg und A. Weber: Funktionsprüfung innerer Organe. Berlin: Julius Springer 1924. Glorieux: La neurasthénie chex les ouvriers. Bull. Soc. Belge. 1905 (1924). Goldflam, S.: Narkolepsie. Dtsch. Z. Nervenheilk. **82**, 20 (1924). Goldscheider, A.: Krankhafte Überempfindlichkeit. Leipzig: Thieme 1919. — und H. Hahn: Über Dermographie. (3. med. Klin., Univ. Berlin.) Dtsch. med. Wschr. **51**, Nr. 11, 424—426; Nr. 12, 465—467 u. Nr. 13, 508—511 (1925). Goldstein, Kurt: Über die gleichartige funktionelle Bedingtheit der Symptome bei organischen und psychischen Krankheiten. Mschr. Psychiatr. **57**, H. 4, 191 (1924). Gordon, R. G.: On the physiology of tremor in relation to the neuroses. (Tremor und Neurosen.) Brit. J. med. Psychol. **4**, H. 3, 224—234 (1924). Grabe, E. von: Spätschicksale von Fürsorgezöglingen und Prostituierten. Arch. f. Kriminol. **75**, 171 (1923). Gross, O.: Psychopathische Minderwertigkeit. Wien-Leipzig: Braumüller 1909. Gregor und Vogtländer: Charakterstruktur verwahrloster Kinder. Z. angew. Psychol. **31** (1922). Grossmann, I. M.: Oesophago- und Pylorospasmus in Zusammenhang mit Fragen der inneren Sekretion. Russk. Klin. **3**, Nr. 10, 192—198 (1925). (Russisch.) Gruhle, H. W.: (a) Epilepsie. Zbl. Neur. **34**, 1. — (b) Psychiatrie f. Ärzte. Berlin 1918. — (c) Anregungen zur Charakterforschung. Z. Kinderforschg.**28**, 305 (1924). Gurewitsch, M.: (a) Formen motorischer Unzulänglichkeit. Z. Neur. **98**, 510 (1925). — (b) Über die Formen der motorischen Unzulänglichkeit. (Psychoneurot. Kinklin., Univ. Moskau.) Z. Neur. **98**, H. 3/4, 510—517 (1925).

Haas: Echtheit von Gefühlen. Z. Pathopsychol. **2**, 350 (1913). Hahn, Benno: Psychische Infektion als Ursache nervöser, scheinbar hereditärer Erscheinungen. Dtsch. med. Wschr. **51**, Nr. 28, 949 (1925). Hamburger, F.: Seltene kindliche motorische Schlafstörungen. J. Kinderheilk.**164** (1915). Hanse, A.: (a) Menstruelle Neurosen. Arch.f. Psychiatr.**71**, 643 (1924). — (b) Frauenkrankheiten und Nervensystem. (Psychiatr. u. Nervenklin., Univ. Kiel, u. St. Johannes-Hosp., Hamborn-Rhein.) Arch. f. Psychiatr. **72**, H. 5, 674—717 (1925). Hartmann, H.: Selbstblendung. J. f. Psychiatr. **41**, 171 (1922). Hauptmann, Alfred:

Menstruation und Psyche. (Versuch einer „verständlichen" Inbeziehungssetzung somatischer und psychischer Erscheinungsreihen.) (Psychiatr. u. Nerv.-Klin., Univ. Freiburg i.
Br.) Arch. f. Psychiatr. 71, H. 1, 1—54 (1924). HAZEN, H. H. und R. WHITMORE: Skin
diseases due to emotional disturbances. (Hautkrankheiten infolge emotioneller Störungen.)
Arch. of Dermat. 12, Nr. 2, 261—266 (1925). HEAD, H.: Vigilance. Brit. J. Psychol. 14,
126 (1923). HEILBRONNER, K.: Konstitutionelles Wachträumen. Mschr. Psychiatr. 34, 510
(1913). HELLER, JULIUS: Hat der Symptomenkomplex der sexuellen Neurasthenie wirklich
ein anatomisches Substrat in der hinteren Harnröhre? (Berlin. urol. Ges., Sitzg. v. 25. 11.
1924). Z. Urol. 19, H. 4, 241—253 (1925). HELLPACH, W.: (a) Geopsychische Erscheinungen.
III. Aufl. Leipzig: Engelmann 1923. — (b) Der nervöse Zusammenbruch (Neuroplexie). Südwestdtsch. Psychiater 1920. Z. Neur. 23, 216 (1921). HEVEROCH, ANT.: (a) Narkolepsia. Čas.
lék. česk. 63, Nr. 41, 1477—1480 (1924). (Tschechisch.) — (b) Autosynnoia, Abart des Autismus.
Z. Neur. 39, 130 (1924). HERZ: Wanderherz und Neurasthenie. Wien. klin. Wschr. 1908,
291. HILPERT: Anatomischer Befund bei Migräne. Z. Neur. 97, 478 (1925). HICHIKAWA, T.:
Singultus. Schweiz. med. Wschr. 54, 352 (1924). HISINGER-JÄGERSKIÖLD. E.: Capillar-
studien bei Krankheiten mit vasomotorischen Symptomen und einige Worte über die Bedeutung der Capillaren für den Blutkreislauf. (2. med. Univ.-Klin., Helsingfors). Acta med.
scand. Stockh. 61, H. 2/3, 251—280 (1924). HOEWEN, H. VAN DER: Verhältnisblödsinn. Allg.
Z. Psychiatrie. 78, 228 (1922). HOFFERBERT, A.: Blutbild bei Gesunden und Neurasthenischen. Berl. klin. Wschr. 1326 (1921). HOFFMANN, R. A. E.: Grundlinien der normalen
und anormalen seelischen Konstitution. (Versuch einer Typologie.) Z. Neur. 66, 128 (1921).
v. HOLST: 6 Jahre Psychiatrie ohne Anstalt. Z. Neur. 101 (Kraepelin), 171 (1926). HOM-
BURGER: Psychopathologie des Kindesalters. Berlin: Julius Springer 1926. HORSTMANN:
Nervöse Erschöpfung und Zurechnungsfähigkeit. Z. Med. beamte 35, 504 (1922). HUDOVER-
NIG, Dr. CARL: Zur Unterscheidung funktionell und organisch bedingter Druckempfindlich-
keit. Neur. Zbl. 29, Nr. 8, 408. 16. 4. 1910.|
JAENSCH, E. R.: (a) Die Eideitk und die typologische Forschungsmethode in ihrer Bedeutung
für die Jugendpsychologie und Pädagogik, für die allgemeine Psychologie und die Psychologie der menschlichen Persönlichkeit. (Mit besonderer Berücksichtigung der grundlegenden
Fragen und der Untersuchungsmethodik.) Z. pädag. Psychol. 26, Nr. 1, 37—55; Nr. 4,
202—221 u. Nr. 5, 236—257 (1926). — (b) Über das Verhältnis von experimenteller und struk-
turpsychologischer Forschungsmethode in der Jugendpsychologie. (Leipzig, Sitzg. v. 18.—21.
4. 1923). Ber. über d. 8. Kongr. f. exp. Psychol. 174—176 (1924). JANET, PIERRE: (a) Tension
psychologique. Brit. J. med. Psychol. 209 (1921). — (b) L'atonie et l'asthenie psychologique.
Brit. J. med. Psychol. 4 (1924). — (c) 5 Jahre langer Schlaf. Verlust des Wirklichkeitsbewußt-
seins. (1921.) Zbl. Neur. 30, 541 (1922). JENDRASSIK, E. (Budapest): Über den Neurasthenie-
begriff. 16. internat. med. Kongr. i. Budapest v. 29. 8.—4. 9. 1909. Ber. Neur. Zbl. 28,
Nr. 21, 1187. JENTSCH, E.: Degenerationszeichen. Mschr. Psychiatr. 41, 290 (1917). JÖR-
GER, J.: Un-klares Denken und Pseudologie bei Verhältnisblödsinn. Allg. Z. Psychiatr. 73,
109 (1917).
ISSERLIN: (a) Die Erwartungsneurose. Münch. med. Wschr. 1908, Nr. 27. — (b) Das
Asthma in seiner volkswirtschaftlichen Bedeutung. Med. Klin. 20, Nr. 29, 998—1000 (1924).
IWANOFF und SMOLINSKY: Psychasthenie experimentell-psychologisch. Zbl. Neur. 27, 348
(1922); 34, 151 (1923).
KALISCHER, S.: Hypertonie. Fortschr. Med. 7 (1925). KAPPIS, M.: Singultus. Klin.
Wschr. 3, 1065 (1924). KATZ, D. und TOLL, A.: Tiercharakter (Huhn). Z. Psychol. 1, 93,
287 (1923). KIBLER: Experimentalpsychologischer Beitrag zur Typenforschung. Z. Neur.
98, 524 (1925). KIRSCHBAUM, W.: Über eigenartige Einflüsse endogener Psychosen auf Asthma
bronchiale und Heuschnupfen. 20. Jahresvers., ver. norddtsch. Psychiater u. Neurol., Kiel,
Sitzg. v. 25. 10. 1924. Ber. Zbl. 40, H. 5/6, 306. KLAGES, L.: (a) Prinzipien der Charakterologie.
Leipzig: Barth 1910. — (b) Grundlagen der Charakterologie. Leipzig: Barth 1926. KLEIN, H.:
Pseudoneurasthenia intermittens. Med. Klin. 21, Nr. 31, 1161 (1925). KLEINE, WILLI: Periodische Schlafsucht. (Psychiatr.- u. Nervenklin., Univ. Frankfurt a. M.). Mschr. Psychiatr.
57, H. 5/6, 285—320 (1925). KLEIST: Episodische Dämmerzustände. 48. Südwestdtsch. 1923.
KOLLARITS, Dr. JENÖ: (a) Charakter und Nervosität. Vorlesungen über das Wesen des Charakters und der Nervosität und über die Verhütung der Nervosität, gehalten im 1. Semester
1911, a. d. med. Fakultät i. Budapest. Berlin: Julius Springer 1912. — (b) Unterbrechungs-
und Abrechnungsgefühle bei Nervösen. Z. Neur. 60, 225 (1920). — (c) Zur Diagnostik der neurasthenischen Schmerzen. Nervöses Herzklopfen und Angina pectoris. Dtsch. med. Wschr.
1910, Nr. 16. KORNFELD: Moral insanity. Dtsch. med. Wschr. 1918, H. 50. KRAEPELIN: Über
„exogene Reaktionstypen". Dtsch. Forsch.-Anst. f. Psychiatrie, München, Sitzg. v. 13. 11.
1924. Ber. Zbl. 40, H. 5/6, 379. KRAUS und NICOLAI: Elektrokardiogramm. Leipzig: Veil
1910. KROH, OSWALD: Subjektive Anschauungsbilder bei Jugendlichen. Göttingen: Van-
denhoeck und Ruprecht 1922. KRÜGER: „Konstitutionelle Affektübererregbarkeit" und „Affektdämmerzustände". Z. Neur. 44, 286 (1919). KUGLER, EMIL: Neurosis hypophysaria

deconcentrationis. Wien. klin. Wschr. 37, Nr. 46, 1191—1192 (1924). Kuschl: Die Erschlaffung der Körperkonstitution und ihr Nachweis am Auge. 3. Die Nervenerschlaffung. (Neurasthenie). Z. Augenheilk. 52, H. 4, 233—250 (1924). Kutzinski, A.: Schwinden eines schweren hysterischen Symptomenkomplexes nach Kastration. Dtsch. med. Wschr. 51, Nr. 31, 1282 (1925). Kylin, Eskil: (a) Essential hypertonicity as one of the symptoms of vegetative neurosis. (Essentielle Hypertonie als Teilsymptom vegetativer Neurose). (11. congr. de med. des pays du nord, Kristiania, 3.—5. 7. 1923). Acta med. scand. (Stockh.) Suppl.-Bd. 7, 290—298 (1924). — (b) Studien über den Ca-Gehalt des Blutserums bei gewissen Zuständen von sogenannter vegetativer Neurose. (Intern. med. Zivilabt., Militärkrankenh., Eksjö, Schweden). Acta med. scand. (Stockh.) 61, H. 4/5, 345—376 (1925). — (c) und G. Myhrman: Blutkalkstudien. 6. Mitt. Der Blutkalkgehalt bei Zuständen von sogenannter vegetativer Neurose. (Intern.-med. Zivilabt., Militärkrankenh., Eksjö, Schweden). Z. exper. Med. 44, H. 3/4, 378—383 (1925).

Ladeck: Psychogene Fieberreaktionen bei Lungentuberkulösen. Wien. klin. Wschr. 37, 439 (1924). Laehr: Die Nervosität der heutigen Arbeiterschaft. Allg. Z. Psychiatr. 66. Laignel-Lavastine: (a) Emotivité, inquiétude, angoisie et anxiété. Presse méd. 31, 761 (1923). — (b) Anxiété, volupté et pneumogastrique. (Angst, Wollust und Vagus). Paris méd. 14, Nr. 42, 321—322 (1924). Lamseno, I.: Psychasthenie. Zbl. Neur. 32, 388 (1923). Landauer: Symptomatische Neurasthenie. Z. Neur. 45, 316 (1919). Lange, J.: (a) Messung der persönlichen Grundeigenschaften. Psychol. Arb. 8, 129 (1923). — (b) Über die Paranoia und die paranoische Veranlagung. (Kaiser-Wilhelm.-Inst., München und Krankenhaus, München-Schwabing.) Z. Neur. 94, H. 1, 85—152 (1924). — (c) Melancholie. Z. Neur. 101 (Kraepelin), 293 (1926). — (d) und Guttmann: Hysterischer Anfall, Hyperventilation, epileptischer Krampf. Münchn. med. Wschr. 24 (1926). Laubry, Ch., Mussio-Fournier et J. Walser: Syndrome angineux et insuffisance thyroidienne. (Angina pecrotis und Hypothyreoidismus.) Bull. Soc. méd. Hôp. Paris 40, Nr. 34, 1592—1598 (1924). Lederer, R.: Konstitutionspathologie in der Kinderheilkunde. (I. Bauers Abhandlung H. 1.) Berlin: Julius Springer 1924. Lefèvre: Contribution à l'étude de la patogénie des nevroses. Nouva Iconogr. de la Salp. 1908, Nr. 5. Leidler, R. und P. Loewy: Der Schwindel bei Neurosen. (Nervenheilanst. „Maria Theresienschlössel", Wien). Mschr. Ohrenheilk. 57, H. 1, 21—40; H. 2, 103—131; H. 3, 192—283; H. 4, 278—316 u. H. 5, 347—388 (1923). Leubuscher, P., und Bibrowicz, W.: Die Neurasthenie in Arbeiterkreisen. Dtsch. med. Wschr. 1905, Nr. 21. Levi, Leopold und Rothschild, Henri de: (a) Schilddrüsenneurasthenie. Soc. de neurol. de Paris 10. 1. 1907. Ber. neurol. Zbl. 26, Nr. 7, 329. 2. 4. 1907. — (b) Psychasthenie infolge von Sekretionsstörungen der Schilddrüse und Hypoovarie. Guter Erfolg von gemischter Opotherapie. 18. Kongr. der Psychiater u. Neurol. Frankreichs u. franz. sprechender Länder in Dijon v. 3.—8. 8. 1908. Ber. neurol. Zbl. 28, Nr. 3, 171 (1909). Levine, B. S.: (a) Resistance of red blood cells. J. nerv. Dis. 57, 231 (1923). — (b) Grundumsatz bei Psychoneurosen. Z. Relig. psychol. 36, 323 (1924). Lewy, F. H.: Ausdrucksbewegungen und Charaktertypen. Jahresvers. d. südwestdtsch. Psychiatr. Vereinig., Frankfurt a. M., Sitzg. v. 25. u. 26. 10. 1924. Ber. Zbl. 40, H. 13/14, 750. Leyser, E.: (a) Iteration. Mschr. 55, 175 (1923). — (b) Psychopathologie nervöser Magenleiden. Klin. Wschr. 3, 1131 (1924). — (c) Herzkrankheiten und Psychosen. Beih. Mschr. 25 (1924). Liebenthal, F.: Reproduktion bei Pseudologen. Mschr. Psychiatr. 36, 378 (1914). Lindenblatt, Leo: Über gehäufte kleine Anfälle (Pyknolepsie). (Psychiatr. u. Nervenklin., Univ. Königsberg i. Pr.). Arch. f. Psychiatr. 74, H. 1, 108—125 (1925). Lindworsky, I.: Eine versteckte, aber bedeutsame Gedächtniseigenschaft. Z. pädagog. Psychol. 26, Nr. 1, 23 (1925). Lipmann, O.: (a) Abzählende Methoden in der psychologischen Statistik. Leipzig: Barth 1921. — und Bogen, H.: (b) Naive Physik. Leipzig: Barth 1923. Lochner, Rud.: Der Problemkreis der seelischen Eigenwesenheit. Z. pädagog. Psychol. 26, Nr. 3, 113 (1925). Löffler, W.: Fieber. Schweiz. med. Wschr. 55, 1181 (1925). Löwenstein, O.: Über experimentell bestimmbare Merkmale der individuellen Krankheitsdisposition. Ges. südwestdtsch. Irrenärzte, Frankfurt a. M. Sitzg. v. 30. 10. 1924. Zbl. 42, H. 12, 699. Löwenthal (Braunschweig): (a) Die objektiven Symptome der Neurasthenie. 74. Vers. dtsch. Naturforscher u. Ärzte i. Karlsbad am 21.—26. 9. 1902. Ber. neurol. Zbl. 21, Nr. 20, 979. 16. 10. 1902. — (b) Über das faradische Intervall. Münch. med. Wschr. 1908, Nr. 52. Lyon, E.: Psychopathische Grundlage bei Kindertic. Z. Kinderforschg. 28, 64 (1923).

Maass: siehe Fraenkel. Machaček, I.: Erfindungsversuche 11—14jähriger Knaben. Z. Kinderforschg. 29, 292 (1924). Macnamara, Eric: Blood pressure in neurasthenic states and the effects of certain forms of tratment thereon. Lancet 1980, 18. 7. Major, G.: Die Neurasthenie der Jugendlichen. Med. Klin. 1911, Nr. 37. Mann, L.: Traumatische Entstehung spasmophiler Zustände. Neur. Zbl. 1242 (1913). Matthes: Konstitution der Frau (Halban-Seitz) Urban u. Schwarzenberg 1924. Matzdorff, Paul: Über Narcolepsie. Ärztl. Ver. Hamburg, Stzg. v. 21. 4. 1925. Maupin, Oakland: Habit formation in animals. Psychol. bull. 18, 573 (1921). Mauthner, O.: Gleichgewicht und Neurose. Mschr. Ohrenheilk. 58, 502 (1924). — Mayer, A.: Über psychogene Ursachen körperlicher Symptome in der Gynäkologie und Geburtshilfe. Zbl. Gynäkol. **49**, Nr. 15, 785—800 (1925). —-GROSS: Zur psychiatrischen Charakterkunde. Z. Neur. **89**, 68 (1924). — MEIER-MÜLLER, H.: Neurosentherapie. Schweiz. med. Wschr. **52**, 36 (1922). MENDEL, K.: Wechseljahre des Mannes. Zbl. Neur. **29**, 385 (1922). MEYER, ADOLF (Baltimore): Genetisch-synomische Psychologie. Z. Neur. **101** (KRAEPELIN) 406 (1926). — SEMI (Danzig): Springender und schnellender Patellarreflex bei Neurosen. Neur. Zbl. **30**, Nr. 12, 655. 16. 6. 1911. MILOSLAVICH: Über springende Mydriasis. Wien. klin. Rundsch. **1911**, Nr. 1. MINOR: Erbliches Zittern. Z. Neur. **99**, 586 (1925). MOERCHEN: Neuere Erfahrungen mit degenerierten Frauen höherer Stände. 100. Vers. d. psychiatr. Ver. d. Rheinprovinz, Bonn 1925. Zbl. **17**, H. 9/10, 568. v. MONAKOW: (a) Biologie und Psychiatrie. Schweiz. Arch. Neur. **4**, 3 (1909). — (b) Biologie der Instinktwelt. Schweiz. Arch. Neur. **8**/10 (1921/22). MONRAD, S.: Pseudostrictura oesophagi. Acta paediatr. (Stockh.) **1**, 29 (1921). MONRAD-KROHN: Ermüdungsprobe bei Neurasthenie. Zbl. Neur. **33**, 159 (1923). MORGAN, JOHN J. B.: The nature of suggestibility. Psychologic. review **31**, 6, 463 (1924). MOURGUE: Causalité agglutinée. Schweiz. Arch. Neur. **13**, 537 (1923). MOUTIER, FRANÇOIS: La neurasthénie ascaridienne. (Die Askaridenneurasthenie). Jorn. méd. franç. **13**, Nr. 9, 372 (1924). MUCK, O.: Über ein vasomotorisches Reflexphänomen der adrenalisierten Nasenschleimhaut und seine klinische Bedeutung bei verschiedenen Krankheitszuständen. Münch. med. Wschr. **71**, Nr. 42, 1461—1463 (1924). MURSELL, JAMES L.: (a) Ontogenetic ignificance of instinct, habit and intelligence. Psychologic. Rev. **29**, 163 (1922). — (b) Principles of integration in objectivs psychology. Americ. J. Psychol. **35**, 1 (1924). MYERS, CH. S.: Nature and development of the sentiments. Psyche **3**, 196 (1922).

NIESSL VON MAYENDORF, Neurosenfrage. Allg. Z. Psychiatr. **83**, 7 (1926).

OBARRIO-MACOUNE: Traumhafte Delirien der Kinder. Z. Neur. **36**, 56 (1924). OEHLER, I.: Singultus. Münch. med. Wschr. 1344 (1922). OESTERREICH: Entfremdung der Wahrnehmungswelt und Depersonalisation in der Psychasthenie. J. Psychol. u. Neurol. **718**/9 (1906/7). ORBISON, T. J.: Psychasthenic attacks resembling epilepsy. Amer. J. med. Sci. **140**, Nr. 462 (1910). ORTNER: Vagus oder Carotis Druckversuch? Med. Klin. **1926**, 570. OSERETZKY: Motorische Begabung und Körperbau. Mschr. **58**, 37 (1925). OTIS, MARGARET: A study of suggestibility of children. Arch. f. Psychol. **11**, 70, 5 (1924).

PAGE (Bellevue): (a) Douleur épigastrique suraiguë dans la neurasthénie. 14. Vers. der Psychiater und Neurologen Frankreichs und der franz. sprechenden Länder in Pau vom 1.—8. 8. 1904. Ber. neur. Zbl. **23**, Nr. 24, 1163. 16. 12. 1904. — (b) La toxémie neurasthénique. Paris: Vigot 1910. PATRIZI, MARINO L.: La misura diretta fatica nervosa. (Die direkte Messung der nervösen Ermüdung). Bull. Sci. med., Bologna **3**, Jan.—Febr. H., 21—44 (1925). PAULHAN, FR.: L'influence psychologique et les associations du présentisme. (Der Augenblicksmensch und seine psychologische Bedeutung unter besonderer Berücksichtigung der Assoziationen.) J. de Psychol. **22**, Nr. 3, 193—235 u. Nr. 4, 297—326 (1925). PAULL, H.: Parallelismus körperlicher und geistiger Entwicklung der Volksschulkinder. Münch. med. Wschr. **71**, 526 (1924). PAULSEN, ALICE E.: The influence of treatment for intestinal toxemia on mental and motor efficiency. (Der Einfluß der Behandlung intestinaler Autointoxikation auf die geistige und motorische Leistungsfähigkeit.) Arch. of Psychol. **11**, Nr. 69, 5—45 (1924). PAUL-BONCOUR, G.: Les anomalies caracterielles de l'enfance et de l'adolescence. (Die Charakteranomalien des Kindesalters und der Adolescenz). Progr. med. **53**, Nr. 8, 271—274 (1925). PEIPER, A.: Minderwertigkeit der Kinder alter Eltern. Jb. Kinderheilk. **96**, 81 (1921). PERITZ, G.: Über den Herzkrampf im Rahmen der Spasmophilie. (Ein Beitrag zugleich zum Tonusproblem und zur Epilepsiefrage). Z. Neur. **102**, H. 3/4, 395 (1926). PFÄNDER: Charakterologie. Utitz Jahrbuch 2 (1925). PLANER, REINHARD: Zur Sympathicusneurose der weiblichen Sexualorgane. Fortschr. Med. **43**, Nr. 14, 199—206 (1925). PÖNITZ, K.: Singultus. Z. Neur. **17**, 45 (1918). PRENGOWSKI: Negativismus Nervöser. Z. Neur. **33**, 165 (1916). PRINCE, MORTON: The structure and dynamic elements of human personality. J. abnorm a. soc. Psychol. **15**, 403 (1921). *Psyotherapie*, I. allgem. ärztlicher Kongreß **17**/19, 4 (1926). Halle: Marhold 1926.

RAECKE: Neurasthenische Bewußtseinsstörung. Friedreichs Blätter f. ger. Med. **5** (1910). RANSCHBURG, P.: Gedächtnismessungen bei Nervösen. Sommers Klinik **5** (1910). RAYMOND: Névroses et psychonevroses. Paris 1907. REDLICH, EMIL: Über Narcolepsie. Z. Neur. **95**, H. 1/2, 256—270 (1925). REICH, W.: Chronische hypochondrische Neurasthenie mit genitaler Asthenie. Internat. Z. Psychoanal. **12**, 25 (1926). REICHARDT: Neurasthenie. Dtsch. med. Wschr. **1921**, 19. RIESE, W.: Negativismus. Mschr. Psychatr. **58**, 121 (1915). RIVERS, TANSLEY, SHAND, PEAR, HART, MYERS: Komplex und „sentiment". Englische Diskussion 1922. Brit. journ. of psychol. **13**. Zbl. Nervenheilk. **34**, 401 (1923). ROBIN, G. et CÉNAC: Troubles du caractère et cardiopathies. (Charakterstörungen und Herzleiden.) Ann. méd.-psychol. **83**, 1, 155—165 (1925). ROHDE, M.: Berufsnervosität der Volksschullehrer. Mschr. f. Psychiatr. **35**, 359 (1914). ROSENFELD, M.: (a) Über Bewußtseinszentren. Dtsch. med. Wschr. **50**, Nr. 38, 1271 bis 1272 (1924). — (b) Vegetative Neurose und psychische Störungen. Mschr. Psychiatr. **60**, 89 (1925). ROSSOLIMO. G. I.: Le „profil psychologique" pour l'examen psychologique collectiv.

(Das „Psychol. Profil" zum Zwecke der psychol. Gruppenprüfung.) (Clin. pour les maladies nerv. et inst. neurol. 1. univ. Moscou). Fol. neuropath. eston. 3/4, 15—17 (1925). Rubritius, H.: Reflektorische Anurie. Wien. klin. Wschr. 749 (1925). Rüdin, E.: Klinische Psychiatrie und psychiatrische Erbbiologie. Z. Neur. (Kraepelin) 549 (1926). Rülf: Funktioneller Rindenkrampf. Neur. Zbl. 412 (1916). Runge: Psychopathie, Encephalitis, Würgesucht („larvierte Onanie"). Arch. Psychiatr. 68, 429 (1923). Rutherford, H. R. C.: Psychopathic inneritance. J. ment. Sci. 68, 236 (1922).

Sahli, H.: Definition und Wesen der sogenannten allgemeinen Neurosen. Schweiz. med. Wschr. 1 (1923). Aleardo-Salerni: Sulla nevrastenia prodomica della demenza precoce. Arch. di psich. Sci. att. 24, Nr. 1 (1908). Dr. Selig (Franzensbad): Über den Herzschmerz. Med. Klin. 1909, Nr. 21. Serejski, M.: (a) Affektbiochemie. Mschr. Psychiatr. 53, 361 (1922). — (b) Frumkin, Kaplinsky: Vegetative Asymmetrien bei psychogenen Psychosen. Z. Neur. 103, 273 (1926). Sichel, Max: Psychische Erkrankungen der Juden in Krieg und Frieden. Mschr. Psychiatr. 55, 207 (1923). Simnitzky: Magengeschwür. Klin. Wschr. 1545 (1926). Sollier, Paul, et Paul Courbon: (a) De l'imagination au délire et au rêve. J. de Psychol. 20, 10, 932 (1923). — (b) A propos de la pathogénie de l'hystérie. (Zur Pathogenese der Hysterie.) J. de Neur. 24, Nr. neurol. 8, 141—147 (1924). Sommer: Menschlicher und tierischer Charakter. Wien. med. Wschr. 75, 10, 586 (1925). Somogyi: zit. nach Bauer 7. Soukhanoff, S.: De la combinaison de la psychasthénie et de la cyclothymie. Revue neur. 1910, Nr. 23. Ssucha-rewa und Ossipowa: Materialien zur Erforschung der Korrelationen von Begabungstypen und Konstitution. Z. Neur. 100, 489 (1926). Schilder: Entfremdung der Wahrnehmungs-welt. Allg. Z. Psychiatr. 76, 766 (1920). Schlaf: (a) Handbuch der Physiologie (Bethe-Bergmann) 17. Berlin 1926. (b) Bzaclowski: Schläfrigkeit, Schlafzentrum. Z. Neur. 272 (1926). (c) Lleitmann: Sleepesness. Amer. J. Physiol. 6667 (1923). (d) Krasnogorski: Schlaf und Hemmung. Mschr. Kinderheilk. 25, 372 (1923). (e) Kreidl-Herz: Schlaf bei Reizfreiheit. Pflügers Arch. 203, 459 (1924). (f) Laslett: Sleepesness. J. of. exper. psychol. 7, 45 (1924). (g) Peiper: Reizbarkeit im Schlafe. Med. Klin. 1924, 1559. Jb. Kinderheilk. 57, 101 (1924). (h) Szymanski: Aktivität und Ruhe. Z. angew. Psychol. 20, 192 (1922). Schmidt, R.: Asthma. Med. Klin. 1, 46 (1926). Schneider, Kurt: Schichtung des emotio-nellen Lebens. Z. Neur. 59, 281 (1920). Schnyder: Examen de la suggestibilité chez les nerveux. Neur. Zbl. 23, 1163 (1904). Schönhals, Paul: Über die Ursache der Neurasthenie und Hysterie bei den Arbeitern. Inaug.-Diss. Berlin 1906. Schultz, I. H.: (a) Psychologische Leistungsprüfungen an nervösen Kriegsteilnehmern. Z. Neur. 63, 326 (1921). — (b) Amnestische Zustände. Z. Neur. 99, 107 (1924). — (c) Psychotherapie des Schlafmangels. Dtsch. med. Wschr. 58, (1926). — (d) Seelische Krankenbehandlung III. Jena: Fischer 1923. Schröder, P.: Schwer erziehbare Kinder. Wien. med. Wschr. 74, Nl. 3, 134—138 (1924). Schumansky, Z.: Über den Einfluß des Hungerns auf die intellektuellen Eigenschaften der Kinder. (Psychoneurol. Inst., Moskau.) Z. Neur. Erg.-Bd., 29—31 (1924). (Russisch.) Schwab, Georg: (a) Vorläufige Mitteilung über Untersuchungen zum Wesen der subjektiven Anschauungsbilder. (Psychiatr. Klin., Univ. Heidelberg). Psychol. Forsch. 5, H. 3/4, 321—339 (1924). — (b) Über Heimweh beim Kleinkind. Jb. Kinderheilk. 108, 3. Folge: 58, H. 1, 15 (1925). Schwartz, L.: Du rôle étiologique du travail professionel dans les psychoneuroses. Schweiz. Arch. f. Psychiatr. 16, H. 2, 321 (1925). — O.: Psychogenese und Psychotherapie körperlicher Symptome. Berlin: Julius Springer 1925. Stein, Ludwig: Zur medikamentösen Therapie der Angst-zustände. Wien. klin. Wschr. 36, Nr. 35, 627—628 (1923). — Conrad, und Oskar Bénesi: Zur Pathogenese der Störungen des statischen Apparates bei Neurotikern. Beitr. Anat. usw. Ohr usw. 21, H. 1/6, 127—152 (1924). Stern, W.: Differentielle Psychologie. Leipzig: Barth 1911. Stier, E.: (a) Neuropathisches Kind. Dtsch. med. Wschr. 1915, 41. — (b) Die traumatischen Neurosen. Spezielle Pathologie und Therapie innerer Krankheiten. Hersg. v. Friedr. Kraus und Theod. Brugsch. 10, T. 3: Nervenkrankheiten 3. 1924. — (c) Gewohnheitsmäßiges nächt-liches Kopfschütteln. Z. Neur. 90, 212 (1924). — (d) Ohnmachten und ohnmachtsähnliche Anfälle bei Kindern. Z. Neur. 21, 41 (1920). — (e) Wandertrieb und pathologisches Fort-laufen bei Kindern. Jena: Fischer 1913. Storch, A.: Selbstwerterleben. Arch. f. Psychol. 37, 113 (1918). Strassmann, F.: Neurasthenicsher Dämmerzustand. Ärztl. Sachverst.-Ztg. 1911, Nr. 24. Strohmayer, Wilhelm: Die Psychopathologie des Kindesalters. Vorlesungen f. Mediziner u. Pädagogen. 2. neubearb. Aufl. München: J. F. Bergmann 1923.

Tendler, A. D.: Mental status of psychoneurotics. Arch. of Psychol. 5 (1923). Thomas: E.: Les réactions vaso-motrices chex l'enfant a l'état normal et dans quelques états patholo-giques. (Die vasomotorischen Reaktionen beim Kinde im gesunden Zustand und in einigen pathologischen Verhältnissen). Revue méd. romande 44, Nr. 10, 665—671 (1924). Tiger-stedt, K.: Psychische Erregung und Blutdruck (1925). Z. Relig.psychol. 43, 770 (1926). Timmer, H.: Nabelkoliken bei Kindern. Z. Neur. 34, 409 (1923). Tscherback, A. E.: Hypo- bzw. Areflexie bei funktionellen Nervenkrankheiten. Korsak. Journ. 1910. Roth-Festschrift.

Utitz, E.: Charakterologie. Pan-Verlag 1925.

VANÝSEK, Dr. RUD.: (a) Auffallende exspiratorische Retardation des Pulses bei der Neurasthenie. Arch. bohém. de méd. clin. 5 (1903). — (b) Über die Bedeutung der exspiratorischen Retardation des Pulses, der orthostatischen Tachykardie Thomayers und des Symptoms von Erben. Arch. bohém. de méd. clin. 6, 379. VARENDONCK, I.: Vorbewußtes phantasierendes Denken. Internat. psa Bibl. 12 (1922). VITEK, V.: Die Neurasthenie und die Anämie. Eine klinische Studie. Arch. bohém. de med. 9 (1908). VOIGTLÄNDER, ELSE: „Art" und „Maske". Z. Psychol. 92, 326 (1923).

WALTHARD, M.: Zur Pathogenese psychisch bedingter Symptomenkomplexe im weiblichen Genitale. (Psychisch bedingte Genitalneurosen.) (Univ.-Frauenklin., Zürich). Arch. Gynäk. 124, H. 2, 381—448 (1925). WEIDNER: Hysterieformes Zustandsbild bei ovarieller Dysfunktion. Z. Neur. 97, 725 (1925). WATSON, J. B.: Behaviourism. Psyche 5, 3 (1924). WENDEROWIČ, E.: Hypnolepsie („Narcolepsia Gelineau") und ihre Behandlung. (Nervenklin., med. Inst., Leningrad.) Arch. f. Psychiatr. 72, H. 3/4, 459—472 (1924). WERNER, H.: Grundfragen der Intensitätspsychologie. Z. Psychol. 10, 1—251 (1922). WESTERMANN: Vitale Depression. Z. Neur. 77, 391 (1922). WEYGANDT, Dr. W. (Würzburg): Beitrag zur Diagnose der Neurasthenie. 26. Wandervers. der südwestdtsch. Neurol. u. Irrenärzte zu Baden-Baden am 8. u. 9. 6. 1901. Ber. neur. Zbl. 20, Nr. 15, 728. 1. 8. 1901. WICHMANN (Harzburg): Über die Nervosität der Lehrer und Lehrerinnen. 75. Vers. dtsch. Naturforscher und Ärzte in Kassel, 1903. Neur. Zbl. 22, Nr. 20, 983 (1903). WOLLENBERG: (a) Über das psychische Moment bei der Neurasthenie. Dtsch. med. Wschr. 1910, Nr. 17. — (b) Ruminatio humana. Südwestdtsch. Irrenärzte. Mai 1924. — (c) Systematische Störungen der egozentrischen Orientierung bei Geistesgesunden. Arch. f. Psychiatr. 74, 337 (1925).

ZALLA, MARIO: Il volume del cuore in varie malattie mentali e sindromi psicopatiche. Contributo statistico ed anatomo-patalogico allo studio dei rapporti tra costituzione somatica e malattie mentali. (Das Herzvolumen bei verschiedenen Geisteskrankheiten und psychopathischen Zustandsbildern.) (Clin. melatt. nerv. e ment., univ. Firenze.) Riv. Pat. nerv. 29, H. 7/8, 495—500 (1924). ZAPPERT: Kinderneurosen. Z. Kinderheilk. 38, 139 (1924). ZIEGLER, LLOYD H., and B. S. LEVINE: The influence of emotional reactions on basal metabolism. (Der Einfluß emotionaler Reaktionen auf den Grundumsatz.) Phipps psychiatr. clin., Johns Hopkins hosp., Baltimore.) Americ. J. med. Sci. 169, Nr. 1, 68—76 (1925). ZONDEK, S. G.: Die Identität von Nerv-Ionen und Giftwirkung. (2. med. Univ.-Klin. Charité, Berlin.) Klin. Wschr. 4, Nr. 17, 809—816 (1925).

Psychogene Reaktionen.

Von

E. BRAUN
Kiel.

Mit 10 Abbildungen.

Einleitung.

Die Schwierigkeiten des Gebietes, dessen Bearbeitung vom klinisch-psychia-trischen Standpunkt aus uns überlassen blieb, liegen in der Fülle des Stoffes, der bewältigt und gegliedert sein will und in der Mannigfaltigkeit seiner Erscheinungs-formen, ihrer Durchmischung, ihrer Ausdehnung bis weit ins Normale hinein und weit über die Grenze zu echten Psychosen hinaus, — denn zwischen diesen beiden Kreisen psychischen Geschehens, beide weithin überschneidend, stehen die psychogenen Reaktionen — die uns von vornherein resignierende Gedanken-gänge nahelegen. Dazu kommt, daß die psychopathologischen Vorgänge, die hier zu besprechen sein werden, ihrer eigensten Art nach einer natürlichen klaren Gliederung widerstreben, ja, daß, wie wir sehen werden, die Umgrenzung des Ge-bietes und damit seine Begriffsfassung eine zweifelhafte und in jedem Einzelfalle äußerst relative bleiben muß.

Wir werden von vornherein darauf verzichten müssen, *alles* darzustellen, was überhaupt vorkommen kann. Vollständigkeit, soweit sie überhaupt möglich und denkbar ist, ja auch schon der Versuch, Vollständigkeit zu geben, würde gegen-über der unendlichen Vielheit der Möglichkeiten notwendig zur Unübersichtlich-keit führen, und die natürliche Neigung des Stoffes, dem Darsteller unter den Händen zu zerrinnen, das Ineinanderfließen seiner Elemente, würde alsbald zum ungegliederten Chaos führen müssen. Grenzen und Begriffe möglichst scharf und eng zu fassen, wird also unsere erste Sorge sein müssen. Innerhalb dieser Grenzen aber wird uns nichts übrig bleiben, als aus der unübersehbaren Buntheit des Ge-schehens *Typen* zu abstrahieren, und dabei der Leitung früherer Bearbeiter des Stoffes und ein wenig unserm guten Stern zu vertrauen, die uns eine der klaren Darstellung zuträgliche Auswahl treffen lassen mögen.

Nicht, daß alle Probleme unseres Gebietes gelöst wären, daß nicht auch hier Lücken unseres Wissens oder unbeantwortete Fragestellungen sich empfindlich bemerkbar machten! Die letzte Zeit, der Konstitutionsforschung, den Problemen der Erblichkeit, charakterologischen und einzelpsychologischen Studien zu-gewandt, hat gerade im Bereich unseres Gebietes eine Fülle von Fragen auf-geworfen, die größtenteils noch der Beantwortung harren.

Daneben aber erscheint uns als Aufgabe der nächsten Zeit die kritische Sich-tung und Einordnung von Einzelerfahrungen, die den Lehren der „tiefenpsycho-logischen", durch besondere Denkgewohnheiten und selbstbewußtes Sichab-schließen ausgezeichneten Forschungsrichtungen entstammen. Die Lehrmeinun-gen der Psychoanalyse und ihrer Tochterschulen sollen in diesem Kapitel nur gelegentlich diskutiert werden. Ihre ausführlichere Darstellung und Würdigung ist verabredungsgemäß dem folgenden Kapitel Kahns überlassen geblieben. Die Lehren Freuds und seiner Schüler gingen zwar aus von den Einzelmanifestationen neurotischer oder psychogener Mechanismen, mehr und mehr sind sie aber — ganz ohne es selbst zu wollen — zur Darstellung einer Standardentwicklung bestimmter psychopathischer Persönlichkeitstypen geworden, deren Wurzeln bis in die früheste Kindheit hinab verfolgt werden muß. Die psychogene Reaktion selbst spielt dabei in vielen Fällen nur mehr die Rolle der auslösenden Episode, die die Entwicklung in Gang bringt und damit zugleich auf weit zurückliegende psychopathologische Vorgänge hinweist, die bisher latent geblieben waren.

Das ist ein Vorgang, wie wir ihn ähnlich bei der Entwicklung des hysterischen Charakters kennen; nur daß wir dessen Wurzeln aus guten Gründen in der Konstitution suchen, während die Psychoanalyse auf Kindheitserlebnisse und ihre ganz besondere Verarbeitung zurückgreifen zu müssen glaubt. Die Psychoanalyse vermeidet gern konstitutionelle Erwägungen. Das erklärt sich ohne weiteres aus ihrem extremen psychotherapeutischen Aktivismus, dem naturgemäß der Begriff der Konstitution, der immer ein Stück Prädestination in sich schließt, störend erscheint. Das kann uns aber nicht hindern, auch in den psychopathischen Verläufen und Entwicklungen, um die sich die Psychoanalyse und die Individualpsychologie Adlers bemühen, die konstitutionellen Elemente zu sehen, von denen unserer Auffassung nach das *Da*sein und vor allem auch das *So*sein psychopathologischer Vorgänge mindestens in gleichem Maße abhängt als von Erlebnissen und Einflüssen der Umgebung.

Davon wird später noch die Rede sein müssen. Hier nur so viel, daß es u. a. diese Erwägungen waren, die es uns geraten scheinen ließen, eine eingehendere Besprechung der Lehren Freuds und seiner Nachfolger, die natürlich an sich auch von *unserer* Fragestellung her unternommen werden könnte, dem Kapitel Kahns über die psychopathischen Persönlichkeiten zu überlassen.

Vielleicht ist es aber gut, wenigstens mit einigen prinzipiellen Worten unsere Stellungnahme zur Psychoanalyse gleich im Anfang zu fixieren, um so mehr als sie von der Kahns, auf dessen Kapitel als naturgemäße Ergänzung des unseren wir uns im übrigen immer wieder beziehen müssen, in einigen Punkten nicht unerheblich abweicht. Es scheint uns nicht zweifelhaft zu sein, daß wir Freud, wenigstens in bezug auf die allgemeine Problemstellung moderner psychiatrischer Forschungsrichtungen vieles zu verdanken haben. Die psychologische Betrachtungsweise, die in den letzten 15 Jahren zu vertieftem Verständnis vieler psychopathologischer Zusammenhänge, gerade psychopathischen und psychogenen Geschehens führte, konnte seinen Lehren mancherlei Anregungen, Fragestellungen, aber auch wertvolle Einzeleinsichten entnehmen. Freud war einer der ersten, der die menschliche Persönlichkeit als Ganzes und ihre Reaktionsweisen in den Mittelpunkt psychiatrischer Bemühungen stellte. Freilich lag eine derartige Betrachtungsart gewissermaßen in der Luft, nachdem sich einmal die allzu engen Grenzen der Experimentalpsychologie erwiesen hatten und die psychologische Welle, die, lange vor dem Kriege einsetzend, über unsere Gesamtkultur ging, begonnen hatte, auch die wissenschaftliche Forschung zu befruchten.

Irgendwie mit dem Geist der Zeit, die im Protest gegen die materialistische Ära — ebenfalls lange vor dem Kriege — angefangen hatte, entgegengesetzten mystischen Strömungen zu unterliegen, hängen wohl auch die besondere Methode des Denkens und die eigentümlichen Formulierungen zusammen, deren sich Freud bedient.

Hier beginnen unsere prinzipiellen Bedenken. Man kann, wenn man den Gepflogenheiten wissenschaftlichen Denkens folgen will, nicht ein spekulatives

System, das allenfalls bildhaft gemeint und für bestimmte heuristische Zwecke denkbar sein könnte, als Gesetz und Tatsache ausgeben. Das aber tut die Psychoanalyse, und wenn ihre Anhänger in letzter Zeit immer eindringlicher betonen, daß ihre Lehre auf der Beobachtung der *Wirklichkeit* aufgebaut sei, so muß es sich dabei großenteils um eine gewiß verständliche Selbsttäuschung handeln. Das Tatsachenbedürfnis der Psychoanalyse ist durchaus sekundärer Art.

Nun sind freilich Theorien, soweit sie sich auf psychologische Vorgänge und Gegebenheiten beziehen, besonders häufig dazu verurteilt, unbewiesene und unbeweisbare Konstruktion zu bleiben. Immerhin besteht hier doch ein Unterschied. Es ist etwas anderes, wenn ich mich bemühe, psychologische Vorgänge, die jedem einigermaßen in Beobachtung und Selbstbeobachtung Geschulten zugängig sind, möglichst glaubwürdig zu erklären, als wenn ich einem komplizierten und von vornherein in vielen Stücken unwahrscheinlichen System diese Tatsachen einzuordnen suche. In solchen Fällen entscheidet über die Glaubwürdigkeit einer Theorie ihre Wahrscheinlichkeit, über ihre Allgemeingültigkeit die Möglichkeit, sie in vielen oder allen Fällen anwenden zu können. Beides scheint uns bei der Psychoanalyse nicht oder doch nur in ganz beschränktem Umfang der Fall zu sein.

Unsere prinzipielle Einstellung den Lehren der Psychoanalyse gegenüber muß nach dem allen eine skeptische sein. Das wird freilich nicht hindern, daß uns hie und da psychologische Einzelergebnisse, zumal wenn wir ihren Kern der ungenießbaren Hüllen des spekulativen Systems entkleiden können, sehr willkommen sein werden. Es müßte ja auch sonderbar zugehen, wenn die Arbeit einer großen Reihe von begabten, wenn auch gelegentlich reichlich unkritischen und unklaren Köpfen nicht das eine oder andere Gute oder sogar Vortreffliche zutage gefördert hätte. Darüber hinaus aber darf daran erinnert werden, daß einzelne Probleme, die uns beschäftigen werden, durch die psychoanalytische Theoriefreudigkeit erweitert und vertieft worden sind.

Wenn wir auf diese Weise manche Fragestellung mit der Psychoanalyse gemeinsam haben, so werden doch unsere Antworten mit ziemlicher Regelmäßigkeit anders lauten müssen als die ihren. Das wird sich besonders deutlich an den Stellen ergeben, die eine eingehendere Diskussion psychoanalytischer Einzeltheorien erfordern.

Allgemeiner Teil.

I. Abgrenzung und Begriffsbestimmung.

Wenn wir den Versuch machen wollen, uns einen Überblick über ein bestimmtes Gebiet der Psychopathologie zu verschaffen, so wird unser erstes Bestreben sein müssen, nach den natürlichen Grenzen unseres Arbeitsfeldes zu tasten. Unser Bemühen wird hin und wieder von zufriedenstellendem Erfolg gekrönt sein, wie im Fall der progressiven Paralyse, deren Ursache, Beginn, Symptomatologie, Verlauf und Ausgang sie hinreichend von allen anderen psychopathologischen Erscheinungen abhebt. In der Mehrzahl der Fälle werden wir jedoch gezwungen sein, zwischen einzelnen festen Punkten Hilfslinien einigermaßen willkürlich zu konstruieren, ohne zu wissen, ob diese Linien wirklich natürlichen Grenzen entsprechen. Aber wir haben wenigstens die festen Punkte und *ahnen* den Verlauf der Grenzlinien zwischen ihnen, wenn wir ihn auch nicht genau kennen.

Ganz anders liegen die Verhältnisse in unserem Gebiet. Psychogene Reaktion heißt ja, zunächst ganz allgemein gefaßt, nichts anderes als die Reaktion eines

Menschen auf ein seelisches Erlebnis. Und da, wie wir sehen werden, Reaktionen in unserem Sinne nur zustande kommen können, wenn das Erlebnis die Kraft besitzt, eine Gemütserschütterung [JASPERS (b)], eine Emotion zu setzen, so können wir gleich hinzufügen, daß das seelische Erlebnis von starkem Gefühlswert sein muß, um wirksam werden zu können.

Derartige Reaktionen aber finden wir allüberall im gesamten Gebiet der Psychologie und Psychopathologie, und wir würden im Uferlosen umherirren, wenn wir diese allgemeine Fassung des Begriffes unserer Untersuchung zugrunde legen wollten. Wir werden also gezwungen sein, den Begriff der psychogenen Reaktion für unsere Zwecke einzuschränken und werden zunächst, da unsere Bemühungen vornehmlich *krankhaften* seelischen Erscheinungen gelten, den Begriff der „Reaktion" dahin zu präzisieren versuchen, daß es sich um *pathologische* Reaktionen handelt.

Hier freilich ergeben sich sofort neue Schwierigkeiten, Schwierigkeiten, die im wesentlichen mit denen der Abgrenzung des Krankhaften vom Gesunden überhaupt und insbesondere im Gebiet des Seelenlebens zusammenfallen. Wenn man als krankhaft eine psychische Reaktion bezeichnet, die eine Abweichung vom Durchschnitt oder, um einen in unserem Zusammenhang mehr soziologisch gefärbten Ausdruck KREHLS [zit. nach JASPERS (b)] zu gebrauchen, eine *Abweichung mit Beeinträchtigung der Leistungs- und Lebensfähigkeit* darstellt, so spricht man damit ein Werturteil von subjektiver und sehr dehnbarer Gültigkeit aus. Dieselbe Reaktion, die wir an dieser Definition orientiert als krankhaft bezeichnen, würde uns in anderem Kulturkreise unter veränderten äußeren Bedingungen als die normale erscheinen können. So haben sich z. B. im Kriege gewisse Temperamentsspielarten von hypomanischer, oberflächlich-leichtfertiger Färbung mit ihrer Lust am Abenteuer und ihrer unbedenklichen Verachtung der Gefahr als überaus brauchbar erwiesen; damals hätten wir uns wohl aus guten Gründen gehütet, diese Temperamentsbesonderheiten als pathologisch zu bezeichnen, obwohl es dieselben sind, die im ruhigen Ablauf des einförmig geregelten Friedenslebens immer wieder zu Konflikten führen können und dann, z. B. in foro, von uns als krankhafte Abweichungen bewertet zu werden pflegen. Zu ähnlichen Modifikationen unseres Urteils führt die Berücksichtigung von Lebensalter und Geschlecht oder dispositioneller und konstellativer Faktoren.

Endlich aber wird sich zeigen, daß wir mit dem Kriterium KREHLS immer nur einen *Teil* der psychogenen Reaktionen erfassen können. Viele von ihnen *führen* gar nicht zu irgendwie erheblicher Beeinträchtigung von Leistungs- und Lebensfähigkeit. Sie kommen uns Ärzten ja auch erst dann zu Gesicht, wenn sie in Form und Dauer ein gewisses alltägliches Maß überschreiten. Ja, bei manchen von ihnen werden wir sehen, daß wir ihnen geradezu eine gewisse und vielleicht aus der Tierreihe ererbte *Zweckmäßigkeit* zusprechen müssen, die freilich in ihren Mitteln vom gewöhnlichen Wege abweicht, aber ihr Ziel — wenn auch ein primitives und den Verhältnissen des Kulturmenschen nicht immer eigentlich angepaßtes — in vielen Fällen auch erreicht.

Hier ergibt sich u. a., daß auch die Kennzeichnung „pathologisch", die wir oben vorläufigerweise für unsere Reaktionen gebrauchten, unsern Zwecken insofern nicht vollkommen genügt, als sie sich ohne gewaltsame Verbiegung der Tatsachen keineswegs auf *alle* psychogenen Reaktionen anwenden läßt. Wenn man z. B. einen Dämmerzustand als pathologischen Vorgang bezeichnet, so wird das wahrscheinlich nirgends Widerspruch erregen. Hier müssen wir eben doch schon biologische Veränderungen von besonderer Art oder Stärke annehmen, die den Spielraum des Normalen in erheblichem Grade überschreiten. Anders ist das mit den alltäglichen Reaktionen, die man ja nicht wohl besser als „psychogen" bezeichnen kann, einem Tremor nach Schreck, einer zornigen Explosion oder einer niedergeschlagenen Stimmung nach Mißerfolg oder Verlust. Je verständlicher und — wie wir im Hinblick auf unsere Bemerkung über die Zweckmäßigkeit mancher Reaktionsformen hinzufügen können — je zweckmäßiger uns eine psychogene Reaktion erscheint, desto weniger werden wir geneigt sein, sie als krankhaft aufzufassen. Umgekehrt wird sie uns um so mehr den Eindruck des Pathologischen machen, je stärker die biologischen Veränderungen sind, die wir als Unterlegung fordern müssen. Wir stoßen hier also auf eine begriffliche Schwierigkeit, die, wie wir noch genauer sehen werden, mit der eigenartigen Stellung unseres Gebietes zwischen normalem und pathologischem psychischem Geschehen zusammenhängt. Vielleicht umgehen wir sie am vorteilhaftesten, indem wir, möglichst wenig präjudizierend, statt von krankhaften von *ungewöhnlichen* Reaktionen sprechen. K. Schneider (c) folgt ähnlichen Gedankengängen, wenn er in seiner Besprechung des gleichen Themas die Bezeichnung „abnorme" seelische Reaktionen gebraucht.

Auf all' diese Verhältnisse wird später noch ausführlicher und von andern Gesichtspunkten her eingegangen werden müssen. Zunächst hat sich jedenfalls so viel erwiesen, daß wir, wenn wir von der Leistungs- und Lebensfähigkeit der Reaktionsträger ausgehen und damit gewissermaßen von außen an unser Problem herantreten, nicht zu einer ausreichenden Umschreibung unseres Gebiets, geschweige denn zu den gesuchten scharfen Grenzen gelangen.

Aber unsere Aussichten sind nicht viel besser, wenn wir nunmehr versuchen, mehr vom psychologischen Kern des Problems aus vorzustoßen und etwa mit Bumke (e) von pathologischen Reaktionen dann zu sprechen, wenn verhältnismäßig kleine Anlässe zu übermäßig starken psychischen Wirkungen führen. Hier bedienen wir uns einer Abschätzung psychischer Erlebnisse und Reaktionen nach ihrer *Quantität* (Gruhle), oder, um mit K. Schneider (c) zu reden, nach ihrer Intensität, einer Betrachtungsweise also, die gerade gegenüber psychischen Kategorien von bedenklicher Unzulänglichkeit zu sein pflegt.

Das liegt zunächst daran, daß die Abschätzung der Quantität psychischer Eigenschaften und Reaktionen in ungewöhnlichem Maße von der Subjektivität des Betrachters abhängt. Im allgemeinen wird z. B. der Laie geneigt sein, auch da noch normalpsychologische Mechanismen zu sehen, wo der Psychiater, der die Grenzen des Pathologischen möglichst weit zu stecken pflegt, schon von Psychopathie oder psychopathologischen Vorgängen spricht. Auch der Psychiater muß sich aber darüber klar sein, daß sein Urteil über krank oder gesund, zumal wenn es gezwungen ist, sich lediglich auf das Kriterium der Quantität zu stützen, von einem gewissen, prinzipiell nicht fixierbaren Augenblick an mehr und mehr Sache der Willkür oder der heuristischen Zweckmäßigkeit wird.

Zu dieser subjektiven Unsicherheit des Betrachters kommt dann die objektive Tatsache, daß jede Einzelreaktion wieder ihre besondere Beurteilung verlangt, die von ihrer Strukturanalyse abhängig ist. Ebensowenig, wie die eine Persönlichkeit der andern schlechthin gleichzusetzen ist, sind es ihre Reaktionen. Eine reaktive Entäußerung z. B., die beim Kinde, bei der jungen Frau oder dem Kranken im Bereich des Normalen liegt, kann uns, auch wenn sie der Quantität nach sehr viel geringer ist, als ungewöhnlich oder krankhaft erscheinen, wenn sie bei einem erwachsenen Mann auftritt.

Dazu kommt, daß wir manchen Fällen mit der Feststellung einer rein quantitativen Abweichung, einer intensitativen Abnormität [K. Schneider (c)], vielleicht nicht gerecht würden. Neben der quantitativen Abweichung finden wir in selteneren Fällen auch solche, die wir gewohnt sind, als qualitative zu bezeichnen, Bewußtseinstrübungen, Wahnbildung, Halluzinationen u. a. Auch hier würde allerdings in Wirklichkeit ein Trennungsstrich nach dem Normalen zu nur willkürlich gezogen werden können. Von der Bewußtseinseinengung des Menschen, der mit starker affektiver Bindung ein Erlebnis durchmacht, ist die Bewußtseinstrübung des Dämmerzustandes kaum mit Sicherheit zu trennen, und zwischen den paranoischen Auffassungen des Normalen und der paranoiden Wahnbildung des Häftlings bestehen alle erdenklichen Übergänge. Wir würden sonst ja nicht versucht sein, auch in diesen Fällen überall neben ihrer biologischen Unterlegung nach psychologischen Wurzeln zu suchen. Psychologisches Verstehenwollen hat aber nur dann Aussicht auf Erfolg, wenn es nicht auf gröbere Zerreißungen der Übergänge zu normalen psychologischen Vorgängen stößt. Daß es hier immer wieder Erfolg hat, beweist, daß der Zusammenhang zur Normalpsychologie nicht zerrissen sein kann. M. a. W.: Auch bei diesen psychogenen Störungen, die zunächst den Anschein *qualitativer* Abweichungen erwecken, handelt es sich lediglich um *quantitative* Steigerungen normaler psychischer Erlebnisformen [BUMKE (e), K. SCHNEIDER (c)].

So viel geht also aus unseren bisherigen Bemühungen hervor: Feste, natürliche Abgrenzungen der psychogenen Reaktionen gegenüber der Norm gibt es nicht; überall sind die Übergänge fließende. Fast jeder Einzelfall stellt uns von neuem vor die Frage nach dem Krankhaften oder nicht Krankhaften der Reaktion, oder vielmehr dem Grade ihrer Ungewöhnlichkeit; eine Frage übrigens, die, wie wir sahen, durchaus nicht mit der nach der Quantität der reaktiven Entäußerung schlechthin zusammenfällt, deren Resultat vielmehr jedesmal von neuem aus den verschiedensten Faktoren errechnet werden muß. Praktische Fragestellungen, zumal in foro, zwingen uns hier oft, Trennungsstriche zu ziehen, wo in Wirklichkeit keine vorhanden sind.

Im Grunde genommen liegen die Dinge gar nicht anders, wenn wir uns nunmehr dem Versuch zuwenden, Grenzen unseres Gebietes gegenüber anderen Gebieten der Psychopathologie, im wesentlichen also gegenüber den *Psychosen* zu ziehen. Zunächst gibt es zweifellos echte psychogene Reaktionen im Rahmen psychotischer Erkrankungen, die sich weder im Mechanismus ihrer Pathogenese noch in ihrer Erscheinungsform von den Reaktionen unterscheiden, die den Gegenstand unserer Betrachtung bilden. Nichts hindert uns, diese Reaktionen in unser Gebiet mit einzubeziehen. Daneben aber stehen Reaktionsformen, bei deren Pathogenese und Pathoplastik neben der Psychogenie in zunehmendem Maße die Psychose selbst eine Rolle spielt. Es folgen zahlreiche psychogene Mechanismen von verschiedenster Art und Funktion, provozierende, pathoplastische, überlagernde oder fixierende, deren Dasein ohne den psychotischen Boden, aus dem sie erwachsen, undenkbar wäre. Und endlich kommen wir zu Reaktionsformen, deren Einleitung zwar ein psychogener Anstoß bildet, die aber in Entstehung und Erscheinungsform so gut wie ausschließlich von „ihrer" Psychose bestimmt werden. Hierher gehören z. B. provozierte epileptische Erregungszustände oder ein Teil jener schizophrenen Reaktionen, die POPPER beschrieben hat.

Hier werden wir im ganzen gut tun, die Grenzen möglichst *eng* zu ziehen und das Gebiet der psychogenen Reaktionen da aufhören lassen, wo wir nicht mehr mit Sicherheit die pathogenetische Wirksamkeit der Psychose ausschließen können. Wir werden dabei aber im Auge behalten müssen, daß das Phänomen der Psychogenie als solches weit über diese Grenzen hinaus in das Gebiet der Psychosen hineinreicht.

An dieser Stelle wird es vielleicht von Nutzen sein, uns mit dem Begriff der *Psychogenie* näher auseinanderzusetzen. In weitester Fassung verstehen wir zunächst mit BIRNBAUM (e) darunter die „pathologische Wirksamkeit psychischer

Faktoren", bzw. die „pathologische Wirkung psychischer Einflüsse". Birnbaum
bezieht diese Definition in erster Linie auf Fälle, in denen vorher überhaupt kein
pathologischer Zustand vorhanden war, schließt aber daneben auch solche ein,
„wo es zu bloßen, psychisch bedingten Änderungen bereits bestehender pathologischer Phänomene kommt, vorausgesetzt allerdings, daß diese Änderungen über
die einfachen normal-psychologischen Wirkungen hinausgehen". Birnbaum faßt
damit *alle* psychogenen Erscheinungen im Gesamtgebiete der Psychopathologie.
Er trennt aber, wie wir oben sahen, für unsere Zwecke nicht genügend gewisse
psychogene Erscheinungen ab, die auf dem Boden anderer Psychosen entstehen.
Wenn ein Schizophrener z. B. bei der Nachricht vom Tode seiner Mutter unberührt
bleibt, dafür aber dem Pfleger an den Hals springt, weil der ihm eine kalte Suppe
vorgesetzt hat, so sind das ganz gewiß pathologische Wirkungen psychischer Einflüsse — im Sinne des Zuwenig oder Zuviel — die über die normalpsychologischen
hinausgehen. Dennoch würden wir sie nicht als psychogen im Sinne unseres
Themas bezeichnen.

Hier hilft vielleicht weiter, wenn wir eine Formulierung von Jaspers (b) einfügen, der von seinen „echten" Reaktionen verlangt, daß „ihr Inhalt in verständlichem Zusammenhang mit dem Erlebnis steht", daß sie „nicht aufgetreten
wären ohne das Erlebnis" und daß sie „in ihrem Verlauf von dem Erlebnis und
seinen Zusammenhängen abhängig sind". Der Hauptakzent dieser Jaspersschen
Definition liegt auf der Feststellung des verständlichen Zusammenhangs zwischen
dem Inhalt des verursachenden Erlebnisses und dem der Reaktion, eine Feststellung übrigens, die von anderer Seite wieder die fließenden Übergänge zwischen
normalpsychologischen Vorgängen und psychogenen Reaktionen beleuchtet.

Die Reaktionen der normalen Psyche mit ihrem genau abgewogenen Gleichgewicht zwischen Emotion und Reaktion sind uns bis ins letzte hinein verständlich.
Bei den psychogenen Reaktionen von pathologischer oder ungewöhnlicher Färbung ist das freilich nicht ganz so. Birnbaum (f) betont gelegentlich, daß „von
einer restlosen Erfassung ihrer Entstehungsweise, einer vollkommenen Ausdeutung ihrer psychologischen Zusammenhänge nicht gut die Rede sein könne".
Und in der Tat werden wir bei der psychologischen Deutung der meisten psychogenen Reaktionen irgendwo auf eine Lücke des Verständnisses stoßen, auf einen
Sprung im fließenden Lauf des Geschehens, dem gegenüber uns unser Einfühlungsvermögen im Stich läßt.

Über solche Hindernisse — auf die wir übrigens gelegentlich der Besprechung
des Aufbaues der psychogenen Reaktion noch zurückkommen werden — pflegen
wir uns dann mit theoretischen Konstruktionen fortzuhelfen und etwa mit
Kretschmer (h) von der Einschaltung hypobulischer, hyponoischer oder anderer
primitiver Mechanismen, mit Bleuler (f) von der Dissoziation der Persönlichkeit,
mit Bonhoeffer (k) von der Abspaltung psychischer Komplexe oder mit der Psychoanalyse von den Rückwirkungen tiefenpsychologischen Geschehens zu reden.
Was bei dieser Umsetzung des Erlebnisses in das Pathologische [Jaspers (b)] aber
eigentlich vorgeht, wissen und verstehen wir nicht. Wir können uns nicht einmal
einheitliche Vorstellungen über die Vorgänge oder Kräfte machen, die diesen
bis dahin verborgenen psychischen Mechanismus mit fremdartiger, dem normalen
Seelenleben unbekannter Arbeitsweise ablaufen lassen. Bumke (e) legt in diesem
Zusammenhang größten Wert auf die Suggestion und die Autosuggestion,
Reichardt (b) und teilweise auch Bleuler (f, g) folgen ihm darin. Bleuler (f)
spricht aber auch gelegentlich von Komplexen, abgespaltenen oder verdrängten
[Freud (a)] affektbeladenen Erlebnissen, die als energetische Nebenzentren
[Kretschmer (h)], wie die Psychoanalyse meint, aus dem sogenannten Unter-
bewußtsein heraus, ihre Wirksamkeit entfalten sollen. Bonhoeffer (b) wieder

glaubt ebenso wie REICHARDT (b), daß wenigstens bei einem großen Teil der von ihm als „hysterisch" bezeichneten Reaktionen gewisse Affekte, vor allem der Wunsch, krank zu sein oder Kranksein zu demonstrieren, genügen, um psychogene Mechanismen in Gang zu setzen.

Nun ist dabei natürlich nicht zu leugnen, und auch BIRNBAUM tut das nicht, daß nirgends unser Verständnis psychopathologischer Erscheinungen so weit reicht, wie bei den psychogenen Reaktionen. Zwischen dem Inhalt des verursachenden Erlebnisses und dem der Reaktion bestehen regelmäßig unserem Verständnis zugängliche Beziehungen im Sinne von Ursache und Wirkung, so regelmäßig, daß wir, wenn unser Verständnis einmal versagt, wie z. B. bei gewissen unmittelbaren und direkten Schreckreaktionen, an der Zugehörigkeit solcher Fälle zu den psychogenen Reaktionen zu zweifeln beginnen und nach anderen Ursachen und Erklärungen zu suchen pflegen [BONHOEFFER (k)]. Da aber, wo solche Ursachen auf der Hand liegen, wie bei den oben erwähnten Reaktionen eines Schizophrenen, in solchen Fällen also, bei denen die Psychogenie nur die Gelegenheitsursache bildet und das wesentliche pathogenetische Moment in psychopathologischen Vorgängen anderer Art zu suchen ist, sprechen wir nicht mehr von psychogenen Reaktionen.

In wieder anderen Fällen liegen freilich diese Verhältnisse nicht von vornherein so klar. Der Psychogenie kommt neben ihrer pathogenetischen, kausalen Wirkung und ihrer pathoplastischen Funktion, der psychischen Determinierung psychotischer Erscheinungen [BIRNBAUM (f)], die der Auslösung, der Provokation andersartiger Psychosen zu. Daß eine paralytische oder schizophrene Sichtpsychose, ein arteriosklerotisches Delir oder ein seniler Verwirrtheitszustand durch eingreifende psychische Erlebnisse ausgelöst oder verschlimmert werden können, ist bekannt und macht nur in Ausnahmefällen diagnostische Schwierigkeiten. Ungleich größere Mühe machen oft die sehr viel häufigeren psychisch provozierten reaktiven Melancholien [REISS, LANGE (b)].

Hier wird uns der letzte Teil der JASPERSschen Definition von Nutzen sein, der von der echten psychogenen Reaktion verlangt, daß sie in ihrem Verlauf von dem Erlebnis und seinen Zusammenhängen abhängig sei. Ein nach einem psychischen Erlebnis auftretendes depressives Zustandsbild wird also *dann* nicht mehr zu den psychogenen Reaktionen zu rechnen sein, wenn im weiteren Verlauf der Krankheit der verständliche, mit dem Erlebnis zusammenhängende Inhalt hinter den übrigen Symptomen der Depression dauernd zurücktritt oder wenn Änderung oder Fortfall des provozierenden Umstandes keine Änderung oder Heilung der Depression herbeiführt.

Prinzipiell sind also psychogene Reaktionen vom Psychischen her leicht zu beeinflussen; allerdings bestehen hier Unterschiede: Die besonnene depressive Reaktion etwa wird psychischen Einwirkungen zugänglicher sein als der Dämmerzustand oder das hysterische Delir; wie denn überhaupt die Möglichkeiten der Beeinflussung vom Psychischen her, u. a. auch die der Psychotherapie, um so größer sind, je reicher der psychologische Ausbau der Reaktion ist, um so geringer, je mehr sich der Reaktionstyp auf den Ablauf des biologischen Mechanismus — den wir neben dem psychologischen natürlich bei *allen* psychogenen Reaktionen voraussetzen müssen — beschränkt.

Psychogene Reaktionen sind auch prinzipiell heilbar — soweit man überhaupt von der Heilbarkeit eines Vorgangs sprechen kann, der, wie wir sahen, nur bedingungsweise die Bezeichnung krankhaft verdient. Sie klingen sogar im allgemeinen sehr *rasch* ab, zumal dann, wenn es gelingt, die psychische Ursache zu beseitigen oder ihren Druck zu vermindern. Explosive, depressive und andere einfache Affektreaktionen pflegen mit einem kurzen Folgezustand allgemeinen psychischen „Nachzitterns" wenige Stunden bis höchstens Wochen zu dauern, kompliziertere Reaktionen, vor allem dann, wenn sie unter dem fortwirkenden Druck langdauernder psychischer Erlebnisse stehen, entsprechend länger. Jahrelange Dauer, wie sie u. a. von Birnbaum (i) bei Haftstuporen erwähnt wird, dürfte zu den großen Seltenheiten gehören.

Im allgemeinen pflegt nach dem Abklingen der ungewöhnlichen Reaktion sehr schnell der psychische Status quo ante wieder erreicht zu werden. Das hindert natürlich nicht, daß gelegentlich als Folge einer psychogenen Reaktion gewisse leise Veränderungen des Charakters und Verbiegungen der Persönlichkeitsentwicklung zurückbleiben können, wie sie Kretschmer (h) erwähnt. Die menschliche Persönlichkeit, zumal von ihrer psychischen Seite her, ist eben nicht etwas ein für alle mal Gegebenes und Unveränderliches, sondern etwas, das wächst, bildsam ist und etwa von Erziehung, Lebensalter und Umgebung, aber auch von Erlebnissen mit starker emotionaler Wirksamkeit geformt werden kann. Der *Erlebniswert* des pathogenen Erlebnisses wird natürlich in diesem Sinne durch das Abklingen der Reaktion nur in beschränktem Umfange beeinträchtigt. Er wirkt vielmehr weiter fort, während das Krankhafte oder Ungewöhnliche der Reaktion selbst eingesehen, korrigiert und ausgeschieden wird (Mayer-Gross).

Auf einige speziellere Umstimmungen der Persönlichkeit im Gefolge psychogener Reaktionen, die sich vor allem auf eine erworbene Änderung der Disposition beziehen, wird später einzugehen sein. Hier sollen nur noch gewisse dauerhafte Richtungsänderungen der Gesamtpersönlichkeit oder einzelner psychischer Dispositionen gestreift werden, die Birnbaum (e) gelegentlich erwähnt. Es handelt sich um psychogene Persistierungs- und Fixationsphänomene, die durch abnorm feste Bindung des Gefühls an einen bestimmten Erlebnisinhalt im Anschluß an ein Erlebnis von besonders starker emotionaler Dynamik entstehen sollen. Sie spielen wohl vor allem auf sexuellem Gebiet — Perversionen — eine Rolle, mögen aber auch hie und da in charakterologische Neuerwerbungen mit eingehen. Psychoanalyse sowohl wie Individualpsychologie machen von diesen im ganzen wohl nicht häufigen Mechanismen einen weit über das glaubhafte Maß hinausgehenden Gebrauch.

Wir haben damit den Versuch gemacht, den Begriff der psychogenen Reaktionen in einigen seiner wesentlichsten Punkte zu fixieren. Um noch einmal kurz zusammenzufassen: Wir sprechen von psychogenen Reaktionen dann, wenn die *emotionale Wirkung psychischer Erlebnisse zu ungewöhnlichen, aber im großen und ganzen verständlichen Reaktionen führt, die im allgemeinen vom Psychischen her beeinflußbar bleiben und, zumal nach Überwindung oder Ausschaltuug des verursachenden psychischen Erlebnisses, restlos abzuklingen pflegen.*

Auf manche Unsicherheiten der Grenz- und Begriffsbestimmung, die z. T. auch in unserer nicht vorbehaltlosen Definition zum Ausdruck kommen, haben wir bereits hingewiesen. Andere werden wir im folgenden Kapitel von andern Gesichtspunkten ausgehend kennen lernen.

II. Aufbau und Einteilung.

Die psychogene Reaktion ist das Resultat der Wechselwirkung zwischen der Disposition, der spezifischen Bereitschaft [Kehrer (g)] zu einer bestimmten seelischen Störung und dem auslösenden oder verursachenden seelischen Erlebnis. Die Disposition ihrerseits kann wieder aus der Konstitution hervorgehen, also erblich bedingt oder wenigstens angeboren sein, oder sie kann — in sehr viel selteneren Fällen [Birnbaum (f)] — im späteren Leben erworben sein. In letzterem Fall spielen Alkohol, Nicotinabusus, Schwächung durch überstandene Infektionskrankheiten, ja normalbiologische Vorgänge, wie Menstruation, Gravidität und Rückbildung eine Rolle. Aber auch mehr am *Psychischen* angreifende Schädlichkeiten, langdauernde Schlafentziehung, langdauernder fruchtloser Kampf gegen übermächtige äußere Verhältnisse, ständiger seelischer Druck, verbunden mit gespannter Erwartung und immer wiederholten Aufregungen, wie ihn namentlich der Schützengrabenkrieg mit sich brachte, können die seelische Widerstandsfähigkeit langsam zermürben. Ja, endlich können einzelne übermächtige, namentlich schreckhafte Erlebnisse mit ihrer psychischen Erschütterung und Auflockerung „hysterophil" [BONHOEFFER (k)] sein und die Bereitschaft zu ungewöhnlichen Reaktionen steigern oder schaffen. In diesem Sinne ist jeder Mensch hysteriefähig [HOCHE (e)].

In weitaus den meisten Fällen freilich ist es die *Konstitution* mit ihrer ererbten (F. STERN, MEDOW) oder angeborenen Bereitschaft, der psychoreaktiven Labilität (KLEIST), die den Ausschlag gibt.

Eine Summe von konstitutiven oder besser dispositionellen und konstellativen Momenten führt zur psychogenen Reaktion und es hängt von der Dynamik des einen Summanden ab, wieviel vom anderen dazukommen muß, wenn das seelische Gleichgewicht gestört werden soll. BIRNBAUM (g) findet alle nur denkbaren Abstufungen dieser Relation, ein „Absteigen der Konstitution von der Höhe des pathogenen Moments zur bloßen Stellung eines prädisponierenden bzw. pathoplastischen, umgekehrt einen Aufstieg des psychischen Faktors von der bloßen provozierenden evtl. psychoplastischen Bedeutung bis zur pathogenetischen hinauf".

Hier freilich zeigt sich, daß es mit der einfachen Addition von Disposition und Erlebnis nicht getan ist, und daß die Dinge viel komplizierter liegen. Gerade an den psychogenen Reaktionen, die wegen ihrer verständlichen Zusammenhänge mit normalen seelischen Inhalten immer wieder zum Studium ihres psychologischen Aufbaus locken, zeigt sich, wie vielfach verschränkt das Aufeinanderwirken pathogenetischer und provozierender Faktoren ist. Immer und überall entstehen Mischformen und Übergänge; kein Einzelfall gleicht endlich in allen Stücken dem anderen; jeder Mensch besitzt seine eigene und nur für ihn spezifische Reaktionsart und kein System, keine theoretische Konstruktion kann jemals hoffen, der unendlichen Mannigfaltigkeit des wirklichen Geschehens völlig gerecht zu werden.

Schon die Entscheidung, welcher von den beiden Faktoren der Disposition oder des Erlebnisses vorwiegend pathogenetisch, welcher vorwiegend oder nur pathoplastisch wirkt, kann in vielen Fällen überaus schwierig sein. KEHRER (g) z. B. glaubt im Gegensatz zu BIRNBAUM, daß in *jedem* Falle die Konstitution das pathogene Moment darstelle, und BONHOEFFER (l) neigt ebenso wie REICHARDT (b) zu ähnlicher Ansicht. Im Gegensatz dazu bemüht sich sowohl die Psychoanalyse wie die Individualpsychologie — allerdings von anderen Gesichtspunkten aus und in dogmatischer Überspannung ihrer Lehre — die Wirksamkeit der Konstitution bei der Entstehung der Neurosen nach Möglichkeit überhaupt zu leugnen.

Die Wahrheit wird vielleicht im allgemeinen in der Mitte liegen und in jedem Einzelfall wieder ihre besondere Färbung haben. Jeder Faktor, sei es der konstitutionelle, sei es der konstellative, wird in wechselnder Verteilung und Wirksamkeit sowohl pathogenetische als auch pathoplastische Funktion haben. Die psychopathische Konstitution wird m. a. W. nicht nur *Ursache* einer psychogenen Reaktion sein, sondern ihr auch die spezifische konstitutionelle Färbung geben können, und ebenso wird der Inhalt des verursachenden psychischen Erlebnisses im Inhalt der Reaktion wieder auftauchen. In diese an sich schon kom-

plizierte Struktur wachsen dann noch pathoplastisch oder — seltener oder besser
weniger — pathogenetisch wirkende Faktoren anderer Art mit hinein, die der
Konstitution — charakterologische Eigenschaften, Rasse, Geschlecht —, dem
Milieu — soziale Lage, Bildung, Erlebnisse — oder erworbenen Eigenschaften —
Lebensalter, Alkohol — angehören und dem klinischen Bilde der Reaktion etwas
von ihrem Gepräge verleihen.

Weder die erworbene noch die konstitutionelle Disposition besitzt im übrigen
zu jeder Zeit die gleiche Wertigkeit. Endogene, also konstitutionelle Verstimmungen, wie sie bei Psychopathen nicht selten sind oder leichte periodische
Stimmungsschwankungen, wie sie schon der Normale häufig aufzuweisen pflegt,
können zeitweise, u. U. nur einmal im Leben, zu erhöhter Bereitschaft führen.
Ferner können zufällige ungünstige Koppelungen dispositioneller Momente, beispielsweise einer endogenen Verstimmung mit den Folgen alkoholischer Exzesse,
in ihrem Zusammentreffen die seelische Widerstandskraft ausschalten, während
bei demselben Menschen das eine oder andere dieser Momente für sich allein
gegenüber einer gleichstarken seelischen Einwirkung nicht zum Zusammenbruch
zu führen pflegt. Auf ähnliche Weise entsteht vielleicht die intermittierende
Reaktion Schneiders (c), bei der dasselbe psychische Trauma zeitweise in pathogener Form verarbeitet wird, während es zu anderen Zeiten, ohne pathogen zu
werden, vernachlässigt werden kann.

Psychogene Reaktionen sind, wenn man sie einmal rein vom Gesichtspunkt
der grundlegenden Konstitution aus betrachtet, flüchtige Manifestationen abnormer seelischer Veranlagung. Die Reaktion an und für sich pflegt, wie wir oben
sahen, rasch zu verschwinden. Die Konstitution jedoch, die abnorm große Bereitschaft zu ungewöhnlichen psychischen Entäußerungen, bleibt bestehen. Ja,
man weiß — gerade die Kriegserfahrungen haben darüber Aufschluß gebracht —,
daß mit jeder abgeklungenen und überwundenen Reaktion die Bereitschaft zu
neuen Exazerbationen von ähnlicher Entstehung und Form steigt, daß eine Bahnung eintritt, eine Einschleifung des psychogenen

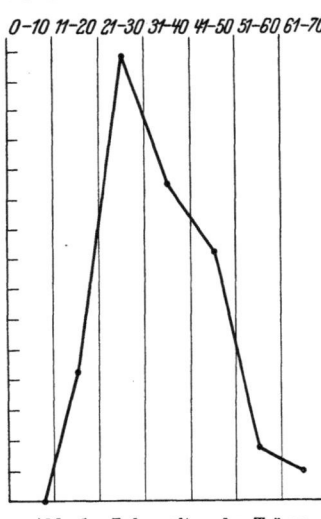

Abb. 1. Lebensalter der Träger
psychogener Reaktionen.
(Nach Kahn.)

Mechanismus [Kretschmer (h)], der, einmal in
Gang gesetzt, immer kleinerer Anstöße bedarf, um
in Ablauf zu geraten; wenn man will, kann man
hier also von einer erworbenen erhöhten Anfällig-
keit, einer Sensibilisierung der Psyche gegenüber
psychischen Traumen sprechen.

Die Bereitschaft zu psychogenen Reaktionen
würde danach im weiteren Verlauf des Lebens
immer größer werden, je mehr seelische Konflikte
vorher auf ähnliche Art verarbeitet worden sind,
wenn nicht in den meisten Fällen das zunehmende
Lebensalter mit seiner dauerhafteren Widerstandskraft, seiner reiferen Lebensgewandtheit und der
zunehmenden Neigung zur Resignation einen heil-
samen und ausgleichenden Einfluß ausübte. Je
älter die Patienten, desto weniger psychogene Reaktionen kommen uns bei ihnen in den Kliniken
zu Gesicht, und Kahn (e) findet z. B., daß weitaus
die meisten wegen psychogener Reaktionen in die
Klinik aufgenommenen Kranken in einem Lebens-
alter zwischen 20 und 30 Jahren stehen. Dabei muß freilich daran gedacht
werden, daß in die Kliniken ja überhaupt nur ein kleiner Teil aller psychogenen Reaktionen, und zwar der quantitativ stärkste, sozial störende auf-

genommen zu werden pflegt. Es ist ohne weiteres verständlich, daß das in erster Linie *Erstlings*reaktionen und solche des *jugendlichen* Alters sind. Das höhere Lebensalter hat in vielen Fällen aus seinen Erfahrungen gelernt, seine ungewöhnlichen Reaktionen so zu dirigieren, daß die unangenehme Konsequenz des Klinikaufenthalts vermieden wird. Zweifellos nimmt aber die Zahl psychogener Reaktionen mit zunehmendem Lebensalter überhaupt ab.

Bis zu einem gewissen Grade sind also psychogene Reaktionen kennzeichnend für die unreife, jugendliche Persönlichkeit, so kennzeichnend, daß z. B. KRAEPELIN (b) in umgekehrter Folgerung von umschriebenen Entwicklungshemmungen oder umgrenzten Infantilismen als charakterisierenden Eigenheiten psychopathischer Persönlichkeiten spricht. Und in der Tat trägt sowohl die Symptomatik der Reaktion als auch die Persönlichkeit des Erkrankten häufig den deutlichen Stempel des Kindlich-Unreifen, Unbedachten und Verantwortungslosen.

Dem entspricht, daß bei vergleichender Betrachtung ganzer Gruppen von Menschen immer diejenigen von primitiverer psychischer Artung zu größerer psychischer Labilität neigen. Man hat z. B. im Kriege gefunden, daß Mannschaften weit häufiger an psychogenen Reaktionen erkrankten als Offiziere [BUMKE (e)]; hier sind auch zu erwähnen die häufigen Fälle psychogener Reaktionen bei Dienstmädchen, die vom Lande in eine ungewohnte städtische Umgebung verpflanzt werden, und die massiven hysterischen Syndrome, an denen gerade die baumstarken Bauernjungen im Kriege erkrankten, während ihre schmächtigen großstädtischen Kameraden davon mehr verschont blieben [BUMKE (c)]. Endlich gehört hierher die Tatsache, daß gewisse Rassen und Völker anfälliger sind als andere und daß z. B. während des Krieges im russischen Heer sehr viel mehr psychogene Reaktionen auftraten als im deutschen. Selbst innerhalb des gleichen Kultur- und Rassenkreises können landsmannschaftliche Unterschiede eine Rolle spielen. So fand z. B. BIRNBAUM (i) an seinem Berliner Material sehr viel mehr Haftpsychosen als ASCHAFFENBURG in Köln, und so ist mir an den Kranken der Münchener Klinik aufgefallen, daß sich schwere Rentenreaktionen mit pseudodementen Zügen vornehmlich aus Niederbayern und den primitiven, abgeschlossen lebenden Bauern des Bayerischen Waldes rekrutierten.

Wenn so die Mehrzahl unserer Reaktionen von der seelischen Unreife der Kranken mitbedingt und in ihrer Erscheinungsform mitbestimmt wird, so bringt das Rückbildungs- und Greisenalter neue Momente mit sich, die das seelische Gleichgewicht gefährden können, Momente übrigens, die einmal vom Biologischen, Somatischen her unmittelbar dispositionsfördernd wirken können, in anderen Fällen aber mehr den Umweg über den psychologischen Überbau benutzen, um vom Psychischen her den irritierenden Stoß zu führen (O. KANT).

Endlich ist es ein sehr komplexer und von den einzelnen Autoren sehr verschieden gefaßter Begriff der Degeneration [KRAEPELIN (b), BUMKE (c), BIRNBAUM (a, b, c, i)], der die Entstehung psychogener Syndrome von bestimmter Färbung begünstigen soll. KLEIST und nach ihm SCHRÖDER (a, b) haben bekanntlich versucht, eine Reihe von atypischen Psychosen als Degenerationspsychosen zusammenzufassen und möchten die Besonderheit ihrer Symptomatik mit degenerativen Eigenheiten der Persönlichkeit ihrer Träger erklären. Diese Psychosen haben nahe Beziehungen zu den einzelnen Formenkreisen des Irreseins, sie gehören gewissermaßen ihren Randgebieten an. U. a. gehören dazu bestimmte psychogene Psychosen, Haftreaktionen, Delirien und Dämmerzustände, die KLEIST letzthin als hysteroide bezeichnet hat und mit einer degenerativen, reaktiv-labilen Konstitution erklärt. Der Streit der Meinungen über diese Fragen ist noch im Gange. Wir selbst neigen der Meinung zu, daß es seine Gefahren hat, psychopathologische Vorgänge von verschiedener Grundlage und Erscheinungsform unter einem neuen Namen zu-

sammenzufassen, der noch dazu auf einen so unsicheren und verschieden aus-
gelegten Begriff wie den der Degeneration zurückgeht. Sicherere Resultate scheint
uns hier die immer tiefer schürfende Strukturanalyse des Einzelfalls zu versprechen.

Wir kommen nach dieser Abschweifung noch einmal auf die Erscheinung der
wiederholten psychogenen Reaktionen zurück, die uns ja Gelegenheit bietet, über
die einzelne Reaktion hinaus einen Blick auf eine Reihe von psychogenen
Zufällen zu tun, die sich u. U. über das ganze Leben verteilen. Damit gewinnen
wir zugleich auch von *unserer* Fragestellung her einen Überblick über eine bestimmte Persönlichkeitsentwicklung oder mindestens über eine ihrer Eigentümlichkeiten. Dabei erhebt sich zunächst als eine der wichtigsten die Frage, durch
welchen ihrer Faktoren — Konstitution oder Erlebnis — die *Form* dieser wiederholten Reaktionen determiniert wird, ob m. a. W. jede folgende Reaktion, unabhängig davon, durch welches Erlebnis sie ausgelöst wurde, eine getreue Kopie
der vorhergehenden liefert, oder ob sich nicht vielmehr das Erlebnis jedesmal von
neuem seine Reaktion formen kann, ohne dabei durch konstitutionelle Momente
gestört zu werden.

Es ergibt sich, daß auch hier wieder individuelle Unterschiede zu bunter
Mannigfaltigkeit der Bilder führen; allenfalls gelingt es, zwei gegenpolige Typen
herauszugreifen, solche, die stets und bei allen Gelegenheiten in der gleichen
Form, z. B. mit hysterischen Anfällen, reagieren und solche — im ganzen wohl
die selteneren —, bei denen der Inhalt des psychischen Erlebnisses prinzipiell auch
die Form der Reaktion bestimmt. Zwischen diesen beiden Typen gibt es dann
alle denkbaren Übergänge.

Ein Beispiel für den durch Erlebnisse determinierten Reaktionstyp gibt die
folgende Patientin KAHNS (e).

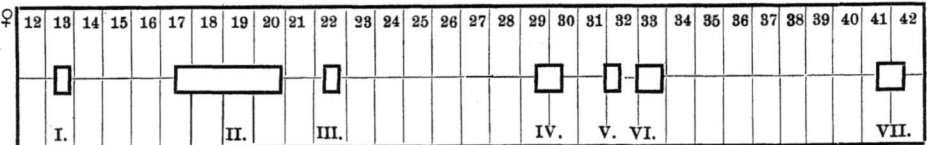

Abb. 2. Wiederholte Reaktionen in ihrer Form durch Erlebnisse bestimmt.

Kellnerin, vielfach vorbestraft, vagierendes, haltloses Leben.

I. Bei Auftreten der Menses 3 Wochen lang hysterische Anfälle.

II. Vom Lande als Dienstmädchen in die Stadt.
Erregungszustände mit hysterischen Halluzina-
tionen, psychogenem Erbrechen, Anfällen und
Suicidversuchen.

III. Hysterischer Anfall nach unehelicher Geburt.

IV. Depressive Reaktion mit Suicidversuch nach
Warenhausdiebstahl.

V. Selbstmordtheater nach Zustellung der Anklage-
schrift.

VI. Explosive Erregung nach Liebesenttäuschung
und Polizeikonflikt.

VII. Nach entdeckter Schwindelei Selbstmordtheater.
Anschließend depressive Reaktion mit pseudodementen Zügen.

Es versteht sich von selbst, daß dabei die jeweilige Dynamik von Konstitution und Erlebnis, deren Relation ja, wie wir sahen, in jedem Einzelfall verschieden ist, die wichtigste Rolle spielt. Ein übermächtiges Erlebnis, wie z. B. der
schwere Schreck, wird immer nur die charakteristische Schreckreaktion hervor-
bringen können, gleichviel auf welche Konstitution er trifft. Aber daneben
scheinen in vielen Fällen doch noch Besonderheiten der Konstitution wirksam
zu sein, die in dem einen Fall, wie etwa dem oben dargestellten, lediglich zu einer
unspezifischen reaktiv-labilen Disposition führt, wobei die Determinierung der
Symptome dem Erlebnis überlassen bleibt, in dem andern aber daneben auch die

symptomatische Ausgestaltung der Reaktionen im voraus und ein für allemal bestimmt, soweit das überhaupt möglich ist.

Wir haben damit die Rolle der Disposition in ihren wichtigsten Zügen erörtert und gehen nunmehr zur genaueren Betrachtung des andern Faktors, des *Erlebnisses*, über.

Während man früher, noch bis in den Krieg hinein, im Anschluß an Moebius gern von der ideagenen, der durch reine Vorstellungen bewirkten Entstehung der psychogenen Reaktionen sprach, pflegt man jetzt den Vorstellungen als solchen und für sich allein geringe oder keine Wirksamkeit mehr beizumessen. An die Stelle der Vorstellungen ist der Affekt getreten, die Emotion, die durch das Erlebnis hervorgerufen und mit ihm gekoppelt ist, und es ist deswegen gelegentlich vorgeschlagen worden, von thymogenen statt von psychogenen Reaktionen zu sprechen.

Alle psychisch wirksamen Erlebnisse, mögen es Liebesenttäuschungen oder Berufsschwierigkeiten, Rentenverfahren oder Katastrophen, Haftdruck oder drohende Gerichtsstrafen sein, führen zu ungewöhnlichen Reaktionen nur auf dem Umwege über die Emotion. Dabei kann *jede* Gemütsbewegung pathogen werden, wenn sie genügende Dynamik besitzt und auf die entsprechende Disposition stößt. Aber dysphorische tun das sehr viel leichter als euphorische, und psychogene Reaktionen nach einem trauererregenden Erlebnis sind z. B. sehr viel verbreiteter als spezifische Haft- oder Schreckreaktionen.

Bestimmten Arten der Emotion sind — mehr oder weniger streng — auch bestimmte Formen der Reaktion zugeordnet. Der depressive Affekt z. B. führt also im allgemeinen zur depressiven Reaktion, der Zorn zur Explosion, das Erschrecken zu dem ihm zugeordneten Syndrom usf. Die Affektfärbung pflegt also *syndromdeterminierend* zu wirken. Es gibt aber eine Reihe von Symptomen, meist körperlicher Art — wir werden sie später als die „hysterischen" i. e. S. kennen lernen —, deren Zuordnung zu bestimmten Affektarten sehr locker ist; einige von ihnen, den hysterischen Anfall z. B. oder die psychogene Hautgefühlsstörung, kann man geradezu als ubiquitär bezeichnen.

Ihrerseits wird die Art des Affekts in den meisten Fällen durch den Inhalt des Erlebnisses — Granatschreck, Befreiungssehnsucht der Häftlinge, Liebeskummer — bestimmt; in anderen spielen auch hier konstitutionelle Differenzen der Persönlichkeiten die bestimmende Rolle: Die gleiche Berufsenttäuschung wird den einen Menschen traurig verstimmen, den zweiten paranoid und den dritten zornig machen können. Beides, Affektfärbung und Erlebnisinhalt besorgen schließlich in der Hauptsache die *pathoplastische* oder mit einem Birnbaumschen Ausdruck vielleicht besser — psychoplastische — Ausgestaltung der Reaktion. Das von der Emotion ausgelöste und ihrer Affektfarbe zugeordnete psychogene Syndrom — wie wir noch genauer sehen werden, zunächst lediglich ein irgendwie biologisch präformierter Komplex von Symptomen, die z. T. den Ausdrucksbewegungen nahe stehen — erhält auf diese Weise seinen reichen psychologischen Überbau. Erlebnisinhalte, Affektfärbungen, pathoplastische Momente der Konstellation und nicht zuletzt der Konstitution verschmelzen mit dem biologischen Kern des psychogenen Syndroms zu einer neuen Einheit, die uns nunmehr als u. U. sehr kompliziertes und nuancenreiches klinisches Bild der psychogenen Reaktion entgegentritt.

Der Einzelfall pflegt also in Wirklichkeit gar nicht so einfach zu sein, als es dem Namen nach, den er in unserem vereinfachenden und typisierenden klinischen System trägt, scheinen könnte. Wir sprechen z. B. von einer depressiven oder Rentenwunsch-Reaktion und meinen damit, daß die entsprechenden emotionalen Triebfedern den psychogenen Apparat in Bewegung gesetzt haben.

Bei sorgfältiger psychologischer Analyse ergibt sich aber regelmäßig, daß es neben diesem einen hauptsächlich wirksamen emotionalen Faktor noch mehrere oder zahlreiche andere von wechselnder pathogenetischer Dynamik und pathoplastischer Gestaltungskraft gibt, die, auf mannigfache und oft überraschend bizarre Art miteinander verschmolzen, mit ihren Besonderheiten in die Reaktion eingehen. „Die meisten seelischen Reaktionen", meint Kretschmer (h), „entspringen nicht aus *einem* Motiv, sondern aus Motiv*bündeln*", und diese Motive können sehr differenter, ja gelegentlich entgegengesetzter Art sein. Kretschmer meint weiter, daß die Verschmelzung dieser oft sehr heterogenen Motive in der „Sphäre" [Schilder (a), Kretschmer (h)], am Rande des Bewußtseins, stattfinde. Ähnlichen Gedankengängen folgt Bumke (e), wenn er davon spricht, daß die gegensätzliche, ambivalente [Freud (a)] affektive Einstellung gegenüber ein und derselben Vorstellung nur dadurch möglich sei, daß wir auch *ohne* sprachliche Formulierung zu denken vermöchten und gerade bei affektbetontem, katathymem [H. W. Maier (a)] Denken von dieser Möglichkeit ausgiebigen Gebrauch machen. Z. B. bedeutet schon eine reinliche Scheidung zwischen hysterischer und hypochondrischer Reaktion, so dringend sie gefordert werden mag, in Wirklichkeit allermeist eine Unmöglichkeit.

Aus praktischen Erwägungen heraus wird man freilich in solchen Einzelfällen geneigt und mitunter sogar gezwungen sein, die komplizierte Motivierung der Reaktion gewissermaßen auf einen Generalnenner zu bringen und dann etwa von einer hypochondrischen oder hysterischen Rentenreaktion sprechen können, indem man dasjenige Motiv, das einem jeweils das wesentlichste zu sein scheint, in den Vordergrund schiebt. Dabei spielen natürlich subjektive Eindrücke die ausschlaggebende Rolle, und es wird kaum jemals ohne Vergewaltigung der Tatsachen abgehen. Auf keinen Fall, glauben wir, darf man aber so weit gehen wie Hauptmann (e), der praktischen Fragen zuliebe die Möglichkeit verschiedener und entgegengesetzter Motivation der einzelnen Reaktion überhaupt leugnet.

Im übrigen muß man sich u. E. hüten, den Mechanismus der psychogenen Reaktion *allzu* ausschließlich im Psychologischen zu suchen. Wenn zu den Zeiten Charcots noch bis zu Oppenheim hinauf der Fehler begangen wurde, die psychogenen Reaktionen allzu grob organisch zu sehen, so scheint uns jetzt die Phase der verstehenden psychologischen Deutung mit der entgegengesetzten Gefahr zu bedrohen. Man braucht dabei noch gar nicht einmal an die „tiefenpsychologischen" Meinungen der psychoanalytischen Lehren zu denken, deren rein psychologische Konstruktionen selbst so unübersehbare biologische Unterlagen wie die Konstitution nicht zu bemerken pflegen. Schon Formulierungen wie die zur Zeit gebräuchliche Hysteriedefinition bergen in ihrer rein psychologischen Fassung die Gefahr des Übersehens gewisser biologischer Komponenten psychogener Vorgänge und damit der Mißdeutung der einen oder anderen Reaktion.

Es scheint uns deshalb kein Zufall zu sein, wenn in letzter Zeit hin und wieder Meinungen auftauchen, die das *Biologische* und *Dynamische* im Aufbau psychogener Reaktionen stärker betonen. Etwas davon liegt ja bereits in der Kraepelinschen (a, b), von Kretschmer (h) weiter ausgebauten Ableitung bestimmter psychogener Motilitätssyndrome von ontogenetisch oder phylogenetisch zurückliegenden Zweckmechanismen. Solche „primitiven" Mechanismen aber können nicht wohl anders als im Biologischen, also im Somatischen im weitesten Sinne, gesucht werden. Sie und viele andere psychogene Mechanismen spielen sich ja auch im Körperlichen ab; aber selbst bei Störungen, die auf *psychischem* Gebiet wirksam sind, wie der einfachen Bewußtseinsveränderung des Dämmerzustands, werden wir nicht umhin können, an biologisch-somatische Vorgänge zu denken. Es hat diesen Erscheinungen gegenüber denn ja auch nicht an somatischen Erklärungsversuchen gefehlt, die auf vasomotorische, inkretorische, vegetativ-nervöse oder chemische Störungen abzielten.

Die rein *psychologische* Erklärung, die auf das Verstehenwollen, das Nachfühlenkönnen psychopathologischer Vorgänge ausgeht, ließ hier eben im Stich. Biologisch-somatische Störungen sind, auch wenn sie sich auf psychischem Gebiet auswirken, dem nachfühlenden Verständnis nicht mehr zugänglich.

Es geht uns ja nicht anders beim manisch-depressiven Irresein, bei dem unser Verständnis nur obenhin die Tatsache trifft, daß es sich dabei um krankhafte Verstärkung von Affekten handelt, wie sie jeder Normale besitzt. Dabei pflegen wir uns aber stillschweigend über die Frage hinwegzusetzen, *weshalb* denn diese krankhafte Affektverstärkung eintritt. Fragt man uns aber danach, so sind wir gezwungen, auf körperliche, inkretorische Vorgänge zu rekurrieren, Vorgänge also, die dem psychologischen Verständnis entzogen sind. Nur wenn wir also das *Da*sein des manisch-depressiven Irreseins voraussetzen, sind wir einigermaßen imstande, dem *So*sein seiner Erscheinungen mit Verständnis zu folgen. Anders wie bei der psychogenen Reaktion, die unserm Verständnis voraussetzungsloses unmittelbares Folgen bis zu einem bestimmten Punkt, eben der Umschaltung in biologisch-somatische Mechanismen, erlaubt, stehen wir also beim Manisch-Depressiven gleich am Anfang unseres psychologischen Bemühens vor einem Hindernis. Erst wenn wir *das* umgangen und damit seine Unüberwindlichkeit stillschweigend anerkannt haben, ist der Weg für psychologische Einfühlungsversuche freigemacht.

Bei den psychogenen Reaktionen liegt das Hindernis, das sich unserem nachfühlenden Verstehenwollen entgegenstellt, an jenem Punkt, an dem die Umschaltung auf den biologisch-somatischen Mechanismus erfolgt. Hier ist es also so, daß unser Verständnis, wenigstens in den meisten Fällen, den vorbereitenden und einleitenden Abschnitten der Reaktion zu folgen vermag, solange und soweit sie sich im Psychischen abspielen. Es refüsiert erst den Sprung ins Biologische. Am biologisch-körperlichen Mechanismus selbst ist uns nur seine pathoplastische Ausgestaltung unmittelbar verständlich, auch diese aber nur, insoweit sie vom Psychischen her dirigiert wird.

Damit haben wir also biologisch-somatische, im Körperlichen gelegene und dort sich auswirkende Mechanismen, die unserm unmittelbaren Verständnis, eben *weil* sie biologischer und körperlicher Natur sind, nicht zugänglich sind. Diese primitiven Mechanismen liegen in jedem Menschen bereit. Sie sind uns — wenigstens zum guten Teil — aus der Phylogenese überkommen [KRAEPELIN (a, b), KRETSCHMER (h, i)] und mögen ursprünglich sinnvolle Zweckvorrichtungen gewesen sein. In mittelbarem Sinn können sie es noch heute sein.

Sie sind darin vergleichbar den einfachen Ausdrucksbewegungen (DARWIN), die ja in der Tat gelegentlich der Betrachtung psychogener Mechanismen zum Ausgangspunkt gedient haben [KRAEPELIN (b)]. Aber sie unterscheiden sich von ihnen durch ihren mehr autonomen und automatischen Ablauf, während die Ausdrucksbewegungen in jedem Augenblick unmittelbarere und strenger zugeordnete Reflexe psychischer, und zwar immer nur emotionaler Vorgänge sind.

Freilich bestehen hier Übergänge. Je bewußter die Ausdrucksbewegung als alleiniges Verständigungsmittel gebraucht werden soll, desto mehr nähert sie sich den theatralischen Darstellungsbewegungen psychopathischer Färbung. Das Opfer des Zahnarztes z. B., am Sprechen durch dessen Instrumente behindert, wird bei dem geringsten Schmerz in übertriebener Form das Gesicht verzieht, um den Peiniger nur ja zu rechtzeitigem Aufhören zu bringen. Und der Backfisch, dem die gute Sitte die sprachliche Verständigung mit seinem Primaner versagt, hat ein ganzes Register von mehr oder weniger absichtlich

übertriebenen Ausdrucksbewegungen zur Verfügung, mit denen die jeweilige
Gefühlsfärbung dem Partner verständlich gemacht werden soll.

Es ist auch kein Zufall, daß gerade Jugendliche und Kinder über besonders
ansprechbare und lebhafte Ausdrucksmotorik verfügen, und daß beim Kleinkind die Bewegungen z. B. des Widerwillens geradezu in Bewegungsstürme bis
zum Arc de cercle übergehen können. Es ist vielleicht auch kein Zufall, daß
uns Menschen von besonders lebhafter Ausdrucksmotorik, Schauspieler z. B.,
die ungeschickt genug sind, die Theatralik ihres Berufs in ihr bürgerliches Dasein
zu übernehmen, oft den Eindruck des Infantilen oder wenigstens Femininen
machen. Auch den eigentlichen primitiven Mechanismen der Psychogenie eignet
ja, wie wir oben sahen, eine ausgesprochene Affinität zur infantilen und primitiven psychischen Beschaffenheit. Dem entspricht, daß umgekehrt Ausdrucksbewegungen jeder Art und jeglichen Grades von der psychogenen Reaktion,
auch wenn sie nicht nur darstellerische Tendenzen verfolgt, ausgiebig verwendet werden.

Es gelingt also ohne große Schwierigkeiten, eine fortlaufende Reihe von den
Ausdrucksbewegungen zu den oben berührten biologisch-somatischen Mechanismen herzustellen. Zwischen beiden stehen etwa gewisse Reaktionsmechanismen, die sich auf vasomotorischem und vegetativ-nervösem Gebiet abspielen,
vom Erröten und Erblassen über die Herzpalpitation und die Störungen der
Darmfunktion bis zu den vegetativen Anfällen LOEWYS (a) und der vasomotorisch bedingten Ohnmacht.

Alle diese Mechanismen werden prinzipiell vom Psychischen her in Gang
gesetzt. Eine ganze Reihe von ihnen, z. B. viele Ausdrucksbewegungen oder
die erwähnten vasomotorischen und vegetativen Besonderheiten sind aber auch
körperlichen Einflüssen zugänglich; der Tränenfluß z. B. kann ebenso durch
seelisches Leiden wie durch körperlichen Schmerz verursacht werden, und die
Ohnmacht kann ebensogut Folge körperlicher Erschöpfung wie die einer seelischen Erschütterung sein. In vielen Fällen werden beide Faktoren gemeinsam
wirken, in wieder anderen wie bei den Primitivmechanismen, von denen wir
ausgingen, werden körperliche Vorgänge nur gelegentlich dispositionsfördernde
Funktion haben können. Je weiter wir zum Flügel der Primitivmechanismen
hin vordringen, desto geringer wird die Möglichkeit der körperlich-biologischen
Auslösung, obwohl wir doch — zumindest theoretisch — daran festhalten können,
daß auch der hysterische Anfall oder der Dämmerzustand einmal durch Stöße,
die rein oder vorwiegend vom Körperlichen, vom Materiellen [HOCHE (e)] her
kommen, ausgelöst werden kann.

Alle bisherigen Betrachtungen haben Vorgängen und Gegebenheiten der
biologisch-somatischen Schicht gegolten, und wir folgen ebenso dem Herkommen
wie den Forderungen der Phylogenese und Ontogenese, wenn wir diese Schicht
in dem Schema, dessen Aufbau wir versuchen wollen, zuunterst einordnen und
sie als die erste Schicht (I) bezeichnen.

Unsere zweite über der somatischen liegende Schicht (II) gehört einerseits
bereits dem Psychischen an; sie hat aber andererseits noch engste Beziehungen
zum Biologischen. Es ist die Schicht der Instinkte, Triebe und Affekte, derjenigen psychischen Qualitäten also, deren biologische Bedingtheit oder Unterlegung teils — wie z. B. beim Sexualtrieb — klar am Tage liegt, teils aus mannigfachen Erwägungen heraus zu fordern ist. Hier haben Leidenschaften, Einzel-
affekte, dunkle Antriebe und grelle Begierden ihren Ursprung, von hier brechen
sie gelegentlich nach oben vulkanartig durch, von hier aus wachsen aber auch
die Streben des Temperaments in die darüberliegende charakterologische Schicht
hinein. Diese Erscheinungsformen der zweiten Schicht liegen natürlich ihrer-

seits wieder nicht alle auf der gleichen Ebene. Auch *hier* ließe sich ein Aufbau von Schichten konstruieren, in deren unterster etwa der grobe, beinahe rein körperliche Trieb, in deren oberster feinste, schon fast rein psychische Regungen, wie Stimmung und Verstimmung, Sympathie und Antipathie zu suchen wären.

Es würde im Rahmen der vorliegenden Arbeit zu weit führen, sicherlich im einzelnen auch nicht möglich sein, diesen Verhältnissen bis zum letzten nachzugehen. Gemeinsam jedenfalls ist allen Eigenschaften der zweiten Schicht die doppelte Qualität biologisch-somatischen und psychischen Geschehens, über deren kausale Verknüpfung hier nicht gesprochen werden soll. Je mehr wir der Rangordnung dieser Eigenschaften nach oben hin folgen, desto stärker wird ihr psychischer Faktor, je tiefer und damit näher der somatischen Schicht wir uns befinden, desto reiner biologisch sehen sie aus. *Bestimmt* wird die zweite Schicht vielleicht am besten durch negative Grenzsetzung: Sie enthält diejenigen Lebensäußerungen, die nicht mehr rein körperlich geartet sind, deren psychische Eigenart aber gewisser Qualitäten entbehrt, über die alsbald zu sprechen sein wird.

Auch in unserer dritten und obersten Schicht (III) finden wir nämlich Affekte und Triebe. Nur entstehen und wirken sie hier nicht selbständig und einigermaßen ziellos, wie sie das in der zweiten Schicht tun; in der dritten Schicht treten sie vielmehr als disziplinierte und geformte Glieder von rein psychischen[1] *Apparaten* auf, die, ganz allgemein gesprochen, die Aufgabe der psychischen Steuerung haben[2].

Der Unterschied ihrer Erscheinungsform in beiden Schichten läßt sich vielleicht am besten durch einen Vergleich mit der rohen Naturkraft darstellen, die, vom Menschen gebändigt, zum kraftspendenden Diener seiner Maschine wird.

Um zunächst nur ganz wenige in unserm Zusammenhang besonders wichtige Steuerungsmaschinerien der dritten Schicht zu nennen, gehören hierher also etwa Intelligenz, Denkstruktur und Wille. Dabei darf wiederum daran erinnert werden, daß wir damit keineswegs Begriffe gleicher Art oder gleicher Stufe zu geben vermeinen. Es versteht sich von selbst, daß der Wille z. B. der Affektivität, also unserer zweiten Schicht, sehr viel näher steht als etwa die Intelligenz. Damit gelangen wir also auch hier zu einer Rangordnung, einer Schichtung von psychischen Eigenschaften, diesmal innerhalb der dritten Schicht.

Das, was *all* diesen Begriffen sowohl denen der zweiten wie der dritten Schicht, für uns gemeinsam ist, ist die Eigenschaft der Dynamik. Dynamisch wirksam aber sind im Bereich des Psychischen allein Instinkte, Triebe und Affekte. Die zweite Schicht produziert also die gesamte Triebkraft aller psychischen Lebensäußerungen. Es hindert uns zunächst[3] nichts, sie im Sinne von EWALD (a), KLAGES oder KAHN (g) als das Temperament zusammenzufassen.

Die dritte Schicht bezieht dagegen ihre dynamische Leistungsfähigkeit aus

[1] Es versteht sich, daß wir als Naturwissenschaftler auch für *diese* seelischen Qualitäten körperliche Grundlagen vorauszusetzen haben. Wir werden unten darauf noch zurückkommen.
[2] Wir führen damit in die Betrachtung des Persönlichkeitsaufbaus teleologische Gesichtspunkte ein, ohne die wir hier nicht auszukommen vermögen. KAHN (g), auf dessen Ausführungen wir uns hier beziehen können, hat sich die Erörterung einschlägiger Gedankengänge angelegen sein lassen.
[3] Freilich sind wir dann nicht in der Lage, dieser Schicht des Temperaments unsere oberste Schicht als „Charakter" strikte gegenüberzustellen. Hier müssen wir nämlich, wie gleich zu zeigen sein wird, ebenfalls gewisse Triebkräfte der Temperamentsschicht voraussetzen, die der zweiten Schicht entstammen, aber in der dritten ihre spezifische Wirksamkeit entfalten. Den hieraus resultierenden Schwierigkeiten sind wir, um Unklarheiten zu vermeiden, durch neue Namengebung ausgewichen. Vgl. darüber unsere Ausführungen weiter unten.

zweiter Hand, nämlich aus dem Temperamentreservoir der zweiten Schicht. Die affektiven Triebstoffmassen, die die dritte Schicht auf diese Weise immer von neuem gewinnt, werden nun mit gewissen in ihrem — und nur in *ihrem* — „Material" (Klages) bereitliegenden psychischen Qualitäten zu zweckdienlichen und betriebsfähigen *Apparaten* vereinigt, wie sie z. B. die Auffassung, die Willenstätigkeit, die intellektuelle Betätigung darstellen. Wille als Funktion, Intelligenz als dynamischer Begriff sind also immer schon komplexe Begriffe, deren Benennung nur auf die *Art* ihrer Tätigkeit gemünzt ist, während ihre affektive Komponente stillschweigend vorausgesetzt werden muß, um ihre Tätigkeit als solche überhaupt denkbar zu machen.

Man kann sich dabei vielleicht vorstellen, daß manche von diesen Apparaten von konstitutionellen Anlagen in den großen Umrissen bestimmt und vom Erleben in Einzelheiten immer neu gemodelt, im Laufe der Ontogenese zu immer festeren sich gleich bleibenden Werkzeugen werden, die, ständig unter leichter affektiver Spannung stehend, jeden Augenblick zum Eingreifen in stets gleichbleibendem, für die Persönlichkeit „charakteristischem" Sinn bereit sind. Es sind das die Apparate, die die Grundlagen der Charakterstruktur, die allgemeine, im ganzen immer gleichbleibende Richtung der Persönlichkeit gewährleisten. Andere Apparate werden in Form und Tätigkeit weniger stabil sein, sie werden sich den immer neuen Erlebnissen, die sie zu verarbeiten haben, besser anpassen können. Wieder andere endlich werden zu einem bestimmten Zweck neu geschaffen werden können, um wieder zu zerfallen, wenn ihre Arbeit getan ist. Wieviel affektive Triebkraft dabei in jedem einzelnen Falle zum Betrieb des Apparats bereitgestellt wird, hängt von der Struktur der Persönlichkeit und den Erfordernissen des Einzelfalls ab. Dem Umfang des affektiven Anteils wiederum entspricht die Kraft der dynamischen Wirksamkeit der Apparate.

Wir haben damit zwei Schichten psychischen Geschehens einander gegenübergestellt, aus deren sehr komplizierter, fördernd oder hemmend aufeinander einwirkenden Dynamik das psychische Verhalten der Persönlichkeit resultiert. In der unteren (II) der beiden Schichten stellten wir uns Instinkte, Triebe und Affekte vor, die die ständig wirksame Grundlage alles psychischen Lebens abgeben und gelegentlich als formlose Gewalten durch die regulierenden, disziplinierenden Apparate der oberen Schicht (III) durchbrechen können. Das sind dann die „blinden" Triebe, die „blinden" Leidenschaften, von denen der Volksmund in der ihm eigenen unmittelbar-anschaulichen Weise spricht. Ihre undisziplinierte Formlosigkeit, ihre „Blindheit" gegenüber allen verstandesgemäßen Bedenken scheinen uns in der Tat das Charakteristikum dieser seelischen Qualitäten zu sein. Wenn wir dieser Schicht der leichteren Verständigung halber also einen Namen geben sollen, möchten wir sie die „Blindseele", die Typhlopsyche, heißen.

Die Funktion der obersten Schicht ist demgegenüber völlig anders geartet. Alle ihre Apparate dienen in ihren letzten Zielen der Erhaltung und Entfaltung der Persönlichkeit, mit anderen Worten der Regelung ihrer Beziehungen zur Umwelt. Sie tun das, indem sie ihre Dynamik nach zwei Seiten hin wirken lassen, einmal im Sinn der Disziplinierung und Auswahl nach der Schicht der Triebe und Affekte hinunter, dann in Richtung der Umwelt mit Erlebnisaufnahme, Verarbeitung und Aktion oder Reaktion. Wir würden uns der Ewaldschen (a) Auffassung nähern, wenn wir von der Schicht dieser Zweckapparate als der charakterologischen sprächen.

Dabei ergibt sich freilich, daß es seine Schwierigkeiten hat, Charakter und Temperament einander strikte gegenüberstellen zu wollen. Das geht auch aus Ewalds Ausführungen hervor, der z. B. Triebe und Strebungen in seinen Charakterbegriff aufnimmt, und dafür seine Umschreibung des Temperaments wesentlich enger hält als wir. KAHN (g) hat unzweifelhaft recht, wenn er immer wieder betont, daß ein Auseinanderreißen der Persönlichkeit in Einzelerscheinungen im Grunde unmöglich und nur zu heuristischen Zwecken denkbar ist. Nur heuristischen Zwecken soll denn auch unser Versuch eines Persönlichkeitsschemas dienen.

Die Begriffe unserer psychischen Schichten fallen nicht ganz mit denen von Temperament und Charakter im Sinne EWALDS (a) zusammen. Wir sahen ja, daß Qualitäten des Temperaments sowohl in der zweiten wie in der dritten Schicht eine Rolle spielen. Allerdings ist diese Rolle unterschiedlich und darauf kommt es uns an. Affekte und Triebe nämlich, die in der zweiten Schicht, wie wir sahen, blind und ungebändigt auftraten, tragen im Rahmen der dritten den Charakter des Disziplinierten, von Überlegung Bestimmten. Wenn wir also unsere zweite Schicht die Typhlopsyche nannten, so wollen wir dem Gegensatz zwischen „blind" und „überlegt" damit Rechnung tragen, daß wir der obersten Schicht den Namen Sophropsyche geben.

Für unsere besonderen Zwecke — nur auf die Darstellung der psychogenen Reaktionen kommt es uns ja hier an — mag es zunächst genügen, das dynamische Verhalten unserer Schichten zueinander kurz zu streifen. Dabei fällt der Sophropsyche zunächst die Aufgabe zu, mit den aus der Blindseele häufig im Übermaß emporschießenden Impulsmassen fertig zu werden. Das kann geschehen, indem ein Teil des Affekts adsorbiert und in überlegter Reaktion nach außen abgeleitet wird; ein anderer Teil kann in die zweite Schicht zurückgedämmt, ein dritter endlich anderen Erlebnisinhalten zugeordnet und verschmolzen werden[1].

Auf der anderen Seite ist die oberste Schicht aber auch imstande, aus dem Reservoir der zweiten Schicht Impulsmengen herauszuholen, wenn sie sie braucht, um ihren eigenen Aktionen erhöhte Spannkraft zu verleihen. Hierher gehört z. B. das „Affektpumpen" psychopathischer Persönlichkeiten, das oft den Durchbruch ungeordneter Affektmassen der zweiten Schicht einleitet.

Es kann aber auch so sein — und das wird sich gerade wieder bei Psychopathen mit „eingeschliffenen" psychogenen Mechanismen finden — daß die oberste Schicht nur einen Anstoß nach der zweiten herabzugeben braucht, um bereitliegende Affektmassen in Aktion zu setzen.

Die Dynamik der zweiten Schicht ihrerseits wirkt sich nach zwei Richtungen aus: Nach oben in die Sophropsyche und nach unten in die erste, somatische Schicht. Sie dient nach oben hin, wie wir sahen, als Temperamentsgrundlage und Impulsreservoir. Aber sie ist ein Diener, der zur Empörung neigt und deswegen von den disziplinierenden Kräften der obersten Schicht ständig beaufsichtigt werden muß. Nach unten hin aber spielt sie die Rolle des Regisseurs jener körperlich-biologischen Mechanismen, die wir bei Beginn unserer Betrachtung näher besprochen haben. Affekte und Triebe also sind im Instanzenzuge der Persönlichkeitsorganisation die unmittelbaren Herren unserer Ausdrucksbewegungen, und die der Psychogenie eigenen primitiven Mechanismen, deren biologisch-körperliche Fundierung wir voraussetzten, stehen, zumindest in ihrer reinsten Form, nur der Blindseele zur Verfügung.

Endlich ist die körperliche Schicht nicht nur das passive Instrument, auf dem die andern beiden ihr Lied spielen. Auch sie hat ihre dynamische Funktion, die sich in erster Linie auf die zweite Schicht bezieht, indirekt aber damit auch auf die oberste ihren Einfluß ausübt. Die Tätigkeit der Generationsdrüsen

---

[1] Es ist wohl dieser Vorgang, den die Psychoanalyse als „Sublimierung" in ihre Lehre eingeführt hat. Sie kann im hellsten Lichte des Bewußtseins vor sich gehen. Das Halbdunkel der Bewußtseinssphäre begünstigt sie allerdings.

etwa läßt — um es einmal sehr naiv auszudrücken — in den untersten Schichten
der Typhlopsyche den Sexualtrieb entstehen, der seinerseits in die oberste
Schicht emporschießt und dort von der Sophropsyche nach Möglichkeit verarbeitet, gedämpft, verteilt, kurzum für ihre Zwecke brauchbar gemacht wird.
Entstehung, Dynamik und Schicksal der Affekte kann man sich ähnlich vorstellen. Nur tappen wir hier bezüglich der biologischen Grundlagen noch *mehr*
im Dunkeln als bei den im ganzen strenger determinierten und deshalb leichter
zu isolierenden Trieben. Auch die Primitivmechanismen selbst können aber,
wie KRAEPELIN gelegentlich bemerkt, ihrerseits auf die zweite Schicht im Sinne
der Affektproduktion rückwirken. Es entsteht dann ein Circulus vitiosus, wie
wir ihn manchmal bei psychopathischen Affektexplosionen beobachten können.

Die Gesamtheit aller eng ineinander verzahnten und in ständiger dynamischer
Wechselwirkung zu denkenden Schichten, von der untersten körperlichen, in
der wir uns etwa das vegetative Leben vorstellen können, bis zur höchsten
psychischen, die vielleicht rein intellektuelle Funktionen enthalten wird, bildet
die *Persönlichkeit.* Die Schnitte, mit denen wir diesen vielschichtigen Bau für
unsere Zwecke in drei größere, ihrerseits wieder vielschichtig zu denkende Einheiten aufteilten, sind an einigermaßen willkürlich gewählten Stellen gelegt.
Man kann nicht, um das noch einmal zu betonen, die lebendige Persönlichkeit
in Einzelfunktionen auseinanderreißen wollen, ohne zugleich das Leben selbst
zu zerstören. *Tut* man es aber, so muß man sich darüber klar sein, daß man
dabei von seiten der Natur kein Entgegenkommen findet. Andererseits freilich
gewinnt man damit die Freiheit, Schnitte *da* zu legen, wo man sie für heuristische
Zwecke zu brauchen glaubt.

Wenn deshalb KAHN (g), von dem gleichen Gedanken der Persönlichkeitsschich-
tung ausgehend, im folgenden Kapitel seine Schichten etwas anders gefaßt hat,
so wie er sie für *seine* Zwecke eben besser gebrauchen konnte, so widersprechen
wir einander damit durchaus nicht. Man kann in der Tat Zweifel haben, ob
dieser oder jener Begriff noch in den obersten Schichten der Typhlopsyche
oder schon in den untersten der Sophropsyche zu denken, ob etwa der Instinkt
zur körperlichen Persönlichkeitsschicht oder zur Typhlopsyche zu rechnen ist.
Das aber ist keine Fragestellung, die irgendeine Frucht verspricht.

Aus denselben Gründen würde es auch nur beschränkten Wert haben, wenn
wir uns ausführlich mit ähnlich gerichteten Bestrebungen, die in der Literatur
der letzten Jahre in zunehmender Häufigkeit zu finden sind, über die Abgrenzung dieses oder jenes Begriffs auseinandersetzen wollten. Ihre Besprechung
soll hier auf wenige Autoren beschränkt werden. Auf Schritt und Tritt wären
hier die KRETSCHMERschen (g, h, i) Arbeiten zu nennen, dessen Primitivmechanismen und ihre phylogenetische Ableitung aus Bewegungssturm und Totstellreflex
wir ja unverändert in unser Schema übernommen haben und dessen hypobulische
und hyponoische Willens- und Denkvorgänge sich ebenso leicht unsern Gedankengängen einordnen lassen. Nicht ganz ohne Absicht haben wir ferner
oben gelegentlich das EWALDsche (a) Gegensatzpaar Temperament und Charakter
zur vorläufigen Umschreibung unserer beiden obersten Schichten gebraucht.
In der Tat haben wir, wie wir oben schon kurz andeuteten, ein großes Stück
gemeinsamen Weges: EWALDS Biotonus ist das — oder wenigstens ein — biologisches Korrelat unserer zweiten Schicht. Genau wie diese hat er die beiden
Gesichter, von denen das eine nach dem Körperlichen, das andere nach dem
Psychischen hin sieht. EWALDS „Charakter" wäre dagegen in unserer dritten
Schicht zu suchen. Auch darin können wir mit ihm — und KRETSCHMER (h) —
übereinstimmen, daß die biologische Grundlage des Temperaments mehr hu-
moral-funktionell, die des Charakters mehr anatomisch-strukturell vorgestellt

werden muß. Freilich liegen EWALDS Schnitte an anderer Stelle als die unsern, und unsere Wege laufen *da* auseinander, wo EWALD die psychogenen Reaktionen im wesentlichen dem Charakter zuweisen will. Es liegt das an seiner Fassung des Biotonus, der sich lediglich auf das Temperamentspaar der Zyklothymie zu beziehen scheint. Dieses aber ist für uns nur *eine* Funktion der Typhlopsyche unter vielen anderen.

Sehr viel schwieriger und länger müßte eine Auseinandersetzung mit der analysierenden Theorie von KLAGES werden. Wir verzichten an dieser Stelle darauf. Der wesentliche Unterschied der beiden Systeme scheint uns in der biologisch-dynamischen Betrachtungsweise zu liegen, die wir — unsern Zwecken gemäß — in den Vordergrund stellten, während KLAGES sie zugunsten rein psychologischer Erwägungen vernachlässigt.

Dagegen sind uns manche Hilfen von anderer philosophisch-psychologischer Seite zuteil geworden, von W. STERNS Person und Sache und den Arbeiten HAEBERLINS. Der Hinweis mag auch hier genügen.

Eine weitere Bemerkung über die Natur unserer Persönlichkeitstheorie, die damit in flüchtigen Strichen skizziert ist, möge hier noch Platz finden: Es handelt sich um nichts anderes als eine psychologische Konstruktion, eine Arbeitshypothese, die uns für die Darstellung unseres Themas von einer gewissen Brauchbarkeit zu sein scheint. Sie hält sich deshalb absichtlich von allen Versuchungen, näher auf spezielle biologische Fragen einzugehen, fern. Sie verzichtet auch darauf, Beziehungen zu den Bestrebungen der Hirnlokalisation zu suchen, wie sie von KLEIST, REICHARDT oder KÜPPERS gepflegt werden.

Eine Frage scheint uns endlich noch der Erörterung zu bedürfen: Wie lassen sich in dieses Schema einer dynamisch gedachten Persönlichkeit die Bewußtseinsvorgänge einordnen? Es ist kein Zweifel, daß in einer Darstellung, die, von psychologischer Fragestellung ausgehend, die Persönlichkeit als eine komplizierte Maschinerie mit in- und gegeneinander spielenden Kräften und Apparaten auffaßt, das Bewußtsein, das in wechselnder Intensität einen großen und jedenfalls den wichtigsten Teil ihrer Funktionen begleitet, besprochen werden muß.

Auch das Bewußtsein hat ein biologisches und ein psychologisches Gesicht: es kann durch einen Stoß, der aus dem Biologischen kommt, gestört werden, es kann aber auch von Willensapparaten der obersten Persönlichkeitsschicht herangeholt und für ihre Zwecke verwandt werden. Hinwendung des Willensapparates auf einen Gegenstand geht — wenigstens in der obersten Schicht der Sophropsyche — implizite mit der Sammlung des diffusen Bewußtseinslichtes auf einen engen Raum einher: Der Gegenstand, auf den sich die Willenstätigkeit richtet, wird bei schärfster Belichtung in den Blickpunkt des Bewußtseins gerückt. Die größte Helligkeit des Bewußtseins werden wir also regelmäßig in den höchsten Schichten unseres Persönlichkeitsbaus finden. Denn nur dort finden sich die Apparate, deren Höchstleistung eines höchsten Maßes von Bewußtsein bedarf. Stärkste Zentrierung des Bewußtseins kann immer nur in *einem* Punkte oder engbegrenzten Ausschnitt des aktuellen Erlebens stattfinden. Dieser Erlebnisausschnitt kann sehr schnell wechseln. Seine Auswahl wird vom Willensapparat der Zuwendung getroffen, der seinerseits wieder von Erlebnissen in der Richtung seiner Funktion bestimmt werden kann. Von der Spannkraft der Willensapparate hängen also Dauer und Grad der Bewußtseinszentrierung ab. Beim Nachlassen dieser Kraft tritt sofort die Tendenz zu diffuser Verteilung des Bewußtseins mit schnell wechselnder schwacher Belichtung dieses oder jenes Gegenstandes auf. Rascher Wechsel der Verteilung bei im ganzen schwacher Belichtung der Vorstellungen ist das Charakteristikum des

sich selbst überlassenen Bewußtseins, wie wir es etwa beim unkonzentrierten,
frei assoziierenden Denken erleben. Alles was außerhalb des Blickpunktes und
seiner unmittelbaren Umgebung, des Blickfeldes, liegt, befindet sich in dem
nach der Peripherie zu immer dunkler werdenden Halbdunkel der Bewußtseinssphäre (Kretschmer (h), Schilder (a), die endlich ohne jede scharfe Grenze in
das Dunkel des Unbewußten übergeht. Eine *Bewußtseinstätigkeit* — oder besser
gesagt eine psychische Tätigkeit im Bewußtsein, d. h. in seinem hellsten Licht —
mit wechselnder Belichtung dieser oder jener Erlebnisausschnitte findet also
nur in den obersten Schichten unserer Persönlichkeit statt. Auch hier bleiben
aber ständig große Teile des Erlebens im Halbdunkel.

Nach unten zu, in den tieferen Schichten der Sophropsyche und den oberen
der Typhlopsyche, nimmt die Dunkelheit im ganzen, aber nicht gleichmäßig
zu. Gewisse Teile der Typhlopsyche sind dem Bewußtsein für gewöhnlich völlig
entzogen. Wir fassen hier — das sei als einzige theoretische Bemerkung eingefügt — das Bewußtsein nicht, um Jaspersche (b) Ausdrücke zu gebrauchen,
als das „Ganze des momentanen Seelenlebens", sondern als „das Medium, in
dem sich seelische Phänomene bewegen", als etwas, das wir mit dem Licht einer
imaginären Lichtquelle vergleichen[1]. Schon daß wir, ebenso übrigens wie andere
Autoren, uns bei der Diskussion des Bewußtseins immer wieder zu bildhaften
Vergleichen gedrängt fühlen, zeigt, wie schwer hier die Begriffe zu scheiden und
zu begrenzen sind. Es ist etwa so — um unsern Vergleich etwas zu variieren —,
als wenn man mit einer Fackel einen großen dunklen Raum betritt: Man erkennt zwar ohne Mühe die nächste Umgebung, muß sich aber doch schon an-
strengen, das Halbdunkel der Peripherie zu durchdringen, und manche dunklen
Winkel bleiben uns trotz allen Spähens überhaupt verborgen. Es kann sein,
daß dort etwas geschieht, was wir nicht wahrnehmen. Aber wir können es uns
zugänglich machen, indem wir die dunklen Winkel ableuchten.

Damit gewinnt das Bewußtsein in unserer Darstellung die Bedeutung des
Wissens um das Dasein eines psychischen Phänomens, die von der des Bewußtseins als wirklichen psychischen Daseins verschieden ist [Jaspers (b)]. Es kann
sein, daß Vorgänge der Typhlopsyche — nicht der Sophropsyche, denn deren
Apparate bedürfen zu ihrer Tätigkeit stets eines gewissen Maßes von Bewußtseinslicht — kurze Triebregungen oder momentane Stimmungsänderungen,
unserer Wahrnehmung entgehen. Insofern können psychische Vorgänge unbewußt, eigentlich also un*ge*wußt sein. Es kann sich dann aber immer nur um
passagere Vorgänge von geringer Dynamik handeln. Alle andern drängen sich
von selbst früher oder später, stärker oder schwächer in das Bewußtseinslicht
hinein.

---

[1] Wir weichen dabei der eingehenderen theoretischen Erörterung des Bewußtseins-
problems, die sich namentlich an die Namen Bleuler (a, c, e), Bumke (b, h) und Kretschmer (c, f) knüpfen müßte, die aber im Rahmen unserer Arbeit zu weit führen würde, aus.
Das scheint uns um so leichter möglich zu sein, als unsere lediglich dem augenblicklichen
Arbeitsziel angepaßte Begriffsfassung — über deren beschränkte Gültigkeit wir uns im übrigen
klar sind — die theoretische Hauptschwierigkeit vermeidet, die in der zwiefachen Bedeutung
des Wortes „Bewußtsein" gelegen ist und die, wie wir glauben, wesentlich die Schuld an den
Mißverständnissen trägt, die in der Diskussion dieser Fragen zutage getreten sind. Einmal
nämlich, um das zu wiederholen, bedeutet Bewußtsein die momentane psychische Gesamtverfassung, besonders in bezug auf Auffassung und Verarbeitung des Erlebens von Umwelt
und eigenem Ich. Daneben versteht man darunter das Produkt einer besonderen psychischen
Funktion, das gewissermaßen als Medium die psychische Tätigkeit umhüllt und sie in wechselnder Intensität der Selbstwahrnehmung zugänglich macht. Beide Begriffe decken sich
zum großen Teil, jedoch nicht völlig. Wir selbst beschränken uns in diesen einleitenden
Erörterungen auf den zweiten Begriff, der uns im Hinblick auf unser Thema der bei weitem
wichtigere zu sein scheint.

Alle psychischen Vorgänge, auch die eben besprochenen, zeitweilig oder für gewöhnlich unbewußten, ja auch einzelne Vorgänge der somatischen Schicht bleiben im übrigen prinzipiell dem Bewußtsein, der Wahrnehmung, zugänglich. Dazu bedarf es aber u. U. einer Anstrengung des Willensapparates der Aneignung, die die affektiven und triebhaften Vorgänge der Typhlopsyche aus der zweiten Schicht gewissermaßen heraushebt und sie in das hellere Bewußtsein ihrer eigenen Schicht hineinstellt. Diese Apparate benutzen bei ihrer Arbeit, soweit es sich um psychische Vorgänge handelt, den Weg der psychologisch verstehenden Selbstbeobachtung. Körperliche Vorgänge — die ja, wie wir sahen, dem unmittelbaren Verständnis nicht zugängig sind — gelangen zum Bewußtsein auf dem Umwege über Sinnesorgane und Sensibilität.

Der Grad des Bewußtwerdens psychischer Vorgänge und die Menge des Wahrgenommenen bzw. unbewußt Bleibenden hängt zunächst von der momentanen Verteilung des Bewußtseinslichtes ab, die von Augenblick zu Augenblick wechseln kann. Daneben spielen individuelle Unterschiede eine große Rolle: Der Primitive besitzt weder die Neigung noch das Vermögen, erhebliche Teile seines Seelenlebens, soweit sie außerhalb des kleinen Ausschnittes alltäglichen Erlebens liegen, seinem Bewußtsein zugänglich zu machen. Dagegen setzt derjenige, der von Anlage und Erziehung zur Selbstbeobachtung befähigt und gezwungen ist, immer wieder seine Willensapparate ein, um möglichst jede Regung der eigenen Psyche ins Bewußtseinslicht zu ziehen. Der Gelehrte etwa ist also bewußtseinsstärker als der Bauer, das Seelenleben des Mannes bewußter als das der Frau [SCHNEIDER (b)].

Einige weitere Bemerkungen über unsere Auffassung des Bewußtseins sollen späteren Zusammenhängen vorbehalten bleiben. Hier ist es vielleicht noch am Platze, mit einigen Worten auf den FREUDschen Begriff des Unterbewußtseins einzugehen.

FREUD (a) hat bekanntlich im Rahmen seiner psychologischen Theorien ein Unbewußtes (von uns klarer Unterscheidung halber „Unterbewußtsein" genannt) konstruiert, das, scharf vom Bewußtsein („Oberbewußtsein") getrennt, seinerseits ein einigermaßen selbständiges psychisches oder unterpsychisches Leben führt. Sein Unterbewußtsein, das dynamisch gefaßt ist, entfaltet eine selbständig denkende Tätigkeit von eigentümlich kurzsichtiger Zweckmäßigkeit. Es wandelt u. a. unverdauliche Erlebnisreste, die — durch Verdrängung oder auf anderm Wege — in seine Gewalt geraten, in einer Weise um, die für das geordnete psychische Erleben des Oberbewußtseins eine ständige Bedrohung darstellt. Es schweißt sie z. B. mit „frei flottierenden" Affektmassen, die wiederum den unverdauten Rest anderweitiger Erlebnisse darstellen können, zu Komplexen zusammen. Es führt ihren Erlebnisinhalt in Symbole über, die z. T. feststehend und in ausführlichen Vokabularien niedergelegt sind, z. T. zufälligen Begleiterscheinungen des Erlebnisses selbst entnommen sind. So kann es beispielsweise geschehen, daß ein erschütterndes Erlebnis sexuellen Inhalts, statt in normaler Weise verarbeitet zu werden, ins Unterbewußtsein verdrängt und dort entsprechend umgewandelt wird. Eines Tages wird es dann — vielleicht bei Gelegenheit eines neuen psychischen Traumas — in zunächst unkenntlicher symbolisierter Gestalt mit heftigem Angstaffekt zusammengeschweißt, ins Oberbewußtsein zurückgeworfen, wo es zur Angstneurose führt.

Es würde zu weit führen, wenn wir hier auf alle Fragestellungen, die sich aus dieser Begriffsformulierung ergeben, eingehen wollten. Ausführlichere grundsätzliche Kritik findet sich u. a. bei BUMKE (h). Hier kann es sich nur um einen flüchtigen Vergleich der psychoanalytischen Auffassung mit unserer eigenen handeln. Es ergibt sich da zunächst der prinzipielle Unterschied, daß

Freud seinem Unterbewußtsein eine vom Oberbewußtsein streng geschiedene Stellung zuweist und ihm eine eigene selbständige Tätigkeit in Denken, Wollen und Handeln beilegt. Unser Bewußtseinsbegriff ist dagegen nicht selbständig gedacht, sondern nur als eine eigentümliche Begleiterscheinung psychischer Vorgänge von wechselnder Stärke. Das Bewußtsein in seinen verschiedenen Abstufungen hängt also für uns von der Art der in Anspruch genommenen psychischen Apparate und der Intensität ihrer jeweiligen Anspannung ab, nicht umgekehrt. Nicht das Bewußtsein — und ebensowenig das Unterbewußtsein — denkt, will und handelt, sondern die psychischen Apparate, von denen es abhängig ist, tun das.

Das könnte ein Streit um Worte sein. Denn es könnte sich ja dann eben um die psychischen Apparate des Unbewußten handeln, die in dieser besonderen Art tätig sind. Hier läßt sich nun aber doch einwenden, daß wir diese Apparate und ihre Tätigkeit nicht kennen können, da sie ja im Ungewußten liegen sollen. Es bleibt also nur übrig, aus ihrer bewußtseinsbelichteten Wirksamkeit auf ihr vorbewußtes Wesen zu schließen. Freud tut das in ausgiebigstem Maße; er scheint uns aber dabei das Maß des Notwendigen erheblich zu überschreiten.

Wir unsererseits müssen hier frühzeitig resignieren. Das Bewußtsein nimmt für uns vom Blickpunkt her nach der Peripherie der unteren seelischen Schichten zu stetig — aber nicht gleichmäßig — an Helle ab und geht, etwa in den untern Schichten der Typhlopsyche ohne scharfe Grenze in das nicht mehr Bewußte über. Ein Unterbewußtsein mit scharfer Abgrenzung gegen das Bewußtsein kann es demnach für uns nicht geben.

Ob sich seelische Vorgänge, zumindest solche von der Qualität des Denkens und Wollens, im Ungewußten abspielen, wissen wir nicht. Auch Freud wird hier niemals Beweise bringen können. *Da* aber, *wo es nur mehr auf den Glauben*, nicht auf das Wissen ankommen kann, scheint uns die Wahl unserer Meinung von der Wahrscheinlichkeit bestimmt werden zu müssen: Daß seelische Vorgänge innerhalb des Unterbewußtseins in der komplizierten und vertrackten Weise vor sich gehen, wie Freud meint, scheint uns unwahrscheinlich zu sein.

Im übrigen wird sich dabei die Frage ergeben, ob wir denn ein Unterbewußtsein mit seiner absonderlichen und heimtückisch gegen den Vorteil der Persönlichkeit gerichteten Tätigkeit überhaupt zur Erklärung der psychogenen Reaktionen *brauchen*. Wir möchten das nicht glauben und zunächst nach andern Möglichkeiten suchen.

Einige der Vorgänge, die Freud dem Unterbewußtsein zuschreibt, kennen wir aus dem Halbdunkel der Bewußtseinssphäre, das ja für uns im allgemeinen die Vorgänge unterer seelischer Schichten charakterisiert. Andere wieder kennen wir aus der eigentümlichen Bewußtseinsveränderung des Traumes, die jener der Dämmerzustände nahesteht. Beide, Dämmerzustand sowohl wie Traum stehen vornehmlich unter der Direktion der zweiten Schicht mit ihren blinden oder halbblinden Trieben und Affekten, beide machen gelegentlich Gebrauch von Symbolisierung und Amalgamierung, den Mechanismen also, die Freud als Charakteristica seines Unterbewußtseins dargestellt hat. Freud faßt deswegen auch die latenten Strebungen des Traumes als reinstes Produkt des Unterbewußtseins und sieht in ihm den bequemsten Zugang zu unbewußten Vorgängen.

Der Traum gibt uns Gelegenheit, noch auf einen anderen Tatsachenkomplex zu kommen, der in diesem Zusammenhang von Wichtigkeit ist, nämlich die Vorgänge des Vergessens. Das Schicksal des Trauminhalts bietet ein gutes Beispiel dafür, wie gerade Erlebnisse, die sich im Halbdunkel der Bewußtseinssphäre abspielen, dazu neigen, schnell wieder der Vergessenheit anheimzufallen.

Wahrscheinlich ist es immer nur ein geringer Bruchteil unserer Träume, der, meist in zusammenhanglosen Trümmerstücken, erinnert, also der Bewußtseins-helle zugänglich gemacht werden kann [HOCHE (h)]. Auch verhältnismäßig gut erinnerte Träume stellen sich bei kritischer Betrachtung als eine Reihe von Einzel-szenen dar, vergleichbar etwa einer Anzahl von Einzelbildchen, die aus einem Filmstreifen — oder auch aus mehreren — in beliebigen Zwischenräumen heraus-geschnitten sind. Die Ergänzung der Einzelszenen und die Ausfüllung der Lücken zwischen ihnen läßt sich eine gerade bei solchen Gelegenheiten überaus geschäftige Phantasie angelegen sein, und sie gibt dabei ihren Gebilden und damit dem ganzen Trauminhalt den Sinn, der ihr angemessen erscheint. Ob freilich der Inhalt dieses reproduzierten und ergänzten Traums dem des wirk-lichen gleicht, ja, ob dieser im Einzelfall überhaupt einen verständlichen Inhalt hat oder lediglich dem bunten und sinnlosen Spiel des Zufalls seine Gestalt verdankt, steht durchaus dahin. Es ist das ein Einwand, der der psychoanaly-tischen Traumdeutung von HOCHE u. E. mit Recht gemacht wird. Fast der gleichen Verfälschung des erinnerten Erlebnisinhalts [MÖRCHEN (a)] werden wir später bei der Betrachung der Dämmerzustände wiedre begegnen.

Ein ganz ähnlicher Vorgang läßt sich nun bei der Betrachtung des Vergessens von Erlebnissen aufzeigen, die im *wachen* Zustand durchgemacht werden. Nur spielt hier — wenigstens bei Erlebnissen des Vollbewußtseins und bei einiger-maßen disziplinierten und kritischen Persönlichkeiten — die freischweifende Phantasie längst nicht die Rolle wie dort bei Erlebnissen des physiologischer- oder pathologischerweise veränderten dämmerigen Halbbewußtseins.

Der wesentliche Vorgang ist hier vielmehr ein passiver, den man vielleicht am besten dem Zerfall toten organischen Gewebes vergleichen kann.

Wir müssen hier für einen Augenblick stehen bleiben und etwas weiter aus-holen: Je ferner ein Erlebnis dem Blickpunkt des Bewußtseins gestanden hat, desto weniger Aussicht wird sein Inhalt im allgemeinen haben, wieder in die bewußtseinshelle Erinnerung hineingezogen zu werden. Genau so geht es dem Erlebnis, das ursprünglich im Bewußtseinsblickpunkt stand, im Laufe der Zeit aber immer häufiger durch neue Erlebnisse aus dem Blickpunkt in die Sphäre verdrängt wurde. Gleichgültigen Alltagserlebnissen wird das schneller und gründlicher geschehen als affektbetonten außergewöhnlichen; starke Affekt-besetzung hat die Kraft, ein Erlebnis oder seine Teile immer wieder in den Blickpunkt des Bewußtseins hineinzudrängen. Ist ein Erlebnis lange Zeit nicht mehr im Bewußtsein aufgetaucht, so sprechen wir von *Vergessenheit*.

Die Vergessenheit ist also insofern das ungefähre Korrelat des Unbewußten, als Erlebnisse, die der Vergessenheit anheimgefallen sind, damit zugleich un-bewußt geworden sind. Ebenso wie es verschiedene Grade der Bewußtseins-helligkeit gibt, kann man auch verschiedene Grade der gedächtnismäßigen Reproduzierbarkeit von Erlebnissen unterscheiden. Es gibt Erlebnisse, die ständig im Gedächtnis bereitliegen und jederzeit mit Leichtigkeit zu reprodu-zieren sind. Bei anderen fällt die Reproduktion schon etwas schwerer, wieder andere sind nur mit großer Mühe ins Bewußtsein zurückzuziehen, oder es be-darf zu ihrem Wiederauftauchen besonders günstiger zufälliger Konstellationen. Und endlich versinken zahlreiche Erlebnisse — zweifellos weitaus die meisten — in die Vergessenheit, ohne jemals wieder ekphoriert zu werden. Ebenso wie beim Bewußtsein ist der Übergang von einer dieser Zonen des Gedächtnisses zur anderen fließend zu denken. Ebenso wie dort könnte man hier von einer „Sphäre" sprechen, innerhalb deren die Klarheit, Vollständigkeit und leichte Reproduzierbarkeit der Engramme um so mehr abnimmt, je mehr sie sich der Zone der Vergessenheit nähert, in die sie schließlich allmählich übergeht.

Beide Kategorien psychischen Geschehens, von denen sich die des Bewußtseins auf das Erleben selbst, die des Vergessens auf das Schicksal des Erlebten
bezieht, müssen aber, wie wir meinen, streng auseinandergehalten werden.
Erlebtes kann, soweit es im Gedächtnis blieb, jederzeit wieder ins Bewußtsein
übertreten. Es bedarf dazu aber jedesmal besonderer dynamischer Vorgänge,
die z. B. in der Tätigkeit von Willensapparaten bestehen oder aus der affektiven,
zum Bewußtsein drängenden Eigenkraft des Erlebnisses hervorgehen können.

Alles Erlebte hat nun, sobald einmal der Akt des Erlebens z. B. im Bewußtseinsblickpunkt abgelaufen ist, prinzipiell das gleiche Schicksal: Es gleitet der
Vergessenheit zu. Psychische Einrichtungen, die dem entgegenwirken, wie der
sophropsychische Apparat der Einprägung oder die oben erwähnte konservierende Kraft der Affektbesetzung mögen ihr völliges Vergessenwerden hintanhalten. Das Hinabgleiten in die Gedächtnis*sphäre* werden sie aber auf die Dauer
nicht verhindern können.

Auf dem Wege nun vom Bewußtseinsblickpunkt zur Vergessenheit verfällt
der Erlebnisinhalt dem Prozeß, den wir vorhin einen Zerfall genannt haben.
Einzelheiten des Erlebniskomplexes bröckeln ab und können sich mit anderen
Gliedern fremder Erlebnisse, die dem gleichen Vorgang unterlegen sind, verbinden, Zusammenhänge zerreißen, andere und häufig sinnlose bilden sich neu.
Affekte blassen ab oder — und hier begegnen wir wieder FREUDschen Vorstellungen — trennen sich vom Erlebnisinhalt. Getrennt aber können sie fortwirken, etwa als dumpfe Verstimmung, während der Erlebnisinhalt, der vielleicht von vornherein nur zum Halbbewußtsein kam, längst in der Vergessenheit
versunken und nicht mehr ins Bewußtseinslicht hineinzuziehen ist; oder indem
sie andere ursprünglich gleichgültige Erlebnisinhalte besetzen, die mit ihrem
eigenen Erlebnisinhalt gar nicht oder nur oberflächlich und vielleicht nur durch
das äußerliche Moment der Gleichzeitigkeit verknüpft sind. Manches, was in
die psychoanalytische Rubrik der Konversion und der Symbolisierung gehört,
mag damit zu erklären sein.

Dieser Prozeß des Zerfalls — der von uns, das sei noch einmal wiederholt,
wesentlich passiv gefaßt ist[1], führt endlich zu völliger Verwischung der meisten
Erlebnisse, d. h. zu ihrer Vergessenheit, und zur Entstellung und Verarmung
weniger anderer, die durch Einprägung oder Affektbesetzung vor völliger Auflösung besser geschützt waren.

Diese teilweise erhaltenen Erlebnis*reste* können nun jederzeit durch einen
Willensakt oder zufällige Konstellation äußerer Ereignisse dem Reservoir der
Gedächtnissphäre entrissen werden. Sie erscheinen dann aber bruchstückweise
und verfälscht durch fremde Zutaten, zerrissene Zusammenhänge oder verschobene Affektbetonung, kurz so, wie uns lange vergessene Erlebnisse wieder
aufzutauchen pflegen.

Es ist hier vielleicht am Platze, des Mechanismus der Verdrängung[2] zu gedenken, von dessen Existenz die FREUDsche (a) Lehre sehr ausgiebigen Gebrauch
macht. FREUD ist der Meinung, daß Erlebnisse affekt- oder triebaufpeitschenden

---

[1] Wir lassen hier der Klarheit der Darstellung halber absichtlich die Tätigkeit des Apparats der Einprägung außer acht, der in sehr hohen Schichten der Sophropsyche zu suchen
ist und dem Prozeß des Vergessens entgegenwirkt. Auch diesen Apparat denken wir uns
zusammengestellt aus sophropsychischem Material und typhlopsychischem Betriebsstoff,
dessen Menge jeweils wechseln kann.
[2] Der psychologische Vorgang der Verdrängung ist lange vor FREUD von philosophischer
Seite (SCHOPENHAUER, NIETZSCHE) sowohl wie von literarischer (SCHILLER: Wilhelm Tell
„Und was ich mir zu denken still verbot" ...) sehr exakt formuliert worden. FREUD hat
aber zweifellos das Verdienst, ihn in die moderne psychologische und psychopathologische
Persönlichkeitsforschung eingeführt zu haben.

Charakters — in seinem Sinne also vornehmlich oder ausschließlich solche sexuellen Inhalts — dann, wenn sie in irgendeinem Sinne eine Bedrohung des Persönlichkeitsideals darstellen, ins Unterbewußtsein verdrängt werden. Die Verdrängung gelingt aber regelmäßig nicht so vollkommen, wie sie angestrebt wird. Das Unterbewußtsein bemächtigt sich vielmehr des Erlebnisses und seiner Triebe und wandelt sie in seiner komplizierten Weise um. Jederzeit kann nun das verdrängte Trieberlebnis in verwandelter, maskierter Form wieder ins Oberbewußtsein einbrechen und zur Neurose führen.

Wir glauben, daß sich die Tendenz zur Verdrängung nicht nur auf sexuelle, sondern auf *alle* Erlebnisse richtet, die dem von allen Menschen erstrebten Ideal der eigenen Persönlichkeit Abbruch zu tun drohen. Nach der Art dieses Persönlichkeitsideals richtet sich die Auswahl und der Umfang der verdrängten Erlebnisse. Jemand, der auf möglichst bequemem Wege ein möglichst hochgespanntes Selbstbewußtsein zu erreichen strebt, wird viel mehr verdrängen müssen als derjenige, dessen Ideal auf eine klare Rechenschaftsablage vor sich selbst zielt.

Gerade Psychopathen, und unter ihnen wieder besonders jene nicht sehr große Gruppe, um deren Reaktionen sich die Psychoanalyse bemüht, müssen also von der Verdrängung in ausgedehntem Maße Gebrauch machen. Die sonderbar unpräzise Denkweise mancher Psychopathen, die immer wieder klaren Zielvorstellungen namentlich unangenehmen Inhalts ausweicht, mag u. a. mit ihrer Neigung zum Verdrängen-zusammenhängen, ebenso wie das Lügen der Kinder und gewisse spezifisch weibliche Denkvorgänge. Die Verdrängung wird damit zu einem primitiven Schutzmechanismus, der etwa mit dem Totstellreflex in Parallele zu setzen wäre.

Die Verdrängung ist für uns Aufgabe und Tätigkeit eines sophropsychischen Apparates, dessen Arbeit in den allermeisten Fällen in der Bewußtseins*sphäre* geschieht. Er bemüht sich, das störende Erlebnis möglichst schnell aus dem Bewußtsein heraus und auf die Bahn zur Vergessenheit hinzudrängen. Er ist also der Antagonist des Apparates der Einprägung und sucht die konservierende Kraft der Gefühlsbetontheit möglichst schnell zu paralysieren und ihre zum Bewußtsein drängende Dynamik aufzuheben. Dabei geschieht dem verdrängten Erlebnis dasselbe, was jedem Erlebnis auf dem Wege zur Vergessenheit geschieht: Es zerfällt. Nun wird es z. B. möglich, daß der Inhalt des Erlebnisses sehr schnell bis in die entfernteste Zone der Gedächtnissphäre oder auch in die Vergessenheit verdrängt wird, daß das aber mit seinem Affektgehalt nicht so gut gelingt. Dieser bleibt vielmehr als Verstimmung in der Bewußtseinssphäre zurück oder kann gelegentlich, z. B. an zufällige Begleiterlebnisse gekoppelt, etwa als Abneigung gegen ein bestimmtes Parfüm oder eine physiognomische Eigenheit des Gesprächspartners, wieder ins Bewußtsein zurücktreten. Das ist im wesentlichen der gleiche Vorgang, wie wir ihn oben bei Betrachtung des gewöhnlichen Vergessens beschrieben haben. Nur tritt vielleicht der Zerfall des verdrängten Erlebnisses früher und gesetzmäßiger ein als der des vergessenen, sein Gefühlsgehalt bleibt lebhafter und deshalb wirksamer, er führt infolgedessen auch zu regelmäßigeren und schwereren seelischen Konflikten und außergewöhnlichen Reaktionen.

Es scheint uns kein Zweifel, daß ein großer Teil der Vorgänge, die von FREUD der aktiven Tätigkeit des Unterbewußtseins zugeschrieben werden, in unserer Betrachtung auf den passiven Zerfallsprozeß bezogen werden muß, dem Erlebnisse, die vergessen oder verdrängt werden, innerhalb der Gedächtnissphäre unterliegen.

Um noch einmal unseren Standpunkt gegenüber der psychoanalytischen

Bewußtseinslehre zu präzisieren: Ein Unterbewußtsein, das, anders geartet als das Bewußtsein und von ihm scharf getrennt, imstande ist, selbständig nur ihm eigene Arten des Handelns und Denkens vorzunehmen, kennen wir nicht. Das Bewußtsein ist für uns eine Begleiterscheinung psychischer Vorgänge. Seine Blickpunkte liegen in den obersten psychischen Schichten und können von deren Apparaten sinngemäß verschoben werden. Seine Sphäre erstreckt sich über jeweils verschiedene von der Verschiebung des Blickpunkts abhängige Teile der Sophropsyche und über die unteren psychischen Schichten. Ihre Dunkelheit nimmt dabei peripheriewärts und nach unten zu langsam zu. Sie geht endlich ohne scharfe Grenze in das Unbewußte über. Ob es unbewußtes seelisches Geschehen gibt und welcher Art es ist, wissen wir nicht, da es ja unserer Wahrnehmung entzogen ist. In jedem Fall vermögen wir seinen Umfang nicht hoch einzuschätzen, da jedes psychische Geschehen von stärkerer Dynamik sich von selbst in das Bewußtsein oder wenigstens die Bewußtseinssphäre hineindrängt. Das Geschehen, das FREUD der aktiven Tätigkeit seines Unterbewußtseins zuschreibt, wird für uns z. T. durch die im Halbdunkel der Bewußtseinssphäre arbeitenden Apparate unterer seelischer Schichten veranlaßt, z. T. fällt es mit dem wesentlich passiv zu denkenden Zerfallsprozeß zusammen, dem jedes Erlebnis unterliegt, wenn es vergessen oder verdrängt wird. Diesen Vorgängen kommt aber für unsere Betrachtung in den meisten Fällen weniger eine pathogenetische, als vielmehr eine pathoplastische Wirkung zu[1].

Wir wollen damit die theoretischen Erörterungen — deren belastende Länge uns sowieso unangenehm fühlbar geworden ist — abbrechen. Sie waren notwendig, um den Aufbau der psychogenen Reaktion, wie er sich uns an diesem Schema orientiert darstellt, auseinandersetzen zu können. Des besseren Überblicks halber sei noch eine bildliche Darstellung unserer Theorie des Persönlichkeitsaufbaus eingefügt, bei der es uns namentlich auf die Lage der Schichten der einzelnen Rubriken zueinander und zu denen der andern Kolumnen ankommt. Vorwegnehmend haben wir in der letzten Rubrik die Stufen der psychogenen Reaktion eingefügt, wie sie sich uns an der Hand unseres Schemas darstellen und wie wir sie im folgenden entwickeln wollen. (S. 141.)

Es wird sich nämlich jetzt darum handeln, das Erlebnis, sein Schicksal innerhalb der Persönlichkeit und die resultierende Persönlichkeitsreaktion unserem Schema einzugliedern[2]. Beim Gesunden verlaufen, wie wir uns vorstellen können, die Dinge folgendermaßen: Das Erlebnis tritt, z. B. von außen durch die Pforte der Sinne, an die Persönlichkeit heran und gelangt im allgemeinen zunächst an eine Stelle der Bewußtseinssphäre, die wir beispielsweise

---

[1] Es geht aus dieser Fixierung unseres Standpunktes ohne weiteres hervor, daß wir dem Glauben an die Alltäglichkeit der neurosebildenden Mechanismen psychoanalytischer Prägung nicht zu folgen vermögen. Vorgänge wie Symbolbildung, Agglutinierung, Affektabspaltung u. ä. mögen wohl hie und da bei der *Ausgestaltung* einer Erlebnisreaktion, also als pathoplastische Momente, eine Rolle spielen. *Oft* tun sie es unseren Erfahrungen nach nicht. Es gehört dazu, soweit wir sehen, eine besondere konstitutionelle Artung, der das Versteckspielen vor sich selbst und eine eigentümlich mystifizierende Denkweise zur Gewohnheit geworden ist. Der Schwerpunkt *dieser* Reaktionen liegt, ebenso wie der aller andern, für uns im übrigen nicht so sehr auf der Ausgestaltung der Symptome, die an sich über die Pathogenese der Reaktion noch gar nichts aussagt, sondern auf der Wechselwirkung zwischen Konstitution und Erlebnis. Wenn die Psychoanalyse in ihrer — häufig absurden — Traumdeutung und der in bestimmter, von vornherein feststehender Richtung laufenden Analyse freier Assoziationen einen Beweis für die *pathogenetische* Rolle der mehrfach gestreiften Mechanismen sieht, vermögen wir ihr auch darin nicht zu folgen.

[2] Die Arbeit von KRISCH über die hysterische Reaktionsweise, die von ähnlichen Gesichtspunkten aus diese Fragen diskutiert, konnte, da sie erst nach Fertigstellung dieses Kapitels erschien, nicht mehr berücksichtigt werden. Sie gelangt in vielen Stücken zu ganz ähnlichen Resultaten wie wir.

Persönlichkeit	III.	Sophropsyche	Psychisches Geschehen	Sophropsychische Apparate { Intelligenz, Willen, Verarbeitung — Epithymie — Verdrängung, Suggestibilität	Simulation — Sphärische sophropsychogene Reaktionsstufe
	II.	Typhlopsyche		Typhlopsychische Triebkräfte { Affekte, Triebe, Instinkte	Biologische typhlopsychogene Reaktionsstufe
	I.	Soma	Somatisch-biologisches Geschehen	Biologische, präformierte Mechanismen { Ausdrucksbewegungen — Primitive, Vasomotorische, Vegetative Mechanismen	(Somatogene Reaktionsstufe)

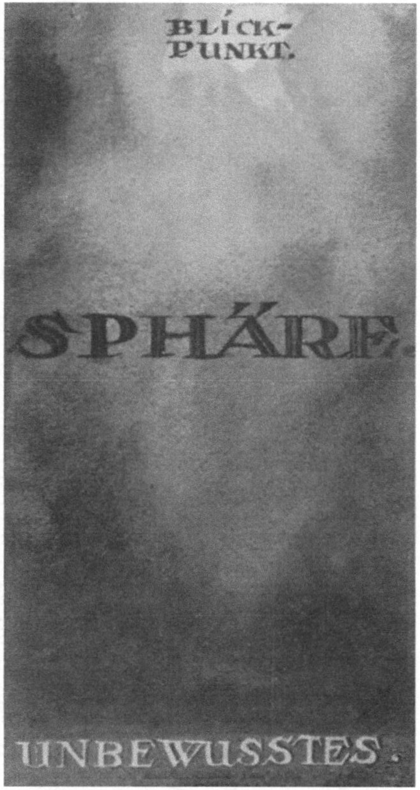

BLICKPUNKT. — SPHÄRE. — UNBEWUSSTES.

Abb. 3. Schema des Persönlichkeitsaufbaus.

in den unteren Schichten der Sophropsyche suchen können. Hier wird sein Inhalt vorläufig und in großen Umrissen aufgefaßt, ohne doch schon verarbeitet zu werden. Der Erlebnisstoß pflanzt sich von der Eintrittsstelle aus zentrifugal fort: Er trifft einerseits nach unten zu auf die Affekt- und Triebschicht der Typhlopsyche, die mit der Produktion eines Affektschwalls (Bonhoeffer) antwortet, dessen Dynamik von der Ansprechbarkeit der Typhlopsyche und dem Gefühlswert abhängt, den das Erlebnis für die Persönlichkeit hatte. Die auf diese Weise mobilisierten Affektmassen schießen einerseits hinab in die somatische Schicht und führen hier z. B. zu Ausdrucksbewegungen oder vasomotorischen Veränderungen. Sie schießen aber auch hinauf in die Sophropsyche und werden hier von regulierenden Apparaten aufgefangen und in der oben erwähnten Weise verarbeitet.

Der Stoß des Erlebnisses pflanzt sich aber andererseits auch direkt in die oberen Schichten der Sophropsyche hinein fort. Er veranlaßt hier die Zuwendung höchstschichtiger sophropsychischer Apparate, die alles verfügbare Bewußtseinslicht auf den Erlebnisinhalt konzentrieren und zu seiner Aneignung und Verarbeitung schreiten. Dabei erfolgen neue dynamische Stöße in die Typhlopsyche hinein, die mit neuer Affektproduktion reagiert. Aus diesem Hin und Her resultiert endlich normalerweise das Herrwerden der Sophropsyche, die überschüssige Affekte abgedämpft, andere für die Reaktion bereitgestellt hat, die sich den Erlebnisinhalt angeeignet und ihn verarbeitet hat. Es folgt endlich die zielbewußte Reaktion — die nach außen hin keineswegs immer sichtbar zu werden braucht —, deren Richtung von den Willensapparaten der Sophropsyche bestimmt wird und deren Kraft reziprok der von der Sophropsyche zugelassenen oder angeforderten Affektmenge ist.

Das ist der einfachste, absichtlich in grobem Schema dargestellte Fall. Schon er ist, wie wir sahen, kompliziert genug. Die Zahl seiner Varianten ist Legion, denn jede Persönlichkeit hat ihre besondere, nur ihr eigene Art, Erlebnisse zu verarbeiten und mit einer nur ihr eigenen Reaktion zu beantworten; und jedes Erlebnis wieder ist vom anderen unterschieden in Art und Spannkraft der Affektwirkung, Ableitbarkeit — die ja nicht nur von der Persönlichkeit des Erlebenden abhängt — und zahlreichen anderen Eigenschaften. Dazu kommen dann noch die Wirkungen der Konstellation, die natürlich die Reaktion in erheblichem Maße beeinflussen können.

Diese zahlreichen Spielarten normalen Erlebens können hier außer Betracht bleiben. Wir wenden uns nunmehr den ungewöhnlichen Erlebnisreaktionen zu, die ja, wie wir sahen, prinzipiell nichts anderes sind, als die normalen. Die gesunde, um einen Kahnschen (g) Ausdruck zu gebrauchen, konkordante Persönlichkeit, wird mit Erlebnissen von landläufiger Affektstärke mit Leichtigkeit fertig. Die Elastizität und Ausgeglichenheit ihrer psychischen Apparate erlaubt ihr sogar im allgemeinen, auch Affektstöße stärkster Art nach kurzem Ringen zu überwinden und zu disziplinieren. Das Erlebnis muß schon von ganz besonderer Stärke sein, wenn es die Sophropsyche des Vollwertigen außer Gefecht setzen und den blinden Affekt- und Triebmassen der Typhlopsyche und ihren Ausdruckskorrelaten, den Primitivmechanismen, die — meist schnell vorübergehende — herrschende Gewalt geben soll.

Denn darum handelt es sich ganz allgemein gesagt bei allen psychogenen Reaktionen: Um die Herrschaft der unteren Schichten über die obersten, um einen Umsturz, der die Hierarchie[1] des Persönlichkeitsaufbaus vorübergehend oder für längere Zeit außer Kraft gesetzt hat.

---

[1] Wir gebrauchen hier einen Ausdruck W. Sterns in abgewandeltem Sinn.

Das kann also auf der einen Seite durch den Stoß überstarker Erlebnisse[1] geschehen. Es sind das die eminent seltenen Fälle, in denen auch beim konstitutionell Gesunden einmal ein hysterischer Dämmerzustand oder Anfall ausgelöst werden kann.

Zum Pathologischen führen bereits die Fälle hinüber, in denen infolge mangelnder Ableitungsfähigkeit [KRETSCHMER (h, k)] der Sophropsyche sich Affektmassen, die z. B. von wiederholten Erlebnissen der gleichen Affektfärbung herrühren können, lange Zeit stauen, um dann bei einem letzten emotionalen Stoß mit vervielfachter Kraft plötzlich nach oben hin in einer Explosion durchzubrechen.

Hier stoßen wir bereits auf einen gewissen Mangel sophropsychischer Apparate. Mängel dieser und anderer Art finden sich nun bei den psychopathischen Persönlichkeiten, die ja vorzugsweise die Träger psychogener Reaktionen sind, sehr viel häufiger und in den mannigfaltigsten Formen und Kombinationen.

Mehr der neuropathischen Persönlichkeit eigen sind die Schwächen gewisser Mechanismen der somatischen Schicht, wie des Vasomotoriums, der vegetativen Nerven oder des Drüsenapparats. Wir können sie in diesem Zusammenhang übergehen und dahinstellen, ob man ihre Minderwertigkeit in einer allgemeinen übergroßen Labilität, ihrer reizbaren Schwäche oder mit HOCHE (i) in ihrer mangelhaften Gewebsrüstigkeit suchen soll. Immerhin sind die Übergänge zur psychopathischen Persönlichkeit hier fließend, wie das auch J. H. SCHULTZ in seiner Darstellung der neuropathischen Persönlichkeiten in diesem Handbuch von neuem und besonders eindringlich betont[2]. Ähnlich steht es mit der übermäßigen Ansprechbarkeit oder, was dasselbe bedeutet, mangelhaften Beherrschbarkeit einer Reihe von Ausdrucksbewegungen, wie des Weinens, des Lachens oder der Gänsehaut.

Sehr viel wichtiger sind für uns andere somatische Mechanismen, etwa die der Bewußtseinstätigkeit — deren Störungen wir uns wesentlich biologisch-somatisch bedingt vorstellen müssen, obwohl sie sich fast rein im Psychischen auswirken — oder jener motorischen Primitivsyndrome, deren biologisch-somatische Natur wir oben darzustellen versuchten. Hier handelt es sich meist um eine erhöhte Ansprechbarkeit, die durch Gewöhnung, um mit KRETSCHMER (h) zu reden, durch „Einschleifung", in hohem Grade gesteigert werden kann.

Die mannigfachen Abweichungen nach Quantität und Qualität, die die beiden oberen Schichten in verschiedenster Kombination darbieten können, hat KAHN im folgenden Kapitel eingehend besprochen. Wesentlich ist für uns, daß es sich bei den Trägern psychogener Reaktionen stets um eine *Diskordanz* der Persönlichkeit [KAHN (g)], eine Störung des Gleichgewichts zwischen Typhlopsyche und Sophropsyche handelt, das zugunsten der Typhlopsyche verschoben ist. Dabei kann es sein, daß die Dynamik der sophropsychischen Apparate zu schwach oder die der Typhlopsyche zu stark ist, oder daß beide Mängel zusammentreffen. Im Einzelfall wird sich das nicht immer ohne weiteres entscheiden lassen.

Um uns nun den Vorgang der psychogenen Reaktion verständlich zu machen, sind wir gezwungen, noch einiger Apparate zu gedenken, die wir bisher nicht

---

[1] Wobei natürlich stets daran zu denken ist, daß die besondere Stärke eines Erlebnisses kein absoluter Maßstab ist, sondern immer — auch beim Normalen — mit Bezug auf die individuelle Bereitschaft zu besonders starker affektiver Verarbeitung gerade *dieses* Erlebnisses verstanden sein will.

[2] Die Formenkreise der neuropathischen und der psychopathischen Persönlichkeit überschneiden sich in großer Ausdehnung. Bei einer großen Reihe der hierhergehörenden Persönlichkeiten ist es Sache der Willkür, ob man sie von der Seite ihrer neuropathischen oder ihrer psychopathischen Besonderheiten her betrachten will.

erwähnt hatten. Es sind das die Suggestibilität und die Autosuggestibilität [Janet (b), Straus (a, b), Haeberlin].

Beide spielen schon im Seelenleben des Gesunden eine selten nach Gebühr eingeschätzte sehr beträchtliche Rolle. Ein großer Teil der psychogenen Reaktionen ist ohne sie undenkbar [Bumke (e)]. Wir können beide Apparate etwa in den unteren Schichten der Sophropsyche, in der Bewußtseinssphäre also, suchen, und uns vorstellen, daß in den Aufbau dieser Apparate wohl von oben her gewisse Faktoren des Willens und der Überlegung mit eingehen, daß deren Kraft aber im allgemeinen nicht groß genug ist, um die von unten her dazutretenden blinden Affektmassen zu zügeln[1].

Beide Apparate sind nun imstande, einen Teil der Erlebnisinhalte vor ihrer Aneignung durch oberste sophropsychische Schichten abzufangen. Dabei geraten vorzugsweise *solche* Inhalte — sie mögen nun aus inneren oder äußeren Erlebnissen stammen — unter die Gewalt der Suggestibilität, die vermöge der besonderen Struktur der betreffenden Persönlichkeit zu besonders starker sympathisierender Reaktion der Typhlopsyche führen, die also, um mit Haeberlin zu reden, der latenten Eigenrichtung der Persönlichkeit irgendwie entsprechen. Der *Inhalt* dieser Erlebnisse wird von der Suggestibilität — die wir hier ebenfalls als dynamischen Apparat auffassen — nicht verarbeitet, sondern im großen und ganzen unverändert an den Vorstellungsschatz höchster Schichten weitergegeben. *Verändert* werden kann aber die affektive Dynamik des Erlebnisses, sie kann — und das geschieht vornehmlich durch die Wirksamkeit der sog. *Autosuggestibilität* — ungeheuer verstärkt werden.

Die vollwertige Persönlichkeit pflegt ihrer Suggestibilität gegenüber kritische Apparate der obersten Schichten einzusetzen, um ihr das Erlebnis gewissermaßen zu entreißen und es der vollbewußten Verarbeitung durch die höchsten Schichten zuzuführen. Je nach dem dynamischen Kräfteverhältnis der beiden Apparate wird ihr das besser oder schlechter gelingen.

Die Hypnose hat in diesem Zusammenhang betrachtet unter anderem den Zweck, die oberen Schichten der Sophropsyche von der kritischen Verarbeitung des suggerierten Erlebnisses gänzlich abzusperren und es in vollem Umfang dem im Halbbewußtsein arbeitenden Apparat der Suggestibilität zuzuleiten, der zwar seine Dynamik verstärken, den Erlebnisinhalt selbst aber nicht wesentlich zu verändern vermag.

Wichtig ist in diesem Zusammenhang der Apparat der Erwartung, dessen hier wesentlichste Glieder Vorstellungen und ein eigenartiger Affekt von wechselnder Spannung sind und dessen affektvervielfachende Dynamik zur Pseudorealisation des Vorstellungsinhalts führen kann. Wir sehen in diesem Vorgang den wesentlichen Grundmechanismus hypochondrischer und induzierter Reaktionen, aber auch den psychogener Halluzinationen und Illusionen und vieler anderer psychogener Einzelsymptome. Sie alle sind ohne die Mitwirkung der Suggestibilität kaum zu denken, so wenig, daß man ja gelegentlich gerade die übermäßig schnell und stark ansprechende Suggestibilität als wesentliche und kennzeichnende Eigenheit einer Reihe von Psychopathentypen — und zwar gerade derer, die mit Vorliebe zu Trägern psychogener Reaktionen werden — herausgestellt hat (Babinskis Pythiatismus).

Diese flüchtigen Konturen mögen auch hier genügen. Sie werden vielleicht ausreichen, wenn wir nunmehr daran gehen wollen, uns den Ablauf der psycho-

---

[1] Dieses Mißverhältnis zwischen sophropsychischem und typhlopsychischem Anteil am Aufbau der Apparate ist charakteristisch für die sophropsychischen Apparate niederer, bewußtseinssphärischer Schicht. Hierher gehören z. B. auch die hypobulischen Triebkräfte Kretschmers (g), auf die wir unten noch zurückkommen werden.

genen Reaktion innerhalb einer solchen vielschichtigen, aus dynamischen Apparaten und Triebkräften konstruiert gedachten Persönlichkeit klarzumachen.

Es ergibt sich dabei sofort, daß hier wieder zahlreiche Möglichkeiten bestehen. Nehmen wir zunächst den einfachsten, dem gesunden Seelenleben noch sehr nahestehenden Fall, den einer einmaligen explosiven Reaktion nach einem zornerregenden Erlebnis: Das Erlebnis tritt in sphärische Schichten der Persönlichkeit ein, seine Affektladung strömt teils direkt, teils auf dem Umwege über die sophropsychische Verarbeitung in typhlopsychische Schichten hinein und setzt dort den entsprechenden Affektapparat in Gang; dieser läßt einerseits die zugeordneten körperlichen Mechanismen, Faustballen, Erblassen, Herzklopfen, Bewußtseinsveränderung ablaufen und läßt andererseits seine blinden Affektmassen los. Die zügelnden sophropsychischen Apparate unterliegen nach kurzem Kampfe, die Typhlopsyche wird Herr, die ungebändigten Affektmassen schlagen nach außen durch und es resultiert die Affektexplosion. Wiederholt sich dieser Vorgang, so macht sich die Einschleifung bemerkbar: Sie ist z. T. sicher auf den glatteren Ablauf einmal eingespielter Funktionen, auf eine „Bahnung" zurückzuführen; die wesentlichere Rolle scheinen uns dabei aber Erwartung und Autosuggestibilität zu spielen. Die Affektwirkung des Erlebnisses braucht von nun an gar nicht mehr ungewöhnlich groß zu sein; die Autosuggestibilität übernimmt ihre Anreicherung bis zu pathogener Stärke. Das Resultat sind die bei jeder Gelegenheit auftretenden Affektexplosionen des sog. erregbaren Psychopathen. Endlich eine dritte Möglichkeit: Der Psychopath *weiß*, daß ihm eine Affektexplosion, die zur rechten Zeit auftritt, diesen oder jenen Vorteil bringt. Dann holt der „epithyme"[1] Apparat, den wir in mittleren sophropsychischen Schichten, regelmäßig aber in der Bewußtseinssphäre arbeitend zu denken haben, Affektmassen herbei, die in Gestalt des Wunsches, die nutzbringende Reaktion produzieren zu können, der Vorstellung dynamische Wirksamkeit verleihen. Der Weg dieser nunmehr affektgeladenen Vorstellung geht dann meist über die Autosuggestibilität, die ihren Affektgehalt vervielfacht, in die Typhlopsyche, wo sie zu dem gewünschten Resultat der explosiven Reaktion epithymer Entstehung führt. Hier bedarf es also schon gar keines Erlebnisses von außen mehr, wenigstens nicht eines solchen, das unmittelbare Beziehung zu dem typhlopsychisch-somatischen Syndrom der explosiven Reaktion hat. An seine Stelle sind wunschgeladene Vorstellungen getreten, die in höheren sophropsychischen Schichten unter halber Bewußtseinsbelichtung entstanden sind. Nicht in den *höchsten* Schichten übrigens, deren Arbeit, wie wir sahen, gesetzmäßig in der Bewußtseins*helle* vor sich geht. Auch *das* kann aber vorkommen. Je höher die sophropsychischen Schichten liegen, je heller die Bewußtseinsbelichtung war, in der der Entwurf der Zweckreaktion entstand, desto mehr nähern wir uns dem Begriff der *Simulation*.

Die Simulation kann den Weg über die autosuggestive Affektanreicherung verschmähen, sie kann sich damit begnügen, planmäßig ausgesuchte, dem simulierten Affekt entsprechende Ausdrucksbewegungen mehr oder weniger vollkommen nachzuahmen und theatermäßig vorzuführen. Der angehende Schauspieler hat ja zunächst, wenn man es etwas zugespitzt ausdrücken will, die Aufgabe, die Simulation von Gemütsbewegungen zu lernen.

Auch der Schauspieler wird aber gut daran tun, der Lebenswahrheit seines Spiels zuliebe die Autosuggestibilität zu Hilfe zu nehmen. Genau so macht es der Simulant, wenn es ihm darauf ankommt, die Glaubwürdigkeit seiner Produktion zu steigern. Die Simulation benutzt denselben Weg und die gleichen

---

[1] Über diesen vgl. unten S. 153.

Mechanismen wie die ·psychogene, etwa die hypochondrische Reaktion. Die simulierte Reaktion kann dann, zumal wenn ihr Träger, oder hier vielleicht besser Schöpfer, ein Psychopath mit erhöhter Ansprechbarkeit der Typhlopsyche und ihrer somatischen Trabanten ist, genau so aussehen wie die echte.

Sie unterscheidet sich allenfalls dadurch von ihr, daß die Sophropsyche in jedem Augenblick die Möglichkeit behält, wieder einzugreifen und die Aufführung zu unterbrechen, wenn ihr das wünschenswert erscheinen sollte. Das geht bei der echten psychogenen Reaktion nicht, oder wenigstens nicht so exakt. Es ist aber natürlich auch möglich, daß die ursprünglich simulierte Reaktion, beispielsweise der Haftstupor, der dirigierenden Sophropsyche des Psychopathen entgleitet, unter die Regie unkontrollierbarer Triebkräfte der Typhlospyche gerät und damit nachträglich zur echten psychogenen Reaktion wird. Und endlich ist auch der umgekehrte Vorgang nicht selten: Die ursprünglich echte Reaktion wird bei ihrem Abklingen planmäßig von sophropsychischen Apparaten konserviert und immer wieder erneuert. Dann wird also aus der echten psychogenen Reaktion eine simulierte.

Das alles und ferner der Umstand, daß sich bestenfalls nur theoretischerweise ein Trennungsstrich ziehen läßt zwischen den obersten sophropsychischen Schichten, in denen die Simulation ihren Ursprung hat und jenen darunterliegenden, in denen etwa die Entstehung der hypochondrischen oder epithymen Reaktion zu suchen wäre, machen die Diagnose der Simulation so überaus schwer und häufig unmöglich. Allzu viele Faktoren sind hier aufs komplizierteste miteinander verkuppelt und in bezug auf ihre gegenseitige Dynamik schwer zu berechnen. Dazu kommt, daß stets einige von ihnen oder sogar viele unbekannt zu bleiben pflegen. In der Praxis wird damit die Frage: Simuliert oder echt? häufig unbeantwortbar.

Diese Schwierigkeiten liegen in der Natur seelischer Reaktionen, die sich prinzipiell scharfen Grenzbestimmungen widersetzt. Sie sind es auch, die einer befriedigenden Lösung des Begutachtungsproblems bisher immer noch im Wege gestanden haben. Wir werden weiter unten Gelegenheit haben, darauf zurückzukommen.

Das Beispiel der explosiven Reaktion mit ihrer typhlopsychischen, sphärischsophropsychischen und simulierten, aus dem Bewußtseinsblickpunkt der Sophropsyche hervorgehenden Spielart läßt sich nun sinngemäß auf einen großen Teil der psychogenen Reaktionen ohne weiteres anwenden. Natürlich sind die Variationsmöglichkeiten viel zu zahlreich, als daß sie einer erschöpfenden Darstellung zugänglich wären. Einige sollen nach Möglichkeit bei der Einzeldarstellung Erwähnung finden.

Hier wollen wir nur noch den Versuch machen, den Ablauf der psychogenen Reaktion, den wir bisher vom Erlebnis aus betrachteten, von der andern Seite her, nämlich von der des körperlichen Einzelsymptoms, anzusehen. Wir wählen zu diesem Zweck eins der häufigsten und von den verschiedensten Seiten her zugänglichen Einzelsymptome, den hysterischen Anfall.

Wie wir oben bereits darlegten, stellen wir uns unter dem hysterischen Anfall einen in der somatischen Schicht gelegenen, biologischen, ererbten Mechanismus vor, der den Ausdrucksbewegungen nicht allzu fern steht. Er liegt in jedem Menschen parat, mag aber bei dem einen sehr schnell und leicht, bei dem andern nur auf ganz außergewöhnlich starken Stoß hin ansprechen. Seine Auslösung erfolgt prinzipiell von Affektapparaten der Blindseele her. Der Sophropsyche ist er — wenigstens als biologischer Mechanismus — nur auf diesem Umweg zugänglich. Eine strenge Zuordnung zu einer bestimmten Art oder Färbung der auslösenden Affektmassen besteht dabei nicht.

Der Anfall kann nun von den drei Hauptspielarten der psychogenen Reaktion bzw. ihren Affekten herausgeholt und gewissermaßen als Ausdrucksbewegung verwandt werden. Der typhlospychogenen Reaktion entspricht dann etwa der erste hysterische Anfall des Bauernmädchens in der überfüllten Kirche: Das mystische Grauen, das die heilige Handlung bei ihr erregt, kommt zusammen mit zahlreichen Sinneseindrücken, Weihrauchduft, Anblick der Menschenmasse, schlechter Luft in geschlossenem Raum und der ängstlichen Erwartung, daß ihr davon übel werden wird. Die Autosuggestibilität übernimmt die Anreicherung der blinden Affektmassen, soweit das überhaupt noch nötig ist; endlich — und vielleicht erst dann, wenn schon alles vorbei, die Kirche aus ist und sie auf dem Heimwege — sind die Affektmassen stark genug, um den präformierten Mechanismus des Anfalls in Bewegung setzen zu können.

Daß dieser Mechanismus präformiert und also biologisch gedacht werden muß, geht daraus hervor, daß er bei diesem Mädchen, das, wie wir voraussetzen wollen, noch niemals einen hysterischen Anfall sah, in der gleichen Form abläuft, wie er das bei hunderttausend anderen aus anderen Motivbündeln heraus auch getan hat. Daß er gerade bei *diesem* Mädchen auftritt, beweist, daß er hier aus Gründen der Konstitution besonders leicht ansprechbar und in besonders hohem Maße zum Ablauf bereit gewesen ist.

Den Regisseur dieses Anfallstyps spielen im wesentlichen die Affektmassen der von uns dem Biologisch-Körperlichen nahestehend gedachten Typhlopsyche. Entstehung und Aussehen des Anfalls pflegen denn auch den kaum näher zu definierenden Eindruck des Biologischen, irgendwie Körperlichen oder Organischen zu machen.

Anders steht es mit dem Anfallstyp, der im Rahmen der sphärisch-sophropsychogenen Reaktion auftritt[1]: Das Mädchen hat gefunden, daß seine Anfälle ihm das Interesse und Mitleid der Umgebung einbringen. Eines Tages schmält die Dienstherrin wegen eines Versehens. Das Mädchen weiß sich nicht mehr zu verteidigen. Irgendwo, in der Bewußtseinssphäre, taucht der dunkle Wunsch auf: „Wenn sie doch aufhörte und gut zu mir wäre, wie es alle Leute sind, wenn ich meinen Anfall habe." Der Emotionsgehalt des Erlebnisses selbst, dieser Wunsch, Mitleid mit sich selbst, Ressentiment und vielleicht noch allerhand andere Motive bewußter oder wenig bewußter Art schmelzen, von der Autosuggestibilität verstärkt, zusammen zu dem unformulierten, in der Bewußtseinssphäre bleibenden Wunsch: „Wenn ich doch jetzt den Anfall bekäme." Es folgt auf dem Umweg über die Typhlopsyche der epithyme hysterische Anfall.

Endlich die dritte Möglichkeit: Das Mädchen ist des Diebstahls beschuldigt und befindet sich in Haft. „Wenn", sagt es sich — diesmal beim bewußtseinslichten Nachdenken über ihre Verteidigungsmöglichkeiten — „wenn ich dem Richter einen meiner Anfälle zeigen könnte, würde er mich sicher freisprechen." Es kennt ja halbwegs den Weg, wie seine Anfälle hervorzubringen sind oder weiß wenigstens ungefähr, wie sie aussehen. Bei nächster Gelegenheit führt das Mädchen seinen Plan aus, es *simuliert* „kalten Blutes", wie der Volksmund bezeichnenderweise sagt, oder mit Unterstützung seiner Autosuggestibilität einen hysterischen Anfall.

Es versteht sich, daß wir mit diesen *drei Stufen* der psychogenen Reaktion wiederum nur Typen geben können, die in dieser abstrahierten Gestalt in Wirklichkeit nur sehr selten gefunden werden. Die Wirklichkeit zeigt eine Unzahl von Nuancen, Übergängen und Mischungen, wie das ja eben der schon des öfteren von uns herausgehobenen Eigenart des Psychogeniegebietes entspricht.

---

[1] Wir übergehen hier die Einschleifung, deren Ablauf sich aus dem Gesagten von selbst ergibt.

Wir werden also in Wirklichkeit innerhalb jeder Reaktionsart wieder eine fortlaufende Reihe von Reaktionsstufen erhalten, die von der biologisch gefärbten
Reaktion tiefer typhlopsychischer Schichten bis zu der Simulation läuft. Die
Einzelreaktion sieht dann *mehr* typhlopsychogen oder *mehr* simuliert aus; die
reinen Typen sind Idealfälle.

Wir übergehen hier einen interessanten Versuch Loewys, der in seinem rein
körperlich bedingten vegetativen Anfall eine Vorstufe des hysterischen Anfalls
sehen will. Es würde zu weit von userm Thema abführen, darauf näher einzugehen. Immerhin ist diese Möglichkeit gerade im Rahmen unseres Schemas, in
dem sie etwa als die somatogene Reaktionsstufe fungieren würde, durchaus
denkbar. Wir selbst forderten oben gelegentlich — wenigstens theoretischerweise — die Möglichkeit der Auslösung psychogener Syndrome vom Materiellen,
Körperlichen her. Bei manchen unserer präformierten Mechanismen liegt ja
diese doppelte Zugangsmöglichkeit sowohl von der körperlichen, wie von der
psychischen Seite her sowieso auf der Hand. Es darf nur an eine Reihe von
Ausdrucksbewegungen, an die Ohnmachtsanfälle und gewisse vasomotorische
Störungen erinnert werden.

Auf der anderen Seite würden sich möglicherweise von hier aus Einblicke
in das Phänomen der psychogenen Fixierung körperlicher Besonderheiten
geben. Wir verschieben ihre Besprechung auf einen geeigneteren Augenblick.

Hier soll nur noch einmal angefügt werden, daß man sich den Ablauf der
Dinge so vorstellen *kann*. Man *muß* es keineswegs, und in Wirklichkeit mag
alles ganz anders verlaufen. Wir bewegen uns hier durchaus im Gebiet der
Hypothese, die zunächst gar nicht nach einem Beweis verlangt, sondern lediglich einen heuristischen Gewinn erstrebt.

Der Gewinn unserer Betrachtungsart scheint uns nun darin zu liegen, daß
sie uns die Möglichkeit gibt, die Einzelreaktion von zwei Dimensionen her zu
betrachten. Wir haben nicht nur mehr *eine* explosive Reaktion schlechthin,
sondern eine solche typhlopsychogener oder sophropsychogener Färbung, nicht
mehr nur „den" hysterischen Anfall, sondern einen Anfall von dieser oder jener
Stufe und der einen oder anderen Entstehung.

Derartige Einsichten sind natürlich an sich nichts Neues. Sie sind dem
Alltagsdasein der Psychiatrie keineswegs fremd, wenn sie auch nicht immer
formuliert zu werden pflegen. Um die Frage nach der Reaktionsstufe dreht
sich ja der Kern manches psychiatrischen Gutachtens, das eine psychogene
Reaktion zum Gegenstand hat und fast jedes ist gezwungen, diese Fragestellung
in der einen oder andern Form wenigstens zu streifen.

Wir selbst werden bei der Darstellung der Einzelreaktionen diesen Fragen
wieder begegnen. Unser Versuch, ihre gesetzmäßigen Grundlagen im vorhinein
theoretisch herauszustellen, wird uns dabei, wie wir hoffen, manche Einzelarbeit
ersparen.

Wenn wir nach diesem Überblick über die strukturellen Besonderheiten der
psychogenen Reaktion nunmehr versuchen, zu einer sachgemäßen Einteilung
unseres Abschnittes zu gelangen, so werden wir von vornherein angesichts der
Fülle der Möglichkeiten, die bald von der Disposition bald vom Erlebnis her
der einzelnen Reaktion ihre charakteristische Färbung geben können, auf die
Hoffnung verzichten müssen, eine Einteilung zu finden, die etwa in strenger
Trennung von der Persönlichkeit oder vom Erlebnis her ihre Kriterien nehmen
und erwarten wollte, damit scharf umrissene Krankheitsgruppen schaffen zu
können. Beides ist in verschiedenster Form versucht worden. Vom konstitutionellen Moment geht z. B. Kretschmer (h) aus, wenn er von Primitiv- und Persönlichkeitsreaktionen, von sthenischem, asthenischem und autistischem Erleben

und Reagieren spricht. Demgegenüber sind K. Schneiders (c) Gruppen der abnormen seelischen Reaktionen vorzüglich durch ihre klinische Färbung oder die
pathogenen Erlebnisse charakterisiert. Der Kretschmersche Gliederungsversuch
leidet darunter, daß nicht *alle* Reaktionen von ihm erfaßt, andere trotz
klinischer Zusammengehörigkeit auseinander gerissen werden. Der Schneidersche
wieder — der sich übrigens nur auf einen Teil der von uns besprochenen Reaktionsformen bezieht und dafür die paranoischen Reaktionen miteinbezieht,
ist gezwungen, von klinisch-symptomatologischen Gesichtspunkten aus heterogen
entstandene Erscheinungen zu vereinen, während er auf der anderen Seite Zustandsbilder gleicher oder ähnlicher Genese, wie z. B. das Gansersyndrom und
die wahnhaften Haftreaktionen, allzu scharf voneinander trennt.

Von vornherein wird man sich allerdings darüber klar sein müssen, daß
eine Gruppierung, die allen Möglichkeiten nur annähernd gerecht würde, zur
Zeit noch nicht durchführbar ist und vielleicht auch niemals durchführbar sein
wird. Wenn wir Grenzen ziehen, so sind sie meist ebenso willkürlich und unsicher wie die, mit denen wir versuchten, das ganze Gebiet gegenüber dem Normalen abzuschließen. Kaum eine Reaktion wird in Wirklichkeit unserer auf
Systematik bedachten Schilderung entsprechen. Überall werden die Übergänge
fließend sein, manche Einzelreaktion wird sich in Wirklichkeit als eine Mischung
aus mehreren jener Reaktionsformen darstellen, deren Heraushebung unsere
Arbeit gelten soll.

Unter solchen Umständen wäre es vielleicht besser, eine Gliederung zu
wählen, die möglichst wenig präjudiziert und sich wesentlich darauf beschränkt,
die einzelnen vom klinisch-symptomatologischen Standpunkte aus gefaßten
Reaktionstypen nebeneinanderzustellen[1]. Allerdings würden wir dabei gezwungen sein, eine Kette von Gliedern zu bilden, die keineswegs von vergleichbarer Entstehung und Wertigkeit wären. Die einfache explosive Reaktion
etwa ist mit ihrem simplen Aufbau etwas gründlich anderes als die komplizierte
vielwurzelige Zweckreaktion des Rentenjägers. Dazu kommt, daß wir, um
klinischen Anforderungen gerecht zu werden, immer gezwungen sein würden,
über die einfache und einheitliche Reaktionsform hinaus den Blick auf klinische
Bilder zu richten, die aus der Mischung und Vereinigung mehrerer Reaktionsformen entstanden sind. „Einfache" Reaktionsformen, wie die depressiven oder
explosiven, würden wir damit — ähnlich wie Raecke (d) es tat — von den „zusammengesetzten" unterscheiden müssen, wie sie z. B. auf dem Boden der Haft,
des Rentenbegehrens oder der Unfallhypochondrie erwachsen.

Dabei ergibt sich, daß wir doch in gewissem Sinne zum Ausgangspunkte
unsrer Betrachtung, der Gegenüberstellung von Persönlichkeitsreaktionen und
Erlebnisreaktionen zurückgekehrt sind. *Kompliziertere* Bilder nämlich ergeben
sich am regelmäßigsten dann, wenn wir die psychogene Reaktion vom Gesichtspunkt des Erlebnisses oder des Milieus aus betrachten. Suchen wir nach *einfachen* und *einheitlichen* Formen, so werden wir immer besser tun, von der
Persönlichkeit und ihrer besonderen Reaktionsart auszugehen[2].

---

[1] Wir würden damit einem Verfahren folgen, wie es im allgemeinen in den großen modernen Lehrbüchern [Kraepelin (b), Bumke (e), Bleuler (f)] angewandt wird und wie es in
den praktischen Gebrauch und die Nomenklatur des Faches übergegangen ist.

[2] Damit nähern wir uns, wenngleich von anderen Gesichtspunkten aus, der Betrachtungsweise Kahns, der im folgenden Kapitel dieses Handbuches die psychopathischen Persönlichkeiten in solche von trieb- und temperamentmäßiger und solche von charakterologischer Besonderheit einteilte. Es versteht sich von selbst, daß bei den Reaktionsformen
unserer ersten Gruppe mehr die *Trieb- und Temperaments*register der Persönlichkeit gezogen
werden, während die Erlebnisreaktionen mehr aus den *charakterologischen* Besonderheiten
ihrer Träger herauswachsen.

Nun sind das alles freilich keine strikten Gegensätze. Es handelt sich nicht so sehr um verschiedene *Stoffe*, die zu besprechen sind, als vielmehr um verschiedene *Gesichtspunkte*, von denen aus wir die gleichen Erscheinungen betrachten wollen. Ebensowenig wie die Persönlichkeitsreaktionen der Emotion des Erlebnisses als pathoplastischer und pathogenetischer Kraft entraten können, ja ohne sie überhaupt denkbar sind, so wenig können wir bei den Erlebnisreaktionen von der pathoplastischen und pathogenetischen Mitwirkung der Persönlichkeit absehen. Immer wieder handelt es sich nicht um ein Entweder-oder, sondern um ein Mehr-oder-weniger. Wir sehen im *einen* Fall die Dinge *mehr* vom Standpunkte der Erlebniswirkung an, die wir im anderen *mehr* vom Gesichtspunkte der Wirkung auf die Persönlichkeit gesehen hatten. Daß sich dabei die Blickrichtungen hie und da kreuzen müssen und manche Einzelheit, die vorher bei der Betrachtung von der einen Seite her ins Auge gefallen war, auch vom anderen Gesichtspunkte her wieder auftauchen muß, ist selbstverständlich.

Das, was uns vom Gesichtspunkte des Erlebnisses aus vornehmlich in die Augen fallen wird, sind Einheiten höherer Ordnung, jene typischen Prädilektions-*syndrome*, die bestimmten Erlebnissen zugeordnet sind und von ihnen ihre charakteristische Färbung erhalten. Damit gewinnen wir klinische Bilder, die neben dem Querschnitt auch dem Längsschnitt der Reaktion ihr Aufbaumaterial entnehmen, die also neben dem Zustandsbild auch den Verlauf, den Wechsel der Symptome, ihre Kombination und ihre gemeinsame Abhängigkeit vom Erlebnis berücksichtigen. Daß sich uns diese Komplexe hie und da wieder in ihre Bausteine auflösen müssen, ja daß neue Elemente von der Art der einfachen Einzelreaktion auftauchen und beschrieben werden müssen, liegt in der Natur unserer Sache, die jeder Systematisierung widerstrebt. Auch vom Erlebnis her gesehen fehlen natürlich einheitliche Einzelreaktionen nicht. Sehr wohl kann die Haft lediglich zum Stupor oder der Schreck einzig und allein zum Dämmerzustand führen. Aber das ist nicht das Charakteristische, das wir, vom Erlebnis her kommend suchen. Es ist auch zweifellos nicht das Häufigere.

Umgekehrt werden wir von der Persönlichkeit ausgehend nicht erwarten dürfen, *nur* einfache und in sich geschlossene Reaktionsformen zu finden. Jede Persönlichkeit hat mannigfache Reaktionsmöglichkeiten, die gelegentlich in dieser oder jener Kombination, Mischung oder Reihenfolge bei ein und derselben Reaktion in Erscheinung treten können. Aber die Möglichkeiten der Komplikation sind hier doch beschränkter, die Erfassung der einfachen Reaktionsform ist leichter, als wenn wir vom Erlebnis her kämen. Wir werden aber nicht umhin können, auch hier gelegentlich kompliziertere Zusammenhänge zu streifen.

Wenn wir deswegen den beiden Abschnitten unseres speziellen Teiles die Überschriften der *Persönlichkeitsreaktionen* und der *Milieureaktionen* geben, so beabsichtigen wir damit nicht oder wenigstens erst in letzter Linie, eine Teilung unseres Gegenstandes in zwei verschiedene Stoffgebiete vorzunehmen, sondern nur zwei verschiedene, einander ergänzende Gesichtspunkte anzudeuten, von denen aus die Betrachtung vorgenommen werden kann. Die Besprechung der Einzelerscheinung mag sich dann dem einen oder anderen Abschnitt einfügen, wie der Lauf der Darstellung oder praktische Erwägungen es erfordern.

An dieser Stelle ist vielleicht noch eine kurze Stellungnahme zum Problem der *Hysterie* am Platze.

Die historische Entwicklung des Hysteriebegriffes hat es mit sich gebracht, daß wir heute drei verschiedene Kategorien psychischen Geschehens als „hysterisch" bezeichnen: Den hysterischen Charakter, die hysterische Reaktion und eine Reihe von hysterischen Einzelsymptomen.

Hysterisch heißt also einmal eine nicht sehr häufige Spielart psychopathischer Persönlichkeiten, deren psychologischer Kern am besten mit der JASPERSschen (b) Definition des „Bedürfnisses, vor sich und anderen mehr zu erscheinen als sie ist, mehr zu erleben als sie erlebensfähig ist", umschrieben wird. Hysterisch heißt zum zweiten eine psychogene Reaktionsform, deren Motiv wir seit BON-HOEFFER (b) in dem Wunsch, um eines bestimmten Vorteils willen krank zu sein oder zu scheinen suchen, und deren Mechanismen KRETSCHMER (i) dahin auslegte, daß sich eine „Verstellungstendenz instinktiv, reflexmäßig oder sonstwie biologisch vorgebildeter Mechanismen bedient". Hysterisch heißt aber endlich auch eine Reihe von körperlichen Symptomen, die z. T. von KRETSCHMER (h) mit dem Bewegungssturm und dem Totstellreflex des Kleintiers verglichen und als phylogenetisch ererbte Mechanismen aufgefaßt worden sind, z. T. der Suggestibilität oder Autosuggestibilität Existenz und Form verdanken.

Diese drei Formen psychopathologischen Geschehens lassen sich nun nicht — oder nicht mehr — mit derjenigen Präzision aufeinander projizieren, die der gemeinsame Name verlangt und voraussetzt. Das war anders zu den Zeiten BRIQUETS, CHARCOTS, MÖBIUS' und NISSLS, die nur *eine* allumfassende Krankheit Hysterie als Entité morbide kannten. Heute wissen wir, daß z. B. die hysterische Reaktion keineswegs ausschließlich und — wenigstens in ihrer ausgeprägtesten Form der Begehrungs- und Fluchtreaktion — nicht einmal mit Vorliebe auf dem Boden des hysterischen Charakters erwächst. Sie bevorzugt vielmehr intellektuell minderwertige, naiv egoistische und an ethischen Hemmungen arme Persönlichkeiten, die wir die „primitiven" nennen können und die den von SCHWEIGHOFER letzthin umrissenen Bauerntypen nahestehen.

Der häufig *über* dem intellektuellen Durchschnitt stehende hysterische Charakter ist mit seiner raffinierten Sensationslüsternheit, seiner eiskalten Berechnung und intriganten Verlogenheit in vielen Einzelzügen das strikte Gegenteil dieser oft von stumpfer Arbeitsunlust, wirklicher Hilflosigkeit oder Ressentiment getriebenen Primitiven.

Auf der anderen Seite kommen hysterische Einzelsymptome, Anfälle, Lähmungen, Gefühlstörungen usw. nicht nur beim hysterischen Charakter oder im Rahmen der hysterischen Reaktion, sondern bei *jeder* Persönlichkeit und *jeder* psychischen Erkrankung vor. Allerdings machen sowohl der hysterische Charakter wie die hysterische Reaktion mit einer gewissen Vorliebe Gebrauch von hysterischen Symptomen. Das erklärt sich einfach aus der beiden Erscheinungsformen gemeinsamen Tendenz, ihre Zwecke durch Krankheitsdarstellung zu erreichen.

Gerade hier, in Art und Ziel hysterischer Mechanismen und der Stellungnahme der Persönlichkeit gegenüber dem eigenen Symptom, finden wir jedoch wieder charakteristische Unterschiede, die der prinzipiellen Verschiedenheit der beiden Persönlichkeitsspielarten entsprechen. Wenn nämlich der Primitive in erster Linie das Kranksein oder Krankscheinen *selbst* erstrebt, um sich damit einen bestimmten Vorteil zu sichern, so liegt dem hysterischen Charakter viel mehr an der Sensationen spendenden Gesamtsituation, in deren Mittelpunkt er sich durch seine Krankheitsdarstellung schieben kann; er könnte das gleiche durch andere Mittel erreichen, z. B. durch eine gesellschaftliche Glanzrolle oder künstlerische Scheinleistung — und *tut* das häufig auch. Wenn er sich aber für die Krankheitsdarstellung entschieden hat, gebraucht er seine hysterischen Symptome mehr spielerisch, flüchtig und in launenhaftem Wechsel, bewußter seine Krankheit fingierend, aber auch um so weniger selbst daran glaubend. Der Primitive dagegen bedient sich weit lieber möglichst kompakter, hartnäckig wiederholter oder festgehaltener Symptome, deren Handhabung seiner intellek-

tuellen Minderwertigkeit leichter fällt und die ihm dazu seine Krankheit eindrucksvoller zu beweisen scheinen. Er *liebt* gewissermaßen sein *Symptom* — der
hysterische Charakter liebt dagegen mehr seine *Situation* — und kann sich in
seiner kritiklosen Autosuggestibilität gelegentlich so weit hinein steigern, daß er
selbst daran *glaubt*. Das hindert natürlich auf der anderen Seite nicht, daß
auch der Primitive in reichlichem Maße von der bewußten Vortäuschung Gebrauch macht, wenn er sie nötig zu haben glaubt.

So viel mag an dieser Stelle genügen. Auf andere Schwierigkeiten dieser Art
hat u. a. Bumke (e) aufmerksam gemacht. Die Gefahr, die dieser nomenklatorischen
Verwirrung entspringt, scheint uns vornehmlich darin zu liegen, daß die psycho-
logischen Tatbestände des *einen* „hysterisch" benannten Begriffs auch bei den
beiden *anderen* vorausgesetzt werden, daß z. B. der Träger der hysterischen
Reaktion der gleichen verlogenen Geltungssucht geziehen wird wie der hysterische
Charakter, oder daß hinter *allen* hysterischen Symptomen der Wunsch nach
Krankheitsdarstellung und nichts anderes gesucht wird. Diese Gefahr ist um
so größer, als schon an sich dem ursprünglich einheitlichen und allumfassenden
Hysteriebegriff entsprechend die Neigung besteht, *alle* psychogenen Reaktionen
als „hysterisch" zu bezeichnen und damit alle mindestens auf Krankheitswünsche,
meist aber auch auf Geltungssucht, Verlogenheit und mehr oder minder bewußte Simulationstendenz zurückzuführen.

Hieran ist nun so viel richtig, daß *jede* psychogene Reaktion, sei es die Depression, der Dämmerzustand oder die Affektexplosion, „hysterischer" Entstehung im Sinne der halbbewußten Zweckreaktion sein *kann*. Wir dürfen in
diesem Zusammenhang noch einmal an unser Schema der Reaktionsstufen erinnern. Dort versuchten wir eine Unterscheidung zwischen einer untersten
Stufe von biologisch-somatischer Prägung, einer mittleren, bei der emotionale,
mit unklaren Vorstellungen gekoppelte Triebkräfte der Bewußtseins*sphäre* die
Regie führen und endlich einer obersten der Simulation; es sind das Stufen,
die, wie wir im einzelnen noch sehen werden, *jeder* psychogenen Reaktionsart
zugänglich sind, dem hysterischen Anfall so gut wie der Schreckreaktion oder
der Affektexplosion.

Die hysterische Reaktion gehört zur mittleren Stufe. Sie wächst aus halbbewußten, unformulierten Wünschen, Krankheit demonstrieren zu können, hervor, und benutzt zu diesem Zweck diejenigen körperlichen Reaktionsmechanismen, die ihr aus irgendwelchen Gründen am nächsten liegen. Mit Vorliebe gebraucht sie dazu Symptome, die schon vorher, etwa im Laufe einer Reaktion
von unterster, biologischer Stufe, aufgetreten waren, und die nunmehr von der
hysterischen Reaktion fixiert oder wiederholt werden. Bonhoeffer hat in
diesem Sinne von einer Hysterisierung bestimmter Syndrome gesprochen.

In jedem Falle gibt es neben der „hysterischen" Reaktionsstufe für jede
Reaktionsform eine Stufe von mehr biologisch-somatischem Aussehen und die
Stufe der Simulation. Es gibt also z. B. hysterische Anfälle, bei denen der
Krankheitswunsch *nicht* Pate gestanden hat, und es gibt auch solche, bei denen
dieser Wunsch nicht nur unformuliert in der Bewußtseins*sphäre* bleibt, sondern
bei denen es sich um vollbewußte überlegte Nachahmung eines Krankheitssymptoms handelt.

Wir werden auf all diese Verhältnisse unten noch näher einzugehen haben.
Hier sei nur noch einmal daran erinnert, daß es sich hier ebenso wie bei der
Gegenüberstellung der primitiven und der hysterischen Persönlichkeit nur um
die Herausarbeitung abstrahierter *Typen* handeln kann, die untereinander durch
fließende Übergänge verbunden sind. Das Alltägliche sind nicht die reinen
Typen, sondern die Übergänge. Es *kann* also einmal vorkommen, daß etwa

der hysterische Charakter eine echte Begehrungsreaktion oder einen elementaren hysterischen Anfall bekommt, wie er sonst dem Primitiven vorbehalten zu sein pflegt. Und daß z. B. hysterische Reaktion und Simulation im Einzelfall nicht voneinander zu trennen sind, ist eine ebenso geläufige wie unangenehme Erfahrung. Trotzdem scheint uns von beiden Gesichtspunkten aus die schärfere Heraushebung der hysterischen Reaktion eine dringende Forderung zu sein.

Es ist nun, wie uns scheint, damit nicht getan, daß man, wie dies in letzter Zeit mehr und mehr versucht wird [SCHNEIDER (c)], den diskreditierten Namen Hysterie überhaupt vermeidet. Zum mindesten wird eine systematische Darstellung, wie sie unsere Aufgabe ist, nicht gut tun, auf diese Weise dem Problem auszuweichen, das immer dringender nach einer auch nomenklatorisch befriedigenden Lösung verlangt. So mißlich deshalb in vieler Hinsicht die Einführung eines neuen Namens sein mag: Wir sahen im Hinblick auf unser Ziel keinen besseren Ausweg als den, die hysterische Reaktion auch nomenklatorisch von den Nachbargebieten abzutrennen. Wir haben deswegen den Vorschlag gemacht, diese psychogene Reaktionsform, die ja weder mit dem hysterischen Charakter noch mit den hysterischen Einzelsymptomen prinzipiell etwas zu tun hat und eine — aber keineswegs die einzige — Reaktions*stufe* darstellt, die *jeder* psychogenen Reaktionsart zugänglich ist, die *epithyme* Reaktion zu nennen [BRAUN]. Wir verstehen also darunter jene psychogene Reaktionsform, deren emotionale Haupttriebkraft der halbbewußte unformulierte Wunsch ist, eines bestimmten Gewinnes halber krank zu sein oder scheinen zu wollen. Epithymie ist dann die entsprechende, aus der charakterologischen Eigenart der Reaktionsträger zu erschließende Einstellung gegenüber einer zu Krankheitswünschen verlockenden Situation, wenn sie zu ungewöhnlichen psychischen Reaktionen führt.

Der Begriff „epithym" rückt damit in die Nähe des H. W. MAIERschen (a, b) Begriffs „katathym". Wenn es sich dort um „eine Art des Psychogenen handelt, die entsprechend einer affektbetonten Vorstellungsreihe abläuft", ist es hier eine *bestimmte* affektbetonte Vorstellung, eben die des Krankheitswunsches mit dem Ziel eines Krankheitsgewinnes, die das psychogene Syndrom produziert. Die Epithymie wird damit zu einer besonderen Form der Katathymie.

Diese Skizzierung unserer Stellungnahme gegenüber den systematischen Schwierigkeiten des Hysteriegebietes mag zunächst genügen. Weitere Einzelheiten sollen dem entsprechenden Kapitel des speziellen Teiles vorbehalten bleiben.

Spezieller Teil.
I. Persönlichkeitsreaktionen.
1. Depressive Reaktionsformen.

Wir beginnen mit einigen Reaktionsformen, die am Rande des Gebiets der eigentlichen psychogenen Reaktionen stehen. Da sind zunächst jene Umschläge aus einer Verstimmung in die andere, beispielsweise die aus der depressiven in die manische, die SCHNEIDER (c) im Anschluß an EMMINGHAUS und ZILKEN *Kontrastreaktionen* genannt hat. Sie werden gelegentlich durch ein psychisches Erlebnis eingeleitet. Offenbar sind hier aber andere biologische und körperliche Grundlegungen maßgebend, als wir sie bei den echten psychogenen Reaktionen voraussetzen müssen [BUMKE (e, g)]. Den psychogenen Reaktionen stehen näher gewisse Stimmungsumschläge im Sinn des Kontrastes, die SCHNEIDER (c) erwähnt und über die KLEIST (b) während des Krieges berichtet hat. Es handelt sich um jene Umschläge der Stimmung in ihr Gegenteil, wie sie in geringerem Grade all-

gemein bekannt sind — „moralischer Kater" oder die Euphorie nach dem Weichen
eines unangenehmen, langdauernden psychischen Drucks, z. B. bestandenes
Examen, glücklich überstandenes Gefecht im Kriege, — und wohl selten die
Grenzen der Norm überschreiten dürften. Bei besonders starkem seelischen
Druck, zumal dann, wenn Erschöpfung, Schlaflosigkeit oder ähnliche disponierende Faktoren hinzukommen, kommt es dann wohl auch zu stärkeren Kon-
traststimmungen, die dann von den Betroffenen selbst als peinlich und ungehörig
empfunden werden.

　　Sehr viel häufiger und wichtiger sind die *depressiven Reaktionen.* Dabei handelt es sich um eine sehr weit verbreitete seelische Verarbeitungsform trauriger
oder unangenehmer Erlebnisse, die zunächst einer normalen psychischen Reaktionsform entspricht und uns nur dann als ungewöhnlich erscheint, wenn die depressive Affektkurve besonders steil geschwungen ist oder besonders lange die
Norm nicht wieder erreicht. Das kann einmal der Fall sein bei außergewöhnlich
schwerer seelischer Belastung, die zum *plötzlichen* Zusammenbruch der seelischen
Widerstandskraft führen kann, bei Verlusten z. B. geliebter Angehöriger, von
Gesundheit, Ehre oder Vermögen, Verlusten, die irgendwie die Fundamente der
seelischen Existenz bedrohen oder zerstören. Das sind seltene Fälle, und sie
werden von der psychisch gesunden Persönlichkeit meist zu schneller Entscheidung geführt: zum Überwinden und Sichfangen oder zum Suicid. Deswegen
kommen sie uns in den Kliniken kaum je zu Gesicht.

　　Sehr viel häufiger sind die Fälle, in denen es sich um Persönlichkeiten handelt,
die von Hause aus, anlagemäßig oder infolge besonderer dispositioneller oder konstellativer Verhältnisse, weniger widerstandsfähig sind, als es der Norm entspricht,
in den allermeisten Fällen also um psychopathische Persönlichkeiten mit der
— ganz allgemein gefaßt — besonderen Färbung des Asthenischen. Und endlich
schließen sich hier — ohne daß sich klare Grenzen festlegen ließen — die Fälle an,
in denen die konstitutionelle Neigung zu endogenen Gemütsschwankungen von
bestimmter Eigenart die Grundlage der Reaktion abgibt, die Fälle der manisch-
depressiven Konstitution.

　　Unsere Aufgabe beschränkt sich auf die Besprechung der zweiten Gruppe der
Reaktionen von psychopathischer Persönlichkeitsgrundlage, und es wird — nachdem wir die fließenden Übergänge zum normalen seelischen Geschehen bereits
betont haben — vor allem zu fragen sein, ob und wie weit sich ihre Abgrenzung
zum Manisch-Depressiven hin durchführen läßt.

　　Mit der gleichen Frage hat sich Reiss in sorgfältigen Untersuchungen beschäftigt, und er hat gefunden, daß sich eine sichere Trennungslinie nicht ziehen läßt.
Zwischen den reinen reaktiven Depressionszuständen der Nervösen und Psychopathen und den rein endogenen Melancholien der Manisch-Depressiven liegt eine
breite Übergangszone, innerhalb deren sich das Manisch-Depressive mit dem
Psychopathisch-Reaktiven auf mannigfache Art vereinen kann. Da sind einmal
die echten depressiven Reaktionen, die bei einer manisch-depressiven Persönlichkeit, aber unabhängig von ihrer zirkulären Veranlagung auftreten können; da
sind ferner psychogene Ausschmückungen einer manischen oder depressiven
Schwankung, Fälle, in denen das Psychogene also die Rolle der Pathoplastik
übernimmt; es folgen jene nicht seltenen Fälle, in denen eine echte Melancholie
oder — sehr viel seltener — Manie durch ein psychisches Erlebnis provoziert
[Lange (b)], ein bereit liegender endogener Mechanismus also durch den psychogenen Stoß lediglich zur Auslösung gebracht wird; diesen stehen nahe jene „Depressionen nach Anlaß mit protrahiertem Verlauf" (Reiss), bei denen das
psychogene Ereignis die Psychose auslöst und eine Zeitlang ihren Inhalt bestimmt,
um im weiteren Verlauf der oft langhingezogenen Depression mehr und mehr

zurückzutreten und endogenen, aus der manisch-depressiven Symptomatik stammenden Mechanismen Platz zu machen. Endlich schließen sich hier nach Auslösung, steiler Affektkurve, Symptomatik und Dauer rein reaktiv aussehende Depressionen an, die aber auf dem Boden der zirkulären Konstitution gewachsen sind und diese ihre Herkunft durch gelegentlich deutlich werdende manisch-depressive Pathoplastik oder auch nur durch die Anamnese verraten [reaktive Melancholien LANGES (b)].

Zwischen diesen beiden letzten Formen der Depressionen verläuft irgendwo die Trennungslinie, die unsere depressiven Reaktionen, im reinsten Typ rein psychogene Reaktionen psychopathischer Persönlichkeiten von bestimmter Färbung, vom manisch-depressiven Formenkreise trennt. *Wo* sie freilich zu ziehen ist, läßt sich bei der innigen Verflechtung pathogenetisch oder pathoplastisch wirkender zirkulärer und psychogener Symptome im Einzelfall oft nicht entscheiden.

Die systematisierende und den Begriff der Krankheitseinheit für unsere heutige Auffassung gelegentlich überspannende Forschungsrichtung um die Wende des Jahrhunderts versuchte, diesen schwierigen Verhältnissen durch die Schaffung neuer Einheiten, die psychogene und endogene Momente in sich vereinen sollten, gerecht zu werden. So entstanden die Hysteromelancholie FÜRSTNERS (b) und SPECHTS und die neurasthenische Melancholie FRIEDMANNS (a), und IMBODEN sprach von einer Kombination des manisch-depressiven Irreseins mit der Hysterie. Die moderne, mehr zu psychologischer Analyse neigende Forschungsrichtung begnügt sich hier, wie überall im Gebiet der *funktionellen* psychopathologischen Erscheinungen [BUMKE (e)] mit der Aufstellung von Typenreihen, deren Einzelfälle jeweils ihre eigene Struktur, deren zirkuläre oder psychogene Komponenten jeweils ihre besonders geartete Dynamik besitzen. Der Schnitt liegt für uns — wenigstens theoretisch — da, wo das Manisch-Depressive seine Qualität als pathogenetisches Moment verliert.

Die große Mehrzahl aller psychogenen Reaktionen, die uns in den Kliniken zu Gesicht kommen, gehört zu den depressiven Reaktionen. Von ihnen hat wieder die weitaus größere Zahl mit dem Manisch-Depressiven und der zyklothymen Konstitution sicher nichts zu tun. Der reine Typus der depressiven Reaktion erwächst auf einem anderen psychopathologischen Grunde, und wenn in den Anamnesen hin und wieder von Stimmungsschwankungen endogener Art die Rede ist, so handelt es sich nicht um zyklothyme Gemütsschwankungen, sondern um die mehr moros oder trübselig-insuffizient gefärbten Verstimmungen psychopathischer oder nervöser Persönlichkeiten. J. LANGE (b) hat versucht, diese Typen gegenüber den Zyklothymen, den alten konstitutionell Verstimmten KRAEPELINS (b), klarer herauszuarbeiten, und ein erheblicher Teil der REISSschen Fälle dürfte hierher gehören. Auch die konstitutionell Nervösen BUMKES (e) stellen ein erhebliches Kontingent für diese Fälle. Neben diesen sind es vor allem die weichen, willensschwachen, labilen, ferner asthenische, ängstliche, feinfühlige, sensitive und endlich hin und wieder oberflächliche, geltungssüchtige, der hysterischen Konstitution nahestehende Persönlichkeiten, die zu depressiven Reaktionen neigen. Diesen psychopathischen, also nicht manisch-depressiven, präpsychotischen Persönlichkeiten entsprechen nach LANGES (b) Untersuchung körperbauliche und erbliche Eigenschaften, die mit dem Pyknischen und Manisch-Depressiven nichts oder nur wenig zu tun haben.

Dispositionsfördernd können z. B. wirken die oben erwähnten endogenen Verstimmungen, Erschöpfung durch Infektionskrankheiten oder übermäßige Schlafentziehung (CHRISTOFFEL) und langdauernder fruchtloser Kampf gegen übermächtige konstellative Umstände und Ereignisse.

Solche langdauernden Schädigungen können hin und wieder zu langsamem Erlahmen und Unterliegen führen, ohne daß ein letztes akutes Ereignis das Maß des Erträglichen überlaufen macht. In den meisten Fällen aber sind es Einzelerlebnisse traurigen oder unangenehmen Inhalts, die mit schwerem Schlage die an sich nicht starke seelische Widerstandsfähigkeit plötzlich überwinden. Das sind also z. B. Berufsschwierigkeiten — diese häufiger bei Männern —, Verlust von Angehörigen, Liebesenttäuschungen — diese vorzugsweise bei Frauen — Krimina mit samt ihren gerichtlichen Folgen, der Druck ungewohnter — Heimwehreaktionen — oder das Verantwortungsgefühl schwer belastender — Versetzung und Beförderung älterer Beamter — Situationen u. ä.

In all diesen Fällen handelt es sich also um ein Waffenstrecken seelisch Widerstandsschwacher gegenüber der Einwirkung überstarker — oder vermeintlich überstarker — Feindseligkeiten des Lebens, nach KRETSCHMER (h) also um eine ausgesprochen asthenische Erlebnisform. Oft trägt die depressive Reaktion dementsprechend das Gepräge der Flucht in die Krankheit und des willensschwachen Ausweichens vor Entscheidungen und Verantwortung; der Konflikt wird auf wohltuende und verantwortungabbürdende Weise in das affektive Gebiet verschoben und dort entladen.

Der Erscheinungsform nach resultieren aus diesem Zusammenwirken von Persönlichkeit und Erlebnis zwei Typen von Reaktionen, die untereinander durch fließende Übergänge verbunden sind [vgl. GAUPP (a)]. Das sind einmal Formen mit steiler und kurzer Affektkurve, die mehr dem einfachen Abreagieren eines heftigen Affekts gleichen und insofern den explosiven Reaktionen nahestehen. In den reinsten Fällen dieser Art trifft ein besonders schweres Erlebnis auf eine Persönlichkeit von besonders starker affektiver Labilität.

Am anderen Ende der Reihe stehen die protrahierten Reaktionen mit niedrigerer und langsam abfallender Affektkurve. Hier sind die Reaktionsträger vornehmlich asthenische, den konstitutionell Nervösen nahestehende Persönlichkeiten, und das psychogene Erlebnis ist mit Vorliebe das langsame Unterliegen nach langem fruchtlosen Kampf. Ein akutes trauriges Erlebnis spielt dabei oft nur die Rolle des auslösenden Moments. Je länger sich derartige depressive Reaktionen hinziehen, desto mehr wird der Verdacht manisch-depressiver Einschläge berechtigt sein, zumal dann, wenn sich im weiteren Verlauf die Reaktion von dem pathogenen Erlebnis loslöst und ihr eigenes, sich aus sich selbst nährendes Leben gewinnt.

Von der Symptomatik der depressiven Reaktion wird als dem Prototyp der psychogenen Erkrankungen von jeher die ständige Beeinflußbarkeit ihrer Erscheinungsform und ihres Ablaufs durch die Einwirkung psychischer Erlebnisse verlangt. Das wird namentlich für die protrahierten Formen zutreffen, und hier um so mehr der Fall sein, je weniger die Reaktion in konstitutioneller Besonderheit wurzelt, je ausschließlicher also das psychische Erlebnis die Rolle des Pathogenetischen und Pathoplastischen übernommen hat. Je steiler und kürzer die Affektkurve ist, je mehr also die Reaktion einem einfachen Abreagieren entspricht und damit der explosiven Reaktion nähertritt, desto schwerer wird sich eine psychische Einwirkung von außen her Geltung verschaffen können, schon deshalb, weil ihrer Wirksamkeit in vielen Fällen nicht genügend Zeit gegeben ist.

Wenn GAUPP (a) von seinen „psychopathischen Verstimmungen" verlangte, daß ihre Motivierung unzureichend und ihre Dauer abnorm sei, so trifft das gewiß auch für die große Mehrzahl unserer depressiven Reaktionen zu. Immerhin sind das sehr relative Begriffe, die in jedem Einzelfall erneuter psychologischer Analyse und Wertung bedürfen. Die — von außen gesehen — gleiche Liebesenttäuschung kann in einem Falle den Abschluß einer belanglosen Spielerei bedeuten, im andern ein Ereignis sein, das den innersten Kern der Persönlichkeit angreift und zu dauernder charakterologischer Verbiegung führt. Dieselbe berufliche Niederlage kann für den Ehrgeizigen oder Sensitiven der Ausgangspunkt einer Tragödie werden, während sie der selbstzufriedenen Genügsamkeit des andern oder dem ruhigen Selbstbewußtsein des dritten fast gleichgültig ist. Und was die Dauer der Verstimmung angeht, so pflegt zwar die depressive Reaktion durchschnittlich ganz erheblich kürzer zu sein als die endogene Schwankung des Manisch-depressiven. Auch hier sind aber die individuellen Unterschiede sehr groß und es gibt sehr wohl depressive Reaktionen, die manche manisch-depressive Schwankung an Dauer bei weitem übertreffen.

Sehr häufig bildet die Einleitung der depressiven Reaktion der Suicidversuch [STELZNER (a)]. Er ist bei den akuten Formen fast die Regel, tritt dagegen bei den protrahierten Formen, die ja — nicht zuletzt eben *weil* ihnen so heftige affektive Ausschläge fehlen — überhaupt dem klinischen Psychiater seltener zu Gesicht kommen, mehr zurück.

Die Suicidversuche geschehen unter dem ersten Eindruck der vollen Schwere des Erlebnisses, in einem Augenblick also, in dem, um einen HOCHEschen (g) Ausdruck zu gebrauchen, die Bedeutung der „Episode" noch sehr überschätzt wird. Sie tragen dementsprechend z. T. den Charakter des blinden Wütens gegen sich selbst, sinnloser Impulsivhandlungen, deren Mißlingen der mangelhaften Überlegung und Vorbereitung oder auch dem Zufall zu verdanken ist. Hier bestehen wiederum nahe Beziehungen zu den explosiven Reaktionen der Erregbaren; auch bei diesen kommen Suicidversuche in fast gleicher Form sehr häufig vor, nur mit dem Unterschiede, daß dort der tragende Affekt mehr der Zorn, hier mehr die Verzweiflung ist, die im Augenblick keinen anderen Ausweg sieht. RAECKE (d) spricht in diesem Zusammenhang im Anschluß an SCHÜLE nicht zu Unrecht vom Raptus hystericus, bei dem allerdings, ähnlich wie beim Raptus der Melancholischen, die Angst die wesentliche Rolle spielt. Sehr selten sind dagegen Suicidversuche, die dem ernsthaften Entschluß entsprechen, einer unerträglichen Situation um jeden Preis zu entfliehen und mit der Hartnäckigkeit und Überlegtheit vorbereitet werden, wie sie z. B. die echten endogen Melancholischen auszeichnet. Allermeist tragen sie das psychogene Gepräge, das u. a. KRAEPELIN (b) an ihnen beschrieben hat. Vom „zufälligen" Steckenbleiben im Brückengeländer, über das der „Todessprung" getan werden sollte, über den Strick, der den vorher sorgfältig gelockerten Nagel herausgerissen hat, bis zu der kleinen Kratzwunde am Handgelenk, die die verlassene Braut mit vorwurfsvollem Triumph vorzeigt, finden sich hier alle Übergänge. Das sind die Fälle, in denen man zweifelhaft sein kann, ob das Theater mehr der eigenen Erbauung und Tröstung dienen soll oder mehr auf das Mitleid der Umgebung oder noch greifbarere Vorteile spekuliert.

Dennoch wäre es falsch, nun alle Suicidversuche im Psychogeniegebiet allzuleicht zu nehmen. Abgesehen davon, daß hin und wieder auch sehr ernsthafte Selbstmordtendenz vorkommt: Auch der spekulierende *Versuch* kann einmal, worauf namentlich BUMKE (e) hingewiesen hat, mißglücken; der gelockerte Nagel kann *doch* einmal wider Erwarten halten oder den Strick sich nicht schnell genug lösen lassen, der im Brückengeländer Hängende kann *doch* einmal das Gleichgewicht verlieren und abstürzen. Oder die spielerische Oberflächlichkeit[1], die

---

[1] Sehr hübsch kommt diese psychopathische Selbstunsicherheit, Oberflächlichkeit und Verantwortungsscheu gelegentlich zum Ausdruck, wenn, wie KRAEPELIN (b) es erwähnt, die letzte Entscheidung über Tod oder Leben doch noch dem Zufall überlassen wird, wenn Pilze gegessen werden in der vagen Vermutung, sie könnten vielleicht giftig sein, oder ein Eisenbahngeleise aufgesucht wird und nun dem Fahrplan die Entscheidung zugeschoben wird, ob er innerhalb der nächsten halben Stunde den todbringenden Zug schicken will oder nicht. Freilich sind es gerade solche Fälle, die gelegentlich sehr unglücklich ausgehen können.

viele labile und infantile Psychopathen auszeichnet, kann sich auch einmal auf ihre Einstellung gegenüber dem eigenen Leben erstrecken; verletzte Eitelkeit, der Trotz gegenüber der Umgebung, die die Sache nicht ernst genug zu nehmen scheint, können in solchen Fällen genügen, um aus dem Theater Ernst werden zu lassen.

Daß häufig der Alkohol, in selteneren Fällen auch andere Rauschgifte, den letzten Entschluß erleichtern helfen, erwähnt Kraepelin (b). Es ist im übrigen allgemein bekannt. Über die Beziehungen des Suicids zur Menstruation haben Stelzner (a) u. a. Untersuchungen angestellt.

Um die symptomatologische Unterscheidung der depressiven Reaktionen von den endogenen Melancholien hat sich J. Lange (b) in letzter Zeit bemüht. Er vermißt zunächst bei den depressiven Reaktionen die somatisch unterlegten Störungen der Melancholie, die typische Gewichtskurve, die Tagesschwankungen, die Obstipation, kurz alle die Zeichen, die „den Ausdruck einer Beteiligung des *ganzen* Menschen an der turgorvermindernden Krankheit darstellt".

Neben der charakteristischen Abhängigkeit der depressiven Reaktion vom Erlebnis sind es nach Lange vornehmlich die Symptome der Hemmung und der depressiven Verstimmung, die das Bild seiner psychogenen Depressionen anders gestalten als das der endogenen Melancholien. Die Hemmung hat nicht die vitale, fast körperliche Färbung wie bei den endogenen Melancholien. Sie läßt sich häufig überhaupt nicht feststellen oder gleicht mehr einem trübseligen Sichhängenlassen, das jederzeit aufgegeben werden kann. Kahn (e) spricht hier von einer „sekundären Hemmung" gegenüber der primären Hemmung, die die vitale Bremsung der Melancholie darstelle. Die tiefe traurige Verstimmung der Melancholie kristallisiert sich in Kleinheitsideen und Selbstvorwürfen. Demgegenüber trägt in vielen Fällen die Verstimmung der depressiven Reaktion mehr einen aggressiven, morosen und vorwurfsvollen Charakter. „Der Melancholiker leidet, der reaktiv Depressive tut sich leid," sagt Kahn (e) einmal in einem hübschen Wortspiel. Dementsprechend richten sich die Vorwürfe des psychogen Deprimierten nicht so sehr gegen die eigene Person als vielmehr gegen die Umgebung, der an allem Schuld gegeben wird.

Die Umgebung spielt bei den depressiven Reaktionen überhaupt eine sehr viel größere Rolle als bei den mehr in sich versunkenen Melancholischen. Der Arzt z. B. wird als Partner in die Reaktion gewissermaßen miteinbezogen und spielt für die Reaktionsträger bald die Rolle des Trösters und Beichtigers, bald die des mitleidsvollen Bewunderers, des verständnisvollen Wundertäters oder die des brutalen Tyrannen und Unterdrückers. Von der müden Verzweiflung oder dem echten Trostbedürfnis des tief Deprimierten führt so eine lange Reihe von bunten Symptombildern bis hin zu dem depressiven Theater der hysterischen Persönlichkeit, die mitten im Affektsturm doch noch Zeit findet, mit schnellem Augenblitz die Wirkung auf den Zuschauer zu studieren und mit Leichtigkeit gegenüber dem Partner Rolle und Repertoire wechseln kann. Hier schließen sich in fließendem Übergang gewisse Zweckreaktionen von depressiver Färbung an, bei denen der Wunsch, mitleiderregend krank zu erscheinen, seinen guten Grund, z. B. in Haft- oder Straffurcht, Wiedereinfangenwollen des Geliebten u. a. m. hat.

Ganz anders pflegen jene langhingestreckten depressiven Reaktionen mit flacher Affektkurve zu verlaufen, die den nervösen Depressionen Bumkes nahestehen. Hier stehen Erschöpfung, müde Schlaffheit, Schlafstörungen und allerhand allgemeine, nervös-somatische Symptome im Vordergrund. Die Stimmung ist zugleich reizbar, empfindlich und schlaff-trübselig; gerade hier kann das

Daniederliegen des Willens und der Elastizität zu der oben erwähnten „sekundären" Hemmung führen. Theaterhaftes Sichdarstellen und Mitleidheischen pflegt hier jedoch fast vollkommen zurückzutreten.

Von reaktiven manischen Zuständen sprechen gelegentlich BONHOEFFER (b) und BUMKE (e). Wie weit es sich dabei um provozierte endogene, dem Manisch-Depressiven angehörende Schwankungen handelt, steht dahin. K. SCHNEIDER (c) hält ihre rein reaktive Entstehung unabhängig von manisch-depressiven Konstitutionselementen für möglich.

2. Explosive Reaktionsformen.

KRETSCHMER (h) folgend wählen wir diese Bezeichnung für die zornigen oder ängstlichen Affektparoxysmen, deren eindrucksvollstes Kennzeichen neben ihrer psychogenen Entstehung die explosive Entladung der Emotion ist. Ein weiteres Charakteristikum kann in der starken Beteiligung des motorischen Gebiets gesehen werden, ein letztes endlich liegt in der Bevorzugung phylogenetisch und ontogenetisch älterer, primitiver Bewegungs- und Ausdrucksmechanismen. Hierin — wie in manchem anderen — gleichen die explosiven Reaktionen dem hysterischen Anfall, zu dem überhaupt breite Übergänge hinüberführen. KRETSCHMER (h) weist gelegentlich auf das psychologische Moment des „Ventilmechanismus" hin, das beiden Reaktionsformen gemeinsam sei, er erwähnt, daß beide motorischen Entladungsformen im Einzelfalle fließend ineinander übergehen können. Beides, meint er, stelle den gleichen Vorgang dar, nur die psychischen Schichten, in denen sich das eine oder das andere abspiele, seien von verschiedener Höhe. KRETSCHMER vergleicht weiter diese motorischen Paroxysmen mit dem Bewegungssturm des Kleintiers, das in Gefahr oder Angst geraten ist. Er glaubt, daß dieser atavistische „hypobulische" Mechanismus beim Kulturmenschen von phylogenetisch hinzuerworbenen Schichten höherer seelischer Funktionen überdeckt ist und nur dann noch in Aktion tritt, wenn diese Oberschicht durch überstarke Reize, also z. B. heftige Affektstöße, gelähmt ist. Dann kommt es auch beim Menschen zum mehr oder weniger ungeordneten Bewegungssturm mit Umschaltung auf tiefere seelische Schichten, also z. B. zum hysterischen Anfall, der ja häufig auch nur der Ausdruck eines Fluchtstrebens ist, ebenso wie es der Bewegungssturm des Infusors ist. Je primitiver nun der Mensch ist, desto leichter wird die dünne deckende Oberschicht „vom Affektfunken durchschlagen und gelähmt und dadurch die mächtig entwickelte hypobulische Unterschicht in Aktion gesetzt".

Das sind anschauliche Bilder, auf deren nahe Beziehung zu unseren eigenen Auffassungen wir an dieser Stelle nur hinweisen wollen. Wir können aus ihnen, obgleich sie mehr auf exquisit hysterische Mechanismen zugeschnitten sind, mancherlei für unsere explosiven Reaktionen entnehmen. Ein psychologisches Hauptmoment vor allem finden wir hier wieder: die kurzschlußähnliche Wirksamkeit des Affektes, der ein bereitliegendes, dem Willen mehr oder weniger entzogenes Motilitätssyndrom zu explosivem Aufflammen bringt.

Mit der allzu wortwörtlichen Auffassung dieser KRETSCHMERschen Ableitungen werden wir freilich vorsichtig sein müssen. Am geradlinigsten scheint uns die Entwicklung vom primitiven Bewegungssturm zu gewissen motorischen Syndromen der Angst und der Panik zu verlaufen, über die weiter unten zu sprechen sein wird. Ob aber gerade der hysterische Anfall dem ohne weiteres gleichzusetzen ist, scheint uns zweifelhaft zu sein.

Daß freilich die motorischen Syndrome des Psychogeniegebietes ganz allgemein eine gewisse Vorliebe für phylogenetisch ältere, dem Willen des Gesunden

kaum mehr zugängliche Mechanismen haben, wird von vielen Autoren diskutiert und
mehr oder minder bereitwillig zugegeben [KRAEPELIN (a, b), BUMKE (e), SCHILDER
(a), PÖNITZ (b)]. Auch das werden wir ohne weiteres bestätigen können, daß nirgends
so wie hier seelische Primitivität und Unreife Träger der Disposition sind. Kinder,
Frauen, Jugendliche und kulturell tiefstehende Völker neigen also vor anderen zu
explosiven Reaktionen.

Diese Unzulänglichkeiten liegen nicht so sehr auf intellektuellem — die Ver-
standesbegabung der KRAEPELINschen (b) Erregbaren und der KRUEGERschen
Affektübererregbaren steht im allgemeinen *über* dem Durchschnitt — als vielmehr
auf dem Gebiet der Affektverarbeitung. Es sind Menschen von — um sie mit
KRETSCHMERschen Begriffen zu umschreiben — überstarker Affizierbarkeit und
übergroßer Fähigkeit zur Ableitung oder besser — jetzt im Sinne unseres Persönlichkeitsschemas gesprochen — Unfähigkeit zur Retention und psychischen Verarbeitung der Emotion durch die disziplinierenden Apparate der Sophropsyche.
Oder um es noch etwas anders auszudrücken: Der Affekt dringt nicht wie beim
Normalen bis zum Kern der Persönlichkeit vor, um in die Gesamtstrebungen
hinein verarbeitet zu werden und sich von dort aus, etwa als allgemeine reizbare
oder mißmutige Verstimmung, zu äußern; sondern er bleibt isoliert und unver-
arbeitet an der Oberfläche und wird von dort sofort oder nach kurzer Latenzzeit in psychomotorische Mechanismen umgesetzt nach außen reflektiert.

Dem Eindruck des oberflächlichen, lockeren Haftens der Explosivreaktion
bei nur leicht und vorübergehend gestörtem Gleichgewicht der Gesamtpersönlichkeit kann man sich ja oft nicht entziehen. Damit mag auch z. T. die leichte Er-
lernbarkeit, die schnelle Einschleifung explosiver Reaktionsmechanismen zusammenhängen. Die erste zornige Explosion verdankt ihre Entstehung gewöhnlich einem wirklichen mehr oder weniger schweren psychischen Trauma. In manchen Fällen kann es bei dieser einen Reaktion bleiben, oder sie wiederholt sich
nur dann, wenn ein neuer psychischer Insult von ähnlicher Stärke den Anstoß
gibt. In vielen anderen aber genügen von nun an immer schwächere, endlich kaum
oder gar nicht mehr wahrnehmbare Affektstöße, um immer wieder zum gleichen
Resultat zu führen. Das wird vor allem dann der Fall sein, wenn mit der Wiederholung der „Reaktion" ein Krankheitsgewinn zu erzielen ist, wenn also das Moment des Wunsches in die affektive Dynamik eingeht, und die Reaktion damit
zur Zweckreaktion wird, die sich in einer der explosiven Reaktion entliehenen
Form abspielt.

Wenn also die erste Affektexplosion der untersten biologischen Stufe der
Psychogenie entspricht, so befinden wir uns hier bereits im Gebiet der zweiten
Reaktionsstufe, deren Regie von halbbewußten Willensstrebungen der Sophropsyche übernommen wird. Es versteht sich von selbst, daß das explosive Syndrom
auch der höchsten Reaktionsstufe, der Simulation, zugänglich ist. Über die
Brücken, die andererseits zu den depressiven Reaktionen hinüberführen, wurde
oben gesprochen.

Explosive Reaktionen sind — wenigstens in der Form des rücksichtslosen
Zornausbruchs — natürlich kein Reservat psychopathischer Naturen. Sie sind
ungemein verbreitet, ein Ausdruckssyndrom sthenischen Affektlebens, das auch
im Alltagsleben nicht selten zu bestimmten Zwecken zielbewußt kultiviert wird.
Hierher gehören etwa die polternden Ausbrüche des Haustyrannen, der auf diese
Weise den beruflichen Ärger des Tages abreagiert und zugleich wenigstens daheim
bedingungslose Superiorität wahrt, oder die Zornausbrüche des Kasernenhofes,
die, selten noch einer wirklichen Emotion entsprechend, lediglich einem vollbewußten Zweckstreben nach strengerer Disziplinierung der Rekruten gehorchen,
also gewissermaßen simuliert sind. Hier darf z. B. auch mit BUMKE (e) an die Wein-

krämpfe und Zornesausbrüche Bismarcks nach schwersten und verantwortungs-
reichsten politischen Krisen erinnert werden.

In den meisten Fällen freilich sind *psychopathische* Persönlichkeiten die Träger
der explosiven Reaktion, sicherlich dann, wenn der Affekt- und Bewegungssturm
sich dem theaterhaften Gebaren des hysterischen Anfalls nähert.

Dabei fällt auf — und das stimmt wieder gut mit dem oben erwähnten „oberflächlichen Haften" der Reaktion überein — daß es keineswegs immer die brutalen, reizbaren, sthenischen Naturen sind, die dieser Reaktionsart zuneigen.
Auch *zornige* Explosionen erwachsen häufig auf ganz anderem Boden. Oft sind
es gerade die weichen, asthenischen, selbstunsicheren, willensschwachen oder
infantilen und instablen Persönlichkeiten, die zu dieser Reaktionsform neigen.
Bei diesen Asthenischen überdeckt dann eine wie ein Strohfeuer aufflammende
und erlöschende Explosion für kurze Zeit die Kraft- und Willenlosigkeit; sie gewinnt damit die Bedeutung einer Fluchtreaktion vor der eigenen Unzulänglichkeit. Die Hohlheit des Theaterdonners haftet dementsprechend oft sehr deutlich
diesen psychopathischen Ausbrüchen an. Ein ruhiges Wort, ein geschickter
kleiner Schachzug können genügen, um die Reaktion mit einem Schlage zu coupieren
und die hilflose, anschmiegsame und jeder Stütze dankbare Persönlichkeit wieder
erscheinen zu lassen, die dahinter steckte. Besteht daneben eine starke Autosuggestibilität oder kommt der Wunsch, Mitleid zu erregen oder eine andere
Zweckvorstellung hinzu, so gewinnt die Explosion mehr und mehr an darsteller-
schen Zügen, bis sie schließlich ohne jede feste Grenze in den theaterhaften
hysterischen Anfall übergeht.

Echter sehen die Explosionen der eigentlich Erregbaren, Affektlabilen oder
der Reizbaren, Hyperthymen [Schneider (a)], den hypomanischen Persönlichkeiten Nahestehenden, aus. Hier ist der Zorn nicht wie bei den anderen von heim-
lichem Insuffizienzgefühl unterlegt, die Reaktion quillt reiner und unmittelbarer
aus der sthenischen, zu expansivem Erleben [Kretschmer (h)] neigenden Persönlichkeit heraus. Auf ähnliche Weise wachsen die gelegentlichen Affektexplosionen
der psychopathisch Fanatischen [Kraepelin (b)] unmittelbar aus dem ins
Leidenschaftliche und Aggressive verschobenen Erleben heraus. Aber auch hier
flaut der Sturm meist rasch wieder ab, nur kehrt er hier wohl häufiger und leichter
wieder als bei den asthenischen Typen.

Sehr viel schwerer zu beeinflussen sind dagegen die Affektstürme einer —
sehr viel kleineren — Gruppe brutaler, undisziplinierbarer Psychopathen, deren
ausgesprochen antisoziale Tendenzen sie zu den unangenehmsten Klinik- und
Anstaltsinsassen machen.

Denn hier — wie übrigens auch sonst nicht selten — ist es mit der einmaligen
kurzen Explosion im allgemeinen nicht getan. An Stelle des üblichen restlosen
Abreagierens der Emotion scheint eher eine Kumulierung einzutreten. Es scheint,
als ob nach jeder abgelaufenen Explosion noch ein Rest des Affekts zurück-
behalten würde, der nun künstlich gestaut und bei der nächsten Gelegenheit
aufgefüllt, „aufgepumpt" wird, um in neuer Reaktion halbwegs entladen zu
werden. So folgt eine Explosion der anderen; die Affektkurven werden immer
steiler, die Emotionen immer geringfügiger, der Mechanismus der Einschleifung
tritt immer nackter zutage. Endlich, eines Tages, wieder ohne daß man recht
weiß, weshalb, scheint plötzlich alles vorüber zu sein. Schmiegsam, schmeichelnd,
mit treuherzigem Augenaufschlag oder trotzig fordernd und auf seine Menschen-
rechte pochend taucht der Psychopath wieder auf, als ob in der Zwischenzeit
nichts geschehen wäre.

In vielen Fällen mag es sich bei diesen Explosionsserien um ein vom Willen
mehr oder weniger abhängiges Hineingleiten in eine psychogene Reaktionsform

handeln, wie wir das später bei anderer Gelegenheit wiederfinden werden. In anderen kann man sich des Eindrucks nicht erwehren, daß echte, irgendwie biologisch fundierte Verstimmungen die Hauptrolle spielen. Solche Erwägungen liegen vornehmlich dann nahe, wenn körperliche Symptome, ein dumpfer Kopfdruck, stärkere vasomotorische Besonderheiten, oder mißmutige, ängstliche oder unruhige Stimmung dem Ausbruch der Explosionsserie vorhergehen. Parallelen zu diesen Vorgängen bieten vielleicht die menstruellen oder puerperalen Verstimmungen und Erregungen.

Das Zusammentreffen dieser endogenen mißmutig-reizbaren Verstimmungszustände mit der Neigung zu explosiven Entladungen höchster Intensität hat zu dem Versuch geführt, den Begriff des epileptoiden Psychopathen (Roemer) aufzustellen, zumal deswegen, weil diese Kombination psychopathologischer Erscheinungen mit Vorliebe aus dem Boden bestimmter, gelegentlich auch genealogisch dem epileptischen Formenkreis nahestehender, psychopathischer Eigenheiten herauswächst, eben jener antisozialen Undiszipliertbarkeit und brutalen Reizbarkeit einer kleinen Psychopathengruppe, die oben erwähnt wurde. Es läßt sich nicht leugnen, daß diese Zustände große Ähnlichkeit mit gewissen epileptischen Ausnahmezuständen haben. Hinzu kommt, daß auch Bumke (e) die wenigen Fälle von Affektepilepsie [Bratz (b, c)], die er beobachtet zu haben glaubt, aus ähnlichem konstitutionellem Boden wachsen sah. Dennoch glauben wir, vor allzu sorglosem Gebrauch des Begriffes „Epileptoid" mit Schneider (a) warnen zu sollen. Irgendwelche Kriterien, die gestatten würden, biologische Beziehungen dieser Psychopathengruppe zur Epilepsie anzunehmen, fehlen uns bisher völlig und mit den erbbiologischen Untersuchungen steht es in dieser Hinsicht nicht viel besser (Hoffmann).

Dieselben Bedenken also, die gegen das Kretschmersche Schizoid erhoben werden (Bostroem), die nämlich, daß ohne ausreichende, biologisch begründete Beweisführung charakterologische Eigenschaften den Äußerungen eines organischen Hirnprozesses bis zur Verwischung der Grenzen angenähert werden, bestehen hier in sehr viel höherem Maße.

Hypothesen, die hier ebenso wie bei verschiedenen anderen Problemen ähnlicher Art auf Besonderheiten des Vasomotoriums abzielen [Bratz (b, c), Rohde (a), Mörchen (a)] und in experimentellen Untersuchungen (Berger, Weber) eine Stütze suchen, sind bisher allzu schwach fundiert und widerspruchsvoll, als daß sie befriedigen könnten. Neuere Methoden, wie die Capillaruntersuchungen von W. Jaensch oder die Foerstersche Hyperventilationstheorie [Foerster (b), Lange und Guttmann (a)], die an sich vielleicht aussichtsreicher erscheinen, warten bisher im großen und ganzen noch auf ihre Erprobung im Grenzgebiet der psychogenen Reaktionen. Einstweilen muß, glauben wir, daran festgehalten werden, daß zwischen den

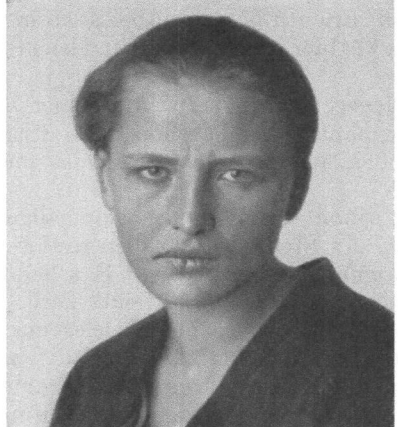

Abb. 4. Verstimmte erregbare Psychopatin.
Explosionsserie.

psychogenen Reaktionen und den Äußerungen des organisch fundierten epileptischen Formenkreises eine prinzipiell unüberbrückbare Kluft besteht. Der Ausdruck epileptoider Psychopath bedeutet demnach eine Contradictio in adjecto, die am besten aus dem Sprachgebrauch wieder auszuscheiden ist. Die Möglichkeit gegenseitiger Beeinflussung beider Formenkreise, etwa im Sinne der Auslösung oder Überlagerung bleibt dabei natürlich bestehen.

KRUEGER macht u. a. auf die zahlreichen körperlichen Symptome der explosiven Reaktion, die Röte des Zorns, das Erblassen der Wut, Schweißausbrüche, Beschleunigung der Herzaktion usw. aufmerksam. Das äußere Bild der explosiven Erregung ist ja allgemein bekannt. Auch im Intervall zwischen den einzelnen Explosionen bietet der verstimmte, gespannte, jeden Moment mit Entladung drohende Psychopath ein charakteristisches Aussehen, das den Kundigen warnen kann.

Wenn wir diese Reaktionen mit der physikalischen Explosion verglichen haben, so ist das doch nicht so zu verstehen, als ob Emotion und Explosion einander so unmittelbar folgten wie der Flintenschuß dem Schlag des Gewehrhahnes. In den meisten Fällen sieht es vielmehr so aus, als ob der emotionale Stoß eine gewisse Zeit der affektiven Anreicherung brauchte, bis er sich in das Motilitätssyndrom umsetzen kann. So entsteht zwischen Emotion und Explosion eine kurze oder längere Pause der Latenz, die man vielleicht als eine Art seelischen Ausholens auffassen kann, eine Erscheinung übrigens, der wir auch vor anderen psychogenen Reaktionsformen immer wieder begegnen werden. Das ist das Intervall zwischen Erlebnis und Reaktion, in das wir bei unseren theoretischen Betrachtungen das Ringen zwischen Affektschwall und sophropsychischen Apparaten verlegt haben (vgl. S. 140 ff.). Ist dann einmal die explosive Reaktion in Ablauf gekommen, so scheint oft die motorische Exaltation ihrerseits wieder affektanreichernde Rückwirkung zu haben, so daß sich eine ursprünglich verständliche Erregung schließlich zu blinder Wut und sinnlosem Bewegungssturm steigert [KRAEPELIN (b)].

Endlich ist es auch nicht immer so, daß das pathogene Ereignis in einem akuten Einzelerlebnis besteht. Oft ist es vielmehr das Zusammentreffen mehrerer emotionaler Momente oder es sind langdauernde psychische Schädigungen mit immer wiederholten emotionalen Stößen, die gelegentlich eines letzten, psychogenen Anstoßes zur Explosion führen und gemeinsam abreagiert werden, wenn das Maß des Erträglichen endlich einmal überläuft. Solche verzögerten Explosivreaktionen finden sich — dann häufig als Einleitung länger dauernder reaktiver Störungen von sanfterer Affektkurve — nicht selten auch im Gebiet der depressiven Reaktionen — und wir werden ihnen später bei Besprechung gewisser Kriegs- und Haftreaktionen wieder begegnen.

Meist freilich genügen — und das gerade bei Persönlichkeiten psychopathischer Färbung, wie sie oben gekennzeichnet wurden — Einzelereignisse, die dem Beobachter oft nicht einmal von besonders hoher affektiver Wertigkeit zu sein scheinen. Liebes- und Berufsenttäuschungen spielen dabei eine ähnliche Rolle wie bei den depressiven Reaktionen; sie führen besonders gern zu den oben erwähnten explosiven Suicidversuchen oder — vor allem dann, wenn das Streben nach Krankheitsgewinn in die Emotion mit eingeht — zu hysterischen Anfällen. Die zornige Explosion, der Furor hystericus, wie RAECKE (a) sagt, verdankt ihre Entstehung naturgemäß häufiger Ereignissen von entsprechender emotiver Wirksamkeit und Färbung. Das sind also vor allem Zusammenstöße mit der Umwelt, der Polizei, Kameraden und Geliebten, Vorgesetzten, Angehörigen usw. Die psychologische Struktur der Reaktionsträger, ihre affektive Entgleisungstendenz [BIRNBAUM (i)], ihre bei aller sonstigen Oberflächlichkeit bockige Unbelehrbarkeit und ihr Geltungsbedürfnis, das sie infolge ihrer Selbstunsicherheit bei jeder Gelegenheit gefährdet glauben, pflegt ja ihrerseits solchen Zusammenstößen den denkbar kräftigsten Vorschub zu leisten.

Gewisse Reaktionsformen, die unter gleichen äußeren Bedingungen bei den

verschiedensten Reaktionsträgern in immer gleicher Weise auftreten, sind mit
Namen belegt worden, die den dominierenden Einfluß dieser konstellativen Bedingungen betonen. Hierher gehört etwa der Blaukoller der Berliner Verbrecher
der Vorkriegszeit oder der „Zuchthausknall" der Sträflinge; man sprach auch
wohl von einem Schützengrabenknall, vom Kriegsknall (STRANSKY) oder vom
Graukoller (LAUDENHEIMER); auch gewisse Fälle des „Tropenkollers" gehören
hierher, bei denen das Klima, meist im Verein mit Alkoholmißbrauch und dem
die Selbstdisziplin lockernden Herrenbewußtsein des Europäers die konstellative
Situation abgibt [HELLPACH (a)]. Auch manche Äußerungen des „Cäsarenwahns"
mögen hierher gehören. In diesen Fällen sind es also nicht so sehr auslösende
Einzelereignisse als vielmehr bedrückende oder verlockende, lange wirksame
Besonderheiten der äußeren Umgebung, die zu ungewöhnlichen Reaktionsformen
führen.

Zu solchen konstellativen Momenten kommt dann oft die explosionsbegünsti-
gende Wirkung des Alkohols [KRAEPELIN (b), KRUEGER]. Die Wirtshausraufe-
reien, mit denen ländliche Sonntage abzuschließen pflegen, der Maßkrug, der am
Schädel des Zechkumpans in Trümmer geht, gehören ebenso zum eisernen Inven-
tar der Witzblätter wie — um ein BUMKEsches Beispiel zu gebrauchen — der
Ohnmachtsanfall der Frau, die damit zu einem neuen Hute kommen will. Nahe
Beziehungen dieser Gruppe labiler willensschwacher Psychopathen zum Alkoholmißbrauch sind ohnedies gegeben: Ärger und Verstimmungen müssen „hinunter-
gespült", vor der Entscheidung, vor dem Suicidversuch muß Mut angetrunken
werden und was der Gründe mehr sind, die der Alkoholsüchtige vor sich selbst und
anderen zur Entschuldigung bereit hat. Der Betrunkene, der in zorniger Erregung oder im hysterischen Anfall eingeliefert wird, ist — wenigstens in Großstadt-
kliniken — eine Erscheinung von unerfreulicher Häufigkeit. Dabei sind viele
von diesen Psychopathen alkoholintolerant [MOELI (b)]. Hier finden sich dann
breite Übergänge zum pathologischen Rausch, hier liegen auch die psychologischen Wurzeln einer großen Zahl der brutalen Roheitsvergehen Betrunkener
[HOCHE (b)].

Der rücksichtslose Angriff auf die Umgebung, gleichviel ob dabei der Alkohol
eine Rolle spielt oder nicht, ist ja überhaupt charakteristisch für die explosive
Reaktion und ihre Kriminalität. Von der Beleidigung läuft hier eine lange Kette
der Möglichkeiten über die Disziplinwidrigkeiten der Soldaten [STIER (b)], die
tätlichen Angriffe, bis zum Totschlag oder Mord [WETZEL (a), BIRNBAUM (i)]. Ihre
psychiatrische Begutachtung vor Gericht pflegt im allgemeinen keine Schwierigkeiten zu machen, es sei denn, daß die Frage der Bewußtseinsstörung aufgeworfen
werden muß.

Solche Bewußtseinstrübungen leichterer Art sind bei explosiven Reaktionen
nichts Seltenes. Schon im Bereich des Normalen pflegen ja viele von energischer
affektiver Hinwendung getragenen seelischen Funktionen, etwa die sexuelle Erregung, die intensive Aufmerksamkeitsfesselung des Vortragenden oder Forschen-
den — Archimedes — oder die Gefechtserregung des angreifenden Soldaten zu
solchen Einschränkungen des Bewußtseins auf seinen Blickpunkt zu führen. Etwas
Ähnliches ist schon bei einfachen explosiven Reaktionen die Regel. Je schwerer
die emotionelle Erschütterung ist, desto intensiver wird im allgemeinen die Einengung des Bewußtseins sein, und die Höhepunkte schwerster zorniger Explosionen mögen wohl gelegentlich in echte Bewußtseinstrübungen eintauchen.
Solche Zustände gehen dann in die Affektdämmerzustände (KRUEGER) über,
sie können wohl einmal zu völliger Amnesie führen.

Das soll nicht heißen, daß jedem labilen Psychopathen zu glauben sei, wenn
er behauptet, „in der Erregung wisse er nicht mehr, was er tue". Wenn mit dieser

Phrase nicht überhaupt nur der Verantwortung für kriminelle oder andere Entgleisungen ausgewichen werden soll, ist damit wohl meist das Entgleiten der Selbstbeherrschung gegenüber der in automatischem Ablauf sich selbst steigernden Reaktion gemeint, deren Höhepunkt einer psychopathisch minderwertigen Willenskraft in der Tat nicht immer zugänglich ist.

3. Anfälle, Dämmerzustände, Stuporen und Fugues.

Sehr viel schwerer pflegen von vornherein die Bewußtseinsstörungen psychogener Anfälle und Dämmerzustände zu sein. Sie sind es recht eigentlich, die das Motilitätssyndrom des hysterischen *Anfalls* von dem der explosiven Reaktion unterscheiden. Denn im übrigen sind hier wie überall die Übergänge fließende; so fließend, daß der größte Teil dessen, was über die Entstehung der explosiven Reaktionen gesagt wurde, hier wiederholt werden könnte. Nur weniges muß ergänzend hinzugefügt werden. Ihrerseits gehen, wie wir sehen werden, gewisse psychogene Anfälle, namentlich die großen hysterischen, ohne scharfe Grenze in die Dämmerzustände über und von diesen wieder bestehen fließende Übergänge zum psychogenen Stupor und den hysterischen Fuguezuständen. Gemeinsam sind all diesen Zuständen episodisches Auftreten und eine charakteristische Veränderung des Bewußtseins. Wir wollen deshalb den Versuch machen, diese Reaktionsformen gemeinsam in einem Kapitel zu besprechen.

Was also zunächst die Frage der Bewußtseinsstörung anlangt, so finden sich, wie wir sahen, im Formenkreis der explosiven Reaktionen, ja bereits im Erleben des Normalen, gewisse Einengungen des vollbelichteten Bewußtseinsfeldes, die uns später bei den Schreckreaktionen wieder begegnen werden.

Auch bei den psychogenen *Anfällen* handelt es sich meistens nur um eine Einengung des Blickfeldes des Bewußtseins [PICK (e)], die aber nicht wie dort in allmählicher Steigerung erst im Höhepunkt der Erregung eintritt — wobei der Blickpunkt des Bewußtseins selbst nur in seltenen Fällen und vorübergehend in Mitleidenschaft gezogen wird — sondern sofort bei Beginn des Anfalls schlagartig in voller Stärke einsetzt. Es ist, als ob plötzlich eine Blende vor die Lichtquelle geschoben würde, die das eben noch voll beleuchtete Feld bis auf einen sehr kleinen Ausschnitt vollkommen verdunkelt. Das Unterscheidende gegenüber der mehr physiologischen Bewußtseinsveränderung der explosiven Reaktion liegt nun ferner darin, daß hier nicht wie dort das im Blickpunkt des Bewußtseins stehende emotionale Ereignis freigelassen, sondern daß gerade *dieses* sorgfältig abgedeckt wird und dafür Zugänge zu an sich indifferenten Vorgängen und Personen der Umgebung freibleiben. Das optische System, von dem wir vergleichsweise sprachen, erleidet also im psychogenen Dämmerzustand eine Ablenkung seiner Achse.

Dieser Mechanismus entspricht, wenn man will, dem tieferen psychologischen Sinn, den man den psychogenen Syndromen gerade dieses Kapitels unterlegt hat. Ebenso wie die explosive Reaktion gewissermaßen einen Ventilmechanismus darstellt, der es gestattet, seelischen Überdruck mit einem Schlage auf die Norm herabzusetzen, so ist die psychogene Bewußtseinsveränderung, wenn man sie vom teleologischen Standpunkt aus betrachtet, ein Apparat, der die sofortige Absperrung des unangenehmen oder bedrohlichen Erlebnisinhalts möglich macht, ein eiserner Vorhang, wenn dieser Vergleich gestattet ist, der wenigstens für den Augenblick schützt und dem Paniksyndrom der ersten Überraschung gefahrloses Austoben gestattet.

Man kann also hier bereits von einem Krankheitsgewinn reden, obwohl man besser tut, diesen Ausdruck und seine physiologische Ableitung für später zu erwähnende Reaktionsformen zu reservieren, bei denen ein mehr oder weniger klar *gewolltes* Ziel die Haupttriebfeder schafft. *Hier* befinden wir uns zunächst noch rein im Biologischen: Ein Syndrom, ein psychomotorischer Mechanismus, in der Anlage vorhanden bei jedem Menschen und vielleicht von fernliegenden Gliedern der Tierreihe her ererbt, wird durch eine Gemütsbewegung in Gang gesetzt und läuft seinem Gesetze gehorchend ab. Daß dabei für den Reaktionsträger dieser oder jener Vorteil herausspringt, hat mit irgendwelchen psychologisch verständlichen Triebfedern des hysterischen Anfalls zunächst nichts zu tun, sondern beruht auf der Zweckmäßigkeit biologischer Erscheinungen. Es erklärt aber, weshalb gerade dieser Mechanismus besonders gern dem Ziele des Krankheitsgewinns dienstbar gemacht wird.

Zweifellos gibt es hysterische Anfälle, die in dieser mehr biologischen Form verlaufen, bei denen zumindest von einer komplizierteren psychologischen Struktur im Sinne des Strebens nach Krankheitsgewinn noch nicht die Rede ist. Daß sie gegenüber den anderen weitaus in der Minderzahl sind, sich zudem von diesen nicht scharf abgrenzen lassen, ändert an dieser Tatsache nichts. Auch nicht, daß hier wie dort und überhaupt im Formenkreis der psychogenen Reaktionen die Autosuggestibilität die Rolle des anreichernden Mittlers zwischen psychischem Insult und Reaktion zu übernehmen pflegt. Zu solchen tendenzlosen hysterischen Anfällen der ersten typhlopsychogenen Stufe gehören vor allem Erstanfälle — nicht alle, denn auch hier kann ein schlechtes Beispiel bereits den Boden für die Zweckreaktion vorbereitet haben — oder Anfälle, die einmalig oder mit sehr seltenen Wiederholungen nach besonders eindrucksvollen psychischen Traumen auftreten, wie man sie etwa in vereinzelten Fällen bei Frontkämpfern gesehen hat. Unvergleichlich viel größer freilich ist die Zahl der hysterischen Anfälle höherer sophropsychogener Stufen, bei denen also ein Krankheitsgewinn halb- oder vollbewußt erstrebt wird. Dabei ist der hysterische Anfall der Typus des ubiquitären psychogenen Syndroms. Es gibt keine Gemütsbewegung, der er nicht dienstbar sein könnte, und kaum eine Psychose, funktionelle oder organische Hirnschädigung, die ihn nicht gelegentlich produzierte. Alles das kann, da es außerhalb unseres Gebietes liegt, hier nur gestreift werden. Auch bezüglich der differentialdiagnostischen Erwägungen, die sich gelegentlich aus der klinischen Form des Anfalls ergeben, muß im allgemeinen auf die entsprechenden neurologisch gerichteten Darstellungen [Kehrer (f), Lewandowsky (a), Hauptmann (d)] verwiesen werden.

Daß im übrigen das klinische Bild des Anfalls nicht nur in pathogenetischem, sondern auch in pathoplastischem Sinne vom Erlebnis sowohl wie der Konstitution des Persönlichkeitsträgers, endlich aber auch von dem psychopathologischen Rahmen, innerhalb dessen er auftritt, und den Einflüssen der äußeren Umgebung abhängt, ist selbstverständlich. Vom biologischen, automatisch ablaufenden Anfallssyndrom bis zur theaterhaften Andeutung dieses oder jenes seiner Symptome, vom sinnlosen Bewegungssturm bis zur einfachen Ohnmacht finden sich so alle Übergänge, die sich wiederum von anderen psychogenen Syndromen nicht scharf trennen lassen.

So geht z. B. die hysterische Ohnmacht ohne scharfe Grenze über in den „Lethargus" Loewenfelds (a), periodisch auftretende psychogene Schlafzustände von oft langer Dauer, die gelegentlich mit hysterischen Anfällen oder deliranten Zuständen vermischt sind. Sie zeigen manchmal das Schwanken der Bewußtseinsstörung an Tiefe und Umfang und das stufenweise Erwachen zum Vollbewußtsein, das für psychogene Bewußtseinsstörungen charakteristisch ist [Mörchen (a)]. Von hier aus, ebenso wie von den hysterischen Anfällen selbst, bestehen wieder breite Übergänge zu den psychogenen Dämmerzuständen.

Daneben aber stehen andere psychogen auslösbare Bewußtseinsverluste vom Anfallstyp, von der Narkolepsie [GELINEAU, REDLICH (a), ROHDE (a), STÖCKER, FRIEDMANN (c), GOLDFLAM] über die Pyknolepsie SAUERS, die kleinen Anfälle FRIEDMANNS (a) und die psychasthenischen Anfälle OPPENHEIMS (c) bis zu den einfachen psychogenen Synkopen, den Ohnmachten asthenischer Jugendlicher [STIER (f)]. Freilich ist die Herkunft dieser Anfälle keine einheitliche. Ein großer Teil der psychasthenischen, der narkoleptischen und Friedmannschen Anfälle gehört vielleicht der Epilepsie an oder steht ihr wenigstens nahe, für den Rest werden vornehmlich vasomotorische Vorgänge verantwortlich gemacht, und für ihre Psychogenese mag in vielen Fällen die Bahnung, auf die BONHOEFFER (e) in diesem Zusammenhang aufmerksam macht, ausschlaggebend sein. Daß bei alledem die Meinungen der Autoren völlig auseinanderweichen können und z. B. KRAEPELIN (c) narkoleptische und psychasthenische Anfälle mit der gleichen Bestimmtheit für hysterisch hält, mit der OPPENHEIM (c) seine psychasthenischen Anfälle zur Epilepsie rechnet, zeugt für die Schwierigkeit des Problems. Vor ähnlichen Schwierigkeiten stehen wir in der Frage der Pathogenese der oben erwähnten affektepileptischen Anfälle [BRATZ (b, c), VOLLAND]. Auch hier bestehen ja einerseits Beziehungen zu den Wutanfällen mit Wegbleiben, den respiratorischen Affektkrämpfen der Kinder (IBRAHIM). Auf der andern Seite wird hier aber doch ein Krampfsyndrom, gleichviel ob auf vasomotorischem [BRATZ (b, c)], vegetativem [REDLICH (c)] oder hyperventilatorischem [LANGE (c)] Umwege, psychogen ausgelöst, das wir mit guten Gründen aufs strengste von den funktionellen Krämpfen zu trennen pflegen.

Im übrigen haben Fragen, die die klinische Form des hysterischen Anfalls angehen, für uns an Interesse sehr verloren. Die vier Stadien der großen Attaque hystérique CHARCOTS sehen wir heute in den Kliniken kaum mehr, weil sie nicht mehr mit dem liebevollen Interesse „gezüchtet" werden, an dem es die Pariser Schule in der ersten Entdeckerfreude nicht fehlen ließ. Nirgends hat ja die Suggestion ein so leichtes Spiel wie bei psychogenen Symptomen, die sich auf somatischem Gebiet äußern. Die Erwartung, daß ein Symptom auftreten könnte, möge sie nun auf autosuggestivem Wege entstanden sein oder der suggestiv wirkenden Erwartung der Umgebung ihr Dasein verdanken, genügt, um das erwartete Symptom hervorzubringen. Dazu kommt die Tendenz zur Einschleifung, die mit jeder wiederholten Reaktion gewissermaßen zu immer besserer Erlernung der Symptome, zu immer virtuoserer Beherrschung der hysterischen Register führt. Endlich tut dann das „Krank-scheinen-*Wollen*" das seine dazu, seltener, wie z. B. im Rahmen von Renten- oder Exkulpierungsreaktionen, um grobmaterieller Vorteile willen, häufiger, um unangenehmen Situationen und Entschlüssen auszuweichen und zugleich Mitleid zu erregen.

Das sind die psychologischen Hauptwurzeln der hysterischen Anfälle sophropsychischer Schichten, und ihrer Eigenart nach ist es fast überflüssig, den psychopathologischen Boden zu betrachten, aus dem sie ihre Nahrung ziehen. Der hysterische Anfall ist — wenn wir einmal von seiner biologischen Fundierung absehen wollen — das simple und grobschlächtige Werkzeug des primitiven und suggestiblen Epithymen, meist als Schirm gebraucht, hinter dem sich seine Unzulänglichkeit flüchtet, hin und wieder aber auch als Angriffswaffe, wenn es sich etwa darum handelt, eine Rente zu erwerben oder der keifenden Ehehälfte die Riposte zu versetzen. Hier, wo sie auf die Primitivität der Reaktionsträger stößt, begegnet sich die psychologische Analyse mit der KRETSCHMERschen (h) Lehre von der entwicklungsgeschichtlich niedrigeren Schaltung und der Primitivreaktion; sie nähert sich auch KRAEPELINschen (a) Gedankengängen, die den hysterischen Anfall dem Wutanfall des Kindes vergleichen, von einem Fortbestehen der triebhaften Ausdrucksbewegungen als einem Zeichen der Entwicklungshemmung sprechen und deshalb den Begriff der „Entwicklungshysterie" in Gegensatz zu der „Entartungshysterie" der hysterischen Persönlichkeit bringen. Dem entspricht auch, daß ein großer Prozentsatz der Träger hysterischer Anfälle debil ist.

Natürlich kann nicht nur der Primitive, sondern auch die sensitive Dame einmal ihre Zuflucht im hysterischen Anfall suchen, oder der brutale Erregbare bekommt ihn zusammen mit seiner Explosion oder an deren Stelle, und die mit allen Wassern gewaschene hysterische Persönlichkeit kann ihn sehr wohl als letzten Trumpf ausspielen. Aber dann ist der hysterische Anfall meist nur *ein* Symptom unter vielen anderen. Er tritt auch nicht mit der elementaren Wucht, der sinnlosen Kraftvergeudung auf, die den irgendwie biologisch gefärbten Anfall des Primitiven auszeichnen; es sieht vielmehr oft so aus, als ob er ein mehr willkürlich und spielerisch verwandtes Ausdrucksmittel sei. Abortive Formen, oft auf ein kurzes Zurücksinken, ein Zittern mit kurzer Geistesabwesenheit beschränkt, sind häufig, ebenso wie Übergänge aller Art und die Durchmischung und Ausschmückung des Anfalls mit anderen psychogenen Symptomen, Lähmungen, deliranten Verwirrungen, Sinnestäuschungen und theaterhaften Übertreibungen des Ausdrucks.

Solche Anfälle können dann den Eindruck erwecken, als ob sie der karikierte Ausdruck eines erinnerten oder erwünschten Erlebnisses seien und man hat deswegen gelegentlich direkt z. B. von einem Coitus- usw. Delir der Hysterischen gesprochen. Das sind aber seltene Fälle, sie stehen dann den hysterischen deliranten Dämmerzuständen nahe oder gehen in sie über.

Denn das Bezeichnende des psychogenen *Dämmerzustandes* gegenüber dem rein motorischen Syndrom des Anfalls ist ja gerade, daß er *psychische* Erlebnisse mehr oder weniger zusammenhängender Art zum Inhalt hat. Erlebnisse, die oft von starkem Affekt getragen werden und zu entsprechender psychomotorischer Entäußerung oder wenigstens zu pantomimischer Darstellung des Erlebten führen.

Mit dem Bewußtsein steht es dabei ähnlich wie beim psychogenen Anfall: Auch hier findet eine Abblendung der Wirklichkeit statt, die nur hin und wieder Lücken zur Umgebung hin freiläßt, aber das pathogene Ereignis selbst, die Emotion, die im Blickpunkt des Bewußtseins steht, sorgfältig abzudecken pflegt. Daneben aber besteht hier eine Ablenkung des Bewußtseins, das nun in mehr oder weniger deutlicher und umfangreicher Art ein anderes Feld erhellt, eben das, auf dem sich das Erlebnis des Dämmerzustandes abspielt.

Man hat wohl auch für diese Fälle von einer Spaltung des Bewußtseins [BONHOEFFER (b), BLEULER (f)] gesprochen. Wir werden weiter unten sehen, daß der Ausdruck besser für gewisse Zustände etwas anderer Färbung reserviert bleibt, bei denen es wirklich zu einer völligen Spaltung des Persönlichkeitsbewußtseins kommen kann. Auf der anderen Seite sind die Vergleiche mit dem Bewußtseinszustande der tiefen Hypnose[1] häufig [v. KRAFFT-EBING (b), HENNEBERG (a, b), JOLLY, ISSERLIN (b)], und in der Tat bestehen hier ganz ähnliche Verhältnisse: Wir begegnen der gleichen eigentümlichen Bewußtseinsveränderung, die nach der Wirklichkeit zu Lücken freiläßt, die dem Kontakt mit dem Hypnotiseur dienen, während Erlebnisse, die sich auf einem der Wirklichkeit abgewandten Bewußtseinsfelde abspielen, mehr oder minder hell beleuchtet werden. Der Unterschied ist nur der, daß bei der Hypnose die Suggestion des Hypnotiseurs die Rolle des auslösenden Ereignisses übernimmt und zugleich den Inhalt des Hypnoseerleb-

---

[1] Die Hypnoide HIRSCHLAFFS sind hysterische Dämmerzustände, die im Verlauf einer Hypnose auftreten.

nisses bestimmt, während diese Verhältnisse beim Dämmerzustand etwas komplizierter liegen.

Die Erlebnisse des Dämmerzustandes werden prinzipiell von Affekten getragen und gestaltet [BUMKE (e)]. Das kann gesagt werden, obwohl nicht in jedem Einzelfall diese gestaltgebende Rolle der Emotion deutlich zu werden braucht. Wunsch und Grauen — um nur diese beiden hier am häufigsten wirksamen Affekte zu nennen — treffen die Auswahl und formen Erlebnisinhalte, die nun in mehr oder minder determinierter Form bereitstehen. Ihre Aktualisierung oder Reaktualisierung erfolgt in dem Augenblick, in dem durch die Bewußtseinsänderung des Dämmerzustands das wirklichkeitsfremde Bewußtseinsfeld erschlossen wird, auf dem sie sich abspielen können. Der Anstoß aber, der diesen irgendwie biologisch zu denkenden Mechanismus der Bewußtseinsveränderung in Tätigkeit setzt, kann wiederum aus dem Affektiven kommen und tut es wohl auch in den allermeisten Fällen. Der Inhalt dieses auslösenden Affektstoßes braucht jedoch durchaus nichts mit dem Inhalt des Dämmererlebnisses zu tun zu haben. Zufällige Augenblicksaffekte gleichgültiger Art sind imstande, den Anstoß zu einem Dämmerzustand zu geben, dessen Inhalt von langer Hand her durch Emotionen ganz anderer Art und Wertigkeit bereitgestellt wurde. So kann etwa durch einen Schreck das Dämmererlebnis des Sexualakts aktualisiert werden, oder der Streit mit der Ehefrau wird ein paar Stunden später mit einer planlosen Reise nach Paris quittiert, für die nachher jede Erinnerung fehlt.

Hier werden wir freilich doch schon zweifelhaft werden, ob nicht dennoch von dem auslösenden Affektstoß zum Dämmererlebnis eine psychologische Brücke hinüberführt, die in diesem Falle in dem Wunsche, eine möglichst große Strecke zwischen die Xanthippe und sich selbst zu legen, gesucht werden müßte. Zweifellos kommen solche psychologischen Zusammenhänge vor, ja es bedarf kaum näherer Ausführung, daß und weshalb die Dinge in weitaus den meisten Fällen so verlaufen.

Es versteht sich von selbst, daß z.B. sexuelle Dämmererlebnisse besonders leicht auf Affektstöße *sexuellen* Inhalts ansprechen werden und daß andererseits wieder Persönlichkeiten, bei denen sexuelle Erlebnisse durch Sehnsucht oder Erinnerung präformiert bereitliegen, gerade *sexuellen* Affektstößen besonders leicht ausgesetzt sein werden. Selten freilich liegen die Fälle so klar. Schon Zustände, wie sie im Felde häufig beobachtet wurden, in denen z.B. ein Granatschreck die Reproduktion von Schützengrabenerlebnissen im Dämmerzustand auslöste, konnten zwischen KLEIST (b) und BONHOEFFER (k) zu längerer Diskussion führen, auf die wir in anderem Zusammenhang noch zurückkommen werden. Hier sei nur so viel gesagt, daß die hysterische Triebfeder BONHOEFFERscher (b) Fassung, unsere Epithymie also, wie bei allen psychogenen Reaktionen so auch hier eine überaus wichtige und in den meisten Fällen die ausschlaggebende Rolle spielt. Darüber darf allerdings u. E. nicht vergessen werden, daß daneben auch andere Emotionen und Affekte auslösend und symptombildend wirksam sein können, ja daß körperliche Vorgänge — Erschöpfung, Alkohol, Menstruation — gelegentlich — mindestens in dispositionsförderndem Sinne — mit hineinspielen können.

Über den Inhalt der Dämmererlebnisse braucht im einzelnen kaum mehr, als schon geschehen, gesagt zu werden. Da es, wie wir sahen, in den meisten Fällen *Emotionen* sind, die die auftauchenden Erlebniskomplexe formen, werden wir hier alles wiederfinden können, was wünschbar, grauenerregend oder darstellenswert erscheint. Dabei wird gelegentlich der Dämmerzustand dazu benutzt, solche Dinge zu erleben, deren Wünschbarkeit man sich bei klarem Bewußtsein selbst nicht eingestehen würde oder deren phantastische Lügenhaftigkeit der Umgebung aufzutischen man für gewöhnlich nicht wagen würde [BUMKE (e)]. Größenideen,

Liebeserfüllung, Verfolgungsszenen, Kriegssituationen werden so erlebt und oft mit allen Einzelheiten dargestellt. Bei dieser theaterhaften Vorführung der Dämmererlebnisse, die einerseits der Darstellungsfreude des Psychopathen entspricht, andererseits aber, und meist sehr viel stärkere, Wurzeln in der Epithymie hat, wird häufig die Wirklichkeit in spielerisch-verkennender, kindhafter Form mit verwandt. Der Schützengrabendarsteller benutzt etwa sein Bett als Brustwehr und seinen Stock als Gewehr, der Verbrecher sieht in den Mitkranken verfolgende Polizisten, oder der Arzt muß es sich gefallen lassen, den Partner der Liebesszene darzustellen. Dabei sind dann Illusionen und Halluzinationen auf dem Höhepunkte des Dämmererlebens, zumal bei deliranten oder ekstatischen Formen, nichts Seltenes.

Eine besondere Spielart bilden jene Dämmerzustände, in denen nicht nur die Art der Darstellung einen kindlichen Anstrich hat, sondern auch der Inhalt des Dämmererlebnisses selbst dem Erinnerungsreservoir der Kindheit entnommen ist. Solche Umdämmerte geben etwa an, 4 Jahre alt zu sein, sie ahmen in Sprache und Handlung ein Kind dieses Alters nach und beziehen die Umgebung in entsprechender Verkennung in ihre Fiktion mit ein.

Das sind Zustände, wie sie gelegentlich [Krafft-Ebing (b)] in der Hypnose, also auf suggestivem Wege, erzeugt worden sind. Im Dämmerzustand mögen sie oft Ausdruck echter Hilfsbedürftigkeit sein; in vielen Fällen geht allerdings auch hier eine epithyme Komponente mit in die Wurzeln des Erlebnisses ein. Diesen puerilistischen [Sträussler (a)] Dämmerzuständen stehen solche nahe, bei denen Tiere in Stimme und Gehaben nachgemacht werden. Hier spielt wohl in allen Fällen die Epithymie die ausschlaggebende Rolle. Über die von Ganser (b) zuerst beschriebenen Dämmerzustände, in denen neben puerilistischen Zügen solche des Vorbeiredens [Pick (d)] und der Pseudodemenz die charakteristischen Symptome bilden, wird weiter unten zu sprechen sein.

Einen wiederum etwas anderen Aspekt gewähren jene Dämmerzustände, in denen es nun in der Tat zu einer vollkommenen „Spaltung" des Bewußtseins, einer völligen Abblendung der Wirklichkeit kommt: Plötzlich, in den meisten Fällen nach einem psychogenen Anstoß, setzt eine Bewußtseinsumschaltung ein, die zur Auswechslung der ganzen Persönlichkeit zu führen scheint. Der Reaktionsträger, eben noch seinem Alltagsleben nachgehend, gleitet von einem Augenblick zum andern in das Erleben einer anderen Persönlichkeit hinein, und zugleich kann sich ihm das Bewußtseinsfeld der Wirklichkeit so vollkommen verschließen, daß auch der größte Teil der Erinnerungen an seine eigentliche Persönlichkeit verschwindet und verschwunden bleibt, solange der Ausnahmezustand dauert. Im Unterschied zu den meist phantastischen oder wenigstens außerordentlichen Erlebnissen des gewöhnlichen Dämmerzustandes kann der Inhalt dieses Dämmerzustandes wiederum — wenigstens von außen gesehen — ein Alltagserleben sein. Der Umdämmerte bewegt sich unauffällig unter seiner Umgebung, er wohnt in Gasthäusern und kann einer Beschäftigung nachgehen, ohne den Verdacht des Anormalen zu erregen. Endlich, bei zufälliger Gelegenheit oder einem leichten psychogenen Anstoß, springt der Bewußtseinsmechanismus wieder in die alte „Schaltung" um, der Kranke findet sich in einer ihm völlig fremden und unverständlichen Situation, u. U. in einer fremden Stadt, wieder, er hat den Inhalt des vergangenen Dämmerzustandes vollkommen vergessen oder vielleicht besser verdrängt.

Sehr seltene, um so eifriger aber von der Literatur — der wissenschaftlichen und mehr noch der populären — ausgebeutete Fälle schließen sich hier an, in denen gewissermaßen ein Doppelleben geführt wird: In längeren oder kürzeren Phasen lösen Bewußtseinszustände einander ab, die zwei — oder mehr — völlig verschiedenen Persönlichkeiten entsprechen, deren Leben jeweils geführt wird, ohne daß in der einen Phase eine Erinnerung an die Persönlichkeit der andern auftauchte [Mörchen (a), Raecke (a), Hallervorden].

Diese Spaltung kann, wie Bourru und Durot beschrieben haben, soweit gehen, daß die Persönlichkeit der einen Phase regelmäßig bestimmte hysterische Körpersymptome aufweist, die in der andern Phase nicht vorhanden sind. Diesen eigentümlichen Wechsel des Persönlichkeitsbewußtseins pflegt man als doppeltes Bewußtsein, Conscience double (Azam), alternierendes Bewußtsein (Jolly, Binet) zu bezeichnen.

Wenn wir damit in der typisierenden Art, zu der uns die besonderen Verhält-nisse innerhalb unseres Gebietes zwingen, einige Gruppen von Dämmerzuständen ihrem Inhalt nach zu unterscheiden versuchten, so muß doch zum Schluß betont werden, daß auch hier wieder die Dinge in Wirklichkeit nicht so einfach zu liegen pflegen. Übergänge und Mischungen komplizieren häufig das Einzelbild; dazu kommt, daß die Bewußtseinsveränderung keineswegs so gleichmäßig, der Erleb-nisinhalt durchaus nicht so einheitlich und wohlabgegrenzt zu sein pflegt, wie wir es der Übersicht halber darstellen. Beides greift vielmehr in der mannigfachsten Weise ineinander, und ebenso wie im Bewußtseinszustand ein oszillierendes Auf und Nieder [Sträussler (b)] das Bild beherrschen kann, so können die Dämmer-erlebnisse dauerndem Wechsel unterworfen sein. Erlebnisbruchstücke verschie-densten Inhalts können sich aneinanderreihen, Einzelheiten von erschreckender oder beglückender Wertfärbung tauchen flüchtig aus dem Halbdunkel des schwach beleuchteten Dämmerfeldes hervor und dazwischen schieben sich klarer beleuch-tete zusammenhängende Erlebniskomplexe. Es ist selten so wie in den Erlebnissen der Double conscience, daß das Dämmererlebnis in gleichmäßig heller Beleuch-tung, in sich geschlossen und noch dazu von der Wirklichkeit aufs strengste iso-liert abläuft. Von diesem klassischen Typ des Dämmerzustands bis zur leichten flüchtigen Umdämmerung, die vielleicht nur als eine leise Veränderung des „Be-kanntheitsgefühls" [Pick (b)] oder eine schnell vorübergehende Konzentrations-unfähigkeit in Erscheinung tritt, besteht eine fortlaufende übergangsreiche Reihe der Erscheinungen, bei denen Intensität und Gleichmaß der Bewußtseinsstörung, Inhalt des Dämmererlebnisses und Einbeziehung der Wirklichkeit aufs Wechsel-vollste ineinander greifen.

Ganz ähnlich wechselvoll steht es mit der Möglichkeit der gedächtnismäßigen Reproduktion der Dämmererlebnisse, wobei übrigens wiederum zwischen ihr und der Intensität und Art der Bewußtseinsveränderung kein gesetzmäßiger Parallelis-mus besteht [Hoche (b)]. Die Amnesie wurde früher als wichtigstes Kriterium des abgelaufenen Dämmerzustandes betrachtet, bis sich erwies, daß auch Fälle zweifelloser schwerer Bewußtseinsveränderung bei vollkommen oder wenigstens großenteils fehlender Amnesie vorkamen [Sträussler (b)]. Bumke (e) meint ge-legentlich, daß vollständige Amnesie nach Dämmerzuständen — ebenso wie übrigens ungewöhnlich lange Dauer — eher für einen hysterischen als für einen epileptischen Mechanismus sprächen.

Von Wichtigkeit ist ferner die Tatsache, daß die dämmerhafte Umdeutung der Wirklichkeit und ihre Vermischung mit dem eigentlichen Dämmererlebnis gelegentlich mit in die Erinnerung übernommen werden. Es resultiert daraus eine Verfälschung der Erinnerung nach Dämmerzuständen [Mörchen (a)]. Die subjektive Überzeugtheit, mit der solche Erinnerungen vorgebracht werden, pflegt dann dem Eindruck ihrer Glaubwürdigkeit zugute zu kommen und dadurch zu bedenklicher Überwertung z. B. von derart entstandenen Zeugenaussagen zu führen. Gerade in foro gewinnen hierher gehörige Fragestellungen nicht selten aktuelle Bedeutung. Erinnert sei nur an die Falschbeschuldigungen Hysterischer,

die z. B. immer wieder zu der Warnung geführt haben, Hypnosen niemals ohne
Zeugen vorzunehmen [HAUPTMANN (c)].

Den verschiedenen Inhalten der Dämmererlebnisse entspricht nun in den
meisten Fällen die verschiedene affektive Färbung der klinischen Bilder. KLEIST (b)
unterscheidet bei seinen Kriegsbeobachtungen ängstliche, euphorische und läppische Zustandsbilder. Aus den Friedenserfahrungen können wir noch solche
von erotischer oder traumhaftekstatischer Färbung hinzufügen; aber auch Fälle
mit eigentümlicher leerer Ratlosigkeit ohne deutliche Affektfärbung sind nicht
ganz selten. Man kann sich dabei vorstellen, daß Erlebnisse, wenigstens solche
einheitlicher Art, fehlen.

Aber der zur Schau getragene Affekt braucht in Art und Menge durchaus
nicht immer dem Inhalt des Dämmererlebens zu entsprechen [KLEIST (b),
v. STEINAU-STEINRÜCK, SCHMIDT (a)]. Immerhin wird es natürlich das Gewöhnliche sein, daß dämmererlebte Größenideen einem euphorischen Affekt und
erotische Wunscherlebnisse erotischen Gebärden entsprechen. Es ist wohl auch
kein Zufall, wenn FÜRSTNER (b) seine Moria, läppisch gefärbte Erregungen nach
psychogenem Stoß, die man wohl als Dämmerzustände auffassen muß, vornehmlich bei Jugendlichen fand, und daß uns traumhaftes Aussehen gerade bei gewissen Ausnahmezuständen häufig begegnet, die in der Tat zum Traum eine
nähere Beziehung haben.

Die Parallele zum Traumleben liegt ja bei den Dämmerzuständen überhaupt
nahe; beide sind von Bewußtseinsveränderungen begleitet, die einander in mancher Beziehung gleichen. Ihre Verwandtschaft, auf die wir in einem unserer einleitenden Kapitel ausführlicher eingegangen sind, dokumentiert sich nun noch
auf eine besondere Art in einer Reihe von Einzelerscheinungen, deren Erwähnung
hier am Platze sein dürfte. Es handelt sich dabei um passagere Zustände, die
mit dämmerartiger Bewußtseinsveränderung einhergehen und ebenso wie die
Dämmerzustände meist der psychopathischen Konstitution und eines psychogenen Erlebnisstoßes bedürfen. Was sie auf der anderen Seite aber von den gewöhnlichen Dämmerzuständen unterscheidet, ist, daß sie prinzipiell aus dem
Schlaf heraus auftreten und eine Ähnlichkeit mit Traumerlebnissen von besonderer
Lebhaftigkeit und affektiver Spannung haben, die nicht nur dem Erlebenden
selbst sich gelegentlich überzeugend aufdrängt, sondern auch dem Beobachter
oft den Eindruck der echten nicht bloß äußerlichen Beziehung macht [BINS-
WANGER (a)]. Hierher gehört zunächst das nächtliche Aufschrecken nervöser
Kinder, der Pavor nocturnus (EBSTEIN), den man etwa als ein „Lautträumen"
bezeichnen kann. Daneben stehen die als Somnambulismus [KRAFFT-EBING (a)]
oder Noktambulismus [BINSWANGER (a)] bezeichneten Zustände, bei denen im
Schlaf oder Halbschlaf Handlungen meist gleichgültiger, gelegentlich aber auch
gefährlicher Art vorgenommen werden, für die nach dem Erwachen die Erinnerung fehlt.

Schon der gesunde Träumer erlebt ferner gelegentlich, daß Bruchstücke des
Traumerlebens mit ins Erwachen herübergenommen werden, so daß es eines kurzen Kampfes bedarf, um den Traum abzuschütteln und sich in der Wirklichkeit
zurechtzufinden [HOCHE (h)]. Dagegen gehört wohl der Mondsüchtige, der bei
Vollmond auf dem Dachfirst balanciert und den man nicht anrufen darf, weil er
sonst im Erwachen herunterstürzt, in den Bereich der dichterischen Fabel
(HOCHE).

Hier schließen sich ohne scharfe Trennung jene seltenen Zustände pathologischer Schlaftrunkenheit [KRAFFT-EBING (a)] an, die gelegentlich den gerichtlichen Psychiater beschäftigen. Sie sind im Kriege, also unter dem Einfluß von
Erschöpfung und Aufregungen, häufiger aufgetreten als sie es im gewöhnlichen

Gleichmaß des Alltagslebens zu tun pflegen. Der aus tiefem Schlaf Erweckte nimmt dabei wahrscheinlich verworrene Trauminhalte von beispielsweise ängst-licher Affektwirkung in die Wirklichkeit mit hinüber, er verkennt den Schlaf-kameraden im Sinne des Trauminhalts, glaubt sich etwa von ihm bedroht und greift seinerseits den Ahnungslosen an. ROSENTHAL beschrieb vor kurzem den ge-wissermaßen entgegengesetzten Zustand des verzögerten motorischen Erwachens, bei dem der Betroffene wohl die Umgebung richtig werten und ihre Gespräche, Handlungen und Vorgänge auffassen kann, aber zu jeder motorischen Reaktion außerstande ist.

Von diesen mehr biologisch gefärbten Zuständen führen endlich Brücken hinüber zu rein psychogenen Schlafzuständen [LÖWENFELD (a), LAUDENHEIMER] von stunden-, tage- bis monatelanger Dauer, deren psychologische Wurzel wir in dem Wunsche, dem Leben und seinen Härten zu entfliehen, nichts mehr von ihnen sehen und hören zu müssen, einer Art Kopf-in-den-Sand-stecken, suchen können.

Das ist das gleiche psychologische Moment, das man dem *psychogenen Stupor* unterzulegen pflegt. Der Unterschied zwischen beiden Reaktionen liegt nur in der Verschiedenheit des biologischen Mechanismus, der benutzt wird. Beim Stupor ist das, wenn wir KRETSCHMERS (h) Ableitung folgen wollen, ein primitiver von der Tierreihe ererbter Mechanismus, der dem Totstellreflex gewisser Klein-tiere zu vergleichen ist. Ebenso, meint KRETSCHMER, wie der Käfer oder die Raupe, die man berührt, bewegungslos werden oder sich fallen lassen, tritt beim Menschen ein plötzlicher Verlust aller psychischen und motorischen Reaktions-möglichkeiten ein, wenn eine sehr starke Emotion, etwa die Strafangst, sein Seelenleben beherrscht.

Nun ist es freilich beim Menschen in den meisten Fällen nicht so, daß dieser Zustand wie beim Kleintier reflexartig plötzlich und von vornherein in ganzer Intensität auftritt. Die Einleitung pflegt viel-mehr, wie KRAEPELIN (b) betont, eine langsam zunehmende Verstimmung mit mürrischer Einsilbigkeit zu sein. Mehr und mehr ver-sinkt dann der Kranke in Bewegungs- und Sprachlosigkeit mit umdämmertem Bewußt-sein. Auch dann aber bleibt der Zustand des Stuporösen keineswegs immer der gleiche. Die Intensität der Erscheinungen kann schwan-ken oder der Stupor plötzlich weichen und normalem Verhalten oder Erregungen und de-liranten Verwirrungen, wie sie etwa STRÄUSS-LER (c) an seinen Haftreaktionen beschreibt, Platz machen, um dann plötzlich oder lang-sam zurückzukehren. Die Erlebnisse des Kranken während des Stupors sind wohl im ganzen spärlich. Immerhin kennt KRAE-PELIN (b) paranoide Ideen und selbst Halluzi-nationen bei Stuporösen, und auch von den Vorgängen der Umgebung werden Einzel-

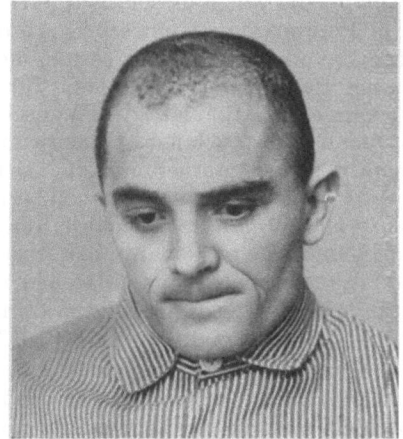

Abb. 5. Psychogener Stupor.

heiten aufgefaßt. Im übrigen sind wir ja beim bewegungs- und ausdrucksarmen Stupor mehr wie beim Dämmerzustand auf die oft nur summarische oder Einzel-heiten reproduzierende Erinnerungsfähigkeit des Kranken bei der Erforschung seiner Erlebnisse angewiesen. RAECKE (b) weist auf die regelmäßige starke Beteiligung des Vasomotoriums beim Stupor hin. In der Tat ist das Aussehen des Stuporkranken mit der blassen, etwas gedunsenen Gesichtshaut und dem leeren Gesichtsausdruck, dem man — wie in unserm Bilde — an dem zusammengepreßten Mund doch gelegentlich die Anstrengung der Demonstration ansehen kann, meist ein sehr charakteristisches.

Denn zur Demonstration einer Geisteskrankheit, zur epithymen Reaktion oder zur Simulation also, wird der Stupor mit einer gewissen Vorliebe verwandt. Das mag damit zusammenhängen, daß das Versinken in Reaktionslosigkeit dem Krankheitsbedürftigen oder Simulanten am einfachsten nachahmbar erscheint; dazu hat es ja noch den Vorzug, am sichersten vor Unannehmlichkeiten, wie z. B. bedrohlichen Vernehmungen, zu schützen. Immerhin kann man, wenn ein Stuporzustand wochen- oder monatelang dauert, mit einiger Sicherheit sagen, daß es sich nicht oder nicht mehr um reine Simulation handeln kann, auch dann nicht, wenn er damit begonnen hat. Der psychogene Mechanismus, der vorher, um Kretschmersche Ausdrücke zu gebrauchen, von willkürlicher Reflexverstärkung dirigiert wurde, hat sich dann eben vom Willen emanzipiert, er ist in unserm Sinne unter die Herrschaft typhlopsychischer Kräfte geraten.

Nach einer andern Seite, der des katatonen Stupors, hin, liegen die differentialdiagnostischen Verhältnisse oft sehr viel schwieriger (Risch). Raecke (b) betont, daß der psychogene Stupor eine gewisse Auswahl zu treffen pflege, derart, daß er einzelne Symptome, die mit besonders großen Unannehmlichkeiten verbunden sind, wie etwa Abstinenz oder Unter-sich-gehen-lassen, fortzulassen liebe. Auch der Wechsel im Verhalten bei An- oder Abwesenheit des Arztes soll nach Risch charakteristisch sein. Das alles ist ganz gewiß im allgemeinen richtig, aber doch nicht immer entscheidend. In einzelnen Fällen wird man eben doch auf sehr lange Beobachtung angewiesen sein oder erst nach dem Fortfall der möglichen psychogenen Ursachen und der daraus resultierenden Fluchttendenzen seiner Sache ganz gewiß werden.

Ähnliche psychogene Momente liegen nun auch der letzten Erscheinung zugrunde, die wir in diesem Kapitel zu besprechen haben, den *psychogenen Fugues*. Die Poriomanie ist ein sehr verbreitetes psychopathologisches Phänomen. Ein Teil davon, der, auf den es uns hier lediglich ankommt, gehört zu den psychogenen Reaktionen. Irgendeine für unerträglich gehaltene oder auch nur unangenehme Situation läßt den Wunsch: „Nur fort" auftauchen. Blindes Fortlaufen, stunden- und tagelanges Umherirren, Desertionen [Stier (a)] oder auch äußerlich geordnetere Unternehmungen, Ortswechsel, Reisen, die den obenerwähnten Dämmerzuständen nahe stehen, sind die Folge. Die Amnesie für diese Zustände ist — soweit man sie für echt halten darf — häufig sehr kompakt. Biologischer gefärbt sind jene poriomanischen Attacken der Psychopathen, die aus dysphorischen Verstimmungen heraus entstehen und in ihrer Triebhaftigkeit an ähnliche Zustände bei organischen Gehirnerkrankungen erinnern. Stier (c) hat solche Zustände bei Kindern, Heilbronner (a) bei Erwachsenen beschrieben.

Eine weitere Nuance bilden jene episodischen Ausnahmezustände, die Kraepelin (b) unter der Bezeichnung des impulsiven Irreseins zusammengefaßt hat. Es handelt sich da um sogenannte Monomanien, Pyromanie, Kleptomanie, Mordtrieb usw., deren Genese sehr verschiedenartig sein kann. Gemeinsam ist ihnen die starke biologische Unterlegung und die blinde Triebhaftigkeit der Einzelepisode. Manche von ihnen haben aber auch ein psychologisches Gesicht. Es kommt z. B. vor, daß sexuelle Lustgefühle mit der Ausführung des Warenhausdiebstahls gekoppelt sind. Dabei kann es sich um eine Fixierung kindlicher oder jugendlicher Gleichzeitigkeitserlebnisse handeln, ein Umstand, den sich das Deutungsbedürfnis der Psychoanalyse nicht hat entgehen lassen. Den psychogenen Reaktionen nähern sich diese Zustände namentlich *dann*, wenn Erlebnis oder Situation den verständlichen Grund der Verstimmung abgeben. Das ist z. B. dann der Fall, wenn eine als unerträglich empfundene Spannung durch eine Kurzschlußhandlung beendet, abreagiert [BLEULER (d)] wird. Hierher gehören etwa die von JASPERS (a) und KRETSCHMER (h) analysierten Heimwehreaktionen Schwachsinniger oder junger Landmädchen, die in dem Drange des „Nur fort" ihnen anvertraute Kinder umbringen oder das Haus ihres Dienstherrn kurzerhand niederbrennen.

4. Die körperlichen Symptome.

Es bleibt uns für diesen Abschnitt noch die Aufgabe, über eine Reihe von Erscheinungen zu berichten, die wir weiter oben in einer Auseinandersetzung über die nomenklatorischen Schwierigkeiten des Hysteriegebiets die hysterischen Einzelsymptome genannt hatten. Um mit BLUM zu sprechen, sind das also die „seelisch entstandenen und seelisch festgehaltenen körperlichen Funktionsstörungen". Manche der Erscheinungsformen, die wir schon erwähnt haben, stehen diesen Störungen insofern nahe, als sie sich, wie z. B. die Anfälle, ebenfalls z. T. auf körperlichem Gebiet abspielen. Zum andern Teil freilich greifen sie mit ihren Bewußtseinsstörungen in den Bereich des Psychischen über. Wir haben sie deshalb zusammen mit den psychogenen Bewußtseinsstörungen im vorigen Kapitel besprochen.

Hier handelt es sich nun um ungewöhnliche Erscheinungsformen lediglich somatischer Art, die monosymptomatisch aufzutreten pflegen oder doch ohne Schwierigkeiten in Einzelsymptome zerlegt und als solche betrachtet werden können. Es ist das jene Unzahl von Störungen, die mehr oder minder vollkommen körperliche und neurologische Krankheitssymptome und -syndrome nachahmen und vom Neurologen oder Internisten mit Vorliebe als „funktionelle" bezeichnet werden, Störungen also, die sich auf Motilität, Sinnesorgane und innere Organe einschließlich der vasomotorischen und der Drüsen-Apparate erstrecken.

Es kann nun — schon des Raumes wegen — natürlich nicht unsere Aufgabe sein, eine mehr oder weniger große Anzahl dieser Symptome hier aufzuzählen. Einmal nämlich würden wir doch niemals vollständig genug sein können; denn es gibt kaum ein Krankheitssymptom, das nicht hysterisch nachgeahmt werden könnte. Zum andern aber hat das Einzelsymptom an sich mit seinen differentialdiagnostischen Beziehungen größeres Interesse für den Neurologen und Internisten als für den Psychiater. Von neurologischer Seite liegen denn auch bis ins einzelne gehende Bearbeitungen des Themas vor, auf die wir uns hier beziehen können [HAUPTMANN (c), KEHRER (f)]. Von psychiatrischen Gesichtspunkten aus hat BLUM vor kurzem die abnormen seelischen Reaktionen im Körperlichen sehr viel eingehender besprochen als wir es, schon um Wiederholungen zu vermeiden, im Rahmen dieser Arbeit tun können. Auch auf seine Arbeit kann zur Ergänzung der unseren hier verwiesen werden.

Wir selbst wollen uns mit der Darstellung allgemeinerer Fragen begnügen, die sich über die Entstehung der hysterischen Körpersymptome und ihre Einordnung und Verwendung innerhalb der psychogenen Reaktionen ergeben; an Einzelheiten wollen wir nur das herausgreifen, was in letzter Zeit besonders im Mittelpunkt des Interesses stand und zu neuen Fragestellungen Anlaß gab.

Wir können dabei ausgehen von den körperlichen Mechanismen, die biologischerweise bei jedem Menschen vorhanden sind, in deren Ablauf aber vom Psychischen — oder genauer Emotionalen — her hemmend oder fördernd eingegriffen werden kann. Es sind das einfache und komplizierte Reflexe (WIERSMA) wie etwa die reflektorische Funktion des Blasenschließmuskels oder die Reflexkette des Sexualakts [SCHWARZ (c)], vegetative Mechanismen vasomoto-

rischer [BRAUN (a, b), KREHL] und sekretorischer [SCHROTTENBACH, HEYER (a, c)]
Art, allerhand den Ausdrucksbewegungen nahestehende körperliche Begleiterscheinungen seelischer Vorgänge (LESCHKE), diese Ausdrucksbewegungen
selbst (DARWIN) und endlich die „instinktiv, reflexmäßig oder sonstwie biologisch vorgebildeten Mechanismen" KRETSCHMERS (h), die vornehmlich im Rahmen
anderer psychogener Reaktionsarten, wie der depressiven oder explosiven eine
Rolle spielen und dort bereits von uns besprochen worden sind. Diese um die
Ausdrucksbewegungen herum gruppierten körperlichen Mechanismen laufen
größtenteils automatisch ab und stehen in Abhängigkeit vom autonomen Nervensystem (MÜLLER). Andere scheinen ihrer Form nach auf die maßgebliche
Beteiligung subcorticaler Zentren hinzuweisen. Theroretische Erwägungen über
die hirnphysiologischen Grundlagen psychogener Symptome [LEYSER (a)], über
die Rolle von Cortex und Stammganglien [SCHILDER (b)], von Pallidum und
Zwischenhirn (VOGT), Hirnstamm und Hirnrinde [REICHARDT (c)], haben sich
an diese Tatsachen angeknüpft. Sie führen tief hinein in das Leib-Seele-Problem
[SCHILDER (c), KÜPPERS (b, c), JACOBI und KOLLE], dem damit neue Fragestellungen erwachsen sind. Die Frage der gegenseitigen Dynamik von Physischem
und Psychischem [BLEULER (b)], des körperlich-seelischen Zusammenwirkens
[HEYER (b)], ist in der letzten Zeit nach den verschiedensten Richtungen hin diskutiert worden [v. WEIZSÄCKER (b)]. Nicht zuletzt haben sich natürlich die „tiefenpsychologischen" Schulen an diesen Betrachtungen beteiligt. Ihre extrem psychotherapeutische Einstellung bedurfte ja in besonderem Maße einer theoretischen
Unterlegung. Die psychotherapeutische Welle [ALLERS (b), KRONFELD], die sich
in Zusammenhang und Wechselwirkung mit diesen modernen Leib-Seele-Theorien
erhoben hat, scheint uns jetzt bereits eine Höhe erreicht zu haben, die die ver-
nünftigerweise zu erstrebenden Ziele weit hinter sich gelassen hat [HOMBURGER (e)].
    Wenn theoretische Bemühungen dieser Art[1] — die in diesem Zusammen-
hang nur kurz gestreift werden sollen — an der Überwertung des Programma-
tischen und Deduktiven leiden und empirisch gewonnener, nachprüfbarer und
eindeutiger Grundlagen allzu häufig entbehren, so stehen uns andere Erfahrungen
zu Gebote, die auf die Beziehungen zwischen psychischem und körperlichem Geschehen das eine oder andere Licht werfen. KÜPPERS, auf dessen Darstellung wir
uns beziehen können, hat den Gegenstand in diesem Handbuch eingehend behandelt. Wir selbst wählen aus der Reihe der Tatsachen nur einige wenige aus, die
in unserem Zusammenhang von Wichtigkeit sind. Einige andere haben wir oben
bereits erwähnt.
    Ausgehend von den allgemein bekannten Wirkungen psychischer Vorgänge
auf bestimmte Organfunktionen und anknüpfend an die Experimente PAWLOWS
und seine „bedingten Reflexe" hat HEYER (a) die Beeinflussung der Magensekretion
des Menschen durch hypnotische Suggestion untersucht. Er fand, daß die suggerierte Vorstellung verschiedener Speisen spezifische, auf diese Speisen jeweils
genau eingestellte Veränderungen des Magensaftes hervorrief. Eine große Reihe
von Untersuchungen hat seitdem ähnliche Methoden auf die verschiedensten
Organe angewandt. HEILIG und HOFF haben letzthin eine Zusammenstellung
dieser Forschungen gegeben. Überall erwies sich, daß durch Suggestionen, also
rein psychische Einflüsse, die Tätigkeit der Organe bis ins einzelne hinein
in bestimmter Weise geändert werden konnte. Die inneren Organe wurden
damit in gleicher Weise zu Ausdrucksorganen wie es die Hand oder das Gesicht waren [v. WEIZSÄCKER (a)].

---

[1] Die Versuche OPPENHEIMS, eine große Reihe der sog. neurotischen Symptome nach
Hirntraumen mit materiellen Funktionsstörungen des Zentralnervensystems zu erklären,
werden uns weiter unter beschäftigen.

Diese Forschungen bedeuten erst einen Anfang. „Wie weit die Wirkungen psychischer Einflüsse auf den Körper gehen können, ist noch gar nicht abzusehen" [JASPERS (b)]. Sie haben auf dem Gebiet der inneren Medizin zu neuen Vorstellungen über das Handinhandgehen psychischer und körperlicher Faktoren bei bestimmten Leiden, z. B. des Magendarmkanals [v. BERGMANN (a), KATSCH, HEYER (b), HANSEN] geführt. Von nun an mußte einerseits bei organischen Leiden nach nervösen und psychischen Ursachen geforscht werden, nicht nur das erkrankte Organ, sondern der ganze kranke Mensch mußte betrachtet und behandelt werden. Auf der andern Seite aber ließ sich vermuten, daß manche der sog. Organneurosen eines somatischen Krankheitskerns nicht entbehrten. Es war zu hoffen, daß immer häufiger dieser somatische Kern entdeckt werden würde und dementsprechend die Organneurosen mehr und mehr abgebaut werden könnten [v. BERGMANN (b)]. WÜLLENWEBER hat letzthin diesen Fragenkomplex zusammenfassend dargestellt.

Ähnliche Beziehungen fanden sich u. a. bei der Hyperemesis gravidarum (WINTER), der weiblichen Genitalfunktion (MAYER), dem Asthma [BRAUN (c)] der Basedowschen Krankheit (FRIEDEMANN und KOHNSTAMM, TILING), und der Seekrankheit (BRUNS).

Von jeher hatten ferner die psychogenen Erscheinungen auf dem Gebiete der Hautkrankheiten besonderes Interesse erregt. KOHNSTAMM und PINNER hatten schon vor Jahren Hautblasenbildung durch Suggestion erzeugen können. Seitdem waren derartige Experimente des öfteren wiederholt worden (SCHROTTENBACH, STRANDBERG). Auch die Stigmata der Ekstatischen [JAKOBI (a, b)] sind ja in diesem Sinne psychogene Erkrankungen der Haut. Der Fall der Therese von Konnersreuth, der letzthin Aufsehen erregte, ist von EWALD (d) in mustergültiger Vorsicht untersucht und dargestellt worden. Daß selbst die Warzenbildung suggestiver Beeinflussung zugänglich ist, haben neuere Erfahrungen der Hautärzte bewiesen (BLOCH).

. Allgemein bekannt sind ferner gewisse körperliche Begleiterscheinungen seelischer Vorgänge (LESCHKE), die z. T. auch der experimentellen Untersuchung zugänglich gemacht worden sind (KNAUER und BILLIGHEIMER). Hier handelt es sich um körperliche Wirkungen von Affekten, namentlich des Schrecks, der Angst und der Erwartung, z. B. also das Zittern, die Schreckatonie und die Schreckstarre, vasokardiale und sekretorische Störungen der verschiedensten Art. Sie sind in unserem Zusammenhang besonders wichtig. Ihre genauere Besprechung haben wir einem späteren Kapitel vorbehalten. Auch die Ausdrucksbewegungen stehen ausschließlich Affekten zur Verfügung. Verwandt werden von der psychogenen Reaktion vornehmlich solche des Schreckens, der Angst, der Trauer, der Ekstase. Wir finden sie im Rahmen aller Reaktionsformen.

Alle diese biologisch fundierten, jedem Menschen in individuell unterschiedener, aber in den Grundzügen ein für allemal bestimmter Form eigenen körperlichen Mechanismen, dazu noch mancherlei auf dem Wege der Krankheit erworbene körperliche Anomalien — deren Form ja ihrerseits bestimmten biologischen Gesetzen unterliegt —, sie alle werden gelegentlich von der psychogenen Reaktion benutzt, wenn und soweit sie sich auf somatischem Gebiet abspielt. Sie werden dabei gewissermaßen zu „ungewöhnlichen" Ausdrucksbewegungen, die ungewöhnlichen psychischen Vorgängen entsprechen. Um sich diesen Ausdruck zu schaffen, benutzt die psychogene Reaktion biologisch vorgebildete Rahmen und Ausdrucksformen, die sie diesen Zwecken entsprechend ausfüllt und ausgestaltet. M. a. W.: Die körperlichen Einzelsymptome sind von der einen Seite her biologisch determiniert.

Ihre Ausgestaltung aber geschieht vom Psychischen aus und nach psycholo-

gischen Gesichtspunkten. Wie bei allen psychogenen Reaktionen ist hier die
Emotion die treibende Kraft. Wunsch und Furcht, ekstatische Versenkung und
andere Gemütsbewegungen stehen also hinter diesen somatischen Symptomen.
Die Vermittler zwischen Affekt und körperlichem Ausdruck[1] aber sind Erwartung
und Autosuggestibilität. Nach der Erwartungsvorstellung des Reaktionsträgers,
deren Dynamik durch die Autosuggestibiliät vervielfältigt werden kann, richtet
sich die Ausgestaltung der Symptome. Die Erwartung aber entnimmt ihre Vorstellung dem — oft reichlich primitiven — Vorstellungsschatz des Reaktionsträgers oder suggestiv wirkenden Eindrücken der Umgebung, z. B. den Manipulationen und Worten des Untersuchers[2]; oder sie knüpft an biologische körperliche Affektwirkungen oder Krankheitssymptome organischer Genese an. So
entstehen entweder absurde und häufig außerhalb alles biologisch Denkbaren
liegende Symptome, wie etwa gewisse hysterische Gangstörungen und groteske
Tics, oder vom Untersucher erwartete und suggerierte Erscheinungen wie bestimmte Formen von Sensibilitätsstörungen und Gesichtsfeldausfällen oder Fixierungen und Verstärkungen von Angsttremoren, atonischen oder tonischen Schreckfolgen und Begleiterscheinungen körperlicher Erkrankungen der verschiedensten
Art.

Von der anderen Seite her sind also die körperlichen Einzelsymptome psychologisch determiniert[3]. Der Einzelfall pflegt beide Determinanten in jeweils sehr
verschiedenem Kräfteverhältnis zu zeigen. Es gibt Fälle, in denen Biologisches
nur in dem sehr allgemeinen Sinne des „Körperlichen überhaupt" eine Rolle
spielt. Auch die groteskeste Gangstörung ist natürlich an biologische Möglichkeiten und ihre Grenzen gebunden, sowenig sie sich sonst an biologische „Mechanismen" i. e. S. zu halten braucht. Demgegenüber aber gibt es am anderen Ende
der Reihe Fälle, in denen z. B. ein Schütteltremor bestimmter Art auch dem Kundigen die sichere Unterscheidung von der striären Erkrankung nicht erlaubt.
Hier steht offenbar der biologische Mechanismus im Vordergrund des Geschehens,
womit natürlich nicht gesagt ist, daß es wirklich ein striärer und die Hysterie in
den Stammganglien „lokalisiert" ist. Die Frage „biologisch *oder* psychologisch?"
scheint uns also falsch gestellt zu sein. Sie muß lauten: „*Wieweit* biologisch,
wieweit psychologisch?"

Ebenso wie die Form kann nun die *Auswahl* des Symptoms von biologischen
sowohl wie von psychologischen Faktoren bestimmt sein. Die biologischen
Faktoren sind die dispositionellen in dem von uns eingangs auseinandergesetzten
Sinne. Sie können zunächst erblich erworben, konstitutionell oder wenigstens

---

[1] Wir brauchen auf die Schranken, die unserem einfühlenden Verständnis durch den
Sprung vom Seelischen ins Körperliche gesetzt sind, nicht mehr einzugehen. Wir verweisen hierfür auf unsere einleitenden allgemeinen Bemerkungen.

[2] Die hysterischen Stigmen, zur Zeit Charcots hoch bewertet, haben an diagnostischem
Kurswert sehr verloren, seit man den Einfluß der Suggestibilität und Autosuggestibilität
auf diese Erscheinungen erkannt hat. Strümpell hat aber natürlich recht, wenn er darauf
hinweist, daß schon die Tatsache, daß derartige — meist sensible — Störungen durch jede
Suggestion leicht hervorzurufen seien, eine diagnostische Stütze bedeute.

[3] Die Psychoanalyse lehrt bekanntlich, daß viele der körperlichen Symptome ein [Symbol
unerledigter Erlebnisse und Komplexe und durch „Konversion" seelischer Tatbestände
in körperliche entstanden seien. Ähnlich wie bei den symbolischen alltäglichen Fehlhand-
lungen, deren jeweilige Bedeutung von Freud festgelegt wurde, kann man dann aus der Form
der körperlichen Störung auf die Art des zugrunde liegenden Komplexes schließen. Wir
möchten demgegenüber glauben, daß man in der Deutung solcher Symbole gar nicht vorsichtig genug sein kann. Damit, daß man, wie das nicht selten geschieht, im nervösen Erbrechen unbesehen nichts anderes als die Vokabel für Sexualekel sieht, macht man sich
die Sache doch vielleicht zu leicht. Natürlich können aber — wenn auch wohl nicht
häufig — Ausdrucksbewegungen, die der Gemütsbewegung des pathogenen Erlebnisses entsprechen, in der körperlichen Reaktion wiederholt und fixiert werden.

angeboren sein und fallen dann z. T. mit psychopathischen Mängeln der Persönlichkeit zusammen; wir haben diese Verhältnisse bereits besprochen und können hier hinzufügen, daß asthenische und primitive Persönlichkeiten in besonders hohem Maße zu körperlichen hysterischen Symptomen neigen. Zum andern Teil spielen dabei angeborene und erworbene dispositionelle Eigenschaften körperlicher Art eine Rolle.

Bestimmte somatische Ausdrucksmechanismen sind zunächst mehr oder weniger streng bestimmten Gemütsbewegungen zugeordnet, der Tremor z. B. dem Schreck, das Herzklopfen der Angst, die Appetitlosigkeit dem Ärger und der Trauer. Andererseits bevorzugen bestimmte Persönlichkeiten bestimmte Ausdrucksmechanismen, sei es aus erblichen Gründen — obwohl hierüber, abgesehen von MEDOWS Arbeit, genauere Untersuchungen nicht vorliegen —, sei es, weil der Vorgang der Einschleifung eine besondere Bereitschaft gerade dieses Mechanismus geschaffen hat. Für die vasomotorischen und sekretorischen Mechanismen z. B. wird von den Internisten auf eine besondere Labilität der vegetativen Funktionen zurückgegriffen. BERGMANN sprach in diesem Sinne von „vegetativ Stigmatisierten", bei denen also die „Schranken zwischen Psychischem und Vegetativem sehr niedrig sind" (HOFF und WERNER).

Der den gleichen Tatsachen geltende FREUDsche (a) Begriff des „körperlichen Entgegenkommens" ist von der ADLERschen (b) Individualpsychologie in der fruchtbaren — obwohl von der ADLERschen Lehre selbst einseitig überwerteten [KAHN (f)] — Formulierung der Organminderwertigkeit übernommen worden. Bei dieser Syndromdetermination durch Organminderwertigkeit — ein Gesichtspunkt, der übrigens im Zusammenhang mit der Neurosengenese von den VOGTS auch auf bestimmte Systeme des Zentralnervensystems angewandt wurde — braucht es sich keineswegs ausschließlich um *konstitutionelle* Organschwächen zu handeln. Daß auch *erworbene* organische Schäden die Auswahl des psychogenen Syndroms bestimmen können, hat z. B. KEHRER (b) im Kriege an psychogenen Störungen des Auges und des Gehörs nachgewiesen[1].

In derartige Zusammenhänge, die im übrigen überaus häufig sind, mögen allerdings bereits *psychologische* Wurzeln mit eingehen [STERTZ (b)]. Durch die Begleiterscheinungen der organischen Erkrankung, Schmerzen und Funktionsstörungen, wird die Aufmerksamkeit auf das betreffende Organ gelenkt; die aus Wunsch oder Angst entstandene Erwartung, schwerer krank zu sein oder länger krank zu bleiben als der Augenschein lehrt, führt zu auto-suggestiven Vorstellungen neuer oder verstärkter alter Symptome; und endlich wird die organische Störung psychogen überlagert, „nach oben abgerundet", wie KEHRER sagt, oder einzelne ihrer Begleiterscheinungen werden fixiert; sie bleiben ungewöhnlich lange erhalten oder werden nach mehr oder weniger langer Latenzzeit wieder hervorgeholt, wenn die Aufmerksamkeit durch irgendeinen Zufall von neuem auf dasselbe Organ gelenkt wird oder eine neue Gemütsbewegung, z. B. die Epithymie, die Erinnerung an die alte wieder wachruft.

Ganz ähnlich verlaufen die Dinge bei den hysterischen Einzelsymptomen, die *nicht* um Organminderwertigkeiten i. e. S. gruppiert sind. Auch hier bestimmt die von Zufälligkeiten gelenkte Aufmerksamkeit häufig die Auswahl des Mechanismus. Der Soldat z. B., dessen Beine bei einer Verschüttung eingeklemmt waren, wird eher eine hysterische *Bein*lähmung oder eine *Gang*störung bekommen als einen Kopftic oder eine Halbseitenanästhesie und der andere, der den Luftdruck der explodierenden Granate von *rechts* her gespürt hat, wird eine psychogene

---

[1] Über psychogene Sehstörungen informieren u. a. KEHRER (f) und WILBRAND und SAENGER, über Hörstörungen BOSTROEM, KEHRER (f) und KÜMMEL über Störungen der Stimme und Sprache NADOLESCNY und HOPFNER.

Taubheit des *rechten* Ohrs, und, wenn ihn ein durch die Explosion emporgeschleu-
dertes Erdklümpchen am linken Rockärmel getroffen hat, eine Lähmung des
linken Arms davontragen. Ist einmal die Aufmerksamkeit auf ein bestimmtes
Organ hingelenkt, so hängt die Genese und Form der psychogenen Störung von
den alsbald auftauchenden Erwartungsvorstellungen ab. Einschleifung und
Fixierung vollenden dann das Werk.

Das alles sind Faktoren, wie sie zweifellos auch bei gewissen fixierten und bei
entsprechender Gelegenheit nach Art der bedingten Reflexe zwangsläufig wieder
auftauchenden Vorstellungen am Werke sind, die in den Ablauf automatischer
oder reflektorisch geregelter körperlicher Funktionen störend eingreifen können.
Solcherart sind z. B. die Erwartungsvorstellungen, die anknüpfend an ein einmaliges zufälliges Versagen, immer wieder den Ablauf der männlichen Sexualfunktion hemmen können. Weitaus die meisten Fälle von Impotenz des Mannes
sind psychogener Natur. Daß dabei natürlich außerdem besondere Persönlich-
keitsdispositionen körperlicher und seelischer Art eine Rolle spielen können, hat
Schwarz (c) besonders eindringlich betont. Ähnliche Verhältnisse liegen bei gewissen psychogenen Störungen der weiblichen Sexualfunktionen vor (Mayer,
Walthard).

Ist erst einmal das Symptom auf diese Weise gewählt und seine Form in den
Umrissen bestimmt, so handelt es sich nunmehr um seine Fixierung und Verstärkung. Die „Emotionswirkung und ihre körperlich projizierte Fernwirkung"
muß also zunächst *festgehalten* werden [Binswanger (c)]. Die Dynamik der Erwartungsvorstellung muß immer von neuem emotional gespeist werden. Die Art
der Emotion selbst pflegt dabei diesem Ziel entsprechend zu wechseln. War der
Tremor durch einen seiner Natur nach schnell abklingenden Schreck hervorgerufen, so sind es jetzt Krankheitswunsch oder Krankheitsfurcht, die ihn festhalten, festhalten *können*, weil beide sehr viel länger dauern oder sich mit Leichtigkeit immer wieder erneuern können. Hier pflegt dann der Vorgang der „Einschleifung" [Kretschmer (h)], auf dessen allgemeinmenschliche Eigenschaft
letzthin Krisch hingewiesen hat, den Ablauf der Dinge zu erleichtern. Ebenso
wie sich eine ausdrucksmotorische Eigentümlichkeit unversehens einschleift und
zur mehr oder minder schlechten Gewohnheit wird, wird der Ausdrucksmechanismus ungewöhnlicher Emotionswirkungen immer ansprechbarer, je länger und öfter
er gebraucht wurde. Auch hier kommt es dann zu dem, was Kretschmer (a)
die „primäre hysterische Gewöhnung" genannt hat. Mehr und mehr kann der
hysterische Mechanismus auf die ständig treibende Kraft der Emotion verzichten,
sein Ablauf wird immer automatischer, er „emanzipiert" sich endlich vollends
und entgleitet dann dem Willen seines Besitzers. Es entsteht also ein Zustand,
dessen „Krankheitswert" [Loewenstein (c)] ungleich größer ist als der der landläufigen „hysterischen Gewöhnung", die dem Willen des Reaktionsträgers — und
seines Psychotherapeuten — zugänglich bleibt. Zu solchen „sekundären hysterischen Erkrankungen", wie sie Kretschmer (a) nennt, gehören z. B. schlaffe Lähmungen der Gliedmaßen mit Muskelatonie, vasomotorischen Störungen (Di Gaspero) — die zu hysterischen Ödemen führen können [Kehrer (c)] — Anästhesie und Hypothermie, die Akinesia amnestica, bei der das betreffende Glied aus
der Bewußtheit völlig ausgeschaltet scheint [Binswanger (c)] und sogar in seltenen Fällen die Sehnenreflexe vorübergehend fehlen können [1] [Nonne (a), Wohl-
will]; dazu gehören auch die schweren hysterischen Contracturen, die, häufig
aus Schutzstellungen bei Hyperalgesien erwachsen, den Tonusapparat als Mecha-

---

[1] Über psychogene Reflexstörungen der Pupillen, die bei dieser Gelegenheit erwähnt
werden mögen, unterrichten die Arbeiten von v. Ehrenwall, Kehrer, Bumke (a) und Westphal.

nismus zu benutzen scheinen [BINSWANGER (c) LEYSER (a)]; ferner hartnäckige hysterische Tics, bei denen BING bis zu einem gewissen Grade fertige Schablonen voraussetzt, die von anatomischem Aufbau oder physiologischer Organisation der Nervenzentren zur Verfügung gestellt werden.

KRETSCHMER (g) hat in diesem Zusammenhang besonderen Wert auf die unterschiedliche und z. T. gegeneinander gerichtete Tätigkeit verschiedener Willensapparate gelegt. Er unterscheidet einen „hypobulischen Willenstypus" vom „Zweckwillen". Beide sind beim gesunden Erwachsenen zum Gesamtwillen vereint. Sie dissoziieren sich besonders leicht beim Tier — KEHRER (a) hat in ähnlichem Zusammenhang auf das Verhalten des Pferdes beim Zugerittenwerden hingewiesen — beim Kind und beim Psychopathen. Die dem Trieb nahestehende Hypobulik entzieht sich vorübergehend der vom Zweckwillen maßgeblich beeinflußten Direktion des Gesamtwillens und beginnt selbständig seine von Trieben, Affekten und unklaren Vorstellungen bestimmte Tätigkeit. Da, wo sie sich „mit einem leicht erregbaren Reflexapparat krampfhaft verzahnt" hat, entstehen hysterische Zustandsbilder. Dem Psychotherapeuten liegt es dann ob, die Hypobulik dem Gesamtwillen wieder einzufügen. Da, wo das gelingt, wird die hysterische Reaktion beseitigt. Nach dem Grade, in dem die körperlichen Symptome dem Zweckwillen zugänglich bleiben — manche, z. B. die reflexähnlichen, vorwiegend somatischen Begleiterscheinungen von Emotionen haben mit dem Willen überhaupt nichts zu tun, andere wie die oben erwähnten sekundär automatisch gewordenen, emanzipierten „Erkrankungen" sind seinem Einfluß entzogen —, richtet sich ihre Beurteilung z. B. im Gutachten und die Art ihrer Behandlung. Die Simulation ist das Produkt des auf Betrug gerichteten Zweckwillens. Sie ist dementsprechend behandlungsunwürdig. Wir werden auf diese Konzeption KRETSCHMERS noch kurz zurückkommen müssen, wenn es sich um die Eingliederung der körperlichen Symptome in unser Aufbauschema handelt.

KRETSCHMER (b) ist es auch, der sich mit dem Vorgang der hysterischen Reflexverstärkung und ihren Gesetzen eingehend beschäftigt hat. Der Wille des Reaktionsträgers spielt auch hier die ausschlaggebende Rolle. Aber es ist ein Wille besonderer Art. Während der bestimmte mit angespannter Aufmerksamkeit einhergehende Wille motorische Funktionen automatischer und reflektorischer Art zu hemmen und zu stören pflegt [PICK (c)], sind schwache und diffuse Willensreize besonders geeignet, Reflexvorgänge in Gang zu bringen, zu unterhalten und zu verstärken. Dieser Art der Willensimpulse bedient sich der Epithyme — es handelt sich bei dieser aus dem Kriege stammenden Arbeit KRETSCHMERS lediglich um die epithymen Kriegsreaktionen —, wenn er einen Affektreflex, z. B. den Schrecktremor konservieren und verstärken will. Das verstärkte Symptom überläßt er dann dem Vorgang der Einschleifung und Objektivierung, indem er dabei mehr und mehr das Willkürliche seiner Entstehung aus dem Bewußtsein verdrängt. Über die Phase der Aggravation gleitet das Körpersymptom schließlich ins Stadium des automatischen Dauerreflexes hinein.

KRETSCHMER verfolgt diesen Gedanken bis ins einzelne, er findet ihn beim hyperkinetischen Symptom so gut wie bei der schlaffen Lähmung oder der Hautgefühlsstörung[1] bestätigt. Unversehens verwischen sich dabei die Grenzen zwischen epithymer Reaktion und der Simulation. Wenn am Anfang des Geschehens die willkürliche Vortäuschung eines verstärkten Reflexes steht, so kann man natürlich, wenn man will, auch alles das, was später als Fortsetzung dieses

---

[1] Gerade bei den Sensibilitätsstörungen tritt natürlich die biologische Determinierung hinter der psychologischen weit zurück, so weit, daß es erst der von KRETSCHMER in diesem Zusammenhang zitierten GOLDSCHEIDERschen (a) Arbeiten bedurfte, um neuerdings den Blick für den reflektorischen Anteil auch dieser Erscheinungen wieder zu schärfen.

Anfangs geschieht, als Vortäuschung bezeichnen, obwohl dabei je länger desto mehr das biologische Getriebe mit seiner unerbittlichen Gesetzmäßigkeit die Oberhand gewinnt. „Hysterie ist" dann — von diesem Gesichtspunkt gesehen — „Vortäuschung schlechthin und ‚echte‘ Vortäuschung" — also die Simulation — „eine kleine atypische Spielart der Hysterie". Man *kann* die Dinge so sehen, und im Kampf gegen die Kriegsepithymie, der eines starken moralisch gefärbten Antriebs bedurfte, war es sicherlich auch von Nutzen, sie so in epigrammatischer Zuspitzung zu sehen.

Aber — und Kretschmer ist zweifellos der Letzte, der daran vorbeiginge — in der großen Mehrzahl der Fälle wird damit nur *eine* Seite des Problems beleuchtet. Manche andere und vielleicht wichtigere bleibt im Dunkel. Man kann den vielfach verschlungenen Knoten psychisch-physischer Wechselwirkungen nicht von einem einzigen Faden her entwirren, und, um mit Binswanger (b) zu reden, „trotz aller feinsinnigen Spekulationen bergen die Entstehungsbedingungen hystero-somatischer Symptombilder noch die größten Geheimnisse".

Man kann z. B. fragen, ob denn die *Willkür* der Reflexverstärkung in allen Fällen so über jedem Zweifel erhaben sei. Wenn man nämlich — und hier greifen wir auf unser Aufbauschema zurück — im Willen i. e. S. die überlegte und zielbewußte Tätigkeit eines Apparates der höchsten Persönlichkeitsschichten versteht, so kann man wohl der Simulation, nicht aber jeder epithymen Reaktion „Willkür" schlechthin unterlegen. Kretschmer spricht denn auch von schwachen, diffusen Willensantrieben, die der Reflexverstärkung besonders günstig sind und zweifellos der Hypobulik, jener „Unterstufe des Zweckwillens" angehören, die wir, wie bereits angedeutet, in unteren Schichten der Sophropsyche und in der Bewußtseins*sphäre* suchen müssen.

Hier liegt in der Tat einer der Schwerpunkte des Problems der körperlichen Symptome: Prinzipiell ist es die Bewußtseins*sphäre* mit ihren besonders gearteten Apparaten, der hysterische Körpersymptome als Ausdruck am leichtesten zur Verfügung stehen. Auch der Simulant — wir werden später auf diese Verhältnisse noch eingehen — benutzt, wenn er *gut* simulieren will, den Umweg über die Autosuggestibilität, d. h. einen Apparat, der nach unseren Vorstellungen nur in halbdunklem Bewußtseinslicht erfolgreich zu arbeiten vermag. Dorthin, wo katathymes Denken, unformulierte Wünsche, Vorstellungen und Befürchtungen zu suchen sind, wo wir uns Triebe und Affekte in ungegliederterer, undisziplinierterer Form vorstellen, verlegten wir die Genese der epithymen und der hypochondrischen Reaktion, jener zwei Reaktionsarten also, die in erster Linie von körperlichen Ausdrucks-, Reflex- und Restsymptomen Gebrauch machen. Wenn man hier von einem *Willen* sprechen will, so ist es einer, der dem Wünschen näher steht als dem Wollen, und der „Vortäuschung" fällt in gleicher Weise wie der Zuschauer der Reaktionsträger selbst zum Opfer[1].

Um noch einmal zusammenzufassen: Das, was ursprünglich der Ausdrucksmechanismus eines Affektes, ein Reflex oder ein anderes rein somatisch-typhlopsychogenes biologisches Symptom war, das dem Bewußtsein nur mittelbar und nicht ohne besondere Anstrengung zugänglich war und unwillkürlich ablief oder doch vom Willen nicht ohne weiteres beeinflußt werden konnte, wird durch die halbbewußte Tätigkeit der Apparate unterer sophropsychischer Schichten fixiert,

---

[1] Es versteht sich bei dem allen von selbst, daß auch die halbbewußte Reaktion ihr Material z. T. aus höchsten sophropsychischen Schichten, z. B. dem Reservoir des Vorstellungsschatzes, gewinnt. Eine strikte Trennung ist hier wie überall unmöglich. Gerade für die epithyme Reaktion ist das Hin- und Hergleiten der Regievorstellung aus hellerem in dunkleres Bewußtseinslicht und umgekehrt charakteristisch. Der dynamische Mittelpunkt des Geschehens aber bleibt in *unteren* seelischen Schichten, und die Hegemonie liegt bei den Apparaten der Bewußtseins*sphäre*.

verstärkt und ausgestaltet. Aus der biologischen, typhlopsychogenen Reaktiors-
stufe ist damit die sphärische, sophropsychogene geworden, die solange dem —
hemmenden oder fördernden — Willen des Reaktionsträgers zugänglich bleibt,
als ihr Ausdruckssymptom nicht zum objektivierten, automatisierten Dauer-
symptom geworden ist. Die Simulation, die bewußte, überlegte und gewollte
Vortäuschung von somatischen Einzelsymptomen, bedarf, wenn sie Erfolg haben
will, des Umwegs über untere sophropsychische Schichten. Indem sich dabei die
Regie aus dem Blickpunkt des Bewußtseins in die Bewußtseinssphäre verschiebt,
wird sie selbst zur halbbewußten epithymen Reaktion.

Nur in der theoretischen Betrachtung lassen sich im übrigen Grenzen zwischen
diesen Reaktionsstufen festlegen. Daß sie praktisch so gut wie niemals mit Sicherheit gefunden werden können, gehört, wie wir unten noch genauer sehen werden,
mit zu den unangenehmsten Seiten des Psychogenieproblems.

II. Milieureaktionen.

1. Schreck, Angst, Erwartung.

Gleich im Anfang dieses Abschnitts müssen wir unsern Katalog der Einzelreaktionen um einen weiteren Reaktionstyp vermehren, dessen psychogene Natur
manchen Autoren [SCHNEIDER (c)] noch nicht einmal sicher zu sein scheint.

BAELZ und nach ihm STIERLIN (a, b) beschrieben bei Erdbeben-, Bergwerks- und
Explosionskatastrophen den Zustand der sog. *Emotionslähmung.* Er besteht in
einer fast vollkommenen plötzlichen Ausschaltung der Affektivität, während die
Fähigkeit, überlegt zu handeln, erhalten bleibt. Daraus resultiert ein Zustand
eigentümlicher Teilnahmslosigkeit gegenüber Ereignissen, die gerade umgekehrt
zu höchster affektiver Inanspruchnahme führen sollten, und eine leere, mechanische
Geschäftigkeit, die ohne den gewöhnlichen Zustrom affektiver Impulse im letzten
Grunde — und manchmal auch ganz offenbar — sinnlos bleibt. HOCHE (f) beschrieb
ähnliche Zustände bei Fliegerangriffen während des Krieges. In unserem Sinn
können wir dabei von einer plötzlichen Absperrung oder Lähmung der Typhlopsyche sprechen, während die Sophropsyche im Leerlauf, in bloßem Betrieb
[KÜPPERS (a)] weiterarbeitet.

Es würde sich dabei also um eine Erscheinung handeln, die gewissen mehr alltäglichen Zuständen der Befangenheit gegenübersteht. Beim Examens-, Hast-
oder Verlegenheitsstupor spielt sich gerade der entgegengesetzte Vorgang ab:
Hier ist es die sophropsychische, besonnene Direktion der Persönlichkeit, die
gegenüber ungewöhnlich starken, ungeordneten Kräften der Typhlopsyche unterliegt. Beim Emotionsstupor nach Schreck können wir uns vorstellen, daß der
Stoß des Schreckerlebnisses mit seiner plötzlichen übergroßen Wucht die typhlopsychische Apparatur zerschlägt, ähnlich wie etwa der Seismograph von einer zu
starken Erdbebenwelle außer Betrieb gesetzt wird oder der zu hoch gespannte
elektrische Strom die Sicherung zerstört. Die Sophropsyche dagegen bleibt
imstande, sich den Inhalt des Schreckerlebnisses anzueignen und eine halbwegs
sinngemäße nach außen gerichtete Reaktion auszusuchen und zu dirigieren.
Aber die gewöhnliche Speisung dieser Reaktion mit affektivem Triebstoff unterbleibt hier, da ja der Produzent dieses Triebstoffs, die Typhlopsyche, außer Gefecht gesetzt ist.

Nirgends tritt uns die Dissoziationsfähigkeit der beiden psychischen Schichten
so deutlich entgegen wie hier, wo sie unabhängig voneinander verschiedenen
Schicksalen unterliegen. Nirgends aber läßt sich auch so gut wie an diesem

von der Regel abweichenden Fall demonstrieren, wie eigentlich nur da von einer Persönlichkeitsreaktion in vollem Sinne des Wortes gesprochen werden kann, wo die Dynamik *aller* Schichten in die Reaktion mit eingeht.

Gerade das unpsychologische Aussehen der Schreckreaktion, das durch diese Dissoziation der Schichten entsteht, hat wohl im Zusammenhang mit gewissen allgemein bekannten vasomotorischen Schreckfolgen der Ausdruckssphäre, über die unten noch gesprochen werden soll, Autoren wie Bonhoeffer (k) veranlaßt, energisch die vasomotorische, also *körperliche* Genese dieses Emotionsstupors zu fordern und ihn damit ein für allemal von den Schreckreaktionen hysterischer oder wenigstens emotionaler Färbung, auf die wir gleich zurückkommen werden, zu trennen. Ganz gewiß hat der Emotionsstupor, ebenso wie alle Reaktionen der gleichen Stufe und Schicht, ein halbwegs körperliches und biologisches Aussehen. Ob man freilich schon heute so weit gehen kann, vasomotorische Vorgänge bestimmter, etwa spastischer Art dafür verantwortlich zu machen, muß angesichts der zahlreichen Möglichkeiten vasomotorischer Pathogenese, die wir oben kurz streiften, dahingestellt bleiben.

Noch eine andere Art, das Schrecksyndrom vom biologischen Gesichtspunkt her zu sehen, ist möglich [Bonhoeffer (k)]: Vielleicht handelt es sich auch *hier* um ein phylogenetisch ererbtes Zweckmäßigkeitssyndrom, das dazu bestimmt ist, ungeordnete Affektmassen, die der zielbewußten Abwehr einer Lebensgefahr hinderlich sein könnten, von vornherein abzudrosseln. Ist es so, dann würden wir im Emotionsstupor die typhlopsychogene Stufe einer psychogenen Reaktion sehen können, deren sophropsychogene, sphärische Stufe wir in jenen Fällen kalter und populärerweise manchmal als „unnatürlich" gekennzeichneter Geistesgegenwart in Gefahr finden würden, wie sie gelegentlich von den Helden lebenbedrohender Abenteuer berichtet werden. Hier übernimmt dann der halbbewußte Abwehrwille die Rolle der emotionalen Triebkraft. Aus dem biologischen Schrecksyndrom würde damit in allgemeinerer Fassung eine Reaktion auf plötzlich eintretende Lebensgefahr werden.

Aus dem Kriege sind gelegentlich ähnliche Fälle bekannt geworden, in denen der Affektausbruch solange hintangehalten wurde, als die akute Lebensgefahr dauerte. Erst, wenn sie überwunden war, wenn es dem Horchposten geglückt war, in den Graben zurückzukehren, oder der vom Feind eingesehene Meldegänger den Unterstand glücklich erreicht hatte, dann erst kam gewissermaßen auch der affektive Anteil der Reaktion, der bislang abgesperrt gewesen war, zu seinem Recht und entlud sich nun im Zittern, in der Schreckatonie, im Weinkrampf und u. U. im hysterischen Anfall oder Dämmerzustand.

Damit haben wir uns aber bereits einer Reaktionsform genähert, die vom mehr oder minder *bewußten* Willen dirigiert wird, jener, die uns allen aus einer psychischen Selbstsicherungstendenz [Bonhoeffer (i)] heraus als alltäglicher Vorgang bekannt ist, bei der durch einen Willensakt die Affektwirkung eines Erlebnisses zunächst zurückgestellt wird, um den ungestörten Ablauf der Verarbeitung und der überlegten sinngemäßen sophropsychischen Reaktion zu gewährleisten.

Die reinste Form der Reaktion dritter Stufe — die für uns, wie wir oben darlegten, die Simulation enthält — finden wir endlich in der „Eisernen Maske" des disziplinierten Kulturmenschen, der des Eindrucks auf die Umgebung halber so tut, als ob seine Typhlopsyche auf das Schreckerlebnis nicht anspräche; eine Haltung übrigens, die sich nicht auf Schreckerlebnisse beschränkt und ihre Karikatur in der näselnden Blasiertheit des Snobs findet. Hier handelt es sich also, genau wie bei der Simulation, um das bewußte Nachahmen eines biologischen Mechanismus zu einem bestimmten Zweck.

Neben dieser eigentümlichen und spezifischen Schreckreaktion des emotionalen Stupors stehen nun zahlreiche andere, deren Symptomatologie dem großen Reservoir psychogener Reaktionsformen entnommen ist. Vorkriegsbeobachtungen [BAELZ, STIERLIN (a, b)], und Kriegserfahrungen [KLEIST (b), SCHMIDT (a), ROHDE, v. STEINAU-STEINRÜCK, STIEFLER (a, b)] haben uns darüber belehrt, daß es sich da neben bestimmten körperlichen Symptomen hauptsächlich um Dämmerzustände, delirante Verwirrtheitszustände, Stuporen und hysterische Anfälle handelt.

Um zunächst bei den körperlichen Symptomen zu bleiben, so sind ja körperliche Schreckwirkungen mäßigen Grades aus dem normalen Seelenleben her allgemein bekannt. Sie beziehen sich auf Ausdrucksbewegungen und die Funktionen des Vasomotoriums, der glatten Muskulatur, der Drüsen, kurz aller der Organe, deren Tätigkeit unter der antagonistischen Direktion des autonomen Nervensystems steht. Insofern unterscheidet sich die Wirkung des Schrecks — und der Angst, die wir, wie unten noch näher darzulegen sein wird, in die Betrachtung einbeziehen können — nicht wesentlich von den Emotionen anderer Färbung. Nur daß die Gemütsbewegungen des Schreckens und der Angst sich in besonderer Intensität im Körperlichen auswirken und daß beiden bestimmte Prädilektionstypen körperlicher Störungen zugeordnet sind. Das sind einmal an Ausdrucksbewegungen die charakteristische Mimik mit emporgezogenen Augenbrauen, weiten Lidspalten und geöffnetem Munde, dann das Zusammenfahren, das Erstarren vor Schreck, die allgemeine muskuläre Atonie der Angst, die bis zur Astasie, Abasie und Incontinentia alvi et vesicae gehen kann und der allgemeine Tremor. Auf vasomotorischem Gebiet sind etwa zu nennen das Erblassen und die Unregelmäßigkeiten der Herztätigkeit. Wieweit Ohnmachten und Zustände von Bewußtlosigkeit, die im Kriege unmittelbar im Anschluß an ein Schreckerlebnis so häufig aufgetreten sind oder sein sollen — wie vorsichtig man derartigen Angaben der Reaktionsträger gegenüber sein muß, werden wir unten sehen — hierher gehören, mag dahingestellt bleiben. Theoretisch besteht jedenfalls nicht nur diese Möglichkeit, sondern auch die des vasomotorischen Schrecktodes (KNAUER und BILLIGHEIMER), obwohl der Krieg keine eindeutige Bestätigung dahingehender mehr populärer und schönliterarischer Meinungen gebracht hat [GAUPP (h)]. Das mag aber an den Verhältnissen des Krieges gelegen haben, die die genaue Durchforschung der Einzelfälle aus äußeren Gründen oft unmöglich machten.

Als weitere somatische Mechanismen sind hier endlich noch zu nennen die Gänsehaut, das gesträubte Haar, der Durchfall, die Polyurie, das Ergrauen der Haare, die Schweißausbrüche, die Aphonie und viele andere [HORN (a)].

Das alles sind Symptome, die mit besonderer Vorliebe auf die Affekte des Schrecks und der Angst ansprechen. Welcher von diesen somatischen Mechanismen von der Reaktion herausgeholt wird, hängt dabei im wesentlichen von dem Grade seiner Ansprechbarkeit ab. Dabei mag eine konstitutionelle oder erworbene Schwäche einzelner Organe oder Organsysteme, etwa des Vasomotoriums, im Sinne des somatischen Entgegenkommens FREUDS eine Rolle spielen. GAUPP (h) glaubt sogar die hin und wieder zu beobachtende Halbseitigkeit mancher körperlicher Symptome auf eine konstitutionelle Überempfindlichkeit der einen Hälfte des Nervensystems zurückführen zu sollen.

Immerhin wird man dabei doch schon den Einfluß höherer psychischer Schichten, etwa der Autosuggestibilität in Betracht ziehen müssen. Im übrigen freilich bewegen wir uns hier zunächst ausschließlich noch im Gebiet der Typhlopsychogenie, jener mehr biologischen Reaktionsformen erster Stufe also, bei denen höheren psychischen Apparaten, etwa der Aneignung, noch keine wesentliche pathogenetische Wirksamkeit zukommt. Freilich kann man sie doch wohl nicht ohne weiteres als extrapsychisch (Liepmann) bezeichnen; denn die Affekte des Schreckens und der Angst, denen sie ihre Entstehung verdanken, sind schließlich doch *psychische* Gegebenheiten und nicht körperliche.

Daß wir uns freilich hier im Gebiet des biologisch besonders stark Unterlegten bewegen, zeigt u. a. auch die Ablaufkurve der Körperreaktion, die in reinen Fällen mit steilem Anstieg und Abfall den deutlichen Stempel des Biologischen trägt. Mit anderen Worten: Beim Gesunden klingt die körperliche Schreckreaktion nach kurzer — übrigens gewiß individuell verschiedener — Zeit wieder ab.

In allen andern Fällen handelt es sich um sophropsychogene Fixierung, bei der in den allermeisten Fällen der Wunsch, krank zu sein oder zu scheinen, die Epithymie also, in seltenen hypochondrische Befürchtungen die Triebkraft abgeben. In ganz seltenen Fällen, die Gaupp (h) erwähnt, handelt es sich um asthenische, sensitive Psychopathen, bei denen die bloße Erinnerung an das Schreckerlebnis ebenso stark wirkt wie dieses einst selbst wirkte und bei solchen Gelegenheiten noch nach Jahren jedesmal von neuem die Schrecksymptome der somatischen Schicht herausgeholt werden.

Etwas Ähnliches gilt nun auch für jene Schreckreaktionen typhlopsychogener Stufe, die sich mehr oder ausschließlich auf psychischem Gebiet abspielen. Ihre biologische Färbung hat — wie bei anderen Reaktionsarten auch — immer wieder dazu geführt, auch hier nach der körperlichen Ursache zu suchen, die, wie auch wir annehmen möchten, erst sekundär zu psychischen Symptomen führen soll. Bonhoeffer (k) hat sie gelegentlich den exogenen Reaktionsformen verglichen und hierher gehörende Dämmerzustände direkt als organische bezeichnet. Wir kommen auf seine in diesem Zusammenhang wichtige Diskussion mit Kleist (b) noch zurück.

Im einzelnen sind hier zunächst einfache psychische Verstimmungen depressiver oder ängstlicher Art zu nennen, die häufig durch neurasthenisch aussehende körperliche Begleitsymptome ihre besondere Färbung erhalten. Ihrer Natur nach handelt es sich dabei im Gegensatz zu den akuteren episodischen Reaktionen, die wir später besprechen werden, um Krankheitssyndrome von flacherer und entsprechend längerer Ablaufkurve, deren Einzelsymptome, etwa die Schreckhaftigkeit, die Schlafstörung, die Angstträume, die Tremorbereitschaft, noch längere Zeit nach dem Abklingen der eigentlichen Affektreaktion persistieren können. Es versteht sich dabei auch hier von selbst, daß es wesentlich dispositionelle Momente sind, die die Dauer der Reaktion bestimmen: Der seelisch Robuste wird vielleicht innerhalb weniger Tage mit seiner Reaktion vollkommen und endgültig fertig werden, der Sensitive, von Haus aus Ängstliche wird sich Wochen und Monate damit herumschlagen und dann noch das eine oder andere Symptom, etwa eine fixierte Situationsphobie oder die erhöhte Bereitschaft zu neuen Schreckreaktionen, davontragen. Andererseits mögen manche der neurasthenisch aussehenden Symptome in der Tat neurasthenisierenden Einflüssen der Erschöpfung oder Intoxikation Form und Dasein verdanken; man darf freilich dabei nicht vergessen, daß wir unsere eingehendsten Erfahrungen über Schreckreaktionen dem Kriege verdanken, Verhältnissen also, deren ätiologische Vieldeutigkeit wir oben schon gestreift haben.

Es ist kein Zweifel, daß der Krieg auch bei den Schreckreaktionen zu einem besonderen psychopathologischen Typ [Bonhoeffer (l)] geführt hat, sei es, daß er, wie eben erwähnt, mehr am Körperlichen angriff, sei es, daß er vom Psychischen her die Reaktion pathoplastisch ausgestaltete. Dennoch haben sich die Grundtypen der Schreckreaktionen verschiedenster Art in Krieg und Frieden, und bei Kindern [SINGER (c)] ebenso wie bei Erwachsenen als die gleichen herausgestellt.

Das gilt auch für die Syndrome, die nunmehr zu betrachten sind. Sie gehören zu den episodisch auftretenden Störungen, deren gemeinsames Charakteristikum eine mehr oder minder intensive Veränderung des Bewußtseins ist. Das sind also psychogene Stuporen, impulsives sinnloses Fortlaufen, hysterische Anfälle, Verwirrtheitszustände und Dämmerzustände, unter denen z. B. KLEIST (b) einfache Dämmerzustände, dämmerige Erregungen, ängstliche Delirien, Halluzinationen, heitere, läppische und expansive Dämmerzustände unterscheidet.

Alle diese Syndrome, abgesehen vielleicht von den Stuporzuständen, die länger dauern, laufen nach KLEIST in wenigen Stunden, Tagen oder längstens Wochen ab. Häufig, aber durchaus nicht immer, läßt sich konstitutionelle psychopathische Grundlage nachweisen. KLEIST unterscheidet unmittelbare Schreckfolgen, als die er neben den körperlichen Einzelsymptomen u. a. die Emotionslähmung, die Bewußtseinstrübung und die allgemeine Hemmung der Reproduktion und Bewegungen aufführt, und mittelbare Schreckfolgen, wie die autosuggestiven Fixierungen und Verdrängungen von Affekten und Vorstellungen. Im einzelnen Zustandsbild bestehen mittelbare und unmittelbare Schreckfolgen nebeneinander in wechselnder Verteilung; Delirien, läppische und expansive Dämmerzustände enthalten mehr mittelbare autosuggestive Schreckfolgen als z. B. die einfachen Dämmerzustände, deren Symptomatologie sich auf Bewußtseinsveränderung und einfache Hemmung der Auffassung und des Vorstellungsablaufs beschränkt. KLEIST faßt diese Zustände als Schreckpsychosen zusammen, die er — übrigens ähnlich wie GAUPP (h) — den ungefähr doppelt so häufigen Schreckneurosen gegenüberstellt.

KLEIST stützte sich dabei auf die ähnlichen Beobachtungen, die STIERLIN (a, b) während eines Erdbebens gemacht hatte. Auch aus dem Kriege wurde u. a. von SCHMIDT (a), WETZEL (b) und v. STEINAU-STEINRÜCK über die gleichen Zustände berichtet.

Hier setzt BONHOEFFERS (k) Kritik ein, der drei Viertel der KLEISTschen Fälle für hysterische Reaktionen hält und ihnen fast den ganzen Rest der Fälle als „organische" Dämmerzustände gegenüberstellt, die möglicherweise eine konstitutionelle Anlage zur Abspaltung von Bewußtseinsvorgängen zur Grundlage hätten. Die autosuggestiven, mittelbaren Schreckfolgen KLEISTS seien nicht reine Folgen des Schrecks, sondern durch krankheitsfixierende Vorstellungen verursacht, die wahrscheinlich in den meisten Fällen Wünsche seien. BONHOEFFER weist dabei — in der Abwehr des KLEISTschen Arguments, daß manche seiner Schreckpsychosen sich so unmittelbar an das Schreckereignis angeschlossen hätten, daß zur Mobilisierung des Krankheitswunsches gar keine Zeit geblieben sei — darauf hin, daß bei manchen Frontkämpfern — wie wir meinen möchten, bei allen — der Wunsch, dem Grauen des Trommelfeuers oder des Schützengrabenlebens mit seiner ständigen übermäßigen Spannung und Lebensgefahr zu entrinnen, latent — in der Bewußtseinssphäre also — bereitliege, um durch den Affektstoß des Schrecks plötzlich aktualisiert zu werden. Gerade der übermäßigen, dem Schreckerlebnis selbst vorausgehenden Spannung, z. B. im Minenkampf, schreibt ja auch HOCHE (f) wesentliche pathogenetische Bedeutung zu.

Aus dieser Diskussion geht jedenfalls so viel hervor, daß im Gefolge der Schreckemotion Ausnahmezustände von verschiedener Wertigkeit auftreten können, einmal nämlich solche, die — rein klinisch — mehr organisch aussehen und im wesentlichen einer schnell ablaufenden einfachen Bewußtseinsspaltung gleichen, dann aber auch solche, bei denen zu der Bewußtseinsveränderung reichlichere psychische Zutaten wie Wahnideen, Pseudodemenz, Puerilismus, Halluzinationen und delirante Erlebnisse treten, bei denen von beiden Autoren die Mitwirkung autosuggestiver Vorstellungen vorausgesetzt wird. Die klinischen Bilder selbst erlauben nicht immer eine sichere Unterscheidung zwischen beiden Arten von Schreckfolgen. Bonhoeffer zieht deshalb Erwägungen zu Rate, die sich namentlich auf konstitutionelle und psychologische Besonderheiten des Einzelfalls erstrecken. Es versteht sich von selbst, daß die eigenartigen Verhältnisse des Krieges gerade am wenigsten erlaubt haben, solchen subtilen und zeitraubenden Fragen nachzugehen, die genaue Anamnesen und Persönlichkeitsanalysen erfordern.

Zudem liegen solche differential-diagnostischen Schwierigkeiten, wie wir glauben, ja auch in der Natur der Sache. Es ist hier nicht anders, wie überall im Gebiet der psychogenen Reaktionen: Scharfe Grenzen lassen sich nirgends ziehen. Das somatische Symptom, mag es nun die Bewußtseinsabspaltung oder der hysterische Anfall oder der Tremor sein, steht verschiedenen Regiekräften von verschiedener Wertigkeit und Stufe zur Verfügung. Es wird ein biologischeres oder organischeres Gesicht tragen, wenn es in mehr biologischem Geschehen von der Typhlopsyche ausgelöst wird. Es wird psychologischer aussehen und reichere psychogene Pathoplastik aufweisen, wenn höhere, sophropsychische Schichten die Leitung übernehmen. Hier wie überall aber sind die *Übergangsfälle* das Gewöhnliche, und es wird kaum jemals möglich sein, im Einzelfalle mit Sicherheit die quantitative Beteiligung biologischer oder psychologischer Triebkräfte gegeneinander abzuwägen oder gar die eine oder andere dieser Komponenten völlig auszuschließen.

Auch wir möchten dabei glauben, daß, je reichlicher die psychische Pathoplastik der Reaktion, je länger ihre Dauer ist, desto mehr der Beteiligung sophropsychischer Apparate der Bewußtseinssphäre auch pathogenetische Bedeutung zukommt. Mit großer Sicherheit kann man das wohl bei den von Kleist gelegentlich erwähnten Rezidiven der Schreckreaktion annehmen, zumal dann, wenn sie nicht im Anschluß an neue Schreckerlebnisse, sondern bei andern Gelegenheiten, dem Zusammenstoß mit einem Vorgesetzten oder der Versetzung in einen neuen Truppenteil, auftreten. Von hier führt dann eine gerade Linie weiter zu den Reaktionen, die wir als Zweckreaktionen [Pönitz (a), Cimbal] zu bezeichnen gewöhnt sind, deren rein epithymer Mechanismus in einem späteren Abschnitt besprochen werden soll. Auch viele der Kleistschen unmittelbaren Schreckfolgen sind aber ohne Beteiligung sophropsychischer Apparate nicht denkbar. Beispielsweise setzen die anscheinend nicht ganz seltenen puerilistischen und pseudodementen Zustände das Anklingen von affektbetonten Vorstellungen, nämlich solcher des Krankseins oder Krankgewordenseins, voraus. Hier muß das Erlebnis also, mindestens halbwegs und vielleicht in der Bewußtseinssphäre, angeeignet und verarbeitet worden sein.

Bonhoeffer hat ferner mit Recht auf die Bedeutung konstellativer Faktoren im Kriege hingewiesen. Das Schreckerlebnis des Krieges ist ja meist nur der akzentuierte Abschluß einer ganzen Reihe von psychischen und körperlichen Schädigungen, die in der gleichen nervösmachenden Richtung wirkten. Angst, Erwartung und uneingestandene oder mit aller Energie unterdrückte Fluchtwünsche haben die Reaktion präformiert, die damit aus der reinen und einfachen Schreckreaktion zu einer Reaktion von kompliziertem Motivgefüge wird. Auch von diesem Gesichtspunkte aus ist also gerade der Krieg dem Studium der reinen Schreckwirkung nicht sehr günstig gewesen. Freilich sind auch Schreckerlebnisse, wie sie bei anderen Gelegenheiten, Erdbeben, Explosionskatastrophen (Zanger), Unfällen, Elektrizitätsschädigungen [Horn (a)], beobachtet wurden, selten einheitlicher und rein emotionaler Art.

Der Schreck hat, wenn er über die alltäglichen somatisch-nervösen Symptome hinausgehend psychische Wirkungen ausübt, stets die besondere Färbung des Lebensbedrohenden. Es genügt also nicht, daß eine Kanone überraschenderweise abgeschossen wird, sie muß auch auf uns *gerichtet* sein; unser Selbsterhaltungstrieb muß auf irgendeine Weise mobilisiert werden, er muß „den Sieg über die Idee erringen" (BONHOEFFER), wenn neben den körperlichen psychische Alterationen resultieren sollen.

Der Schreck, an sich ja nur ein Begriff, der das *plötzliche* Eintreten eines Erlebnisses meint [HOCHE (c)], muß also immer eine ängstliche Färbung haben. Angst ist es auch, die das Schreckerlebnis gewissermaßen verlängert und fördert und durch dessen somatisch-psychische Wirkungen das Symptombild der Schreckreaktion immer wieder durchschimmert.

Nun entsteht die Angst aus den verschiedensten psychischen und körperlichen Ursachen [KIERKEGAARD, HOCHE (c)]. Bekannt sind an körperlich bedingten Angstzuständen etwa die Herzangst [L. BRAUN (a)] und die Angst bei behinderter Atmung. Angst finden wir ferner bei zahlreichen Psychosen, und hier sind von praktischer Wichtigkeit vor allem die raptusartigen Zustände, z. B. der Schizophrenen und Melancholischen, wegen der starken Suicidtendenz, mit der sie einherzugehen pflegen. Von besonderem Interesse sind die Beziehungen der Angst zu den Zwangszuständen (STROHMAYER) und zur Sexualität (STEKEL). Nur diese letzteren gehen uns hier etwas an. Sie haben zur Umgrenzung einer eigenen Angstneurose psychoanalytischer Prägung geführt. FREUD (a) glaubt, daß gewisse Sexualanomalien, vor allem eine im weitesten Sinne des Wortes unbefriedigte Libido, sich auf dem bekannten Wege über Verdrängung und unbewußte Mechanismen in Angst umwandele und nun zu einer klinisch und vornehmlich pathogenetisch einheitlichen Neurose besonderer Färbung führe. Gewiß mag die Angst ein Kernproblem mancher Neurose [WEXBERG (a)] sein, nichts aber spricht dafür, daß es ausschließlich sexuelle Erlebnisse seien, die dazu führen. Schon die Individualpsychologen — deren Meinung über die Ätiologie der Neurosen im übrigen ebenso einseitig nach der *einen* Seite verschoben ist wie die FREUDS nach der *andern* — sind von dieser These FREUDS abgewichen. Auch *sie* berücksichtigen aber nicht das, was gerade hier sehr wesentlich ist, nämlich die Konstitution und die endogenen Grundlagen, die überaus verschiedenartig sein können. Eine Angstneurose sui generis gibt es also für die meisten Autoren nicht. Wohl aber besteht für jede Reaktion die Möglichkeit der Ausgestaltung des Symptombildes durch Angst. Diese entspringt dann aber nicht so sehr der Besonderheit des Erlebnisinhalts, sondern der Konstitution des Reaktionsträgers, dessen ängstliche, asthenische Wesensart schlechthin *jedes* Erlebnis in ängstlichem Sinne auswerten kann.

Nicht sehr viel anders als der Angstneurose erging es der WERNICKESCHEN Angstpsychose. Auch sie erwies sich als das Korrelat pathoplastischer Besonderheiten, die den verschiedensten Psychosen eignen konnten [FORSTER (a)].

Im übrigen ist der Angstbegriff, den wir eben kurz besprachen, nicht ganz derselbe, von dem wir, von den Schreckreaktionen herkommend, ausgingen. Wir hatten hier die Angst als reinen typhlopsychischen Affekt, als unerklärliches Nichts (KIERKEGAARD) im Auge, ein selbständiges und nicht ohne weiteres verständliches Symptom psychischer Alteration, das erst nachträglich — von der Sophropsyche — mit der dazugehörigen erklärenden Vorstellung erfüllt zu werden pflegt. Dort war es *die* Angst, die verständlicherweise aus einem Erlebnis von entsprechender Affektwirkung hervorgeht und ihre Erwartungsvorstellungen unmittelbar aus dem Erlebnis, also z. B. dem Trommelfeuer, entnimmt, eigentlich bereits ein aus Vorstellungen und Affekt zusammengeschweißter Apparat also, dessen Lage wir uns in unteren sophropsychischen Schichten vorstellen können und der genau wie der Schreck spezifische und unspezifische körperliche und psychische Wirkungen ausübt.

Gerade dieser Typus der eigentlichen Angstreaktion bringt die gröbsten körperlichen Wirkungen der Angst zu Gesicht, obwohl auch die Äußerungen der reinen endogenen Angst nichts prinzipiell anderes sind. Dem Angstaffekt sind sehr ähnliche und großenteils sogar die gleichen somatischen Erscheinungen zugeordnet wie dem Schreck. Das ist kaum bemerkenswert, da es sich ja, wie wir sahen, bei der Emotion des Schreckerlebnisses im Grunde um den gleichen Affekt der Angst handelt, der dort nur besonders plötzlich und besonders stark einsetzt. Wir finden hier also dieselben vasomotorischen und vegetativ-nervösen Vorgänge, dieselbe Schwächung des muskulären Tonus und eine ähnliche Bedrohung der Besonnenheit und des Bewußtseins. Eine Besonderheit ergibt sich nur durch die meist sehr viel sanftere und längere Ablaufkurve der Angstreaktion, die z. B. der Motilität Zeit zur Entwicklung des ängstlichen Bewegungssturms — der uns nun in der Tat geraden Wegs auf die Angstreaktion des Infusors oder der gefangenen Schwalbe [Kretschmer (h)] zurückführbar erscheint — oder vom Sexualapparat aus die Möglichkeit der Entladung in der Pollution oder im onanistischen Akt gibt.

Diese durch Angst mobilisierten somatischen sexuellen Mechanismen haben im übrigen beileibe nichts mit der sexuellen Genese der Angst im Sinne Freuds oder Stekels zu tun. Ebenso wie andere somatische Mechanismen von automatischem Ablauf kann natürlich auch der der Kohabitation durch Emotionen beeinflußt werden. Hier geschieht das im Sinne der — psychologisch übrigens unverständlichen — Aktivierung durch einen Angstaffekt. Verständlicher ist uns die *Hemmung* des Sexualakts durch die Erwartung, die den meisten Fällen psychischer Impotenz zugrunde liegt.

Auch die *Erwartung*, ein sophropsychischer Apparat unterer Schichten, über dessen Bedeutung und Beziehungen insbesondere zur Suggestibilität wir in der Einleitung schon gesprochen haben, auch die Erwartung trägt, soweit wir von ihr in diesem Zusammenhang sprechen wollen, meist eine leise ängstliche Affektfärbung. Im Gegensatz zur Angst, die durch ihre *affektive* Besonderheit gekennzeichnet ist, steht hier im Vordergrund die jeweilige *Vorstellung*, die denn auch die psychogene Wirksamkeit des Erwartungsapparates zu determinieren pflegt.

Nun ist die Erwartung, wie wir sahen und noch mehrmals sehen werden, ein Apparat, dessen Wirkung schon wegen seiner nahen Beziehungen zur Suggestibilität im Bereich der psychogenen Reaktionen überaus verbreitet ist. In den meisten Fällen spielt er aber ähnlich wie die Suggestibilität nur die Rolle des Hilfsapparates. Bei den Reaktionen, von denen wir jetzt sprechen wollen, übernimmt er dagegen in pathogenetischer und pathoplastischer Hinsicht die Hauptrolle. Isserlin (a) hat in Verfolgung Kraepelinscher Gedankengänge vor 15 Jahren den Versuch gemacht, diese Fälle als Erwartungsneurose zusammenzufassen. Er findet bei mannigfachen äußeren klinischen Bildern einen sehr einförmigen psychologischen Mechanismus: Die Erwartungsvorstellung, in ihrer Richtung durch affektbetonte, seltener durch zufällige Erlebnisse bestimmt, führt auf dem Umweg über die affektverstärkende Suggestibilität zu monosymptomatischen somatischen Störungen der verschiedensten Art von der Errötungsfurcht über die nervösen Schlafstörungen, die psychische Impotenz oder die psychogene Schreibstörung bis zur Akinesia algera (Möbius).

Es läßt sich nicht übersehen, daß viele dieser Bilder sich bereits der hypochondrischen Reaktion nähern, von der nunmehr im nächsten Kapitel die Rede sein soll.

2. Hypochondrie, Epithymie und Simulation.

Auch bei der hypochondrischen Reaktion sind es nämlich ängstlich gefärbte
Erwartungsvorstellungen, die sich in die entsprechenden körperlichen Symptome
umsetzen können. Nur sind die klinischen Bilder hier sehr viel unbestimmter,
weniger monosymptomatisch, und im Vordergrund steht immer eine eigentümliche, ängstlich-traurige Verstimmung, deren gedanklicher Inhalt sich ausschließlich um die eigene Person und ihr Wohlergehen dreht. Dabei besteht dann oft
ein verhängnisvoller Circulus vitiosus zwischen diesen hyponchondrischen, überwertigen Ideen und den körperlichen Symptomen [BUMKE (e)]: Der Reaktionsträger, der die Erkrankung eines bestimmten Organes, etwa des Herzens, fürchtet,
lenkt seine Aufmerksamkeit auf den Pulsschlag, er nimmt zu seinem Schrecken
den Spitzenstoß wahr und achtet auf die Carotidengeräusche, das Herzklopfen
bei Anstrengungen und seine Atemnot dabei. Je mehr er aber auf sich achtet,
desto mehr nimmt er auch wahr, ja desto reichlicher werden nun auch *wirklich*
die Störungen im automatischen Ablauf der Herzaktion, die ihrerseits wieder
seinen hypochondrischen Erwartungen neue Nahrung geben. Diese „krankhafte
Veränderung der Selbstempfindung", der die älteren Autoren (HITZIG) eine wesentliche pathogenetische Bedeutung zumaßen, ist aber für unsere hypochondrische
Reaktion nur zu einem Hilfsfaktor, keineswegs dem wichtigsten und nicht einmal
einem stets vorhandenen geworden. Das wesentliche pathogenetische Moment
liegt für uns in der emotionalen hypochondrischen Vorstellung, die ihrerseits aus
dem Zusammentreffen eines geeigneten Erlebnisses mit der — angeborenen oder
erworbenen — Disposition entstanden ist.

Dieser Symptomenkomplex der Hypochondrie, vor Jahrzehnten noch eine
einheitliche Krankheitsform[1] [BOETTIGER, RAECKE (c), WOLLENBERG (b)] findet
sich nun zunächst als pathoplastisches Moment in verschiedenen Abwandlungen
bei den verschiedensten psychopathologischen Zuständen. Es wird bei der
Melancholie in die Kleinheitsideen eingebaut, findet sich bei der Schizophrenie
in wahnhaft verzerrter Form und wird endlich zur nihilistischen Wahnidee bei
grob organischen Hirnerkrankungen.

Das alles meinen wir hier nicht. Hier handelt es sich um die überwertige Idee,
die, als Reaktion auf emotionale Erlebnisse, beispielsweise einen Unfall, eine wirkliche Erkrankung, oder die unvorsichtige Äußerung eines Arztes, entstanden,
durch die Autosuggestibilität fixiert und in ihrer Dynamik verstärkt, nunmehr
zu einer der Melancholie nahe stehenden Verstimmung (DUBOIS) und diesen oder
jenen körperlichen Symptomen geführt hat.

Dabei müssen wir zunächst einiger dispositioneller Faktoren gedenken, die
hier, mehr wie bei anderen psychogenen Reaktionen, eine Rolle spielen. Es sind
das zunächst solche konstitutioneller Art. Zweifellos gibt es geborene Hypochonder, Menschen, die der weichen, asthenischen, depressiven, aber auch der hysterischen Persönlichkiet nahe stehen können, deren ganzes Leben in nichts anderem
als der ständigen Sorge für ihre Gesundheit besteht und für die jedes Erlebnis,
sicher aber jedes körperlicher Art, Anlaß zu hypochondrischen Einbildungen[2]
wird. An dem einen Flügel dieser Persönlichkeitsreihe steht dann der Weiche,
Depressive, der sich ernstlich mit seinen Befürchtungen quält, der übrigens dann,

---

[1] REICHARDT kennt neben der hypochondrischen Reaktion noch seltene Fälle einer
autochthonen Hypochondrie ohne äußeren Anlaß, die das Zeichen einer schweren psycho-
pathisch-degenerativen Veranlagung ist. Diese Form würde der Hypochondrie alten Stiles
nahe stehen.

[2] Wir gebrauchen hier absichtlich einen BIRNBAUMschen (b) Ausdruck, um damit die
Flüchtigkeit und wenig scharfe Form der hypochondrischen Ideen zu kennzeichnen, die im
Gegensatz zu den echten Wahnideen so gut wie niemals wahnhaft fixiert werden [BUMKE (e)].

wenn er wirklich einer ernstlichen, mit Sicherheit zu fassenden Bedrohung seines Lebens oder seiner Gesundheit gegenübersteht, überraschenderweise oft imstande ist, ihr gefaßt ins Auge zu blicken. Am anderen der hysterische Charakter, dem seine hypochondrischen Fiktionen ebenso Mittel zum Zweck sind wie der hysterische Anfall, der wie der Molièresche Malade imaginaire krank scheinen will, um etwas zu erleben und zugleich im Mittelpunkt des Interesses und der Fürsorge zu stehen. Zwischen beiden aber steht eine Gruppe von Menschen, deren hypochondrische Ideen zwar in verschiedener Stärke und Form das ganze Leben begleiten, ohne aber doch zu schwereren sozialen Auswirkungen zu führen, wie bei den beiden anderen Gruppen. Hier handelt es sich dann manchmal um mehr oder minder liebenswürdige Marotten, die in ihrem äußeren Bild gewissen Zwangserscheinungen nahestehen können.

Neben dieser angeborenen Disposition steht dann in vielen Fällen die erworbene in Gestalt von Erschöpfungszuständen nach schweren Erkrankungen, von nervösen Verstimmungen verschiedener Ätiologie, die aber endlich auch von konditionalen Umständen, wie sie etwa der Beruf oder das Milieu mit sich bringen können, geschaffen werden kann. Bekannte Beispiele der letzten Art bieten z. B. die hypochondrischen Neigungen junger Mediziner, die alle Krankheiten, die sie zum erstenmal in der Klinik zu Gesicht bekommen, der Reihe nach an sich selbst entdecken und sich in hypochondrischer Umdeutung harmloser Körpervorgänge die Beweise für ihre Entdeckungen schaffen.

Wie denn überhaupt das halbe Wissen von körperlichen Krankheiten und den Möglichkeiten ihres Verlaufs, wie es etwa durch populär medizinische Schriften vermittelt wird, hypochondrischen Reaktionen ganz besonderen Vorschub leistet. Die emotionale Wirkung einer ersten Erfahrung über menschliches Leiden, die gesetzmäßig zunächst auf die eigene Person projiziert wird, kann hier eben noch nicht durch die Kritik vollständigen Wissens gedämpft werden.

Es scheint ferner, als ob manche Rassen und Volksstämme mehr zu hypochondrischer Erlebnisauswertung neigten als andere. Das gilt z. B. von den Juden, und mir selbst ist immer wieder die ungleich stärkere hypochondrische Einstellung der oberbadischen Bevölkerung gegenüber der bayrischen aufgefallen.

Der Disposition gegenüber steht nun in dem üblichen reziproken dynamischen Verhältnis das auslösende Erlebnis: Hier ist zunächst des Lebensalters zu gedenken. Der — in den meisten Fällen vor dem 30. Lebensjahr gelegene — Augenblick, in dem zum erstenmal die Grenzen körperlicher und geistiger Leistungsfähigkeit zum Bewußtsein kommen, mag gelegentlich bei besonders stark Disponierten der Anlaß einer hypochondrischen Reaktion werden. Sehr viel stärker ist der Stoß, der von dem Erlebnis tatsächlichen Rückgangs der Lebenskraft im Alter der beginnenden Rückbildung auszugehen pflegt. In der Tat finden wir hypochondrische Reaktionen gehäuft im Rückbildungs- und Greisenalter, die dann ihre „Materia" [Raecke (c)], ihr körperliches Substrat, oft in den Veränderungen innersekretorischer oder vasokardialer Art des Alterns finden.

Neben diesem Erlebnis, dem kein Mensch einer bestimmten Altersstufe entgeht — obwohl nur ein geringer Bruchteil hypochondrische Folgerungen daraus zieht — stehen andere mehr außerordentliche und zufällige, die aber in besonderem Maße zu hypochondrischer Verarbeitung Anlaß zu geben pflegen. Das sind vor allem körperliche Schädigungen, und zwar vornehmlich dann, wenn nach der etwa durch populäres Halbwissen oder ungeschickte ärztliche Äußerungen [Bumke (f)] genährten Meinung des Reaktionsträgers schlimme und bedrohliche Folgen des Schadens noch zu erwarten sind. Hierher gehört z. B. die bekannte Erscheinung der Lueshypochonder, die sich jahrzehntelang mit der Furcht vor Tabes oder Paralyse quälen. Hierher gehören ferner die vielen jungen Leute, die von ihrer vielleicht jahrelang zurückliegenden und in den meisten Fällen gar nicht einmal exzessiv betriebenen Onanie die schlimmsten Schäden für Körper und Geist befürchten.

Hierher gehören endlich auch die gar nicht seltenen hypochondrischen Reaktionen nach Unfällen. Wir können hier ausgehen von dem psychologischen Augenblick, in dem der Verunglückte sich dessen, was ihm geschehen ist, halbwegs bewußt wird. Jeder, auch der psychisch Vollwertige [REICHARDT (b)] wird in solchem Falle zu der Befürchtung neigen, eine schwere Schädigung davongetragen zu haben, er wird sich gewissermaßen abtasten — manche tun das ja auch im eigentlichen, körperlichen Sinne des Wortes —, um die vermutete Verletzung zu entdecken. Überzeugende Beispiele dieses Vorgangs sind mehrfach aus dem Kriege berichtet worden [KLEISTS Assistent (b)]. Der psychisch Robuste überwindet diesen Zustand alsbald: Er konstatiert, daß er *nicht* tot oder zerschmettert ist, springt auf und ist und bleibt in jeder Beziehung unbeeinträchtigt. Der Weichere, Sensiblere wird länger an seinem Erlebnis zu tragen haben. Er wird vielleicht wirklich eine harmlose Verletzung davongetragen haben und daneben diese oder jene körperliche Wirkung der Schreckemotion, die ja in den meisten Fällen mit dem Unfallerlebnis verbunden ist, an sich feststellen; er wird das „Abtasten" mehrfach wiederholen und vielleicht zu dieser oder jener ängstlichen Vorstellung gelangen. Dann aber wird sich zeigen, daß die Verletzung heilt, daß die nervösen Symptome abklingen, Apparate der Kritik und des Willens werden zur Gegenaktion eingesetzt werden, und nach kurzer Zeit wird auch hier der psychische Stoß überwunden sein.

Erst der spezifisch Disponierte kommt dann zu wirklicher hypochondrischer Umdeutung des Erlebnisses und seiner Folgen. Erst bei ihm beteiligen sich — wenn wir es anders ausdrücken und dabei auf unser Persönlichkeitsschema zurückgreifen wollen — höhere psychische Schichten an der Ausgestaltung und Fixierung der Reaktion.

Vorhin, beim psychisch Vollwertigen, betrachteten wir eine Stufe der hypochondrischen Reaktion, die im wesentlichen der typhlopsychogenen, biologischen, entsprach und nur gelegentlich und vorübergehend sphärische Schichten der Sophropsyche zum Ausbau mit heranzog. Bei der hypochondrisch disponierten Persönlichkeit läuft der Reaktionsmechanismus in der Hauptsache innerhalb der Sophropsyche ab und seine katathyme Dynamik kann sich sogar die Arbeit hoher und höchster sophropsychischer Schichten dienstbar machen.

Im Mittelpunkt der Reaktion steht hier ein Apparat der Bewußtseinssphäre, der aus unklaren Vorstellungen und ängstlichen Affektmassen zusammengeschweißt ist, die Befürchtung, durch den Unfall krank geworden zu sein. Seine affektive Triebkraft ist aus konstitutionellen Gründen besonders stark und sie wird, solange die Reaktion besteht, — und das kann monate- und jahrelang der Fall sein — immer von neuem aus dem Triebkraftreservoir der Typhlopsyche gespeist. Die Dynamik dieses „hypochondrischen Apparates" kann nun, durch die Autosuggestibilität vervielfacht, so stark werden, daß sie große Teile der Persönlichkeit unter die Gewalt der überwertigen hypochondrischen Idee bringt.

Es bleibt dann also nicht bei unklaren Befürchtungen, sondern es werden höchstschichtige intellektuelle Apparate aufgeboten, um die hypochondrische Angst mit entsprechenden bewußten Vorstellungen zu füllen. Je nach dem Bildungsniveau des Reaktionsträgers sind diese Vorstellungen dann primitiverer oder komplizierterer Art. Der Primitive wird sich mit der populären „Blutstockung" oder der „Gehirnerweichung" begnügen, der kritischere Intellektuelle wird Lexica und medizinische Lehrbücher zu Rate ziehen und schließlich zu einem mehr oder weniger abenteuerlichen System von Erklärungsideen gelangen. Beiden aber ist gemeinsam der Circulus vitiosus zwischen hypochondrischem Apparat und körperlichen Vorgängen, den wir oben erwähnten.

Gerade gewisse körperliche Symptome sind es denn auch, die nicht selten zu differentialdiagnostischen Schwierigkeiten gegenüber der epithymen Reaktion führen. Wir haben schon oben gelegentlich bemerkt, daß ein großer Teil der psychogenen Körpersymptome nicht streng bestimmten Affekten zugeordnet ist, sondern auf Emotionen der verschiedensten Art in gleicher Form ansprechen kann. Lähmungen, Schüttelzittern und Ausdrucksbewegungen können, wie wir alsbald genauer sehen werden, durch den Wunsch, krank zu erscheinen, verursacht werden. Sie können aber auch der einfachen hypochondrischen Befürchtung, „der ängstlichen Erwartung", krank zu sein, ihr Dasein verdanken.

In den meisten Fällen freilich werden die Fälle komplizierter liegen: Der Hypochonder *sucht* vor sich selbst nach einem Beweis für die Berechtigung seiner Befürchtung, er sucht — und *wünscht* also damit gewissermaßen — ein Krankheitssymptom, das er in einer etwas höheren psychischen Schicht zugleich fürchtet. Wir weichen in diesem Punkte von den Anschauungen Hauptmanns (e), der sich um die Abgrenzung der hypochondrischen von der epithymen Reaktion bemüht hat, ab. Man kann in der Tat eine Krankheit zugleich fürchten und wünschen. Sicherlich kann man das in tieferen psychischen Schichten der Bewußtseinssphäre, in denen wir uns ja die Entstehung der hypochondrischen sowohl wie der epithymen Reaktion vorstellen müssen. Gerade diese psychologische Möglichkeit macht in vielen Fällen die klare Unterscheidung zwischen beiden Reaktionsarten, die Hauptmann anstrebt, praktisch überaus schwer.

Dazu kommt, daß auch die hypochondrische Reaktion keineswegs immer ohne die Tendenz der Leidens*darstellung* bleibt, ohne daß sich deswegen ihr pathologischer Schwerpunkt nach der Epithymie hin verschieben muß. Jenes oben erwähnte Suchen nach dem halb gefürchteten, halb gewünschten Beweis der hypochondrischen Vorstellung kann zur übertriebenen Darstellung des erwarteten Symptoms führen. Dabei braucht es sich keineswegs immer um eine Demonstration handeln, die auf die *Umgebung* berechnet ist. Jeder Mensch, insbesondere aber der Psychopath, neigt ja sehr viel mehr als ihm bewußt zu werden pflegt, zum Theaterspielen vor und für sich selbst. Der Hypochonder sucht oder fürchtet den Beweis seines Krankseins in erster Linie für sich selbst; er demonstriert also auch sein Symptom zunächst sich selbst.

Deutlicher wird dann die Wirksamkeit des Wunsches, wenn es sich darum handelt, durch übertriebene Krankheitsdarstellung der Umgebung, etwa dem untersuchenden Arzte, den Beweis des Krankseins zu erbringen. Auch hier braucht es sich aber noch nicht um Epithymie im strengsten Sinne des Wortes, also um den groben Wunsch nach Krankheits*gewinn* zu handeln. Der Hypochonder kann z. B. fürchten, daß der Arzt die Bedrohlichkeit seines Krankheitszustandes unterschätzt habe, daß er dieses oder jenes Symptom übersehen oder nicht ernst genug nehmen könnte. Der Wunsch, das zu verhindern, läßt ihn Symptome demonstrieren, die gar nicht oder wenigstens nicht in dieser Stärke vorhanden sind. Auch hier kann also der Wunsch, krank zu scheinen, direkt aus der Hypochondrie herauswachsen, er braucht mit der Sucht nach irgendeinem Gewinn noch gar nichts zu tun zu haben.

In den meisten Fällen freilich — und hier gleiten wir unbemerkt in das Gebiet der *epithymen Reaktionen* hinein — tut er es *doch* schon. Dem Hypochonder, der sich für schwer krank hält, liegt es natürlich nahe, mit sich selbst Mitleid zu haben, aber auch das Mitleid der Umgebung für sich zu fordern. Wird ihm seiner Meinung nach nicht genügend Interesse und Rücksicht entgegengebracht, so appelliert er eben lauter an die Ethik seiner Umgebung, er „trägt um so dicker auf",

je mehr er sich in seinen vermeintlichen Rechten als Bemitleidenswerter und Pflege-
bedürftiger gekränkt fühlt.

Von hier läuft nun eine gerade Linie über den hysterischen Charakter, der
mit seinen eingebildeten Leiden und ihrem hysterischen Beiwerk die ganze Familie tyrannisiert, bis zum primitiven Rentensüchtigen, der sich mit seinen Ansprüchen an die Allgemeinheit wendet. Das sind die Pseudohypochonder, von
denen HAUPTMANN (e) spricht, die sich der hypochondrischen Geste bedienen,
ebenso wie andere Epithyme hysterische Anfälle oder Lähmungen bekommen,
wenn sie damit auf den Arzt oder den Richter, der über ihre Rentenansprüche
entscheiden soll, Eindruck zu machen hoffen.
Typische Fälle dieser Art sind charakterisiert
durch die besondere Aufdringlichkeit der wehleidigen, mitleidheischenden Ausdrucksbewegungen (vgl. Abb. 6). Neben dem hypochondrischen Syndrom finden sich dann allerdings
meistens noch andere epithyme Mechanismen,
eine Pseudodemenz, übertriebene Schreckhaftigkeit oder ein hysterischer Tremor.

Hier mögen zunächst noch einige allgemeine Bemerkungen über die *epithyme Reaktion* Platz finden. Bekanntlich hat BON-
HOEFFER (b) mehrere Jahre vor dem Kriege
zum ersten Male die Wunschgenese der epithymen Reaktion klar formuliert. Er tat
das in ausgesprochenem Gegensatz zu der
neurologisch gerichteten Meinung OPPEN-
HEIMS (a), dessen „traumatische Neurose" auf
feinsten, anatomisch nicht greifbaren, aber
doch physikalisch entstandenen, also soma-

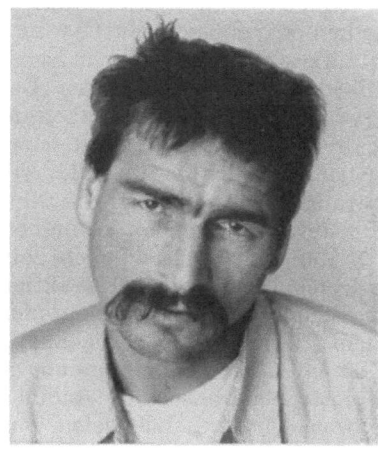

Abb. 6. Pseudohypochonder.

tischen Veränderungen des Nervengewebes beruhen sollte. Später im Kriege, als
die nervösen Störungen in überraschendem und gefahrvollem Maße an-
schwollen, hat OPPENHEIM (e, f) gegenüber der Mehrzahl der deutschen Autoren an
seinem Standpunkt festgehalten, obwohl sich im weiteren Verlauf des Krieges
immer deutlicher erwies, daß er in weitaus den meisten Fällen damit Unrecht
hatte[1]; mehr und mehr zeigte sich nämlich, daß alle diese epidemieartig auf-

---

[1] Die Münchener Kriegstagung der deutschen Nervenärzte [Neur. Zbl. **35** (1916)] brachte
der OPPENHEIMschen Meinung die entscheidende Niederlage. NONNEsche und KAUFMANNsche
Beobachtungen bewiesen, daß alle von OPPENHEIM als organisch aufgefaßten Störungen durch
Suggestivbehandlung zum Schwinden gebracht — und unter Umständen wieder hervorgerufen — werden konnten. Die Erkenntnis, daß diese nervösen Störungen des Krieges —
zumindest ihre ganz überwiegende Mehrzahl — durch psychische Ursachen hervorgerufen
wurden, ist seitdem Allgemeingut geworden und geblieben. Sie wurde nach dem Kriege
sinngemäß auf die entsprechenden Erscheinungen nach Unfällen und im Rentenkampfe
angewandt. Meinungen, die der OPPENHEIMschen Auffassung näher standen wie die — an sich
schon sehr viel vorsichtiger formulierte — GOLDSCHEIDERS (b, c) oder die LEVY-SUHLS haben
sich demgegenüber nicht durchsetzen können. Encephalographische Bilder, wie sie SCHWAB
und FOERSTER zur Erklärung der sogenannten traumatischen Neurosen heranzogen, harren
noch der Nachprüfung an großem, vor allem auch gesundem Material. Selbst die Neurosen
nach elektrischer Schädigung, die einst von HOCHE (a) als Übergangsglieder zwischen rein
psychischen und rein organischen Störungen aufgefaßt wurden, haben sich nach neueren
Untersuchungen entweder als rein psychisch bedingt erwiesen [PANSE (a)], oder sie sind nur die
bedeutungslosen Begleitsymptome schwerer organischer Zerstörungen, die sich dann aber
auch an neurologischen und psychotischen Symptomen nachweisen lassen (JELLINEK, SCHIL-
LING). In unserem Zusammenhang mag es genügen, auf diese Fragestellungen hinzuweisen.
Ihre Schwierigkeiten liegen wiederum vor allem auf dem differentialdiagnostischen Gebiet.

tretenden „Neurosen", die vorgeblich durch Verschüttung, Granatexplosion oder Fliegerbeschießung entstanden waren, nichts anderes darstellten als den in psychopathisches Gewand gekleideten Wunsch, dem Frontdienst mit seiner Lebensgefahr und seinen Unbequemlichkeiten zu entrinnen. Das was Oppenheim als Wirkung der Verlagerung feinster Elemente, der Sperrung und Zerreißung von Bahnen und Zusammenhängen, der Diaschisis und der Akinesia algera aufgefaßt hatte, war bedingt durch Autosuggestibilität, Erwartung und Fixierung, Verstärkung oder Aktivierung biologisch-somatischer Mechanismen. Hinter allen aber stand die Epithymie, der halbbewußte Wunsch, um eines Vorteils willen krank zu sein oder zu scheinen.

Der Wunsch krank zu sein, um damit einer unangenehmen Situation zu entgehen oder irgendeinen Gewinn zu erzielen, ist an sich natürlich etwas überaus Häufiges. Wir finden ihn in legitimer Form z. B. in den „Gesundheitsrücksichten", die den Politiker zu seiner Demission oder den Offizier zu seinem Abschied „zwingen". Er läßt sich aber mühelos auch aus manchem etwas unbestimmt gehaltenen ärztlichen Attest herauslesen, und die Badereise, die sich zur unangenehmen Überraschung des zahlungspflichtigen Gatten bei der ärztlichen Beratung als unumgängliche Notwendigkeit herausstellt, hat den „Fliegenden Blättern" Gelegenheit zu immer neuer Kommentierung gegeben.

Man sagt vielleicht nicht zuviel, wenn man den Wunsch, krank zu sein, als allgemein-menschliche Reaktionsmöglichkeit auf entsprechende Situationen bezeichnet. *Jeder* Frontkämpfer wird vielleicht gelegentlich den Wunsch nach dem „Heimatschüßle" gehabt, *jeder* Gymnasiast vor dem Extemporale an das Refugium der Halsentzündung oder des verdorbenen Magens gedacht, *jeder* verärgerte Beamte seinen Gesundheitszustand im Hinblick auf den Ruhestand abgewogen haben. Bei vielen von ihnen wird es auch gar nicht zu einer klaren Formulierung solcher Spekulationen gekommen sein, es sind halbbewußte Wünsche geblieben, die sie sich selbst nicht eingestanden. Trotzdem wird der Krankheitswunsch in den seltensten Fällen zu ungewöhnlichen psychogenen Reaktionen geführt haben, weil seine Dynamik aus mannigfachen Gründen nicht ausreichte, um nervöse Mechanismen in Ablauf zu bringen.

Kommt es zu ungewöhnlichen Reaktionsformen, so kann es sich auch hier ebenso wie bei allen anderen psychogenen Reaktionen einmal darum handeln, daß die entsprechenden biologischen Mechanismen zu besonders leichtem Ablauf neigen. Auf der anderen Seite ist die Stärke des Affektes, hier also des Krankheitswunsches, maßgebend. Sie hängt ihrerseits wieder von der Persönlichkeit des Reaktionsträgers und der Dynamik des affektauslösenden Erlebnisses ab.

Wenn wir nämlich gelegentliche Krankheitswünsche bei *jedem* Menschen voraussetzen können, so sind doch die Hemmungen ethischer und intellektueller Art, die sich ihnen entgegenstellen, bei dem einzelnen durchaus verschieden. Wenn Krankheitswünsche in unserem Sinn wirksam werden sollen, so gehört dazu zweifellos eine Unzulänglichkeit oder ein Versagen kritischer, hochschichtiger Apparate, die die ethische Einstellung der Persönlichkeit zu überwachen und zu garantieren haben. Es gehört also dazu ein irgendwie „defektes Gesundheitsgewissen", wie Kohnstamm es einmal ausgedrückt hat, eine Geistesverfassung, die rücksichtslos und ohne viel Bedenklichkeiten den — vermeintlichen —

Namentlich die Abgrenzung rein psychischer Unfallfolgen gegenüber der traumatischen Hirnschwäche ist nicht immer leicht [Reichardt (b, d)]. Theoretisch liegen für uns die Dinge so, daß von epithymen oder überhaupt psychogenen Reaktionen — der irreführende Ausdruck traumatische Neurose ist glücklicherweise ausgemerzt worden — da nicht mehr die Rede sein kann, wo organische Schädigungen die Grundlage der klinischen Bilder abgeben. Es bedarf kaum der Erwähnung, daß im Einzelfall beide Erscheinungsformen nebeneinander bestehen und die größten differentialdiagnostischen Schwierigkeiten machen können.

eigenen Vorteil erstrebt, auch wenn dazu die Aufgabe des Gesundheitswillens gehört.

Zu solcher Haltung sind natürlich wieder in erster Linie primitivere Persönlichkeiten imstande, deren Selbsterhaltungstrieb schon an sich durch Bedenken sozialer oder ethischer Art wenig gehemmt ist. Man denke etwa an die Brandschäden des Bauern, der vor wenigen Tagen einer Feuerversicherung beigetreten ist, oder an den Streik in lebenswichtigen Betrieben oder auch an das Halsabschneidertum gewisser kleiner und großer Spekulanten und Kriegsschieber. Daneben aber haben manche Persönlichkeiten den „Vorteil", daß bei ihnen Motive, Wünsche und Berechnungen nicht so energisch nach der Kontrolle des Bewußtseins verlangen als beim differenzierten Menschen, der gewohnt ist, sich über sich selbst Rechenschaft abzulegen. Manche epithyme Reaktion würde wahrscheinlich gar nicht zustande kommen oder sehr schnell unterdrückt werden, wenn ihr Träger den Willen oder die Fähigkeit hätte, sich ihre psychologischen Triebfedern klar zu machen. Am deutlichsten treten uns diese Verhältnisse beim Kind entgegen, das ja ethische Hemmungen im Sinne des Erwachsenen überhaupt noch nicht kennt, und bei dem daher epithyme Reaktionen — vom nächtlichen Geschrei des falsch erzogenen Säuglings bis zur Gangstörung des verwöhnten Rekonvaleszenten — etwas überaus Häufiges sind. In derselben Richtung liegt es, wenn auch ältere Kinder und sehr junge Leute, aber auch Frauen, und hier namentlich wieder jüngere, mehr zu Wunschreaktionen neigen als erwachsene Männer. Auf die ähnlichen Gründen entspringende Verteilung der epithymen Reaktion in sozialer, nationaler und rassischer Hinsicht haben wir oben (S. 123) gelegentlich hingewiesen.

Natürlich sind es nun nicht *nur* primitive Persönlichkeiten, die zum Kranksein greifen, wenn sie sich davon einen Vorteil versprechen. Auch die differenzierten machen davon Gebrauch, wenn ihr Wille nicht stark genug ist, der — vielleicht wohl erkannten — Versuchung zu widerstehen. Daneben aber stehen dann raffinierte Intriganten wie die hysterischen Charaktere, in deren Händen sich der epithyme Reaktionsmechanismus bereits dem Anrüchigen der Simulation nähert. Je differenzierter der Reaktionsträger und je komplizierter seine Reaktion ist, desto mehr muß man damit rechnen, daß der Krankheitswunsch im Bewußtseinsblickpunkt entstanden oder wenigstens vorübergehend bewußt geworden ist und die Reaktion selbst von der überlegten Tendenz zur Vortäuschung dirigiert wird. Wir werden auf diese Verhältnisse unten noch näher einzugehen haben.

So falsch es daher wäre, *jede* epithyme Reaktion von vornherein der Simulation gleichzusetzen, so ist doch das Mißtrauen verständlich und berechtigt, das, durch Kriegserfahrungen und Gutachtenplage genährt, die Stellung des Arztes und namentlich des Gutachtenpraktikers gegenüber der epithymen Reaktion charakterisiert. Wenn man immer wieder erlebt hat, daß eine Reaktion, bei der man gern wenigstens die Gutgläubigkeit ihres Trägers voraussetzen möchte, schließlich als plumpe Vortäuschung entlarvt wird, versteht man den Schrei nach rücksichtslosem Kampf gegen den Rentenschwindel [HAUPTMANN (e), WEILER] ebenso wie REICHARDTS (d) und STIERS (h) rigorose Stellungnahme und den Versuch SCHRÖDERS (c), die Rentenneurose auf die Arbeitsscheu ihrer Träger zurückzuführen.

Das, was wir vorhin also als primitive Persönlichkeit bezeichnet hatten, nimmt im Rahmen dieser Meinungen mehr und mehr das Gesicht des moralischen Schwachsinns [SCHRÖDER (c)] an, die Reaktion selbst entfernt sich mehr und mehr vom Begriff des Krankhaften oder Ungewöhnlichen und wird zur psychologischen Auswirkung des Entschädigungsgedankens [REICHARDT (d)].

Wenn solche Begriffsfassung mit ihrer starken moralisierenden Tendenz wohl für eine gewisse Gruppe von sog. Begehrungsneurosen — auf die es übrigens die zitierten Autoren allein abgesehen haben — diskutabel ist, so würde sie doch unbefriedigt lassen, wenn man sie etwa auf *alle* epithymen Reaktionen anwenden wollte. Zum mindesten trifft sie nicht immer den psychologischen *Kern* der epithymen Reaktion; so gut wie niemals aber ist damit ihre Motivation *erschöpfend* erklärt. Es ist vielleicht nicht ganz überflüssig, darauf hinzuweisen, weil gelegentlich — und vornehmlich von nichtpsychiatrischer Seite — der Bogen nach dieser Seite hin überspannt wird. Mit der Feststellung der moralischen Minderwertigkeit der Reaktionsträger ist es in den meisten Fällen nicht getan; die Dinge pflegen vielmehr komplizierter zu liegen.

Überhaupt ist es, wie wir sahen, mit der Analyse der Persönlichkeit *allein* nicht getan. Von vielleicht wesentlicherer Bedeutung für Entstehung und Aussehen der epithymen Reaktion sind in diesen Fällen die Erlebnisse, die den Krankheitswunsch aufkommen und unhemmbar stark werden lassen. In allen Fällen sind das Erlebnisse und Situationen, in denen Kranksein einen Gewinn verspricht, der auf andere Weise nicht oder doch nicht so mühelos zu erreichen wäre.

Gewonnen werden kann auf diese Weise einmal die Möglichkeit, dem Druck einer bedrohlichen oder unangenehmen Situation auszuweichen. Dann handelt es sich um das, was Freud als „Flucht in die Krankheit" bezeichnet, einen Vorgang, den wir in seiner nacktesten Form massenhaft im Kriege sahen.

Gewonnen werden können ferner gewisse Vorteile ideeller oder materieller Natur, gegenüber einem überlegenen Gegner — Versorgungsbehörden, Einzelpersonen oder Gesetzeshütern —, dem in offenem Kampf oder mit legalen Mitteln nicht beizukommen ist. Den Prototyp dieser Zweck- oder Begehrungsreaktionen bietet die Rentenkampfreaktion[1].

Alle Spielarten der epithymen Reaktion lassen sich aus diesen beiden Formen der Flucht- und der Begehrungsreaktion ohne Mühe ableiten. Gemeinsam ist allen epithymen Reaktionen die Tendenz zur Selbstbehauptung gegenüber einer Situation, einem Erlebnis oder einem Gegner, dem die Kampfkraft des Reaktionsträgers — in Wahrheit oder vermeintlich — nicht gewachsen ist. Die epithyme Reaktion ist m. a. W. eine Kriegslist des Schwächeren im Kampf ums Dasein; sie wird vornehmlich vom Selbsterhaltungstrieb getragen.

Eine List hat natürlich nur dann und so lange Zweck, als sie Erfolg verspricht. Sie wird — wenigstens für den psychologisch Primitiven, von dem wir hier sprechen —, sinnlos, wenn sich der Gegner als auch auf diesem Wege unangreifbar erweist oder der Zweck erreicht ist. Wenn deswegen die Post-

---

[1] Man sollte den in diesem Zusammenhang noch immer viel gebrauchten Ausdruck „Neurose" zu vermeiden suchen. Mit dem Augenblick, in dem wir den Nachdruck auf den psychologisch verständlichen Ursprung einer Erscheinung legen, verliert ihr nervös-somatischer Ausdrucksapparat an Interesse. Es mag Neurosen im Sinne einer dauernden oder vorübergehenden nervösen Labilität oder verminderten Widerstandsfähigkeit bestimmter Organe oder Organsysteme geben; neben anderen sind es zweifellos, die die Wahl des somatischen Ausdrucksmechanismus im Sinne des somatischen Entgegenkommens (Freud) oder der Organminderwertigkeit (Adler) bestimmen; in vielen Fällen mag auch die nervöse Disposition eines Menschen erst durch die psychogene Reaktion manifest oder durch psychische Einflüsse in ihrer Form bestimmt werden. Das Wesentliche bleibt aber bei all diesen sogenannten Unfalls-, Schreck- oder Angstneurosen der psychologische Vorgang, der sie in Gang bringt. Sie alle sind in erster Linie psychogene Reaktionen, bei denen nervöse Vorgänge eine sekundäre und vergleichsweise nebensächliche Rolle spielen. Aus denselben Gründen halten wir die Ausdrücke „Neurose" und „Neurotiker", die von den tiefenpsychologischen Forschungsrichtungen fast ausschließlich gebraucht werden, für wenig glücklich und irreführend.

beamtin ihre Pension erhalten hat [STIER (h)] oder das Rentenverfahren durch Kapitalabfindung, Rentenentzug oder Ablehnung endgültig abgeschlossen ist [PANSE (b, c)], wenn der Frontflüchtling als kriegsunbrauchbar aus dem Heeresdienst entlassen ist, wenn das Urteil gesprochen oder die Haftentlassung verfügt ist, dann verschwindet auch die epithyme Reaktion mit einem Schlage oder nach kurzer „Anstandspause". Sie taucht nur dann auf — oder wieder auf —, wenn Krankheit einen Gewinn verspricht.

Das pathogenetische Erlebnis der epithymen Reaktion ist also in allen Fällen die Situation, die den Wunsch nach Krankheit aufkommen läßt, indem sie einen Krankheitsgewinn in Aussicht stellt.

In keinem Fall sind es die Ereignisse, die vom Epithymen als Krankheitsursache in den Vordergrund — nicht nur der Debatte, sondern auch des eigenen Bewußtseins — geschoben zu werden pflegen[1]: Der Unfall, der Granatschreck, die „Verschüttung", die Verständnislosigkeit und Brutalität der Angehörigen u. a. Das alles dient nur als Requisit beim Arrangement der Mitleid oder Entschädigung heischenden Situation, es soll die Schuld am Versagen von der Person des Reaktionsträgers auf sein Schicksal verschieben. Wäre es anders, dann würde nicht die Schwere der nervösen Symptome mit großer Regelmäßigkeit in umgekehrtem Verhältnis zu der Schwere dieser Ereignisse stehen (LEWANDOWSKY), dann würden Offiziere, für die länger dauernde Krankheit gleichbedeutend mit Verabschiedung ist, nach Reitunfällen, oder Flieger nach Abstürzen (MEIER-MÜLLER), Studenten nach Mensuren (STRÜMPELL), verunglückte Bergsteiger und verprügelte Trinkerfrauen, alles Leute mit durchschnittlich sehr viel schwereren Verletzungen und psychischen Traumen nicht prinzipiell von nervösen Folgeerscheinungen verschont bleiben. Dann würden auch nicht unter Kriegsgefangenen die nervösen Reaktionen so selten gefunden worden sein [BONHOEFFER (l, o), WILMANNS, MÖRCHEN], und in rentenfreien Ländern die Neurosen nach Unfällen fehlen [LEWANDOWSKY, NAEGELI (a, b)]. Das Unfallereignis ist eben etwas gründlich anderes als das Unfallerlebnis [KAHN (c)].

Das epithyme Unfallerleben besteht vornehmlich in der Berechnung des Gewinns, der sich aus dem Unfallereignis ziehen läßt; die Berechnung wird zum Wunsch, eine Gesundheitsschädigung demonstrieren zu können, und dieser Krankheitswunsch weist alsbald dem Unfallereignis die Rolle der fingierten Ursache zu, die es im Rahmen der Reaktion zu spielen hat. Sinngemäß genau so liegen die Dinge bei *allen* epithymen Reaktionen, sie mögen so verschiedenartig aussehen und im einzelnen so kompliziert sein wie sie wollen: Immer ist der psychologische Kern der *Krankheitsgewinn*, und der treibende Motor der Wunsch, um dieses Gewinnes willen krank zu scheinen.

Je größer nun der Gewinn — z. B. das Entrinnen aus der unmittelbaren Lebensgefahr des Schützengrabens —, desto stärker ist der Krankheitswunsch, desto weniger ausschlaggebend für das Zustandekommen der epithymen Reaktion sind aber auch die spezifischen der Epithymie Vorschub leistenden Eigenschaften der Persönlichkeit, die wir oben streiften. D. h. auch der nervös und moralisch Vollwertige kann einer epithymen Reaktion unterliegen, wenn der Krankheitswunsch entsprechend stark wird. U. a. deswegen sind im Kriege die Versuche, die theoretisch geforderte [BONHOEFFER (o)] neuropathische Belastung aller „Kriegshysteriker" nachzuweisen, gelegentlich fehlgeschlagen

---

[1] Die Schwierigkeiten dieser Frage liegen längst nicht mehr — mindestens seit dem Kriege, im Grunde aber schon seit der BONHOEFFERschen Hysteriedefinition vom Jahre 1911 — auf theoretischem Gebiet, sondern auf dem der Auffassung des Einzelsymptoms, m. a. W., dem der Diagnostik. Wir werden unten darauf zurückkommen müssen.

[Nonne (b), Binswanger (b), demgegenüber jedoch z. B. Forster (b), Seelert, Fränkel (a)].

Umgekehrt bedarf es natürlich eines sehr geringen Reizes, um epithyme Reaktionen bei Persönlichkeiten hervorzurufen, deren Eigenheiten sie in besonderem Maße dazu prädestinieren. Wir nähern uns hier jenen durch und durch verlogenen Persönlichkeiten, denen das Schauspielen vor sich selbst und anderen zur zweiten Natur geworden ist und denen jede Hemmung fehlt, wenn es gilt, dem eigenen Vorteil zu dienen. Sie verfügen zugleich über jene Lockerung hystero-somatischer Mechanismen, die ihnen erlaubt, psychogene Symptome willkürlich und jederzeit in virtuoser Form zu produzieren.

Im Einzelfall wird nun die Auslösung der epithymen Reaktion selten genug von dieser Relation zwischen Krankheitswunsch und Empfänglichkeit der Persönlichkeit allein bestimmt. Mannigfache Faktoren pflegen vielmehr von beiden Seiten her dazuzukommen und als Motivbündel (Kretschmer) in pathoplastischer, häufig aber auch in pathogenetischer Hinsicht das Bild zu komplizieren.

Auf dem Umwege über die Schwächung der Hemmungen und Widerstandsfähigkeit der *Persönlichkeit* wirken z. B. Schlafentziehung, Giftmißbrauch, Infektionskrankheiten, ungenügende Ernährung, Überanstrengung, lang dauernder psychischer Druck, Umstände wie sie im Kriege in der einen oder anderen Kombination besonders häufig ungewöhnlichen Reaktionen den Weg bereitet haben [Binswanger (b)]. Daß sie aber — soweit sie hier überhaupt in Betracht kommen — auch im Frieden eine große Rolle spielen, ist zweifellos. Dazu kommen dann noch bei Frauen die dispositionsfördernden physiologischen Vorgänge von Menstruation, Schwangerschaft und Wochenbett.

Mehr von der *Situation* her wirken krankheitsbegünstigend konstellative Faktoren, wie soziales Milieu, Aufenthalt im Krankenhaus oder Induktion durch andere Kranke gleicher Art. Mit dem sozialen Milieu in weiterem Sinn hängt u. a. das Insuffizienzgefühl und Geltungsbedürfnis zusammen, deren Auswirkungen im Symptombilde der epithymen Reaktion Kahn (c) erwähnt, hier liegt auch der Grund zu dem Einschlag von Ressentiment [Kretschmer (h)], der bei starkem Rechtsgefühl einer zähen Persönlichkeit in das Motivbündel mit eingeht und manche epithyme Reaktion zur Kampfreaktion gehässig-querulatorischer Färbung gestalten kann.

Es ist aber auch kein Zweifel, daß soziale Umstände in einem sehr viel weiteren Sinne Entstehung und Form epithymer Reaktionen, zumal jener häufigsten der Begehrungsreaktionen, beeinflussen. Eine Zeit des Klassenkampfes und der Mechanisierung, die die an sich häufig geisttötende und gewissermaßen sinnlose Arbeit des einzelnen in propagandistischer Überspannung ihrer Doktrinen zum bloßen Mittel des Erwerbszwecks erniedrigt und als unrechtmäßige Versklavung diskreditiert, auf der anderen Seite aber den Gedanken der sozialen Fürsorge unzweckmäßig überwertet und durch psychologisch ungenügend durchdachte Gesetzgebung ihres besten Sinnes beraubt, darf sich nicht wundern, wenn die Arbeitsfreude sinkt [Hellpach (b)] und die „Ausnutzungsbereitschaft sozialer Einrichtungen" steigt [Panse (b)]. In der Tat ist es diese ungünstige soziale Konstellation, die den Hintergrund für das epidemieartige Anschwellen der Begehrungsreaktionen im Laufe der letzten Jahrzehnte bildet. Politische Einstellungen ähnlicher Art mögen wohl auch bei den Frontfluchtreaktionen des Krieges, zum wenigsten seiner letzten Jahre, in zunehmendem Maße eine Rolle gespielt haben.

Der *Kriegs*reaktionen, die um 1917 ernsthaft die Schlagkraft des Heeres bedrohten, wurde man Herr durch rücksichtslose Maßnahmen, die aber nur die Not des Krieges in dieser Form erlaubt und möglich machte. Den entsprechenden Reaktionsformen des *Friedens*, die es also im wesentlichen auf Unfall- oder Invalidenrente, Pensionierung, Versetzung oder ihre Verhinderung, Exkulpierung oder Haftbefreiung abgesehen haben, müssen wir auf anderem Wege beizukommen suchen.

Auf strafrechtlichem Gebiet gilt hier seit langem der Grundsatz, die — reine — epithyme Reaktion nicht als strafmildernd oder gar — ausschließend zu bewerten. Selten beeinträchtigt sie auch die Haft- und Straferstehungsfähigkeit, eher schon die Verhandlungsmöglichkeit. Sehr viel schwieriger lag, obwohl die Fragestellung in Wirklichkeit genau die gleiche war, von vornherein die Situation im Gebiet des Versicherungsrechtes. Hier waren es ja gerade die *Gesetze*, die mit ihren die Entscheidung hinauszögernden Modalitäten, den vielen Berufungsinstanzen, die jedesmal erneute Begutachtung mit ihren schädlichen Nebenwirkungen forderten, dem Laienrichtertum, das sich aus verständlichen Gründen lange Zeit gegen die bitteren psychologischen Einsichten des Erfahrenen sträubte[1], endlich der Unmöglichkeit einer von den Sachverständigen längst [NAEGELI (a)] geforderten frühzeitigen Kapitalabfindung, die den pathogenen Krankheitswunsch erst schufen und unterhielten. Diese Begehrungsreaktionen waren also, wie im übrigen auch die geschichtliche Entwicklung eindeutig bewies [PANSE (b)], in erster Linie Wirkungen der Gesetzgebung. Deshalb wurde auch seit langem und in letzter Zeit immer dringender [BONHOEFFER und HIS (n)] eine sinngemäße Änderung der Versicherungsgesetze verlangt. Diesen Bestrebungen ist bisher der Erfolg versagt geblieben. Immerhin haben sie letzthin zu einer grundsätzlichen Entscheidung des Reichsversicherungsamtes geführt, die wenigstens die gröbsten Fehlerquellen verstopft. Eine befriedigende Lösung der ganzen Frage, deren Diskussion ja noch keineswegs abgeschlossen ist, bringt freilich auch sie noch nicht. Wir werden unten auf dieses Problem noch einmal zurückkommen müssen.

Wenn der psychologische Kern der epithymen Reaktion das den Willen zur Gesundheit lähmende Begehren durch Krankheitsgewinn ist, so sind uns damit die Wege, die uns zur Bekämpfung dieses sozialen Krebsschadens offen stehen, klar vorgezeichnet: Wir können einmal den Gesundheitswillen soweit stärken, daß er gegenüber dem Willen nach Krankheit, der Hypobulik KRETSCHMERS, die Oberhand gewinnt. Das taten wir im Kriege, indem wir, durch die Autorität des militärischen Vorgesetzten gestützt, befahlen, überredeten, goldene Brücken bauten [FORSTER (b, c)], suggestive Maßnahmen wie die Hypnose [NONNE (b, c, d)] oder eindrucksvolle therapeutische Eingriffe zu Hilfe nahmen und endlich zum unnachgiebigen Zwang (KAUFMANN) übergingen, kurz, indem wir die Situation so gestalteten, daß das Kranksein oder Krankbleiben einen immer größeren Willensaufwand forderte und schließlich als einziger Ausweg der der „Flucht in die Gesundheit" übrigblieb [NONNE (c, d)].

Auf der anderen Seite können wir versuchen, die Reaktion ihres emotionalen Antriebs zu berauben, indem wir dem Epithymen den erstrebten Krankheitsgewinn entziehen; das ist der Weg, der uns im Frieden Erfolg verspricht, während die Behandlung der Reaktion selbst jetzt zu versagen pflegt, da unsere Stellung dem Epithymen gegenüber nicht mehr stark genug ist. Sein Ziel[2] wird erreicht durch die neue Entscheidung des Reichsversicherungsamtes, die die Erwerbs-

---

[1] Auch manche „Sachverständige" lassen sich hier, mehr als gut ist, von Weltanschauung und Gefühlsmomenten leiten (FRÄNKEL).

[2] Dieses Ziel wird natürlich in einer juristischen Entscheidung, die sich auf die Klarlegung der Rechtslage beschränkt, nicht genannt. Den Arbeiten von BONHOEFFER (n), HIS, STIER (h) und PANSE (b, c), auf die sich das Reichsversicherungsamt stützt, hat es aber neben anderen vorgeschwebt.

unfähigkeit eines Versicherten, soweit sie ihren Grund lediglich in seiner Vorstellung, krank zu sein[1], oder in mehr oder weniger bewußten Wünschen hat, als nicht wesentlich durch den vorangegangenen Unfall bedingt, also auch nicht entschädigungspflichtig auffaßt. Es wurde aber auch schon vorher durch die verabredungsmäßig geringe Bewertung hysterischer Störungen [Kretschmer (a)] in rechtlichen und medizinischen Zusammenhängen angestrebt. Die „zielbewußte Vernachlässigung", deren wir uns im alltäglichen Kleinkampf mit der epithymen Reaktion gern und mit gutem Erfolg bedienen, ist in ihrer psychologischen Absicht und Wirkung das strikte Gegenteil der Methode der Charcotschen Zeit, die epithyme Reaktionen geradezu züchtete, indem sie ihr den Krankheitsgewinn der allgemeinen, intensiven und wahrscheinlich häufig sensationell gefärbten Anteilnahme anbot.

Alle Einsichten in das Wesen der epithymen Reaktion, deren theoretische Grundlagen wohl unbestrittenes Allgemeingut geworden sind und deren therapeutische und rechtlich-soziale Auswirkungen wir soeben gestreift haben, haben im übrigen in praktischer Hinsicht noch nicht zu einer restlos befriedigenden Lösung geführt. Das liegt vornehmlich an den diagnostischen Schwierigkeiten des Gebiets, die wiederum mit der Verschwommenheit seiner Grenzen zusammenhängen. Um diese Dinge näher beleuchten zu können, müssen wir zunächst versuchen, uns einen Überblick über die klinischen Formen der epithymen Reaktion zu schaffen.

Reichardt (d) unterscheidet bei seiner letzten Besprechung der sog. Unfallneurosen psychasthenische, hypochondrische, hysterische, simulierte, querulatorisch-paranoide und neuropathische Bilder. Das ist eine Sammlung von sehr verschiedenartigen Zuständen, deren unterschiedlichen psychologischen Aufbau wir — soweit sie überhaupt in den Rahmen unseres Themas fallen — bisher hervorzuheben bemüht waren. Gelegentlich unserer einleitenden theoretischen Erwägungen haben wir aber auch schon erwähnt, daß *alle* psychogenen Reaktionsformen bestimmten Stufen der Verarbeitung zugänglich seien. Um diesen Vorgang handelt es sich hier: Die epithyme Reaktion ist von diesem Gesichtspunkt aus gesehen eine Reaktions*stufe*, die *alle* psychogenen Erscheinungsformen im gleichen Sinne zu verwenden vermag. Wir werden darauf noch zurückkommen und zunächst die einzelnen Syndrome einer näheren Betrachtung unterziehen.

Die *psychasthenische* Form zeichnet sich nach Reichardt durch Willensschwäche, Wehleidigkeit, mürrisches Wesen, Arbeitsunlust und Insuffizienzgefühle bei gleichzeitigem Geltungsbedürfnis aus. Das ist ein Bild, dem wir bei der Betrachtung der depressiven Reaktionen schon begegnet sind, da nämlich, wo wir von dem Darstellungsbedürfnis gewisser reaktiv Depressiver und von der Verwendung des depressiven Syndroms in der Zweckreaktion sprachen. Wir haben bei dieser Gelegenheit bereits die fließenden Übergänge betont, die hier zur echten depressiven Reaktion einerseits und zur Simulation andererseits hinüberführen. Daß ein Unfall mit seinen sozialen Folgen, die Hilflosigkeit des Alternden oder Kranken, daß Haft und drohende Anklage auch einmal zu *echter* depressiver Reaktion ohne erstrebten Krankheitsgewinn führen kann, bedarf kaum der Erwähnung. Ist einmal das depressive Syndrom da, so hat es der Krankheitswunsch, wenn er, wie das nicht selten der Fall ist, nachträglich auftaucht, leicht, den Weg zu seinem Ziel zu finden: Er braucht ja nur das Ausdruckssyndrom, das er vorfindet, festzuhalten und im Sinne des Demonstrativen auszubauen.

---

[1] Unter diesen Begriff fällt also auch die hypochondrische Reaktion nach Unfällen. Hierzu die gegenteilige Meinung Hauptmanns (e).

Das ist zweifellos überhaupt die häufigste Entstehungsart der epithymen Reaktion: Die Fixierung und „Hysterisierung" [BONHOEFFER (f)] eines Syndroms — das nicht einmal ein exquisit psychogenes zu sein braucht —, das aus anderen Gründen und auf andere Weise entstanden war. In selteneren Fällen schafft sich die Epithymie selbst ihr Syndrom, und sie wählt dabei dasjenige, das aus konstitutionellen oder konstellativen Gründen im Einzelfall am nächsten liegt.

Das kann also auch das *hypochondrische* Syndrom sein, dessen epithyme Form wir oben bei Besprechung der Pseudohypochondrie bereits erwähnt haben. Es können aber — und damit gelangen wir zum Begriff der REICHARDTschen *hysterischen Zweckreaktion* — auch alle möglichen hysterischen Symptome und Syndrome sein, die sich auf körperlichem Gebiet abspielen, deren Eigenheiten wir ebenfalls in einem besonderen Kapitel besprochen haben.

Hier müssen wir jedoch für einen Augenblick anhalten und die Besprechung eines Syndroms nachholen, das mit Vorliebe — obwohl nicht ausschließlich — von der epithymen Reaktion verwandt wird und das wir bisher nur kurz gestreift haben. GANSER (a) beschrieb im Jahre 1898 eigenartige hysterische Dämmerzustände bei Gefangenen, bei denen neben mehr oder minder tiefer Bewußtseinsstörung das Symptom der Pseudodemenz (WERNICKE) bestand. Die Betroffenen suchten durch entsprechende Ausdrucksbewegungen den Eindruck schweren Ringens mit geistiger Unzulänglichkeit zu machen und beantworteten eine bestimmte Art examinierender Fragen, indem sie am richtigen Resultat „vorbeiredeten" [MOELI (a)], obwohl sie offenbar den Sinn der Fragen und ihre Lösung ziemlich richtig erfaßt hatten. Dabei verrieten sie in ihren Antworten „eine geradezu verblüffende Unkenntnis und einen überraschenden Ausfall von Kenntnissen, die sie ganz bestimmt besessen hatten oder noch besaßen" [GANSER (b)]. Es war also ein „Unsinn, in dem Methode steckte" [PICK (d)].

Das Verstehen dieser Symptome war nicht leicht, wenn man nicht, wie das bis zu GANSER regelmäßig geschehen war, Willkür des Reaktionsträgers und die Simulation dafür verantwortlich machen wollte. Jetzt griff z. B. RAECKE (a) auf die Apathie, die Unfähigkeit der Konzentration, das Gefühl des Denkunvermögens und der Ratlosigkeit zurück, die bei Gefangenen, zumal unter dem Einfluß der Bewußtseinsstörung des Dämmerzustandes, entstehen sollte. PICK (d) sprach von einer Störung des Denkens und der Aufmerksamkeit, das diesem Vorbeireden zugrunde liegen sollte, und HENNEBERG (c) suchte nach Parallelen zu Reaktionsweisen des normalen Seelenlebens, der Schlaftrunkenheit, der Verlegenheit, Zerstreutheit, des Mutwillens und des Überdrusses gegenüber lästigen Fragen. JUNG (a), der von psychoanalytischem Standpunkt her das Problem der Pseudodemenz diskutierte, glaubte auf unbewußte Vorgänge zurückgreifen zu müssen; wir möchten ihm insoweit beipflichten, als in sehr vielen Fällen dem Mechanismus der Verdrängung dabei wesentliche Aufgaben zufallen. Hier scheint uns auch der allen Menschen eigene und irgendwie biologisch fundiert zu denkende Kern dieser Reaktionsform zu liegen: In der Fähigkeit, an unangenehmen Vorstellungen vorbeizudenken oder zu -reden bzw. der Unfähigkeit, die richtige Vorstellung zu treffen, wenn man ein Versagen fürchtet. Daß im ersten Falle die Verdrängung, im zweiten die Autosuggestibilität eine erhebliche Rolle spielt, bedarf kaum der Erwähnung.

Fälle, bei denen lediglich auf Grund solcher biologischer Reaktionsmöglichkeiten das Symptom der Pseudodemenz zu voller Ausbildung gelangt (FLATAU), sind freilich selten. Am ehesten mögen hierher wohl Pseudodemenzerscheinungen bei organischen Psychosen (HAENISCH) gehören.

Im übrigen ist, worauf u. a. HEY hingewiesen hat, die Genese des Symptoms gewiß nicht einheitlich. Aber darüber kann kein Zweifel bestehen, daß in weitaus den meisten Fällen der *Wunsch*, schwachsinnig zu scheinen, das „Nichtwissenwollen" (Hey), die Reaktion hervorruft und ausgestaltet. Daß dabei vielfach erst die Suggestion des Ausfragers diesen Wunsch entstehen läßt und den Entwurf der Schwachsinnsdemonstration determiniert, ist gewiß richtig. Aber das tut der klinischen Bedeutung des Symptoms keinen Abbruch. Genau so wie bei den auf suggestivem Wege hervorzurufenden und zu beeinflussenden hysterischen Stigmen und Sensibilitätsstörungen, kommt es bei der Pseudodemenz nicht darauf an, auf welchem Wege sie im Einzelfall entsteht, sondern daß sie überhaupt entstehen kann. Der Beweis, daß Krankheitswünsche vorliegen, auf den es für gewöhnlich einzig und allein ankommt, ist damit ebensogut — oder so schlecht — erbracht, als wenn das Symptom spontan entstanden wäre.

Krankheitswünsche entstehen in heftigster Form da, wo es darauf ankommt, Leben, Freiheit und unmittelbares körperliches Wohlbefinden zu verteidigen oder wiederzugewinnen. Es wird daher nicht wundernehmen, wenn wir die Pseudodemenz in ausgeprägtester Form bei Gefängnisinsassen und Angeklagten finden. Hier ist es zweifellos auch am häufigsten (Hey). Aber es wird doch auch sonst nicht selten gefunden. Stertz (a) und nach ihm Stier (d) fanden das Symptom in mehr oder weniger deutlicher Form bei Rentensüchtigen, und wir möchten glauben, daß es, wenigstens in Andeutungen, bei sehr vielen Begehrungsreaktionen zu provozieren ist. Eine Bewußtseinsstörung, wie sie Ganser bei seinen schweren Fällen fand, ist mit diesen abortiven Formen natürlich nur selten verbunden.

Je geringfügiger die Alteration der Gesamtpersönlichkeit, je größer der innere Widerspruch zwischen anscheinend defekten psychischen Funktionen umschriebener Art und anderen Leistungen, die verwickelte psychische Funktionen voraussetzen [Stertz (a)] ist, desto mehr nähern wir uns auch auf diesem Gebiet der Simulation. Zielbewußte Vortäuschung spielt gerade hier zweifellos eine sehr große Rolle. Das erhellt ohne weiteres aus der Form der meisten Pseudodemenzen, in der man mühelos laienhafte Meinungen über Verblödung und Geisteskrankheit wiederfinden kann.

Noch verräterischer freilich pflegen die Ausdrucksbewegungen zu sein. Der zielbewußte Pseudodemente begnügt sich häufig nicht mit der Demonstration seiner schlechten *Denk*leistungen, er sucht auch in seinem sonstigen Verhalten die Geisteskrankheit, so wie er sie sich vorstellt, darzustellen. Er reißt die Augen auf (Abb. 7), macht ein hilflos dummes, im höchsten Grade erstauntes Gesicht (Abb. 8), oder trägt einen finster gespannten drohenden Gesichtsausdruck zur Schau (Abb. 9). Er gibt sich den Anschein übermäßig angestrengten Nachdenkens, nimmt die Finger beim Rechnen zu Hilfe, scheint einfachste motorische Aufgaben nicht lösen zu können[1], und er verbindet alle diese dem Faxensyndrom [Bleuler (f)] und dem Puerilismus [Sträussler (a)] nahestehenden Mätzchen mit anderen Demonstrationen allgemeinerer Art, der Schreckhaftigkeit, dem Tremor, der hysterischen Sensibilitätsstörung oder dem Anfall. Hin und wieder aber schimmert durch all diese theaterhaften Allüren etwas Echtes hindurch: Ein bauernschlaues Augurenschmunzeln, das dem Beobachter genug sagt (Abb. 10). Das alles ist so charakteristisch, daß in ausgeprägten Fällen die Diagnose allein aus dem Gesichtsausdruck und den Ausdrucksbewegungen gestellt werden kann. Wie nahe übrigens pseudodemente Denkleistungen an sich dem echten Schwachsinn kommen können, lehrt eine Parallele, die Hahn zwischen dem Vorbeireden epithymer Genese und dem Verhalten schwachsinniger Kinder gezogen hat.

---

[1] Stertz (a) spricht gelegentlich von einer motorischen Pseudodemenz.

Wir kehren nach dieser Abschweifung noch einmal zum klinischen Bilde der epithymen Reaktion zurück und folgen der REICHARDTschen Einteilung, wenn wir nunmehr zu einigen allgemeineren Bemerkungen über die *Simulation,*

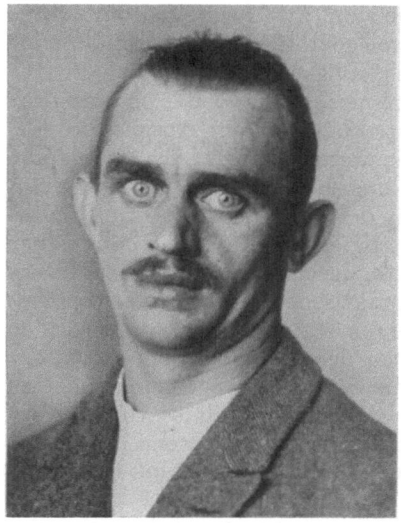
Abb. 7.

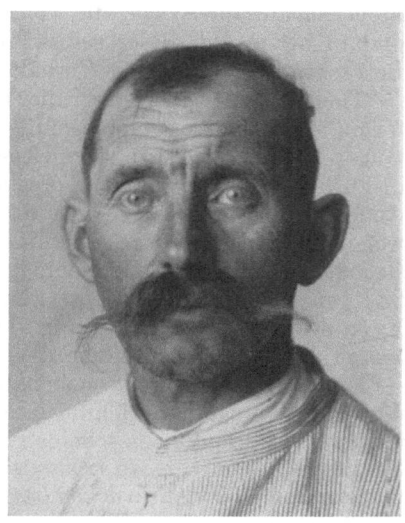
Abb. 8.

die zu einem bestimmten Zweck gewollte und im Blickpunkt des Bewußtseins entworfene Vortäuschung von Gesundheitsstörungen des Leibes und der Seele, übergehen. Wir haben im einzelnen schon des öfteren Gelegenheit gehabt, auf

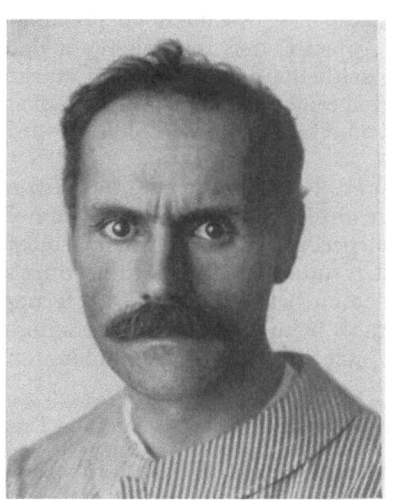
Abb. 9.

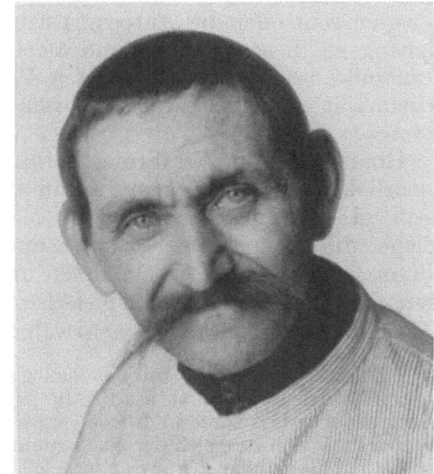
Abb. 10.

Abb. 7—10. Pseudodemente.

die Beziehungen der Simulation zu den psychogenen Reaktionen einzugehen und können uns deshalb hier kurz fassen.

Wenn wir schon Bedenken hegten, den Mechanismus der psychogenen Reaktionen als krankhaft i. e. S. zu charakterisieren, so befinden wir uns hier zweifellos vollends außerhalb des Pathologischen. Hier handelt es sich um eine menschliche Verhaltungsweise, die zu normalpsychologischen Begriffen, wie etwa der Verstellung oder der Lüge, sehr viel engere Beziehungen hat, als zu den ungewöhnlichen Syndromen, die sie nachahmt. Gemeinsamkeit besteht nur in bezug auf die Wege, die vom Psychischen zum Ausdruckssyndrom führen und in bezug auf dieses selbst. Wir haben gelegentlich unserer einführenden Betrachtungen auf diese Verhältnisse genauer hingewiesen.

Theoretisch liegen somit die Dinge klar genug: Es handelt sich juristisch formuliert um eine Vorspiegelung falscher Tatsachen mit der Absicht des Betrugs. KRETSCHMER (d), der gelegentlich die Verantwortlichkeit der Simulanten diskutiert, nennt sie dementsprechend behandlungsunwürdig und evtl. strafbar. Auch im Kriege ist die Frage der Strafbarkeit der Simulation hier und da erwogen worden [FORSTER (c)]. Aber gerade der Krieg, der ja an sich mit seinen strengen Gesetzen die Möglichkeit geboten hätte, der Simulation das Handwerk zu legen, hat bewiesen, wie schwierig hier die praktische Sachlage zu sein pflegt. Es ist deswegen auch kaum einmal versucht worden, die Kriegsgerichte in solchen Fällen etwa mit der Anklage wegen Feigheit vor dem Feinde zu befassen.

Immer wieder erweist sich nämlich, daß die Simulation — zum mindesten die *gute* —, engere Beziehungen zur Psychopathologie hat, als es vom theoretischen Standpunkt aus scheinen möchte. Der Simulant muß, wenn er nervöse Syndrome — nur um *diese* handelt es sich hier — mit Aussicht auf Erfolg demonstrieren will, Ausdrucksmittel benutzen, die von denen echter Störungen möglichst wenig unterschieden sein dürfen. Praktischerweise wird er also danach streben, in die Bahnen hineinzukommen, die, biologisch vorgebildet, dem Ausdruck ungewöhnlicher Reaktionen dienen[1]. Derjenige, dem das nicht gelingt, wird für gewöhnlich seinen Simulationsversuch bald wieder aufgeben müssen. Gelingt es aber, so muß es sich um besonders günstige Bedingungen gehandelt haben, die in der Persönlichkeit des Simulanten gegeben waren. Es müssen also entweder die psychogenen Bahnen und Mechanismen besonders ansprechbar gewesen sein oder die Autosuggestibilität, der Apparat, der am sichersten den Zugang zu diesen Bahnen und Mechanismen erschließt, muß besonders starke Dynamik besessen haben. M. a. W.: Die erfolgreiche Simulation erwächst regelmäßig aus einer psychopathischen Persönlichkeit. Der gute Simulant wird *geboren.*

Übung (UTITZ), Erfahrung [BIRNBAUM (i)] und Einschleifung unterstützen natürlich die Produktionen der Simulanten. Wir unterschätzen vielleicht immer noch die Fähigkeiten mancher Menschen, körperliche Mechanismen, selbst solche, die allgemein als autonom und vom Willen unbeeinflußbar gelten, durch Übung in die Hand zu bekommen und willkürlich zu beherrschen[2]. Daß ferner Menschen von guter schauspielerischer Begabung[3] beim Simulieren besonders im Vorteil sind, bedarf keiner Erwähnung. Auch nicht, daß den Persönlichkeiten

---

[1] Bezeichnend sowohl für das biologisch bedingte allgemein-menschliche Bereitliegen solcher Ausdruckssyndrome wie für die psychologische Stellung der Simulation ist die Tatsache, daß mit besonderer Vorliebe gerade *psychogene* Syndrome benutzt werden, sehr viel seltener andere, die an sich der Nachahmung ebenso zugänglich wären, wie das der apoplektischen Lähmung oder der Dysarthrie.

[2] Wir sahen gelegentlich einen ,,Klinikreisenden", der durch lange Übung gelernt hatte, nicht nur seinen Herzschlag zu dirigieren, sondern auch eine Gänsehaut und selbst Pupillenveränderungen willkürlich hervorzurufen. Auch er benutzte übrigens dazu den Umweg über die Autosuggestibilität.

[3] Auch auf diesem Gebiete gibt es — auch außerhalb von Kabarett und Bühne — erstaunliche Talente, die übrigens lediglich auf die Fähigkeit zur Erfassung und Nachahmung motorischer Eigenheiten beschränkt sein können und mit psychologischen Einfühlungsvermögen nicht das mindeste zu tun zu haben brauchen.

der Simulanten durchgehends ein besonderes Timbre von Verlogenheit und
sozialer Gewissenlosigkeit anhaftet und daß dementsprechend Kriminelle und
unter diesen wieder die Diebe [JUNG (b)], einen besonders großen Prozentsatz
der Simulanten stellen.

Einer besonderen Betrachtung bedürfen noch die *Bewußtseinsvorgänge*, die
bei der Simulation eine Rolle spielen. Wir sagten bereits, daß der Entwurf der
Simulation im *Blickpunkt* des Bewußtseins entsteht. Aber schon, wenn die Autosuggestibilität zu Hilfe genommen wird, gleitet der psychologische Mechanismus
in tiefere, bewußtseinsdunklere psychische Schichten hinab. Gerade danach
muß ja der Simulant auch streben, wenn ihm an einer möglichst naturgetreuen
Kopie nervöser Störungen liegt[1]. Der Simulant bedient sich also des Apparates
der Verdrängung, um möglichst tiefen, dem Bewußtseinslicht möglichst wenig
zugänglichen Schichten die Regie der Simulation überlassen zu können. Er tut
das um so lieber, als er auf diese bequeme Weise zugleich die Integrität seines
ethischen Wertes vor sich und anderen zu bewahren vermag. Er kann es um
so *leichter* tun, als seiner psychopathischen Persönlichkeit die Apparate der Verdrängung und Autosuggestibilität in besonders hohem Grade zur Verfügung
stehen und die Umschaltung psychologischer Vorgänge und Inhalte auf tiefere
psychische Schichten besonders leicht gelingt. Das, was als überlegte und im
Blickpunkt des Bewußtseins geplante Simulation begonnen hatte, wird damit
zur halbbewußten epithymen Reaktion. Im allgemeinen behält der Simulant
dabei jederzeit die Möglichkeit, die Regie in den Blickpunkt zurückzuverlegen,
wenn ihm das — z. B. aus äußeren Gründen — wünschenswert erscheint. Es
entsteht daraus schließlich ein dauerndes Hin- und Herschieben der Entwurfs-
vorstellung zwischen dem Bewußtseinsblickpunkt und den verschiedenen Schichten der Bewußtseinssphäre, dem der Untersucher oft nicht mehr zu folgen vermag.

In selteneren Fällen und bei Persönlichkeiten von stärkerer psychopathischer
Abwegigkeit kann es geschehen, daß der Simulant die Geister, die er rief, nicht
mehr los wird, d. h. daß ihm die Herrschaft über seine psychogenen Mechanismen
vorübergehend oder endgültig entgleitet. Dann wird aus der bis dahin sophro-
psychogenen Reaktionsform höherer oder tieferer Stufe eine typhlopsychogene,
mehr oder weniger biologische. Auf diese Weise sind wohl manche Fälle zu
deuten, die als Simulation begonnen haben, und als psychogene Simulations-
psychose [BIRNBAUM (i)] oder autonom gewordene, emanzipierte, somatisch-
nervöse Reaktion [JUNG (b)] enden.

All diese Verhältnisse, die unentwirrbare Verquickung von bewußt Ge-
wolltem und halbbewußt Automatisiertem, von Schwindel und psychopathischen
Persönlichkeitseigenschaften, von Nachahmung, Autosuggestibilität und Verdrängung erschweren die Beurteilung der Simulation ungemein. Dazu kommt,
daß die rein klinische Diagnostik oft im Stiche läßt. Das geschieht nicht nur
in den Fällen, in denen es dem Simulanten gelingt, exquisit psychogene Bahnen
und Mechanismen zu benutzen, sondern auch in jenen, in denen atypische Syndrome auf körperlichem und psychischem Gebiet produziert werden. Gerade
innerhalb des Persönlichkeitskreises, der das Hauptkontingent der Simulanten
stellt, der — ganz unverbindlich gesagt — Degenerierten im Sinne BIRNBAUMS (a,b),
kommen atypische Bilder nicht nur im Rahmen der Simulation vor.

Zum mindesten gegenüber den psychogenen Reaktionen ist hier die Abgrenzung oft unmöglich. Alle Listen und Entlarvungsmethoden, die wohl gelegentlich die Differentialdiagnose gegenüber umschriebenen organischen Leiden
oder Symptomen unterstützen mögen, sind unnütz, wenn es sich um die Frage:

---

[1] Wir brauchen im einzelnen auf diese Verhältnisse, die wir im zweiten einleitenden
Kapitel ausführlich besprochen haben, nicht mehr einzugehen.

Simulation oder Psychogenie? handelt. Auch experimentelle Studien [Loewen stein (a, b)] haben hier kein praktisch brauchbares Resultat gezeitigt.

Wie weit aber die Simulation selbst von *Psychosen* gelegentlich den sachkundigen Beobachter irre führen kann, wenn sie nur zielbewußt ist und auf ausreichenden Kenntnissen basiert, zeigen die Beobachtungen Klienebergers an kriegsgefangenen Offizieren, die auf diese Weise ihren Austausch durchsetzten. Nicht einmal das Geständnis der Simulation ist beweisend, seitdem man weiß, daß Schizophrene und Psychopathen hinterher gelegentlich behaupten, ihre Störungen simuliert zu haben [Birnbaum (i)].

Man ist in älterer Zeit zweifellos zu leicht geneigt gewesen, Simulation anzunehmen; meistens genügte dazu schon die Feststellung, daß ein Zustandsbild nicht in die gebräuchlichen Schemata paßte, und die Situation dem Untersuchten die Simulation nahe zu legen schien. Heute ist man vielleicht allzu vorsichtig darin geworden. Namentlich die Kriegserfahrungen [Raecke (h)] haben gelehrt, daß die Simulation doch wohl eine größere Rolle spielen muß, als man bis dahin hatte glauben wollen.

Allerdings scheint uns Heutigen die Frage: Krankheit *oder* Simulation? allzu naiv gestellt zu sein. Der heutigen, komplizierten psychologischen Zusammenhängen Rechnung tragenden Einstellung entspricht die Meinung, daß bewußte Vortäuschung in *viele* psychogene Reaktionen mit eingeht, daß sie bald deutlicher, bald weniger sichtbar die Symptomgestaltung beeinflußt, daß sie aber selten der hauptsächliche und fast nie der alleinige Motor ist. Bei Psychosen und organischen Erkrankungen wird ihr vielleicht ein mehr oder minder großer Teil der Aggravation und psychogenen Überlagerung zur Last zu legen sein, bei den psychogenen Reaktionen, fast ausschließlich also ihren epithymen Spielarten, wird sie vielleicht die Verantwortung für den ersten Entwurf und diese oder jene Symptomveränderung oder -ausschmückung tragen. Unsere Fragestellung wird dementsprechend anders lauten müssen: Nicht Krankheit *oder* Simulation, sondern *wieviel* organische Krankheit, *wieviel* psychogene Reaktion und *wieviel* Simulation? Exakt beantwortbar freilich wird diese Frage der Natur der Sache nach noch nicht und vielleicht niemals sein. Es wird dabei vielmehr auf ein jedesmal erneutes subjektives Abwägen herauskommen, bei dem Vorurteilslosigkeit und lange Erfahrung die besten Hilfsmittel sind.

Wir verschieben die Besprechung der letzten Reichardtschen Gruppe — die neurasthenische gehört nicht mehr in unser Gebiet — der querulatorisch-paranoiden Formen auf das nächste Kapitel, zu dem sie uns mehr Beziehung zu haben scheint als zu dem der epithymen Reaktion.

3. Isolierung und Induktion.

Die Erscheinungsformen, die in diesem letzten Kapitel zu besprechen sind, gleichen einander insofern, als bei beiden die Beziehungen zur Umgebung, das Milieu, in einem engeren und ausschließlicheren Sinne die Rolle des pathogenen Erlebnisses spielen als bei den bisher betrachteten Reaktionsarten. Beide Erlebnisse, sowohl das der Vereinsamung als auch das der unmittelbaren, sophropsychisch nicht verarbeiteten Einwirkung der Umgebung sind an sich und innerhalb gewisser Grenzen etwas durchaus Gewöhnliches. Beide führen erst bei ungewöhnlicher Intensität ihrer Wirksamkeit — die wiederum sowohl von Art und Dynamik des Erlebnisses wie von der Beschaffenheit der erlebenden Persönlichkeit abhängen kann — zu ungewöhnlichen Reaktionen.

Bleiben wir zunächst bei der *Isolierung*, so wird die eigene Einsamkeit jedem Menschen, zumal dem Nachdenklichen und dem Älteren, gelegentlich zu Bewußtsein kommen. Er wird daraus die Konsequenzen ziehen, die in der Richtung seiner Persönlichkeit liegen; er wird etwa vorübergehend traurig sein oder mit resignierendem Achselzucken darüber hinweggehen; der Syntone wird vielleicht versuchen, seine Isolierung durch vermehrte Güte auszugleichen; der Dystone, an sich weniger von seinen Beziehungen zur Umgebung abhängig, wird sich vielleicht um so hochmütiger oder verletzter in seinen Autismus zurückziehen, oder er wird, bei stärkerer egoistischer Einstellung, seinem Einsamkeitserlebnis den Vorwand entnehmen, unter dem er die Umgebung nunmehr um so rücksichtsloser tyrannisiert und ausnutzt.

Wenn die ungewöhnlichen Reaktionen entstehen sollen, deren Betrachtung nunmehr unsere Aufgabe sein soll, muß das Erlebnis der Isolierung eine besondere Färbung tragen: Die Umgebung, der wir isoliert gegenübertreten, erscheint uns nicht nur fremd und gleichgültig, ihre reservierte oder ablehnende Haltung scheint uns vielmehr der Ausdruck eines bestenfalls abwartenden, schlimmstenfalls aber feindseligen, mehr oder minder aktiven Interesses an unserer Person zu sein. Einfachste und alltägliche Beispiele dieses Vorgangs bieten die Befangenheit des ersten öffentlichen Auftretens, die Verlegenheit des Ungewandten in unbekannter und sozial überlegener Gesellschaft, und etwas davon steckt in dem Erlebnis des jungen Soldaten, der, zum erstenmal in der Uniform auf der Straße, zu dem Glauben neigt, die mehr oder weniger schmeichelhafte Aufmerksamkeit aller Passanten zu erregen und jedes Gelächter, jeden zufälligen Blick und jedes Gespräch auf sich bezieht. Selbstunsicherheit und Neigung zu Mißtrauen begünstigen natürlich derartige Einstellungen.

Wirkliche feindselige — oder als feindselig empfundene — Handlungen der Umgebung aber führen ebenso selbstverständlich zu mißtrauischer Wachsamkeit, die bereits unter normalen Verhältnissen zu allerhand mißverständlichen Umdeutungen Anlaß geben kann. U. a. pflegt sich das Mißtrauen nicht auf den einzelnen Feind zu beschränken, sondern — mit mehr oder weniger großem Recht — dessen nähere und weitere Umgebung miteinzubeziehen. Auf diese Art können harmlose Vorgänge und Handlungen Unbeteiligter auf die eigene Person bezogen und in feindseligem Sinne mißdeutet werden. Die Situation der Isolierung, die bis dahin vielleicht nur in der Vorstellung des Betroffenen bestanden hatte, wird — durch Ablehnung, Sichzurückziehen und Feindseligkeiten, die nunmehr von *ihm* ausgehen — gewissermaßen erst künstlich geschaffen und nun weiter und weiter ausgebaut. Endlich wird hier aber die Grenze des Möglichen erreicht sein. Die unerträglich gewordene Situation wird durch eine Änderung äußerer Art, wie Versetzung des Beamten, Befriedigung des gekränkten Ehrgeizes, Rehabilitierung des — vermeintlich oder wirklich — angetasteten guten Rufes, ausgeglichen, Aussprache und Versöhnung klären die Mißverständnisse, begonnener Kampf wird durch Sieg, Vergleich oder Niederlage, z. B. im Prozeß, beendet oder die Bequemlichkeit findet sich „um des lieben Friedens willen" resignierend mit der Isolierung ab.

Solche „paranoischen Reaktionen" sind im Bereich des Normalen etwas sehr verbreitetes. Die Fähigkeit, in dieser Art zu reagieren, kommt vielleicht jedem Menschen zu. Wenn man will, kann man in ihr das psychologische Äquivalent einer phylogenetisch alten Verhaltensart erblicken, die der Selbsterhaltung dient.

Genau so wie bei den anderen Reaktionsweisen werden freilich auch hier besondere Eigenheiten der Persönlichkeit die paranoische Reaktion begünstigen. Menschen, die in besonderem Maße zu Beziehungs- und Beeinträchtigungsideen, zu Mißtrauen, Empfindlichkeit und egozentrischer Einstellung neigen, bei denen z. B. Ehrgeiz und Selbstunsicherheit, asthenische und sthenische Komponenten ihres Wesens in einem besonders ungünstigen Spannungsverhältnis zueinander

stehen, werden besonders leicht paranoisch reagieren. Die Sensitiven — asthenischer und sthenischer Spielart —, die Kretschmer (k) bis in feine Einzelheiten
hinein analysiert hat, werden das Hauptkontingent zur paranoischen Reaktion
stellen.

Von dieser Stelle aus eröffnet sich der Blick auf den Problemkreis der paranoischen Entwicklungen, des Querulantenwahnsinns [Hitzig] also, des sensitiven Beziehungswahns [Kretschmer (k)] und der Paranoia Kraepelinscher
Fassung. Auch bei diesen Formen psychopathologischen Geschehens spielen ja
die Isolierung gegenüber einer mehr oder weniger feindseligen Koalition, die
Neigung zu Beziehungsideen, die sensitiven Eigenheiten der Persönlichkeit eine
Rolle. Auch hier pflegt ja ein *Erlebnis* die Entwicklung auszulösen. Aber das
alles ist offenbar doch nur ein Teil — und vielleicht nicht einmal der wesentlichste — der Wurzeln, aus denen die Entwicklung hervorgeht. Wenn die paranoische *Reaktion* — der etwa einzelne Fälle der milden Paranoiaformen Friedmanns (b) oder der abortiven Paranoia Gaupps (c) entsprechen würden — die
Grenze des Sinnvollen und psychologisch Verständlichen niemals verläßt, so sind
bei der paranoischen *Entwicklung* allenfalls die einleitende reaktiv gefärbte Phase
und die eine oder andere der Kettenreaktionen [Kretschmer (d)], die den
späteren Verlauf beeinflussen, dem einfühlenden Verständnis zugänglich. Die
eigentliche Entwicklung aber, die kritiklose Unterordnung aller Interessen unter
die überwertige Idee (Wernicke), die unkorrigierbare Verschiebung der gesamten Persönlichkeit unter der Herrschaft des katathymen Denkens [H. W.
Maier (a)], die grenzen- und fruchtlose Verschwendung aller Kräfte an ein häufig
utopisches, unsinnig überwertetes Ziel, die immer wahnhafter gefärbte Beziehungs-
sucht, das alles bleibt unserem Verständnis doch mehr oder weniger verschlossen.
Hier sind *krankhafte*, nicht mehr nur ungewöhnliche Erscheinungen, die psychologisch nicht mehr restlos faßbar sind und dementsprechend aus dem Rahmen
der psychogenen Reaktionen hinauswachsen. Die Hegemonie wird hier von endogenen konstitutionellen Momenten übernommen, von Kräften, die vielleicht in der
paranoischen Veranlagung J. Langes (a), dem paranoischen Mycel Kehrers (d, e)
zu suchen sind. Das Erlebnis gibt dabei immer nur den Anstoß, es spielt die
Rolle des „Schlüsselerlebnisses" [Kretschmer (k)], das konstitutionell bedingten und determinierten Entwicklungsmöglichkeiten der Persönlichkeit den
Weg öffnet. Daß im Rahmen solcher Entwicklungen verständliche paranoische
Reaktionen auftreten und in das Gesamtgeschehen mit verwoben werden können,
ändert nichts an der endogenen „Achse" [Hoche] der Psychose.

Die Dinge liegen hier vielleicht ähnlich wie bei der hysterischen Charakterentwicklung und der hysterischen Reaktion, deren grundsätzliche Verschiedenheit wir oben gestreift haben. Auch die hysterische Charakterentwicklung ent-
wächst ja, wie wir sahen, im wesentlichen *konstitutionellen* Wurzeln. Auch sie
verwendet mit besonderer Vorliebe *hysterische Reaktionen*, ebenso wie die paranoische vielfach von psychogenen Momenten gespeist wird.

Die Beziehungen der paranoischen Entwicklungen zum Formenkreis der
psychogenen Reaktionen berühren demnach nicht das Wesentliche beider Erscheinungen. Sie sind vielleicht noch am innigsten beim Querulantenwahn
[Hitzig, Raecke (i), Wetzel (c), Heilbronner (b), bei dem Erlebnisse und
besondere charakterologische Eigenschaften häufig die ausschlaggebende Rolle
zu spielen scheinen [Lange (a)]. Das Erlebnis, das zu derartigen querulatorischen
Reaktionen führt, kann u. a. die vermeintliche oder wirkliche Rechtskränkung
im Rentenkampf sein [Mendel, Heilbronner (b), Löwy (b), Stertz (a)].
Besonders häufig ist es im übrigen die Haft [Birnbaum (b, i), Foersterling,
Siefert, Wilmanns (a)].

Wir wollen uns mit diesen wenigen Bemerkungen über die paranoischen Entwicklungen und ihre Beziehungen zum Psychogeniegebiet begnügen. Die Probleme sind in letzter Zeit besonders intensiv bearbeitet worden, Fragestellungen nach den verschiedensten Richtungen hin sind neu aufgetaucht oder wieder hervorgeholt worden und harren der Beantwortung. Gerade heute ist daher dieses Gebiet einer kurzen zusammenfassenden Darstellung besonders schwer zugänglich. Es ist deswegen in diesem Handbuch der gesonderten und eingehenderen Bearbeitung im Kapitel KEHRERS vorbehalten worden.

Was uns hier näher angeht, sind gewisse flüchtige Wahnbildungen, die nun in der Tat in Entstehung, Verlauf und Ausgang den psychogenen Reaktionen gleichen und bei denen das Erlebnis der Isolierung in einem engeren und ausschließlicheren Sinn von pathogenetischer Bedeutung ist. Es sind die wahnhaften Einbildungen, die BIRNBAUM (b) im Jahre 1908 bei degenerierten Häftlingen beschrieb.

Die Haft, zumal die Einzelhaft, ist natürlich die Isolierung $\varkappa\alpha\tau\ \dot{\epsilon}\xi o\chi\dot{\eta}\nu$, nicht nur in wörtlichem sondern auch im übertragenen Sinn der Vereinsamung gegenüber einer feindlichen Koalition, die durch den Staat und seine Exekutivorgane gebildet wird. Dazu kommen allerhand andere psychische Eindrücke von starker emotionaler Wirksamkeit: Das Herausgerissensein aus der gewohnten Umgebung, die Trennung von Angehörigen und Freunden, die Entehrung der Strafe, die Erinnerung an das Verbrechen, beim Untersuchungsgefangenen die ängstliche Erwartung des Urteils und beim Strafgefangenen die niederdrückende Gewißheit, für lange Zeit der Freiheit beraubt zu sein und unter hartem Zwang ein einförmiges, nutz- und genußloses Leben verbringen zu müssen. Endlich kommen dazu Schädigungen, die vom Körperlichen her wirken, Störungen des Stoffwechsels durch mangelhafte Bewegung in frischer Luft, schlechte Ernährung, die namentlich bei Disziplinarstrafen auf ein Mindestmaß herabgeschraubt ist, schwere, ungewohnte und ungeliebte körperliche Arbeit und sexuelle Enthaltsamkeit. All diese Schädigungen aber treffen ein Menschenmaterial, das überreich an psychopathischen Persönlichkeiten und konstitutionell zu geistigen Störungen Disponierten ist [STRÄUSSLER (c)].

Es ist deshalb kein Wunder, wenn unter Gefängnisinsassen Geistesstörungen besonders häufig auftreten. Die Frage der Haftpsychosen ist deswegen in der psychiatrischen Literatur seit DELBRÜCK immer wieder diskutiert worden (NITSCHE und WILMANNS). Schon den ersten Bearbeitern des Problems (GUTSCH, SKLIAR) fielen gewisse paranoide[1] Psychosen von kurzer Dauer und guter Prognose auf, die sich aus der Menge der übrigen, allgemein bekannten Erkrankungsformen heraushoben. Zumal die Einzelhaft schien sie hervorzurufen [KIRN, KURT WILMANNS]. SIEFERT sprach von ihnen als von ,,Reaktionen einer pathologischen Hirnorganisation auf bestimmte pathologische Lebensbedingungen''.

Sie schienen später in der KRAEPELINschen Dementia praecox untergehen zu sollen; auch Psychosen von nachweislich anderer Genese, epileptische z. B. oder alkoholische, die in der Haft ausbrachen, konnten ja vorübergehend das gleiche paranoide Syndrom zeigen [RÜDIN (a)]. Sehr viel später hielt ASCHAFFENBURG (b) noch daran fest, daß die Mehrzahl dieser Bilder der Dementia praecox angehörten. KRAEPELIN (b) selbst, der sich lange Zeit skeptisch verhalten hatte, gab aber schließlich zu, daß der Druck der Gefangenschaft selbständige Krankheitsbilder von paranoider Gestaltung zu erzeugen vermöge. Das hatten ja u. a. auch katamnestische Erhebungen HOMBURGERS (a) einwandfrei ergeben. Diese Krankheitsbilder waren inzwischen nach BONHOEFFERS (a) Vorgang von BIRN-

---

[1] Wir gebrauchen hier den Ausdruck paranoid im Unterschied zu den ,,paranoischen'' systematisierten Wahnbildungen der Paranoia-Gruppe.

Baum (a, b) bis ins Einzelne herausgearbeitet worden, und auf die degenerative Eigenart der Erkrankten zurückgeführt worden.

Es handelt sich nach Birnbaum um flüchtige, oberflächliche, von der Situation beeinflußbare Wahnbildungen, in denen freie Erfindungen, romanhaft-phantastische, spielerische Konfabulationen und wahnhafte Erinnerungsfälschungen in ausgiebigem Maße verwandt werden. Halluzinationen aller Sinnesgebiete, häufig sensationell hysterisch gefärbt, bereichern das Bild. Von der Schizophrenie sind sie unterschieden durch ihre Flüchtigkeit und den regelmäßig günstigen Ausgang ohne Defekt[1]. Von der Paranoia scheidet sie die Beeinflußbarkeit durch äußere Umstände und das Fehlen der inneren Gesetzmäßigkeit und Einheitlichkeit, die für das paranoische Wahnsystem charakteristisch sind. Es sind offenbar rein reaktive Wahnbildungen, die, vom psychischen Druck der Haftisolierung hervorgerufen, schwinden, sobald dieser Druck, z. B. durch Überführung in Gemeinschaftshaft, erleichtert oder durch Haftentlassung aufgehoben wird. Inhaltlich handelt es sich dabei um Verfolgungs- oder Größenideen, um den Unschulds- oder Begnadigungswahn, die nacheinander und sogar neben- und durcheinander auftreten können. Während die Verfolgungsideen ihr Material allermeist dem Haftmilieu entnehmen und der drohende Staatsanwalt, der Henker, der schwarze Sarg und die nächtlicherweise eindringenden Gefängnisaufseher dabei die größte Rolle spielen, gehen die *Größen*ideen schnell ins Phantastische und Romanhafte über. Wunsch und Grauen sind hier offenbar, ähnlich wie bei gewissen hysterischen Dämmerzuständen, die treibenden Kräfte. Das Grauen beschwört schreckliche und beängstigende Situationen herauf, der Wunsch realisiert lustbetonte und verdrängt unlustbetonte Komplexe. Auf dem Wege der Autosuggestibilität, des ,,Sich-Einredens'' erhalten die Einbildungen ihren — flüchtigen — Wirklichkeitswert. Kommen Bewußtseinsstörungen dazu, so rücken diese Wahnpsychosen in allernächste Nähe der Dämmerzustände [Birnbaum (c)], der puerilistischen und Ganser-Syndrome; psychogene Stuporen — die ja bei Gefangenen überhaupt verhältnismäßig häufig angetroffen werden [Raecke (b), Wilmanns (c), Jung (a)] — und dämmerige Erregungen sind dann nichts Seltenes. Auch explosive Reaktionen, der ,,Zuchthausknall'', oder querulatorische und hypochondrische Einschläge sind häufig. Die Grundlage dieser Zustände aber ist zu suchen in der degenerativ-verschrobenen oder degenerativ-phantastischen — Bonhoeffer (a) legte bei diesen Fällen besonderen Wert auf das labile Persönlichkeitsbewußtsein — Eigenart der Persönlichkeiten ihrer Träger.

Später hat Foersterling versucht, diese paranoiden Reaktionen der Haft, deren Ähnlichkeit mit schizophrenen Mechanismen ja lange Zeit die Diskussion beherrschte, als Reaktionsweisen sog. schizoider Persönlichkeiten aufzufassen. Er näherte damit seine ,,besonnene persekutorische Halluzinose in der Haft'' dem schizoiden Reaktionstypus Poppers, dessen umstrittene Grundlagen wir oben gestreift haben. Hier würden ausgedehnte genealogische Studien Klärung bringen müssen.

Für Foersterling wachsen die emotionalen Wurzeln der paranoiden Haftreaktion aus Flucht und Kampf heraus, mit denen die Situation der Haftisolierung quittiert wird. Zum Kampfsyndrom gehören die querulatorischen Einschläge, aber auch ,,das Sammelsurium von Spiegelfechterei'' der Pseudoparanoiden, das bewußter Vortäuschungstendenz[2] entspringt. Zum Flucht-

---

[1] Die Differentialdiagnose gegenüber der Schizophrenie kann aber überaus schwierig sein. In vielen Fällen gibt erst die Katamnese nach erfolgter Haftentlassung Sicherheit.

[2] Wilmanns (b) hat gelegentlich auf die Zunahme der Simulationsversuche in der Haft hingewiesen und sie mit einer Änderung des Zeitgeistes, die zu übertriebener Scheu vor der Simulationsdiagnose geführt habe, zu erklären versucht.

syndrom rechnet er die Größenideen, den Unschulds- und Begnadigungswahn, kurz alle die Inhaltsformen, die einem Wahnbedürfnis entspringen und zu wahnhaften Wunscherfüllungen führen. Beide Syndrome können nacheinander beim gleichen Individuum auftreten, dann nämlich, wenn die Widerstandskraft nach langem Kampfe endlich gebrochen ist, und der Büßer dem unerträglichen Druck der wirklichen Situation durch die Flucht in eine erträumte und wunschgemäß veränderte zu entgehen sucht. Hierher mögen wohl gewisse Fälle von Begnadigungswahn bei alten, lebenslänglich internierten Zuchthäuslern gehören, die RÜDIN (c) beschrieb, obwohl hier die organischen Störungen des beginnenden Alters die Grundlage der — demgemäß unheilbaren — Erkrankung abgegeben haben mögen. Auch außerhalb der Haft findet sich ja das paranoide Syndrom, wenn auch in etwas anderer Färbung, bei Greisen besonders häufig. Das Isolierungserlebnis des hilflosen Alters [KRAEPELIN (b)] mag hier neben der senilen oder arteriosklerotischen Hirnschwäche eine Rolle spielen. Daß überhaupt organische Hirnstörungen, selbst solche traumatischer Art, zu psychogenen Wahnbildungen Anlaß geben können, hat u. a. KRETSCHMER (l) gezeigt.

Das Isolierungserlebnis liegt nun auch einigen paranoiden Reaktionsformen zugrunde, die zum Schluß gestreift werden mögen. Es handelt sich hier um Formen, bei denen die Verbindung mit der Außenwelt durch Versagen einzelner oder mehrerer Aufnahmeapparate unterbrochen ist. Zu diesen Aufnahmeapparaten gehören in erster Linie Gehör, Gesicht und Sprachverständnis.

KRAEPELIN (b) hat dem Verfolgungswahn der Schwerhörigen oder Tauben ein eigenes Kapitel seines Lehrbuches gewidmet. Es handelt sich um „einen etwas verschwommenen Verfolgungswahn mit eigentümlich unbestimmten Sinnestäuschungen und halb ängstlicher, halb gereizter Stimmung". Der akustische Abschluß von der Umgebung zusammen mit den, bei zunehmend Schwerhörigen häufigen, subjektiven Ohrgeräuschen soll zu diesen, bei sinnvoller psychotherapeutischer Beeinflussung schnell vorübergehenden Zuständen führen.

Etwas Ähnliches dürfte bei manchen der in älterer Zeit vielfach beschriebenen Psychosen und Verwirrtheitszustände nach Augenoperationen eine Rolle spielen [v. FRANKL-HOCHWART (a)], obwohl bei den meist alten Patienten organische Hirnstörungen und der Operationsshock das Bild zu komplizieren pflegen. Seitdem die strenge Dunkelbehandlung nach Augenoperationen mit festabschließendem Verband moderneren Methoden Platz gemacht hat, sind diese, übrigens ebenfalls gutartigen, Störungen sehr viel seltener geworden [AXENFELD].

Von besonderem Interesse und nicht ohne weiteres verständlich ist im übrigen die Tatsache, daß paranoide Isolierungsreaktionen bei Blinden und Schwachsichtigen sehr selten vorzukommen scheinen. Wenigstens sind mir Literaturangaben darüber außer der Arbeit von SÁNCTÚS BANÚS nicht zugänglich geworden, und der langjährige Leiter einer großen Blindenanstalt, den ich darüber befragte, konnte sich keines einzigen derartigen Falles entsinnen. Worauf diese verschiedene Reaktionsweise der Blinden und Tauben — die ja auch im übrigen sehr eklatant ist — beruht, muß dahingestellt bleiben.

Endlich sind in diesem Zusammenhang noch die — naturgemäß seltenen — paranoid-ängstlichen Reaktionen zu erwähnen, wie sie ALLERS (a) bei primitiven Kriegsgefangenen in sprachfremder Umgebung fand. Leichteste Formen dieser Reaktion, Befangenheit und Mißtrauen in fremdem Lande oder in einer Gesellschaft, deren Sprache man nicht oder nicht vollkommen beherrscht, sind übrigens etwas durchaus Gewöhnliches.

All diesen paranoiden Störungen müssen natürlich besondere Dispositionen der Persönlichkeit zugrunde liegen [MERCKLIN, BECHTEREW (a)]. Nicht jeder Schwerhörige wird paranoid, nicht jeder Staroperierte beginnt im Dunkelzimmer ängstlich zu toben. Mißtrauen und Selbstunsicherheit, manchmal wohl auch Debilität und primitive Artung des sozial Tiefstehenden [Kraepelin (b)], begünstigen die paranoide Isolierungsreaktion. Erbpsychiatrische Untersuchungen und mehrdimensionale Betrachtung würden vielleicht auch auf diesem Gebiet ebenso wie dem des präsenilen Begnadigungswahns zu neuen Erkenntnissen führen [Schneider (c)].

Wir verlassen damit das Gebiet der Isolierungsreaktionen, um zu dem der *Induktion* überzugehen. Die Induktion, die unmittelbare Übertragung eines Vorstellungsinhalts von einer Person auf die andere bzw. einer Personengruppe auf die andere und ihre kritiklose Annahme durch die Induzierten, spielt ja im Alltagsleben eine außerordentlich bedeutsame Rolle. Jeder Kollektivismus — ohne den eine gesellschaftliche Struktur unserer Kultur überhaupt nicht denkbar wäre — beruht im letzten Grunde auf der Induktion. Politische, soziale und kirchliche Bewegungen und Parteibildungen, Kriege und Revolutionen können ihrer ebensowenig entraten wie künstlerische oder wissenschaftliche Strömungen, wie Mode, Reklame, öffentliche Meinung und Weltanschauung. Das Verhältnis von Eltern zu Kindern wird ebenso nachdrücklich von ihr bestimmt wie das zwischen Lehrer und Schülern oder das zwischen Arzt und Patienten. Intellektuelle und soziale Überlegenheit, größerer affektiver Schwung und starkes Selbstbewußtsein prädestinieren zum induzierenden Führer; der affektiv Lahme, intellektuell Minderwertige, persönlich und sozial Unterlegene wird stets zur Herde der Geführten gehören, solange er überhaupt noch der Beeinflussung zugänglich ist.

Wieder stoßen wir hier auf eine *allen* Menschen eigene Reaktionsmöglichkeit, die sich ohne Schwierigkeiten auf den Herdeninstinkt des Tierlebens zurückführen läßt [Bonhoeffer (m)]. In der Spielbreite der Gesundheit handelt es sich hier um Erscheinungen der sozialen, insbesondere der Massenpsychologie, mit der sich von psychiatrischem Standpunkt aus u. a. Bechterew (b), Gudden (b) und Freud (b) beschäftigt haben.

Wenn schon zu gewöhnlichen Zeiten und unter alltäglichen Umständen die Induktion ihr Objekt vornehmlich in den Dummen [Loewenfeld (d)] findet und der Intellekt einer induzierten Masse unverkennbar unter das Durchschnittsniveau der einzelnen sinkt [Bonhoeffer (m)], so nehmen die ungünstigen Wirkungen der Induktion außergewöhnliche Formen an, wenn es sich um Zeiten politischer oder sozialer Unruhe und um Gegenstände von besonders starker affektiver und suggestiver Wirksamkeit handelt. Dann gehen kritische Gegenvorstellungen und Bremsungen des Intellekts in ungewöhnlichem Maße verloren, der Apparat der Suggestibilität gewinnt ungeheuer an Dynamik, nicht die Logik siegt, sondern der Glaube'[Gaupp (g)], katathymes Denken verschiebt die Vorstellungen ungewöhnlich weit, die Typhlopsyche mit ihren blinden Trieben und Leidenschaften erringt den Sieg über die Sophropsyche und ihre kritischen und disziplinierenden Apparate.

Das ist das Milieu, in dem mystische Sekten wie Pilze aus dem Boden schießen (Peretti), in dem Psychopathen in großer Zahl revolutionäre Führer werden können [Kahn (a), Brennecke], in dem mittelalterliche [Hellpach (c), Hecker] und neuzeitliche [Sikorski (a, b), Somogyi, Jakobi (c)] psychische Epidemien, ein „Gemisch von Fanatismus, Hysterie, Psychose und Betrug" (Peretti), entstehen. Wir alle haben die Wirkung der Induktion im Kriege, namentlich seinem Anfang [Stelzner (b), Loewenfeld (c), Bonhoeffer (m), Meyer (c)] und in der Revolution kennen gelernt, und wenn man die Schilderungen Damerows aus den politisch erregten Zeiten um 1848 liest, so muten sie wie ein Spiegelbild der Jahre an, die eben hinter uns liegen; nicht einmal das Gegenstück zu GRODDEKS „Morbus democraticus" hat unserer Zeit gefehlt, wenn auch die „Psychopathia gallica" LOEWENFELDS sehr viel ironischer gemeint sein mag, als es das Pamphlet des alten Reaktionärs war (LAEHR).

Auch an der Front, wo zu den psychischen Faktoren der Lebensgefahr und des Fehlens autentischer Nachrichten noch körperliche Schädigungen, Hunger und Erschöpfung kamen, spielte die Induktion ihre manchmal verhängnisvolle Rolle. Man glaubte das, was man wünschte oder fürchtete, und Paniken und massenhaft auftauchende und blitzschnell verbreitete Gerüchte, die Latrinenparolen der Soldatensprache, waren die Folge [BONHOEFFER (m)]. Daß in prekären, namentlich nächtlichen Situationen illusionäre Verkennungen und Umdeutungen, denen nicht nur Einzelne, sondern auch ganze Truppenteile verfielen, häufig waren, kann nach den Erfahrungen des Friedens nicht wundernehmen. Selten freilich mögen derartige Erscheinungen so weit gegangen sein wie bei den „Engeln von Mons", die die geschlagenen und erschöpften Engländer auf ihrem Rückzuge begleiteten und von Tausenden gesehen wurden.

Hier befinden wir uns bereits im Grenzgebiet der — in dem von uns gemeinten engeren Sinne — ungewöhnlichen Reaktionen. Auf die gleiche Weise können nun *krankhafte* Vorstellungsinhalte übertragen und vermöge der gesteigerten Dynamik des Suggestibilitätsapparates ohne Korrektur übernommen werden. Dieser Vorgang spielt die ausschlaggebende Rolle bei den Erscheinungen, die man seit langen Jahrzehnten als induziertes Irresein oder psychische Infektion bezeichnet. Natürlich handelt es sich dabei, um das vorwegzunehmen, weder um ein „Irresein" noch um eine Infektion. „Es kann keine Rede davon sein, daß sich Krankheitsprozesse psychisch übertragen" [JASPERS (b)].

Wenn beim Induzierten eine echte Psychose entsteht, dann handelt es sich regelmäßig um spezifisch disponierte, meist auch erblich schwer belastete Individuen, bei denen die Psychose des Induzenten bestenfalls auslösende, meist aber nur pathoplastische Funktion versieht, die von jedem andern psychischen Erlebnis ebensogut hätte übernommen werden können [SCHÖNFELDT, PARTENHEIMER, AST]. Das würde also die Folie simultanée der Franzosen sein, die zur Psychose der Induzenten nur äußere aber keine inneren Beziehungen hat (LEIBOWITZ). Die Folie communiquée dagegen, bei der also eine Psychose als *pathogenetisches* Agens die zweite — die natürlich nach Art, Form und Inhalt ihr gleichen muß — hervorruft, läßt sich mit heutigen Anschauungen nicht mehr vereinen.

Eine Sonderstellung nahm hier bis in die letzte Zeit die induzierte paranoische Entwicklung ein; hier wurde ja in der Tat eine Psychose bei anscheinend Gesunden durch eine andere verursacht und sie erlosch nicht nach der Trennung der beiden Träger, sondern entwickelte sich selbständig weiter fort. Das alles waren Forderungen, die man an ein echtes induziertes Irresein stellte (PARTENHEIMER), WOLLENBERG (a)], die hier erfüllt erschienen. Seitdem neuere Forschungen die Paranoia, wie wir oben dargelegt haben, wieder mehr den endogenen Störungen zu nähern scheinen, muß auch in diesen Fällen die pathogenetische Rolle der induzierenden Psychose wieder zweifelhafter erscheinen. Die Paranoia des Induzenten wird zur Hilfsursache, zum bloßen Schlüsselerlebnis, das der immanenten Paranoia des Induzierten, der den „Keim des Leidens schon in sich trug" [KRAEPELIN (b)], die Bahn öffnete. Etwas ähnliches gilt für den induzierten Querulantenwahn [MEYER (a), obwohl dieser ja, wie wir sahen, dem psychogenen Kreise näher steht als die Paranoia und dementsprechend auch in pathogenetischer Hinsicht enger von Erlebnissen abhängt als diese.

In den meisten übrigen Fällen handelt es sich um psychogene Reaktionen, bei denen die Psyhcose, Neurose oder Reaktion der Induzenten die Rolle des psychischen Erlebnisses spielt, das, zugleich pathogenetisch und pathoplastisch wirkend, beim Induzierten eine entsprechende Reaktion hervorruft und ausgestaltet. Ist das psychische Erlebnis vorüber, d. h. z. B. sind Induzent und Induzierter getrennt worden, so pflegt auch die induzierte Reaktion sehr schnell abzuklingen. Tut sie das nicht, so ist der Verdacht gerechtfertigt, daß es sich beim anscheinend Induzierten um eine „simultane" echte Psychose handelt, die durch die Erkrankung des Induzenten nur ausgelöst worden ist [BLEULER (f)].

Es ist selbstverständlich, daß diese induzierte Reaktion, die Folie imposée der Franzosen, besonders günstiger Bedingungen zu ihrer Entstehung bedarf. Sie liegen einmal in den besonders nahen Beziehungen persönlicher Art, die zwischen Induzenten und Induzierten zu bestehen pflegen. Blutsverwandtschaft, psychische Ähnlichkeit, Seelenharmonie und intimes Zusammenleben in der Abgeschlossenheit sind besonders dispositionsfördernd. Daneben ist die Relation zwischen persönlicher und sozialer Überlegenheit des Induzenten und geringer psychischer Resistenz des Induzierten, die — man verzeihe den Vergleich — zu einem starken „suggestiven Gefälle" führt, von Wichtigkeit (SCHÖNFELDT). Unter solchen Umständen bleibt es dann manchmal nicht bei der Folie à deux, trois oder quatre [WOLLENBERG (a)], sondern über den engen Familienkreis hinaus bemächtigt sich die Induktion der Nachbarn, Freunde und der ganzen Gemeinde; sie kann schließlich der Ausgangspunkt von psychischen Epidemien wie den oben erwähnten werden. Dabei werden dann geisteskranke Inhalte auch psychisch Rüstigen übertragen, aufgedrängt oder „eingepflanzt", um mit WEYGANDT zu reden, und gerade dieses Zusammentreffen pflegt, zumal, wenn es sich um paranoische und querulatorische Inhalte handelt, für die nähere und weitere Umgebung besonders unangenehme Konsequenzen nach sich zu ziehen.

Daß von psychischen Inhalten vornehmlich paranoische und paranoide Ideen übertragen werden (RIEBETH), liegt in der Natur der Sache. Daneben erstreckt sich die Induktion gern auf hysterische Mechanismen körperlicher Art. Sehr bekannt sind die hysterischen Epidemien unter Schulkindern (DIX), bei denen der Trieb zur motorischen Nachahmung, der nach HOMBURGER (d) einer „allgemeinen Neigung des Kindes" entspricht, eine große Rolle spielt. Die Choreaepidemie, die DIX beschreibt, ergriff 237 Schüler und Schülerinnen einer Mittelschule. Andere induzierte hysterische Symptome sehen wir alltäglich in Krankenhäusern und Kliniken. SEELIGMÜLLER z. B. hat über hysterische Anfälle berichtet, die von einem Mädchen auf mehrere andere übertragen wurden, und die hysterischen Erscheinungen der Kriegsepithymen sind zweifellos im großen und ganzen und in vielen Einzelheiten von der Induktion beeinflußt worden (LIEBERMEISTER und SIEGERIST), obwohl z. B. H. STERN die reine Imitation selten gefunden hat.

Etwas anders sehen die Fälle aus, in denen das Erlebnis der geistigen Erkrankung eines andern zu psychogenen Reaktionen unspezifischer, der ersten Psychose nicht gleichender Art führt. Das können z. B. hysterische Dämmerzustände sein, in deren Pathoplastik dann der eine oder andere Zug der fremden Erkrankung mit eingeht.

Um solche Dinge handelt es sich wohl in den meisten Fällen bei den sog. spiritistischen oder psychographischen Psychosen, auf die wir zum Schluß noch einen kurzen Blick werfen wollen. Wir sahen bereits: Gerade die intensive Beschäftigung mit religiösen, mystischen, okkultistischen und abergläubischen Vorstellungsinhalten bereitet psychischen Epidemien einen besonders fruchtbaren Boden. Hier gedeihen dann — auch heute noch — in primitivem ländlichen Milieu der Hexenglaube (MAYER) und die religiöse Ekstase [SCHMIDT (b),

JAKOBI (a), (SCHULZE (b)] — über die Stigmatisation haben wir an anderer Stelle berichtet [JAKOBI (b), EWALD (b)] — in der reizhungrigen Großstadt das Sektiererwesen und theosophische, spiritistische und okkultistische Konventikel.

Überall mischen sich hier, um mit SCHNEIDER (c) zu sprechen, Dämmerzustände, Induktion, wahnhafte Gedanken und, wie wir für nicht ganz seltene Fälle hinzufügen können, Betrug [HENNEBERG (a, b), FÜRSTNER (a)]. Medien, Seherinnen und Ekstatische pflegen sich seit altersher — die Pythia — für ihre Produktionen des hysterischen Ausnahmezustandes, der „Trance", des „Somnambulismus" zu bedienen, ein Umstand, der neben Dunkelzimmer und mystischem Zeremoniell zugleich den Eindruck des Unheimlichen und Übernatürlichen beim Zuschauer erhöht und dem Medium selbst das Spiel erleichtert[1].

Es kann nicht wundernehmen, daß unter solchen Eindrücken auch die Gläubigen dieser Wunder, die Adepten dieser schwarzen Künste, von denen naturgemäß ein großer Teil von Hause aus psychopathisch ist, von hysterischen Zufällen betroffen werden. Namentlich der Spiritismus und die sog. Psychographie, aber auch die laienhaft betriebene und sensationell aufgemachte Hypnose fordert gelegentlich solche Opfer [HENNEBERG (a), KEHRER (e), KINDBORG (l), JAKOBI (d)]. In diesen hypnoiden und autohypnotischen Zuständen, spiritistischen und psychographischen „Psychosen" werden dann Vorstellungsinhalte des auslösenden Erlebnisses verwandt und weiter ausgebaut. Selbstverständlich können aber auch beginnende echte Psychosen, z. B. schizophrene, von derartigen Erlebnissen pathoplastischen Gebrauch machen [HENNEBERG (a)].

Literatur.

ADLER, A.: (a) Über den nervösen Charakter. Wiesbaden 1912. — (b) Praxis und Theorie der Individualpsychologie. München 1924. ALLERS, R.: (a) Über psychogene Störungen in sprachfremder Umgebung. Z. Neur. 60 (1920). — (b) Charakter als Ausdruck, ein Versuch über psychoanalytische und individualpsychologische Charakterologie. Jb. Charakterol. 1 (1924). — (c) Grundformen der Psychotherapie. Aus Schwarz, Psychogenese und Psychotherapie körperlicher Symptome. Wien 1925. v. ARTWINSKY, E.: Über traumatische Neurosen nach Kriegsverletzungen. Z. Neur. 45 (1919). ASCHAFFENBURG, G.: (a) Querulanten und Pseudoquerulanten. Münch. med. Wschr. 1904. — (b) Degenerationspsychosen und Dementia praecox bei Kriminellen. Z. Neur. 14 (1912). — (c) Die konstitutionellen Psychopathen. Handb. d. ärztl. Erfahrungen i. Weltkriege 1914/1918 4, Leipzig 1922. AST, F.: Beitrag zur Kenntnis des induzierten Irreseins. Allg. Z. Psychiatr. 63 (1906). AXENFELD, TH.: Staroperation und Psyche. Arch. f. Psychiatr. 74 (1925). AZAM: Hypnotisme, double conscience et altérations de la personnalité. Paris 1887.

BAELZ, E.: Über Emotionslähmung. Allg. Z. Psychiatr. 58 (1901). BAUER, J., u. P. SCHILDER: Über einige psychophysiologische Mechanismen funktioneller Neurosen. Dtsch. Z. Nervenheilk. 64 (1919). v. BECHTEREW, W.: (a) Über halluzinatorisches Irresein bei Affektionen des Gehörgangs. Mschr. Psychiatr. 14 (1903). — (b) Bedeutung der Suggestion im sozialen Leben. Wiesbaden 1909. BECKER, L.: Die Simulation von Krankheiten und ihre Begutachtung. Leipzig 1908. BEELITZ: Pseudologia phantastica und Selbstmordversuch bei einem Kind. Allg. Z. Psychiatr. 58 (1901). BERGER: Körperliche Äußerungen psychischer Vorgänge 1 u. 2. Jena 1904 und 1907. v. BERGMANN, G.: (a) Zur Pathogenese des chronischen Ulcus pepticum. Berl. klin. Wschr. 55 (1918). — (b) Zum Abbau der „Organneurosen" als Folge interner Diagnostik. Dtsch. med. Wschr. 53 (1927). BIELING, R.: Organische Erkrankungen mit hysterischer Pseudodemenz. Mschr. Psychiatr. 38 (1915). BINET: Les altérations de la personnalité. Paris 1892. BING, R.: Über lokale Muskelspasmen und Tics, nebst Bemerkungen zur Revision des Begriffes der Psychogenie. Schweiz. med. Wschr. 55 (1925). BINSWANGER, L.: Psychotherapie als Beruf. Der Nervenarzt. 1 (1928). BINSWANGER, O.: (a) Die Hysterie. Wien 1904. — (b) Hystero-somatische Krankheitserscheinungen bei der Kriegshysterie. Mschr. Psychiatr 38 (1915). — (c) Die Kriegshysterie. Handb. d. ärztl. Erfahrung. i. Weltkriege 1914/18 4 (1922). BIRNBAUM, K.: (a) Über degenerative

---

[1] THOMAS MANN hat vor einigen Jahren das Milieu einer okkultistischen Sitzung mit ihrem Drum und Dran, ihrer halbwegs wissenschaftlichen, halbwegs spielerisch-mystischen Aufmachung besonders anschaulich geschildert.

Phantasten. Allg. Z. Psychiatr. **64** (1907). — (b) Psychosen mit Wahnbildung und wahnhafte Einbildungen bei Degenerierten. Halle 1908. — (c) Zur Lehre von den degenerativen Wahnbildungen. Allg. Z. Psychiatr. **66** (1909). — (d) Kriegsneurosen und -psychosen auf Grund der gegenwärtigen Kriegsbeobachtungen. Z. Neur. Ref. **11, 12, 13, 14, 16** (1915—1918). — (e) Klinische Schwierigkeiten im Psychogeniegebiet. Mschr. Psychiatr. **41** (1917). — (f) Psychische Verursachung seelischer Störungen und die psychisch bedingten abnormen Seelenvorgänge. Wiesbaden 1918. — (g) Der Aufbau der Psychose. Berlin 1923. — (h) Psychopathie und Psychosen. Aus Lewandowsky, Handb. d. Neur. Ergänzungsbd. Berlin 1924. — (i) Die psychopathischen Verbrecher. Leipzig 1926. — (k) Die Hysterie und ihre Behandlung. Z. ärztl. Fortbildg. **25** (1928). BLEULER, E.: (a) Referat über das Unbewußte. J. Psychol. u. Neur. **20** (1913). — (b) Physisch und Psychisch in der Pathologie. Z. Neur. **30** (1915). — (c) Zur Kritik des Unbewußten. Z. Neur. **46** (1919). — (d) Über psychische Gelegenheitsapparate und Abreagieren. Allg. Z. Psychiatr. **76** (1920/21). — (e) Über unbewußtes psychisches Geschehen. Z. Neur. **64** (1921). — (f) Lehrbuch der Psychiatrie, 4. Aufl. Berlin 1923. — (g) Affektivität, Suggestibilität, Paranoia. Halle 1926. BLOCH, B.: Über die Heilung der Warzen durch Suggestion. Klin. Wschr. **6** (1927). BLUM, K.: Hysterie (Die abnormen seelischen Reaktionen im Körperlichen). Leipzig und Wien 1927. BOETTIGER, A.: Über die Hypochondrie. Arch. f. Psychiatr. **31** (1899). BONHOEFFER, K.: (a) Klinische Beiträge zur Lehre von den Degenerationspsychosen. Halle 1907. — (b) Wieweit kommen psychogene Krankheitszustände und Krankheitsprozesse vor, die nicht der Hysterie zuzurechnen sind? Allg. Z. Psychiatr. **68** (1911). — (c) Psychiatrie und Krieg. Dtsch. med. Wschr. 1914. — (d) Die Differentialdiagnose der Hysterie u. psychopathischen Konstitution gegenüber der Hebephrenie im Felde. Med. Klin. 1915. — (e) Erfahrungen über Epilepsie und Verwandtes im Feldzuge. Mschr. Psychiatr. **38** (1915). — (f) Zur psychogenen Entwicklung und Hemmung kriegsneurotischer Störungen. Mschr. Psychiatr. **40** (1916). — (g) Diskussionsbemerkung. Neur. Zbl. **35**, 257 (1916). — (h) Granatfernwirkung und Kriegshysterie. Mschr. Psychiatr. **42** (1917). — (i) Erfahrungen aus dem Kriege über die Ätiologie psychopathologischer Zustände mit besonderer Berücksichtigung der Erschöpfung und Emotion. Allg. Z. Psychiatr. **73** (1917). — (k) Zur Frage der Schreckpsychosen. Mschr. Psychiatr. **46** (1919). — (l) Über die Bedeutung der Kriegserfahrungen für die allg. Psychopathologie und Ätiologie der Geisteskrankheiten. Handb. d. ärztl. Erfahrung. i. Weltkriege 1914/18 4. Leipzig 1922. — (m) Inwieweit sind politische, soziale und kulturelle Zustände einer psychopathologischen Betrachtung zugänglich? Klin. Wschr. **2** (1923). — und W. HIS: (n) Beurteilung, Begutachtung und Rechtsprechung bei den sogenannten Unfallneurosen. Dtsch. med. Wschr. **52** (1926). — (o) Bemerkungen zur Unfallneurose an der Hand einiger neuerer Arbeiten. Dtsch. med. Wschr. 1927. BORN, W.: Wohnungsnot und Psychopathie. Arch. Psychiatr. **71** (1927). BOSTROEM, A.: Zur Psychologie und Klinik der psychogenen Hörstörungen. Z. Neur. **40** (1918). BRATZ, E., und FALKENBERG (a): Hysterie und Epilepsie. Arch. Psychiatr. **38** (1904). — und LEUBUSCHER: (b) Die Affektepilepsie, eine klinisch von der Epilepsie abtrennbare Gruppe. Dtsch. med. Wschr. **33** (1907). — (c) Die affektepileptischen Anfälle der Neuropathen und Psychopathen. Mschr. Psychiatr. **29** (1911). BRAUN, E.: Hysterischer Charakter, hysterische Einzelsymptome und die hysterische Reaktion. Klin. Wschr. **7** (1928). BRAUN, L.: (a) Herz und Psyche. Leipzig und Wien 1926. — (b) Psychogene Störungen der Herztätigkeit. Aus Schwarz, Psychogenese und Psychotherapie körperlicher Symptome. Wien 1925. — (c) Über Asthma bronchiale und psychogene Atmungsstörungen. Aus Schwarz, Psychogenese und Psychotherapie körperl. Sympt. Wien 1925. BRENNECKE, H.: Debilität, Kriminalität und Revolution. Arch. f. Psychiatr. **63** (1921). BRESLER: Die Simulation von Geistesstörung und Epilepsie. Halle 1904. BRUCHANSKY, N.: Das reaktive psychotische Syndrom und sein klinisches Bild bei Untersuchungshaft. Arch. Psychiatr. **68** (1923). BRUNS, O.: Wesen und Bekämpfung der See- und Luftkrankheit. Münch. med. Wschr. 1926. BUMKE, O.: (a) Über Pupillenstarre im hysterischen Anfall. Münch. med. Wschr. **53** (1906). — (b) Über unbewußtes psychisches Geschehen. Z. Neur. **56** (1920; **66** (1921). — (c) Kultur und Entartung, 2. Aufl. Berlin 1922. — (d) Kriegsneurosen. Allgemeine Ergebnisse. Aus Lewandowsky, Handb. d. Neur. Ergänzungsb. 1. Teil. Berlin 1923. — (e) Lehrbuch der Geisteskrankheiten, 2. Aufl. München 1924. — (f) Der Arzt als Ursache seelischer Störungen. Dtsch. med. Wschr. 1925. — (g) Die Revision der Neurosenfrage. Ref. Dtsch. Z. Nervenheilk. **88** (1926). — (h) Das Unterbewußtsein. Eine Kritik, 2. Aufl. Berlin 1926. BUNSE, P.: Die reaktiven Dämmerzustände und verwandte Störungen in ihrer Bedeutung als Kriegspsychosen. Z. Neur. **40** (1918).

CHARCOT, J. M.: (a) Vorlesungen über Nervenkrankheiten. Klin. Vortr. über Krankheiten des Nervensyst., übers. v. Petzer. Stuttgart 1874 u. 1878. — (b) Neue Vorlesungen über die Krankheiten des Nervensystems, insbesondere der Hysterie, übers. v. S. Freud. Leipzig und Wien 1886. CHRISTOFFEL: Depression im Zusammenhang mit nervöser Erschöpfung bei Kriegsteilnehmern. Z. Neur. **45** (1919). CIMBAL, W.: Die Zweck- und Abwehrneurose als sozialpolitische Entwicklungsform der Nervosität. Z. Neur. **37** (1917). COHN, W.:

Über gehäufte kleine Anfälle bei Kindern. Mschr. Psychiatr. **45** u. **46** (1919). CRAMER, A.: Gerichtliche Psychiatrie. Jena 1908. DE CRINIS, M.: Humoralpathologische und biochemische Studien zu den Wirkungen von Explosionen auf das menschliche Nervensystem. Arch. f. Psychiatr. **59** (1918). CURSCHMANN, H.: Zur Kriegsneurose bei Offizieren. Dtsch. med. Wschr. 1917.

DAMEROW, H.: Zur Kritik des „politischen und religiösen Wahnsinns". Allg. Z. Psychiatr. **7** (1850). DARWIN, CH.: Der Ausdruck der Gemütsbewegungen bei dem Menschen und den Tieren, 6. Aufl. 1910. DELBRÜCK: Über die unter Sträflingen der Strafanstalt zu Halle beobachteten Geisteskrankheiten und ihren Zusammenhang mit dem Verbrechen. Allg. Z. Psychiatr. **11** (1854). DIX, W.: Über hysterische Epidemien an deutschen Schulen. Langensalza 1907. DONATH, J.: (a) Der epileptische Wandertrieb. Arch. f. Psychiatr. **32** (1899). — (b) Über hysterische Amnesie. Arch. f. Psychiatr. **44** (1908). — (c) Über Ereuthrophobie. Z. Neur. **8** (1912). — (d) Kriegsbeobachtungen über hysterische Stimm-, Sprach- und Hörstörungen. Mschr. Psychiatr. **40** (1916). DUBOIS, P.: Die Psychoneurosen und ihre psychische Behandlung. Bern 1910.

EBSTEIN: Über den Pavor nocturnus (sog. Alpdrücken) und sein familiäres Auftreten. Z. Neur. **62** (1920). v. EHRENWALL, J.: Kasuistischer Beitrag zu Reflexstörungen im hysterischen Dämmerzustand. Z. Neur. **25** (1914). EWALD, G.: (a) Temperament und Charakter. Berlin 1924. — (b) Das Verhältnis der Degenerationspsychosen zu den großen Formenkreisen des Irreseins. Vortrag. Ref. Zbl. Neur. **44** (1926). — (c) Psychische Störungen des Weibes. Aus Halban-Seitz, Biologie und Pathologie des Weibes **5**. Berlin-Wien 1927. — (d) Die Stigmatisierte von Konnersreuth. Münch. med. Wschr. **74** (1927).

FLATAU, G.: Über den Ganserschen Symptomenkomplex. Z. Neur. **15** (1913). FLEISCHMANN, S.: Psychotherapie auf behaviouristischer Basis. Z. Neur. **110** (1927). FOERSTER, O.: (a) Diskussionsbemerkung. Neur. Zbl. **35**, 800 (1916). — (b) Hyperventilationsepilepsie. Dtsch. Z. Nervenheilk. **83** (1925). FOERSTERLING, W.: Über die paranoiden Reaktionen in der Haft. Berlin 1923. FORSTER, E.: (a) Die klinische Stellung der Angstpsychose. Berlin 1910. — (b) Der Krieg und die traumatischen Neurosen. Mschr. Psychiatr. **38** (1915). — (c) Hysterische Reaktion und Simulation. Mschr. f. Psychiatr. **42** (1917). FRÄNKEL: (a) Über die psychopathische Konstitution bei Kriegsneurosen. Mschr. Psychiatr. **47** (1920). — (b) Zur Psychologie des ärztlichen Gutachtens. Z. Neur. **110** (1927). v. FRANKL-HOCHWART, L.: (a) Über Psychosen nach Augenoperationen. Jb. Psychiatr. **9** (1890). — (b) Die nervösen Erkrankungen der Tabakraucher. Z. ärztl. Fortbildg. **9** (1912). FREUD, S.: (a) Sammlung kleiner Schriften zur Neurosenlehre. 1. bis 5. Folge. Leipzig-Wien-Zürich 1920—1922. — (b) Massenpsychologie und Ich-Analyse. Leipzig-Wien-Zürich 1921. — (c) Vorlesungen zur Einführung in die Psychoanalyse, 4. Aufl. Leipzig und Wien 1926. — (d) Hemmung, Symptom und Angst. Leipzig und Wien 1926. FRIEDEMANN, M. und O. KOHNSTAMM: Zur Pathogenese und Psychotherapie bei Basedowscher Krankheit. Zugleich ein Beitrag zur Kritik der Psychoanalytischen Forschungsrichtung. Z. Neur. **23** (1914). FRIEDMANN, M.: (a) Über neurasthenische Melancholie. Mschr. Psychiatr. **15** (1904). — (b) Beiträge zur Lehre von der Paranoia. Mschr. Psychiatr. **17** (1905). — (c) Über die nicht epileptischen Absencen oder kurzen narkoleptischen Anfälle. Dtsch. Z. Nervenheilk. **30** (1906). — (d) Zur Auffassung der gehäuften kleinen Anfälle. Mschr. Psychiatr. **38** (1915). FRITSCH, J.: Erfahrungen über Simulation von Irrsinn und das Zusammentreffen mit wirklicher geistiger Erkrankung. Jb. Psychiatr. **8** (1889). FÜRSTNER, C.: (a) Über Simulation geistiger Störungen. Arch. f. Psychiatr. **19** (1888). — (b) Über hysterische Geistesstörungen. Dtsch. Klin. **6**, 2 (1906).

GANSER: (a) Über einen eigenartigen Dämmerzustand. Arch. f. Psychiatr. **30** (1898). — (b) Zur Lehre vom hysterischen Dämmerzustand. Arch. f. Psychiatr. **38** (1904). DI GASPERO, H.: Hysterische Lähmungen. Berlin 1912. GAUPP, R.: (a) Über den psychiatrischen Begriff der Verstimmung. Zbl. Nervenheilk. **27** (1904). — (b) Zur Lehre vom Psychopathischen Aberglauben. Groß' Arch. **28** (1907). — (c) Über paranoische Erkrankungen und abortive Paranoia. Zbl. Nervenheilk. **33** (1910). — (d) Über den Begriff der Hysterie. Z. Neur. **5** (1911). — (e) Hysterie u. Kriegsdienst. Münch. med. Wschr. 1915. — (f) Neurosen nach Kriegsschädigungen. Neur. Zbl. **35** (1916). — (g) Wahn und Irrtum im Leben der Völker. Tübingen 1916. — (h) Schreckneurosen und Neurasthenie. Handb. d. ärztl. Erfahrung i. Weltkrieg 1914/18 **4**. Leipzig 1922. GELINEAU: Sur la narcolepsie. Gaz. des hôp. 1880. GOLDBLADT, H.: Über die Erneuerung der Heiligenbilder in Rußland. Arch. f. Psychiatr. **76** (1926). GOLDFLAM, S.: Zur Frage der genuinen Narkolepsie und ähnlicher Zustände. Dtsch. Z. Nervenheilk. **82** (1924). GOLDSCHEIDER, A.: (a) Über Irradiation und Hyperästhesie im Bereich der Hautsensibilität. Pflügers Arch. **165** (1916). — (b) Zur Frage der traumatischen Neurose. Dtsch. med. Wschr. **42** (1916). — (c) Die Neurosenfrage. Dtsch. med. Wschr. **53** (1927). GRUHLE: (a) Psychiatrie für Ärzte, 2. Auflage. Berlin 1922. — (b) Psychologie des Abnormen. München 1923. Grundsätzliche Stellungnahme des Reichsversicherungsamts zur Entschädigungspflicht für Unfallneurosen. Die Berufsgenossenschaft

1927. GUDDEN, H.: (a) Die physiologische und pathologische Schlaftrunkenheit. Arch. f. Psychiatr. **40** (1905). — (b) Über Massensuggestion und psychische Massenepidemien. München 1908. GUREWITSCH, M.: Über die primitiven Psychogenien. Z. Neur. **86** (1923). GUTSCH, A.: Über Seelenstörungen in Einzelhaft. Allg. Z. Psychiatr. **19** (1862). HACKEBUSCH, W. M.: Eine objektive Untersuchungsmethode der Emotionen in der psychiatrischen Klinik. Z. Neur. **105** (1926).

HAEBERLIN, P.: Die Suggestion. Basel und Leipzig 1927. HAENISCH, G.: Zur diagnostischen Bedeutung des Ganserschen Symptoms. Mschr. Psychiatr. **33** (1913). HAHN, R.: Beiträge zur Psychologie des Vorbeiredens mit besonderer Berücksichtigung des kindlichen Verhaltens. Z. Neur. **56** u. **59** (1920). HALLERVORDEN, J.: Über eine hysterische Psychose mit alternierenden Bewußtseinszuständen. Z. Neur. **24** (1914). HANSE, A.: Beitrag zur Frage der menstruellen Neurosen und Psychosen. Arch. f. Psychiatr. **71** (1924). HANSEN, K.: Zur Theorie der Symptombildung in der Neurose. Der Nervenarzt **1** (1928). HAUPTMANN, A.: (a) Über Epilepsie im Lichte der Kriegserfahrungen. Berlin 1917. — (b) Menstruation und Psyche. Arch. f. Psychiatr. **71** (1924). — (c) Psychogen-hysterisch-simuliert. Arch. f. Psychiatr. **74** (1925). — (d) Neurasthenische und hysterische Äußerungen und Konstitutionen. Aus Curschmann und Kramer. Lehrb. Nervenkrankh. Berlin 1925. — (e) Krieg der Unfallshysterie! Ref. Dtsch. Z. Nervenheilk. **88** (1926). HECKER, J. F. C.: Die großen Volkskrankheiten des Mittelalters. Berlin 1865. HEILBRONNER: (a) Über Fugues und fugueähnliche Zustände. Jb. Psychiatr. **23** (1903). — (b) Hysterie und Querulantenwahn. Zbl. Nervenheilk. 1907. HEILIG, G.: Zur Kenntnis der Pathogenese psychogener Dämmerzustände. Arch. f. Psychiatr. **55** (1915). HEILIG, R. u. H. HOFF: Psychische Beeinflussung von Organfunktionen, insbesondere in der Hypnose. Allg. ärztl. Z. Psychother. **1** (1928). HELLPACH, W.: (a) Grundlinien einer Psychologie der Hysterie. Leipzig 1904. — (b) Unfallneurosen und Arbeitsfreude. Neur. Zbl. **25** (1906). — (c) Die geistigen Epidemien. Frankfurt 1907. — (d) Die geopsychischen Erscheinungen. Leipzig 1911. — (e) Die Physiognomie der Hysterischen. Neur. Zbl. **36** (1917). HENNEBERG, R.: (a) Über Spiritismus und Geistesstörung. Arch. f. Psychiatr. **34** (1901). — (b) Zur forensisch-psychiatrischen Beurteilung spiritistischer Medien. Arch. f. Psychiatr. **37** (1903). — (c) Über das Gansersche Symptom. Allg. Z. Psychiatr. **61** (1904). HEY, J.: Das Ganserische Symptom, seine klinische und forensische Bedeutung. Berlin 1904. HEYER, G. R.: (a) Die Magensekretion beim Menschen. Arch. Verdgskrkh. **27** (1921). — (b) Das körperlich-seelische Zusammenwirken in den Lebensvorgängen. München 1925. — (c) Psychogene Funktionsstörungen des Verdauungstraktes. Aus Schwarz, Psychogenese und Psychotherapie körperlicher Sympt. Wien 1925. HIRSCHLAFF, L.: Hypnotismus und Suggestivtherapie. Leipzig: 1919. HITZIG, E.: Über den Quärulantenwahnsinn. Leipzig 1895. HOCHE, A.: (a) Über die nach elektrischen Entladungen auftretenden Neurosen. Ärztl. Sachverst.ztg. 1901. — (b) Handbuch der gerichtlichen Psychiatrie. Berlin 1909. — (c) Pathologie und Therapie der nervösen Angstzustände. Dtsch. Z. Nervenheilk. **41** (1911). — (d) Über den Wert der Psychoanalyse. Arch. f. Psychiatrie. **51** (1913). — (e) Über Hysterie. Vortr. Ref. Neur. Zbl. **34**, 919 (1915). — (f) Beobachtungen bei Fliegerangriffen. Arch. f. Psychiatr. **57** (1917). — (g) Vom Sterben. Jena 1919. — (h) Das träumende Ich. Jena 1927. — (i) Einige Grenzbestimmungen. Dtsch. Z. Nervenheilk. **100** (1927). HOEFFNER, TH.: Grundriß der psychogenen Störungen der Sprache. Aus Schwarz, Psychogenese und Psychotherapie körperlicher Symptome. Wien 1925. HOFF, H. u. WERNER P.: Über psychovegetative Schaltungen und ihre Beeinflussung. Klin. Wschr. **7** (1928). HOFFMANN, H.: Vererbung und Seelenleben. Berlin 1922. HOFSTÄTTER, R.: Über eingebildete Schwangerschaften. Berlin-Wien 1924. HOMBURGER, A.: (a) Lebensschicksale geisteskranker Strafgefangener. Berlin 1912. — (b): Die körperlichen Erscheinungen der Kriegshysterie. Münch. med. Wschr. **63** (1916). — (c) Lichenoider Ausschlag als psychogene Dermatose. Z. Neur. **82** (1923). — (d) Vorlesungen über Psychopathologie des Kindesalters. Berlin 1926. — (e) Die Gefahren der Überspannung des psychotherapeutischen Gedankens. Der Nervenarzt **1** (1928). HORN, P.: (a) Über Schreckneurosen in klinischer und unfallrechtlicher Beziehung. Dtsch. Z. Nervenheilk. **53** (1915). — (b) Über nervöse Erkrankungen nach Eisenbahnunfällen. Bonn 1913. HÜBNER, A. H.: (a) Lehrbuch der forensischen Psychiatrie. Bonn 1914. — (b) Über Kriegs- und Unfallpsychosen. Arch. f. Psychiatr. **58** (1917).

JACOB, CH. u. G. MEYER: Über Spiritismus und Psychose. Arch. f. Psychiatr. **72** (1925). JAENSCH, W.: Schwachsinn und Neurosen im Lichte psychophysischer Schuluntersuchungen. Dtsch. Z. Nervenheilk. **88** (1926). JAKOBI, W.: (a) Die Ekstase der alttestamentlichen Propheten. München und Wiesbaden 1920. — (b) Die Stigmatisierten. München 1923. — (c) Über eine Tanzepidemie in Thüringen. Psychiatr.-neur. Wschr. **26** (1924). — (d) Beitrag zur forensisch-psychiatrischen Beurteilung von Geistesstörungen nach spiritistischen Sitzungen. Dtsch. Z. gerichtl. Med. **6** (1925). — (e) und K. KOLLE: Betrachtungen zum schizophrenen Reaktionstypus. Arch. f. Psychiatr. **76** (1926). JANET, P.: (a) Der Geisteszustand der Hysterischen. Leipzig u. Wien 1894. — (b) Rapport sur la suggestion. Schweiz.

Arch. f. Neur. **20** (1926). JASPERS, K.: (a) Heimweh und Verbrechen. Leipzig 1909. — (b) Allg. Psychopathologie, 3. Aufl. Berlin 1923. JELLINEK, S.: Der elektrische Unfall. Leipzig und Wien 1927. JENDRASSIK, E.: Einige Bemerkungen zur Kriegsneurose. Neur. Zbl. **35** (1916). IMBODEN, K.: Ein Beitrag zur Frage der Kombination des manisch-depressiven Irreseins mit der Hysterie. Allg. Z. Psychiatr. **65** (1908). JOLLY, F.: Über Hypnotismus und Geistesstörung. Arch. f. Psychiatr. **25** (1893). JOLLY, PH.: (a) Simulation von Geistesstörung. Ärztl. Sachverständ.-Z. **1913**. — (b) Kriegshysterie und Beruf. Arch. f. Psychiatr. **59** (1918). ISSERLIN, M.: (a) Die Erwartungsneurose. Münch. med. Wschr. **55** (1908). — (b) Psychotherapie, 3. Aufl. Berlin 1926. JUNG, C. E.: (a) Ein Fall von hysterischem Stupor bei einer Strafgefangenen. J. Psychol. u. Neur. **1** (1902/3). — (b) Über Simulation von Geistesstörung. J. Psychol. u. Neur. **2** (1903).

KAHN, E.: (a) Psychopathen als revolutionäre Führer. Z. Neur. **52** (1919). — (b) Erbbiologische Einleitung. Leipzig 1925. — (c) Unfallereignis und Unfallerlebnis. Münch. med. Wschr. **72** (1925). — (d) Über psychopathische Verläufe. Münch. med. Wschr. **74** (1927). — (e) Psychopathien und psychogene Reaktionen. Jahresbericht der psychiatrischen und neurologischen Klinik München. Arch. f. Psychiatr. **80** (1927). — (f) Bemerkungen zur Frage der Organminderwertigkeit. Der Nervenarzt **1** (1928). — (g) Hysterische und andere psychopathische Konstitutionen. Aus Bumke, Handbuch der Geisteskrankheiten. Berlin 1928. KANT, I.: Von der Macht des Gemüts, durch den bloßen Vorsatz seiner krankhaften Gefühle Meister zu sein. Sämtl. Werke **1**. Leipzig 1912. KANT, O.: Zur Strukturanalyse der klimakterischen Psychosen. Z. Neur. **104** (1926). KATSCH, G.: Über Pathogenese und Erscheinungsform der Magenneurosen. Klin. Wschr. **5** (1926). KAUFMANN, F.: Die planmäßige Heilung komplizierter psychogener Bewegungsstörungen bei Soldaten in einer Sitzung. Münch. med. Wschr. **64** (1917). KEHRER, F.: (a) Zur Frage der Behandlung der Kriegsneurosen. Z. Neur. **36** (1917). — (b) Psychogene Störungen des Auges und des Gehörs. Arch. f. Psychiatr. **58** (1917). — (c) Über funktionelle Störungen traumatisch geschädigter Extremitäten. Dtsch. Z. Nervenheilk. **65** (1920). — (d) Erotische Wahnbildungen sexuell unbefriedigter weiblicher Wesen. Arch. f. Psychiatr. **65** (1922). — (e) Über Spiritismus, Hypnotismus und Seelenstörung, Aberglaube und Wahn. Arch. f. Psychiatr. **66** (1922). — (f) Spezielle Symtomatologie der Hysterie und der Neurasthenie. Aus Lewandowsky. Handb. d. Neur. Ergänzungsbd. 1. Teil. Berlin 1923. — (g) KRETSCHMER, E.: Die Veranlagung zu seelischen Störungen. Berlin 1924. KIERKEGAARD, S.: Der Begriff der Angst. Jena 1923. KINDBORG, E.: Suggestion, Hypnose und Telepathie. München und Wiesbaden 1920. KIRN: Die Psychosen in der Strafanstalt. Allg. Z. Psychiatr. **45** (1889). KLAGES, L.: Prinzipien der Charakterologie. Leipzig 1910. KLEIST, K.: (a) Die Streitfrage der akuten Paranoia. Z. Neur. **5** (1911). — (b) Schreckpsychosen. Allg. Z. Psychiatr. **74** (1918). — (c) Zur Entschädigungsfrage bei den sogenannten Unfallneurosen. Klin. Wschr. **6** (1927). KLIENEBERGER, O.: Über die Simulation geistiger Störungen. Z. Neur. **71** (1921). KNAUER, A. u. E. BILLIGHEIMER: Über organische und funktionelle Störungen des vegetativen Nervensystems unter besonderer Berücksichtigung der Schreckneurosen. Z. Neur. **50** (1919). KOCH, J. L. A.: Die psychopathischen Minderwertigkeiten. Ravensburg 1891. KÖNIG, H.: Beiträge zur Simulationsfrage. Arch. f. Psychiatr. **58** (1917). KOHNSTAMM, O., und PINNER: Blasenbildung durch hypnotische Suggestion und Gesichtspunkte zu ihrer Erklärung. Verhandl. d. dtsch. Dermatol. Gesellsch. 10. Kongr. Berlin 1908. KRAEPELIN, E.: (a) Über Hysterie. Z. Neur. **18** (1914). — (b) Psychiatrie. 8. Aufl. 4. Leipzig 1915. — (c) Zur Epilepsiefrage. Z. Neur. **52** (1919). v. KRAFFT-EBING, R.: (a) Ein Beitrag zur Lehre vom transitorischen Irresein. Erlangen 1868. — (b) Eine experimentelle Studie auf dem Gebiete des Hypnotismus. Stuttgart 1888. KREHL, L.: Die Erkrankungen des Herzmuskels und die nervösen Herzkrankheiten, 2. Aufl. Wien u. Leipzig 1913. KRETSCHMER, E.: (a) Hysterische Erkrankung und hysterische Gewöhnung. Z. Neur. **37** (1917). — (b) Die Gesetze der willkürlichen Reflexverstärkung in ihrer Bedeutung für das Hysterie- und Simulationsproblem. Z. Neur. **41** (1918). — (c) Zur Kritik des Unbewußten. Z. Neur. **46** (1919). — (d) Entwurf zu einem einheitlichen Begutachtungsplan für die Kriegs- und Unfallneurosen. Münch. med. Wschr. **66** (1919). — (e) Über psychogene Wahnbildung bei traumatischer Hirnschwäche. Z. Neur. **35** (1919). — (f) Seele und Bewußtsein. Kritisches zur Verständigung mit BLEULER. Z. Neur. **53** (1920). — (g) Die Willensapparate des Hysterischen. Z. Neur. **54** (1920). — (h) Medizinische Psychologie, 3. Aufl. Leipzig 1926. — (i) Über Hysterie, 2. Aufl. Leipzig 1927. — (k) Der sensitive Beziehungswahn, 2. Aufl. Berlin 1927. Kriegstagung (8. Jahresversammlung) der Gesellschaft deutscher Nervenärzte in München am 22. und 23. Sept. 1916. Ref. Neur. Zbl. **35**, 792 (1916). KRISCH, H.: (a) Die biologische Einteilung der Epilepsien. Mschr. Psychiatr. **52** (1922). — (b) Kritisches über die „Affektepilepsie" (BRATZ), die „psychasthenischen Krämpfe" (OPPENHEIM) und den epileptischen Charakter. Arch. f. Psychiatr. **77** (1926). — (c) Die hysterische Reaktionsweise. Berlin und Wien 1928. KROISS, O.: Katastrophe und Nervensystem. Arch. f. Psychiatr. **74** (1925). KRONFELD, A.: Psychotherapie. Berlin 1924. KRUEGER, H.: Über „konstitutionelle Affektüberregbarkeit" und „Affektdämmerzustände".

Z. Neur. **44** (1919). Küppers, E.: (a) Bau und Funktion der sog. Komplexe bei Hysterischen. Ref. Z. Neur. **19** (1919). — (b) Der Grundplan des Nervensystems und die Lokalisation des Psychischen. Z. Neur. **75** (1922). — (c) Über den Ursprung und die Bahnen der Willensimpulse. Z. Neur. **86** (1923). Kümmel, W.: Psychogene Hörstörungen. Aus Handbuch der normalen und pathologischen Physiologie. Berlin 1926. Kugler, E.: System der Neurose. Berlin u. Wien 1922. Kuttner, H. P.: Versuch einer Strukturanalyse des nervösen Magens. Arch. Verdgskrkh. **27** (1926).

Laehr, H.: Psychopathia gallica. Allg.Z.Psychiatr. **72** (1916). Landauer, K.: Zur Psychodynamik der Kriegshysterie und ihrer Heilung. Z. Neur. **48** (1919). Lange, C.: Die Gemütsbewegungen, ihr Wesen und ihr Einfluß auf körperliche, besonders auch krankhafte Lebenserscheinungen. Würzburg 1910. Lange, J.: (a) Über die Paranoia und die paranoische Veranlagung. Z. Neur. **94** (1924). — (b) Über Melancholie. Z. Neur. **101** (1926). — und Guttmann, E.: (c) Hysterischer Anfall, Hyperventilation, epileptischer Krampf. Münch. med. Wschr. **73** (1926). — (d) Allgemeine Psychiatrie. Aus Kraepelin-Lange, Psychiatrie. 9. Auflage. Leipzig 1927. Laudenheimer, R.: Psychopathische Schlafsucht. Z. Neur. **109** (1927). Leibowitz, S.: Zur Frage des induzierten Irreseins. Arch. f. Psychiatr. **47** (1910). Leschke, E.: Die körperlichen Begleiterscheinungen seelischer Vorgänge. Arch. f. Psychol. **21** (1911); **31** (1914). Levy-Suhl: Der Ausrottungskampf gegen die Rentenneurosen und seine Konsequenzen. Dtsch. med. Wschr. **52** (1926). Lewandowsky, M.: (a) Die Hysterie. Aus Lewandowskys Handb. Neur. **4**. Berlin 1914. — (b) Die Kriegsschäden des Nervensystems. Berlin 1919. Lewin, J.: (a) Über Situationspsychosen. Arch. f. Psychiatr. **58** (1917). — (b) Das Hysterie-Problem. Mschr. Psychiatr. **48** (1920); **50** (1921). Leyser, E.: (a) Über die hirnphysiologischen Grundlagen psychogener Bewegungsstörungen. Z. Neur. **94** (1925). — (b) Das Neurosenproblem vom lebenswissenschaftlichen Standpunkt aus. Berlin 1927. Liebermeister, G. u. Siegerist: Über eine Neurosenepidemie in einem Kriegsgefangenenlager. Z. Neur. **37** (1917). Liepmann, H.: Zur Fragestellung in dem Streit über die traumatische Neurose. Neur. Zbl. **35** (1916). Loewenfeld, L.: (a) Über hysterische Schlafzustände, deren Beziehungen zur Hypnose und zur Grande hystérie. Arch. f. Psychiatr. **22** u. **23** (1891). — (b) Die psychischen Zwangserscheinungen. Wiesbaden 1899. — (c) Die Suggestion in ihrer Bedeutung für den Weltkrieg. Wiesbaden 1917. — (d) Über die Dummheit. München und Wiesbaden 1921. Loewenstein, O.: (a) Experimentelle Hysterielehre. Bonn 1923. — (b) Experimentelle Studien zur Symptomatologie der Simulation und ihrer Beziehungen zur Hysterie, 1 bis 4. Arch. f. Psychiatr. **72** (1925). — (c) Über den Krankheitswert des hysterischen Symptomes. Neur. Zbl. **40**, Ergänzungsbd. (1921). Loewenthal, S.: Drei Thesen zur Neurosenfrage. Dtsch. Z. Nervenheilk. **88** (1926). Loewy, P.: (a) Der vegetative Anfall. Mschr. Psychiatr. **52** (1922). — (b) Beitrag zur Lehre vom Querulantenwahn. Zbl. Nervenheilk. **33** (1910). Lücke: Über das Gansersche Symptom mit Berücksichtigung seiner forensischen Bedeutung. Allg. Z. Psychiatr. **150** (1903).

Maier, H. W.: (a) Über katathyme Wahnbildung und Paranoia. Z. Neur. **13** (1912). — (b) Über einige Arten der psychogenen Mechanismen. Z. Neur. **82** (1923). Mann, Th.: Okkulte Erlebnisse. Ges. Werke Berlin 1925. Mayer: Psychogene Störungen der weiblichen Genitalfunktion. Aus Schwarz, Psychogenese und Psychotherapie körperlicher Symptome. Wien 1925. Mayer, K. E.: Elektrosuggestive Behandlung hysterischer Stupor- und Dämmerzustände. Z. Neur. **45** (1919). Mayer, W.: Über induzierten religiösen Wahn und eine Hexenglaubenepidemie. Allg. Z. Psychiatr. **75** (1919). Mayer-Gross, W.: Über die Stellungnahme zur akuten abgelaufenen Psychose. Z. Neur. **60** (1920). Medow, W.: Zur Erblichkeitsfrage in der Psychiatrie. Z. Neur. **26** (1916). Meier-Müller, H.: Über Fliegerneurosen. Schweiz. med. Wschr. **56** (1926). Mendel, K.: Über Querulantenwahn und Neurasthenia querulatoria bei Unfallverletzten. Neur. Zbl. **28** (1919). Mercklin, A.: Über das Mißtrauen und den sog. Verfolgungswahn der Schwerhörigen. Allg. Z. Psychiatr. **74** (1918). Meyer, E.: (a) Beitrag zur Kenntnis des induzierten Irreseins und des Querulantenwahns. Arch. f. Psychiatr. **34** (1901). — (b) Bemerkungen zu der Differentialdiagnose der psychogenen Reaktionen mit besonderer Berücksichtigung der im Kriege beobachteten psychischen Störungen. Arch. f. Psychiatr. **56** (1916). — (c) Beitrag zur Kenntnis des Einflusses kriegerischer Ereignisse auf die Entstehung geistiger Störungen in der Zivilbevölkerung und zu der der psychischen Infektion. Arch. f. Psychiatr. **56** (1916). — (d) Einwirkung äußerer Ereignisse auf psychogene Dämmerzustände. Arch. f. Psychiatr. **60** (1919). Meyer, M.: Der Begriff der Konstellation und seine Bedeutung für das Problem der Beurteilung von Psychoneurosen nach Unfällen. Arch. f. Psychiatr. **65** (1922). Meyer, S.: (a) Zur Hysterietheorie. Z. Neur. **5** (1911). — (b) Die nervösen Krankheitsbilder nach Explosionsschock. Z. Neur. **33** (1916). Mirelson, L. A.: Zur Frage des Aufbaus der reaktiven Psychosen. Arch. f. Psychiatr. **79** (1926). Moeli, C.: (a) Über irre Verbrecher. Berlin 1888. — (b) Über die vorübergehenden Zustände abnormen Bewußtseins infolge von Alkoholvergiftung und über deren forensische Bedeutung. Allg. Z. Psychiatr. **57** (1900). Mönkemöller: Zur forensischen Wertung der Simulation psychischer Krankheiten. Groß' Arch. **63** (1915). Mörchen, F.: (a) Über Dämmerzustände. Inaug.

Dissert. Marburg 1901. — (b) Traumatische Neurose und Kriegsgefangene. Münch. med. Wschr. 1916. — (c) Das Fehlen traumatischer Neurosen bei Kriegsgefangenen. Allg. Z. Psychiatr. 72 (1916). — (d) Der Hysteriebegriff bei den Kriegsneurosen. Berl. klin. Wschr. 1917. — (e) Das Versagen und die seelisch-nervösen Abwehrreaktionen der minderwertig Veranlagten im Kriege. Z. Neur. 44 (1919). MOHR: Das moderne „Zungenreden". Eine psychische Massenepidemie. Psychiatr.-neur. Wschr. 1908. MOSER, K.: Zur Frage der Neurosenbegutachtung („Pensionierungs- und Abbauneurosen"). Arch. f. Psychiatr. 77 (1926). MÜLLER, L. R.: Die Lebensnerven, 2. Aufl. Berlin 1924. MÜLLER-HESS u. HEY: Die Beurteilung der sogenannten „Unfallneurosen". Jkurse ärztl. Fortbildg. 17 (1926).

NACHMANNSOHN, M.: (a) Zur Symptombildung bei Hysterie. Z. Neur. 107 (1927). — (b) Studien zum Hysterieproblem. Instinkt und Wille. Z. Neur. 107 (1927). NADOLESCNY, M.: Die funktionellen Störungen der Stimme und der Sprache. Aus Handb. d. inneren Med. v. Mohr u. Staehelin 5, 2. Aufl. Berlin 1926. NAEGELI, O.: (a) Nachuntersuchungen bei traumatischen Neurosen. Korrespbl. Schweizer Ärzte 1910. — (b) Unfall- und Begehrungsneurosen. Stuttgart 1917. NISSL: Hysterische Symptome bei einfachen Seelenstörungen. Zbl. Nervenheilk. 25 (1902). NITSCHE, P. u. K. WILMANNS: Die Geschichte der Haftpsychose. Z. Neur. Ref. 3 (1911). NONNE, M.: (a) Über zwei durch zeitweiliges Fehlen des Patellar-Reflexes ausgezeichnete Fälle von Hysterie. Dtsch. Z. Nervenheilk. 24 u. 25 (1903/04). — (b) Zur therapeutischen Verwertung der Hypnose bei Fällen von Kriegshysterie. Med. Klin. 1915, 1391 u. 1418. — (c) Über erfolgreiche Suggestivbehandlung der hysteriformen Störungen bei Kriegsneurosen. Z. Neur. 37 (1917). — (d) Therapeutische Erfahrungen an den Kriegsneurosen in den Jahren 1914—1918. Aus Handb. d. ärztl. Erfahrungen i. Weltkriege 1914/18 4. Leipzig 1922.

OETTLI: Über eine gemeinsame psychologische Wurzel aller hysterischen Reaktionen. Ref. Zbl. Neur. 26 (1921). OPPENHEIM, H.: (a) Die traumatischen Neurosen. Berlin 1889. — (b) Über Lachschlag. Mschr. Psychiatr. 11 (1902). — (c) Über psychasthenische Krämpfe. J. Psychol. u. Neur. 6 (1905). — (d) Die Neurosen nach Kriegsverletzungen. Neur. Zbl. 34 (1915). — (e) Zur traumatischen Neurose im Kriege. Neur. Zbl. 34 (1915). — (f) Für und wider die traumatische Neurose. Neur. Zbl. 35 (1916).

PANSE, F.: (a) Über Schädigungen des Nervensystems durch Blitzschlag. Mschr. Psychiatr. 59 (1925). — (b) Das Schicksal von Renten- und Kriegsneurotikern nach Erledigung ihrer Ansprüche. Arch. f. Psychiatr. 77 (1926). — (c) Das Schicksal von Renten- und Kriegsneurotikern in seiner Abhängigkeit von Begutachtung und Umwelteinflüssen. Dtsch. Z. Nervenheilk. 88 (1926). PAPPENHEIM, M.: Über Psychosen bei Kriegsgefangenen. Z. Neur. 33 (1916). — u. V. KRAUS: Über Kriegsneurosen bei türkischen Soldaten. Allg. Z. Psychiatr. 74 (1918). PARTENHEIMER: Zur Kenntnis des induzierten Irreseins. Z. Neur. 6 (1911). PERETTI: Von der Übertragung religiös-überspannter und theosophischer Ideen und von einer Gruppe „wahrer Menschen". Allg. Z. Psychiatr. 74 (1918). PICK, A.: (a) Zur Lehre von der Hypochondrie. Hypochondria cum materia? Allg. Z. Psychiatr. 60 (1903). — (b) Zur Pathologie des Bekanntheitsgefühls. Neur. Zbl. 1903. — (c) Über Störungen motorischer Funktionen durch die auf sie gerichtete Aufmerksamkeit. Wien. klin. Rundsch. 1907. — (d) Zum Verständnis des sog. Vorbeiredens in hysterischen Dämmerzuständen. Mschr. Psychiatr. 42 (1917). — (e) Zur Psychologie der hysterischen Dämmerzustände. Mschr. Psychiatr. 51 (1922). PLACZEK: Das Geschlechtsleben der Hysterischen. Bonn 1919. PÖNITZ, K.: (a) Die Zweckreaktion. Arch. f. Psychiatr. 59 (1918). — (b) Die klinische Neuorientierung zum Hysterieproblem unter dem Einflusse der Kriegserfahrungen. Berlin 1921. PÖTZL, O.: Über einige Wechselwirkungen hysteriformer und organisch-cerebraler Störungsmechanismen. Jb. Psychiatr. 37 (1917). POPPER, E.: Der schizophrene Reaktionstypus. Z. Neur. 62 (1920).

RAECKE: (a) Beitrag zur Kenntnis des hysterischen Dämmerzustands. Allg. Z. Psychiatr. 58 (1901). — (b) Hysterischer Stupor bei Strafgefangenen. Allg. Z. Psychiatr. 58 (1901). — (c) Über Hypochondrie. Allg. Z. Psychiatr. 59 (1902). — (d) Zur Lehre vom hysterischen Irresein. Arch. f. Psychiatr. 40 (1905). — (e) Feldärztlicher Beitrag zum Kapitel „Kriegsneurosen". Arch. f. Psychiatr. 59 (1918). — (f) Das Vorbeihalluzinieren, ein Beitrag zum Verständnis des Krankheitssymptoms des Vorbeiredens. Arch. f. Psychiatr. 65 (1922). — (g) Psychopathien und Defektprozesse. Arch. f. Psychiatr. 68 (1923). — (h) Simulation geistiger Störung. Mschr. Kriminal-psychol. 15 (1924). — (i) Der Querulantenwahn. München 1926. RAIMANN: Über Simulation von Geistesstörungen. Jb. Psychiatr. 22 (1902). REDLICH, E.: (a) Zur Narkolepsiefrage. Mschr. Psychiatr. 37 (1915). — (b) Ein weiterer Beitrag zur Narkolepsiefrage. Jb. Psychiatr. 37 (1917). — (c) Die Revision der Neurosenfrage. Dtsch. Z. Nervenheilk. 88 (1926). REICHARDT, M.: (a) Arbeiten aus der Psychiatrischen Klinik zu Würzburg, H. 6 u. 8. Jena 1911 u. 1914. — (b) Einführung in die Unfall- und Invaliditäts-Begutachtung. Jena 1916. — (c) Theoretisches über die Seele. J. Psychol. u. Neur. 24 (1918). — (d) Der heutige Stand der Beurteilung der sogenannten Unfallneurosen. Dtsch. med. Wschr. 54 (1928). REISS, E.: Konstitutionelle Verstimmung und manisch-depressives

Irresein. Z. Neur. **2** (1910). Riebeth: Über das induzierte Irresein. Z. Neur. **22** (1914). Risch, B.: Über die Verkennung psychogener Symptomenkomplexe der frischen Haft und ihre Verwechslung mit Katatonie. Mschr. Psychiatr. **25** (1909). Rittershaus: Kriegsbeschädigungen des Zentralnervensystems und soziale Fürsorge. Münch. med. Wschr. **1915**. Roemer, H.: Zur Symptomatologie und Genealogie der psychischen Epilepsie und der epileptischen Anlage. Allg. Z. Psychiatr. **67** (1910). Rohde, M.: (a) Zur Genese von „Anfällen" und diesen nahestehenden Zuständen bei sogenannten Nervösen. Z. Neur. **10** (1912). — (b) Neurologische Betrachtungen eines Truppenarztes im Felde. Z. Neur. **29** (1915). Rosenfeld, M.: (a) Über das Hysterieproblem. Dtsch. med. Wschr. **1923**. — (b) Für und wider die Psychoanalyse. Arch. f. Psychiatr. **74** (1925). Rosental, St.: Eine Verstimmung mit Wandertrieb und Beziehungswahn. Jb. Psychiatr. **32** (1911). Rosenthal, C.: Über das verzögerte psychomotorische Erwachen, seine Entstehung und seine nosologische Bedeutung. Arch. f. Psychiatr. **81** (1927). Ruben, W.: Psychogene Psychosen im Heimatgebiet bei Kriegsteilnehmern. Allg. Z. Psychiatr. **74** (1918). Rüdin, E.: (a) Über die klinischen Formen der Gefängnispsychosen. Allg. Z. Psychiatr. **58** (1901). — (b) Eine Form akuten halluzinatorischen Verfolgungswahns in der Haft ohne spätere Weiterbildung des Wahns und ohne Korrektur. Allg. Z. Psychiatr. **60** (1903). — (c) Über die klinischen Formen der Seelenstörungen bei zu lebenslänglicher Zuchthausstrafe Verurteilten. München 1909. Rülf: Das Problem des Unbewußten. Arch. f. Psychiatr. **68** (1923).

Sanctús Banús, J.: Beobachtung über Verfolgungswahn bei Blinden. Schweiz. Arch. Neur. **18** (1926). Sander, M.: Über transitorische Geistesstörungen auf hysterischer Basis. Münch. med. Wschr. **27** (1901). Schilder, P.: (a) Medizinische Psychologie. Berlin 1924. — (b) Einige Bemerkungen zu der Problemsphäre: Cortex, Stammganglien — Psyche, Neurose. Z. Neur. **74** (1922). — (c) Das Leib-Seelenproblem vom Standpunkt der Philosophie und naturwissenschaftlichen Psychologie. Aus Schwarz, Psychogenese und Psychotherapie körperlicher Symptome. Wien 1925. — (d) Der gegenwärtige Stand der Neurosenlehre. Klin. Wschr. **6** (1927). Schilling, K.: Die nervösen Störungen nach Telephonunfällen. Z. Neur. **29** (1915). Schmidt, W.: (a) Die psychischen und nervösen Folgezustände nach Granatexplosionen und Minenverschüttungen. Z. Neur. **59** (1915). — (b) Ekstatische und Hysterische. Arch. f. Psychiatr. **73** (1925). Schneider, K.: (a) Die psychopathischen Persönlichkeiten. Leipzig u. Wien 1923. — (b) Der triebhafte und der bewußte Mensch. Jb. Charakterol. **1** (1924). — (c) Die abnormen seelischen Reaktionen. Leipzig und Wien 1926. Schönfeldt, M.: Über das induzierte Irresein. Arch. f. Psychiatr. **26** (1894). Schoenhals: Über einige Fälle von induziertem Irresein. Mschr. Psychiatr. **33** (1913). Schröder, P.: (a) Degeneratives Irresein und Degenerationspsychosen. Z. Neur. **60** (1920). — (b) Über Degenerationspsychosen (Metabolische Erkrankungen). Z. Neur. **105** (1926). — (c) Rentensucht und moralischer Schwachsinn. Dtsch. med. Wschr. **52** (1926). Schrottenbach, H.: Studien über den Einfluß der Großhirntätigkeit auf die Magensaftsekretion des Menschen. Z. Neur. **69** (1921). Schüle: Klinische Psychiatrie. Leipzig 1886. Schultz, J. H.: Konstitutionelle Nervosität. Aus Bumkes Handb. d. Geisteskrankh. Berlin 1928. Schultze, E.: (a) Über pathologische Schlafzustände und deren Beziehung zur Narkolepsie. Allg. Z. Psychiatr. **52** (1896). — (b) Über krankhaften Wandertrieb. Allg. Z. Psychiatr. **60** (1903). Schultze, F.: Bemerkungen über traumatische Neurosen, Neurasthenie und Hysterie. Neur. Zbl. **35** (1916). Schulze, H.: Sektierertum und Geistesstörung. Allg. Z. Psychiatr. **59** (1902). Schuster, P.: Entstehen die traumatischen Neurosen somatogen oder psychogen? Neur. Zbl. **35** (1916). Schwab, O.: Encephalographie, Liquorpassage- und Liquorresorptionsprüfungen im Dienste der Beobachtung von sogenannten Commotionsneurosen. Z. Neur. **102** (1926). Schwarz, O.: (a) Das Problem des Organismus. Aus Schwarz, Psychogenese und Psychotherapie körperlicher Symptome, Wien 1925. — (b) Psychogene Miktionsstörungen. Aus Schwarz, Psychogenese und Psychotherapie körperlicher Symptome. — (c) Psychogene Störungen der männlichen Sexualfunktion (Psychogene Impotenz). Aus Schwarz, Psychogenese und Psychotherapie körperlicher Symptome. Schweighofer: Die bäuerliche Psyche. Z. Neur. **105** (1926). Seelert, H.: Über Neurosen nach Unfällen mit besonderer Berücksichtigung von Erfahrungen im Kriege. Mschr. Psychiatr. **38** (1915). Seeligmüller, A.: Über epidemisches Auftreten von hysterischen Zuständen. Allg. Z. Psychiatr. **33** (1877). Siefert, E.: Geistige Störungen der Strafhaft. Halle 1907. Siemerling, E.: Hypnotismus und Geistesstörung. Arch. f. Psychiatr. **65** (1922). Sikorski, J. A.: (a) Eine psychische Epidemie im Kiewschen Gouvernement. Allg. Z. Psychiatr. **50** (1894). — (b) Epidemischer, freiwilliger Tod und Todschlag in den Ternowskischen Gehöften in der Nähe von Tiraspol. Allg. Z. Psychiatr. **55** (1898). Singer. K.: (a) Allgemeines zur Frage der Simulation. Würzburger Abhandlungen **16** (1916). — (b) Echte und Pseudo-Narkolepsie. Z. Neur. **36** (1917). — (c) Die Schreckneurosen des Kindesalters. Jena 1918. Skliar, N.: Über Gefängnispsychosen. Mschr. Psychiatr. **15** (1904). Sommer, R.: Diagnostik der Geisteskrankheiten. Leipzig 1894. Somogyi, St.: Über psychische Epidemien. Z. Neur. **104** (1926). Specht, E.: Über Hysteromelancholie. Zbl. Nervenheilk. **1906**. v. Steinau-Steinrück, J.: Zur Kenntnis der Psychosen des Schützengrabens. Z. Neur. **52** (1919). STEINER, G.: Psychische Unter-suchungen an Schwangeren. Arch. f. Psychiatr. **65** (1922). STEKEL, W.: Nervöse Angst-zustände und ihre Behandlung. Berlin und Wien 1908. STELZNER, H.: (a) Analyse von 200 Selbstmordfällen. Berlin 1906. — (b) Aktuelle Massensuggestionen. Arch. f. Psychiatr. **55** (1915). STERLING, W.: Über eine eigenartige Form des hysterischen Dämmerzustandes im Anschluß an das Stadium des Erwachens und über dessen Beziehungen zur Lethargie und Narkolepsie. Z. Neur. **45** (1919). STERN, E.: Über Suggestion und Suggestibilität. Schweiz. Arch. Neur. **20** (1926). STERN, F.: Beiträge zur Klinik hysterischer Situations-psychosen. Arch. d. Psychiatr. **50** (1913). STERN, H.: Die hysterischen Bewegungsstörungen als Massenerscheinung im Krieg, ihre Entstehung und Prognose. Z. Neur. **39** (1918). STERN, R.: Über die Aufhellung der Amnesien bei pathologischen Rauschzuständen und anderen transitorischen Bewußtseinsstörungen durch Hypnose und Schlafmittelhypnose. Z. Neur. **108** (1927). STERN, W.: Person und Sache. **2**: Die menschliche Persönlichkeit. Leipzig 1923. STERTZ, G.: (a) Über psychogene Erkrankungen und Querulantenwahn nach Trauma nebst ihrer Bedeutung für die Begutachtungspraxis. Z. ärztl. Fortbildg **7** (1910). — (b) Zur Pathogenese hysteriformer und hysterischer Symptome. Ref. Allg. Z. Psychiatr. **78**, 376 (1917). STIEFLER, G.: (a) Über Psychosen und Neurosen im Kriege. Jb. Psychiatr. **37** u. **38** (1917). — (b) Forensisch-psychiatrische Beobachtungen im Felde. Jb. Psychiatr. **37** (1917). STIER, E.: (a) Fahnenflucht und unerlaubte Entfernung. Halle 1905. — (b) Die akute Trunkenheit und ihre strafrechtliche Begutachtung. Jena 1907. — (c) Wandertrieb und pathologisches Fortlaufen bei Kindern. Jena 1913. — (d) Psychogene Störungen mit Pseudodemenz nach Unfall. Ref. Z. Neur. **13** (1917). — (e) Über Erkennung und Behandlung der Psychopathien bei Kindern und Jugendlichen. Z. Neur. **45** (1919). — (f) Über Ohn-machten und ohnmachtsähnliche Anfälle bei Kindern. Jena 1920. — (g) Diskussions-bemerkung. Tagung deutsch. Nervenärzte Kassel 1925. Ref. Dtsch. Z. Nervenheilk. **88** (1926). Über die sogenannten Unfallneurosen. Leipzig 1926. STIERLIN, E.: (a) Über psycho-neuropathische Folgezustände bei den Überlebenden der Katastrophe von Courrières am 10. März 1906. Mschr. Psychiatr. **25** Ergänzungsbd. (1909). — (b) Nervöse und psychische Störungen nach Katastrophen. Dtsch. med. Wschr. **1911**. STÖCKER, W.: Zur Narkolepsiefrage. Z. Neur. **18** (1913). STORCH, A.: Von den Triebfedern des neuro-tischen Persönlichkeitstypus. Z. Neur. **36** (1917). STRÄUSSLER, E.: (a) Beiträge zur Kenntnis des hysterischen Dämmerzustandes. Über eine eigenartige, unter dem Bilde eines psychi-schen „Puerilismus" verlaufende Form. Jb. Psychiatr. **32** (1911). — (b) Über den Zustand des Bewußtseins im hysterischen Dämmerzustand. Z. Neur. **16** (1913). — (c) Über Haft-psychosen und deren Beziehungen zur Art des Beobachtungsmaterials. Z. Neur. **18** (1913). STRANDBERG, J.: Psyche und Hautkrankheiten. Aus Schwarz, Psychogenese und Psycho-therapie körperlicher Symptome. Wien 1925. STRAUS, E.: (a) Wesen und Vorgang der Sug-gestion. Berlin 1925. — (b) Über Suggestion und Suggestibilität. Schweiz. Arch. f. Neur. **20** (1927). STROHMAYER, W.: Über die ursächlichen Beziehungen der Sexualität zu Angst- und Zwangszuständen. J. Psychol. u. Neur. **12** (1909). STRÜMPELL, A.: Über Wesen und Entstehung der hysterischen Krankheitserscheinungen. Dtsch. Z. Nervenheilk. **55** (1916).

TILING, E.: Klinischer Beitrag zur Pathogenese der Basedow-Erkrankung bei Kriegs-teilnehmern. Mschr. Psychiatr. **43** (1918). TOBIAS, A.: Zur Prognose und Ätiologie der Kin-derhysterie. Berlin 1913. TÖBBEN, H.: (a) Ein Beitrag zur Psychologie der zu lebensläng-licher Zuchthausstrafe verurteilten oder begnadigten Verbrecher. Mschr. Kriminalpsychol. **9** (1913). — (b) Über Kriegshysterie, insbesondere die sogenannte Zitterneurose und ihre Behandlung. Ärztl. Sachverstztg. **23** (1917).

UTITZ, E.: Psychologie der Simulation. Stuttgart 1918.

VOGT, C.: Einige Ergebnisse unserer Neurosenforschung. Naturwiss. **9** (1921). VOLLAND: Beiträge zur Kasuistik der unsteten, affektepileptischen Psycho- und Neuropathen (BRATZ), und der psychasthenischen Krämpfe (OPPENHEIM). Z. Neur. **8** (1912). VORKASTNER, W.: Organneurosen und Organnervenerkrankungen. Aus Lewandowsky, Handb. d. Neur. **5**. Berlin 1914.

WAGNER V. JAUREGG: Erfahrungen über Kriegsneurosen. Wien. med. Wschr. **1916**/17. WALTHARD, M.: Zur Pathogenese psychisch bedingter Symptomkomplexe im weiblichen Genitale (Psychisch bedingte Genitalneurosen). Arch. Gynäk. **124** (1925). WEBER, E.: Der Einfluß psychischer Vorgänge auf den Körper, insbesondere auf die Blutverteilung. Berlin 1910. WEILER, K.: Renten„neurose"? Münch. med. Wschr. **73** (1926). v. WEIZ-SÄCKER, V.: (a) Der neurotische Aufbau bei den Magendarmerkrankungen. Münch. med. Wschr. **73** (1926). — (b) Randbemerkungen über Aufgabe und Begriff der Nervenheilkunde. Dtsch. Z. Nervenheilk. **87** (1928). WESTPHAL, A.: Über Pupillenphänomene bei Katatonie, Hysterie und myoklonischen Symptomenkomplexen. Mschr. Psychiatr. **47** (1920). WEE-NICKE, C.: Grundriß der Psychiatrie, 2. Auflage. Leipzig 1906. WETZEL, A. u. K. WILMANNS: (a) Geliebtenmörder. Berlin 1913. — (b) Über Schockpsychosen. Z. Neur. **65** (1921). — (c) Das Interesse des Staates im Kampfe mit dem Recht des Einzelnen. Mschr. Kriminalpsychol. **12** (1921/22). Wexberg, E.: (a) Die Angst als Kernproblem der Neurose. Vortr. Dtsch. Z. Nervenheilk. **88** (1926). — (b) Die psychologische Struktur der Neurose. Aus Handb. Individualpsychol. München 1926. Weygandt, W.: Beitrag zur Lehre von den psychischen Epidemien. Halle 1905. Wiersma, E. D.: Die psychologische Auffassung einiger Reflexe. Z. Neur. **72** (1921). Wilbrand, H., u. A. Saenger: Die Neurologie des Auges. München u. Wiesbaden 1900/1922. Wilmanns, K.: (a) Über die Gefängnispsychosen. Halle 1908. — (b) Die Abhängigkeit der Haftpsychosen vom Zeitgeist. Ref. Mschr. Kriminalpsychol. **15** (1924). — (c) Statistische Untersuchungen über Haftpsychosen. Allg. Z. Psychiatr. **67** (1910). Winter: Die psychogene Ätiologie der Hyperemesis gravidarum. Zbl. Gynäk. **10** (1919). Wittermann, E.: Kriegspsychiatrische Erfahrungen aus der Front. Münch. med. Wschr. **62** (1915). Wohlwill, F.: Über funktionell bedingtes Fehlen der Patellarreflexe. Neur. Zbl. **28** (1909). Wollenberg, R.: (a) Über psychische Infektion. Arch. f. Psychiatr. **20** (1889). — (b) Die Hypochondrie. Wien 1904. — (c) Die Seelenstörungen bei chronischen Vergiftungen und bei Neurosen. Aus Hoche, Handb. gerichtl. Psychiatr. Berlin 1909. — (d) Nervöse Erscheinungen bei Kriegsteilnehmern. Münch. med. Wschr. 1914. Wüllenweber, G.: Die Beziehungen des Nervensystems zu den inneren Organen. Münch. med. Wschr. **75** (1928).

Zanger, H.: Erfahrungen bei einer Zelluloidkatastrophe. Mschr. Psychiatr. **40** (1916). Ziehen, Th.: (a) Über Hysterie. Dtsch. Klin. **6** (1906). — (b) Psychiatrie, 4. Aufl. Berlin 1911.

Anmerkung: Die Porträtaufnahmen stammen aus der Zeit meiner Münchener Tätigkeit. Herr Geheimrat Bumke, dem ich dafür bestens danke, hat mir ihre Veröffentlichung gestattet.

Die psychopathischen Persönlichkeiten.

Von

EUGEN KAHN

München.

I. Einleitung.

Auf die psychopathischen Persönlichkeiten wird in einer Reihe von Kapiteln dieses Handbuches eingegangen. BERINGER diskutiert die Problematik der Schizoiden, LANGE gedenkt der psychopathischen Ausläufer der Manisch-Depressiven, GRUHLE nimmt zu den Epileptoiden Stellung, den paranoiden und paranoischen Psychopathen gilt ein Hauptaugenmerk KEHRERS. Bei der Darstellung der Süchtigen berührt MEGGENDORFER einschlägige Fragestellungen. Das Kapitel von SCHULTZ betrifft die Psychopathen insofern, als sie hier von der Seite der allgemein nervösen Veranlagung her unter die Lupe genommen werden, wobei versucht wird, den Äußerungen dieser Veranlagung nicht allein von der rein psychologischen, sondern auch von der körperlichen Seite (vegetatives Nervensystem) gerecht zu werden. BRAUNS Bemühungen gehen um die Herausarbeitung der psychogenen Reaktionen, die, wenn sie wohl auch nicht Alleingut der Psychopathen sind, doch eine Domäne psychopathischer Manifestationen darstellen. Damit nicht genug, wird an vielen Stellen dieses Handbuchs der Bedeutung gedacht, die die psychopathische Veranlagung für die Entstehung, Entwicklung und Ausgestaltung psychotischer Störungen hat. Schließlich wird auch erörtert, wie weit Psychopathisches und wie weit Psychopathen in sozialen und kulturellen Zusammenhängen eine Rolle spielen (BIRNBAUM, VORKASTNER).

So ergibt sich ohne weiteres, daß die Probleme, die die Psychopathien aufgeben, unlöslich hineingestellt sind in die übrigen Probleme der Psychiatrie, daß man schließlich in jedem allgemeineren Zusammenhang wie in jedem einzelnen Fall fragen kann: was ist hier psychopathisch? oder: inwiefern ist hier das Psychopathische bedeutungsvoll?

Nicht nur trotz, sondern auch wegen der Bedeutung des Psychopathischen für die psychiatrische Problematik überhaupt ist es wichtig, an der Übung festzuhalten, die nach KOCHS Vorgang KRAEPELIN in die buchmäßige psychiatrische Darstellung eingeführt hat — an der Übung, den psychopathischen Persönlichkeiten ein eigenes Kapitel zu widmen.

So jung die selbständige Stellung der „psychopathischen Minderwertigkeiten" im psychiatrischen Schrifttum ist — sie geht auf KOCH zurück —, so unübersehbar ist die Zahl der einschlägigen Einzel- und Gesamtdarstellungen. KURT SCHNEIDER hat davon 1923 einen vorzüglichen Überblick gegeben[1]. Es ist nicht möglich, alle einschlägigen Arbeiten zu erwähnen, geschweige denn auf sie einzugehen; doch sollen wenigstens im Literaturverzeichnis die wichtigeren Veröffentlichungen angeführt werden.

---

[1] Während der Korrektur ist die 2. Auflage von SCHNEIDERS Buch erschienen, auf die hier im einzelnen nicht mehr eingegangen werden kann.

Im gegenwärtigen Zeitpunkt bietet die Bearbeitung der Psychopathien[1] ohne Zweifel erhebliche Schwierigkeiten, die sich aus einigen kurzen Erwägungen deutlich ergeben.

Die psychopathischen Persönlichkeiten sind zuerst und bis vor verhältnismäßig kurzer Zeit vorwiegend unter der klinischen Betrachtungsweise bearbeitet worden. Der Psychopath wurde betrachtet und beschrieben. Gewiß wurde gelegentlich auch das psychopathische Erleben vom schildernden, beschreibenden Psychiater „nacherlebt". Das geschah aber doch nur bis zu gewissen Grenzen, die vielleicht durch die Bemerkung klar werden, daß es vielerorts verpönt war, in gerichtlichen Gutachten über Psychopathen zu „psychologisieren". Man beschrieb und stellte fest: haltlose, erregbare, antisoziale Psychopathen; man ging nur langsam und ungern daran, hinter die Kulisse der Haltlosigkeit, Erregbarkeit, Antisozialität zu blicken. Doch konnte ein völliger Verzicht auf differenziertere psychologische Betrachtung auch der klinischen Richtung nicht gelingen: die hysterischen Psychopathen mit ihren psychischen und motorischen Mechanismen forderten zu nacherlebender Analyse allzu lebhaft heraus. Die Schilderung des hysterischen Charakters durch Kraepelin fällt mitten in die Glanzzeit der klinischen Periode und weist doch schon deutlich in eine mehr psychologisch orientierte Richtung. Immerhin ist Kraepelin dabei geblieben, die Psychopathen nach deskriptiven Merkmalen zu gruppieren, und die Kliniker sind ihm im wesentlichen darin gefolgt; Differenzen in der Benennung der einzelnen Formen und in der klinischen Abgrenzung haben keine maßgebenden Änderungen gebracht. Auch die letzte zusammenfassende Darstellung, die von Kurt Schneider, ist im ganzen als eine klinische zu würdigen, so wenig man an gerade dieses Autors erfolgreichen Versuchen um psychologische Vertiefung vorbeigehen kann.

Wir müssen heute zugeben, daß wir „rein klinisch" mit den Psychopathen ebensowenig fertig werden wie mit den Psychosen. Das bedeutet, wie später zu erörtern sein wird, durchaus kein völliges Aufgeben der klinischen Betrachtung, das übrigens der noch durch Kraepelin geschulten Generation wohl kaum ganz möglich wäre, sondern nur eine gewisse Einschränkung derselben, die ja von manchen schon lange genug gefordert worden ist.

Gestehen wir uns ein, daß die Kenntnis der Psychopathen durch eine gewisse Differenzierung und durch Vermehrung der aufgestellten Typen über einen toten Punkt nicht hinwegkam und auch gar nicht hinwegkommen konnte, so werden wir uns zu fragen haben, von woher trotz allem Belebung kam. Der reine Kliniker hatte seine Psychopathen immer mit einer recht erheblichen Vorsicht betrachtet: das lag nicht allein an der Besonderheit eines Teils seines Psychopathenmaterials in den geschlossenen psychiatrischen Kliniken großer und kleiner Städte, sondern auch an der psychiatrischen Einstellung, die — warum soll man es leugnen? — diesen „Grenzfällen" gegenüber von moralischer Wertung sich nicht frei oder doch nicht frei genug machte, die die „Minderwertigkeit" betonte und sich vielen Mitteilungen der Untersuchten gegenüber reichlich zugeknöpft verhielt. Was man sah und beschreiben konnte, durfte als wahr und wissenschaftlich gelten; aber was „diese Psychopathen" spontan erzählten, das erschien doch vielfach als zu wenig zuverlässig, um wissenschaftlich akzeptiert werden zu können.

Gerade an dieser Stelle setzte — aus manchen Gründen im krassen Gegensatz zur beherrschenden klinischen Meinung — die Lehre Freuds ein. Jetzt begann eine Analysierung psychopathischer Persönlichkeiten, die es sich an-

---

[1] Ich kann nicht finden, daß mit Klages' Unterstreichung, es gebe nicht Psychopathien, sondern nur *die* Psychopathie, etwas gewonnen ist.

gelegen sein ließ, von den subjektivsten Mitteilungen der Untersuchten auszugehen und den Sinn dieser Mitteilungen für die Persönlichkeit und ihre Haltung zu suchen. Ein Eingehen auf den Kampf für und gegen FREUD möchte
an sich in eine Abhandlung über die psychopathischen Persönlichkeiten gewiß
passen. Doch soll hier von beiden Seiten oft Gesagtes nicht wiederholt, sondern
nur das sachlich für uns Wesentliche berührt werden[1].

Zuerst traf die Ablehnung der Kliniker hauptsächlich den „Pansexualismus"
der FREUDschen Lehre; später wurde besonders die Lehre von den unterbewußten
seelischen Vorgängen bekämpft. Nebenher aber wurde der Mechanismus der
Verdrängung — zum Teil stillschweigend, zum Teil offiziell — akzeptiert; er
hat jetzt auch dort Geltung, wo man von unbewußten seelischen Vorgängen
nichts wissen will. Der Streit um diese letzteren scheint *praktisch* doch wohl
auf nichts anderes, als auf einen Streit um Worte hinauszulaufen. Niemand
bestreitet die sehr unterschiedliche Helligkeit unseres Bewußtseins und seiner
Inhalte und die Tatsache, daß einzelne Inhalte des Bewußtseins jetzt in größere,
jetzt in geringere Helligkeit und selbst in völliges Dunkel gerückt werden. Man
mag also mit KRETSCHMER und SCHILDER von Sphäre und von sphärischen,
anstatt von unbewußten Vorgängen reden und den Streit ums „Unbewußte"
den Theoretikern überlassen. Andernfalls sieht man sich bei der Allgemeingültigkeit des Verdrängungsmechanismus nur in Verlegenheit gegenüber der
Frage: wohin wird verdrängt?

Dabei soll eines nicht übersehen werden; viele Liebhaber der Sphäre und
des Unbewußten[2] machen von diesen Begriffen einen viel zu ausgedehnten
Gebrauch. Es gibt bei Psychopathen jeder Art, nicht zuletzt bei hysterischen,
eine Fülle von psychischen Abläufen, die nebst ihrer Herkunft den Betreffenden
völlig bewußt und überschaubar sind. Es ist geradezu ein Spiel, bei dem allerdings der Psychotherapeut nicht der Spielleiter zu sein pflegt, in solchen, recht
häufigen Fällen den sog. Königsweg über das Unbewußte gehen zu wollen. Solche
tiefenpsychologische Umwege erinnern ohne Zweifel an die Züchtung der großen
Hysterien, besonders der großen hysterischen Anfälle, in der Blütezeit der französischen Hysterielehre. Anders gesagt: es gibt gewiß viele psychoanalytische
Kunstprodukte, die nach meiner Überzeugung von Meister und Adepten fälschlicherweise für originelles Beleg- und Beweismaterial aus tiefen Bewußtseins-
schichten der Analysanden gehalten werden. Schließlich ist die Erfahrung, daß
man gerade in Psychopathen allerhand hineinfragen und hineingeheimnissen
kann, nicht gerade neu.

Der Weg in die tieferen seelischen Schichten oder im Sinne des Begriffs der
Sphäre: in die peripheren seelischen Regionen ist aber nicht immer überflüssig,
wie — bei Ausschließung aller übertreibenden psychoanalytischen Alternativsymbolik[3] — u. a. gewisse Traumerfahrungen und sehr viele Erlebnisse in der
Psychopathologie des Alltags deutlich machen.

---

[1] Treffend schreibt v. HATTINGBERG in Birnbaums Handbuch der psychischen Heil-
methoden: „Überall wohin sie drang, wirkte FREUDs Lehre auf die Allgemeinheit als Angriff,
auf den man zunächst mit Spott und Lachen, dann mit moralischer Entrüstung und zuletzt
mit dem üblichen Nachweis reagierte, das Richtige an ihr sei nicht neu und das Neue nicht
richtig."

[2] Das Unbewußte ist nicht allein ein Reservoir für Verdrängtes, sondern hat auch produktive Aufgaben. Darauf hat JUNG wiederholt aufmerksam gemacht; er hat auch bedeutungsvolle Ausführungen über das kollektive Unbewußte gemacht, auf die wir hier nur hinweisen können.

[3] Damit ist gemeint, daß jeder (geträumte) Gegenstand entweder das männliche oder
das weibliche Genitale bedeute oder doch engste Beziehung zu ihm haben müsse. Selbstverständlich ist aber keine Rede davon, daß die Sexualsymbolik völlig aus der Luft gegriffen
ist: dazu sind eindeutige Inhalte doch auch bei psychoanalytisch gänzlich unbefangenen

Wenn man, wie ich es tue, Sphäre, Unbewußtes und Verdrängung akzeptiert, muß man der Frage nach den Komplexen und nach der Komplexwirkung, besonders nach dem Inzestkomplex, stichhalten und weiterhin Stellung nehmen zur Sexualentwicklung und zur Bedeutung der Sexualität. Das sind lauter Punkte, in denen die Unerbittlichkeit und Ausschließlichkeit der orthodoxen FREUDschen Lehre vielleicht mehr aufgefallen sind und mehr zum Widerspruch herausgefordert haben, als ihr Inhalt selber. Dabei wird man sich der Erfahrung erinnern, daß neue Lehren immer zu übertreiben gezwungen sind, und daran denken, daß Orthodoxie und Fanatismus bis zu einem gewissen Grad zu den Eigenschaften der wegebereitenden Persönlichkeit zu gehören scheinen.

Es wird heute kaum mehr in Abrede gestellt, daß die Sexualität im weitesten Sinne in den ersten Lebensjahren einsetzt; in allerletzter Zeit hat CHARLOTTE BÜHLER auf Grund von Erwägungen und Erfahrungen, die der Psychoanalyse völlig fernstehen, die These aufgestellt, ,,daß ein der Pubertät entsprechender Reifungsprozeß in kleinerem Maßstab schon einmal in der Kindheit auftritt, und zwar zwischen dem dritten und vierten Lebensjahr". Was nun das Triebleben im allgemeinen und das Sexualtriebleben im besonderen anlangt, so fällt es gewiß heute niemand mehr ein, an ihrer grundlegenden Bedeutung zu zweifeln. Was Peinlichkeiten erweckte und — berechtigten — Widerspruch provozierte, war die schon erwähnte Alternativsymbolik bzw. das Unterbewußtsein, das *immer geil* sein soll (BUMKE). Schließlich die Komplexe: es ist zwar oft genug betont worden, daß die Dauerwirkung seelischer Nebenstellen naturwissenschaftlich nicht vorstellbar sei. Vielleicht könnte man aber vermuten, daß es gar nicht so sehr die als nicht naturwissenschaftlich gerügte Vorstellung von der Natur und Wirkung der Komplexe als deren letztlich auch wieder sexuelle Inhalte waren, gegen die man sich einstellte. Nimmt man als Beispiel den Inzestkomplex, so mag man sagen, daß der Terminus nicht gerade glücklich ist; das Tatsächliche anlangend, wird man aber folgendes nicht übersehen können: Jeder Mensch erlebt primär eine Fixierung an die Eltern oder an diejenigen Menschen, die bei ihm von vornherein Elternstelle vertreten. Daß in der Regel der Vater die Tochter, die Mutter den Sohn ,,bevorzuge", d. h. daß in der Regel die Bindung zwischen Eltern und gegengeschlechtlichem Kind stärker sei, ist eine sehr alte menschliche Erfahrung. In der Reifeentwicklung der Persönlichkeit erfolgt normalerweise eine Lösung der kind-elterlichen Fixierung, deren erste Zeichen sich oft etwas laut und gewalttätig in den Flegeljahren bemerkbar machen. Bei einer Reihe von psychopathischen Persönlichkeiten geht diese Lösung nicht oder nur unvollkommen vor sich: die Fixierung wirkt dann fort. Wie das im einzelnen geschieht, läßt sich bei vielen Psychopathen feststellen. Es ist nicht zu bestreiten, daß die psychosexuelle Entwicklung, die sexuelle Objektwahl und die Sexualbetätigung mit diesem Tatbestand recht eng zusammenhängen. Daß diese kind-elterliche Fixierung nicht etwa nur gelegentlich, sondern aller-

Menschen zu häufig. Auf der anderen Seite wird man zugeben müssen, daß man an alle Erscheinungen, wenn man das aus irgendeinem Grund tun will, mit einer beliebigen Betrachtungsweise herangehen kann — so auch mit der pansexualistischen und symbolischen. Man kann sich wohl die Frage vorlegen: wie sieht die Welt aus, wenn ich überall, wo ich mich bei besonderer Einstellung irgendwie daran erinnert fühle, Sexuelles unterstelle? Aber mit der *Möglichkeit* solcher Fragestellung bzw. Unterstellung ist *nicht* gesagt, daß nun auch die *Antwort immer richtig sei.* Auch mit der Feststellung, daß manche Menschen immer, andere zu gewissen Zeiten, überall Sexuelles wittern oder überall in sexuelle Erregung geraten, ist eine pansexualistische Verallgemeinerung nicht legitimiert, die, nebenbei bemerkt, oft geradezu den Eindruck des Zwangsmäßigen macht, und zwar nicht nur bei Analytikern, sondern auch bei vielen Analysanden.

Ich möchte glauben, daß jetzt an Ablehnung und an Übertreibung in diesen Dingen genug geschehen und daß es nunmehr an der Zeit sei, sich auf halbem Weg zu verständigen.

mindestens sehr häufig, wenn nicht regelmäßig, erotisch-sexuelle Tönung hat, die allerdings von der Elternseite her öfters leichter erkennbar, wenn auch nicht eingestanden wird, ist gleichfalls nicht zu übersehen. Es wäre gelegentlich schwer begreiflich, daß diese Einsicht überhaupt abgelehnt werden kann, wenn nicht — und zwar vornehmlich durch FREUD — bekannt geworden wäre, wie tief die „Inzestscheu" sich gerade darin bemerkbar macht, daß sie immer wieder derartige „sündhafte" Zustände infamiert, d. h. aus dem Blickfeld des Bewußtseins verdrängt[1].

Daß wir uns der psychoanalytischen Auswertung der bisher erörterten Punkte nirgends ganz anschließen können, sondern immer nur einen Teil der psychoanalytischen Behauptungen diskussionsfähig und akzeptabel finden, mag zum Teil auch daran liegen, daß in dem schon angedeuteten Sinn viele einschlägigen Inhalte von den Analytikern offensichtlich artefiziell erzeugt oder aber in ihrer genetischen Bedeutung falsch eingeschätzt werden. Manche von diesen Inhalten, deren Existenz sich schon vor tiefenpsychologischer Therapie oder Aussprache mit Sicherheit feststellen ließ, ist lediglich pathoplastisches Material der Neurose oder, mit einem anderen Ausdruck: sekundärer psychologischer Unterbau. Daß solche Erkenntnisse der Schule FREUDS nicht ganz fremd geblieben sind, scheint mancher Wandel der Anschauungen seiner Schüler und Adepten klarzumachen. Wie dabei ein circulus vitiosus zustande kommen kann, wird aus den folgenden Bemerkungen hervorgehen.

Bei Erwägungen der Bedeutung der Sexualität für die psychopathische Persönlichkeit wird man gar nicht mehr übersehen können, daß der Psychopath seiner Sexualität ungleich mehr Zeit und Mühe zu opfern pflegt als der seelisch ausgeglichene Mensch, d. h. der Psychopath wird mit seiner Sexualität nicht glatt, nicht konfliktlos fertig: er verdrängt Erotisches und Sexuelles, es gelingt ihm besonders oft die Vereinigung von Erotik und Sexualität nicht. Er erlebt es dann, daß er nicht nur unmittelbar, sondern auch aus seiner Sphäre und seinem Unbewußten heraus unter „Anfechtungen" (sekundär) leidet. Wie diese sexuellen „Anfechtungen" im einzelnen umgeformt werden können[2], steht nicht zur Erörterung in diesen allgemeinen Bemerkungen, die lediglich die Bedeutung einer Einleitung haben und helfen sollen, den gesamten Standpunkt zu begründen, der hier den psychopathischen Persönlichkeiten gegenüber vertreten wird. Daß hier eine Domäne für betriebsame Psychoanalytiker ist, wird füglich

---

[1] K. BÜHLER bezweifelt diese Besonderheit der Fixierung nicht, betrachtet aber „die Frage nach dem normal-frühkindlichen Ödipuskomplex hier einstweilen als im entscheidenden Punkt noch unerledigt".

KRISCH führt über den Ödipuskomplex treffend aus: „Es gibt Persönlichkeiten, die in dieser Hinsicht keine Hemmungen haben, es kommt dann z. B. zum Inzest. Es gibt weiterhin Individuen, die einen besonders sensitiven Charakter haben, so daß sie auf die Entdeckung derartigen Begehrens bei sich mit schwerstem Schuldgefühl reagieren. Es gibt weiter ‚Bindungen' zwischen Eltern und Kindern mit erotischem, sogar sexuellem Einschlag, die auch von Laien, die nie etwas von Psychoanalyse gehört haben, durchaus richtig erkannt und beurteilt werden. Es gibt schließlich Infantile, bei denen die ‚Bindung' an einen Elter entsprechend ihrer besonderen Konstruktion geradezu als für sie physiologisch bezeichnet werden muß." Hier ist anzufügen, daß in den Inzestkomplex auch gewisse, gar nicht seltene Bindungen zwischen Geschwistern gehören, die mehr oder weniger erotisch und sexuell gefärbt sein können. Der Inzestkomplex, der hier wohl nicht ganz im Sinne FREUDS verstanden wird, ist aber nicht Ursache psychopathischer Haltungen, sondern pathoplastisches Material bei psychopathischen Persönlichkeiten; er kann — wie pathoplastische Faktoren überhaupt — in die Pathogenese einbezogen werden, und zwar als erlebnisbedingter Kausalfaktor. Nie ist einer Psychopath oder Neurotiker, weil er den Inzestkomplex hat, sondern er erlebt den Inzestkomplex als Psychopath auf besondere Weise.

[2] Plastische Darstellungen hat zuletzt wieder KRETSCHMER gegeben (Über Hysterie, Kapitel Erlebnisverwandlungen).

behauptet werden dürfen; viele dieser Psychopathen sind ohne Zweifel froh, einen Jargon zu bekommen, in dem sie ihre tatsächlichen und vermeintlichen Erlebnisse zur Kenntnis einer verstehenden Seele bringen können.

Die Klinik hat sich bei der Betrachtung der Psychopathien im wesentlichen die deskriptive Frage „wie" vorgelegt. Das „warum" der Kliniker bezog sich auf die allgemeinen Ursachen, auf die allgemeine Genese der Psychopathie; um die tieferen seelischen Ursachen der psychopathischen Verhaltungsweisen im einzelnen hat sie sich lange Zeit nicht viel gekümmert; ein eindrucksvolles Beispiel dafür sind die Zwangserscheinungen. Anders FREUDS Tiefenpsychologie, um seinen eigenen Ausdruck zu verwenden. Diese Tiefenpsychologie läßt es sich angelegen sein, die Motivation der psychopathischen Haltung bzw. des Inhalts dieser Haltung, des „neurotischen Symptoms", zu ergründen; sie fragt in diesem Bezug hartnäckig: warum? Damit ist allerdings sowohl ihre Bedeutung wie ihre Begrenzung gegeben.

Das Wie des Klinikers fördert Eigenschaften zutage, hinter denen oft genug die „neurotischen Motivationen" noch mehr oder weniger verborgen sind. Das Warum des Psychoanalytikers zeigt Motivationen auf, die zum Teil aus dem Sphärischen und Unbewußten stammen. Es gibt nun noch eine dritte Frage, die schon seit geraumer Zeit von den Klinikern bei der Betrachtung hysterischer Erscheinungen gebraucht worden und legitimiert gewesen und auch der Psychoanalyse[1] keineswegs unbekannt ist: die Frage wozu? Die Zweckmäßigkeit, die Finalität des psychopathischen Verhaltens, ist das Rückgrat der Lehre ALFRED ADLERS geworden. ADLER ist ein Freud-Schüler, den der „Wille zur Macht", d. i. die Grundidee, daß jede Haltung der Persönlichkeit für die Befriedigung ihres Geltungsstrebens, für die Führung ihrer „Leitlinie", zweckmäßig sei, von seinem Meister getrennt hat. Die von ADLER sogenannte Individualpsychologie steht ganz unter der Herrschaft der Finalitätsidee: im Physischen gibt es für sie Kausalität, im Psychischen nur Finalität. Jedes Individuum geht dauernd darauf aus, sich zu behaupten, seine Macht zu erhöhen. Diesem Geltungsstreben laufen Minderwertigkeitsgefühle zuwider, denen vielfach eine Minderwertigkeit von Organen unterstellt wird. Aus dem Konflikt zwischen Machtwille und Minderwertigkeitsgefühl heraus wird der Weg in die psychopathische Manifestation, in die neurotische Attitüde, beschritten. Diese erscheint dem Psychopathen als Machtsurrogat insofern zweckmäßig, als sie eine Persönlichkeit oder einen Kreis von Persönlichkeiten zwingt, sich mit ihm zu beschäftigen, ihn als Machtfaktor gelten zu lassen, und zwar Persönlichkeiten, gegen die sein psychopathisches Machtstreben gerichtet ist. Man könnte etwa sagen: psychopathisches Verhalten ist mißverstandene Zweckmäßigkeit.

Die ADLERsche Schule ist dahin gekommen, die Verursachung des Eintretens in die psychopathische Haltung und die psychopathische Haltung überhaupt grundsätzlich der Wirkung der Umgebung zur Last zu legen. Es wird ungefähr behauptet, daß es psychopathische Anlagen gar nicht gebe, sondern daß bei ursprünglich gleicher Begabung aller Individuen manche Menschen unter dem Einfluß des krankmachenden Milieus neurotisch würden, daß die dann erfolgenden neurotischen Erscheinungen, die psychopathischen Manifestationen, lediglich normale Reaktionen auf das krankmachende Milieu seien. Psychopathie wird damit für die ADLERschen Individualpsychologen zu einem Begriff, der nur noch der Denkfaulheit und Oberflächlichkeit der Kliniker ein kümmerliches, unberechtigtes Fortleben verdankt. Die fruchtbare, allerdings von ADLER nicht gerade tief begründete Idee von der Organminderwertigkeit, in der eine starke

---

[1] Daß der Psychoanalyse der finale Gesichtspunkt nicht ganz fremd ist, geht aus ihrer Einschätzung des Krankheitsgewinns hervor.

Anlehnung an die Biologie gegeben war, spielt bei der Großzahl der Individualpsychologen anscheinend nur mehr eine verhältnismäßig untergeordnete Rolle[1].
Man muß den Eindruck gewinnen, daß die individualpsychologische Schule zu
einer rein psychologischen Betrachtungsweise gekommen ist, die gewiß ihr gutes
Recht, die aber auch ohne Zweifel zu einseitig ist, um der angegangenen Probleme Herr zu werden bzw. um für die reichlich weit gesteckten Aspirationen
der Schule auszureichen. Es muß besonders betont werden, daß neben anderen
WEXBERG, wie besonders aus einer Studie über die Angst als Kernproblem der
Neurose hervorgeht, dieser Einseitigkeit zu entgehen trachtet. Es muß aber
auch eingewendet werden, daß die teleologische Leitidee der ADLERschen Lehre
zu sehr an der Oberfläche bleibt. Wer A sagt, sollte auch B sagen. Das hat
ADLER nur insofern getan, als er seinen Finalismus vom nervösen Menschen auf
alle Menschen ausgedehnt hat; das ist verständlich und bleibt unter gewissen
Umständen durchaus logisch. ADLER hat aber insofern nicht B gesagt, als er
die menschliche Finalität zu einlinig gesehen hat, anders gesagt: er hat es sich
zu einfach gemacht. Demgegenüber muß an das umfassende Werk WILLIAM
STERNS erinnert werden, in dem gezeigt wird, wie in der Person sich das Zwecksystem (Autotelie) aufbaut und wie die Person mit ihrem autotelischen System
in andere Zwecksysteme (Heterotelien) eingeht.

ADLERS Individualpsychologie hat sich von einer psychopathologischen Betrachtungsweise zu einer Weltanschauungslehre überweitet — überweitet insofern, als ihre Grundlagen nicht ausreichen, eine eigene Weltanschauung aufzubauen und zu tragen. Jetzt ist aus der ADLERschen Psychologie eine Art von
rationalistischem Christentum geworden; während aber das Christentum den
sozialen Gedanken in seiner edelsten Form enthält, postuliert die Individualpsychologie gleiches Recht für alle aus der Fiktion der gleichen Begabung aller[2].
Das ist schade: denn individualpsychologische Einzelgedanken sind ohne Zweifel
brauchbar und entwicklungsfähig, und die unbekümmerte Anwendung einer
teleologischen Betrachtungsweise der psychopathischen Gesamtpersönlichkeit
durch ADLER bedeutet einen großen Fortschritt[3].

Wie ADLERS, so ist auch FREUDS Lehre tatsächlich im Psychologischen geblieben, obwohl ihre triebpsychologische Einstellung ohne Zweifel nach der Biologie zielt und obwohl ihr Begründer gelegentlich Konzessionen in Bezug auf
die ursächliche Bedeutung von Konstitution und Disposition gemacht hat. Abgesehen von den einschlägigen energischen Bemühungen SCHILDERS und einiger
ihm Folgender scheint bisher von der Psychoanalyse bzw. von den Psychoanalytikern auf das Biologische wenig Wert gelegt zu werden.

Umgekehrt verhehlen wir uns nicht, daß die ätiologisch und deskriptiv eingestellte Klinik auf dem Gebiet der Psychopathien lange genug das Psycholo-

---

[1] Es hat gelegentlich den Anschein, daß die Allverbreitung der Organminderwertigkeiten vorausgesetzt evtl. konstruiert wird, ohne daß besonderer Nachdruck darauf gelegt wird.

[2] Fatal ist dabei noch besonders, daß bei vielen ihrer Behauptungen die Individualpsychologie sich gern in die rückwärtige Stellung der „Fiktion" zurückzieht. Man kann alles
behaupten, wenn man nachträglich erklärt, es sei nur „Fiktion" gewesen.

[3] Ich befinde mich in völliger Übereinstimmung mit WILLIAM STERN, der die Individualpsychologie folgendermaßen beurteilt: „Es gibt eine moderne Theorie (von ALFRED ADLER),
nach welcher alles spontane Tun — und damit alle bedeutsamen Leistungen, aber auch alle
sonstwie hervortretenden guten und schlechten Handlungsformen — nichts als solche Überkompensationen von inneren und äußeren Beeinträchtigungsreizen sein sollen. Die Theorie
ist in ihrer Einseitigkeit unannehmbar, aber sie hat doch den Erfolg gehabt, zu erklären,
wie aus Schwächen Stärken, aus Mängeln Leistungen hervorgehen." — Damit würde jede
Tat zur reaktiven Handlung gemacht, bekäme einen „versteckt reaktiven Charakter". Spon-
tanität und Schöpfertum würde — so darf ich hinzufügen — in ALFRED ADLERS Weltbild
keinen rechten Platz mehr finden können.

gische sehr stiefmütterlich behandelt und das anlagemäßig Gegebene mindestens
gelegentlich zu hoch bewertet hat. Trotzdem ist die Klinik auch für die Erforschung der Psychopathien der Mutterboden geblieben. Das ist nicht etwa
der Tradition, sondern der breiten empirischen Grundlage der Klinik und ihrer
Entwicklungsfähigkeit zu danken. Ihre Entwicklungsfähigkeit hat es der Klinik
nach zähem Widerstreben doch erlaubt, tiefenpsychologische Erkenntnisse, soweit die Kritik sie für berechtigt halten konnte, in sich aufzunehmen. Weiterhin aber konnte nur von der entwicklungsfähigen Klinik als Weiterentwicklung
und Fortsetzung ihrer eigenen Arbeitsweise, in Anlehnung an die allgemein-
medizinische Konstitutionsforschung, nicht zuletzt an die Lehren von F. KRAUS,
die neue psycho-biologische Arbeitsrichtung (KRETSCHMER, EWALD, STORCH,
H. HOFFMANN u. a.) ihren Ausgang nehmen. Diese erstrebt letztlich die Er.
fassung der „Ganzheit" der Persönlichkeit in einem gewissen Gegensatz zu den
bisherigen Arbeitsrichtungen, aber auch als Fortführung und Verbindung derselben, die die Persönlichkeit doch mehr oder weniger nur von der einen oder anderen Seite sahen. Die psychobiologische Betrachtungsweise gilt Zusammenhängen
zwischen Körperbau und seelischer Artung ebenso wie der Kenntnis der psychischen Reaktionen auf körperliche Gegebenheiten und Veränderungen; sie geht
dem Ausbau solcher Reaktionen im Rahmen bestimmter seelischer und körperlicher Anlagen nach — hierher würde die Idee ADLERS von der Organminderwertigkeit gehören. Umgekehrt wird gefragt, wie weit die Körperverfassung
durch die seelische Artung, wie weit körperliche durch seelische Vorgänge, wie
weit die Körperlichkeit bzw. die körperliche Entwicklung durch seelische Vorgänge und Entwicklungen bestimmt werden können. Dabei soll immer die
unterschiedliche Mitwirkung von Anlage und Umwelt im Auge behalten werden.
Alles in allem handelt es sich um die Einstellung auf die körperlich-seelische,
statisch-dynamische Gesamtverfassung der Persönlichkeit, deren Grundlinien
mit vielen Einzelheiten für die Psychiatrie in verschiedenen wichtigen Arbeiten
von KARL BIRNBAUM gezeichnet worden sind. Es ist überaus interessant zu
sehen, wie fruchtbar BIRNBAUMS Anregungen gewirkt haben, wie aber doch
gerade solche Forscher, denen die Ganzheitsbetrachtung ohne Zweifel ernstlich
am Herzen liegt, zugunsten eigener Lieblingsideen von den umfassenderen
psychobiologischen Leitlinien wieder abzugleiten drohen.

Es liegt auf der Hand, daß diese psychobiologische Arbeitsrichtung für die
Bearbeitung der Psychopathien bedeutungsvoll ist. Man kann wohl sagen, daß
gerade den Psychopathien eine Ganzheitsbetrachtung am meisten not tut, weil
es bei ihnen so ganz besonders um die Erfassung der Gesamtpersönlichkeit geht.
Das Ziel einer „modernen" Bearbeitung der Psychopathien wäre mithin kurz
und klar so zu formulieren: körperlich-seelische, statisch-dynamische Gesamt-
erfassung der psychopathischen Persönlichkeiten. — Hier stock' ich schon!
Wenn die medizinische Ganzheitserfassung der Persönlichkeit überhaupt schon
weiter entwickelt wäre und wenn ein psychologisches Schema der Persönlichkeit
einfach übernommen werden könnte, wäre die Erreichung dieses Ziels nicht
gerade leicht. Nun sind aber diese beiden Voraussetzungen nicht gegeben.
Es sind zahlreiche einzelne biologische Ergebnisse vorhanden, von denen Ge-
eignetes verwendet werden kann. Es gibt verschiedene an sich bedeutende
Systeme der Persönlichkeit; sie sind aber alle nach ihren eigenen Voraussetzungen
zurecht gemacht und können nur in einzelnen zum Teil modifizierten Stücken
übernommen werden. Im ganzen ist die Ganzheitsbetrachtung auch auf unserem
Gebiet eine Arbeitshypothese: Erstrebtes und Erreichbares werden sich keineswegs die Wage halten.

Es wäre nun gewiß verkehrt, von den „Ionen" oder anderen biologischen

Grundfaktoren her die Betrachtung der psychopathischen Persönlichkeiten beginnen zu wollen — um so weniger als wir im Sinne unserer anspruchsvollen Zielvorstellung am Ende doch nur gerade einige Hinweise und Andeutungen, auf keinen Fall aber ein psychobiologisches System der Psychopathien werden gewinnen können. Ohne einen systematischen Absprung läßt sich aber, wie es scheint, schon aus Gründen der Didaktik, der Verständigung und der Weiterarbeit, d. h. aus rein praktischen Gründen, nicht auskommen. So soll denn in aller Bescheidenheit eine klinische Übersicht der Psychopathien vorausgestellt werden. Auf diesem Boden, der ohnehin der historische ist, wird sich zweckmäßig weiterarbeiten lassen.

II. Heuristisches klinisch-deskriptives System der Psychopathien.

Man kommt auf zwei Wegen zu demselben Resultat. Einmal kann man ein großes klinisches Psychopathenmaterial zusammenwerfen und dann nach den hervorstechenden psychischen Merkmalen gruppieren. Das war der Weg KRAEPELINS und aller derjenigen, die ihm in der klinischen Bearbeitung der Psychopathien folgten. Man kann aber auch die Ergebnisse dieser klinischen Psychopathiebearbeitungen sammeln, die sich entsprechenden Typenbezeichnungen zusammenstellen und nun von jeder der gewonnenen Gruppen den Namen, der am häufigsten gebraucht wird oder am handlichsten erscheint, auswählen.

Wenn auch KURT SCHNEIDER seine Gruppierung der Psychopathien als „Bilder psychopathischer Persönlichkeiten" bezeichnet, so ist seine Einteilung im Grunde doch eine klinische[1]. Sie ist gewissermaßen schon eine Zusammenfassung der bisherigen klinischen Gruppierungen. Wenn hier nach den *beiden* angegebenen Wegen vorgegangen wird, so wird es nicht wundernehmen, daß unsere klinische Einteilung der Psychopathien derjenigen von KURT SCHNEIDER weitgehend entspricht. Wir halten es in diesem oder in jenem Fall für völlig willkürlich, welchen der zur Verfügung stehenden Namen man wählt; insbesondere ist es wohl Geschmackssache, beim Vorliegen zweier an sich gleichwertiger Namen sich für denjenigen zu entscheiden, der einen gewissen Spielraum läßt. Weil wir gerade bei der deskriptiven Zusammenfassung psychopathischer Typen auch rein nomenklatorisch nicht in die Nähe klinischer „Abgrenzung" im strengen Sinne geraten wollen, ziehen wir die ein wenig weiteren Bezeichnungen gemütskalt und willensschwach den Termini gemütlos und willenlos vor, ohne aber damit andere Typen im Auge zu haben als SCHNEIDER. Wir vermeiden hier wie SCHNEIDER Bezeichnungen, die soziale und damit moralisch wertende Bedeutung haben.

Unsere deskriptiv-klinische Einteilung, die für uns Ausgangsstellung sein soll, sieht so aus:

1. Nervöse	5. Erregbare	9. Gemütskalte	13. Hysterische
2. Ängstliche	6. Hyperthyme	10. Willensschwache	14. Phantastische
3. Empfindsame	7. Depressive	11. Triebhafte	15. Verbohrte
4. Zwangsmenschen	8. Stimmungslabile	12. Sexuell Perverse	16. Verschrobene.

Wir haben sechs Gruppen mehr als KURT SCHNEIDER, weil wir die Ängstlichen, die Triebhaften und die Phantastischen als eigene Gruppen anführen, weil wir die sexuell Perversen zu bearbeiten haben, weil wir die beiden Unter-

---

[1] Daß SCHNEIDER dabei auf Schritt und Tritt erfolgreich nach psychologischer Vertiefung drängt, ist bei seiner Eigenart selbstverständlich.

gruppen der Schneiderschen Selbstunsicheren selbständig machen und ebenso die Fanatiker Schneiders in die Verbohrten und Verschrobenen auflösen[1]. Wir beschränken uns in diesem Zusammenhang darauf, die einzelnen Gruppen ganz kurz zu kennzeichnen.

1. Nervöse. Eine Darstellung der *Nervösen* fällt nicht in unseren Rahmen; sie ist die Aufgabe von I. H. Schultz. Es geht aus seiner Bearbeitung hervor, daß als „konstitutionell Nervöse" im Grunde dieselben Persönlichkeiten erfaßt werden, wie als Psychopathen. Es werden lediglich dort mehr die „organisch-nervösen", die „neuropathischen" Symptome, hier mehr die psychischen Merkmale betrachtet. Viele Nervöse, das zeigt Schultz mit großer Eindringlichkeit, haben „psychopathische" Eigenschaften oder Eigentümlichkeiten. Es liegt auf der Hand, daß ebenso umgekehrt viele psychopathische Persönlichkeiten nervös sind, d. h. nervöse, neuropathische Symptome haben.

Bei Kurt Schneider sind die Nervösen im wesentlichen in den asthenischen Psychopathen aufgegangen. Wir werden an geeigneter Stelle darauf zurückzukommen haben. Auch mit dem Begriff der Neurose, der bei der Erwähnung der Nervösen sofort auftauchen muß, werden wir uns später auseinanderzusetzen haben.

Nicht ohne besondere Absicht folgen die Ängstlichen, die Empfindsamen und die Zwangsmenschen den Nervösen. Sie sind vielfach nervös besonders reich stigmatisiert und erscheinen — nicht bloß in der Praxis der Internisten — in der Regel unter der Etikette der Nervösen.

2. Ängstliche. Die *ängstlichen*[2] Psychopathen sind durch Angst bzw. gesteigerte Angstbereitschaft gekennzeichnet. Viele sind gleichsam dauernd damit beschäftigt, ihre Angstbereitschaft zu realisieren, ihrer „Ängstlichkeit" Inhalt zu geben. Neben einer so gut wie unablässig vorhandenen, nur der Intensität nach schwankenden Angst kommt periodisch auftretende und periodisch aussetzende Angst vor. Eine besondere Rolle spielen mit und ohne Dauer- bzw. periodische Angst abgesetzte Angstanfälle von ganz verschiedener zeitlicher Verteilung und verschiedenen psychologischen Inhalten (Angstneurose). Daß Angst bei Nervösen eine bedeutsame Rolle spielt, setzt I. H. Schultz auseinander.

3. Empfindsame. Die *Empfindsamen*[3] sind eine Gruppe von psychopathischen Persönlichkeiten, die sich durch ihre leicht erkennbare empfindsame Zartheit und Mimosenhaftigkeit gut kennzeichnen lassen. Diese Empfindsamkeit hat gewissermaßen eine Kehrseite: sie ist, wie Kretschmer gezeigt hat, vergesellschaftet mit hochgradiger Eindrucks- und geringer Entladungsfähigkeit.

4. Zwangsmenschen. Die Zusammenfassung der Sensitiven und der Anankasten durch Schneider unter dem Oberbegriff der Selbstunsicheren ist ohne Zweifel berechtigt. Die klinische Einstellung dieser vorläufigen Ausführungen hindert uns hier, die beiden Gruppen zusammenzufassen. Deskriptiv sind die *Zwangsmenschen* durch ihre anankastischen Äußerungen unschwer zu erfassen. Ihre Beziehungen zu den Empfindsamen sind zum Teil schon äußerlich deutlich; es braucht aber nicht erörtert zu werden, daß weder alle Anankasten empfindsam sind, noch alle Empfindsamen Zwangserscheinungen haben. Zwangserscheinungen sind erfahrungsgemäß überaus häufig und vielfach — mindestens in

---

[1] Ich betone, daß es sich *hier* nur um eine deskriptiv-klinische Einteilung handelt.

[2] Homburger führt die Ängstlichen als eigene Gruppe.

[3] K. Schneider nennt sie sensitive Selbstunsichere; es sind die Sensitiven Kretschmers, Homburgers und anderer Autoren. Bumkes Gemütsweiche gehören hierher, gewiß auch zum Teil die nach Janets Vorgang von manchen als Psychastheniker bezeichneten Psychopathen.

Andeutung — mitten in der Gesundheitsbreite auffindbar (leichtester Zähl-
zwang u. a.).

5. Erregbare. Die *Erregbaren* können in keiner klinischen Gruppierung der
Psychopathien fehlen, obwohl KURT SCHNEIDER bei seinen Explosiblen, die mit
den Erregbaren der meisten Autoren[1] identisch sind, mit Recht sagt: „Die Beziehungen zu anderen Psychopathen sind so zahlreich, daß man geradezu zweifeln
kann, ob die Explosiblen nicht als Epiphänomene in ihnen aufgehen". Immerhin
gibt es psychopathische Persönlichkeiten genug, bei denen die gesteigerte gemütliche Erregbarkeit mit gesteigerter Entladungsbereitschaft im Vordergrund
steht. Vom klinischen Standpunkt werden hier wohl auch viele Reizbare eingerechnet, auf deren Differenzierung an anderer Stelle eingegangen werden soll.
Diese Menschen beantworten — vielfach übrigens in deutlicher Abhängigkeit
von ihrer jeweiligen Gesamtverfassung (Ermüdung, Alkohol u. a.) — an sich
belanglose oder wenig belangvolle Außenreize auf direktem Weg — kurzschlüssig
— mit erheblicher, in der Regel schnell abklingender Erregung (Primitivreaktion
KRETSCHMERS). Ihre gemütliche Reaktion geschieht wie beim Kind unmittelbar ohne Beherrschung. Dieser Analogie, auf die besonders KRAEPELIN hingewiesen hat, werden wir noch öfters begegnen. Auch gewisse Streitsüchtige
mögen klinisch hierher gehören.

6. Hyperthyme. Die *Hyperthymen*[2] sind die psychopathischen Vertreter
oder Ausläufer der Veranlagung, die BUMKE als euphorische Persönlichkeit bezeichnet und als „die erfreulichste und beneidenswerteste von allen" ansieht.
Es sind die ewig Heiteren, Tätigen, die durch ihre muntere Betriebsamkeit
auffallen.

7. Depressive. Ihr Gegenstück wird von den *Depressiven*[3] dargestellt, den
dauernd leicht verstimmten, schwerlebigen Naturen, denen Ernst und — vielfach kritische — Bedächtigkeit das äußere Gepräge geben.

8. Stimmungslabile. In den *Stimmungslabilen*[4] vereinigen sich wechselweise
auftretend heitere Leicht- und ernste Schwerlebigkeit. Das autochthone bzw.
reaktive Auftreten der beiden gegensätzlichen Verlaufsweisen wird uns in anderem
Zusammenhang beschäftigen. Der Tatbestand der Stimmungslabilität ist ohne
Zweifel deskriptiv so deutlich faßbar, daß die klinische Aufführung dieser Gruppe
sich rechtfertigt.

9. Gemütskalte. Die *Gemütskalten*[5] sind wohl in der Hauptsache diejenigen
Persönlichkeiten, die durch ihre feindselig kalte Haltung gegen Mitmenschen
und Gesellschaft, „Gesellschaftsfeinde" (KRAEPELIN), hervortreten. Diese Men-

---

[1] KRAEPELINS Erregbare sind von den meisten Autoren übernommen worden. Ihnen
entsprechen die Erethiker GRUHLES.

[2] SCHNEIDER nennt sie Hyperthyme; wir verwenden später dieses Wort in weiterem
Sinn. KRAEPELIN spricht von konstitutioneller Erregung, BUMKE von hypomanischer Konstitution; VAN DEVENTER gebrauchte den Ausdruck sanguinische Minderwertigkeit, der er-
freulicherweise keinen Anklang gefunden hat.

[3] Ebenso bei KURT SCHNEIDER. KRAEPELIN sagte depressive Veranlagung, früher kon-.
stitutionelle .Verstimmung. BUMKE zieht die Bezeichnung depressives Temperament vor
Ein Teil der sogenannten Reizbaren — reizbare Veranlagung KRAEPELINS, reizbare Verstimmung BLEULERS — hat zu dieser Gruppe Beziehungen, auf die in anderem Zusammenhang
eingegangen werden muß.

[4] SCHNEIDER und HOMBURGER bezeichnen die Gruppe auch als Stimmungslabile. Hierher gehören die autochthon und reaktiv Affektlabilen KLEISTS, die Periodiker F. SCHOLZ',
die von KRETSCHMER als Zyklothyme bezeichneten und ein Teil der von diesem Autor Zykloide genannten Typen.

[5] SCHNEIDERS Gemütlose. F. SCHOLZ wandte den Ausdruck moralisch Anästhetische
an. MEGGENDORFER stellte die einschlägige Gruppe der Parathymen auf. GRUHLES Torpide
und Indolente haben Beziehungen zu unseren Gemütskalten, die dann besondere Bedeutung
in den Aufstellungen KRETSCHMERS und HOFFMANNS über die Schizoiden bekommen haben.

schen kennen bei der Durchsetzung ihrer eigenen Wünsche weder Rücksicht noch Mitleid. Quantitative Differenzen ermöglichen die Unterscheidung von Gemütsarmen und Gemütskalten. Die moral insanity[1] gehört hierher.

10. Willensschwache. Von den *Willensschwachen*[2], die er Willenlose nennt, sagt Kurt Schneider: „In den wenigsten Fällen hat man die Berechtigung, die Willenlosigkeit zum Hauptmerkmal der Persönlichkeit zu erheben". Die meisten der hier Eingeordneten werden im Hinblick auf ihren ganzen Lebenslauf oder auf einige besondere Erlebnisse (Berufswechsel, Kriminalität, Verwahrlosung) als Haltlose (Kraepelin) und damit ohne weiteres auch als Willensschwache bezeichnet, während die nähere Betrachtung oft genug das haltlose oder willensschwache Verhalten zu analysieren erlaubt.

11. Triebhafte. Die *Triebhaften*[3] sind dadurch gekennzeichnet, daß sie Triebregungen, die in jedem Menschen zwar auftauchen, aber in der Regel durch willens- und verstandesmäßiges Eingreifen am Durchbruch verhindert oder mindestens in ihrer Auswirkung unschädlich gemacht bzw. in die richtige Bahn geleitet werden, ohne oder nach geringem Widerstand nachgeben. Dabei ist, wie auseinanderzusetzen sein wird, durchaus nicht die absolute Triebstärke maßgebend.

12. Sexuell Perverse. Als Vertreter abartigen Trieblebens mögen die *sexuell Perversen* sich den Triebhaften anschließen. Das „klinische Kennzeichen" der sexuellen Perversion ist natürlich ganz oberflächlich und sehr weit umfassend. Die sexuell Abwegigen stellen ein besonders deutliches Beispiel dar für die Unmöglichkeit, psychopathische Persönlichkeiten rein klinisch-deskriptiv zu erfassen.

13. Hysterische. Unter den *hysterischen Persönlichkeiten*[4] sollen hier diejenigen verstanden werden, die deskriptiv als unecht, unwahrhaftig und ganz auf den äußeren Schein und auf die äußere Geltung eingestellt erfaßbar sind. Bumke sagt von ihnen: „Ihre natürliche Haltung ist die Pose". Motorisch-hysterische Mechanismen und hysterische „Ausnahmezustände" sind bei diesen Typen zwar häufig, gehören aber nicht eigentlich unter den Begriff.

14. Phantastische. Während wir keine Bedenken tragen, die Pseudologen[5] im Rahmen der hysterischen Persönlichkeiten zu lassen, halten wir es für zweckmäßig, die träumenden Phantasten selbständig zu machen. Von den pseudologistischen oder renommistischen Spielarten der Hysterischen trennt sie der Mangel an Aktivität (Gruhle) und an Geltungssucht (Kurt Schneider); Kronfeld pointiert treffend: „Der Phantast betrügt sich selbst, der Pseudologe die anderen".

15. Verbohrte. *Verbohrte*[6] werden Persönlichkeiten genannt, die sich in einen Gedankengang verbohren, d. h. von einer einmal erfaßten Idee nicht mehr loskommen, deren Lebensinhalt es wird, *fanatisch* für ihre Idee zu kämpfen und

---

[1] Der sehr verbreitete Ausdruck moral insanity ist von Prichard als Gegenstück zur intellectual insanity aufgestellt, anscheinend mißverstanden und fälschlich gebraucht worden.

[2] Koch nannte diese Psychopathen Unruhige. Es findet sich auch die Bezeichnung Unstete. Birnbaum sagt gern Instable.

[3] Kraepelin unterscheidet zwischen Triebmenschen und impulsivem Irresein. Vielfach wird der Terminus Epileptoid herangezogen, der an anderer Stelle besprochen wird.

[4] Kurt Schneider gebrauchte bisher den von ihm eingeführten Ausdruck *Geltungsbedürftige*, dem er jetzt — 1928 — im Anschluß an Aschaffenburg die Bezeichnung *Geltungssüchtige* vorzieht.

[5] Pseudologia phantastica Delbrücks, Kraepelins Lügner und Schwindler, Birnbaums degenerative Phantasten.

[6] Kraepelins Schwärmer und Verbohrte, Kurt Schneiders Fanatiker, fanatische Psychopathen Kahns.

zu leiden. Hier schließen sich klinisch zum Teil die paranoischen und querulatorischen Persönlichkeiten an.

16. Verschrobene. Als *Verschrobene*[1] lassen sich klinisch Persönlichkeiten zusammenfassen, die im sprachlichen Ausdruck, in Gebärden und Gesten, in der psychischen Haltung (Denken, Fühlen, Streben), in der äußeren Aufmachung und in der sozialen Einstellung durch Schiefheiten, Absonderlichkeiten und Verkehrtheiten auffällig werden. In diesem Zusammenhang ist es zunächst unerheblich, *wie* die aufgeführten Eigentümlichkeiten des Verhaltens zustande kommen.

Was ist mit dieser klinischen Aufzählung und flüchtigen Kennzeichnung erreicht? Es ist auf der einen Seite eine Ausgangsstellung gewonnen, wie wir das eingangs schon angedeutet haben. Es ist aber auf der anderen Seite sehr viel Polemik erspart. Wir setzen uns nicht mit anderen klinisch-deskriptiven Gruppierungen der Psychopathien polemisch auseinander. Wir erkennen grundsätzlich die Möglichkeit an, seelisch abnorme Persönlichkeiten nach besonders auffälligen psychischen Merkmalen zusammen zu ordnen. Die Auseinandersetzung darüber, ob und wie weit nun diese oder jene Gruppierung zweckmäßiger sei, halten wir für einen Streit um des Kaisers Bart. Es ist wohl auch beliebig, eine solche Einteilung aus einer größeren oder kleineren Anzahl von Gruppen zusammenzusetzen. Wir betonen, daß es ohne Zweifel praktisch ist, durch eine kurze, handliche Bezeichnung nach einem äußerlich hervorstechenden seelischen, deshriptiv leicht zu erfassenden Merkmal schnell, wenn auch vorläufig und oberflächlich, eine gewisse Unterscheidung machen zu können; das erhöht gewisse Verständigungsmöglichkeiten und ist besonders auch in forensischen Belangen nützlich.

Die Gruppierung soll nur *Typisches* herausstellen; sie soll und kann nur auf psychopathische *Typen* anwendbar sein. Deshalb ist die Kennzeichnung der einzelnen Gruppen absichtlich ganz kurz gehalten. In dem Augenblick, in dem man eine breitere und tiefere Schilderung gibt, zerfließen die klinischen Typen im eigentlichen Sinn; man kommt dann zu „Bildern psychopathischer Persönlichkeiten" (GRUHLE), von denen KURT SCHNEIDER mit Recht sagt: „Die lebendigen Schilderungen geben Porträts und kaum mehr Typen". Geht man aber schon darauf aus, Persönlichkeiten darzustellen, so muß man von vornherein auf den rein klinisch-deskriptiven Rahmen, es sei denn, daß man alle Deskription in der Psychiatrie klinisch heißen will, verzichten. Es ist interessant, daß es auch bei stärkster Einstellung auf eine rein klinische Deskription, wie sie ad hoc in unseren kurzen Kennzeichnungen erstrebt wurde, schwer und vielfach überhaupt der Natur der Sache bzw. der menschlichen Persönlichkeit nach gar nicht möglich ist, ausschließlich beim „Außenmerkmal" zu bleiben.

Man wird nicht an dem Eingeständnis vorüberkommen, daß hier irgend etwas an der Fragestellung nicht in Ordnung ist. Die Psychopathien sind vom Kliniker gleichsam als Ganzes dem psychiatrischen nosologischen System einverleibt worden: neben Paralyse und Dementia praecox, neben symptomatische Psychosen und manisch-depressives Irresein hat man gewissermaßen „gleichberechtigt" die Psychopathien gestellt, d. h. man hat eine Anzahl von Varianten der menschlichen Persönlichkeit psychiatrisch-klinisch in gewissem Sinn als „Krankheitseinheit" betrachtet. Die menschliche Persönlichkeit, mag sie auch vom Durchschnitt erheblich abweichen, läßt sich aber nicht aufs „klinische Prokrustesbett" zwängen. Für die psychopathischen Persönlichkeiten müssen wir auf jeden Fall zugeben, daß eine klinische Gruppierung der Sachlage und der

---

[1] Verschrobene KRAEPELINS, verschrobene Fanatiker STERTZ', die zum Teil mehr zu den Verbohrten gehören, paranoide Persönlichkeiten GRUHLES.

Problematik nicht gerecht werden kann, daß sie aber — undoktrinär und weitherzig gehalten — als Einteilung nach äußeren Merkmalen für gewisse praktische Bedürfnisse nicht ohne Vorteil ist und jedenfalls endgültig mindestens so lange nicht aufgegeben werden kann, bis wirklich brauchbarer Ersatz gefunden ist.

In seiner monographischen Darstellung hat Kurt Schneider von Gruppe zu Gruppe mit großer Eindringlichkeit und Anschaulichkeit darauf hingewiesen, daß es kaum „reine Bilder" bzw. reine Typen gibt, daß man vielmehr „zur Bezeichnung konkreter psychopathischer Persönlichkeiten" entweder „die besonderen Unterformen der Typen benützen" oder „die einzelnen Typen kombinieren" oder auch die Benennung „in einem Satz ausdrücken" müsse. Soweit es sich hier um die Frage der Bezeichnung handelt, ist Schneider gewiß beizupflichten. Aber: obwohl oder vielleicht weil gerade Schneider überall über die klinische Deskription hinaus psychologische Einsichten über seine psychopathischen Persönlichkeiten gebracht hat, will uns doch seine Gesamtlösung nicht befriedigen. Seine Gruppierung geschieht wie jede letztlich im Klinischen wurzelnde nach den nun oft erwähnten mehr oder weniger äußerlichen Merkmalen, die nebeneinander stehen bzw. nebeneinander gestellt werden und gewiß plastische Bilder von Persönlichkeiten *zusammenzusetzen* gestatten, aber doch einer strengeren Ordnung entbehren, weil ein übergeordneter Gesichtspunkt fehlt. Gewiß darf man auch nicht vergessen, daß die Merkmale, die als typisch gelten sollen und nach denen also Psychopathentypen klinisch geordnet werden, mögen sie sich auch äußerlich gleichen, durchaus nicht immer dasselbe zu bedeuten haben: einmal kann z. B. Erregbarkeit auf verschiedene Art und Weise zustandekommen bzw. in Erscheinung treten, und dann ist mit der Feststellung des Außenmerkmals Erregbarkeit noch gar nichts darüber gesagt, was für die betrachtete Persönlichkeit Erregbarkeit im Gesamt ihrer seelischen Anlagen für eine Rolle spielt. Was hier gemeint ist, hat William Stern in seiner differentiellen Psychologie mit diesen Worten ausgedrückt: „Wir haben kein Recht, aus der etwa festgestellten Abnormität dieser oder jener Einzeleigenschaft[1] ohne weiteres einen Schluß auf die Abnormität ihres Trägers als Individuum abzuleiten. Es ist andererseits nicht möglich, die festgestellte Abnormität einer Persönlichkeit auf eine einzelne Eigenschaft als alleinigen Urgrund zurückzuführen." Wir gehen darauf hier nicht näher ein, wollen aber betonen, daß in den einschlägigen Auseinandersetzungen Schneiders und in dem schon an vielen Kliniken üblichen Brauch, Psychopathen durch Aufführung mehrerer auffälliger Eigenschaften zu bezeichnen, nicht allein das Eingeständnis der Unmöglichkeit steckt, hier „eindimensional" klinisch zu diagnostizieren, sondern auch die Erkenntnis der Notwendigkeit und darüber hinaus Versuche enthalten sind, zu einer „mehrdimensionalen", strukturanalytischen Betrachtungsweise der psychopathischen Persönlichkeiten zu kommen.

Nun kann freilich keine wie immer geartete Systematik menschlicher Persönlichkeiten überhaupt und psychopathischer Spielarten der menschlichen Persönlichkeit im besonderen jede einzelne Persönlichkeit erfassen; es ist aber vielleicht doch möglich, solche Typen aufzustellen oder doch anzudeuten bzw. ein solches System der Betrachtung zu finden, daß jede konkrete Persönlichkeit nach ihrer tatsächlichen Artung, deutlicher gesagt: entsprechend ihrem wirklichen Aufbau, zu den Typen in Beziehung gesetzt bzw. unter einer gewissen systematischen Ordnung betrachtet werden kann.

Die klinisch-systematischen Bemühungen in Richtung auf die Psychopathien

---

[1] In scheinbarem Widerspruch dazu steht eine Äußerung Kraepelins: „Jede einzelne seelische Unzulänglichkeit kann einmal im Vordergrund des klinischen Bildes stehen." Hier ist nur an das klinische Bild gedacht, dort ist die Persönlichkeit gemeint.

setzen auf das Typische insofern ab, als ein äußerliches Merkmal, allerdings oft nicht ohne eine gewisse Gewaltsamkeit, zum Ordnungsfaktor gemacht wird — etwa Haltlosigkeit; wie wenig typisch die Vertreter der klinisch festgestellten Haltlosigkeit sind, zeigt die Erfahrung jeden Tag. Man wird sich nicht darüber täuschen dürfen, daß die Sonderung nach äußeren Merkmalen auf der einen Seite oberflächlich sein *muß*, auf der anderen aber auch die Persönlichkeit immer nur in einem Querschnitt trifft, von einer mehr oder weniger beliebigen Seite ihrer „Statik" her, so daß weder die Vielfältigkeit der menschlichen, gerade auch der psychopathischen Persönlichkeit, noch ihre lebendige Beweglichkeit erfaßt werden kann. Sucht man die Einseitigkeit der Betrachtung dadurch auszugleichen, daß man die einzelnen Typen „kombiniert" (vgl. oben), so kommt man zwar zu plastischen „Typen", im Grunde ist es aber doch eine wenig geordnete Nebeneinanderstellung von Eigenschaften, die unter Umständen aus verschiedenen Ebenen kommen, von verschiedenen Gesichtspunkten aus erfaßt sind und gemeinsam in der Regel nur das Querschnittsmäßige, Statische[1] haben. Ein Kind sagt von einem Haus: es ist eckig und hoch — das ist eine Kennzeichnung von annähernd gleicher Tiefe wie „erregbarer, haltloser Psychopath". Diese Einwände helfen gewiß nicht über die Erfahrung weg, daß es Typen erregbarer Psychopathen und typisch psychopathische Erregbarkeit[2] gibt. Deshalb soll als Notbehelf eine deskriptive Gruppierung der Psychopathen auch bestehen bleiben.

Wir können und dürfen nun nicht in das entgegengesetzte Extrem fallen und, jede typenmäßige Erfassung von Psychopathen ablehnend, uns der monographischen Einzeldarstellung von Persönlichkeiten zuwenden. Wir müssen einen Weg suchen, der die Aufstellung klarer, unter Umständen komplexer Typen gestattet, der aber auch die Möglichkeit gibt, der Einzelpersönlichkeit, mit der wir es doch immer zu tun haben und auf die im Grunde alle unsere Erfahrungen zurückgehen, gerecht zu werden.

Wir haben uns noch an anderen Stellen mit KRETSCHMERS Lehren auseinanderzusetzen. Hier mag über das Einschlägige folgendes bemerkt werden. KRETSCHMERS Schizoide und Zykloide stellen gewiß auch „Typen" dar; sie sind gewonnen aus der intuitiven Betrachtung von Einzelpersönlichkeiten. Das wird aus KRETSCHMERS Darstellung völlig klar. Was uns aber in diesem Zusammenhang verhindern muß, KRETSCHMERS Typen zum Ausgangspunkt zu nehmen, ist ihre Ableitung von zwei Krankheitsformen, durch die sie bei aller Treffsicherheit in der Erfassung des Typischen in mancher Einzelpersönlichkeit durch KRETSCHMER unseres Erachtens ganz allgemein mit einem zu schweren Präjudiz belastet werden, wie das sich übrigens neuerdings interessanterweise auch bei den Versuchen der Kretschmer-Schule um die Herausarbeitung des Epileptoids deutlich bemerkbar macht. Wir halten es nach allen Erfahrungen — allgemein gesprochen — für richtiger und zweckmäßiger, die klinischen Krankheitsgruppen von den Persönlichkeiten her ins Auge zu fassen, als die Persönlichkeiten unter den Gesichtswinkel der Psychosen zu stellen: die direkte Bezugsetzung von

---

[1] Man wird gewiß nicht übersehen, daß Erregbarkeit an sich auch nichts rein „Statisches" ist. Es liegt vielmehr in der Eigenart der deskriptiven Betrachtungsweise, die Eigenschaften — als „Vermögen" — gleichsam so zu sehen, als ob sie statische, querschnittsmäßige Gegebenheiten seien. Der Vergleich mit der erbbiologischen Betrachtungsweise liegt nahe, die theoretisch mit Anlagen, die sich entfalten, arbeitet, praktisch aber auch mit quasi-statischen Merkmalen umgehen muß.

[2] Die Frage: was ist ein erregbarer Psychopath? ist ebenso berechtigt wie die: was ist psychopathische Erregbarkeit? Wir stellen aber nach der Richtung der ersten Frage ab, weil die zweite im Grund in die allgemeine Psychopathologie gehört, während es unsere Aufgabe ist, psychopathische Persönlichkeiten zu beschreiben.

psychopathischen Persönlichkeitstypen mit psychotischen Krankheitstypen wird
ein nach vielen Richtungen wichtiger Spezialfall zu bleiben haben, aber nicht
ausreichen, den Unterbau für ein System der Psychopathien abzugeben.

Worauf wir hinauswollen, dürfte klar werden. Wir suchen die Bausteine zu
einer aufbaumäßigen Betrachtung der psychopathischen Persönlichkeiten. Wir
trachten danach, von Anfang an zu einer bestimmten Ordnung zu kommen
und die gewonnenen Ordnungslinien beizubehalten. Nach unseren Ausführungen
ist vielleicht auch schon deutlich geworden, daß wir uns mit einer statisch-
querschnittsmäßigen Betrachtung nicht begnügen dürfen, sondern uns neben
dieser einer dynamisch-längsschnittsmäßigen Betrachtung bedienen müssen: die
menschliche Persönlichkeit ist nicht nur ein Gesamt von statischen Eigenschaften,
sondern auch ein in sich lebendiges, tätiges, wachsendes dynamisches Ganzes
mit der Besonderheit, daß alle statischen und dynamischen Faktoren, soweit
sie überhaupt auseinandergehalten werden können, irgendwie aufeinander bezogen sind — daß dies in charakteristischer Weise der Fall ist, dürfte vermutlich
ein hauptsächliches Bestimmungsstück der Eigenart der Einzelpersönlichkeit,
des Wesens der Persönlichkeit überhaupt, sein.

III. Über den Aufbau der Persönlichkeit.

Man mag klinische Einteilungen der Psychopathien durchmustern, so viele
man will, man wird überall zwei Reihen finden, die man in einen gewissen Gegensatz zueinander bringen kann: auf die eine Seite lassen sich, wenn wir als Beispiel unsere eigene Aufstellung heranziehen, die Erregbaren, Ängstlichen, Stimmungslabilen, Hyperthymen, Depressiven, Gemütskalten stellen — sie alle vereinigt die Besonderheit im Bereiche der Affektivität. Auf der anderen Seite
bleiben diejenigen Typen vereint, bei denen — zunächst einmal negativ ausgedrückt — die Besonderheit auf affektivem Gebiet zu fehlen oder doch weniger
ausgeprägt zu sein scheint: die Empfindsamen, die Zwangsmenschen, die Willensschwachen, die Triebhaften, die sexuell Perversen, die Hysterischen, Phantastischen, Verbohrten, Verschrobenen. Derselbe Gegensatz *scheint* zutage zu
treten, wenn man Kretschmers Zykloide und Schizoide, oder — in der Gesundheitsbreite — seine Zyklothymen und Schizothymen bzw. Bleulers Syntone und Bostroems Dystone einander gegenüberstellt. Es ist der Gegensatz,
der Ewald zu seiner Kritik des Schizoids und darüber hinaus zu seinen biologisch fundierten Aufstellungen über Temperament und Charakter geführt hat.
Anders gesagt: hinter diesen beiden Reihen steckt überhaupt das Problem von
Temperament und Charakter. Wir nehmen den Erörterungen darüber vorweg,
daß Temperament und Charakter, wie man sie auch definiert, tatsächlich keine
Gegensätze sind, daß sie auch in Hinsicht auf die Betrachtung der Psychopathien.
nicht als Gegensätze gesehen werden können, und daß schließlich, was von
Ewald mit besonderem Nachdruck betont worden ist, kein Mensch nur Temperament *oder* nur Charakter, sondern daß jeder Mensch, selbstverständlich
auch jeder Psychopath, Temperament *und* Charakter hat. Die folgenden Ausführungen zielen darauf ab, zu zeigen, daß diese beiden Begriffe bei der Betrachtung und Einteilung der Psychopathien beim heutigen Stand der einschlägigen Kenntnisse nicht mehr entbehrt werden können.

Man *kann* die psychische Persönlichkeit von drei Seiten betrachten: von der
Intelligenz, vom Temperament und vom Charakter her. Wir stellen uns mit
Utitz die psychische Persönlichkeit nicht in Gebiete oder Provinzen getrennt
vor, sondern sind uns darüber klar, daß es sich „um eine Scheidung nach Gesichts-

punkten" handelt. In jedes ihrer Erlebnisse geht die Persönlichkeit als Ganzes — mit WILLIAM STERN gesprochen: als psychophysisch neutrales Ganzes — ein, wenn auch dabei psychisch, vom Intellektuellen ganz abgesehen, einmal das Charakter-, ein andermal das Temperamentmäßige vorwalten wird. Es liegt nicht am betrachteten Objekt, wenn dieser Tatbestand nicht in jedem Augenblick deutlich wird, sondern am betrachtenden Subjekt, das nicht mit derselben Schnelligkeit und Sicherheit all das nacherleben kann, was im Objekt als originelles Erleben abläuft[1].

Wir müssen in diesem Zusammenhang zu einigen für die Psychiatrie besonders wichtigen charakterologischen Systemen kurz Stellung nehmen, und zwar um so mehr, als wir ihnen[2] nicht allein Anregungen, sondern überhaupt die Aufbaubestandteile unserer eigenen einschlägigen Vorstellungen verdanken.

KLAGES, dessen charakterologischen Entwurf KEHRER[3] für die Psychiatrie nutzbar zu machen versucht hat, unterscheidet im Aufbau der Persönlichkeit[4]: Stoff, Gefüge und Artung. Er sieht darin immer dieselbe ganze Persönlichkeit unter den drei verschiedenen Gesichtspunkten ihrer seelischen Mengen-, Verhältnis- und Richtungseigenschaften. Im Sinne von KLAGES wird man ungefähr sagen können: jede Persönlichkeit hat von allem etwas, wenn auch in unterschiedlicher Quantität (Stoff, Material[5]); dies schichtet sich in der Persönlichkeit in ganz verschiedener Weise (Gefüge, Struktur[6]); und jede Persönlichkeit weiß damit nur in ihrer Art bzw. in der ihrer Art entsprechenden Richtung etwas anzufangen (Artung, Qualität[7], Charakter im eigentlichen Sinn). Dazu kommen allerdings noch Tektonik, scheintypische Wirkungen aus dem Gemeinschaftsleben und beständige Eigenschaften des Betragens, so daß eine „reine Dreischichtigkeit" nicht durchgeführt wird. Der Entwurf ist voll von fruchtbaren Ideen und glänzenden Formulierungen; doch ist er als Ganzes zu kompliziert und vom psychiatrischen Standpunkt aus wohl auch einigermaßen weltoder eigentlich lebensfremd; sicher aber kann gerade der Psychiater manche Einzelheiten übernehmen. KLAGES' „Gefüge" entspricht weitgehend dem, was andere unter Temperament verstehen, seine „Artung" geht dem Charakterbegriff anderer Autoren parallel.

UTITZ sieht im Temperament „das ‚Gefühls- und Stimmungsmäßige' in seiner Bedeutung und in seinem Sinn für die Persönlichkeit"; ihm ist Charakter „die Persönlichkeit unter dem Gesichtspunkt ihres Strebens". Hier ist bei aller

---

[1] Man mag sich an 2. Kor. 2, II erinnert fühlen:
„Denn welcher Mensch weiß,
was drinnen im Menschen ist,
als nur des Menschen Geist,
der selber drinnen ist."
Allerdings weiß oft auch des Menschen Geist selber sich und anderen nicht klar Rechenschaft über das zu geben, was wirklich in ihm vorgegangen ist. Das ist eine Einschränkung, über die sich tiefenpsychologische Betrachtung, wie ich glaube, manchmal zu leicht hinwegsetzt.

[2] Neben ihnen noch den einschlägigen Arbeiten von BIRNBAUM, KRETSCHMER, H. HOFFMANN, KRONFELD.

[3] KEHRER nimmt Struktur = Temperament und sieht davon nach innen gerichtet Affekt und Lebensstimmung, nach außen Naturell (Psychomotilität). Die Artung bzw. das Insgesamt der Triebfedern von KLAGES identifiziert KEHRER mit dem Gesamt der Triebe, Strebungen und Willensrichtungen.

[4] KLAGES und viele andere gebrauchen vielfach den Ausdruck Charakter auch dann, wenn sie die ganze Persönlichkeit meinen. Zur Erhöhung der Klarheit wäre es besser, dies nicht zu tun.

[5] Das Insgesamt der persönlichen Gaben des Verstandes, des Gefühls und des Willens.

[6] Gefühlserregbarkeit (Affektivität), Willenserregbarkeit (Temperament) und Äußerungsvermögen (Naturell).

[7] Das Insgesamt der Triebfedern bzw. Gefühlsanlagen.

Klarheit und Vorsicht der Formulierung mit besonderer Deutlichkeit eine „Einteilung" der Persönlichkeit in verschiedene Bezirke vermieden.

EWALD hat den Versuch gemacht, den Begriffen Temperament und Charakter eine biologische Grundlage zu geben. Er setzt das Temperament, in dem er den Ausdruck des Biotonus sieht, zusammen aus Intensität, psychischem Tempo und Vitalgefühlen. Das Temperament ist für ihn eine Konstante der Persönlichkeit im Gegensatz zu dem aus der Konstruktion des Individuums hergeleiteten wechselnden bzw. modifizierbaren Charakter, dem die Triebrichtungen und psychischen Reaktionen, die Eindrucks- und Retentionsfähigkeit, die intrapsychische Verarbeitung und Ableitungsfähigkeit im Sinne KRETSCHMERS zugehören. Nicht ganz mit Recht hat meines Erachtens UTITZ EWALD vorgeworfen, daß er nicht den Mut zur reinen Psychologie habe. EWALD hat den viel größeren Mut gehabt, auf diesem höchst schwierigen Gebiet einen biologisch-psychologischen Brückenschlag zu versuchen; dies bleibt sein Verdienst, auch wenn die Weiterentwicklung nicht in der von ihm zunächst gewiesenen Richtung gehen sollte. EWALD ist zuzugeben, daß die vorwiegenden Konstanten der Persönlichkeit in enger Beziehung zu dem stehen, was wohl die Mehrzahl der Autoren unter Temperament versteht, und daß umgekehrt dem sog. Charakter eine erhebliche Inkonstanz oder Wandelbarkeit zu vindizieren ist. Man kann sich aber des Eindrucks nicht erwehren, daß bei EWALD der Gesichtspunkt der Inkonstanz bzw. Konstanz maßgebend für die Zuordnung zum Charakterlichen bzw. Temperamentmäßigen geworden ist; vielleicht hat deshalb z. B. die ganze reaktive Affektivität, die man unbefangenerweise doch wohl dem Temperament zurechnen würde, ihren Platz im Charakter bekommen. EWALD unterscheidet entsprechend der Unterlegung durch den Biotonus nur drei Temperamente: das besonnene oder durchschnittliche, in dem der Biotonus ausbalanciert ist, das sanguinische oder hypomanische und das melancholische, denen Plus- bzw. Minusschwankungen im Biotonus zugeschrieben werden. Wir glauben nicht, daß damit die Temperamente erschöpft sind, weil sie keineswegs, wie es im Grunde hier geschieht, ausschließlich oder fast ausschließlich durch die Grundstimmung gekennzeichnet sind: die Grundstimmung erscheint uns vielmehr nur als *eine* Seite des Temperaments, von der wir allerdings nicht bestreiten wollen, daß sie durch biotonische Unterlagen wesentlich bedingt sein mag. Es hieße EWALD mißverstehen, wenn man annehmen wollte, daß er Temperament und Charakter als eigene Gebiete gegeneinander absperre; er ist sich über das Ineinander dieser beiden Seiten der Persönlichkeit durchaus klar. Was uns von ihm trennt — oder noch trennt —, ist neben der verschiedenen Fassung der Begriffe Temperament und Charakter seine rein kausal-naturwissenschaftliche Einstellung für eine „biologische Charakterologie", von der aus er jede teleologische Fragestellung für unser Gebiet ablehnt. Wir fürchten, daß er in seinem Bestreben, ihn allzusehr biologisch zu verankern, Gefahr läuft, dem Charakter zuviel zuzuschieben und seiner Bedeutung für grundlegende Belange der Persönlichkeit nicht ganz gerecht zu werden.

EWALD hat sich den Beweis angelegen sein lassen, daß die Zykloiden und Zyklothymen KRETSCHMERS die „charakterlich Ausgeglichenen", die Schizoiden und Schizothymen die „abnormen Charaktertypen" seien. An dieser Behauptung ist gewiß etwas Richtiges; sie trifft aber nicht ganz zu. Es ist vielmehr mit den KRETSCHMERschen Typen so, daß die Zykloiden und Zyklothymen mehr von Temperamentseite her, die Schizoiden und Schizothymen mehr von der Charakterseite her gesehen und betrachtet sind. Der Grund dafür ist leicht zu finden. Zykloide Persönlichkeiten sind solche, bei denen durchweg das Temperamentmäßige aus dem Persönlichkeitsgesamt besonders hervorspringt, während umgekehrt bei der Mehrzahl von Kretschmers Schizoiden das Charakterliche im Vordergrund steht. Es versteht sich, daß jene dabei auch Charakter-, diese dabei auch Temperamentseigenschaften haben, die aber offenbar für die besondere Plastik der betreffenden Persönlichkeit, vielleicht auch nur für die Erscheinungsformen der betreffenden Persönlichkeit, nicht von gleicher grundlegender Wichtigkeit sind.

Wenn Kretschmer seinem Buche den Namen Körperbau und Charakter gegeben hat, so gewinnt hier der Ausdruck Charakter in der schon angemerkten Weise den Sinn von Persönlichkeit. Tatsächlich ist es Kretschmer bei der Aufstellung seiner so lebensvoll geschilderten Typen um die Erfassung von Persönlichkeiten zu tun. Man kann mit Ewald sagen, daß Kretschmer die Begriffe Temperament und Charakter oft „fast wie Synonyma behandelte", wenn er auch im Charakter mehr die Gesamtheit gewisser psychischer Reaktionen, im Temperament mehr ein psychologisch-biologisches Zwischengebiet zu sehen versucht.

William Stern fußt bei der Erörterung über Charakter und Temperament auf seiner psycho-physisch neutralen Auffassung der Person als eines Zwecksystems. „Der Charakter ist die Einheit der Richtungsdispositionen[1] eines Menschen". Diese Definition klingt an die Begriffsfassungen von Utitz (Streben) und Klages (Richtungseigenschaften) an. Mit anderen Worten Sterns kann man im Charakter das „System der Zielsetzungen" sehen; dieses „schafft und gestaltet sich erst das System der Mittel". Die Zielsetzungen, enthalten in der Autotelie, dem System der Selbstzwecke der Person, gehen nach Selbsterhaltung und Selbstentfaltung. Auch das Temperament ist nach Stern eine Disposition, und zwar eine psycho-physisch einheitliche Rüstungsdisposition[1]; zu ihm „gehört nicht nur eine gewisse Dynamik der Gemütsphänomene, sondern auch eine solche der körperlichen Bewegungen"[2].

Wir halten in unserer Aufzählung fremder Anschauungen ein[3]. Fassen wir kurz zusammen, so ergibt sich, daß die Geisteswissenschaftler Utitz und Klages auf dem Boden der reinen Psychologie bleiben, während die Psychiater Ewald und Kretschmer versuchen, die Persönlichkeit biologisch zu unterbauen. Was bei den Geisteswissenschaftlern selbstverständlich ist und was von den Medizinern, von Ewald mit besonderer Betonung, vermieden wird, ist die teleologische Betrachtung; mit ihr ordnet William Stern auf der Grundlage der psychophysisch neutralen Auffassung der Person diese in ein großes Zwecksystem ein.

Hier steht man am Scheideweg. Soll man Ewald folgen und sich der kausal-naturwissenschaftlichen Betrachtung für die psychiatrische Persönlichkeitslehre mit Haut und Haar verschreiben? Oder soll man — nicht durch ein Hintertürchen, sondern in aller Klarheit — ein Stück teleologische Einstellung von den Geisteswissenschaftlern herübernehmen? Die Antwort fällt uns nicht

---

[1] Dispositionen oder chronische Potenzen und Tendenzen nennt Stern die physischen, psychischen und psycho-physisch neutralen Anlagen und Eigenschaften der Person. Es gibt Richtungsdispositionen: Zielsetzungen, Tendenzen und Rüstungsdispositionen: Fähigkeiten, Potenzen. Die Rüstungsdispositionen — körperliche Kräfte, Leistungsfähigkeiten der einzelnen Organe, psychische Fähigkeiten und Fertigkeiten — stellen das Gesamt des psycho-physischen Gesundheitszustandes dar. Die Richtungsdispositionen haben zentralere Bedeutung, weil sie „Zwecke selbst zum unmittelbaren Gegenstand haben", während die Rüstungsdispositionen „sich auf die Mittel zur Verwirklichung der Zwecke beziehen."

[2] Dementsprechend gehört „zum Charakter nicht nur das Vorhandensein gewisser Strebungserlebnisse, sondern auch die Art ihrer Verwirklichung in Taten."

[3] Eingehendere Ausführungen über verschiedene charakterologische Systeme hat vor kurzem H. Hoffmann in seinem Buch „Das Problem des Charakteraufbaus" gemacht.

schwer! Die Psychiatrie steht nach Ewalds Ausdruck „ihrer Natur nach zwischen Natur- und Geisteswissenschaften"; sie wird deshalb, mag sie sich auch als medizinische Disziplin noch so sehr als Naturwissenschaft[1] fühlen, in psychologischen Dingen an der Berührung mit Geisteswissenschaftlichem und damit nicht zuletzt an einer teleologischen Betrachtungsweise nicht vorbeikommen können. Kann man übersehen, daß seit geraumer Zeit sich umgekehrt die Geisteswissenschaft in großzügiger Weise naturwissenschaftlicher Ergebnisse bedient: man findet, soviel ich sehe, in keinem modernen philosophischen Buch als Gegenstück medizinischer Angst vor der Geisteswissenschaft die ängstliche Scheu, dem Biologischen aus dem Wege zu gehen. Vielleicht ist es dieser Punkt, der dem erwähnten Vorwurf von Utitz, dem biologische Einsichten wirklich nicht fremd sind, doch — gewiß keineswegs einzig und allein Ewald gegenüber — eine gewisse Berechtigung gibt. Deutlicher als theoretische Erörterung zeigt das Beispiel der Adlerschen Individualpsychologie, die allerdings, wie auseinandergesetzt worden ist, übers Ziel hinausschießt, die prinzipielle Möglichkeit teleologischer oder finaler Betrachtungsweise. Außerdem aber: war ehedem die psychiatrische Einstellung tatsächlich nur gegenüber dem Hysteriker mit seinen „bösen Zwecken" so ganz nebenbei final? Hatte sich in der psychiatrischen Klinik nicht auch sonst manches Stück finaler Betrachtung, mehr oder weniger verstohlen, eingefunden? Und hat sich schließlich in der jüngsten psychiatrischen Forschung, die allerdings auch tiefenpsychologische Ergebnisse heranzog, die finale Betrachtungsweise, besonders im Rahmen struktur-analytischer Bestrebungen, nicht schon bewährt? Sollte das Bekenntnis, daß teleologische Gesichtspunkte in der psychiatrischen Persönlichkeitsforschung für unentbehrlich zu halten seien, vielleicht nichts anderes bedeuten als das Einrennen einer schon längst geöffneten Tür?

F. Kraus und seine Schüler haben ihren einschlägigen Forschungen die psychophysische Neutralität der Person im Sinne der Lehre von William Stern zugrunde gelegt. Wir haben in der Psychiatrie guten Grund, das auch zu tun und uns darüber klar zu sein, daß jede Manifestation einer Persönlichkeit ihre psychische und physische Seite hat, daß hier nicht zwei unüberbrückbare Gegensätze gegeneinanderstoßen, sondern daß gleichsam zwei Registerreihen desselben Instruments zusammenspielen.

Nach diesen umständlichen, letztlich vielleicht nur dem Gewissen des Verfassers nicht ganz überflüssig erscheinenden Erörterungen soll endlich mit der Zielvorstellung, ihn für die Einleitung und Darstellung der Psychopathien zu verwerten, der Versuch unternommen werden, den Abriß eines Persönlichkeitsaufbaus zu geben. Er ist außer an den Aufstellungen der schon erwähnten Forscher besonders an den uns als grundlegend erscheinenden Auseinandersetzungen von Birnbaum orientiert.

Man muß mit den Trieben anfangen. Das historische Verdienst Freuds ist es, eine Triebpsychologie geschaffen zu haben. Die Einseitigkeit der Freudschen Triebpsychologie ist oft bemängelt worden; sie hat neuerdings H. Hoffmann veranlaßt, Wege zu einer Triebpsychologie auf breiterer Grundlage zu suchen. Offenbar ist vielfach der Begriff Trieb nicht deutlich genug herausgearbeitet und wohl auch häufig mit dem Begriff Instinkt[2] verwechselt oder zusammengeworfen worden. *Trieb ist animalischer, vitaler Drang nach — letztlich biolo-*

---

[1] Ich habe mich manchmal des Eindrucks nicht erwehren können, daß gerade dort, wo die ausschließliche Zugehörigkeit der Psychiatrie zu den Naturwissenschaften besonders lebhaft betont wurde, dies nicht immer mit ganz gutem Gewissen geschah.

[2] Vielleicht ließe sich am kürzesten sagen: Trieb ist Vor-Wollen, Instinkt ist Vor-Wissen. Vgl. dazu Ch. Bühler.

gischer — Bedürfnisbefriedigung[1]. Triebe gehen primär oder elementar unmittelbar vom Körperlichen aus: ihre Befriedigung schafft Lust, die Unterlassung der Befriedigung schafft Unlust — so ist, wenn der Ausdruck erlaubt ist, der Zugang zum Psychischen in breitester Front eröffnet[2]. Anregung von Trieben kann von psychischen Erlebnissen, durch psychische Reize bewirkt werden (z. B. Pawlowscher Hund, erotische Lektüre); durch die psychische Triebweckung wird dann der dem Trieb zugrunde liegende körperliche Ablauf eingeleitet, dem sich je nach Befriedigung oder Nichtbefriedigung des Triebs Lust bzw. Unlust mit ihren Konsequenzen anschließen. Der Geschlechtstrieb ist infolge seiner großen Bedeutung und wohl auch dank seiner verhältnismäßig leichten Erfaßbarkeit zur Basis der Psychoanalyse geworden. Es läßt sich aber nicht bezweifeln, daß der Selbsterhaltungstrieb nicht weniger elementar ist als der Geschlechtstrieb. Aus dem Selbsterhaltungstrieb mögen sich der Nahrungstrieb, der Annäherungs- und der Fluchttrieb ableiten lassen. Man kann Annäherungs- und Fluchttrieb auch im Bewegungstrieb zusammenfassen und sich vorstellen, daß aus diesem, als dem vorher gegebenen, mit fortschreitender Entwicklung bzw. Erfahrung[3] Annäherungs- und Fluchttrieb sich herausbilden. Vielleicht kann man auch daran denken, dem Nahrungstrieb einen Einverleibungstrieb bei primitiven bzw. noch im Beginn ihrer Entwicklung stehenden Geschöpfen vorausgehen zu lassen. Mit dem Fortschreiten der — phylo-, wie der ontogenetischen — Entwicklung tritt eine gewisse Differenzierung der Triebe ein. Wie es beim Menschen zu Triebsublimierungen kommt, hat FREUD am Geschlechtstrieb gezeigt. Der Urvorgang bleibt immer derselbe: ein Trieb bzw. ein Triebvorgang wird sich an der Wurzel aller einschlägigen, auch der kompliziertesten, seelischen Vorgänge auffinden lassen. Hinter allen seelischen Sublimierungen verbirgt sich irgendwie der Körper, der entweder triebmäßig auf Befriedigung grundlegender Bedürfnisse besteht oder die unlustmäßigen Konsequenzen aus der Unterlassung der Befriedigung zieht[4]. Wenn KLAGES bemerkt: „Triebe an und für sich gehören zum Charakter nur einer Vitalität und nicht eines persönlichen Ichs, d. i. einer geistgekoppelten Vitalität", so ist das phylogenetisch gesehen gewiß richtig; aber auch persönliche Iche haben Triebe, für die ihnen allerdings andere Verwendungsmöglichkeiten zur Verfügung stehen als den Vitalitäten ohne persönliches Ich.

---

[1] KRONFELD nennt die Triebe die „unmittelbarsten seelischen Erscheinungsformen und definiert sie, ähnlich wie wir: „als den unmittelbaren, *vor* allem Bewußtsein vorhandenen Ausdruck von Bedürfnissen der Gesamtorganisation." APFELBACH formuliert: „Der Trieb ist eine zum Zwecke der Situationsverbesserung erfolgende psychisch-physische Reaktion des Organismus auf eine vitale Situation . . ., die sich vor allem durch Bewegungen äußert." Hier ist die Zweckbestimmtheit des Triebes wörtlich in der Definition ausgedrückt, während wir sie in unserer Formulierung im „Drang nach Befriedigung" enthalten haben. Zu verweisen ist besonders auf die klaren Auseinandersetzungen BOSTROEMS in diesem Handbuch. Er definiert die Triebe als „biologisch fundierte Strebungen, die der Sicherung des Einzelwesens und der Arterhaltung dienen sollen . . . die mit großer Macht nach Befriedigung drängen." Wie BOSTROEM möchte ich seelisch-geistige Strebungen nicht in die Triebe einbeziehen.

[2] Es braucht nicht auseinandergesetzt zu werden, daß solche Vorstellungen nicht zu der Einbildung berechtigen, man wisse nun, wie die Umsetzung von physisch in psychisch vor sich gehe.

[3] Das ergibt sich aus einschlägigen Beobachtungen an primitiven Organismen und Säuglingen: die anfangs ziellos erscheinende — aber nicht zwecklose! — Bewegung wird zunehmend zielbewußter und zweckmäßiger.

[4] Übrigens mag man das Gesamt der Triebe im Lebenstrieb zusammenfassen; einen eigenen Lebenstrieb neben die anderen Triebe zu stellen, erscheint nicht notwendig. Mit einem Todestrieb vermag ich mich nicht zu befreunden: wenn die positiven Triebe, wenn der Lebenstrieb abgebaut wird, ergeben sich auch ohne einen eigenen Todestrieb die natürlichen, logischen Konsequenzen.

Auf den körperlichen Grundlagen und den Trieben baut sich das *Temperament* auf. Ihm sind einzubeziehen:

1. die „*Grund- und Lebensstimmung*, die jene elementaren Körper- und Vitalgefühle zusammenfaßt, in denen sich der psychische Lebenstonus, der biologisch günstige oder ungünstige Ablauf der Lebensvorgänge ausspricht"[1] (Birnbaum),

2. die *Emotionalität* nach

     a) *ihrer Erregbarkeit*[2] (reaktive Emotionalität, Willenserregbarkeit Klages', Temperament im engeren Sinn),

     b) ihrer *inneren Ablaufsweise*[3] (gemütliche Ansprechbarkeit, Affektivität, „emotionales Erleben", Gefühlserregbarkeit Klages'),

     c) nach ihrer *Entäußerung*[4] (Naturell, Entäußerungsvermögen Klages').

Wie die Triebe wurzelt das Temperament im Körperlichen, wird aus diesem gespeist und getrieben. In weit höherem Maße aber als Triebvorgänge werden Temperamentsäußerungen psychisch provoziert und produziert. Stellt man sich — in dem Bewußtsein, daß dieses Bild die tatsächlichen Verhältnisse nicht deckt, sondern nur einen anschaulichen Vergleich darstellt — vor, daß auf der untersten Schicht, den Trieben, und auf der Körperlichkeit als mittlere Schicht das Temperament liegt, so kann man etwa sagen, daß das Temperament die Umschlagstelle für Äußerungen der Körperlichkeit überhaupt und für die Triebe im besonderen nach oben, in die Schicht, die wir als Charakter bezeichnen, darstellt, und daß umgekehrt das Temperament die Umschlagstelle aus der obersten Schicht, dem Charakter, in die untere Schicht der Triebe und in die Körperlichkeit darstellt. Anders ausgedrückt: das Temperament wird von zwei Seiten betrieben, wie es seinerseits nach zwei Seiten wirkt; es wird geheizt und in Bewegung gesetzt von der Körperlichkeit und den Trieben, es wird gesteuert vom Charakter — es vermittelt die Steuerung der obersten in die unterste Schicht, es stützt und formt aber auch die oberste Schicht aus sich selbst wie aus der untersten Schicht. Außer den Abläufen von einer Schicht zur nächsten finden direkte Wirkungen und Gegenwirkungen gleichsam „kurzschlüssig" auch von der obersten zur untersten Schicht und umgekehrt statt[5].

Triebe und Temperament sind die Grundlagen des *Charakters*. Im Charakter ist das Insgesamt des willensmäßig gerichteten Strebens zu sehen; *Charakter bedeutet Zielsteuerung der Persönlichkeit*. In unserem Schichtenbild stehen Körperlichkeit, Triebe und Temperament von unten nach oben in kausalem Zusammenhang; da diese beiden seine Grundlagen bilden, setzt sich der kausale Zusammenhang der drei Schichten nach oben in den Charakter fort. Dies ist die Richtung, hier liegt aber auch die Begrenzung der kausal-naturwissenschaftlichen Betrachtungsweise auf diesem Gebiet. Die „Oberschicht", der Charakter, wirkt nun auch, wie schon erwähnt ist, von oben nach unten, wie ihrerseits Temperament und Triebhaftigkeit auch von oben nach unten spielen. In dieser Wirkung des Charakters von oben her ist die Zielsteuerung gegeben, damit wird im Charakter die gesamte Persönlichkeit nach Sinn, Ziel und Zweck zusammen-

---

[1] Damit mag sich vieles von dem decken, was Ewald im Biotonus zu erfassen versucht.

[2] Zwischen nicht bzw. schwer erregbar und leicht erregbar.

[3] Zwischen oberflächlich und tief.

[4] Nach Tempo zwischen langsam und schnell, nach Kraft zwischen schwach und kräftig, nach Form zwischen schwerfällig und beweglich.

[5] Das Temperament an sich ist gewissermaßen richtungslos im Gegensatz zum Trieb, der allgemeine, vitale, und dem Charakter, der besondere, persönliche Richtung hat.

gefaßt: der Charakter ist die „*causa finalis*" der Persönlichkeit[1]. Wohl treffen
dauernd Körper, Triebe und Temperament unmittelbar mit der Umwelt zusammen, die Instanz aber, die das Zusammenspiel zwischen der Gesamtpersönlichkeit[2] und der Umwelt regelt, die, Lotse und Schiff in einem, die Persönlichkeit durch die Umwelt hindurchsteuert, ist der Charakter. Diese Sachlage macht
es verständlich, daß — allerdings zum Schaden der begrifflichen Sauberkeit
und gegenseitigen Verständigung — die Begriffe Persönlichkeit und Charakter
immer wieder gleichgesetzt werden.

Fließen von unten nach oben gesehen in *jedem* Akt der Persönlichkeit Triebregung, Temperamentsäußerung und charakterliche Steuerung in eines zusammen,
so taucht auch von oben nach unten jeder finale, charakterliche Vorgang durch
die Temperaments- zur Triebschicht hinunter: die Einheit der Persönlichkeit
wird in jedem ihrer Erlebnisse gewahrt. Wir sehen — von außen — immer
die Gesamtpersönlichkeit, die psychophysisch neutrale Person, in ihrer Umweltbezogenheit bzw. in einer besonderen Bezogenheit auf die Umwelt. Wenn
wir von Trieben, Temperament, Charakter sprechen, so bedeutet das immer
nur Abstraktionen, deren wir uns zur Verständigung bedienen. Dabei soll aber
nicht übersehen werden, daß wir von außen und bei Selbstbeobachtung auch
von innen dauernd Einstellungen beobachten, bei denen Triebhaftes oder Temperamentmäßiges oder Charakterliches im Vordergrund steht oder vorherrscht,
ohne allerdings ganz isoliert in das jeweilige Gesamterleben eingehen zu können.

In der Körperlichkeit begründet folgen Triebe und Temperament im ganzen
der „biologischen Entwicklungskurve" (H. HOFFMANN); sie sind im wesentlichen
konstitutionell angelegt, dabei aber wie die Körperlichkeit in gewissen, wenn
auch weit gesteckten Grenzen durch die Umwelt beeinflußbar. Der Charakter
ist ungeachtet seines „kausal-biologischen" Unterbaus durch Umwelt und
Schicksal weitgehend bildsam: hier liegt die umfassende Bedeutung persönlicher
Zielsetzungen.

Jeder Mensch hat Triebe, wie er einen Körper hat. Jeder Mensch ist irgendwie triebhaft. Es gibt an sich weder gute noch schlechte, sondern nur starke und
schwache Triebe. Die Stärke oder Schwäche der Triebe ist in der Körperlichkeit
verhaftet. Auch ein gutes oder schlechtes Temperament gibt es nicht. Man
spricht allerdings von glücklichem oder unglücklichem Temperament, doch meint
man damit, daß die so bezeichneten Temperamente für ihren Träger, d. h. nach
der subjektiven Seite, vorteilhaft oder unvorteilhaft seien. Man wird das Temperament eines Menschen, besser gesagt: man wird einen Menschen unter dem
Gesichtswinkel seines Temperaments heiter oder traurig, schwer oder leicht erregbar, oberflächlich oder tief, langsam und schwerfällig oder schnell und beweglich nennen, je nachdem man die Grundstimmung oder die reaktive Emotionalität
oder die Affektivität oder das Naturell im Auge hat. Ein objektiver Wertfaktor
für die Persönlichkeit ergibt sich aus dem Temperament bzw. aus dem Temperament allein nicht. Wir werden einen egoistischen Hypomanischen weniger hoch
stellen als einen gütigen Depressiven, obwohl jener ein „glückliches", dieser ein
„unglückliches Temperament" hat. Nicht weil ein Mensch immer guter Laune ist,
sondern weil wir glauben, unsere irgendwie mit seinen Zielsetzungen, die deshalb
nicht mit den unsrigen identisch zu sein brauchen, in Einklang bringen zu können,
suchen wir seine Freundschaft. Mit anderen Worten: die *Wertung* der Persön-

---

[1] Das entspricht der Formulierung von WILLIAM STERN: „dort wo die Kausalität in Form
einer immanenten Zielstrebigkeit auftritt, ist das Gebilde, welches zugleich Quellpunkt und
Zielpunkt des zielstrebigen Wirkens ist, eine Person".
[2] In diese geht auch noch die Intelligenz ein.

lichkeit von außen, die objektive Wertung, geht auf das Gebiet von Ziel- und Zwecksetzung, d. h. auf den Charakter. Infolgedessen wird der Charakter der Persönlichkeit grundlegend für ihre Beziehungen zur Gemeinschaft im engeren und weiteren Sinn; das ist ein Tatbestand, den auch ALFRED ADLER erkannt hat. In diesem Sinn bedeutet die Kennzeichnung als guter oder schlechter Charakter ein Werturteil in Bezug auf die Ziele und Zwecke der Gemeinschaft, denen die Zielsetzungen des guten Charakters entsprechen, die des schlechten zuwider-laufen; ohne jeden moralischen Beigeschmack mag man von Charakteren sprechen, die der Gemeinschaft angemessen (zweckmäßig) oder unangemessen (unzweck-mäßig) sind[1]. Dabei ist „der Charakter kein ruhendes Bild, sondern ein bewegtes Drama voll Handlung, Geschehen und Entwicklung", wie UTITZ ausführt; mit ihm halten wir es für „selbstverständlich, daß alle äußeren Zustände nur vor-handene Möglichkeiten des Charakters beeinflussen können. Aber der Charakter hat eben — unter Umständen — sehr viele Möglichkeiten mit sehr weitem Spiel-raum. Welche von ihnen sich erfüllen und welchen die Erfüllung versagt wird, das hängt vielfach von den Schicksalen ab. Und der fertige Charakter, der aus-geprägte Charakter ist nicht zu verwechseln mit den charakterologischen An-lagen"[2].

Hier ist es zur Begründung unserer gesamten Anschauung notwendig, einiges aus dem Ideenkreis von WILLIAM STERN zu bringen[3]. Die Grundmerkmale der Person sind Vieleinheit (einheitliches Sein), Zweckwirken (zielstrebiges Wirken) und Besonderheit (Individualisierung) im Gegensatz zur Sache[4], die ein nicht-individuelles Konglomerat ohne Selbstwirken ist. Nach einheitlicher Wirkungs-fähigkeit und Zwecksetzung gibt es höhere Personen — Gottheit, Menschheit, Volk, Familie — und niedere Personen — Zellen, Moleküle, Atome. In ihrer Mitte steht als Teil höherer und Einheitsband niederer Personen die menschliche Per-sönlichkeit. Jede Person hat eine auf die eigene Persönlichkeit, auf das Ich ge-richtete Autotelie, d. h. ein System der Selbstzwecke, in dem die Ziele der Selbst-erhaltung und der Selbstentfaltung enthalten sind. Die Autotelie der Person[5] ist eingeordnet in die Heterotelie, das System der Fremdzwecke. Die Heterotelie setzt sich zusammen aus übergeordneten Personalzwecken (Hypertelie)[6], neben-geordneten Personalzwecken (Syntelie)[7] und übergeordneten Sachzwecken (ab-strakten Zwecken, Ideotelie)[8]. Die Aufnahme von Fremdzwecken in das Selbst-

---

[1] Es kann hier nicht darauf eingegangen werden, daß auch die Zielsetzungen von Gemein-schaften (z. B. moralische Anschauungen) wechseln. Eine absolute „Wertfestigkeit" gibt es auch im Charakterologischen nicht.

[2] UTITZ unterscheidet endogene und Schicksalscharaktere. Die Entfaltung jener ist „in weit überwiegendem Maße von ‚innen' her bestimmt. Sie sind fest, starr, durch äußere Einflüsse wenig bildbar." Dieser ist „der wesentlich durch seine Schicksale geprägte Charak-ter".

[3] Person und Sache. System des kritischen Personalismus. Leipzig. Bd. 1: Ableitung und Grundlehre. 2. Aufl. 1923. Bd. 2: Die menschliche Persönlichkeit. 3. Aufl. 1923. Bd. 3: Wertphilosophie. 1924.

[4] STERN betont: „Die Gegensatzpaare teleologisch — mechanisch (Person — Sache) und psychisch — physisch (Seele — Körper) stehen aufeinander senkrecht."

[5] Nach STERN liegt die Zweckbestimmtheit von Sachen außerhalb ihrer. „Die Person dagegen wird zur Person durch die Immanenz der Zweckbestimmtheit, sie ist sich selber Zweck, hat ‚Autotelie'". Was an ihr besteht und geschieht, ist — mittelbar oder unmittelbar, teil-weise oder gänzlich — durch die Zielsetzung bestimmt, eine einheitliche Persönlichkeit zu behaupten und zu gewinnen.

[6] Was z. B. in die Autotelie der Familie gehört, geht in die Hypertelie der Einzelpersön-lichkeit ein.

[7] Die Autotelie von Nebenmenschen, Bekannten, Freunden, Verwandten würde in bezug auf das Zwecksystem der Ausgangspersönlichkeit zu deren Syntelie gehören.

[8] Die Beziehung der Ideen und Ideale zur Ideotelie ist klar.

zwecksystem geschieht durch Introzeption[1]. Durch diesen Vorgang der inneren Aneignung, der einen Kampf und ein Sichauseinandersetzen mit der Welt darstellt, verliert der fremde Zweck seine Fremdheit, er bleibt aber — im Gegensatz zu den Selbstzwecken — auf ein Nicht-Ich gerichtet[2].

Wie wir schon auseinandergesetzt haben, sind wir der Anschauung, daß die menschliche Persönlichkeit nicht zu erfassen und nicht zu verstehen ist, wenn man sie nicht außer von der kausalen, auch von der teleologischen Seite her betrachtet. Wie gerade EWALD dargelegt hat, bleibt die rein kausale Betrachtung im Erklären, das allein uns nicht zu leisten vermag, was wir haben müssen. Die Teleologie oder, mit STERNS Ausdruck, das Zwecksystem der menschlichen Persönlichkeit läßt sich aber nicht verstehen, „wenn man nicht ihre Aufgabe im Dienst überindividueller Personaleinheiten miteinbefaßt" (STERN). Den Aufbau der Selbst- und Fremdzwecksysteme scheint uns STERN in großer Klarheit gegeben zu haben. Sind wir vorher bestrebt gewesen, vom Kausalen her den Unter- und Aufbau des Charakters zu untersuchen und dann die teleologische Bestimmtheit in der Persönlichkeit überhaupt und im Charakter im besonderen zu suchen, so dürfen wir jetzt Persönlichkeit und Charakter in den großen Rahmen der Fremdzwecksysteme, entsprechend der Lehre STERNS, stellen. Wie wir uns vorhin nicht verhehlt haben, daß die Kausalität von unten nach oben und die Finalität von oben nach unten durchgreift, so verkennen wir jetzt nicht, daß die Finalität oder Teleologie nicht Monopol des Charakters ist, sondern die Person als ganze angeht, wie ja die Persönlichkeit grundsätzlich und immer nur als Ganzes wirkt[3]. Trotzdem glauben wir, die besondere finale oder teleologische Betontheit der charakterlichen Seite der Persönlichkeit im Sinn unserer Definition aufrechterhalten zu können und zwar in Anlehnung an die erwähnten Begriffe der Richtungs- und Rüstungsdispositionen (Tendenzen und Potenzen) und in Anlehnung an die einschlägigen Folgerungen STERNS: „Die Tendenzen der Persönlichkeit sind es, die im allgemeinen erst ihre Potenzen in Bewegung setzen . . . das System der Zielsetzungen schafft und gestaltet sich erst das System der Mittel." Hier wird die unmittelbare Verbundenheit des charakterlichen Kerns der Persönlichkeit mit deren Zwecksystem deutlich; freilich ist nicht zu übersehen, daß das „System der Mittel", die Rüstungsdispositionen[4] es selber sind, die den Unterbau der Richtungsdispositionen, des Charakters, bilden.

Vielleicht können wir jetzt frühere Ausführungen noch etwas deutlicher machen. Es war die Rede davon, daß dauernd Körper, Triebe und Temperament unmittelbar mit der Umwelt zusammentreffen, daß aber der Charakter das Zusammenspiel zwischen der Gesamtpersönlichkeit und der Umwelt regle. Unter Heranziehung der inzwischen erfolgten Erörterungen im Sinne STERNS läßt sich wohl sagen, daß die Autotelie der menschlichen Persönlichkeit Körper, Triebe, Temperament und Charakter in sich begreift, daß aber doch die Richtungs-

---

[1] STERN: „Nur Personen oder Personifikationen können introzipiert werden."

[2] STERN führt aus: „Indem die Individuen die Hypertelie des Ganzen in sich aufnehmen und doch autotele Persönlichkeiten bleiben, nehmen sie zugleich dem Ganzen einen Teil seiner Aufgabe ab und tragen zu seiner Förderung bei. In diesem gegenseitigen Nehmen und Geben gewinnen beide Beteiligten — das eben ist die grundsätzliche Bedeutung der Introzeption für das Verhältnis der über- und untergeordneten Persönlichkeitsstufen." Grundformen der Introzeption sind: Lieben, verstehendes Erkennen, ästhetische Empfänglichkeit, heiligende Introzeption, praktische Introzeption.

[3] Das ist unseres Erachtens in keinem der uns zugänglichen Systeme klarer und konsequenter gefunden und dargestellt als in W. STERNS kritischem Personalismus.

[4] Körperliche Kräfte, Leistungsfähigkeiten der einzelnen Organe, psychische Fähigkeiten und Fertigkeiten nach den Ausführungen STERNS; wir würden nach unseren Auseinandersetzungen Körperlichkeit, Triebe, Temperament und Intellekt aufzuzählen haben.

bestimmung das Besondere des Charakterlichen ausmacht, und daß fernerhin der Charakter es ist, der richtunggebend für die Einordnung der Persönlichkeit in fremde Zwecksysteme, anders gesagt: richtunggebend für die introzeptiven Vorgänge ist.

Die Autotelie der Persönlichkeit umfaßt nach Stern in der Selbsterhaltung die Daseins- und Wesenserhaltung, in der Selbstentfaltung nach der konservativen Seite Wachstum und Reifung[1], nach der produktiven Seite das Streben nach einem „überhaupt noch nicht realisierten Ziel". Bei der kindlichen und jugendlichen, d. h. bei der noch im Wachstum und in der Reifeentwicklung begriffenen Persönlichkeit ist auch die Autotelie und mit ihr die Introzeption bzw. die Einfügung in die Heterotelie noch in der Entwicklung begriffen. Es gehört immerhin zu den Ausnahmen, daß ein jugendliches Individuum schon ein „fertiges" Zwecksystem hat und sich dessen bewußt ist, doch kommt dies vor und spricht, nebenbei bemerkt, außer anderen Tatsachen, für die „endogene" oder konstitutionelle Bedingtheit bzw. Mitbedingtheit des Charakterlichen. Im allgemeinen wird man in der Entwicklung der Person als Leitmotiv ein Streben zu einem idealen Zustand, im Sinne der produktiven Selbstentfaltung, sehen können, in dem die Autotelie in sich ausgeglichen und harmonisch dem Rahmen der Heterotelie eingefügt ist. Diesem Zustand — er sei vorläufig Orthotelie[2] genannt — wird im allgemeinen bis zur Reifezeit ohne bewußte Mitarbeit der Persönlichkeit zugestrebt. In der Reifezeit, in der die Person überhaupt ihrer Besonderheit, in der sie im Grunde erst ihres Ichs sich bewußt wird[3], erfolgt normalerweise auch die bewußte Einstellung auf das Zwecksystem und damit das bewußte Streben in der Richtung nach der Orthotelie. Auf alle Fälle ist die gesunde Persönlichkeit nach Abschluß ihrer Reifeentwicklung bestrebt, zwischen ihrem Ich und ihrer Umwelt, d. h. zwischen ihrer Autotelie und der Heterotelie, introzeptiv einen Gleichgewichtszustand herzustellen.

Die Herstellung dieses Gleichgewichtszustands bzw. das Streben nach der Orthotelie ist eine Aufgabe, die schon in der Gesundheitsbreite nicht von allen Individuen mit den gleichen persönlichen Voraussetzungen gelöst werden kann; die Aufgabe ist von vornherein den einen leichter, den anderen schwerer gemacht. Wir führen, um dies anschaulich zu machen, die Ausdrücke Konkordanz und Diskordanz[4] mit den zugehörigen Eigenschaftswörtern ein. Unter einer konkordanten Persönlichkeit soll verstanden werden eine Persönlichkeit, deren Aufbau — nach Körperlichkeit, Triebhaftigkeit, Temperament und Charakter[5] — in sich

---

[1] In diesem Zusammenhang ist wieder eine auf die Ganzheit — „unitas multiplex" — zielende Bemerkung Sterns wichtig: „Es gibt in Wirklichkeit keine selbständige Entwicklung des Sprechens, der Sexualität usw., sondern stets nur eine Entwicklung der Persönlichkeit im Hinblick auf ihre sprachlichen, ihre sexuellen usw. Tätigkeiten".

[2] Geht man diesen Gedankengang zu Ende, so ergibt sich, daß vom Standpunkt der Person die Orthotelie dann erreicht wäre, wenn Autotelie und heterotele Einfügung der Person zu einem Zustand völligen Gleichgewichts, zu einem Zustand gelangt wären, von dem aus es für die gedachte Person kein zielstrebiges Wirken mehr gebe. Dafür gibt es theoretisch zwei Möglichkeiten: das völlige *Aufgehen* der Person mit ihrer Autotelie in einem Fremdzwecksystem, oder das *Aufhören* jedes personalen Daseins der Person und ihr *Übergehen* in den Zustand der Sache, in diesem Zusammenhang: in den Tod. In beiden Möglichkeiten kommt das Ziel der produktiven Selbstentfaltung, das Ziel der Person, über sich selbst hinaus zu kommen, (theoretisch) zum extremen Ausdruck.

[3] Vgl. die einschlägigen Ausführungen von Ch. Bühler.

[4] Wir tragen kein Bedenken, diese Ausdrücke von der Vererbungswissenschaft zu entlehnen. Konkordanz und Diskordanz in dem von uns gebrauchten Sinne sind kausal-finale lBegriffe.

[5] Wir verzichten auch hier darauf, die intellektuelle Begabung mitzubesprechen, glauben aber, daß diese sich unserem Aufbau ohne Schwierigkeit einfügen läßt. Im Sinne Sterns gehört sie zu den Rüstungsdispositionen, bei Klages zum Stoff.

gut abgestimmt ist, so daß nach allen Richtungen und in allen Schichten sämtliche Abläufe reibungslos vonstatten gehen. Konkordanz wird z. B. vorhanden sein bei einer Persönlichkeit von gesunder mittelkräftiger Körperlichkeit und mittelstarker Triebhaftigkeit bei mittlerem Temperament und geradlinig zielsicherem Charakter (Person A.). Aber auch eine Persönlichkeit von gesundem zartem Körperbau wird konkordant sein können, wenn ihre Triebhaftigkeit und ihr Temperament dem Körperbau entsprechen und wenn die Zielsetzungen des Charakters diesem Unterbau angepaßt sind (Person B.). Unter einer diskordanten Persönlichkeit wollen wir eine Persönlichkeit verstehen, deren Aufbau nicht so glücklich in sich abgestimmt ist, in der Körperlichkeit, Triebhaftigkeit, Temperament und Charakter nicht durchweg reibungslos ineinandergreifen. Infolgedessen wird bei Diskordanz der Persönlichkeit die Reibungslosigkeit der Abläufe nicht durchweg und nicht ein für allemal gewährleistet sein; es wird zu Bremsungen und Stockungen, zu Verlangsamungen und Kurzschlüssen nach oben und unten kommen können. Vieles, was bei Konkordanz im stabilen Gleichgewicht ist, wird bei Diskordanz im labilen Gleichgewicht sein. So wird mancher Aufbau kompliziert werden. Nehmen wir im Aufbau der Person A anstatt der mittelstarken eine hochgradige Triebhaftigkeit an, so ist schon Diskordanz gegeben, die sich nicht allein in der Triebschicht, sondern auch in die oberen Schichten hin auswirkt (Person C). Oder: wir denken uns bei der Person B anstatt des entsprechenden ein sehr lebhaftes Temperament, so haben wir auch Diskordanz (Person D). Beim Typus der Person C kommt es oft vom Charakter her zu einem gewissen Ausgleich, so daß die Persönlichkeit mit ihrem Gesamtaufbau gewissermaßen fertig wird; dasselbe findet nicht selten beim Typus der Person D statt. Die konkordante Persönlichkeit strebt an sich in der Richtung nach der Orthotelie; von den diskordanten Persönlichkeiten tut das die sehr erhebliche Zahl der sekundär Ausbalancierten[1]. Diese letzteren gehören, das muß hier schon betont werden, in den breiten Rahmen der normalen, der gesunden Persönlichkeiten. Von den nicht zur Ausbalancierung gelangenden Diskordanten wird später zu sprechen sein.

Von Konkordanz und Diskordanz kann man auch bei Kindern und Jugendlichen, d. h. bei Individuen vor Abschluß der Reifeentwicklung sprechen, da Konkordanz und Diskordanz an sich mit dem bewußten Ich, mit der bewußten Einstellung auf das Zwecksystem und dem Streben nach der Orthotelie primär nichts zu tun hat[2].

Entsprechend dem Gesamtaufbau der Persönlichkeit dürften auch Konkordanz und Diskordanz wesentlich durch erbliche Grundlagen bedingt sein. Es entspricht der Erfahrung und ist gewiß richtig, wenn man sich vorstellt, daß Konkordanz und Diskordanz nach unserem Wortgebrauch in sehr hohem Grade auf der erbbiologischen Konkordanz bzw. Diskordanz der Eltern beruht.

---

[1] Daß die sekundäre Ausbalancierung nicht nur erfolgen *kann*, sondern sogar sehr oft *erfolgt*, veranlaßt uns, nicht von harmonischen und nichtharmonischen, sondern gerade von konkordanten und diskordanten Persönlichkeiten zu sprechen. Konkordante Persönlichkeiten werden in der Regel „harmonisch" sein (Ausnahme z. B. gewisse Hypomanische); diskordante Persönlichkeiten können gar nicht selten „harmonisch" werden.

[2] Es kann in der Kindheit bestehende Konkordanz in der Reifezeit verloren gehen; es kann umgekehrt über Kindheit und Jugend vorhandene Diskordanz nach Abschluß der Reifezeit endgültig der Konkordanz das Feld räumen. Gemeinhin besteht ohne Zweifel zwischen Pubertät und Diskordanz eine starke Korrelation.

IV. Über Aufbau und Begriff der psychopathischen Persönlichkeit.

Von der klinischen Einteilung der Psychopathien haben wir uns zu Erörterungen über den Aufbau der Persönlichkeit führen lassen. Es ist an der Zeit, daß wir den Weg zu unserem eigentlichen Gegenstand zurückfinden.

Den kausalen Unterbau der psychischen Erscheinungen, die wir betrachten, bildet die Körperlichkeit. Darüber sind wir uns immer klar. Wir unterstellen dem Aufbau der Persönlichkeit nach Trieben, Temperament und Charakter eine „Dreischichtigkeit". Es bedarf, wie schon angedeutet wurde, keiner eigenen Beweisführung darüber, daß prinzipiell dieselbe Struktur auch der psychopathischen Persönlichkeit zukommt. Wir haben bisher deren Definition vermieden, weil es uns darum zu tun ist, nicht von einer solchen auszugehen, sondern zu einer solchen zu gelangen. Dazu lassen sich immerhin auch jetzt noch einige Umwege nicht vermeiden. Wir werden uns, bevor wir die psychopathische Persönlichkeit definieren können, darüber klar werden müssen, was wir unter psychopathisch verstehen wollen. Später werden wir nicht umhin können, zum Begriff der „psychopathischen Konstitution" Stellung zu nehmen. Schließlich werden wir nicht ohne eine Bemerkung zum Begriff des psychopathischen Typus durchkommen, da unsere Hauptaufgabe in der Aufstellung bzw. Schilderung psychopathischer Typen wird bestehen müssen.

Psychopathisch und Psychopathie sind Bezeichnungen für eine große Gruppe von Eigenschaften bzw. Zuständen, die in dem breiten Gebiet zwischen geistiger Gesundheit und geistiger Krankheit (Psychose) liegen. KURT SCHNEIDER, der darauf hinweist, daß die beiden Termini früher in umfassenderem Sinn für alle psychopathologischen Erscheinungen gebraucht wurden, stellt fest, daß bezüglich der Nomenklatur „praktisch kaum wesentliche Differenzen bestehen"; es sei „kaum ein Streit darüber, was man in der Praxis zu den psychopathischen Persönlichkeiten zu rechnen habe". Den Weg zur Definition der psychopathischen Persönlichkeit macht SCHNEIDER sich weniger leicht. Er setzt zunächst auseinander, was *abnorme* Persönlichkeiten sind: „Variationen, Abweichungen von einer uns vorschwebenden, aber nicht näher bestimmbaren Durchschnittsbreite menschlicher Persönlichkeiten, Abweichungen nach dem Mehr oder nach dem Weniger, nach oben oder unten, abnorme Persönlichkeiten im wörtlichsten Sinn"[1]. SCHNEIDER lehnt es mit Recht ab, abnorme und psychopathische Persönlichkeiten gleich zu setzen; er schränkt den Bereich der letzteren innerhalb der ersteren mit folgender Definition ein: „Psychopathische Persönlichkeiten sind solche abnorme Persönlichkeiten, die an ihrer Abnormität leiden, oder unter deren Abnormität die Gesellschaft leidet". Er betont die Willkürlichkeit dieser nicht aus wissenschaftlichen, sondern aus praktischen Gründen erfolgenden Abgrenzung, die er wählt, „weil wir unter dieser Begriffsbestimmung alle dem Psychiater berufsmäßig vorkommenden abnormen Persönlichkeiten zusammenfassen können". Diese Definition bleibt nicht in zu engem Rahmen und erfaßt immerhin einen bestimmten Ausschnitt der abnormen Persönlichkeiten überhaupt[2]. Es läßt sich auch inhaltlich gegen das Leiden bzw. Leidenmachen an der psychopathischen Abnormität nichts aussagen. So wird man, besonders im Hinblick auf SCHNEIDERS Begründung, seine Definition plausibel finden können. Auf alle Fälle zeigen

---

[1] Dem entspricht KRISCHS Auffassung, daß Psychopathen „Intensitätsvarianten menschlicher Persönlichkeitseigenschaften" seien.

[2] Das wären: alle von nichtpsychiatrischen Standpunkten aus abnormen Persönlichkeiten und alle abwegigen und kranken, mit denen es die Psychiatrie zu tun hat.

SCHNEIDERS klare Ableitungen, daß eine schlüssige Definition der psychopathischen Persönlichkeit, die ein für allemal und in allen Beziehungen bis aufs letzte Geltung hätte, gar nicht möglich ist. Anders gesagt: man kann eigentlich nicht formulieren „psychopathische Persönlichkeiten sind . . .", sondern man wird sich zweckmäßigerweise einer Wendung bedienen wie „unter psychopathischen Persönlichkeiten werden verstanden . . .". Weiter aber läßt sich nach SCHNEIDERS kritischer und vorsichtiger Formulierung für unsere teleologischen Überlegungen daran denken, daß wesentlich für die psychopathische Persönlichkeit eine mangelhaft geschlossene Autotelie — sonst würde sie nicht unter sich selber leiden — und eine ungenügende Einfügung in die Heterotelie sein könnte — sonst bestünde für die Gesellschaft kein Anlaß, unter der psychopathischen Persönlichkeit zu leiden. So wäre im Grunde die in der SCHNEIDERschen Definition steckende psychopathologisch-soziologische Doppelläufigkeit teleologisch auf einen Nenner zu bringen.

KRAEPELIN betrachtet die Psychopathen zum Teil als umschriebene seelische Entwicklungshemmungen[1], zum Teil als Vorstufen und leichteste Andeutungen von Psychosen. Beide Definitionen sind nach der Sachlage nicht anzufechten: es gibt psychopathische Erscheinungsformen, die wir uns als Entwicklungshemmungen erklären oder die wir doch zweckmäßig mit Entwicklungshemmungen in Analogie setzen können. Andererseits werden eine Reihe von Formen den Psychopathien eingereiht, die entweder sicher oder sehr wahrscheinlich als Ausläufer der großen Psychosegruppen angesehen werden können. Die Definitionen KRAEPELINS sind demnach biologisch-genetisch bzw. klinisch. Es gibt, wir verzichten auf weitere Beispiele, Standpunkte genug, von denen aus sich die psychopathischen Persönlichkeiten definieren lassen, und Definitionen genug, die von ihren entsprechenden Standpunkten als plausibel gelten können.

KURT SCHNEIDER lehnt es entschieden ab, die Psychopathen als „krankhafte Persönlichkeiten" zu bezeichnen — letztlich deswegen, weil es sich keinesfalls um Krankheitsprozesse, sondern um konstitutionelle Zustände handle. Das ist auch unsere Meinung; wir halten es für angezeigt, auf diesem Gebiet weder von krank[2] oder krankhaft, noch von minderwertig zu sprechen, sondern den neutraleren, auf alle Fälle nicht mit einem Stigma versehenen Ausdruck abwegig zu gebrauchen.

Wenden wir uns jetzt dem Versuch zu, auf Grund unserer bisherigen Erörterungen zu einer Definition der psychopathischen Persönlichkeit zu gelangen, so sehen wir uns vor der Möglichkeit, die Definition kausal oder final anzugehen. Wir wollen eines nach dem andern tun und danach trachten, schließlich eine kausal-finale Definition zusammenzustellen.

Was die psychopathische von der normalen Persönlichkeit trennt, werden wir sowohl innerhalb der Aufbauschichten der Persönlichkeit als in ihrem Zusammenspiel zu suchen haben. Mit dieser Annahme sind wir zwar im allgemeinen auf demselben Standpunkt wie alle übrigen Autoren, die mit KRAEPELIN das psychologische Wesen der psychopathischen Abweichungen gemeinhin in das Gemütsleben und in die Willensanlage verlegen. Doch ist das insofern eine mehr negative Kennzeichnung, als so lediglich das rein Intellektuelle ausgeschieden ist. Eine Reihe der modernen Autoren suchen das Psychopathische im Charakter, ohne

---

[1] KRAEPELIN spricht von „mißratenen Persönlichkeiten, deren Ausbildung durch ungünstige Vererbungseinflüsse, Keimschädigungen oder sonstige früh einwirkende Hemmungen gestört worden ist. Wenn sich dabei ihre Mängel im wesentlichen auf das Gemütsleben und die Willensanlage beschränken, bezeichnen wir sie als Psychopathen".

[2] SCHNEIDER verwirft mit Recht die Bezeichnung „Nervenkranke" für psychopathische Persönlichkeiten.

dabei etwa Charakter und Persönlichkeit gleichzusetzen. So ist Kehrer unter Anwendung Klagesscher Begriffsfassungen geneigt, die Psychopathien als „milde Charakterkrankheiten" aufzufassen. Eine ähnliche Auffassung scheint Ewald nahe zu liegen und auch Kurt Schneider[1], welcher sagt, „daß psychopathische Persönlichkeiten keine kranken Menschen, sondern charakterologische Spielarten sind". Wir können keinen ausreichenden Grund für den Ausschluß trieb- und temperamentmäßiger Abweichungen aus dem Begriff der Psychopathie finden. Wir halten es für mißverständlich und irreführend, gar zu sehr mit dem Begriff „psychopathischer Charakter" zu operieren. Wir übersehen dabei keineswegs, daß irgendwie alle trieb- und temperamentsmäßigen Abweichungen ihren Niederschlag im Charakter finden, so daß man — gewissermaßen sekundär — alles Psychopathische vom Charakter her sehen kann.

Wir haben schon Gelegenheit gehabt, darauf hinzuweisen, daß bei den Zykloiden und Schizoiden das Temperament- bzw. das Charaktermäßige aus dem Persönlichkeitsgesamt hervorsteche. Es gibt noch andere psychopathische Persönlichkeiten bzw. Typen, die entweder nach der Temperaments- oder nach der Charakterseite — wenn man so sagen will — psychopathisch stigmatisiert sind. Es gibt aber auch psychopathische Typen, die in erster Linie durch die Eigenart ihrer Triebhaftigkeit auffallen. Wir sagen vorläufig; es gibt nicht allein Charakter-, sondern auch Trieb- und Temperamentspsychopathen. Dabei verlieren wir nicht aus dem Auge, daß die Persönlichkeit aller dieser Psychopathen „dreischichtig" aufgebaut und deshalb nie ausschließlich trieb- oder temperament- oder charaktermäßig bestimmt ist. Ferner erinnern wir wieder daran, daß die Abweichung in dieser oder jener Schicht nie ohne Wirkung auf die beiden anderen Schichten und auf das Zusammenspiel der drei Schichten bleiben kann[2]. Am Beispiel der Zykloiden und Schizoiden wird allerdings deutlich, wie bedeutungsvoll das Temperament- bzw. Charaktermäßige für die Eigenart gewisser psychopathischer Typen sein kann[3].

Aus diesen Bemerkungen ergibt sich, was im ganzen der allgemein geltenden Anschauung entsprechen dürfte, daß an der psychopathischen Persönlichkeit nicht alles psychopathisch ist. Die psychopathische Bestimmtheit kommt aus der Trieb- oder der Temperaments- oder der Charakterschicht, wohl auch einmal aus zwei der Schichten bzw. aus einer Abweichung ihres Zusammenspiels. Wie aber jeder trieb-, temperament- und charaktermäßige Faktor nicht etwas lokalisatorisch Beschränktes ist, sondern als lebendiges Teilstück[4] in die Dynamik der ganzen Persönlichkeit eingeht, so ist das auch bei den psychopathischen Trieb-, Tem-

---

[1] Der Autor scheint uns darin nicht ganz konsequent zu sein: er eröffnet die Reihe seiner psychopathischen Persönlichkeiten mit den hyperthymischen und depressiven Psychopathen. Gewiß ist er nicht geneigt, die hyperthymische und depressive Verfassung ins Charakterliche einzubeziehen.

[2] Diese Tatsache zeigt übrigens die Ganzheit der Person auch von der kausalen Seite her deutlich.

[3] Es soll in diesem Zusammenhang nicht vergessen werden, daß bei einem und demselben Psychopathen eine Zeitlang mehr das Temperament, eine Zeitlang mehr der Charakter in Erscheinung treten kann. Darauf hat im Rahmen seiner Problemstellungen H. Hoffmann eindringlich hingewiesen. Wundernehmen kann dieser „Erscheinungswechsel" nicht, da auch die „Fassade" des Gesunden dauernd zwischen mehr temperaments- und mehr charaktermäßiger Einstellung wechselt, zu denen auch noch die unterschiedlichen Äußerungen der Triebhaftigkeit kommen; außerdem: aus der Verschmelzung alles Gefühls- und Willensmäßigen in der Persönlichkeitseinheit abstrahieren wir ja erst unsere Schichten.

[4] Die Ausdrücke Teil*stück* und Bestimmungs*stück* treffen das hier gemeinte Dynamische nicht ganz. Wir bedienen uns ihrer, weil in ihnen etwas von den körperlichen Grundlagen des gemeinten Dynamischen mitgedacht werden kann. Wir hoffen, uns nicht dem Verdacht auszusetzen, daß wir eine Anatomie des Psychopathischen suchen.

peraments- und Charakterfaktoren der Fall: wir sehen immer die gesamte
Persönlichkeit und analysieren aus ihr das psychopathische Bestimmungsstück
heraus.

Zwischen normal und psychopathisch läßt sich keine Grenze ziehen, es gibt
nur fließende Übergänge. Eigenschaften, Manifestationen und Reaktionen, die
wir in den Begriff des Psychopathischen einbeziehen, gehorchen biologisch und
psychologisch denselben Gesetzen wie die analogen Erscheinungen im Bereich
des Normalen. Manches gilt heute — und bei uns — als psychopathisch, was zu
einer anderen Zeit (Renaissance) oder an einem anderen Ort (südlicheres Klima)
bzw. unter anderen Menschenrassen (z. B. Romanen) durchaus nicht aus dem
Rahmen der Norm fiel bzw. fällt. Das Psychopathische ist also nichts qualitativ
anderes als das Normalpsychische, sondern von diesem nur *quantitativ* unterschieden. Wenn eine psychopathische Erscheinung gelegentlich einmal den Eindruck der qualitativen Besonderheit macht, läßt sich das analytisch darauf zurückführen, daß das psychopathische „Radikal" sich besonders stark und vielseitig
ausgewirkt und so zu sekundären Bildungen Veranlassung gegeben hat, die normalen Abläufen zuwider zu laufen *scheinen*. Aus dem Umstand, daß die psychopathischen Abweichungen sich von den normalseelischen Erscheinungen nur dem
Grade nach unterscheiden, wird es ohne weiteres verständlich, daß eine seelische
Eigenschaft als psychopathisch imponieren kann, ohne einen anzunehmenden
Durchschnitt irgendwie zu über- oder zu unterschießen — einfach dadurch, daß
sie gleichsam eingelagert ist unter andere weniger bzw. mehr ausgeprägte Eigenschaften, in ein Persönlichkeitsgesamt von verhältnismäßig geringem bzw. hohem
Niveau, aus dem z. B. eine absolut genommen gar nicht erhebliche seelische Erregbarkeit hervorragt oder in dem, beim umgekehrten Fall, eine gerade noch durchschnittliche gemütliche Ansprechbarkeit schon als verhältnismäßig zu gering auf-
fällt. Es gibt demnach keinen absoluten Maßstab für psychopathische Eigenschaften: ihre quantitative Ausprägung, ihre relative Stellung im Persönlichkeitsgesamt und dazu noch gegebenenfalls das Zusammentreffen mehrerer psychopathischer Einzelfaktoren geben der Persönlichkeit den Stempel des Psychopathischen. Daß die Zusammenordnung an sich durchaus normaler Eigenschaften
lediglich wegen der fehlenden oder unvollkommenen quantitativen Abstimmung
der Eigenschaften untereinander der Persönlichkeit psychopathisch erscheinen
lassen kann, braucht danach kaum mehr eigens erwähnt zu werden. So sind es
alles in allem gar nicht — und das ist begrifflich wesentlich — an sich psychopathische Grundeigenschaften, die die Persönlichkeit zur psychopathischen
prägen, sondern *in der quantitativen Disharmonie von Eigenschaften untereinander und im Gesamt der Persönlichkeit ist der psychopathische Effekt begründet*.

Wir bleiben hier im ganzen mit unseren Erörterungen im Psychischen, wollen
aber wegen der Klarheit eine Abschweifung zur Körperlichkeit nicht scheuen.
Die letzten Grundlagen des Psychopathischen innerhalb der Persönlichkeit
suchen wir in der Körperlichkeit. Wir nehmen an, daß auch im Körperlichen
die Grundlagen des Psychopathischen sich von den Grundlagen des Normalen
nur quantitativ unterscheiden. Mag es sich dabei im einzelnen um Stoffwechsel-
vorgänge oder um endokrine oder cerebrale Abläufe bzw. deren morphologische
Substrate handeln, immer würden wir ein Schneller oder Langsamer, ein Mehr
oder Weniger an Abläufen oder Drüsentätigkeiten für maßgebend halten und
grundsätzlich den Gedanken ablehnen, daß hier *qualitativ* andere Funktionen
oder gar qualitativ andere morphologische Strukturen als in der Norm gegeben
seien.

Wir kommen nun zur Formulierung der *kausalen* Definition:

*Wir verstehen unter psychopathischen Persönlichkeiten solche Persönlichkeiten,
die durch quantitative Besonderheiten in der Trieb-, Temperaments- oder Charakterschicht gekennzeichnet sind.* Wir fügen hinzu: *die Quantität der Besonderheiten ist
relativ; sie hängt vom Gesamt der Einzelpersönlichkeit ab.* Diese Definition vermeidet jede überflüssige Beschränkung und ermöglicht den Anschluß an genetische und klinische, aber auch an finale Begriffsfassungen ohne weiteres. Das
entspricht der kausalen Einstellung dieser Definition bzw. dieses kausalen Teils
unserer Definition.

Bei Kurt Schneiders psychopathologisch-soziologischer Definition haben
wir auf den teleologischen Hintergrund hingewiesen, den Schneider selber
mit der Bemerkung unterstreicht, sein Begriff der psychopathischen Persönlichkeit müsse „wegen der nach teleologischen Gesichtspunkten hervorgehobenen
zweiten Gruppe mit Vorsicht gehandhabt werden". Wir halten die übergroße
Vorsicht gegenüber teleologischen Gesichtspunkten nicht für geboten. Die Persönlichkeit ist als „zielstrebige individuelle Einheit"[1] mit ihrer Autotelie in die Heterotelie eingefügt, deren Zwecke sie sich durch Introzeption[2] zu eigen macht. Selbsterhaltung und Selbstentfaltung sind die Ziele der Persönlichkeit. Dem „Bleibe,
was du warst" überbaut sie das „Werde, was du bist" (Stern). Die Persönlichkeit ist in einer unaufhörlichen Bewegung nach ihren Zielen, nach ihrer Selbst-
verwirklichung hin zu sehen. Immer ist es die *eine*, die *ganze* Person, die von *einer*
Seite, von einem besonderen Gesichtspunkt aus, in bezug auf eine einzelne
Disposition oder Eigenschaft zu betrachten, stets eine Abstraktion bedeutet.
Wie finden wir den Weg von der Persönlichkeit überhaupt, von der „normalen"
Persönlichkeit zur psychopathischen Persönlichkeit?

Wir haben vorhin bemerkt, daß Schneiders Definition der psychopathischen
Persönlichkeit daran denken lasse, mangelhaft geschlossene Autotelie und ungenügende Einfügung in die Heterotelie könne wesentlich für die psychopathische
Persönlichkeit sein. Das würde entsprechend unseren oben angestellten Erörterungen heißen, daß die psychopathische Persönlichkeit immer unzureichend intro-
zipiere und nicht geradlinig nach dem autotel-heterotelen Gleichgewichtszustand
strebe, den wir vorläufig als Orthotelie bezeichnet haben. Wir haben angenommen, daß Konkordanz das Streben nach der Orthotelie erleichtere, daß Diskordanz es zunächst erschwere. Schließt demnach Konkordanz Psychopathie aus?
Deckt sich vielleicht Diskordanz mit dem teleologischen Begriff der psychopathischen Persönlichkeit? Die erste Frage dürfte allgemein zu bejahen sein:
ein kausal-final ausgeglichener, mit sich und der Umwelt in Einklang befindlicher
Mensch wird nicht psychopathisch sein. Die zweite Frage ist zunächst nicht so
eindeutig zu beantworten. Einmal ist daran zu erinnern, daß es in Kindheit und
Jugend, besonders während der Reifeentwicklung diskordante Zustände gibt,
die in der „physiologischen" Breite stehen[3]. Weiterhin finden sich auch unter
den Erwachsenen zahlreiche Persönlichkeiten, die mit ihrer Diskordanz, d. h.

---

[1] Sterns ausführliche Definition der Person heißt: „ein solches Existierendes, das trotz
der Vielheit der Teile eine reale eigenartige und eigenwertige Einheit bildet und als solche
trotz der Vielheit der Teilfunktionen einheitliche zielstrebige Selbsttätigkeit vollbringt".
Stern sagt „Persönlichkeit, wenn der ideelle Anteil der Person betont wird". Für ihn ist
die Person immer wirklich, ein Kompromiß, die Persönlichkeit nie vollendet, ein Ideal. Stern
führt weiter aus: „Die Person ist nicht Geist oder Seele, sondern zielstrebige individuelle
Einheit; und ihre seelischen wie ihre körperlichen Darstellungen erhalten erst durch jene
psycho-physisch neutrale Zusammenfassung Existenz und Sinn."

[2] Stern setzt auseinander: „Die Introzeption der Fremdzwecke in die Selbstzweck-
lichkeit ist kein ruhender Zustand, sondern ein Geschehen; stellt sie doch die stärkste Lebens-
äußerung der unablässig beweglichen persönlichen Selbstentfaltung dar."

[3] Ein gewisser Grad der von uns sogenannten „sekundären Ausbalancierung" gehört
wohl zur normalen Persönlichkeitsentwicklung.

mit sich und mit dem Leben, ungeachtet der Schwierigkeiten gut fertig werden und die sich deshalb nicht aus der Gesundheitsbreite herausnehmen lassen: sie verbindet mit den Konkordanten das bewußte, unbeirrte Streben in der Richtung nach der Orthotelie. Außer diesen normalen Diskordanten kommen aber solche vor, die weder zu einem in sich ganz geschlossenen Aufbau ihrer Autotelie, noch zur Einfügung in die Heterotelie gelangen, denen der gerade Weg nach der Orthotelie hin versagt bleibt. Dies sind die psychopathischen Persönlichkeiten, die wir von einer anderen Kategorie her teleologisch noch deutlicher sehen werden. Sie sind auch vom teleologischen Standpunkt gegen die nichtpsychopathischen Persönlichkeiten nicht scharf abgesetzt; auch hier werden sie nicht durch quali-. tative Unterschiede herausgehoben, sondern sie wachsen allmählich aus den Diskordanten heraus[1]. Wie unter der kausalen Betrachtung an der psycho- pathischen Persönlichkeit nicht alles psychopathisch ist, so ist es auch bei der finalen Betrachtung: die Autotelie der psychopathischen Persönlichkeit ist durchaus nicht ohne Ziel und Zweck, nur ist ihr Zusammenschluß kein vollstän- ger, und die heterotele Einordnung ist dadurch abweichend, daß Fremdzwecke zum Teil nach Intensität und Umfang, d. h. graduell[2], anders introzipiert werden, als dies bei nichtpsychopathischen Persönlichkeiten[3] der Fall ist.

Eine teleologische Persönlichkeitsbetrachtung ist nicht denkbar ohne Wer- tungen[4]. Nicht sinn- und wesenlose Ziele werden erstrebt, sondern *Wertziele*. Wert gibt dem Ziel Bedeutung und dem Strebenden Antrieb. Dem Selbstzweck- system entspricht der Selbstwert der Persönlichkeit, in Bezug auf den sie Wert- träger und Wertziel in einem ist: ,,Alle Einzelziele der Persönlichkeit sind nichts anderes als Wertverwirklichungen und Werterhöhungen" (STERN). Dem Fremd- zwecksystem entsprechen die Fremdwerte; durch Introzeption steigert die mensch- liche Persönlichkeit ihre ,,Selbstwertfülle"[5]. Die Persönlichkeit hat nicht nur Wert bzw. ist nicht allein Selbstzweck, sondern strahlt auch Werte aus und wertet sowohl ihren Selbstwert als die Fremdwerte. Wir können nun unseren Hilfsbegriff des Strebens nach der Orthotelie durch den Begriff des Strebens nach Steigerung der Selbstwertfülle durch Introzeption ersetzen[6], denn dieses be- deutet Streben nach dem Ausgleich zwischen Selbst- und Fremdwerten und damit nach dem Gleichgewicht zwischen Selbst- und Fremdzwecken.

Haben wir vorhin die psychopathische Persönlichkeit unterm Gesichtspunkt der Auto- und Heterotelie zu betrachten versucht, so werden wir sie nun auch noch mit dem Wertbegriff angehen. Wir greifen wieder auf Konkordanz und

---

[1] Wie ihrerseits die Diskordanten nicht als Extrem den Konkordanten gegenüberstehen, sondern zu ihnen Übergänge haben.

[2] Damit wird nicht präjudiziert, ob mehr oder weniger introzipiert wird.

[3] Die Unterscheidung gegen die psychotische Persönlichkeit ergibt sich aus der bei ihr stattfindenden, mehr oder weniger weitgehenden Auflösung der Autotelie und aus der zu- nehmenden introzeptiven Verarmung. Auch bei der psychotischen Persönlichkeit werden *Scheinziele* eine Rolle spielen.

[4] Vgl. dazu auch HILDEBRANDT.

[5] STERN lehrt: ,,An Selbstwertfülle steht der Mensch hoch über dem Tier, weil er in sei- nen Selbstwert nationale und humane, ethische und religiöse, logische und ästhetische Werte einschmilzt, sich erst in dieser Einschmelzung als Selbstwert verwirklicht." — ,,Introzeption heißt: sich an Selbstwertfülle bereichern, sich Gott ähnlicher machen." — ,,Das Ich macht die Bejahung der Nicht-Ich-Werte zu einem Bestandteil seines Selbstwertes; ja noch mehr: es verwirklicht seinen Selbstwert überhaupt erst dadurch, daß es die anderen Werte sich zum inneren Eigentum macht . . ." ,,Denn letzten Endes beruht der Grundunterschied im Wert- system: der zwischen Selbstwerten und Fremdwerten, auf dem Unterschied im personalen Zwecksystem zwischen Selbstzweck und Fremdzweck. Und alle Einzelziele der Persönlich- keit sind nichts anderes als Wertverwirklichungen und Werterhöhungen."

[6] In derselben Richtung liegt der ADLERsche Begriff der Leitlinie.

17*

Diskordanz zurück. Die konkordante und die normale diskordante Persönlichkeit haben ausgeglichene Autotelien und streben geradlinig nach Steigerung der Selbstwertfülle durch Introzeption. Beide haben gleiche Wertsetzungen: in richtiger Einschätzung ihres Selbstwertes und der Fremdwerte bereichern sie jenen durch Introzeption dieser. Das geschieht aber nicht bei allen Diskordanten: ein Teil von ihnen[1] kommt aus der Diskordanz heraus zu einer Fehlschätzung ihres Selbstwertes[2], aus der sich Fehlschätzungen der Fremdwerte[2] und Schiefheiten im Streben nach Steigerung der Selbstwertfülle ergeben. Unter- oder Überschätzung (tatsächliche oder scheinbare) des Selbstwerts führt zu Abweichungen der Introzeption und zu Störungen in der Autotelie, durch die Zuwendung auf Scheinwerte, besonders auf Schein-Selbstwerte mit entsprechenden Zielsetzungen[3]. Scheinwerte werden in das Wertsystem aufgenommen, ohne zu einer tatsächlichen Bereicherung der Selbstwertfülle zu führen[4]. Die Zielstrebungen nach den Scheinwerten gehen in die Autotelie ein und helfen ihr Gesamt mit aufbauen, das aber durch sie nicht fest in sich geschlossen, sondern gleichsam locker gefügt ist; man könnte, wenn der Vergleich gestattet ist, sagen: solche Autotelien klingen stellenweise hohl. Eine Autotelie hat aber auch jede von diesen Persönlichkeiten, von diesen psychopathischen Persönlichkeiten, ebenso selbstverständlich, wie sie als Persönlichkeit ein Ganzes ist. Die Aufnahme von Scheinwerten in das Wertsystem der Persönlichkeit bremst die Bereicherung ihrer Selbstwertfülle, behindert, mit anderen Worten, die Gesamtentwicklung der Persönlichkeit. Hieraus wird vom teleologischen Standpunkt die Analogie zwischen der psychopathischen und der noch nicht zur Reife gediehenen — kindlichen oder jugendlichen — Persönlichkeit verständlich, um so mehr als die letztere „physiologischerweise" Scheinziele[5] hat, die sich mit dem Fortschreiten der Entwicklung normalerweise erledigen und durch Bildung von Selbstzwecken und Introzeption von Fremdzwecken ersetzt werden. Auch in diesem Zusammenhang ist daran zu denken, daß nicht alles an der Persönlichkeit psychopathisch ist: nicht die ganze Autotelie baut sich aus Scheinzielen auf, die auf Scheinwerte gerichtet sind, wohl aber reichen die vorhandenen Scheinziele, denen ja immer die ganze Persönlichkeit sich zuwendet, aus, der ganzen Persönlichkeit das psychopathische Gepräge zu geben. Dazu kommt, daß der Unterschied zwischen Wert und Scheinwert nicht qualitativ und absolut, sondern quantitativ und relativ ist. Wertschätzungen und Werte können wechseln[6]. Was früher ein Scheinwert war, kann später durch natürliche Entwicklung oder durch besondere Umstände zum Wert werden und umgekehrt. Und was der einen Persönlichkeit einen Wert bedeutet, das mag die andere als Scheinwert aus ihrem Wertsystem ausschließen.

In enger Anlehnung an STERNS Definition der Person würden wir nun zu dieser *teleologischen* Definition kommen:

Unter psychopathischen Persönlichkeiten verstehen wir Persönlichkeiten, deren

---

[1] Auch hier muß man sich fließende Übergänge, nicht scharfe Grenzen vorstellen.

[2] Die größere Rolle spielen Selbstentwertung und Fremdentwertung, doch sind Selbstüberwertung und Fremdüberwertung nicht gerade selten.

[3] In extremen Fällen könnte man von „Pseudotelie" sprechen.

[4] Anschaulich könnte man sagen: Scheinwerte werden der Selbstwertfülle nicht amalgamiert.

[5] Hieraus ergibt sich, daß nicht jedes Scheinziel ohne weiteres berechtigt, eine Persönlichkeit als psychopathische anzusehen. Es kommt dabei auf die Bedeutung des Scheinziels bzw. der Scheinziele für das Persönlichkeitsgesamt an. Vielleicht gibt es kaum eine Person, in deren Autotelie nicht auch ein Scheinziel zu finden wäre.

[6] Bei der menschlichen Persönlichkeit und bei den höheren Personen mit Ausnahme der Gottheit.

einheitliche zielstrebige Selbsttätigkeit beeinträchtigt wird durch quantitative Ab-
weichungen ihrer Selbst- und Fremdwertung, die zur Setzung von Scheinwerten und
zum Streben nach Scheinzielen führen.

Dazu sind wenig Erläuterungen erforderlich. Zunächst: es „vollbringt" auch
die psychopathische Persönlichkeit „einheitliche und zielstrebige Selbsttätigkeit",
doch geht dies unter gewissen Beeinträchtigungen vor sich. Bei den konkordanten
Persönlichkeiten gibt es Beeinträchtigungen in diesem Sinne überhaupt nicht.
Bei den nichtpsychopathischen Diskordanten sorgt die „sekundäre Ausbalancierung" dafür, daß „quantitative Abweichungen ihrer Selbst- und Fremdwerte"
sich nicht entwickeln bzw. in der Entwicklung begriffene wieder ausgeglichen
werden[1], so daß es zu (psychopathischen) Beeinträchtigungen der einheitlichen
zielstrebigen Selbsttätigkeit nicht kommen kann.

Diese Erläuterungen leiten über zu einer Zusammenfassung der *kausalen und*
finalen Definition der psychopathischen Persönlichkeit unter Verwendung des
Begriffs der Diskordanz, der kausal-final bzw. psycho-physisch neutral ist:
Wir verstehen unter psychopathischen solche diskordante Persönlichkeiten, die
nach der kausalen Seite durch quantitative Besonderheiten in der Trieb-, Tempera-
ments- und Charakterschicht gekennzeichnet sind, und die in ihrer einheitlichen ziel-
strebigen Selbsttätigkeit durch quantitative Abweichungen ihrer Selbst- und Fremd-
wertung beeinträchtigt sind.

Wir haben noch einige Bemerkungen über die psychopathischen Persönlichkeitstypen zu machen. Wir verstehen mit UTITZ, der die Formulierung STERNS[2]
um ein weniges modifiziert, unter Typus: „Besonderheiten psychischer oder
psycho-physisch neutraler Art, die einer Gruppe von Menschen in vergleichbarer
Weise zukommen, ohne daß diese Gruppe eindeutig und allseitig gegen andere
Gruppen abgegrenzt wäre". Eine eigene Definition des psychopathischen *Typus*
ist danach kaum mehr nötig. Bei unseren Darstellungen werden wir im ganzen
Typen schildern, d. h. nicht einzelne Persönlichkeiten erschöpfen, sondern
Gruppen zusammenfassen, die durch „psychopathische Besonderheiten", d. h.
im Sinne unserer kausalen Definition durch „quantitative Besonderheiten[3] in
der Trieb-, Temperaments- oder Charakterschicht gekennzeichnet sind" und im
Sinne unserer finalen Definition „durch quantitative Abweichungen ihrer Selbst-
und Fremdwertung in ihrer einheitlichen zielstrebigen Selbsttätigkeit beeinträchtigt sind".

Von den Programmpunkten der einleitenden Sätze dieses Kapitels ist noch
die Erörterung des Begriffs der „psychopathischen Konstitution" übrig geblieben. ZIEHEN hat als psychopathische Konstitutionen verschiedene Gruppen
leichterer „funktioneller psychischer Krankheitszustände" zusammengefaßt,
innerhalb deren sich seine „erblich degenerative psychopathische Konstitution"
mit unseren psychopathischen Persönlichkeiten ungefähr decken mag. Diese

---

[1] Auch darin wird die nur quantitative Verschiedenheit der nicht-psychopathischen und
der psychopathischen Diskordanten deutlich.

[2] STERN definiert: „Ein psychologischer Typus ist eine vorwaltende Disposition psychischer oder psycho-physisch neutraler Art, die einer Gruppe von Menschen in vergleichbarer Weise zukommt, ohne daß diese Gruppe eindeutig und allseitig gegen andere Gruppen
abgegrenzt wäre." Wir halten uns bei einer Diskussion des Begriffs Typus nicht auf. Die
STERN-UTITZsche Definition ist besonders deshalb für uns besonders geeignet, weil sie die
psychophysische Neutralität enthält. UTITZ sagt treffend: „Der Typus ‚erschöpft' demnach
nicht den Menschen, sondern kennzeichnet ihn bloß nach einer Seite hin, die er mit anderen
Individuen teilt."

[3] Wir haben das Wort „Besonderheit" in unsere Definition aufgenommen, nachdem wir
es im Zusammenhang der UTITZ- und STERNschen Typusdefinition kennen gelernt und
brauchbar gefunden hatten.

Verwendung des Wortes Konstitution ist glücklicherweise ganz aufgegeben worden. Die Autoren, die heute noch von psychopathischer Konstitution sprechen
(an ihrer Spitze Birnbaum und Bumke), wollen damit anscheinend den Anschluß
an die Biologie zum Ausdruck bringen; wenigstens ist es uns nicht möglich, in
ihrer Anwendung des Terminus einen anderen Sinn als den einer erblichen psychopathischen Veranlagung zu finden. Konstitution ist ein umfassender biologischer
Begriff, in den Körperliches und Seelisches, Ererbtes und Erworbenes eingehen.
Wir halten es für berechtigt, z. B. von einer pyknisch-zykloiden oder pyknisch-
zyklothymen Konstitution zu sprechen. Wir würden aber Begriffe wie pyknische
Konstitution oder zykloide Konstitution nicht für richtig halten, weil es sich dort
nur um Körperbauliches, hier nur um Seelisches handelt; damit käme man wieder
auf die wenig erfreulichen „Partialkonstitutionen", die nur Unklarheit stiften.
Die pyknisch-zykloiden Typen, die *einem* Konstitutionskreis zugerechnet werden,
umfassen vom Gesichtspunkt der psychopathischen Persönlichkeiten her eine
Reihe von Gruppen; außer Angehörigen der pyknisch-zykloiden Konstitution
werden aber in die psychopathischen Persönlichkeiten eine Fülle von Typen
anderer bzw. zum großen Teil ganz unbekannter konstitutioneller Zugehörigkeit
eingerechnet, so daß es, nachdem einmal die Konstitution als etwas Biologisches
gilt, im Grunde ein logischer Fehler ist, von einer „psychopathischen Konstitution" zu sprechen. Es ist auch darauf hinzuweisen, daß mit diesem Terminus in
einem biologisch noch recht jungfräulichen Gebiet ein biologisches Präjudiz gegeben ist, dessen man sich lieber enthalten sollte.

Nun ist es aber nicht nötig, auf den Ausdruck der Konstitution in unserem Zusammenhang ganz und gar zu verzichten. Gewiß ist die Frage nach der *Herkunft*
der Psychopathien nicht gelöst; es läßt sich aber doch mit höchster Wahrscheinlichkeit sagen, daß *Erbanlagen* zu ihren wesentlichsten genetischen Faktoren gehören. Aus unserer Bearbeitung wollen wir jedenfalls diejenigen Erscheinungsformen ausscheiden, bei denen psychopathieähnliche Bilder durch exogene Erkrankungen (Defektzustände nach Encephalitis usw.) sich entwickelt
haben; wir stellen geradezu darauf ab, daß hauptsächlich in der biologischen Konstitution liegende Faktoren die Psychopathien bedingen: im Hinblick darauf kann
man von konstitutionellen Psychopathien[1] sprechen. Dabei wird nicht an *eine*
Konstitution — etwa an den gleich einer Seeschlange von Zeit zu Zeit auftauchenden Mißbegriff der erblich-degenerativen Konstitution — oder an *einen* Konstitutionskreis gedacht, sondern angenommen, daß der psychopathischen Artung
jeweils Faktoren in der Konstitution des Einzelnen zugrunde liegen. Von hier
aus eröffnet sich, allerdings auf sehr weite Sicht, die Möglichkeit, konstitutionelle
Psychopathengruppen zu gruppieren.

V. Die psychopathischen Persönlichkeiten von der Triebseite her betrachtet.

Allgemeine Vorbemerkungen.

Nach den im folgenden auseinanderzusetzenden Anschauungen gibt es verhältnismäßig wenig psychopathische Persönlichkeitstypen, die im eigentlichen
Sinn als impulsive oder Triebmenschen aufgefaßt werden können. Um das zu
begründen, erscheint es angezeigt, in weiter ausholende Erörterungen über

---

[1] Konstitutionelle Psychopathie würde also heißen: das Psychopathische einer Persönlichkeit ist genetisch auf ihre Konstitution zu beziehen. Das ist aber grundverschieden
von dem Gedanken einer Identifikation von Psychopathie und Konstitution. Ein rein pyk-

Triebe, Triebhandlungen und Triebvorgänge einzutreten, von denen aus sich die einschlägigen Persönlichkeitstypen dann leicht ableiten lassen.

Trieb ist animalischer, vitaler Drang nach (biologischer) Bedürfnisbefriedigung[1]. Da im lebenden Organismus dauernd Bedürfnisse nach Befriedigung drängen müssen, wird man sich vorzustellen haben, daß dauernd Triebe im Organismus vorhanden sind. Ohne damit den sexuellen Trieb allzusehr zu betonen, wird man FREUD in der Feststellung beipflichten, daß das Triebleben der Motor der Persönlichkeit sei. Alle Triebvorgänge lassen sich auf die ursprünglichen *Triebe der Selbsterhaltung, der Selbstentfaltung* (Entwicklung) und *der Arterhaltung* zurückführen; den Begriff des Arterhaltungstriebs kann man in Übereinstimmung mit der FREUDschen Schule durch den Begriff des Sexualtriebs[2] ersetzen. Die Zahl der Triebe ist begrenzt; es ist wohl nicht angängig, aus jedem triebhaften oder triebartigen Geschehen einen besonderen Trieb abzuleiten. Wie die Zahl der Triebe, so ist auch die Zahl der echten bzw. reinen Triebvorgänge eine beschränkte. Der *Triebvorgang*[3] setzt sich aus dem *Trieb* und der *Triebhandlung* zusammen. Das durch die Triebhandlung zu erreichende Triebziel ist die *Triebbefriedigung*. Danach müssen Trieb und Triebhandlung nicht nur formal, sondern auch inhaltlich, nicht nur kausal, sondern auch final aufeinander bezogen sein. Nahrungstrieb kann nicht durch Geschlechtsakt, Geschlechtstrieb kann nicht durch Nahrungsaufnahme befriedigt werden. Im geschlechtlichen Triebvorgang gehören Geschlechtstrieb und Geschlechtsakt, im Nahrungstriebvorgang gehören Hunger und Nahrungsaufnahme zusammen[4]. Sehr oft werden Triebe nicht befriedigt; sie werden irgendwie vom eigentlichen Triebziel abgedrängt und gehen in Vorgänge ein, die nicht Triebhandlungen sind und das Triebziel nicht erreichen. In solchen Fällen kann man weder von Triebhandlungen noch von Triebvorgängen sprechen; wir halten es für angezeigt, Handlungen, die sich unmittelbar an Triebe anschließen, ohne Triebhandlungen im eigentlichen Sinne zu sein, als *triebhafte Handlungen* und den Gesamtvorgang als *triebhaften Vorgang* zu bezeichnen.

Die triebhafte Handlung stellt in gewissem Sinne ein Surrogat dar, das durch sie erreichte Ziel ist vom Standpunkt der Triebbefriedigung gesehen ein Ersatzziel, eine Ersatzbefriedigung. Die Zielverschiebung, die in der Umstellung von der Triebhandlung zur triebhaften Handlung vor sich geht, ist grundlegend für alle Verschiebungen von Triebzielen, auch für die sogenannten Sublimierungen. Man mag sich vorstellen, daß im Triebvorgang der Weg — Trieb - Triebhandlung — der kürzeste ist, während er im triebhaften Vorgang schon verlängert wird. Von einfacheren triebhaften Zusammenhängen über komplizierte geht eine lange Strecke in fließendem Übergang zum Willensvorgang, in dem bewußte Motivation und innere Willenshandlung an die Stelle treten, die im Triebvorgang ursprünglich unbewußt und in triebhaften Vorgängen wohl mit verschiedener Be-

---

nischer Hypomanischer gehört zum pyknisch-zykloiden Konstitutionskreis, er ist ein konstitutioneller Psychopath; es wäre falsch, von hypomanischer oder hypomanisch-psychopathischer Konstitution zu sprechen, denn: sowohl in die pyknisch-zykloide Konstitution als Konstitutionskreis als in die pyknisch-zykloide Konstitution als Individualkonstitution des pyknischen Hypomanischen gehört tatsächlich und im Sinne des biologischen Konstitutionsbegriffs noch mehr als die Pyknik und das hypomanische Temperament.

[1] Die FREUDsche Schule unterscheidet Ichtriebe und Sexualtriebe, die sich begrifflich wohl auf Selbsterhaltungs- und Arterhaltungstrieb beziehen lassen. Wie von den Ich- und Sexualtrieben aus unter psychanalytischer Betrachtung sich das seelische Leben und der Aufbau der Persönlichkeit entwickeln läßt, hat SCHILDER in konsequenter Darstellung gezeigt.

[2] Vgl. BOSTROEM.

[3] Auf eine Diskussion über den Unterschied zwischen Fortpflanzungs- und Geschlechtstrieb kann hier verzichtet werden.

[4] Diese Bindungen sind ohne Zweifel zur Triebsicherung biologisch notwendig.

wußtseinshelligkeit von der Triebregung zur Umsetzung in die Trieb- bzw. triebhafte Handlung führen[1].

Im Rahmen des Triebvorgangs sind die geschlechtliche Handlung oder die Nahrungsaufnahme in ihrer zeitlichen und kausal-finalen Folge auf den Trieb (Hunger bzw. geschlechtliche Regung) Triebhandlungen. Wie aber, wenn ohne Auftreten von Hunger oder Geschlechtstrieb Nahrungsaufnahme oder geschlechtliche Handlung stattfindet? Da in diesem Fall der Trieb fehlt, der dem Vorgang die Richtung auf das Ziel der Triebbefriedigung gibt, wird keine Triebbefriedigung eintreten: ohne Trieb keine Triebbefriedigung, ohne Trieb aber auch kein Triebvorgang. Der Trieb wird in diesem Fall ersetzt sein müssen durch Motivation und inneren Willensakt: was gegenständlich oder inhaltlich dem Triebleben zugehört, wird so willensmäßig rationalisiert; die Nahrungsaufnahme oder der Sexualakt folgt dann auf Motivation und Willensakt als Willenshandlung, bei der nur der Inhalt noch triebmäßige Zugehörigkeit erkennen läßt: das ist ein *Willensvorgang mit triebmäßigem Handlungsinhalt.*

Neben diesem Fall spielt der andere eine gewisse Rolle, in dem ein Trieb zwar vorhanden, aber von sich aus zu schwach ist, um den gesamten Triebvorgang zum Ablauf zu bringen; entweder unterbleibt dann der Vorgang oder es wird willensmäßig „nachgeholfen", so daß eine *Mischung von Trieb- und Willensvorgang* entsteht, die je nach Beteiligung von Trieb- und Willenskomponenten willensmäßiger triebhafter Vorgang, triebmäßiger Willensvorgang und Trieb-Willensvorgang genannt werden können: alle drei Typen werden am besten mit dem vorigen — unter dem Triebgesichtspunkt[2] — als *triebmäßige Vorgänge* zusammengefaßt.

Hier schließt sich als letzter Fall dieser Kette folgender an: der Triebvorgang wird willensmäßig zum Ablauf gebracht, dem Triebvorgang wird ein Willensvorgang gewissermaßen vorgeschaltet. Dieser Fall ist infolge der mit der Kulturentwicklung notwendig fortschreitenden Triebrationalisierung, der entsprechend die Triebbeherrschung zur Entfaltung gelangen muß, gar nicht selten. Treffend sagt BOSTROEM: „Beherrschen der Triebe heißt nicht, sie durchaus zu unterdrücken; praktisch von größerer Bedeutung ist, sie zeitlich verschieben und in ihrer Stärke mindern zu können oder sie unter Umständen höheren Zielen dienstbar zu machen." Schließlich hat BOSTROEM noch auf den Vorgang hingewiesen, daß ein Trieb als Motiv in einer Willenshandlung auftritt.

Wir können folgende Reihe bilden:

1. Triebvorgänge	{ Trieb { Triebhandlung
2. Triebhafte Vorgänge	{ Trieb { triebhafte Handlung
3. Triebmäßige Vorgänge	
a) triebmäßiger Vorgang mit Willenseinschlag	{ schwacher Trieb (überwiegend) + { Motivation { Willensakt { triebmäßige Handlung mit Willenseinschlag
b) Trieb-Willens-Vorgang	{ (schwache) Triebregung + { Motivation { Willensakt { Trieb-Willenshandlung
c) Willensmäßiger Vorgang	{ schwache Triebregung + (überwiegend) { Motivation { Willensakt { willensmäßige Handlung mit Triebeinschlag
d) Willensvorgang mit triebmäßigem Handlungsinhalt	{ Motivation { Willensakt { Willenshandlung triebmäßigen Inhalts

---

[1] Vgl. dazu KURT SCHNEIDER „Der triebhafte und der bewußte Mensch".

[2] Unterm Willensgesichtspunkt würden 3a—d und 4a und b als willensmäßige Handlungen zu bezeichnen sein.

4. Verbindung von Trieb- und Willensvorgang

a) gewollter Triebvorgang $\left\{\begin{array}{l}\text{Vorgeschalteter Willensvorgang}\\\text{Triebvorgang}\end{array}\right.$

b) triebmotivierter Willensvorgang $\left\{\begin{array}{l}\text{Trieb als Motiv}\\\text{Willensakt}\\\text{Willenshandlung}\end{array}\right.$

Das sind die Vorgänge, in denen sich das Triebleben der Persönlichkeit ab-spielt. Aus unserer Ableitung ergibt sich, daß wohl *in allen Strebungsvorgängen und damit in allen seelischen Vorgängen, weil irgendwelche Strebung in jeden see-lischen Ablauf eingeht, triebliche Komponenten* angenommen werden müssen, die für die Außenbetrachtung um so weniger ohne weiteres als solche erkennbar sein werden, je weiter sie sich von der ursprünglichen Trieblichkeit entfernt haben[1]. In der Persönlichkeit laufen — und zwar ursprünglich primär vom Körperlichen her — dauernd Triebe an, die zur Entladung in Handlungen drängen; die Ent-ladung muß in Trieb-, in triebhaften oder in triebmäßigen Handlungen erfolgen: die Triebenergie geht nicht verloren. Mit der Entwicklung der Persönlichkeit[2] treten die Triebe zunehmend unter die Beherrschung des Willens, damit setzen die Triebverschiebungen und die Sublimierungen ein.

Maßstab für die Triebstärke einer Persönlichkeit ist nicht *ein* Trieb, son-dern das ganze Triebleben, wie es sich aus dem Gesamt der im Organismus an- und ablaufenden Triebe ergibt. Das Triebleben ist im allgemeinen nicht als Ganzes zu erfassen, sondern nur nach einzelnen besonders deutlich faß-baren Trieberlebnissen der Persönlichkeit zu beurteilen. Da nun mit großer Regelmäßigkeit das *geschlechtliche Triebleben* besonders leicht greifbar ist, ist es gewissermaßen zum *Indikator für die individuelle Triebstärke* bzw. für die gesamte Trieblichkeit der Person gemacht worden. Daß dabei nicht einfach die Zahl der sexuellen Akte in Frage kommt, muß wohl nicht begründet werden: die Beherrschung ihrer Triebe ist für die Persönlichkeit nicht weniger bezeichnend als ihre Ausleben[3].

THIELE und BOSTROEM haben bemerkenswerte Ausführungen über die *Drang-phänomene* gemacht, zu denen hier Stellung genommen werden muß. Nach THIELE ist Drang „eine primär gänzlich amorphe ziel- und richtungslose Entladungsten-denz, die sich ihrer psychischen Repräsentanz nach als eine unlustvolle Unruhe und Spannung darstellt, und die erst in ihrer Auswirkung, in ihrer Betätigung am Objekt oder infolge von Interferenz mit gerichteten intentionalen Akten sich zu einer inhaltlich bestimmten Handlung gestaltet". Drang ist demnach zunächst ein Zustand von Geladenheit, den THIELE treffend und anschaulich amorph nennt; dieser Zustand ist aber doch nicht ganz ziel- und richtungslos, sondern er hat eine zwar allgemeine, aber immerhin deutliche Zielrichtung, die THIELE selbst als Entladungstendenz bezeichnet. Während nun beim Triebvorgang im engeren Sinne die Triebgeladenheit gradlinig durch die zugehörige Triebhandlung zur Entladung und damit zur Triebbefriedigung geführt wird, erfolgt die Ent-ladung des Drangs in „als Dranghandlungen zu bezeichnenden Abläufen", die „auf der Stufenleiter der Handlungen eine Stufe tiefer stehen als die durch ihr immanentes Gerichtetsein charakterisierten Triebhandlungen" (THIELE). Wir haben gesehen, daß ungeachtet ihres immanentes Gerichtetseins Triebe in trieb-haften und triebmäßigen Handlungen (triebhafte und triebmäßige Vorgänge) ab-

---

[1] Diese Entfernung wird um so größer, je mehr die sogenannte Kultur das Triebleben der willensmäßigen Beeinflussung bzw. Beherrschung unterstellt. Die hier versuchten Unter-scheidungen gehen in die gleiche Richtung wie die Auseinandersetzungen HOFFMANNS über Triebe, Strebungen und Tendenzen.

[2] scil.: unter den Einwirkungen der Kultur.　　[3] Vgl. BOSTROEM.

laufen können. Das Fehlen des immanenten Gerichtetseins im Drangvorgang wird daher nicht erlauben, ihn aus den verschiedenen Formen des Triebgeschehens auszuschließen. Was innerhalb dieser dem Drangvorgang eine besondere Stellung verleiht, sehe ich in der „Amorphität" des Drangs; diese fasse ich dahin auf, daß der Drang undifferenzierter Trieb ist, daß alle drei Kardinaltriebe in ihm amalgamiert sind. Daraus wird auch der Mangel des immanenten Gerichtetseins verständlich. Insofern läßt sich gewiß auch mit einer gewissen Einschränkung der Auffassung THIELES beitreten, daß Dranghandlungen etwas tiefer stehen mögen als Triebhandlungen im engeren Sinn. Es kann wohl darauf verzichtet werden, die Analogie zwischen triebhaften und dranghaften, triebmäßigen und drangmäßigen Vorgängen und Handlungen bis ins einzelne durchzusprechen.

Wenn aus dem Drang, aus der undifferenzierten Triebgeladenheit, der Weg in eine Handlung gesucht und gefunden wird, so wird der gesamte Drangvorgang im allgemeinen dem triebhaften Vorgang am nächsten stehen, gelegentlich wird er dem triebmäßigen Vorgang nahekommen. Alles in allem besteht gewiß kein Anlaß, Dränge anderswohin als in die Triebschicht zu projizieren. Das ist auch wohl BOSTROEMS Meinung, der bemerkt, daß die Unterscheidung zwar im Prinzip richtig sei, sich aber in praxi nicht überall werde durchführen lassen. Es kommt noch hinzu, daß offensichtlich viele Drangzustände von einem der Kardinaltriebe oder von einem Abkömmling der Kardinaltriebe (Bewegungstrieb) her akzentuiert sind und dadurch eine wenn auch nicht scharfe Zugehörigkeit zu den differenzierten Triebzuständen verraten. Schließlich ist nicht zu übersehen, daß unsere Vorstellungen von der Differenziertheit der Triebe insofern abstraktiv sind, als, wie wir erwähnt haben, hinter jedem differenzierten Trieb doch irgendwie die Gesamttrieblichkeit der Person steht. Man wird sagen dürfen: je mehr ein Drangzustand Akzentuierung durch einen der drei Kardinaltriebe zeigt, desto deutlicher hat er Anschluß an Trieb- bzw. triebhafte Vorgänge; je weniger dies der Fall ist, desto undifferenzierter ist der vorhandene Zustand von Triebgeladenheit.

Ich habe den Eindruck, daß unter diesen Gesichtspunkten meine vorhergegangenen allgemeinen Erörterungen über das Triebleben und ihre Anwendung auf die Betrachtung psychopathischer Typen von der Triebseite her vollkommen in sachlicher Übereinstimmung mit BOSTROEMS Ausführungen über Triebe und Dränge stehen. Diese Übereinstimmung möge hinsichtlich der Bedeutung des Sexualtriebs und der Angst noch unterstrichen werden. Drangzustände, d. h. Zustände von undifferenzierter Triebgeladenheit entladen sich mit Vorliebe in Trieb- bzw. triebhaften Bewegungs- (Bewegungstrieb) und Sexualhandlungen (Sexualtrieb); sie gehen überaus häufig mit Angst einher, die sehr naheliegende Beziehungen zum Bewegungstrieb (Fluchttrieb) und zur Sexualität (Aufsuchen des schutzversprechenden Partners) hat. Es ist darauf hinzuweisen, daß die unruhevolle Spannung des Drangzustandes als schwere Gefährdung der Selbsterhaltung (Selbsterhaltungstrieb) erlebt wird, von der aus die enge Beziehung zur Angst leicht erklärlich wird.

Die Auffassung des Drangs als undifferenzierter, „amorpher" Trieb bringt auch ein Verständnis dafür, daß diese Zustände beim Kind und beim Jugendlichen, deren Triebleben noch nicht bzw. noch weniger differenziert ist, wesentlich häufiger auftreten als beim Erwachsenen, und daß sie weiterhin auch verhältnismäßig oft vorkommen bei erwachsenen psychopathischen Persönlichkeiten, die trieblich nicht oder noch nicht fertig entwickelt sind, deren Triebleben noch auf infantiler oder juveniler Stufe steht. Bei Kindern, Jugendlichen und Psychopathen ist die mangelhafte Beherrschung des Trieblebens gerade auch

in bezug auf diese amorphen Triebzustände und ihre Abläufe von größter
Bedeutung[1].

Beim Versuch, psychopathisch impulsive[2] Persönlichkeiten darzustellen, zeigt
sich von vornherein zweierlei mit aller Deutlichkeit: einmal die Unmöglichkeit,
hier irgendwo gegen die Norm scharf abzugrenzen, andererseits die unumstößliche
Erfahrung, daß gewisse „Typen" durch ihr Triebleben aus dem Rahmen der
Norm fallen. Erinnern wir uns unserer begrifflichen Erwägungen, so werden wir
uns hier um die Triebstärke bzw. Triebschwäche und im Sinne unserer letzten
Erörterungen um das Mehr oder Weniger an trieblicher Betonung in den Einzel-
akten zu kümmern haben: durchweg um *quantitative* Abweichungen in der Triebschicht.

Werfen wir einen Blick auf die sich entwickelnde Persönlichkeit, so sehen
wir beim Kind eine große Selbständigkeit des Trieblebens, die allmählich durch
die Selbstbeherrschung gezügelt wird, anders ausgedrückt: mit der Entwicklung
des Charakters bildet sich auch eine entsprechende charakterliche Steuerung
des Trieblebens aus. In der Reifezeit wird diese Steuerung, soweit sie überhaupt
schon gewonnen ist, durch Vorgänge, die die körperlichen Grundlagen des Trieblebens in besondere Umwälzung versetzen, für kürzere oder längere Zeit ernstlich in Frage gestellt: immer wieder versetzen Triebe, insbesondere der Geschlechtstrieb, den Jugendlichen in Ratlosigkeit. Dann erfolgt mit der Weiterbildung der
Persönlichkeit und dem endgültigen Durchsetzen des Primats der charakterlichen
Steuerung bzw. der Selbstbeherrschung normalerweise ein Ausgleich, bis — mit
großer Deutlichkeit bei der Frau bemerkbar — wieder im Zusammenhang mit
körperlichen Vorgängen während der Umbildungszeit eine neue Revolution auch
das Triebleben betrifft. Lange Zeit wohl beherrschte Triebe schlagen durch und
machen der „Frau im gefährlichen Alter" nicht allein subjektiv bedeutende
Schwierigkeiten, sondern geben ihr auch objektiv die besondere Prägung, der sie
ihren stigmatisierten Namen verdankt. Dann geht normalerweise allmählich der
Abbau des Trieblebens vor sich, den nur mehr gelegentlich senile Triebverzerrun-
gen — Gefräßigkeit, sexuelle Gier — unterbrechen.

Wenn wir auf diesem allgemeineren Hintergrund eine Schilderung der impulsiven Psychopathen versuchen, werden wir uns vor allem darüber klar zu sein
haben, daß die eben angestellten Erörterungen den Entwicklungsgesichtspunkt
hereingebracht haben. Haben wir dort von normaler Entwicklung gesprochen,
so müßten wir hier eine psychopathische Entwicklung unterstellen. In anderem
Zusammenhang werden wir unter psychopathischer Entwicklung einen hierhergehörigen Spezialfall verstehen; der hier gemeinte allgemeinere Tatbestand besagt, daß psychopathische Besonderheiten durch quantitative Abweichungen von
der normalen Entwicklung genetisch zu erklären sind[3]. Daß die psychopathischen

---

[1] Im übrigen kann auf die einschlägigen Darlegungen BOSTROEMS Bezug genommen
werden, aus denen hervorgeht, daß die Drangphänomene auch nicht überschätzt werden
dürfen, und in denen sich insbesondere die berechtigte Warnung findet, sie in gerichtlich-
gutachtlichen Zusammenhängen nicht unkritisch auszubeuten.

[2] Die Verwendung des Wortes „impulsiv" erfolgt hier — entsprechend dem Gebrauch
BIRNBAUMS — einmal deshalb, weil „triebhaft" im folgenden in etwas begrenzterem Sinn
vergeben ist und weil außerdem damit ausgedrückt werden soll, daß die künstliche Trennung
zwischen triebhaften Psychopathen und impulsivem Irresein nicht aufrechterhalten werden
kann.

[3] Wir dürfen darauf verzichten, uns eingehend darüber zu äußern, daß die Einsicht in
eine quantitativ abweichende Entwicklung irgendeiner psychischen oder physischen oder
psychophysisch neutralen Eigenschaft bzw. Disposition immer eine Abstraktion ist, eine
Denkhilfe. Tatsächlich betrifft jede feinste Abweichung stets die ganze Persönlichkeit bzw.
wirkt sich jede feinste Abweichung auf die ganze Persönlichkeit aus. Das Betroffensein besonderer Dispositionen oder die Abweichungen in *einer* unserer drei Schichten beweist nicht,

Persönlichkeiten auch von einem genetischen Gesichtspunkt aus definiert werden können, mag unter Beziehung auf einschlägige Erörterungen bei Kraepelin hier erwähnt werden. Es liegt der Gedanke nahe, daß auf entwicklungsmäßige Abweichungen das Zustandekommen gerade der Psychopathen zurückzuführen sei, deren Besonderheit in der Hauptsache in unserer dritten Schicht, in der Triebschicht zu suchen ist. Birnbaum spricht davon, daß hier „eine Störung der Persönlichkeitsentwicklung auf ihrem Wege zur natürlichen Einheit und Geschlossenheit, zur harmonischen Einordnung und Zusammenfassung aller seelischen Komponenten in den Rahmen der einheitlich funktionierenden Gesamtindividualität" vorliege. Es ist nicht zu übersehen, daß diese Störung sich in alle Persönlichkeitsschichten auswirkt; doch gibt es ohne Zweifel Persönlichkeiten, bei denen sie wesentlich von der Triebschicht ausgeht; diese gewinnen damit eine Ungleichmäßigkeit in ihrem Gesamtaufbau, der sie in besondere Analogie zu kindlichen und jugendlichen Entwicklungsstufen zu setzen erlaubt. Wenn bei diesen impulsiven Psychopathen das Triebleben im allgemeinen oder unter gewissen Umständen besonders hervortritt, so darf daraus nicht der Schluß gezogen werden, daß sie samt und sonders über eine absolut genommen sehr erhebliche Triebstärke verfügen, sondern man hat zu unterstellen, daß sie durch das Mißverhältnis zwischen Trieb und Willen bzw. zwischen Trieb und Beherrschung oder Trieb und charakterlicher Steuerung ausgezeichnet sind: dieses Mißverhältnis *kann*, es muß aber nicht durch eine absolut hochgradige Triebstärke bedingt sein[1]. Infolge dieses Mißverhältnisses geben die impulsiven Psychopathen ihren Trieben in gesteigertem Maße nach.

Schon hier ist einzuflechten, daß es psychopathische Persönlichkeiten gibt — im Sinne aller unserer Überlegungen auch vom rein theoretischen Standpunkt aus geben muß —, bei denen die quantitative Abweichung nach der anderen Seite geht: bei ihnen ist das Triebleben verhältnismäßig so schwach, daß vielfach Triebe nur gerade anlaufen, aber nicht oder so gut wie nie zum Ablauf gelangen. Das sind triebschwache psychopathische Persönlichkeiten.

1. Impulsive Psychopathen.

„Schlagwörter, wie Trieb und Sucht verhüllen im Grunde nur den Mangel unserer Kenntnisse", bemerkt L. Scholz; das ist gewiß der Fall, wenn es sich um Schlagwörter und nicht um klar herausgearbeitete Begriffe handelt. Wenn ein Kenner wie Kurt Schneider darauf verzichtet, die Impulsiven in einer eigenen Gruppe darzustellen, und es vorzieht, gelegentlich auf sie hinzuweisen, so zeigt das mehr als jede Literaturdiskussion, auf wie schwachen Füßen manche einschlägigen Gruppierungen stehen, denen es zum Teil genügt, von Triebmenschen und Triebhandlungen zu sprechen, wenn sogenannten „Antrieben" — dies ist ein Wort, das sich vielfach findet, wenn ein Autor aus begründeter Unsicherheit nicht „Triebe" zu schreiben wagt — oder Einfällen regelmäßig oder gelegentlich mit einer gewissen Leichtigkeit nachgegeben wird. So selbstverständlich auch in alle diese Handlungen Triebkomponenten eingehen, so unberechtigt ist es, sie schlechtweg ins Kapitel der psychopathischen Impulsivität bzw. des an sich primär wesentlich Triebbedingten einzubeziehen. Will man sich an unsere begriff-

---

daß an derselben Stelle, wenn man so mechanistisch denken will, die ursprüngliche Abweichung erfolgt ist. Da nun mit solchen Erwägungen tatsächlich nichts gewonnen ist, beschränken wir uns darauf, sie anzumerken, ohne im Text jedesmal des langen und breiten darauf einzugehen.

[1] Die Analogie zum Kind und zum Jugendlichen ist deutlich; auch bei ihnen muß es sich nicht bzw. nicht in der Regel um absolut genommen sehr starke Triebe handeln.

lichen Erwägungen halten, so wird man sich zu vergegenwärtigen haben, daß echte Triebhandlungen auch hier nicht allzu häufig sein werden.

KRAEPELIN hat als Triebmenschen die Verschwender, die Wanderer und die Dipsomanen beschrieben. Brandstifter, jugendliche Kindermörderinnen, Giftmischerinnen, anonyme Briefschreiber, Impulsive mit Stehltrieb, gewisse Kaufsüchtige und Schuldenmacher hat er im impulsiven Irresein zusammengefaßt. Er hat selbst diese Trennung eine künstliche genannt und gemeint, daß die Triebhandlungen des impulsiven Irreseins „schon ihrer Richtung nach auf krankhafte Abweichungen des Trieblebens selbst hinweisen, während sie sich hier (bei den Triebmenschen) in der Hauptsache aus allgemeinen Lebenswünschen ableiten lassen, die sonst vom vernünftigen Wollen beherrscht werden".

Nach unseren begrifflichen Erwägungen werden wir unter den aufgeführten Typen[1] überhaupt nur bei den Wanderern das Bestehen echter Triebhandlungen zugeben können. KRAEPELIN gebraucht hier den Vergleich mit dem in ungebundenem Freiheitsdrang schweifenden Tier, an den wir anknüpfen können. Der Bewegungstrieb ist ohne Zweifel ein echter Trieb; er steht — auch daraus ergibt sich übrigens die Kompliziertheit dieser scheinbar so einfachen Zusammenhänge — in Beziehung zur Selbsterhaltung (Flucht und Nahrungssuche), zur Selbstentfaltung (Entwicklung, Übung) und zur Arterhaltung bzw. zum Geschlechtstrieb (Aufsuchen des Geschlechtspartners). Wenn dumpfer Drang sich unmittelbar in Bewegung entlädt, dürfen wir Triebhandlungen bzw. Triebvorgänge annehmen. Diesen Tatbestand werden wir allerdings keineswegs bei allen psychopathischen Wanderern finden; besonders dürfte Vorsicht geboten sein, wenn bei poriomanischen Zuständen mit Regelmäßigkeit Verstimmungszustände festgestellt werden. Soweit hier nicht epileptische oder epileptischen Erkrankungen nahestehende Vorgänge in Frage kommen, handelt es sich gewiß vielfach um unstete Depressive; darauf hat KURT SCHNEIDER hingewiesen[2]. Die Gruppe der psychopathisch impulsiven Wanderer ist nicht sehr umfangreich; es geht wohl in sie mancher von den Fällen ein, die man eine Zeitlang als Affektepileptiker[3] (BRATZ, LEUBUSCHER) bezeichnet hat. Diese Wanderer gehen gelegentlich als „Haltlose" oder auch unter einer anderen Etikette, wenn das im Grunde triebbedingte Wandern irrtümlicherweise rational erklärt wird. Die Stellungnahme dieser Menschen zu ihrer Unstetheit ist von ihrer sonstigen Artung[4] abhängig: man wird sagen können, daß viele von ihnen sich besonders in jüngeren Jahren ihrer Weltenbummelei freuen. Später scheint bei manchen doch mit der Beruhigung des gesamten Trieblebens bzw. mit dem Eintreten einer gewissen Gleichmäßigkeit in der Persönlichkeitsentwicklung zu einer, wenn auch gelegentlich beschränkten Seßhaftigkeit zu kommen, sofern sie nicht dem Alkoholismus oder einem anderen gewohnheitsmäßigen Giftmißbrauch anheimfallen und dadurch auch zu einer relativen sozialen Einfügung auf die Dauer unfähig gemacht werden. Nach KRAEPELINS Vorgang kann man ohne scharfe Abgrenzung „die Unstetigkeit, die Neigung zum planlosen Wandern" und den „unstillbaren Drang, in die Welt hinauszukommen" als dauernde persönliche Eigenschaft unterscheiden. Beziehungen zur normalen Wanderlust, besonders bei Jugendlichen, sind nicht

---

[1] Die Sexualpsychopathen werden eigens besprochen.

[2] Es kann und soll nicht bestritten werden, daß bei den epileptischen und bei den depressiven Wanderern triebliche oder triebhafte Komponenten vorhanden sind. Deshalb sind sie aber doch keine impulsiven Psychopathen. Daß bei diesen auch einmal sekundär Verstimmungen auftreten können, ist gewiß nicht verwunderlich.

[3] Die „Epileptoiden" und ihre Beziehungen zu den Triebmenschen werden an anderer Stelle besprochen werden.

[4] in temperamentmäßiger, charakterlicher und intellektueller Beziehung.

zu verkennen. Vom triebbedingten Davonlaufen[1], „Abschieben", bei Kindern
führt über das Streunen der Kinder und Jugendlichen, soweit es als Triebentäußerung auftritt, eine fließende Linie zu den impulsiven Wanderern. Nicht jedes
Fortlaufen und Wandern bei Psychopathen ist rein triebhaft bedingt; sehr oft
lassen sich Motive ausmachen auch in Fällen, die zuerst hartnäckig jede Begründung ablehnen. Gruhle hat betont, daß man nicht von Wandertrieb
sprechen darf bei Persönlichkeiten, „die auf jede unangenehme Erfahrung,
jedes peinliche Erlebnis hin (Schulstrafen usw.) durchbrennen und sich her-
umtreiben".

Wenn wir mehr männliche als weibliche Wanderer sehen, so wird das im
wesentlichen dadurch bedingt sein, daß diese Erscheinungsform des Bewegungstriebs dem Seelenleben der Frau ohne Zweifel an sich wenig liegt. Dabei spricht
wohl der äußere Umstand mit, daß der einzelnen Frau — und der Impulsive
wandert fast immer als Einzelgänger — das Wandern bedeutend schwerer gemacht ist als dem einzelnen Mann. Allerdings könnte sich mancher weibliche
Vertreter der Gruppe unter den Prostituierten befinden; einmal nimmt das
Prostituiertentum überhaupt eine bedeutende Zahl der Mädchen auf, die ent-
wurzelt sind, weiterhin wird es selten möglich sein, echte weibliche Wanderer nachträglich zu erkennen, wenn sie in der Prostitution angelangt sind und dann scheinbar aus äußeren Gründen nirgends mehr Fuß fassen. Analoge Zusammenhänge
werden auch gelegentlich dazu führen, echte impulsive Wanderer in andere
Gruppen, etwa unter die „Haltlosen", einzuordnen, weil die primäre Triebbedingtheit des Wanderns durch sekundäre rationale Überbauten, aber auch durch
andere Faktoren — Giftmißbrauch, Verfall in Kriminalität mit ihren Folgen —
unkenntlich gemacht werden kann[2].

Wenn wir als impulsive Wanderer im eigentlichen Sinn solche psychopathische
Persönlichkeiten zusammenfassen, bei denen der Wandertrieb mit dem ihm entspringenden impulsiven Wandern als echter Triebvorgang angesehen werden
kann, so verhehlen wir uns nicht, daß von den reinen Fällen her allerlei Übergänge zu Persönlichkeiten führen, bei denen der ursprüngliche Bewegungs- bzw.
Wandertrieb sich nicht im Wandern befriedigt, sondern unter Verschiebung des
Triebziels in triebhaften oder triebmäßigen Handlungen sich Luft macht: das
sind dann keine Wanderer. Auf der anderen Seite sehen wir, davon war die Rede,
manchen fortlaufen oder wandern, bei dem dieser Vorgang wesentlich oder ganz
und gar motiviert ist: dann handelt es sich nicht um Triebhandlungen und damit
nicht um Impulsive im eigentlichen Sinn. Noch bedeutungsvoller erscheint uns
die analoge Sachlage bei den weiterhin zu erwähnenden Typen.

Verschwender und Dipsomane[3] sind sicher keine einheitlichen Gruppen.
Soweit bei ihnen das Triebleben primär von erheblicherer Bedeutung ist, handelt
es sich hinsichtlich der Verschwendungshandlungen und der Quartalsäuferei
ebensowenig um echte Triebhandlungen wie bei der Brandstiftung, dem Kinder-
mord, dem Giftmischen, dem anonymen Briefschreiben, dem Stehlen, der Kauf-
sucht und dem Schuldenmachen im sogenannten impulsiven Irresein. Bei einem
Teil dieser Fälle — sicher nicht bei allen, die gelegentlich hierher gerechnet worden
sind — wird man triebhafte und triebmäßige Vorgänge anzunehmen haben —

---

[1] Stier hat auf Fortläuferfamilien aufmerksam gemacht. Birnbaum berichtet von
einem allerdings schwachsinnigen Fortläufer, der von seinem Davonlaufen in überaus bezeichnender Weise sagte: „Da ist nicht Kopf drin, da ist nur Fuß drin."

[2] Wilmanns schizophrene Landstreicher sollen hier nicht unerwähnt bleiben, obwohl
sie als Psychotische nicht hier einzureihen sind. Gewiß mag unter unseren „phänotypisch"
psychopathischen Wanderern sich der eine oder andere schizophrene Defekt finden.

[3] Eine sehr erhebliche Anzahl der „Dipsomanen" hat Stimmungsschwankungen; von
ihnen mögen manche zum zirkulären Formenkreis gehören oder Beziehungen haben.

Vorgänge, die immerhin darauf hinweisen, daß das Triebleben sich nicht glatt abwickelt, sondern daß mannigfache Abdrängungen von den Triebzielen eintreten. Wenn etwa einmal ein trieblich unausgeglichener Psychopath[1] darauf verfällt, daß er sein ihm unklares inneres Unbehagen, seine triebliche Unruhe durch Alkohol dämpfen kann, so wird er sich leicht daran gewöhnen: damit kann das dipsomane Verhalten wohl triebhaft, es wird aber keine Triebhandlung sein. Entsprechendes ist zu den übrigen, noch angeführten, sog. impulsiven Handlungen bzw. Typen zu sagen. Es ist offenbar bei manchen Impulsiven so, daß trieblich bedingte innere Unruhe (Drangzustände!), deren Eigenart es ist, zur Entladung zu drängen, aus bald zufälligen, bald psychologisch erklärlichen Gründen zu *triebhaften* Handlungen führen kann. Wie eingangs begründet worden ist, lassen sich aber daraus nicht beliebig viele Triebhandlungen ableiten, sondern es läßt sich lediglich der Schluß ziehen, daß es in ihrem Triebleben nicht ausgeglichene Persönlichkeiten gibt, die den Impulsiven im engsten Sinne gewiß nahe stehen, mögen — Persönlichkeiten, die ohne viel Überlegen und oft ohne klar zutage liegende Motivation, „trieb*haft*", ihren Einfällen überhaupt oder, mit einer gewissen zur Einschleifung kommenden Spezialisierung, bestimmten Einfällen nachgeben. Normalpsychologisch spricht man hier gelegentlich ganz bezeichnend von Unbesonnenheit und Unüberlegtheit. Beziehungen zu hyperthymen Persönlichkeiten sind u. a. gewiß gegeben. Wir halten es für falsch, bei Psychopathen von Brandstiftungs-, Mord-, Giftmisch- usw. Trieben zu sprechen, ohne zu verkennen, daß viele dieser Handlungen, besonders Brandstiftung[2] und Mord bei Jugendlichen bzw. Pubeszenten, sehr wesentliche Triebkomponenten enthalten: relativ am häufigsten mögen dabei neben triebhaften Handlungen triebmotivierte Willenshandlungen in Frage kommen[3].

So wird es zweckmäßig sein, die meisten der Typen, die von KRAEPELIN und anderen als Triebmenschen und Impulsive bezeichnet worden sind, hier nicht einzureihen, sondern anderswo wieder zu erwähnen bzw. zu schildern. Besonders werden wir in anderem Zusammenhang auf die Giftmischer und anonymen Briefschreiber einzugehen haben.

Eigene Erwähnung verlangen hier die Persönlichkeiten, die mit wechselnder Geltung unter der Bezeichnung der Kleptomanen geführt wurden. Zuerst ist zu fragen: gibt es überhaupt einen Stehltrieb? Man sieht, wie das Tier in der Ausübung seines Nahrungs- und Einverleibungstriebs Dinge in seinen Bereich zieht und sich einverleibt; man sieht den durchaus analogen Vorgang beim menschlichen Säugling und Kleinkind. Das bedeutet, daß die Handlungen des Ansichziehens — wir dürfen nicht sagen: Aneignens — und Einverleibens beim Tier und in den frühen Entwicklungsstadien des Menschen als Triebhandlungen vorkommen[4]. Teilt

[1] d. h. ein Psychopath, bei dem in der angeführten Art ein Mißverhältnis zwischen Trieb und Willen besteht.

[2] Manche Brandstiftungen Jugendlicher entsprechen dem spielerischen Zündeln der Kinder, die sich an der Flamme freuen; dabei ist von einem Brandstiftungstrieb keine Rede. Es ist auch ein Mißverständnis, eine Brandstiftung aus Heimweh als Triebhandlung zu bezeichnen. Die Brandstiftung ist motiviert durch Heimweh, das seinerseits allerdings Triebkomponenten enthält. Bei einem von KRAEPELIN erwähnten jugendlichen Mädchen, das einige der ihm anvertrauten Säuglinge durch Anbohren des Gehirns mit einer Nadel umbrachte, ist die Sachlage durchaus entsprechend: die Handlungen waren durchaus motiviert und das Triebleben der Mörderin, die sich übrigens inzwischen verheiratet hat, war keineswegs besonders auffallend.

[3] Wir würden nicht mit dieser Hartnäckigkeit immer wieder darauf hinweisen, wenn wir es nicht im Hinblick auf so viele Unklarheiten über Triebe und Triebhandlungen im psychiatrischen Schrifttum für geboten halten müßten. Vielleicht hat man sich doch zu oft und zu leicht über die Tatsache hinweggesetzt, daß nicht jede Handlung, für die der Täter kein Motiv angibt oder angeben will, motivlos ist.

[4] Wir müssen es uns versagen, hier auf die Bedeutung der Instinkte einzugehen.

man die beim heutigen Stand unserer Kenntnisse durchaus plausible Anschauung
Kraepelins und anderer Autoren, daß psychopathische Abweichungen als Entwicklungshemmungen aufzufassen sind, so könnte man zunächst daran denken,
daß bei manchen Persönlichkeiten ein „Stehltrieb" als infantile Entwicklungshemmung vorkomme. Es liegt am Tage, daß Triebe im Sinne des Ansichziehens
und Einverleibens der menschlichen Persönlichkeit auf keiner Stufe ihrer Entwicklung fremd sind und sich im Sexualakt und bei der Nahrungsaufnahme auch
zur Triebhandlung durchsetzen. Aber: Ansichziehen und Einverleiben bedeutet
nicht stehlen. Vom „dolus" ganz abgesehen bedeutet Diebstahl die Aneignung
einer Sache, von der man *weiß*, daß sie einem anderen gehört. Zum Diebstahl gehört das Bewußtsein des eigenen Ichs und der Existenz fremder Iche. Nicht weil
sie jenseits von gut und böse sind, „stehlen" Tier und Säugling bzw. Kleinkind
nicht, sondern weil sie in Ermangelung des Bewußtseins der eigenen und der
fremden Persönlichkeit gar nicht bewußt in die Rechtsgüter des andern eingreifen
können[1]. Den sogenannten Kleptomanen, soweit sie Psychopathen[2] sind, fehlt
dieses Bewußtsein nie, wenn sie es auch oft genug in Abrede zu stellen oder zu verdrängen suchen: ihre Diebstähle können schon aus dem Grunde keine Triebhandlungen sein, weil es überhaupt einen Stehltrieb nicht gibt. Man kann sagen:
soweit es sich um Psychopathen handelt, sind die Diebstähle keine Triebhandlungen; soweit nachweislich Triebhandlungen vorliegen, sind sie keine Diebstähle
und sind die Täter in der Regel keine Psychopathen[3].

Immerhin gibt es eine seelische Einstellung, die in besonderer Beziehung zum
Triebleben einerseits und zum Aneignen andererseits zu stehen scheint: die Begehrlichkeit. Wünschen und Begehren sind Strebungen, die als solche Triebkomponenten enthalten, die aber an sich dem Wollen näher stehen; sie können
nach Bostroem isoliert bestehen oder als Motive in der Vorbereitung von Willens-
akten auf uns einwirken. Das letztere ist für unseren Zusammenhang der Fall
bei einer ganzen Anzahl von Persönlichkeiten, die gelegentlich als kleptomanische
Psychopathen bezeichnet worden sind: Menschen mit besonders großer Begehrlichkeit. Es handelt sich wohl mehr um Frauen als um Männer, da bei der Frau
die Begehrlichkeit im allgemeinen größer ist als beim Mann. Vielfach tritt bei
der Frau die Begehrlichkeit in den spezifisch weiblichen körperlichen Ausnahmezuständen, in der Menstruation, in der Gravidität, auch während der Laktation
und im Klimakterium, außerdem in der Pubertät, gesteigert auf.

Man wird daran denken müssen, daß es die Einwirkungen der veränderten
Körperlichkeit auf das Triebleben, als den Mutterboden aller Strebungsvorgänge,
sind, die einerseits die Begehrlichkeit erhöhen und andererseits die sonst sich ein-
schaltenden Gegenvorstellungen und willensmäßigen Bremsungen schwächen
oder außer Betrieb setzen. Die Diebstähle, die dann ausgeführt werden, sind
aber keine Trieb- und im eigentlichen Sinn auch keine triebhaften Handlungen,
denn die einschlägigen Vorgänge setzen sich nicht aus Trieb und Triebhandlung
bzw. aus Trieb und triebhafter Handlung zusammen, sondern sie enthalten das
Begehren als Motiv, dem sich eine willensmäßige Handlung anschließt, sie stehen
von den Fällen unseres Schemas den triebmäßigen Vorgängen am nächsten.

---

[1] Ebenso „stehlen" weder Idioten noch organisch Verblödete: ihre einschlägigen Handlungen sind Triebhandlungen. Es ist nun wohl klar, daß oben das Wort „aneignen" vermieden worden ist, weil sich nur eine Persönlichkeit, ein Ich, etwas aneignen kann.

[2] Bewußtseinsstörungen, in denen das Ichbewußtsein aufgehoben wäre, kommen selbstverständlich in diesen Zusammenhängen nicht in Betracht.

[3] Bezeichnenderweise schreibt Kraepelin: „Eine befriedigende Abtrennung des krankhaften Stehltriebs von anderen Formen des gewohnheitsmäßigen Diebstahls läßt sich schwer
durchführen."

Hierher gehören wohl manche Laden- und Warenhausdiebinnen[1], bei denen gewiß von Triebhandlungen nicht gesprochen werden kann[2]. Diese Begehrlichen sind auch im weiteren Sinn keine impulsiven Psychopathen, sondern psychopathische Persönlichkeiten von verschiedener Struktur.

Den Begehrlichen steht hier, zunächst scheinbar extrem, der Typus gegenüber, von dem ZINGERLE einen besonders schönen Fall beschrieben hat: der Geschlechtstrieb wirkt sich durch Triebzielverschiebung in Diebstahlshandlungen aus, die in geschlechtlicher Erregung geradezu gesucht werden und bei deren Ausführung es zum Orgasmus kommt. Hier gleitet der Trieb vom Triebziel ab: es kommt zu einer triebhaften Handlung, die — wohl keineswegs bei allen Fällen — noch zu einer ersatzmäßigen Sexualbefriedigung führt. Solche Fälle wird man bei stark betontem Triebleben wie in ZINGERLES Fall wohl den Impulsiven als trieb*hafte* Diebinnen anschließen können, ohne sie aber ihrem Wesen nach etwa neben die echt impulsiven Wanderer zu stellen. Zwischen ihnen und den Begehrlichen gibt es offensichtlich Übergänge. Es braucht der Diebstahlsakt bei den triebhaften Diebinnen nicht mit Orgasmus verbunden zu sein, er kann zu einer Befriedigung oder Entspannung führen, die nicht unmittelbar sexueller Art ist und doch im weiteren Sinn einen „Lustgewinn" bedeutet. Auch kann wohl der Zusammenhang solcher triebhafter Diebstähle mit dem Geschlechtstrieb ein sehr loser sein[3]. Der Lustgewinn besteht gelegentlich in einer geradezu sportlichen Freude am Stehlen, solche Diebe gehören dann schon wieder zu den Begehrlichen; sie können den Stehlsport zu erstaunlicher Höhe ausbilden und ersinnen mancherlei kriminologisch interessante Manipulationen. Sexuelle Tönungen sind dem Stehlen der Begehrlichen keineswegs völlig fremd[4]. Als dritte Gruppe müssen hier noch die Fetischdiebe angeführt werden: während bei den Begehrlichen Triebeinschläge auch sexueller Natur hereinspielen und bei den Triebhaften vielfach eine sexuelle Betonung auf dem Stehlakt liegt, ist der Fetischdiebstahl gewissermaßen eine Vorbereitungshandlung zum fetischistischen Sexualakt: der Diebstahl des Sexualobjekts ist eine groteske Parallele zur Liebeswerbung. Wir haben auf die Fetischdiebe im nächsten Kapitel zurückzukommen; hier sei nur bemerkt, daß zu den Begehrlichen und zu den triebhaften Dieben naheliegende Beziehungen bestehen.

Während bei den triebhaften Dieben in der Regel der Akzent auf dem Stehlakt liegt und der Besitz der Beute meistens eine untergeordnete, in seltenen Fällen gar keine Rolle spielt, ist es den Begehrlichen und den Fetischdieben in der Regel

---

[1] BIRNBAUM sagt über die während der weiblichen Generationsvorgänge verübten Warenhausdiebstähle, daß sie „durch episodisch erhöhte Nachgiebigkeit gegen gefährdende äußere Anreize" zustande kommen.

[2] Daß berufsmäßigen Taschendiebinnen und Ladenmardern die einschlägigen Verhältnisse bekannt sind und daß sie versuchen, aus ihrem Wissen Kapital zu schlagen, ist eine Erfahrung, die jeder erfahrene Gutachter macht. Es kommt auch vor, daß Einschlägiges in alles eher als „impulsive" Diebinnen hineingefragt wird. Es ist dann ein besonders unerfreuliches Schauspiel, wenn mit dem impulsiven Irresein operiert und KRAEPELINS Name in foro mißbraucht wird.

[3] Gewiß ist auch nicht zu bestreiten, daß es „symbolische Diebstähle" gibt (KIELHOLZ), bei denen sich ein mittelbarer Zusammenhang mit der Sexualität bzw. mit dem Mangel an sexueller Befriedigung mit Sexualneid, mit Eifersucht nachweisen oder doch wahrscheinlich machen läßt. Der „symbolische Diebstahl" geht dann auf eine Schädigung der bestohlenen Person hinaus, die tiefenpsychologisch deren Sexualität gilt. Man wird dabei an die Symbolik gewisser Handlungen bei Primitiven denken (Wegnahme der „Medizin" bei den Indianern), die der „Männlichkeit" des Gegners gelten.

[4] Hierher gehört unterm Gesichtspunkt des triebhaften Stehlens eine von KRAEPELIN wiederholt erwähnte Diebin: eine geile hysterisch-geltungssüchtige Lesbierin, die seit dem 11. Lebensjahr aus Begehrlichkeit und Freude am Verbotenen das Stehlen zu einem wahren Sport entwickelt hatte.

um den Besitz des Gestohlenen zu tun. Man hat bei einzelnen ganze Lager von
gestohlenen Gegenständen gefunden. Soll man in solchen Fällen und in anderen,
die auf ehrliche Weise sammeln, einen Sammeltrieb annehmen? Soll man gar
etwa gewisse Geizhälse und Raffer als psychopathisch impulsive Sammler ansprechen? Mag man mit Bostroem die Geldgier als ,,eine Abart des Nahrungs-
triebs‘‘ ansehen oder mit Freud im Geiz eine analerotische Wurzel suchen, so
ist damit doch nur eine Seite der Herkunft des Geizes berührt, aber weder ausgemacht, noch auszumachen, daß dem Geiz eine rein oder auch nur vorwiegend
impulsive Haltung zugrunde liege. Es ist nicht zu übersehen, daß Selbstunsicherheit und Machtwunsch im Aufbau der Persönlichkeit des Geizigen im besonderen
und des psychopathischen Sammlers überhaupt so bedeutungsvoll sind, daß eine
Einreihung dieser Typen unter die Impulsiven unseren Begriffsfassungen sicher
nicht gerecht würde.

Wir engen den Bereich der impulsiven Psychopathen ganz erheblich ein. Wir
versuchen, den Weg vom Triebbegriff zu den impulsiven Psychopathen zu gehen,
während von anderen Autoren gelegentlich von einer Psychopathengruppe her
Ausführungen über Triebe und Triebhaftigkeit gemacht worden sind[1]. Es ist wohl
deutlich geworden, daß wir die grundlegende Bedeutung der Triebschicht bzw.
des Trieblebens für die Persönlichkeit nicht verkennen. Wir sind uns auch darüber klar, daß von Psychopathen vielfach einzelne triebhafte Handlungen[2] der
verschiedensten Art ausgeführt werden. Aber es erscheint uns doch wesentlich,
in die Gruppe der Impulsiven nur diejenigen einzubeziehen, bei denen Trieb- oder
triebhafte Vorgänge durch Intensität und Häufigkeit den Schluß auf die psychopathische Besonderheit des Trieblebens bzw. auf die besondere Bedeutung der
Triebschicht für die psychopathische Prägung der Persönlichkeit erlauben. Bei
anderer Einstellung kommt man nach unserem Dafürhalten zu verschwommenen
Begriffen und sogar dazu, die psychopathische Persönlichkeit lediglich unter dem
Aspekt ihres Trieblebens zu betrachten. Das tut von ihrem Standpunkt aus mit
gutem Recht als eine unter anderen psychologischen Betrachtungsweisen
die Psychoanalyse. Wir würden glauben, unsere Aufgabe mißzuverstehen, wenn
wir, um es etwas übertrieben auszudrücken, darauf ausgehen wollten, in jedem
Neurotiker einen impulsiven Psychopathen zu sehen.

Da das Triebleben zutiefst im Körperlichen verwurzelt ist, werden wir zu
fragen haben, ob sich für die Psychopathentypen, die wir als impulsive betrachten,
irgendwelche körperlichen Besonderheiten ausmachen lassen. Im Hinblick auf
die Analogien zur Pubertät ließe sich vielleicht daran denken, daß körperliche
Stigmen unvollständiger Entwicklung bei ihnen vorhanden sind. Gewiß kommt
das vor — aber es kommt auch bei vielen anderen Psychopathentypen vor, und es
fehlt uns jeder Anhaltspunkt für die Annahme, daß es bei den impulsiven
häufiger wäre als bei anderen Psychopathen. Besonders lassen sich endokrine
Stigmatisierungen, die irgendwie charakteristisch wären, nach unseren heutigen
Kenntnissen nicht nachweisen. Man kann, wie uns scheint, auch nicht sagen, daß
bei ausgemachten endokrinen Störungen dieser oder jener Art regel- oder gar
gesetzmäßig Auffälligkeiten im Sinne eines nach unseren Definitionen impulsiven
Verhaltens manifest würden. Kurz: es fehlt vorläufig an ausreichenden Unterlagen für die Aufstellung von Affinitäten oder Korrelationen zwischen impulsiver
Psychopathie und besonderen körperlichen Erscheinungen.

---

[1] z. B. von Gregor, wenn er Triebhaftigkeit definiert als ,,die Neigung zu aktivem unüberlegten Handeln, das zur unmittelbaren Befriedigung eines Verlangens oder mehr oder weniger
bewußten Dranges dient‘‘.

[2] Alle Handlungen, die als impulsive oder im Zusammenhang mit dem sog. impulsiven
Irresein angeführt worden sind, können als triebhafte, aber nur sehr wenige als Triebhandlungen auftreten.

Wir sind bei den impulsiven Psychopathen von einzelnen Trieben ausgegangen und bei unseren Erörterungen noch nicht dazu gekommen, zu erörtern, ob es auch Persönlichkeitstypen gebe, die aus einer gesteigerten Triebfülle heraus als psychopathisch imponieren. Wir werden unterstellen müssen, daß das Hervortreten eines besonderen Triebes nicht oder mindestens nicht ausschließlich einer isolierten Steigerung gerade dieses Triebes zuzuschreiben ist, sondern daß aus einer sei es dauernden, sei es mehr weniger vorübergehenden Steigerung des gesamten Trieblebens ein einzelner Trieb gewissermaßen zu dem Ventil werden kann, durch das gestaute Triebmassen zur Abfuhr gelangen. Die Zusammengehörigkeit des Trieblichen, die Ganzheit des Trieblebens, macht auch die Verschiebung einzelner Triebe bzw. die Verschiebung von Triebäußerungen verständlich; gewiß gilt sie auch für den Geschlechtstrieb, der allerdings in seiner großen Bedeutung für die Gesamtpersönlichkeit vielfach, wenn nicht immer, eine besondere Rolle spielt. Gerade hinsichtlich des Geschlechtslebens gibt es Persönlichkeiten, bei denen eine gesteigerte Triebfülle vorhanden zu sein scheint; wir werden bei den Sexualpsychopathen ihrer zu gedenken haben. Im allgemeinen ist Triebfülle, auch wenn sie gelegentlich einmal gesteigert erscheint, ein Zeichen von Gesundheit und nicht von psychopathischer Artung. Doch werden wir nicht vergessen dürfen, daß die impulsiven Auffälligkeiten psychopathischer Persönlichkeiten in der Regel nicht aus einer gesteigerten Triebfülle, sondern aus einer mangelhaften willensmäßigen Steuerung des Trieblebens stammen: die Triebstärke ist in diesen Zusammenhängen nicht als absolut, sondern lediglich als relativ gesteigert anzusehen.

Hier ist auch der trieblichen Auffälligkeiten bei hypomanischen und depressiven Temperamenten zu gedenken. Kurz gesagt zeigen vielfach, doch keineswegs ausschließlich, jene Steigerungen, diese Herabsetzungen ihrer trieblichen Äußerungen. Sie werden in anderem Zusammenhang erörtert werden. Diese quantitative Veränderung des Trieblebens bzw. seiner Äußerungen, die sog. ,,Impulsiviät'' des Hypomanischen etwa, ist wohl nicht aus einer stärkeren Triebfülle unmittelbar abzuleiten, sondern wird sich in der Regel aus Veränderungen der Stimmung und quantitativen Veränderungen des Gedankenablaufs erklären lassen. Doch wird nicht zu bestreiten sein, daß der gehobene Biotonus auch das Triebleben nicht unbeeinflußt lassen mag.

2. Triebschwache Psychopathen.

Wir haben auf das Vorkommen ,,triebschwacher'' Psychopathen schon hingewiesen. Eine herabgesetzte Lebensfülle aus Triebschwäche ist keine seltene Erscheinung; wir begegnen ihr in vielen Zusammenhängen, von besonderer Bedeutung wird der allmähliche Abbau der Triebfülle beim alternden Menschen. Daß dabei involutive Vorgänge im endokrinen Apparat besonders bedeutungsvoll mitspielen, soll nicht unerwähnt bleiben.

Wollen wir sagen, es gebe triebschwache Psychopathen, so haben wir die zuständige Kardinalfrage dahin zu präzisieren: gibt es eine Psychopathie aus Triebschwäche? Ich nehme an, daß dies der Fall ist. Wir meinen hier nicht etwa in individualpsychologischer Auffassung, daß manche Persönlichkeiten ihrer Trieblichkeit, besonders wenn sie schwach ist, wie einer Organminderwertigkeit gegenüberstehen, sondern haben den Tatbestand im Auge: unmittelbares Hervorgehen psychopathischer Haltung aus Triebschwäche. Dieser ist u. E. bei manchen körperlich-asthenischen, besonders bei infantil-asthenischen[1] Persönlichkeiten, aber anscheinend nicht ausschließlich bei solchen, gegeben. Damit ist keinesfalls

---

[1] Ohne Zweifel bestehen Beziehungen zum Hypogenitalismus.

der asthenischen Persönlichkeit grundsätzlich Triebschwäche unterstellt, doch läßt
sich nicht verkennen, daß es Astheniker gibt, deren Gesamtaufbau deutlich auf
der Grundlage eines augenfällig in der grazilen Körperlichkeit begründeten
schwachen Trieblebens ruht: wie mir scheint, sind das im Gegensatz zu etwa den
sensitiven Asthenikern oft wenig komplizierte Persönlichkeiten, denen infolge
der Triebschwäche jede lebhaftere Regung und erst recht jede stärkere Strebung
abgeht, denen es, wenn man will, an Lebenskraft gebricht. Sie fristen in der Regel
ein sehr untergeordnetes Dasein, sofern ihnen nicht durch günstige wirtschaftliche
Verhältnisse, denen sie sich allerdings zumeist selbständig nicht gewachsen zeigen,
ein bequemes Parasitenleben ermöglicht wird. Zu einer eigentlichen selbständigen
sozialen Stellung sind sie oft nicht tauglich. Manche von ihnen imponieren als
Willensschwache, leicht Stumpfe, auch als Nervöse; intellektuelle Minderbegabung,
besonders Debilität, mag vielfach für ihre klinisch-diagnostische Einordnung maßgebend sein. Sie füllen da und dort untergeordnete Posten aus, gehen als Tag-
löhner und Hilfsarbeiter und werden aus besonderer Eignung zum Mitläufertum
wohl auch dann und wann kriminell. Man kann auf den öffentlichen Arbeits-
nachweisen, unter den Erwerbslosen, manchen von ihnen finden, obwohl sie an
sich keineswegs arbeitsscheu sind. Ich glaube, solche triebschwache, leicht debile
Psychopathen wiederholt unter denen gesehen zu haben, die auffallend früh zur
Invalidisierung kommen; sie haben ihr kleines Kapital an Lebenskraft früh auf-
gebraucht. Dann kann der Wunsch nach Rente unter Hervorbringung von
hysterischen Symptomen das Bild der Persönlichkeit leicht verwischen.

Mit aller Vorsicht möchte ich die Vermutung äußern, daß manche körperlich
infantile und eunuchoide Persönlichkeiten zu diesen Triebschwachen Beziehungen
haben könnten. Doch erscheint es mir nicht möglich, auf Einzelbeobachtungen
hin hier Behauptungen über psycho-physische Zusammengehörigkeiten aufzustellen — etwa in dem Sinne, daß bei Triebschwachen grundsätzlich eunuchoide
körperliche Stigmen gefunden werden müßten. Daß aber eine Verwandtschaft
zwischen der Stumpfheit und Antriebslosigkeit mancher Eunuchoider und vieler
Triebschwacher bestehen könnte, soll nicht unausgesprochen bleiben[1].

Da die Vollentwicklung des Trieblebens ganz hervorragend zum Bild der aus-
gereiften Persönlichkeit gehört, liegt gerade bei den Triebschwachen der Gedanke
nahe, daß es sich um allgemeine Hemmungen in der Persönlichkeitsentwicklung
handle. Von der körperlichen Seite findet dieser Gedanke eine Stütze in der
Beobachtung, daß unter diesen Triebschwachen sich Menschen von ausgemachter
körperlicher Kümmerlichkeit finden. Das erinnert daran, daß bei den Zwergwuchs-
formen endokriner Genese das Triebleben regelmäßig schwach ist und daß bei
ihnen unter mangelhafter Ausbildung der Geschlechtsorgane vielfach Asexualität besteht.

Daß eine allgemeine Triebschwäche, wie sie bei den hier gemeinten Psychopathentypen vorgestellt werden muß, sich besonders auch auf sexuellem Gebiet
auswirkt, liegt auf der Hand. Manche von diesen Triebschwachen sind so gut wie
asexuell oder haben doch sehr geringe sexuelle Bedürfnisse. Oft eignet ihnen
infolge ihrer sexuellen Triebschwäche eine ausgesprochene Unsicherheit in Bezug
auf das Sexualziel, die zu sexuellen Entgleisungen führen kann. Auch hier macht
sich ihre besondere Qualifizierung zum Mitläufertum geltend, die durch die nicht
seltene intellektuelle Minderbegabung noch gesteigert wird. Hierher gehörende
Persönlichkeiten sind unter den Prostituierten wiederholt aufgefallen.

Die Triebschwachen, denen diese Auseinandersetzungen gelten, sind, wie er-

---

[1] Ein Hinweis auf gewisse torpide Schwachsinnige ist gewiß auch gestattet. Bei ihnen
gilt lediglich die Betrachtung der mehr hervortretenden intellektuellen Unterwertigkeit.

wähnt, verhältnismäßig einfach konstruierte Persönlichkeiten. Triebschwachen von komplizierterem Aufbau werden wir noch begegnen. Schon hier soll erwähnt werden, daß es auch begabte Triebschwache und solche von auffallender psychischer Aktivität gibt, die ihre Triebschwäche geradezu Lügen zu strafen scheint. Bei diesen tritt das Erlebnis der eigenen Minderwertigkeit (Minderwertigkeitsgefühl) mit überkompensatorischem Auswirken gelegentlich geradezu beherrschend hervor. Manche Asketen mögen hierher gehören, die aus der Not ihrer Triebschwäche eine Tugend machen.

Von dieser und einer anderen Andeutung abgesehen, haben wir in diesem Kapitel nicht die finale, sondern lediglich die kausale Bedeutung der körpernächsten bzw. unmittelbar der Körperlichkeit entspringenden Schicht im seelischen Schichtenaufbau der Persönlichkeit für gewisse psychopathische Persönlichkeiten besprochen. Damit ist das Triebleben, dessen allgemeine Zweck- und Zielrichtung auf Bedürfnisbefriedigung geht, nur einseitig gewürdigt. Sein finaler Einbau in die Persönlichkeit wird uns noch wiederholt beschäftigen, hauptsächlich bei der Schilderung psychopathischer Persönlichkeiten.

3. Sexualpsychopathen.

a) Über die geschlechtliche Entwicklung.

Wir haben vom Selbstentfaltungstrieb als einem der drei Kardinaltriebe gesprochen. Man kann sich vorstellen, wie unter der besonderen Wirkung dieses Triebes eine Entwicklungskurve[1] des Trieblebens bei jedem Individuum abläuft. Von dieser Kurve ist, ohne daß dieser Ausdruck verwendet worden wäre, im vorigen Kapitel die Rede gewesen. Sie erreicht nach sanfterem Anstieg und über eine etwas steilere Aufwärtsbewegung in der Pubertät allmählich den Lebensgipfel, um von ihm, allgemein gesprochen, sich nach und nach wieder zu senken. In den sinkenden Lauf der Kurve ist in Analogie zu der Pubertätszacke schon normalerweise eine größere oder kleinere Zacke in der Umbildungszeit eingefügt, die sich beim weiblichen Geschlecht regelmäßig mit großer Eindringlichkeit, beim männlichen seltener bemerkbar macht. Die Triebkrise der Pubertät befällt eine noch nicht gefestigte Persönlichkeit; die Umbildung lockert das Triebleben des aus seiner Reifezeit in die Phase des Abbaus übertretenden Individuums. Hier wie dort — in der Pubertät wie in der Umbildung — wird unter besonderer Akzentuierung der körperliche Sexualapparat und mit ihm das sexuelle Triebleben betroffen. Es ist keine Konstruktion, sondern die Feststellung einer Tatsache, wenn man sagt, die Entwicklung oder die Entwicklungskurve des Geschlechtstriebs entspreche der Entwicklungskurve der Persönlichkeit überhaupt[2], die ihrerseits wesentlich durch den Ablauf der Kurve des Selbstentfaltungstriebs bestimmt ist.

So wenig die Sexualentwicklung mit dem Eintritt der Persönlichkeit in die Umbildung plötzlich abbricht, so wenig beginnt sie schlagartig mit dem Einsetzen der Pubertät. Es liegt uns fern, dem Säugling eine polymorph-perverse Sexualität im Sinne FREUDS zuzusprechen und damit — wenn der Standpunkt der Psychoanalyse für diesen Augenblick ein wenig übertrieben werden darf — in der sexuel-

---

[1] HOFFMANN hat Ausführungen über die „individuelle Entwicklungskurve" gemacht, denen die hier auseinandergesetzten Erörterungen nicht entsprechen, zu denen sie aber vielfach in einer gewissen Parallele stehen. Vgl. übrigens dazu die wichtigen Arbeiten von STORCH über den Entwicklungsgedanken in der Psychopathologie.

[2] Das ist mit der Entwicklung des Selbsterhaltungstriebs nicht bzw. nicht im gleichen Maße der Fall. Es sei erinnert an das bedenkenlos unwissende Spielen mit der Gefahr beim Kind, an den zähen Lebenswillen bei Greisen.

len Weiterentwicklung gleichsam eine zunehmende Vereinfachung des Geschlechtstriebs und des Geschlechtslebens zu sehen[1]. Wir glauben aber doch, die Annahme,
daß schon beim Säugling auch die sexuelle Seite des Trieblebens in Aktion zu
treten beginnt, nicht ablehnen, geschweige denn sie lächerlich machen zu dürfen.
Allerdings vermeinen wir nicht, daß der an der Mutterbrust gesättigt einschlafende
Säugling ein Analogon zu dem Erwachsenen darstelle, der nach dem Sexualakt
entspannt und befriedigt einschläft. Wir können aber nicht daran vorbei, daß
aus dem undifferenzierten Triebleben des Säuglings in seine Lustbefriedigung
keineswegs bloß Komponenten des Selbsterhaltungstriebs eingehen, sondern
möchten glauben, daß die Lust der Sättigung hier den Ausdruck der Abreaktion
einer Gesamtspannung des Trieblebens darstellt, wie wohl andererseits die Entladung der Sexualspannung beim Erwachsenen nicht allein eine isolierte Abfuhr
geschlechtlicher Triebspannungen, sondern auch den Ausgleich allgemeiner
Spannungen der Triebsphäre bedeutet. Denn: der Selbsterhaltungstrieb wird
nicht allein im Nahrungsbedürfnis zum Ausdruck kommen, und keineswegs in
der Nahrungszufuhr seine einzige Erledigung finden, und der Selbstentfaltungstrieb pausiert nicht gerade in der Zeitspanne, in der der Sexualtrieb eine aktuelle
Befriedigung erfährt. Schließlich: das sexuelle Triebleben läuft keineswegs einzig
und allein in den aktuellen Spannungen und Entladungen der Vorgänge ab, die
mittelbar oder unmittelbar mit der Erreichung des Orgasmus verbunden sind.
Anders gesagt: es ist eine Abstraktion, wenn wir Einzeltriebe isolieren; tatsächlich sind die drei Kardinaltriebe im Triebleben aufs innigste verbunden, wenn auch
in einzelnen Triebabläufen einmal dieser, einmal jener Trieb dominiert.

Für den jugendlichen Menschen bedeutet das sexuelle Triebleben im Gesamtaufbau seiner Persönlichkeit etwas anderes als für den Erwachsenen und erst
recht für denjenigen, dessen Lebenskurve schon abwärts geht. Mutatis mutandis
gilt das für den Selbstentfaltungs- und für den Selbsterhaltungstrieb. Nur um
zu exemplifizieren weisen wir auf die unterschiedliche Beachtung hin, die das
Essen und die Vorgänge der Verdauung normalerweise für Menschen verschiedenen Alters haben. Der alternde Mensch widmet — letztlich aus Gründen, die im
Trieblichen wurzeln — sowohl der Auswahl wie der Einverleibung seiner Nahrung,
ihrer Ausnützung und vor allem dem Stuhlgang viel mehr Zeit, Beachtung und
Aufwand als die jüngeren Altersstufen. Es finden *innerhalb des Gesamts des Trieblebens* gewissermaßen *Akzentverschiebungen* statt; die biologisch notwendigen
Gesamttriebspannungen setzen sich in verschiedenen Altersstufen quantitativ
verschieden zusammen, doch fehlt resp. verschwindet keiner der drei kardinalen
Triebe, wenn auch etwa bei Greisen, die zu einem fast rein vegetativen Dasein
gelangt sind, sexuelle Triebspannungen normalerweise stark in den Hintergrund
zu treten pflegen und der Selbstentfaltungstrieb in gewissem Sinne ein negatives
Vorzeichen bekommt.

Wir möchten sagen: beim Säugling ist eine Sexualität nicht in dem Sinne vorhanden, daß er „polymorph-pervers" jeder Art sexueller Lustspannung und sexuellen Lusterlebens ohne weiteres fähig wäre, aber es ist bei ihm potentiell doch so,
daß in bezug auf das sexuelle Triebleben cum grano salis alles aus ihm werden
kann. Ein erster unverkennbar deutlicher Auftakt des sexuellen Trieblebens
erfolgt im 3.—4. Lebensjahr (Freud, Ch. Bühler), in dem masturbatorische

---

[1] Triebbefriedigung verschafft Lust. Diese Lust ist nicht der Zweck des Triebvorgangs,
sondern sein Anreiz. Der Zweck des Triebvorgangs ist die Befriedigung biologischer Bedürf-
nisse. Lust wird nicht ausschließlich durch Triebbefriedigung bzw. nicht ausschließlich durch
Ablauf eines Triebvorgangs gewonnen. Doch läßt sich jeder zur Lustgewinnung führende
Vorgang rückläufig bis in die Triebschicht verfolgen. Das ist eine der großen Einsichten
Freuds.

Handlungen nicht selten sind, in dem aber besonders eine ganz unverkennbare Steigerung „sinnlicher" Zärtlichkeit beobachtet werden kann[1], ein weiterer in der Pubertät, aus der heraus sich der Zustand der Reife entwickelt. Diese Zeit ist es, in der die kind-elterliche Fixierung überaus häufig nicht allein vertieft wird, sondern auch eine erotische Tönung erhält.

Als abwegig im Sinne des Psychopathischen dürfen wohl schon die Verstärkungen und die zeitlichen Verlängerungen gelten, die von der Seite der Sexualität her in der Früh- und in der Pubertäts-, sowie in der Umbildungsphase, hauptsächlich im Klimakterium der Frau, vorkommen. Dazu treten die Fälle zeitlicher Verschiebung: die sexuelle Frühreife, die für die Persönlichkeit nicht weniger bedeutungsvolle, gar nicht seltene sexuelle Spätreife und das vorzeitige Einsetzen der körperlichen und seelischen sexuellen Umbildung. Daß dabei nicht zu selten endokrine Veränderungen erweisbar sind, entzieht die einschlägigen Fälle nicht dem Rahmen dieser dem Psychopathischen geltenden Betrachtung, sondern deutet nur wieder einmal besonders greifbar auf die für uns selbstverständliche Verbundenheit psychischer Erscheinungen und Entwicklungen mit körperlichen Grundlagen hin.

Die als psychopathisch imponierenden Verstärkungen, Verlängerungen und Verschiebungen in der Früh-, Pubertäts- und Umbildungsphase oder -zacke gehen in fließendem Übergang zu den als normal anzusehenden einschlägigen Abläufen über. Es ist vor einem allzu freigebigen Umgehen mit Bezeichnungen wie „krankhaft" oder gar „krank" auf diesem Gebiet mit besonderem Nachdruck zu warnen. Gerade hier kann immer noch, wenn auch spät, ein Ausgleich stattfinden. So ist aus einem auffallenden Persistieren in der früheren Phase nicht die Prophezeiung abzuleiten, daß das Individuum zum „Wüstling" werden müsse. Es gleichen sich auch bei manchen sexuell frühreifen Jugendlichen die hochgehenden Wellen der Sexualität oft genug aus: die sexuell triebgeladenen Mädchen der Pubertät, unter denen sich übrigens nicht selten hypomanische Temperamente zu finden scheinen, sind nicht schlechthin zur Prostitution prädestiniert, auch wenn sie zeitweise bedenklich entgleisen. Mancher Fall von auffallend spät abgeschlossener Sexualentwicklung geht nachher doch noch den Weg einer ruhigen, „normalen" sexuellen Weiterentwicklung. Manches spricht dafür, daß gerade auf das verspätete Eintreten der endgültigen geschlechtlichen Reife, die ja weder mit der Erektionsfähigkeit noch mit der Aufnahme sexuellen Verkehrs erreicht ist, viele psychopathische Erscheinungen zurückzuführen sind, die im dritten, wohl auch gelegentlich erst im vierten Lebensjahrzehnt einigermaßen zum Ausgleich kommen. Daß dieser Ausgleich nicht immer ein vollständiger ist, ist nicht erstaunlich: man könnte sich schwer vorstellen, daß eine s. v. v. Pubertät von zehnjähriger oder längerer Dauer an einem Individuum gänzlich spurlos vorübergehen sollte. Bedarf doch schon normalerweise der Mensch einer gewissen Zeit, bis er sich von den Stürmen der Pubertät „erholt", bis er sich in seinem veränderten Zustand ganz und gar zurecht gefunden hat. Um in diesem, wie ich glaube, besonders wichtigen Zusammenhang, etwas konkreter zu werden: es ist nicht das-

---

[1] Gerade hier sind Übergänge zum Pathologischen bzw. Psychopathischen gar nicht deutlich zu charakterisieren: exzessive Onanie im kindlichen Alter, gesteigerte Sexualneugier, Suchen eines Sexualobjekts, mutuelle onanistische Akte, Coitusversuche — all dies kommt vor. Es liegt keineswegs immer oder auch nur hauptsächlich in der Stärke des früh auftretenden Geschlechtstriebs, wenn die aufgenommenen Praktiken bestehen bleiben; vielmehr spielen hier in ganz hervorragendem Maße Milieufaktoren mit, die im weitesten Sinn geeignet sind, anstatt das Kind abzulenken, die Hinwendung zum Geschlechtlichen zu verstärken (Wohnungselend, scharfe pädagogische Maßnahmen, schlechtes Beispiel u. a. m.).

selbe, ob sich die Phase der jugendlichen Schwärmerei, der Schüchternheit, der „Angst vor dem Weibe", der oft uneingestandenen, aber deshalb doch nicht selten vorhandenen Furcht vor der endgültigen sexuellen Aufklärung in der Zeitspanne der normalen Pubertät abspielt, oder ob diese Einstellungen und Erlebnisse einen Menschen nicht loslassen, der seiner übrigen seelischen Verfassung, seinen Lebenserfahrungen, seinen beruflichen und sozialen Wünschen und Zielen, vielleicht auch zum Teil seinen Erfolgen nach dem physiologischen Pubertätsalter längst entwachsen ist. Die „verlängerte Pubertät" muß körperlich und seelisch — dies gewiß unter erheblicher Mitwirkung von Minderwertigkeitsgefühlen und den ihnen entspringenden seelischen Bildungen und Reaktionen — schwer lasten auf einer Persönlichkeit, die chronologisch und in mancher Hinsicht auch tatsächlich der Pubertätsphase nicht mehr angehört. Wir haben hier eine dem Triebleben entspringende Quelle charakterlicher Entwicklungsmöglichkeiten vor uns, die uns noch beschäftigen wird. Daß frühzeitige klimakterielle Erscheinungen vice versa entsprechende Wirkungen haben können, liegt bei der gerade für psychopathische Manifestationen oft so verhängnisvollen Wirkung, die schon von der zeitgerecht auftretenden Umbildung ausgehen kann, auf der Hand.

Ich halte es für richtig, hier die Termini infantile, puberale und klimakterielle Psychopathie anzuwenden oder von psychopathischen Erscheinungen der Kindheit, der Reifungs- und Umbildungszeit, gelegentlich auch des Greisenalters zu reden. Es wird sich empfehlen, den Zusammenhang dieser psychopathischen Erscheinungen mit dem geschlechtlichen Triebleben auch zum Ausdruck zu bringen und etwa zu sagen: infantile usw. sexualpsychopathische Manifestationen. Von psychologischen bzw. charakterlichen Ausgestaltungen und Überbauten, deren Hereinspielen u. U. auch in der „diagnostischen Bezeichnung", richtig gesagt: in der typisierenden Kennzeichnung der Persönlichkeit zum Ausdruck zu bringen ist, werden wir später zu sprechen haben. An anderer Stelle wird uns die Bedeutung dieser vielfach ausgesprochen *phasisch* auftretenden psychopathischen Erscheinungsformen vom Standpunkt der Verlaufsbetrachtung beschäftigen. Nicht unterlassen wollen wir hier die Bemerkung, daß die besprochenen psychopathischen Abweichungen in der Sexualentwicklung genetisch ohne Zweifel wesentlich mit Anlagefaktoren in Zusammenhang zu bringen sind. So bedeutungsvoll sicher für die Ausbildung der Sexualität Milieufaktoren sind, so läßt sich doch auf keinen Fall die Meinung stützen, es sei in der Regel der Einfluß der Umwelt, der das Individuum vom normalen Abrollen der geschlechtlichen Entwicklung mit ihren seelischen Auswirkungen abdrängt. Diese Bemerkungen gelten auch für die sexuellen Perversionen, deren Besprechung wir uns bald zuzuwenden haben.

Man könnte fragen: was haben psychopathische Erscheinungsformen der Pubertät, des Klimakteriums usw. im Kapitel der Sexualpsychopathen zu tun? Gewiß ließen sie sich gerade in der hier vertretenen Auffassung auch im Kapitel der Impulsiven abhandeln, zu denen hin sie ja in der Natur der Dinge liegende breiteste Verbindungen haben. Was ihre Darstellung in diesem Zusammenhang rechtfertigt, ist einmal die immerhin betonte Auffälligkeit gerade des sexuellen Trieblebens und dann der Umstand, daß der Gesichtspunkt der Triebentwicklung, für die die frühkindlichen, die puberalen und klimakteriellen Vorgänge ja gewissermaßen Marksteine darstellen, zur Ableitung der verschiedenen sexualpsychopathischen Spielarten besonders geeignet erscheint. Weiterhin ist hier wesentlich die Beobachtung, daß sexualpsychopathisches Abgleiten oder Entgleisen — sei es vorübergehend oder anhaltend — zeitlich und damit sicher kausal vielfach zusammenhängt mit dem Ablauf der Entwicklungszacken in der Frühkindheit, in der Pubertät, in der Umbildung und mit den Rückbildungsvorgängen des Greisenalters.

Doch bevor wir uns mit den psychopathischen Abweichungen vom Sexual-objekt und vom Sexualziel beschäftigen, haben wir noch ergänzende Bemerkungen über gewisse quantitative Abweichungen im sexuellen Triebleben zu machen, die implicite schon in unseren vorstehenden Erörterungen angeschnitten worden sind.

Auf dem Gebiet des Geschlechtslebens gilt durchaus, was wir im allgemeinen über Triebfülle gesagt haben; es gilt auch unser wieder und wieder zu machender Hinweis darauf, daß es hier keine scharfen Grenzen, sondern nur fließende Über-gänge gibt. Man muß schon einräumen, daß ein gewisses Übermaß sexueller Be-gehrlichkeit und sexueller Betätigung ebensowenig schlechtweg aus dem Rahmen der Norm fällt, wie eine gewisse Bescheidenheit der sexuellen Bedürfnisse und Leistungen. Hier stecken Gewohnheit, willensmäßige Beherrschung (charakter-liche Faktoren) vielfach Grenzen, die Auffälligkeiten zudecken — Auffälligkeiten, die beim Fehlen entsprechender Überbauten ins Gebiet des Abwegigen hinüber-gehen. Doch gibt es sexuelle Typen, deren Appetenz auch ein sonst gut steuern-der charakterlicher Apparat sich nicht gewachsen zeigt, und deren Appetenz erst recht hypertrophiert, wenn ein solcher fehlt. Ihnen gegenüber stehen sexuelle Kümmerlinge, deren triebliche Dürftigkeit nicht selten unter angstneurotischen oder überkompensatorischen Mechanismen verschiedenster Art ein scheues, ver-borgenes Dasein führt. Für bestimmte hyperhedonische Typen hat man die Termini der *Satyriasis* und der *Nymphomanie* eingeführt; es handelt sich in der Regel um Persönlichkeiten, deren Leben schon sehr früh und oft weit über die Umbildung hinaus beherrscht wird vom Sexualtrieb und seiner unmittelbaren Befriedigung. Es versteht sich, daß hierher nicht alle diejenigen gehören, deren Lüsternheit dauernd wach ist, sondern solche Individuen, mit deren kontinuier-licher Geilheit ihre sexuelle Leistungsfähigkeit und Leistung Schritt hält. Es ist bekannt, daß es sich hier um ein Lieblingsgebiet der Renommage handelt. Doch gibt es „Erotiker", wie sich diese Persönlichkeiten gelegentlich gern nennen, die aus ihrer hochgradigen sexuellen Triebsteigerung heraus zum Teil als brutale sexuelle Draufgänger, zum Teil in Gestalt psychologisch nicht undifferenzierter Don Juan-Erscheinungen[1] und „Frauenkenner" ihr Leben nur unterm Gesichts-punkt der Geschlechtlichkeit sehen und „ausleben". Auch bei den Frauen trifft man entsprechende Typen. Andeutungen und mehr als Andeutungen perverser Neigungen gehen in die Sexualität solcher „Don Juans" und „Messalinen" viel-fach ein.

Je normaler die sexuelle Entwicklung sich gestaltet und je normaler das Sexualleben zum Ablauf kommt, um so weniger Zeit nimmt es in Anspruch und um so weniger zieht es die bewußte Zuwendung der Persönlichkeit auf sich. Das gesunde Sexualleben geht als Ganzes in der Ganzheit der Persönlichkeit harmo-nisch auf; immer ist das Sexualleben, gerade auch das normale, ein höchst be-deutungsvoller Faktor im Aufbau und in der Gestaltung der Persönlichkeit; immer wirkt es hervorragend mit in dem Motor ihres gesamten Trieblebens, aber es wirkt normalerweise in einer gewissen gleichmäßigen Selbstverständlichkeit und weder seine Erregungen noch seine Befriedigungen führen zu Übersteigerun-

---

[1] Es ist zum mindesten sehr fraglich, ob diese Typen grundsätzlich im Sinne der psycho-analytischen Schule als Homosexuelle anzusehen sind, die auf der Flucht vor dem Weibe von einem Sexualerlebnis zum anderen eilen. Es ist gewiß auch eine einseitige Konstruktion, den habituellen Bordellgast grundsätzlich als Homosexuellen anzusehen und die Einrichtung von Frauenhäusern mit der Homosexualität in kausalen Zusammenhang zu bringen. Zu-zugeben ist aber, daß homosexuelle Komponenten manchen Mann verhindern, sich einer tieferen und dauernden Gemeinschaft mit einer Frau hinzugeben, und daß homosexuelle Komponenten manchen Hagestolz an der Eingehung der Ehe hindern, der in seinem ganzen Leben nicht zu homosexueller Betätigung kommt. Das gilt nicht nur für den Mann, sondern auch für die Frau.

gen und Verkrampfungen. Das wird sofort anders, wenn in der Sexualentwicklung Unregelmäßigkeiten auftreten, und erst recht, wenn die endgültige Gestaltung des sexuellen Trieblebens keine ebenmäßige ist. Die sich zwangsläufig ergebenden körperlichen und seelischen Schwierigkeiten und Konflikte ziehen eine verstärkte bewußte Zuwendung der Persönlichkeit auf ihre Sexualität nach sich, die, wie bei den Hyperhedonikern erwähnt worden ist, extreme Grade erreichen kann. Hier finden dann nicht selten Verdrängungen statt, die zu „neurotischen" Komplikationen ebensowohl wie zu Sublimierungen führen können — zu Sublimierungen, deren Zustandekommen, im Gegensatz zu orthodox psychoanalytischer Lehrmeinung, vielen, allerdings sicher nicht allen Sublimierenden durchaus bewußt ist.

Wie man sich auch die Sexualentwicklung im einzelnen vorstellen mag, auf jeden Fall wird man nicht daran zweifeln können, daß das Zustandekommen der Sexualität des Erwachsenen sich entwicklungsmäßig ableiten lassen muß. Der körperlichen Sexualentwicklung, die deutlich genug verfolgbar ist, wird die psychosexuelle Entwicklung entsprechen. Es soll hier nicht wiederholt werden. Gesteht man zu, daß es überhaupt körperliche und seelische Erscheinungen gibt, die als Entwicklungshemmungen angesehen werden müssen — und das läßt sich sicher nicht bestreiten —, so wird man diesen Tatbestand auf dem geschlechtlichen Gebiet erst recht nicht leugnen können. Bei der Betrachtung und Würdigung von Entwicklungshemmungen wird man sich immer wieder zu vergegenwärtigen haben, daß es zweierlei ist, ob der gerade betrachtete Zustand oder die gerade betrachtete Funktion an ihrer Stelle chronologisch der Entwicklung des Individuums eingeordnet ist oder ob sie gewissermaßen einen Anachronismus in seiner derzeitigen Gesamtverfassung darstellt. Es ist ein körperlich und seelisch sich sehr verschieden auswirkender Tatbestand, ob etwa die Erektionsfähigkeit des Penis beim Kleinkind noch nicht eingetreten ist, oder ob sie bei einem seinen Lebensjahren nach schon der Pubertät entwachsenen Menschen noch fehlt. Und so oder ähnlich ist es mit all den Erscheinungen bestellt, die gelegentlich in einschlägigen Zusammenhängen als Infantilismen bezeichnet worden sind. Nun wird aber der ältere Mensch Entwicklungshemmungen seiner Sexualität als Gesamtpersönlichkeit und als „Sexualwesen" anders gegenüberstehen als das Kind und besonders das Kleinkind. Bei allen Bemühungen, auch den Ablauf der Sexualentwicklung in sinnvollem Zusammenhang zu sehen, wird es logisch nicht erlaubt sein, dem Säugling wenn auch unbewußte sexuelle Tendenzen zu unterstellen, seine Lusterlebnisse mit sexueller Lust zu identifizieren. Wenn man wie FREUD von sexuellen Partialtrieben der Kindheit spricht und dann den Begriff der Sexualität so weit ausdehnt, daß all diese vermeintlichen Partialtriebe darin Platz finden[1], so ergibt das einen Circulus vitiosus, der zu der Annahme führen muß: „daß alle Perversionsneigungen in der Kindheit wurzeln, daß die Kinder zu ihnen allen Anlage haben und sie in dem ihrer Unreife entsprechenden Ausmaß betätigen, kurz, daß die perverse Sexualität nichts anderes ist als die vergrößerte, in ihre Einzelregungen zerlegte infantile Sexualität". Man wird aus diesen dogmatischen Sätzen das Tatsächliche herauszulösen trachten müssen.

Wir verweisen auf weiter oben stehende Ausführungen und sagen, daß das früh- bzw. frühestkindliche Triebleben undifferenziert ist und besonders der

---

[1] Bei der hohen Achtung und Bewunderung, die ich der Persönlichkeit und dem Werk FREUDS entgegenbringe, ist es eine Selbstverständlichkeit, wenn ich bemerke, daß die hier auseinandergesetzten Anschauungen — das dürfte auch für die Anschauung vieler anderer Autoren gelten — ohne die Gedankengänge FREUDS nicht hätten gebildet werden können. Immerhin soll deutlich werden, daß ich nicht im FREUDschen Sinne psychoanalytisch eingestellt bin, so nahe auch einige meiner Standpunkte der FREUDschen Lehre stehen und so klar ich mir selber darüber bin, daß ich manches dieser Lehre unmittelbar entnehme.

Leitung eines bewußten — aus Einsicht und Erfahrung wissenden — Willens nicht zugänglich ist, da ein solcher naturgemäß noch fehlt. In diesem undifferenzierten Triebleben stecken die drei Kardinaltriebe in unlöslicher Zusammenballung, in ihm steckt auch das, was Sexualtrieb nicht etwa schon ist, sondern erst noch werden soll. So ist auch die Lust bzw. die Lustbefriedigung der Frühkindheit keine sexuell betonte — muß man sagen, daß das Entblößen und Strampeln des Säuglings nicht mit dem Zeigeakt des erwachsenen Exhibitionisten identifiziert werden kann? —, sondern eine undifferenzierte, in die aber — wir legen gar keinen Wert auf eine „moralische Reinheit" des Säuglings — sexuell Triebliches der Entwicklungsstufe, die man hier vielleicht besser als Entwicklungs*vorstufe* bezeichnen sollte, eingeht. Auch mit solchen Vorstellungen findet man den entwicklungsmäßigen Anschluß der Perversionen an die sexuell undifferenzierte Stufe. Man erspart sich aber, dem Säugling ein Sexualleben zuzusprechen, das er gar nicht haben kann.

Wir stehen auf dem Standpunkt, daß eine Herausdifferenzierung von spezifisch Sexuellem im Stadium der von uns so genannten Frühzacke — zweites bis fünftes Lebensjahr — stattfindet. Man wird sich davor zu hüten haben, dem Kind in dieser Zeit schon allzuviel Wissen um Sexuelles zu unterstellen, sondern an die Tätigkeit des Instinktes denken, der in ungleich größerem Maßstab als beim Menschen einschlägige Abläufe beim Tier dauernd bestimmt. Damit scheint es uns verständlich zu werden, daß normalerweise in der Zwischenzeit zwischen Früh- und Pubertätszacke das Geschlechtliche im Erleben des Kindes zurücktritt; instinktmäßig wendet sich das Individuum in dieser Zeit Vorgängen zu, die jetzt für seine Entwicklung bedeutungsvoller sind. Eine Analogie: der gesunde Erwachsene in seiner normalen Selbstentfaltung widmet, wie wir auseinandersetzten, seinem Sexualleben, das in die Ganzheit seiner Abläufe eingeht, nicht die übertriebene Zuwendung wie die psychopathische Persönlichkeit, die in ihrer Unausgeglichenheit sich immer wieder an der speziellen Fehlentwicklung ihrer Sexualität stößt.

b) Über Masturbation[1] und Masturbanten.

Das Kind muß zuerst eine Orientierung über seine eigene Organisation erlangen, bevor es mit einer gewissen zweckmäßigen Tendenz dazu gelangt, die Umwelt kennen zu lernen. So erscheint das frühstkindliche Verhalten in gewissem Sinne autistisch, das Triebleben des Kindes führt zwangsläufig zur Beschäftigung — gesunderweise zur lustvollen Beschäftigung — mit dem eigenen Körper und dessen Verrichtungen; deshalb kann aber im frühesten Stadium doch nicht von „Analerotik" gesprochen werden. Daß schon in dieser Zeit durch schlechte Pädagogik eine Hinlenkung auf die genitale und anale Körperzone stattfinden und daß diese für später nicht ohne Bedeutung sein kann, soll nicht bestritten werden. Auch unverständige Überzärtlichkeit wird vom psychopathischen oder nervösen Kleinkind schlecht vertragen.

Das Frühkind braucht bei seiner undifferenzierten Lustbefriedigung keinen Partner. Der *Masturbant* erstrebt und erreicht sexuelle Erregung und sexuelle Befriedigung gleichfalls allein, „ohne Zuhilfenahme eines realen Partners" (KRONFELD). In dieser Gegenüberstellung ist das enthalten, was dem frühkindlichen und dem masturbatorischen Verhalten deskriptiv gemeinsam ist. Wir werden uns im folgenden um die Unterschiede zwischen dem frühkindlichen und dem masturbatorischen Lusterleben und um den entwicklungsmäßigen Zusammenhang zwischen beiden zu kümmern haben.

---

[1] Synonyma: Onanie, Ipsation.

Freud läßt im ersten Stadium der frühesten Sexualperiode, der oralen, den Säugling als Sexualobjekt die Mutterbrust suchen und finden; dann folgt ein „autoerotischer Zustand", in dem neben dem Mund After und Harnröhre zu den „erogenen Zonen" gehören sollen. Das an seinem Körper spielende Kind gelangt zur Berührung seines Genitales: damit hat es die „Säuglingsonanie" entdeckt, die Freud für allverbreitet zu halten scheint. Das Stadium nach der ersten oralen Periode gilt als „autoerotisch"[1]. Es geht über in die „narzistische Periode", auf die normalerweise die Periode des Primats der Genitalzone und die sexuelle Objektfindung folgt, in der alle Partialtriebe zusammengeschlossen einem Partner zugewendet werden.

In seltenen Fällen kann man beobachten, daß die sog. „Säuglingsonanie" ohne Unterbrechung übergeht in masturbatorische Handlungen der Frühzacke, und es gibt gewiß auch Kinder, die ihre masturbatorischen Gewohnheiten beibehalten bis in die Pubertät hinein und über die Pubertät hinaus. Ist damit der genetische Zusammenhang zwischen der genitalen Selbstbelustigung des Säuglings und der Masturbation wirklich gegeben? Wir möchten annehmen, daß das doch im wesentlichen nur äußerlich, gleichsam motorisch der Fall ist. Im sexuellen Gesamtverhalten bestehen sehr einschneidende Unterschiede, und zwar besonders nach der psychosexuellen Seite hin. In erster Linie können wir nicht einsehen, daß der onanierende Säugling *sexuelle* Lust gewinnt, weil, wie auseinandergesetzt, der Sexualtrieb bei ihm noch gar nicht differenziert ist; das scheint übrigens auch Freud nicht zu übersehen. Der Frühzacke wollen wir einen sexuellen Einschlag nicht absprechen; ihr fehlt aber nicht allein der Orgasmus, sondern auch der wesenswichtige Abschluß[2] eines Sexualakts überhaupt, und ihr fehlt außerdem trotz aller gelegentlich tatsächlich vorhandenen sexuellen Aufklärung und ungeachtet des zugegebenen instinktmäßigen Wissens um Geschlechtliches das, was den sexuellen Gesamtabläufen beim Menschen erst ihr psychisches Rückgrat gibt: die entwickelte Psychosexualität, der mehr oder weniger endgültige psychische Überbau des Sexualerlebens.

Der kleinkindliche „Autoerotiker" und „Narzist" mag sich immerhin lustvoll seiner Körperlichkeit freuen, das onanierende Kind der Frühzacke mag einen genitalen Kitzel genießen, zum Sexualakt — das ist weder ein Streit um Worte, noch ein Ausweichen vor der wirklichen Bedeutung der Sexualität — kommt es doch normalerweise erst in der Pubertät.

Während in den genitalen Spielereien des Säuglings, deren Allverbreitung allerdings anzuzweifeln sein dürfte, an sich nichts Pathologisches oder Psychopathisches zu sehen ist, ist das bei ausgesprochener masturbatorischer Betätigung in der Frühzacke anders, namentlich wenn dabei die Sexualneugier überhand nimmt und wenn, wie es vorkommt, eine ausgesprochene Reizbarkeit der Genitalzone besteht. Solche Frühonanisten beiderlei Geschlechts kennt jeder erfahrene Irrenarzt. Sie sind in der Regel durch nervöse Zeichen, durch allgemeine Erregbarkeit, nicht selten durch pseudologistische Züge und Geltungsbedürftigkeit als ausgesprochen psychopathische Kinder gekennzeichnet. Man mag geneigt sein, ihre sexuelle Frühreife — eigentlich: Vorreife, denn reif sind sie ja gar nicht — gelegentlich auf ihre psychopathische Veranlagung zu beziehen; eine Steigerung des gesamten Trieblebens wird in der Regel nicht festzustellen sein, auch keine Steigerung des noch unreifen Sexualtriebs. Die masturbatorischen Praktiken

---

[1] Der Ausdruck autoerotisch ist von Havelock Ellis eingeführt worden.
[2] Genau genommen ist hier das Unterscheidende nicht so sehr das Fehlen des Abschlusses — denn es gibt auch beim Erwachsenen Sexualakte, die nicht zum Abschluß kommen —, als das Wissen um die Abschlußmöglichkeit und das Streben nach dem entspannenden Abschluß.

dieser Kinder lassen sich vielfach als Folgen von Milieuschädigungen (Wohn-verhältnisse, pädagogische Fehler bis zur Verwahrlosung usw.) aufklären. Nicht wenige sind erzieherisch in gutem Milieu gut beeinflußbar und können ihre mastur-batorischen Gewohnheiten unter günstigen Verhältnissen schnell aufgeben. Es soll nicht verschwiegen werden, daß viele dieser psychopathischen Kinder in ausgesprochener Trotzeinstellung stehen und daß ihre masturbatorischen Hand-lungen gelegentlich dieselbe demonstrative Bedeutung haben wie das Bettnässen, dem man auch bei ihnen begegnet. Doch dürfte die individualpsychologische Deutung für die Aufklärung der einschlägigen Erscheinungen nicht ganz aus-reichen. Anlagefaktoren spielen in der Regel mit; dafür spricht außer den ob-jektiven Befunden und der hereditären Belastung die Erfahrung, daß viele Kinder unter analogen Verhältnissen weder während der Frühzacke noch nach dieser die besprochenen Auffälligkeiten haben. Trotzdem muß der gefährliche Einfluß der Umwelt, besonders der elterlichen Umgebung, sehr hoch eingeschätzt werden. Wir meinen, daß Kinder, deren Eltern in zerrütteter Ehe zusammenleben oder ihre Trennung vor den Augen und Ohren des zwischen Vater und Mutter hin-und hergerissenen Kindes unter einer oft geradezu grausamen seelischen Miß-handlung des Kindes vollziehen oder vollzogen haben, außer zu anderen psycho-pathischen Erscheinungen auch zu sexuellen Auffälligkeiten neigen. Daß der-artige Eltern in der Regel selber erheblich psychopathisch geartet sind, wird man dabei nicht vergessen dürfen.

Zwischen Frühzacke und Pubertät gibt es nun, wie angedeutet, Kinder, die *noch* masturbieren. Über sie ist dem oben Gesagten nichts beizufügen. Manche Kinder kommen aber auch erst nach der Frühzacke zur masturbatorischen Be-tätigung. Ein Teil von ihnen mag als sexuell frühreif in gewissem Sinn schon zu den Puberalen gehören; mit anderen ist das nicht der Fall. Bei diesen spielt ohne Zweifel die Verführung — in der Schule, in Internaten — eine sehr große Rolle; man wird sie nicht ausnahmslos für psychopathisch halten dürfen, da sie oft genug nur die passiven Opfer älterer puberaler oder präpuberaler Verführer sind und außerhalb des Einflusses ihrer Verführer dem Sexuellen wenig Beachtung zu schenken brauchen. Daß auch die Verführung dann und wann lediglich allzu bereitliegende Neigungen weckt, ist nicht verwunderlich.

Der eigentliche puberale Masturbant ist an sich keine psychopathische Er-scheinung. Während der Pubertät kommt die große Mehrzahl aller Jugendlichen zur Masturbation; man neigt wohl zu der Annahme, daß bei den Knaben dieser Periode der Prozentsatz der Masturbanten noch größer sei als bei den Mädchen; vorsichtige Autoren scheinen Zahlenangaben über diesen Punkt im allgemeinen zu vermeiden.

Exzessive Masturbation muß auch während der Pubertät den Verdacht auf Psychopathie erwecken. Einen einheitlichen Psychopathentypus des puberalen Masturbanten kann man nicht aufstellen. Hier machen sich erhebliche Unter-schiede bemerkbar, die aus der Gesamtstruktur der Persönlichkeit herrühren, soweit sie schon ausgebildet oder doch ihrer Richtung nach schon deutlich ge-worden ist. Vielleicht darf man sagen: nicht die puberale Masturbation stempelt den Jugendlichen zum Psychopathen, sondern das Psychopathische des einzelnen Jugendlichen gibt seiner Masturbation ein besonderes Gepräge. Wir begnügen uns mit Andeutungen: das masturbatorische Verhalten des Sensitiven, Träume-rischen, Autistischen unterscheidet sich von dem des Hypomanischen; Pubeszen-ten mit starker Triebsteigerung werden sexuell besonders auffallen, freilich nicht ausschließlich durch Masturbation. Manche Skrupulöse geraten auch bei lebhafter Triebstärke weniger in die gewohnheitsmäßige Onanie hinein als oberflächlicher Geartete.

In der Pubertät entscheidet sich im allgemeinen für das Individuum die Wahl des Sexualobjekts. An dieser Klippe strandet mancher; gar nicht so ganz wenige finden überhaupt den Anschluß nicht und bleiben in der Masturbation stecken. Man wird hier nicht engherzig sein und — besonders in unserer Zone — den endgültigen Abschluß der Reifezeit nicht allzu früh ansetzen dürfen. Insbesondere wird man die Wirkung moralischer Anschauungen nicht unterschätzen dürfen: eine ganze Anzahl von jungen Menschen helfen sich mit der „Notonanie" durch die Jahre des Junggesellentums durch — allerdings nicht allein, um „unberührt" in die Ehe zu treten, sondern auch aus Angst vor Krankheiten und auch aus Schüchternheit, d. h. letztlich, trotz aller Einstellung auf das andere Geschlecht, aus Angst vor dem Weibe bzw. vor dem Mann. Es soll uns hier nicht weiter beschäftigen, daß diese Enthaltsamkeit, so gut sie in vielen Fällen schließlich ausgeht, doch dann und wann unerfreuliche Folgen nach sich ziehen kann, wenn später, sei es in der Ehe oder doch noch in außerehelichem Sexualverkehr, das zugehörige Sexualobjekt gefunden und das normale Sexualziel erstrebt wird; es werden Potenzstörungen, besonders psychische Impotenz bei Männern, Frigidität bei Frauen, Sexualangst und andere „neurotische" Erscheinungen bei beiden Geschlechtern beobachtet.

Wir betrachten hier die Persönlichkeiten, die aus der puberalen Masturbation nicht herausfinden, d. h. nur die psychopathischen Masturbanten im eigenlichen Sinn. Nach allen Auseinandersetzungen werden wir bei ihnen sehr wohl von einer Entwicklungshemmung sprechen können, ohne zu übersehen, daß die Analogie zum Verhalten auf sexuellen Vorstufen vorsichtig gehandhabt werden muß und daß die psychopathische Masturbation des Erwachsenen bei sehr verschiedenen Persönlichkeitstypen und auch unter keineswegs gleichmäßiger Mitwirkung konstitutioneller und milieumäßiger Faktoren zustandekommt. Die Gesamtstruktur der Persönlichkeit nach Temperament und Charakter ist hier von großer Bedeutung, so wenig andererseits die charakterbildende Rolle der Sexualentwicklung übersehen werden darf. Eine lebensfrohe Umwelt, in der der harmlose Umgang der Geschlechter eine Selbstverständlichkeit ist, wird ceteris paribus anders wirken als eine puritanisch-muckerische Umgebung, von der die Sexualität außerhalb des ehelichen Schlafgemachs und nicht nur außerhalb desselben verpönt ist. Die — allerdings in der Regel nicht zufällige — Wahl der Kameradschaft wird auch nicht spurlos an den Sexualentscheidungen des Individuums vorübergehen. Wesentlich bleibt aber doch fast immer die Anlage: ein Bordellbesuch kann bei dem einen die verhältnismäßig harmlose Aufnahme sexuellen Verkehrs bedeuten, kann für den andern zum Ausgangspunkt wahlloser körperlicher Sexualbeziehungen werden und kann den dritten dazu bringen, angeekelt normalen Geschlechtsbeziehungen ein für allemal aus dem Weg zu gehen. Damit sind nur wenige von vielen Möglichkeiten genannt und deren Komplikationen noch nicht einmal angedeutet.

Der Masturbant bleibt in seiner Sexualbetätigung allein, ohne allerdings immer an sich selber sein Genügen zu finden. Die Angst vor der Frau, die sich oft in unverhüllbarer Schüchternheit[1] gegen jedes weibliche Wesen — vielleicht mit Ausnahme der Mutter und Schwester oder gelegentlich diese ersetzender weiblicher Personen (Freundinnen der Mutter, alte Dienstboten, die lang in der Familie lebten) — verrät, verleiht ihm nicht selten ein bestimmtes Gepräge. Doch gibt es „chronische Masturbanten" (Nachmansohn), die es dazu bringen, wenigstens äußerlich Frauen gegenüber unbefangen zu erscheinen. Die autoerotische Einstellung der Masturbanten mag mit einer abwegigen Fixierung an die Mutter —

---

[1] Daß nicht jeder Schüchterne ein Masturbant ist, braucht nicht auseinandergesetzt zu werden.

bei der Masturbantin an den Vater — im Sinne des Inzestkomplexes der Psycho-analytiker in einen gewissen Zusammenhang gebracht werden können. Es gibt alt gewordene Masturbanten — ich habe einen solchen längere Zeit in der Klinik beobachtet —, die in unlöslicher Bindung an die Mutter mit dieser zusammen-hausen; dabei ist nicht immer auszumachen, in welchem Maße die eifersüchtige, „inzestoide" (v. Hentig) Mutter den in der Regel an sich zur Ehe wenig geneig-ten Sohn aktiv von dem Eingehen einer Verbindung abhält.

Der Masturbant — bei den Masturbantinnen sind den Autoren die einschlägi-gen Verhältnisse sehr viel weniger bekannt — erschöpft seine ganze Psycho-sexualität in der Phantasie. Bei aller äußeren Distanz ist er oft ein glühender Frauenverehrer und hat nicht selten einen Gegenstand der Verehrung, den er aus der Ferne anbetet, ohne ihn aber grundsätzlich zur ideellen Genossin seiner sexuellen Akte zu machen. Die Phantasie des Masturbanten, der den normalen Sexualakt nur aus Büchern kennt und vom Bau des weiblichen Körpers gelegent-lich lebenslang keine klare Vorstellung hat, zieht Frauen in mannigfacher Art zur Vorbereitung und zum Vollzug des masturbatorischen Akts heran; bildliche Dar-stellungen dienen manchmal dazu, die Illusion zu verstärken. Viele Mastur-banten sind in hohem Maße lüstern und werden durch den Anblick von Frauen, auch durch entsprechende Bilder, stark gereizt — einzelne so stark, daß sie sofort masturbieren.

Es gibt Onanisten, die — wenn auch unter Schwierigkeiten — heiraten und neben einem geregelten Sexualverkehr in der Ehe der liebgewordenen Gewohn-heit treu bleiben[1], die sie mehr befriedigt als der Coitus. Man kann ähnliche Be-richte auch von Frauen zu hören bekommen.

Bei manchen Masturbanten besteht Neigung zu Kindern, die ihrer phantasti-schen Ausbeutung bei der Sexualbetätigung das psychosexuelle Requisit abgibt.

Einsame masochistische „autosadistische" Handlungen (Fall von Edenhofer) sind einzelnen Masturbanten nicht fremd. Exzessive Masturbanten berichten ge-legentlich über fetischistische Handlungen und Phantasien. Hierher gehört ein 48jähriger Mann[2] meiner Beobachtung, der vom 6. Lebensjahr an zum Teil in Gemeinschaft mit Knaben und Mädchen masturbiert und sich mit 23 Jahren bei einer Puella syphilitisch angesteckt hatte. Er hatte seit der Infektion „einen furcht-baren Haß gegen alle Weiber" und masturbierte seither regelmäßig und exzessiv. Er denkt dauernd „an Weiber und steckt voll von lauter geschlechtlichen Vor-stellungen"; durch weibliche Abbildungen wird er enorm gereizt. Seit über 20 Jahren zerschneidet er in allen Herbergen, in denen er übernachtet, das Bett-zeug in kleine Stücke, gerät dabei in starke Erregung und schließt den Masturba-tionsakt an. Er hat „im ganzen, wenn's langt, 1500 Betten" zerstört. Die feti-schistische Einstellung mit einem sadistischen Zug ist unverkennbar.

Beziehungen zum Fetischismus haben wohl auch die sogenannten „Frotteurs", die sich in der Regel bei Menschenansammlungen an vor ihnen stehende Frauen andrängen und gegen deren Nates masturbieren. In dieser höchst kümmerlichen Art der Objektfindung ist mindestens gelegentlich ein homosexueller Einschlag enthalten; auf alle Fälle dürfte eine ausgesprochene Entwertungstendenz gegen-über der Frau mitspielen, die — wie übrigens auch bei vielen anderen pervers

---

[1] In diesem Zusammenhang seien Persönlichkeiten erwähnt, die mit starkem Sexual-trieb ausgestattet sind und zu reichlichster „Notonanie" greifen, sobald ihnen kein adäquates Sexualobjekt zur Verfügung steht. Typen, die lediglich zur quälerischen Reizung des an-wesenden Sexualpartners masturbieren, gehören weniger in diesen Zusammenhang, als in die Auseinandersetzungen über die Sadisten. Von Flucht vor dem Weibe kann gemeinhin weder bei diesen noch bei jenen die Rede sein.

[2] Es handelte sich um einen vorgealterten, kurzsichtigen und schwerhörigen Menschen, der ausgesprochen autistisch, haltlos und unstet, dabei hochgradig erregbar war.

sexuellen Haltungen und Betätigungen und in nicht ganz seltenen Fällen auch von Menschen, die zwar sexuell normal verkehren, aber psychosexuell nicht ausgeglichen sind — zum s. v. v. geschlechtlichen Gebrauchsgegenstand herabgewürdigt[1] wird.

Die Masturbation[2] ist eine regelmäßige Begleiterscheinung der eigentlichen sexuellen Perversionen; darauf wird bei diesen eingegangen werden. Hier sei nur vorläufig erwähnt, daß es im Gegensatz zu den bisher angeführten, der Hauptsache nach heterosexuell fühlenden Masturbanten auch solche gibt, die vor dem Weibe fliehen, weil sie homosexuell empfinden. Zum Teil gestalten solche „verkappte Homosexuelle" ihre masturbatorischen Begleitphantasien in homosexuellem Sinn aus. Manche von ihnen sind sich über ihre homosexuelle Einstellung nicht klar, wollen sich vielleicht auch nicht klar darüber sein.

Beim puberalen und beim erwachsenen Masturbanten sind, wie mehrfach erwähnt wurde, die Phantasievorstellungen bedeutungsvoll für den Ablauf des mit genitaler Reizung einhergehenden Aktes. Wenn die „psychische Seite zur sexuellen Erregung und Entspannung hinreicht, ohne daß die mechanische Reizung des Genitalapparates noch statthat" (KRONFELD), wird von *psychischer Onanie* gesprochen. In diese gehen wahrscheinlich besonders reichliche und vielfältige, nicht zuletzt perverse Phantasievorstellungen ein; hierher gehören, mindestens zum Teil, die obszönen Briefschreiber, denen die Abfassung ihrer mit banalsten und kompliziertesten Sexualvorstellungen und -schilderungen geladenen Schriftstücke den höchsten Kitzel bedeutet. Daß Zote, erotisch-sexuelle Lektüre und einschlägige Abbildungen in nahen Beziehungen zur psychischen Onanie stehen können, sei angemerkt.

c) Narzisten.

Als eine der Masturbation wohl verwandte Form des Autoerotismus kann man den *Narzismus* (NAECKE)[3] ansehen: „die Verliebtheit in das eigene Ich" mit ausgesprochen erotischer bzw. sexueller Einstellung zur eigenen Persönlichkeit, besonders zur eigenen Körperlichkeit. Der Narzist im engsten Sinn ist der Masturbant, der sich selber Sexualobjekt und Sexualziel ist, der seinen eigenen Körper anbetet, sich vorm Spiegel hätschelt und streichelt, gelegentlich mit dem eigenen Spiegelbild sexuelle Szenen aufführt („Spiegelakte", KRONFELD). KRONFELD berichtet, daß Narzisten Nacktphotographien von sich selber sammeln, sich mit phantastischen Trachten spiegeln, seltener „in diesen Verkleidungen Stadien ihrer eigenen Kindheit (,Cisvestitismus') oder andere Verwirklichungen lustbetonter phantastisch-heroischer Ichidealität rekapitulieren".

Daß beim chronischen Masturbanten auch ohne ausgesprochenen Narzismus narzistische Züge in Gestalt einer besonderen Einstellung zum eigenen Körper vielfach vorkommen, ist wohl sicher. Vielleicht steht damit die bei Masturbanten häufige Neigung zur Hypochondrie in einem gewissen Zusammenhang; sie wird im allgemeinen — wie mir scheint etwas zu einseitig — auf die Wirkung der bekannten populären Aufklärungsschriften bezogen, deren Blütezeit allerdings vorüber sein dürfte[4]. Man wird sagen müssen, daß narzistische Einschläge

---

[1] Ein Rest davon steckt auch in der fatalen Wendung: „eine Frau benützen". Hier mag der Ausspruch eines jungen Mannes wiedergegeben werden, den RUTH KÜNKEL zitiert: „Das Zusammensein mit der Prostituierten ist nichts anderes als die Onanie in der Frau, wobei die Frau das Nebensächlichste ist."

[2] Wir möchten die Masturbation an sich nicht ohne weiteres zu den sexuellen Perversionen rechnen, sondern nur die chronischen Masturbanten in die unmittelbare Nachbarschaft der Perversionen stellen. Das dürfte im wesentlichen der Auffassung KRONFELDs entsprechen.

[3] Automonosexualismus (ROHLEDER).

[4] Hier darf bemerkt werden, daß beziehungssüchtige Einstellungen bei Onanisten bis zur ausgesprochenen „Paranoia masturbatoria" aus schlechtem Gewissen, Selbstunsicher-

keineswegs auf die auch in einem allerweitesten Sinn sexuell Perversen beschränkt sind. Ein Körnchen Narzismus steckt schließlich in jeder menschlichen Eitelkeit[1] und mehr als ein Körnchen in der hochgetriebenen, fast kultischen Pflege, die viele Frauen, aber auch Männer — und unter diesen gewiß nicht ausschließlich Homosexuelle — ihrem Körper angedeihen lassen. Allerdings wird man nicht vergessen dürfen, daß die Mehrzahl der letztgemeinten ihre Aufwendungen in erster Linie macht, um anderen zu gefallen, während die eigentlichen Narzisten ihre Gefallsucht in und für sich selbst befriedigen. KRONFELD zeichnet die Narzisten als „meist verschlossene, zarte, oft feinsinnig-kühle Naturen", die die Einsamkeit lieben und „sich in wörtlichem Sinn tatsächlich selbst genug sind"; er hält diese Perversion für erlebnismäßig bedingt im Rahmen autistischer Tendenzen und schizothymer Konstitutionsgrundlagen. Ein Narzist meiner eigenen Beobachtung war ein 30 jähriger ausgesprochen autistisch-sensitiver Ästhet von vorwiegend asthenischem Körperbau, der unter sexuell erregender Lektüre zu onanieren pflegte und bezeichnenderweise eine Zeitlang mit einer Lesbierin verheiratet gewesen war[2].

d) Transvestiten.

Während für die Narzisten die Verkleidung ein gelegentliches Spiel ist, ist die Perversion des *Transvestitismus* durch die Neigung charakterisiert, die Kleidung des anderen Geschlechtes zu tragen. KRONFELD, dem ich hier folge, bezeichnet das Gebiet als dunkel. Er meint, daß diese Neigung, die sich auch auf den Wunsch, einen Namen des anderen Geschlechts anzunehmen, selten einmal auf das Berufsleben ausdehne, gewissen Formen affektiver Überwertigkeit entsprechen könne, und weist darauf hin, daß v. KRAFFT-EBING einschlägige Fälle als „Geschlechtsumwandlungswahn" bezeichnet hat. KRONFELD hält eine narzistische Grundeinstellung der Transvestiten, die keineswegs alle Homosexuelle seien, für wesentlich. Er fand bei ihnen großen Hang zur Selbstdarstellung, Selbstentblößung und Selbstliebe; es ist ihnen, wenn sie die Erlaubnis zum Tragen der Kleider und zum Führen des Namens des anderen Geschlechts erstreben und erreicht haben, ein ganz besonderer Gewinn, sich mit ihrer „Zweiseelennatur" (KRONFELD) wichtig und interessant zu machen. Körperbaulich sollen die Transvestiten, die übrigens in glücklicher Ehe leben und in ihrem männlichen Beruf tüchtig sein können, vorwiegend „dem asthenischen Typus mit eunuchoider Tendenz" angehören; feminine, athletische und hypophysär-akromegaloide Züge sollen vorkommen. KRONFELD betont, daß sie psychisch „die vielleicht ausgesprochensten Schizothymen im Sinne KRETSCHMERS sind, denen man unter den Perversen überhaupt begegnet". Bei der Entstehung dieser Perversion wirkt „unter der Voraussetzung intersexueller Konstitutionsmomente" Erlebnismäßiges wie beim Narzismus mit.

e) Homosexuelle.

Die Berechtigung, die sexuell Abwegigen unter den Psychopathen im Sinne unserer Begriffsfassung, die auf quantitative Besonderheiten abgestellt ist, abzuhandeln, ergibt sich aus der Tatsache, daß die sexuellen Perversionen „nach

---

heit und sensitiv-autistischen Komponenten wohl bis zu einem gewissen Grad verständlich gemacht, aber nicht ganz aufgeklärt werden kann. Ich kann in diesem Punkt auf KEHRER Bezug nehmen.

[1] Treffend sagt KRONFELD im einschlägigen Zusammenhang, daß „die affektive Bejahung des Eigenwertes in gewissen Schranken eine unmittelbare biologisch bedingte Grundkomponente seelischer Vitalität überhaupt" sei.

[2] Bemerkenswerterweise pflog ein wenige Jahre jüngerer Bruder, der verheiratet war, hemmungslos außerehelich heterosexuellen Verkehr und onanierte außerdem noch.

allen Richtungen nur unscharf und fließend abgegrenzt sind" (Kronfeld). Freud kann mit Recht darauf hinweisen, „daß dem Sexualleben der Normalen nur selten der eine oder andere perverse Zug abgeht". Wie das Sexualleben des Normalen, wenn es auch letztlich auf konstitutioneller Grundlage ruht, durch Umweltfaktoren in nicht unerheblichem Grade wandelbar ist und besonders in seiner Entwicklung manche Abhängigkeit von Außeneinflüssen erkennen läßt, so ist das auch bei den sexuellen Perversionen der Fall.

Damit ist das Problem angeschnitten, das in der Frage der Genese der *Homosexualität* bis vor kurzem besonders scharf umstritten war. Während von der einen Seite die erlebnismäßige Entstehung dieser Perversion, zum Teil unter Betonung der Verführung (Kraepelin), vertreten worden ist, verfocht die andere (Magnus Hirschfeld) die Meinung, daß die konträre Sexualempfindung konstitutionell begründet sei. Jetzt scheint sich allmählich die Anschauung durchzusetzen, daß es *mehrere* Homosexualitäten gibt (Kronfeld), daß zwischen den extremen Typen einer frühzeitig sich manifestierenden konstitutionellen und einer zufallsmäßigen Homosexualität alle möglichen Übergangsformen vorkommen (Kehrer).

Das letzte Wort in dieser Frage ist wohl noch nicht gesprochen. Doch kann sich die zwischen den früheren Gegensätzen vermittelnde Anschauung auf eine zunehmende Zahl von guten Beobachtungen, besonders auch auf die Tatsache stützen, daß eine Reihe von Homosexuellen in nicht zu enger Begriffsfassung körperliche Besonderheiten (Weil, Mathes) aufweisen, die bei anderen fehlen, ferner auf Beobachtungen, die unter besonderen Umständen hinsichtlich transitorisch homosexueller Einstellung bei beiden Geschlechtern immer wieder in Internaten und Kasernen, auf See und in größtem Maßstab unter den besonderen Verhältnissen des Krieges gemacht wurden bzw. noch gemacht werden. Dazu treten noch homosexualisierende Giftwirkungen (Alkohol, Cocain), bei denen allerdings immer wieder die Frage aufgeworfen werden kann, ob es zu perversem Fühlen und Handeln unter Giftwirkung gekommen wäre, wenn nicht doch Anlagen dieser besonderen Wirkung entgegengekommen wären.

Man wird sich die anlagemäßigen Grundlagen der Sexualität — der normalen wie der abwegigen — nicht allzu einfach vorstellen dürfen. Es wird sich doch in jedem Fall um das sehr verwickelte Zusammenspiel durcheinander gewürfelter Erbfaktoren handeln. Wichtig sind in diesen Beziehungen genealogische Untersuchungen von Wolf, der in Sippen Homosexueller unterschiedliche Typen von Männern und Frauen mit heterologen psychosexuellen Einschlägen hat nachweisen können und zu der Annahme gelangt ist, daß die Häufung derartiger, an sich sehr oft vorkommender Fälle von leichten und leichtesten in weiterem Sinn psychosexuellen Auffälligkeiten (energische Frauen, weiche Männer) zur Hervorbringung konstitutionell Homosexueller führe. Der Gedanke liegt nahe, daß manche von diesen leicht Auffälligen unter gewissen Umständen ins Perverse entgleisen können, daß wir in ihnen Übergangsfälle zwischen rein zufallsmäßigen und rein konstitutionellen Konträrsexuellen zu sehen haben. Im Hinblick auf Kretschmers Feststellungen, denen Kronfeld auf Grund eigener reichster Erfahrung beitreten konnte, darf angenommen werden, daß der pyknischzykloide Kreis erheblich weniger Vertreter der Homosexualität enthält, als die asthenisch-autistischen Typen[1]. Die Möglichkeit, daß bei den letzteren sowohl eine labilere Sexualanlage das Entstehen konträrsexueller Einstellungen auf Umweltwirkungen hin begünstigt, ist ebenso zuzugeben, wie die andere Möglichkeit, daß in der Sexualanlage der Asthenisch-Autistischen erbliche Faktoren der

---

[1] Ich spreche hier absichtlich nicht von Schizothymen und Schizoiden.

Homosexualität mit einer gewissen Vorliebe enthalten sind. Auch unter diesem Gesichtspunkt erscheinen die weiblichen Intersexe, die MATHES beschrieben hat, bedeutungsvoll.

Die Ergebnisse der Forschung über die ontogenetische Entwicklung der Sexualität lassen auch eine weitere Ansicht, die besonders der FREUDschen Schule am Herzen liegt, nicht unberechtigt erscheinen — eine Ansicht, die ALLERS so formuliert: ,,Es hat also durchaus den Anschein, als ob ein gewisses Quantum homosexueller Möglichkeiten in der Seele beinahe jedes Menschen mehr oder weniger verborgen wirksam wäre, und sobald nur die Bedingungen gegeben seien, auch zu manifester Betätigung gelangen könnte''[1].

Diese Erwägungen haben enge Beziehung zu der Definition der Homosexualität bzw. der ,,echten'' Homosexualität. Unter dieser ist nicht allein die Vornahme sexueller Handlungen mit Personen des gleichen Geschlechts zu verstehen, sondern auch — und dies in erster Linie — die Erregung des sexuellen Fühlens durch solche (KEHRER). Situativ bedingte Homosexualität (RAECKE), besonders Gelegenheits- und Nothomosexualität wird man nicht zur echten Homosexualität rechnen dürfen, ohne allerdings zu übersehen, daß auch hinter diesen Fällen gelegentlich echtes homosexuelles Fühlen verborgen sein kann.

Ihrer von uns eingehend besprochenen Auffassung gemäß erklärt die Individualpsychologie ALFRED ADLERS die Entstehung der Homosexualität und die Einstellung des Homosexuellen (wie auch der anderen Perversionen) von der Finalität her. ,,Durch seine Entwicklung leugnet der Homosexuelle das tragende Prinzip von der Erhaltung der Gesellschaft''; diese Haltung kennzeichnet ihn als einen nervösen Ehrgeizigen, der in seinem Willen zur Macht bedenkenlos höchste Werte der Gesellschaft entwertet. Es ist nicht zu bestreiten, daß viele Homosexuelle ganz bewußt vom Standpunkt ihrer Besonderheit[2] die sexuelle Normalität mit all ihren Folgen für die Gemeinschaft in dieser Weise einschätzen und so in maßloser Übersteigerung ihre eigene Einstellung überkompensieren. Doch scheint dies mindestens in der Regel sekundär zu sein; es macht sicher nicht das Wesen der Homosexualität aus. Weitgehend beipflichten wird man aber ADLER, wenn er die homosexuelle Persönlichkeit in ihrer ganzen Struktur als nicht voll geeignet für das Leben ansieht und ihr ,,überstiegenen Ehrgeiz und außerordentlich ausgesprochene Vorsicht oder Lebensfeigheit'' zuschreibt. ADLER sieht im Homosexuellen den typischen Nervösen. Während andere Autoren ausrechnen, wie viele Homosexuelle Psychopathen seien und wie viele nicht, ist es für ADLER ausgemacht, daß die homosexuelle Persönlichkeit grundsätzlich neurotisch — wir sagen: psychopathisch — ist. Wir sind der Meinung, daß ADLER damit recht hat. Abgesehen von anderen psychopathischen Eigentümlichkeiten glauben wir, daß der Homosexuelle durch seine psychosexuelle Haltung an sich psychopathisch im Sinne unserer Definition ist. Nicht einfach deshalb, weil er abwegig

---

[1] ALLERS fügt, wie uns scheint, treffend hinzu: ,,Vielleicht rührt auch der außerordentliche Abscheu, den manche Menschen — die sonst gerade nicht in ,moralischen' Vorurteilen befangen zu sein brauchen — gegen alles hegen, was Homosexualität heißt oder auch nur streift, daher, daß sie in sich eine derartige Möglichkeit überwunden, unterdrückt, ,verdrängt' haben.''

[2] Zu der Betonung dieser Besonderheit dürfte auch die Behauptung der Homosexuellen gehören, daß ihr Geschlechtstrieb ganz besonders lebhaft sei. Vielleicht steckt darin auch der Versuch einer gewissen Entschuldigung. Während dem geschlechtlich Normalen im allgemeinen niemand in sein Sexualleben etwas drein redet, sind beim Homosexuellen die Situationen häufig genug, in denen ihm, sei es wohlwollend, sei es von oben herab, seine Geschlechtlichkeit vorgehalten wird. Da liegt es nahe, in dem Bewußtsein, für die Art des Triebes kein Verständnis zu finden, dessen exzessive Stärke als mildernden Umstand geltend zu machen. Es ist einleuchtend, daß aus dieser Behauptung auch ein Zuwachs für die Selbstwerthaltung herausspringt.

in seiner Sexualität ist, sondern auch, weil seine Sexualität grundlegende Strukturbesonderheiten im Aufbau der ganzen Persönlichkeit nach sich ziehen muß, die von seinem Standpunkt aus Adler u. E. zum Teil zutreffend schildert.

Freud, von der sich aus Partialtrieben[1] zusammensetzenden polymorphen Perversität des Säuglings ausgehend, sieht in der Homosexualität wie in jeder Perversion im Rahmen seiner Lehre konsequenterweise eine Entwicklungshemmung, einen Infantilismus. Wir haben schon auseinandergesetzt, daß wir das Triebleben des Kleinkindes mit dem der Erwachsenen nicht gleichsetzen können; wir können auch in der Homosexualität nicht ein Steckenbleiben in einem angeblichen frühkindlichen homosexuellen Partialtrieb erblicken, sondern lediglich zugeben, daß der Durchgang durch ein homosexuelles Zwischenstadium bald deutlicher, bald weniger deutlich sich in jeder Sexualentwicklung erkennen läßt. In diesem Sinne wird sich die persistierende Homosexualität als Entwicklungshemmung auffassen lassen. Daß sie so noch nicht ganz erklärt ist, sondern daß zur Erklärung konstitutionelle oder zufallmäßige Komponenten herangezogen werden müssen, ist selbstverständlich; das ist auch Freud keineswegs entgangen.

Bei der Homosexualität tritt die Ablehnung der normalen Geschlechtsrolle, die Flucht vor dem Mann bzw. vor der Frau, die schon bei den bisher besprochenen Abwegigkeiten deutlich war, besonders eindrucksvoll hervor. Es läßt sich nicht bestreiten, daß in der Zeit der Geschlechtsreife, d. h. in der Zeit, in der sowohl die körperliche Geschlechtlichkeit als ihr psychosexueller Überbau fertig werden und sich vereinigen, normalerweise die Ablösung von den Eltern stattfindet. Bis dahin wirken Bindungen, die in Zusammenhang mit dem Inzestkomplex stehen. Dem Abbau dieses Komplexes können sowohl Umweltverhältnisse als psychopathisch, insbesondere sexualpsychopathisch konstitutionelle Faktoren Schwierigkeiten bereiten. Solange die kind-elterliche Bindung besteht, solange die Wirkung des Inzestkomplexes nicht erledigt ist, kann der Zusammenschluß der körperlich-psychischen Sexualität und damit die freie heterosexuelle Objektwahl nicht erfolgen. Mit der Aufrechterhaltung der (inzestuösen) kindelterlichen Fixierung wird die Objektwahl beschränkt oder verschoben oder gar ganz unmöglich gemacht. Daß dabei nicht allein psychosexuelle Faktoren mitwirken, sondern auch somatische Besonderheiten im Spiele sind, ist nicht zu bezweifeln. Ebensowenig ist zu übersehen, daß ,,Erlebnismäßiges'' das Entgleisen bei der Objektwahl vielfach weitgehend mitbestimmt. Der psychoanalytischen Auffassung, daß der Homosexuelle sich mit der Mutter identifiziere, um vom Vater geliebt zu werden, vermögen wir uns nicht anzuschließen. Dagegen erscheint uns die Vorstellung plausibel, daß dem Homosexuellen durch seine Bindung an die Mutter der Weg zur Frau verlegt sein kann und daß entsprechende Verhältnisse bei der homosexuellen Frau vorhanden sein können. Wir halten es

---

[1] Die Hilfskonstruktion Freuds von den sexuellen Partialtrieben beim Kind scheint uns ein Beleg für unsere Anschauung zu sein, daß man mit der Sexualität des Kindes nicht umgehen kann wie mit der des Erwachsenen. Freud schreibt: ,,Es ist eigentlich selbstverständlich; wenn das Kind überhaupt ein Sexualleben hat, so muß es von perverser Art sein, denn dem Kinde fehlt noch bis auf wenige dunkle Andeutungen, was die Sexualität zur Fortpflanzungsfunktion macht. Andererseits ist es der gemeinsame Charakter aller Perversionen, daß sie das Fortpflanzungsziel aufgegeben haben.'' Das heißt: Sexualität ohne Fortpflanzungsziel ist pervers. — Wäre nicht vorher zu beweisen, daß das Kind nun die ihm unterstellte Sexualität hat? Ich bin weit entfernt davon, die Sexualität in der Pubertät plötzlich entstehen zu lassen. Ich glaube aber sagen zu müssen: wenn Freud zugeben würde, daß die sog. Sexualität des Säuglings eine Vorstufe der Sexualität sei, wäre das logisch richtig und würde gewiß auch von einer überwiegend großen Anzahl von Autoren nicht bestritten — und zwar nicht aus Prüderie, sondern aus Respekt vor den Tatsachen.

für unnötig, diese Vorstellung bei jedem einzelnen homosexuellen Typus bis ins letzte zu verfolgen; es genüge, das Prinzipielle gesagt zu haben. Daß beim Vorhandensein von körperlichen Zeichen des anderen Geschlechts der homosexuellen Entwicklung und vor ihr dem Bestehenbleiben inzestuöser Bindung an den gegengeschlechtlichen Elternteil besonders tragfähige Unterlagen zur Verfügung stehen, ist leicht verständlich. Auch ausgesprochen weibliche Körpereinschläge beim Mann bzw. männliche Körpereinschläge bei der Frau machen die inzestuöse psychosexuelle Verankerung keineswegs illusorisch; unter solchen Umständen werden lediglich die — keineswegs immer greifbaren — körperlichen Bedingtheiten psychosexueller Entwicklung besonders deutlich. Doch versteht es sich, daß man nicht theoretischen Vorstellungen zuliebe versuchen darf, Tatsachen zu entstellen.

Was die verschiedenen Typen der Homosexuellen anlangt, so möchte ich zunächst den dänischen Dichter HERMAN BANG, der homosexuell war, zitieren. BANG meint, die Homosexualität sei keine „Perversität"[1]: „Sie ist nichts Naturwidriges; im Gegenteil; das homosexuelle Individuum folgt, indem es homosexuell ist, seiner individuellen Natur, und zwar der Natur, welche ihm angeboren ist". BANG ist überzeugt davon, „daß die ausgeprägte Homosexualität angeboren ist". Er schreibt: „In der angeborenen Homosexualität gibt es eine Unzahl von Schattierungen und Stufen. Es gibt eine Klasse von Männern, die in jeder anderen Beziehung durchaus männlich sind und sogar männlicher als die meisten Männer (viele große Feldherren gehören zu dieser Kategorie), nur im Geschlechtsleben sind sie von den übrigen Männern getrennt, und sie lieben Männer ausgeprägt männlich, genau wie ein heterosexueller Mann eine Frau liebt. Nennen wir diese Klasse von Männern den rechten Flügel. Der linke Flügel wird dann von den ausgeprägten Weibern in der Reihe der Homosexuellen gebildet — Weibern, d. h. Männern, welche von dem Manne beinahe nur den Namen übrig haben, d. h. der Körper ist ausgeprägt weiblich geformt, und die sogenannte Seele hat beinahe ausschließlich weibliche Veranlagung. Diese prägt sich in allem aus. Im Wesen, im Gehen und Sprechen, namentlich in den Handbewegungen. Diese Männer nähen und sticken, sie suchen Berufe auf wie Köche, Kellner, Damenschneider — Modisten — ich habe nie einen homosexuellen Herrenschneider getroffen; wenn ein Homosexueller Schneider war, hat er immer Damenkleider gemacht. Zwischen diesen zwei Extremen gibt es aber eine ganze Menge von Übergängen, wo bald das Männliche in der Erscheinung, im ganzen Gefühlsleben überwiegt, bald das Weibliche ausgeprägter ist." Die Annahme, „daß die Homosexuellen im Liebesakt selber entweder nur Mann oder nur Frau sind", erklärt BANG für irrtümlich. „Nur der ganz ausgeprägte rechte Flügel bleibt immer der Mann. Bei allen Mittelstufen wechselt die Form des Verkehrs ab, um nur auf dem äußersten linken Flügel sich ganz weiblich zu gestalten."

Man wird BANG als Partei in manchen Punkten, besonders in der Überschätzung der geistigen Bedeutung der Homosexualität für die künstlerische Persönlichkeit, die noch zu erwähnen sein wird, und in einer gewissen Unterschätzung nicht im eigentlichen Sinn angeborener Homosexualität nicht folgen können, aber im wesentlichen dürfte er doch recht gesehen und gedeutet haben[2]. Auf

---

[1] Es erscheint zweckmäßig, unter Perversion die abwegige Sexualeinstellung, unter Perversität den einzelnen abwegigen Sexualakt zu verstehen.

[2] Wenigstens anmerkungsweise soll ein weiteres Zitat von BANG wiedergegeben werden. Er spricht von einer Gruppe, die er „agents provocateurs" nennt. „Sie sind nie oder beinahe nie homosexuell tätig, haben aber ein buchstäblich alles andere verschlingendes Interesse für homosexuelle Erscheinungen und Menschen .... Eine Ecke ihrer Seele oder ihres Organismus muß wohl homosexuell sein .... In der Öffentlichkeit verurteilen eben diese Leute die Homosexualität am schärfsten. Merkwürdigerweise habe ich überhaupt beobachtet,

die Homosexualität der Frau geht Bang nicht ein. Seinem Leitgedanken entsprechend kann man, wie auch Kronfeld es tut, vier Haupttypen der Homosexualität aufstellen: den aktiven und den passiven männlichen und den aktiven und
den passiven weiblichen Typus. Wie es bei Typenaufstellungen in der Regel geht,
so sind auch hier die reinen Typen sehr selten und Übergänge aller Art sehr häufig.

Unter den aktiven männlichen Homosexuellen, an Bangs „rechtem Flügel",
trifft man in Erscheinung und Wesen vollmännliche Naturen. Ich habe einen hierher gehörenden Bildhauer untersucht, der die Unmöglichkeit, mit Frauen nähere
Beziehungen aufzunehmen, einzig und allein deshalb bedauerte, weil er die Kenntnis heterosexuellen Erlebens zur Abrundung seiner Gesamterfahrungen für wünschenswert hielt. Derartigen Persönlichkeiten schließen sich solche an, die neben
der vorhandenen Aktivität Züge von Weichheit, Sentimentalität und besonders
von Verführbarkeit aufweisen; viele von ihnen neigen zu besonders schwärmerischer Verehrung ihrer Lieblinge und zeigen eine ausgesprochene Neigung zu viel
jüngeren Männern, hauptsächlich zu Jünglingen und Knaben (Päderastie, Ephe-
bophilie, Pädophilie); ihre immer bereit liegende Eifersucht und deren Manifestationen tragen in der Regel kein ganz männliches Gepräge. Im Material der
Münchener Klinik finden sich unter diesen Fällen solche von ausgesprochen
männlichem Habitus, aber auch der eine und andere mit femininen körperlichen
Einschlägen (femininer Kehlkopf, hohe Stimme). Einer von ihnen, ein 40 jähriger
Privatlehrer, äußerte, er sei selbst „innerlich ein Knabe geblieben"; ein 31 jähriger
Tonkünstler, der neben dem Verkehr mit Knaben bis zu 16 Jahren ausgiebig
unter entsprechenden Phantasien masturbierte, erklärte, „bei älteren fängt es
an, unanständig zu werden".

Zu bemerken ist, daß diese aktiven Typen keineswegs in jedem einzelnen
Sexualakt (es handelt sich wohl neben Liebkosungen der verschiedensten Art
meistens um mutuelle Onanie, weniger um Coitus inter femora, um Inmissio in os
und vermutlich am seltensten um Paedicatio) die aktive Rolle übernehmen, sondern darin stark zu wechseln scheinen. Bei gar nicht wenigen Homosexuellen
dürfte es überhaupt nur zu Küssen und Liebkosungen und nie zu geschlechtlichen
Handlungen im engeren Sinn kommen; schließlich bleiben manche nach außen
hin „verkappte Homosexuelle", die sich auf masturbatorische Phantasien beschränken. Wie zwiespältig dabei die Einstellung sein kann, mag der Fall eines
29 jährigen Kaufmanns illustrieren: als Kind wiederholt von der Mutter klistiert,
hatte er nach anfänglicher Angst mit Schmerzen bei dieser Prozedur bald Lustgefühle bekommen, die sexuelle Färbung annahmen; seither trat in sexueller
Erregung Verlangen nach einem Einlauf bei ihm auf; an Stelle dieses Verlangens
trat vom 16. Lebensjahr ab das Verlangen nach aktiver und passiver Paedicatio,
die der stark onanierende Mann nie ausgeübt hat[1]. Erwähnen möchte ich hier
einen 31 jährigen Privatbeamten, den Sohn extrem bigotter und autistischer
Eltern, einen Masturbanten, dem es in zweijähriger Ehe nicht gelungen war,
seine temperamentvolle, 10 Jahre jüngere Frau zu deflorieren; er beschränkte
sich auf masturbatorische Akte und coitusartige Versuche a tergo, „weil mich da
die Frau nicht anschaut; da könnte man ein dummes Gesicht dabei machen";

---

daß Menschen, in denen nach meiner Ansicht homosexuelle Keime von Geburt an reichlich
vorhanden waren, die stärksten Angriffe gegen die Homosexuellen richteten, wahrscheinlich
aus einer geheimen und verhüllten Furcht vor sich selbst." Vgl. dazu das Zitat aus Allers,
S. 291 Fußnote 1.

[1] Aus der Familienanamnese ist bemerkenswert, daß ein Bruder Schuhfetischist, ein
anderer Exhibitionist ist, und daß den Kindern ein Verhältnis ihres Vaters zur Schwester
ihrer Mutter bekannt war. — Bei dem Homosexuellen, der geschildert ist, ging die
Schambehaarung nicht bis zum Nabel; er ist ein nervöser, ängstlicher, leicht erregbarer
Mensch.

er war ein weicher, eitler, geltungsbedürftiger Mensch von asthenischem Habitus mit Bubikopf, der übrigens von Homosexualität selber nichts wußte; trotz aller Gegenwehr war es ihm nicht gelungen, sich von der beherrschenden Bindung an seine Mutter loszumachen.

Unter den männlichen Prostituierten findet man Fälle, die ihre bald mehr aktive, bald mehr passive Einstellung nach den Wünschen ihrer Kundschaft zu richten scheinen in vollkommener Analogie zu der Dienstwilligkeit, die bei zahlreichen Puellen in diesem Punkt zu finden ist. Ich habe einen 33jährigen Mechaniker gesehen, der als Prostituierter lebte, jüngeren Menschen gegenüber ausgesprochen aktiv war, ihnen nachlief, sie attackierte, auf der anderen Seite aber feminine Züge hatte und für alle Praktiken zu haben war. Ein 37jähriger ,,Phrenologe''[1], der gleichfalls von der Prostitution und nebenher vom Wahrsageschwindel lebte, war körperlich durchaus männlich entwickelt; er fühlte sich von Jugend an als Mädchen, trug auch später gern Mädchenkleider, wollte kochen und stricken, verheimlichte sein Geschlecht, ließ sich Julchen und Marie nennen und hatte ein weibisches, süßliches, geziertes Wesen. Transvestitische Neigungen hatte auch ein 22jähriger Journalist[2], der Mädchenkleider und einen künstlichen Busen trug und ,,am liebsten in der Hoffnung'' gewesen wäre; er onanierte in Damenunterkleidung und Korsett, hatte aber noch keine homosexuellen Beziehungen angeknüpft. Ein dritter homosexueller Transvestit, ein 38jähriger Kaufmann[3] zog sich schon als Kind gern Mädchenkleider an; er trug ziemlich langes Haar und legte Wert auf soweit als möglich weiblichen Zuschnitt seiner Kleidung; die von ihm Geliebten mußten älter sein als er selber. Ein 28jähriger Käser[4], den ich später gesehen habe, wandte sich brieflich an die Klinik: ,,Ich habe noch nie eine wahre Zuneigung zu einem Mädchen gehabt, dafür aber sehr starke zum gleichen Geschlecht, und zwar möchte ich da immer ein Mädchen sein. Ich will nicht im geringsten selber einen Verkehr mit Männern haben und bin nicht homosexuell''. Den Typus der unter den Homosexuellen so genannten ,,Tante'' verkörpert ein 52jähriger mäßig begabter Privatier[3], der sich in langjährigem homosexuellem Verhältnis durchaus als passiver Partner fühlte und sich weidlich ausbeuten ließ[5].

Alle diese Fälle, die lediglich Stichproben aus einem größeren Material darstellen, gaben übereinstimmend an, daß sie nie eine Neigung zu einer weiblichen Person empfunden hätten. Mit wenigen Ausnahmen waren die mir bekannten Homosexuellen reichlich, zum Teil exzessiv masturbatorisch tätig.

Wenn auch feminine Körpereinschläge bei manchen sich finden lassen, so habe ich doch in ihrer Verteilung auf die einzelnen Fälle keine Regel finden können. Wie bei der Erwähnung der einzelnen Fälle vermerkt ist, gibt es ausgesprochen passiv eingestellte Homosexuelle von männlichem Habitus. Ein Überwiegen des asthenischen bzw. leptosomen Körperbautypus scheint mir allerdings zu bestehen; darin pflichte ich KRETSCHMER bei. Wenigstens eindrucksgemäß glaube ich auch die Beobachtung KRETSCHMERS bestätigen zu müssen, daß eine Affini-

---

[1] Er fühlt sich zu kräftigen, am liebsten uniformierten Männern hingezogen, denen gegenüber er sich als Mädchen gibt; er verkehrt angeblich nicht mit homosexuellen Männern. Er ist ausgesprochen affektlabil.

[2] Er war weich, haltlos, menschenscheu, von Haß gegen seine Eltern erfüllt.

[3] Er hatte als Kind gern mit Puppen gespielt. Mit 15 Jahren begann er allein, mit 17 mutuell zu onanieren. Körperlich war er von männlichem Habitus.

[4] Ein im wesentlichen asthenisch gebauter Mann von weichem Wesen, der seinen Beruf gut ausfüllte.

[5] Es war ein in späteren Jahren fett gewordener Astheniker, ein körperlich schlaffer Mensch mit schwachem Bartwuchs und etwas breitem Becken. Er war ängstlich, energielos, nervös, selbstunsicher, von weichlich-geziertem Wesen, hypochondrisch, gutmütig und intellektuell recht mäßig begabt. Er pflegte geradezu sein allerdings sehr hochgradiges Minderwertigkeitsgefühl, hinter dem er sich gegen alle sozialen Anforderungen verschanzte.

tät der Homosexualität zu den von ihm sogenannten schizothymen bzw. schizoiden Persönlichkeiten besteht.

Es liegt mir fern, die Feststellungen anzuzweifeln, die Weil und Kronfeld über die Körperlichkeit der männlichen Homosexuellen gemacht haben. Wenn ich nur verhältnismäßig wenig einschlägige Beobachtungen habe machen können, so wird das sowohl an der Eigenart meines vorwiegend klinischen Materials, das zum Teil schon vor Jahren untersucht worden ist, und weiter daran liegen, daß meine Beobachtungen erheblich weniger zahlreich sind als die der genannten Autoren, die übrigens vermutlich die einschlägigen Forschungen auch noch nicht als abgeschlossen ansehen. Sicher haben diese Körperbauuntersuchungen eine Bedeutung, die über das Problem der engeren Sexualität hinausgeht; ich glaube, daß die wichtigen Aufstellungen von Mathes über weibliche Intersexe, die im Grunde auf eine exakte Bestätigung von gefühls- und eindrucksmäßigen Feststellungen hinauslaufen, die jeder Menschenbeobachter dauernd macht, den Zusammenhang der weiblichen Psyche mit der weiblichen Körperlichkeit mit vielen ihrer Abweichungen in ein sehr klares Licht stellen. Es ist nicht einzusehen, warum das beim Mann anders sein sollte. So ließe sich vielleicht einmal von der Körperlichkeit her in exakter Weise Aufklärung in die schon erwähnte Vermutung bringen, daß in jedem Menschen neben seiner heterosexuellen oder sexuellen Haupteinstellung ein Stückchen homosexuelle oder sexuelle Nebeneinstellung stecke.

Wir kommen zur Betrachtung der weiblichen Homosexuellen. Hier sind die Beobachtungen — auch der erfahrensten Autoren — ohne Zweifel weniger zahlreich als die über männliche Homosexuelle.

Ein so kenntnisreicher Autor wie Kronfeld betont unter Hinweis auf die phänomenologischen Versuche von Schneider und Toepel über invertierte Sexualität und erotische Liebe bzw. lesbische Liebe, daß sich höchstens beim Manne eine einigermaßen greifbare Typik geben lasse, während beim homosexuellen Weibe noch alles recht dunkel sei. Immerhin sind ausgesprochen aktive Lesbierinnen, die die Männerrolle spielen und leben, und passive, die den Freundinnen gegenüber ganz als Frauen fühlen, bekannt. Sind aber schon bei den „Urningen" eine große Anzahl von Fällen in bezug auf ihre aktive oder passive Triebtendenz nicht ganz eindeutig, so scheint dies bei den „Urninden" erst recht der Fall zu sein.

Ich halte es für wahrscheinlich, daß es gar nicht wenige virile Frauen mit homosexueller Neigung gibt, die zum Teil in meistens bald mißglückenden Ehen leben, zum Teil auch ledig bleiben, ohne von ihrer Perversion etwas zu wissen bzw. ohne über ihre Perversion zur Klarheit zu kommen; manche von ihnen mögen darunter leiden, daß sie zu heterosexuellen Beziehungen unfähig sind, andere dürften dies gar nicht oder kaum vermissen. Ich denke dabei an den Fall einer athletisch gebauten, ganz autistischen, herrschsüchtig-querulatorischen Bäuerin[1], die mit 40 Jahren einen um 9 Jahre jüngeren Mann geheiratet und schon nach dreimonatiger Ehe die kirchliche Trennung von Tisch und Bett durchgesetzt hatte unter der unwahren Angabe, der Ehemann sei impotent. Kurz erwähnen möchte ich hier eine homosexuell aktiv eingestellte 27jährige Lehrerin, eine exzessive Masturbantin und Sadomasochistin, auf die später zurück-

---

[1] Diese Frau hatte eine frühere Verlobung zwei Tage vor der Hochzeit wegen vorgeblicher „Biertobsucht" des Bräutigams gelöst. Sie sah ganz männlich aus, hatte männliches Becken und Schnurrbartanflug (allerdings war sie zur Zeit der Beobachtung schon 47 Jahre alt). Sie gab Masturbation zu. Ihre ihr ähnliche Schwester hatte 8 Tage vor der Hochzeit mit ihrem Verlobten gebrochen, angeblich weil dieser ein uneheliches Kind hatte (im bäuerlichen Milieu!).

zukommen sein wird, um so mehr als zwischen Sadismus und Homosexualität bei der Frau zweifellos Beziehungen bestehen, wie solche andererseits zwischen männlicher Homosexualität und Masochismus beobachtet werden. Vorwiegend aktiv eingestellt erwies sich eine 19jährige Malerin[1], die als Kind gern raufte, autistisch, jähzornig und launisch war und viel lieber ein Mann als ein Mädchen gewesen wäre; sie hatte eine jünglinghaft anmutende Schwärmerei für eine etwas ältere Dame und haßte ihren Vater. Durchaus weiblich ihren Freundinnen gegenüber fühlte eine, von Eifersucht zerquälte 25jährige Prostituierte[2], die auch im lesbischen Sexualverkehr die passive Rolle übernahm.

Wie die Männer, so gaben auch die Frauen meines Materials durchweg an, daß sie dem andern Geschlecht gegenüber keinerlei Neigung aufzubringen imstande seien. Es könnte sein, daß Lesbierinnen verhältnismäßig weniger oft zu intimen homosexuellen Beziehungen (Tribadie) kommen als männliche Konträrsexuelle. Erotisch getönte Freundschaftsverhältnisse zwischen Frauen sind allerdings relativ häufig. Vielleicht gelingt es einem Teil dieser Frauen leichter, mit ihrer Perversion praktisch fertig zu werden, als der Mehrzahl der homosexuellen Männer. Doch wird man gut tun, hier nicht mehr als Vermutungen zu äußern.

Wir haben unter den Männern homosexuelle Transvestiten aufgeführt; bei ihnen sind narzistische Einschläge in der Regel unverkennbar; daß sie, wie offenbar fast alle Homosexuellen, lebhaft onanieren, ist angemerkt worden. Auch bei den Lesbierinnen sind transvestitische Neigungen nicht selten, und zwar offensichtlich vorwiegend bei den aktiven[3]. Der „Bubikopf" hat ja in dieser Beziehung vor dem Einsetzen der gegenwärtigen Mode eine gewisse ominöse Bedeutung gehabt und ist vielfach geradewegs als äußeres Kennzeichen des Mannweibes aufgefaßt worden. Es seien in diesem Rahmen einige Bemerkungen darüber gestattet, ob und wieweit die Mode des Bubikopfs und der männlich betonten Kleidung der Frau (kurzer Rock, Kragen mit Halsbinde usw.) homosexuellen Tendenzen entsprechen könnte. Man wird nicht annehmen können, daß homosexuelle Anlagen bei der Frau in diesen Jahren zugenommen haben. Wohl aber wird die Vermutung naheliegen, daß die Haltung der Frauen dem Ideal zu entsprechen sucht, das die zeitgenössischen Männer sich bilden. Daraus würde der Schluß auf eine Zunahme homosexueller „Partialeinstellungen" bei den Männern zu ziehen sein. Man wird in diesem Zusammenhang daran erinnern müssen, daß die Allverbreitung homosexueller Neigungen, die in der Regel verdrängt werden, nicht ganz unwahrscheinlich ist, und daß eine Mobilisierung solcher Neigungen durch die Verhältnisse des Krieges nicht unplausibel erscheint; dadurch könnte der männliche „Geschmack" eine gewisse Änderung erfahren haben, deren Ausgleich in absehbarer Zeit zu erwarten sein dürfte. SCHINDLER hat hingewiesen auf die „häufige homosexuelle Pervertierung der Libido so vieler ganz normaler Frauen (ohne Betätigung wohlverstanden) während des Männermangels, die sofort mit der Heimkehr der Männer schwand". Wenn es nicht allzu konstruiert erscheinen würde, könnte man sich vorstellen, daß gewisse Überbleibsel der Pervertierung der Frauen den entsprechend umgestellten Neigungen

---

[1] Sie war nach einem ernsten Suicidversuch in die Klinik gebracht worden. In ihrer Familie waren verschiedene Selbstmorde vorgekommen.

[2] Mit 16 Jahren bei der Defloration gonorrhoisch infiziert, hatte sie im Krankenhaus von Prostituierten den Amor lesbicus kennengelernt: „Von der Stunde an arbeite ich nichts mehr ... Im Arbeitshaus legten sich die Mädchen fast jede Nacht zusammen. Von der Zeit an konnte mich kein Mann mehr interessieren. Ich verkehr mit Mädchen, die hübsch sind; sonst existiert für mich nichts mehr."

[3] Umgekehrt scheinen die homosexuellen Transvestiten sich besonders aus den passiven, weiblich fühlenden zu rekrutieren.

der Männer entgegengekommen sind. Es ist kaum abwegig, auch daran zu denken, daß die überbetonte Rauheit der männlichen Haltung während der Kriegszeit reaktiv ein gewisses Nachlassen der Aktivität — aus Ermüdung — nach sich gezogen hat, das auch in der äußeren Haltung und Kleidung vieler jüngerer Männer seinen Ausdruck findet. Diese Erscheinung, die sich keineswegs auf Deutschland beschränkt, ist nicht ohne Vorgang in der Geschichte. Nach den Anfängen der französischen Revolution fiel auf, daß viele Männer erschlafften, weibische Allüren zeigten[1]; selbst in der Sprache traten später bespöttelte Nachlässigkeiten und Weichheiten auf; auf der anderen Seite genossen besonders energische Frauen ein gesteigertes Ansehen. Ich möchte diese Betrachtungen nicht weiterspinnen; betonen muß ich — um nicht einem naheliegenden Mißverständnis Nahrung zu geben —, daß aus den berührten Auffälligkeiten und ihren genetischen Möglichkeiten nicht der Schluß zu ziehen ist, die Homosexualität im eigentlichen Sinne sei rein milieumäßig bedingt; davon kann nach meiner Überzeugung keine Rede sein. Daß aber durch „Zeitströmungen" bei vielen Menschen gewisse Anlagen mobil gemacht werden, die unter anderen Zeitverhältnissen nicht oder nicht im gleichen Maße hervorgetreten wären, wird nicht zu verkennen sein. Ich möchte hier als Kronzeugen BANG anführen, der die Bedeutung der Verführung an sich auf diesem Gebiet sehr gering einschätzt. Freilich wird man einwenden können, das geschehe in der Absicht, das schicksalsmäßige Nichtanderskönnen der Homosexuellen den Heterosexuellen gegenüber zu unterstreichen.

Das mag überleiten zur Frage der Einstellung der Homosexuellen zu ihrer Perversion, die keineswegs ganz gleichartig ist. Über die Lesbierinnen ist eine einschlägige Bemerkung schon gemacht worden. Viele männliche Homosexuelle tragen schwer an ihrem Anderssein[2], empfinden es als „Strafe der Natur", als Minderwertigkeit. Andere betonen — wenigstens nach außen — die Besonderheit ihrer Veranlagung und die Banalität der normalen sexuellen Beziehungen. Mag das auch in den meisten Fällen überkompensatorisch bedingt sein, so gibt es immerhin Homosexuelle, die von der Hochwertigkeit ihrer Anlage überzeugt zu sein scheinen und diese aus der historischen Literatur, mehr noch allerdings aus mancherlei modernem einschlägigem Schrifttum darzutun trachten. Es werden geniale Homosexuelle aufgeführt; bei nicht wenigen ist die Homosexualität nicht sicher gestellt, gelegentlich sogar recht fragwürdig[3]. BANG, dessen Gutgläubigkeit nicht bezweifelt werden kann, geht soweit anzunehmen, „daß die Homosexualität in einem sonderbaren und unerforschlichen Verhältnis zu künstlerischer Veranlagung steht. ... Man würde, wenn man die Zahl der homosexuellen Dichter genau feststellen könnte, gewiß einen Prozentsatz herausbekommen, welcher Staunen erregen würde. Es sind dies seelische Zusammenhänge, Zusammenhänge des Organismus, welche vorläufig vollkommen dunkel sind." Ich möchte glauben, daß BANG die Bedeutung des Homosexuellen für die Kunst doch wohl überschätzt, ohne daß ich in Abrede stellen wollte, daß einzelne Konträrsexuelle

---

[1] Ungefähr von der Zeit der großen Revolution in Frankreich bis in die Biedermeierzeit herein bestand bei uns eine vorher und nachher nicht beobachtete Zärtlichkeit zwischen Männern: man fiel sich bei der Begrüßung um den Hals, küßte sich, schrieb auch entsprechende Briefe und unterhielt zärtlich-schwärmerische Männerfreundschaften.

[2] BANG schreibt: „Die schwierigste Zeit für den homosexuellen Menschen sind ohne Zweifel die ersten Jünglingsjahre. Die allermeisten Homosexuellen müssen erschütternde Kämpfe aushalten, bevor sie sich selbst klar werden .... Ich habe Menschen getroffen, die bis in die Dreißiger hinein diesen Kampf geführt haben — entsetzt über sich selbst, fremd unter Fremden, ohne Hilfe."

[3] Einige seien genannt: Herman Bang, Graf Platen, Paul Verlaine, Walt Whitman, Oscar Wilde, Sokrates, Friedrich der Große.

künstlerisch Wertvolles und Wertvollstes zu leisten vermögen. Es wird dahin-gestellt bleiben müssen, ob das etwa beim homosexuellen Dichter daher kommt, daß er, wie Bang es ausdrückt, Mann bleibt und doch mit der Seele der Frau fühlt. Es erscheint mir zweifelhaft, ob bei den hier von Bang gemeinten Künstlern männliches mit weiblichem Wesen gewissermaßen friedlich zusammenarbeitet. Freilich sind viele geistig hochstehende Homosexuelle seelisch überaus empfind-sam und differenziert und dadurch für künstlerische Dinge rezeptiv, gelegentlich auch produktiv, besonders feinnervig und begabt. Die Kehrseite der Medaille sind aber die sattsam bekannten homosexuellen Hyperästheten, bei denen jede Empfindung, jedes Gefühl, jedes künstlerische Genießen und Erleben in nicht zu überbietender Weise übersteigert und oft verzerrt ist. An sich besteht ja kein Grund, den Homosexuellen grundsätzlich jede produktive Leistungsfähigkeit ab-zusprechen; man wird aber doch gut tun, mit der Konstruktion von kausalen Be-ziehungen auf diesem heiklen Gebiet vorsichtig zu sein. Das besonders, weil man bei einer recht großen Anzahl von homosexuellen Persönlichkeiten neben einer überstarken Hinwendung zu ihrem Geschlechtsleben einen unverkennbaren Mangel an Aktivität den Lebensaufgaben gegenüber beobachten kann; das braucht nicht gleich so weit zu gehen wie bei dem angeführten 52jährigen homo-sexuellen Privatier, dem es unbegreiflich erschien, daß man neben all den Ver-richtungen und Besorgungen des Alltags noch Zeit finden könnte, einen Beruf auszufüllen. Es wäre falsch, die Homosexuellen samt und sonders für faul zu halten; man trifft überall sehr tätige Konträrsexuelle. Interessant ist ein hierher passender Hinweis Bangs, daß ,,sehr viele von den eifrigsten Sportsleuten auch homosexuell" sind. ,,Wahrscheinlich treiben viele Homosexuelle so eifrig allerlei Sport, um sich besser verstecken zu können. Man darf auch nicht vergessen, daß der Sport den Teilnehmern gestattet, sich vielfach auszuputzen und aus-zuziehen." Das erinnert an Alt-Hellas, wo Gymnasien und Stadien Mittelpunkte der griechischen Liebe gebildet haben.

f) Metatropismus.

Anhangsweise sei hier auf den von M. Hirschfeld so genannten *Metatropis-mus* eingegangen. Unter diesem Begriff wird verstanden ,,die Umkehrung in der Aktivität sexueller und erotischer Einstellungen, die sich als viriler Einschlag im Triebleben der Frau, als femininer im Leben des Mannes abdrücken, ohne doch zur Homosexualität zu führen" (Kronfeld). Es ist immerhin fraglich, ob trotz der Zuwendung zum heterosexuellen Partner die erotisch-sexuelle Einstellung der Hingebung und Unterwerfung beim Mann und umgekehrt die aggressive Haltung der Frau diese metatropen Verhaltungsweisen nicht doch Anschluß an die Homosexualität finden. Andeutungen davon finden sich schließlich in vielen normal-geschlechtlichen Beziehungen, weil ja der Mann nicht ausschließlich der Nehmende ist und die Frau sich keineswegs ganz und gar aufs Geben beschränkt. Außerdem werden sich in oder hinter solchen metatropen Einstellungen beim Mann, besonders wenn sie sich ,,in der Vorliebe für körperlich überlegene oder ältere kraftvolle Frauen mit männlichem Einschlag" (Kronfeld nach Hirsch-feld) äußern, mindestens nicht selten masochistische Komponenten vermuten lassen. Umgekehrt dürfte sich bei der Zuwendung ausgesprochen viriler Frauen zu schwächlicheren Männern dann und wann das Hereinspielen sadistischer Neigungen ausmachen lassen.

g) Bisexualität.

Der Metatropismus hat aber vielleicht auch noch Beziehungen zu der soge-nannten *Bisexualität*, d. i. die erotisch-sexuelle Neigung oder Neigungsfähigkeit

eines Individuums zu beiden Geschlechtern[1]. KRONFELD hält dieses Gebiet für
recht ungeklärt. ALLERS weist darauf hin, daß es „vielen Kindern wirklich
gleichgültig ist, welchem Geschlecht der Partner angehört". Es wird nicht vergessen werden dürfen, daß in den zwischenkindlichen Beziehungen die erotisch-
sexuelle Note im eigentlichen Sinn, wenn sie überhaupt hereinspielt, doch nicht
ausschlaggebend ist. Nicht zu bezweifeln ist wohl, daß um die Zeit der Pubertät
vor der endgültigen Fixierung der sexuellen Objektwahl bei manchen Menschen
ein Schwanken zwischen der hetero- und homosexuellen Einstellung zu beobachten ist. Vorübergehende Umstimmungen Heterosexueller kommen vor, wahrscheinlich nicht ausschließlich unter Umwelteinflüssen, die, wie gelegentlich
erwähnt, auch einmal bereitliegende homosexuelle Neigungen zu aktivieren vermögen. Es wird auch beobachtet, daß nach homosexueller Pubertät die heterosexuelle Einstellung jahrelang herrscht, um dann von der homosexuellen abgelöst
zu werden (KRONFELD). Es ist KRONFELD beizustimmen, wenn er sagt, daß diese
widerspruchsvollen Erscheinungen vorerst einer restlosen Erklärung trotzen.
Jedenfalls läßt sich ein einheitlicher Psychopathentyp des Bisexuellen nicht aufstellen. Auch BANG scheint mir der verwickelten Sachlage nicht voll gerecht zu
werden, wenn er meint: „Ein Bisexueller ist nur ein Homosexueller, welcher
imstande ist, rein sinnlich sich von zwei Geschlechtern reizen zu lassen, oder, um
deutlicher zu sein, sich auch von Frauen reizen zu lassen". Einmal ist das ganze
Problem, wie ich glaube, mit der Frage der rein sinnlichen Reizung gar nicht zu
erschöpfen, und dann ist bisexuelles Verhalten gewiß nicht auf den männlichen
Homosexuellen beschränkt. Vielleicht läßt sich daran denken, daß mindestens
viele Bisexuelle Persönlichkeiten sind, deren Sexualeinstellung an sich undifferenziert und labil bleibt[2] und je nach der augenblicklichen Verfassung und nach der
Besonderheit einer ihnen gegenübertretenden, sie anziehenden Persönlichkeit
nach der hetero- oder nach der homosexuellen Seite ausschlagen kann; anders
gesagt: ihre Undifferenziertheit und Labilität könnte als Persistieren einer prä-
puberalen Phase betrachtet werden; eine Aufklärung ist freilich auch mit dieser
Vermutung nicht zu erreichen.

h) Pädophilie.

Bei der Pädophilie werden als Sexualobjekt kindliche oder jugendliche Personen gesucht. Beziehungen zur Homosexualität sind, wie bei dieser bemerkt
wurde, sicher vorhanden. Bei den Pädophilen meiner eigenen Beobachtung bestand unverkennbar der Zug, dem kindlichen Sexualpartner autoritativ gegenüberzustehen; es ergibt sich ohne weiteres, daß es sich um Menschen handelt,
die sich einem reifen Partner nicht gewachsen fühlen bzw. infolge des Gefühls,
ihm nicht gewachsen zu sein, in normalen erotisch-sexuellen Verbindungen keine
volle Befriedigung finden können. Man wird im allgemeinen die pädophile Einstellung mit einer das, wie ich glaube, regelmäßig schwache Triebleben stark
beeinflussenden Selbstunsicherheit in Zusammenhang zu bringen haben; die
Pädophilen fallen zum Teil sofort als schüchtern auf.

Neben der Selbstunsicherheit und der aus ihr entspringenden Angst, einem
erwachsenen Partner gegenüber zu versagen, führt zur pädophilen Einstellung
das Erlebnis der sexuellen Insuffizienz bei manchen alternden und greisen Persönlichkeiten. Zwischen den Selbstunsicheren und diesen Insuffizienten mögen in
Hinsicht auf die psychologische Genese der Perversion gewisse Schwachsinnige stehen.

---

[1] Daß ROHLEDERS Begriff der „Trisexualität" (Masturbation und Homosexualität und
Heterosexualität) von irgendwelcher praktischen oder theoretischen Bedeutung sein könnte,
glaube ich nicht.

[2] Auch die Möglichkeit der Mitwirkung körperlicher intersexueller Faktoren sei erwähnt.

Die Pädophilen, die mir bekannt geworden sind, waren vorwiegend Lehrer bzw. Erzieher, die zur Beobachtung kamen, weil sie kriminell geworden waren. Entsprechende Erfahrungen scheint KRONFELD gemacht zu haben, der in diesem Zusammenhang die Bedeutung sozialer Faktoren und den psychosexuellen Infantilismus hervorhebt.

i) Psychosexueller Infantilismus.

KRONFELD hat als psychosexuellen Infantilismus eine Gesamtverfassung („Konstitution") beschrieben, bei der sich im seiner Altersstufe nach erwachsenen Individuum infantilistische Körperbaustigmen mit psychischen und psychosexuellen Infantilismen vergesellschaften. Psychisch Infantile sind von ANTON und DI GASPERO[1] beschrieben worden; es handelt sich um unselbständige, leicht erregbare, stark ablenkbare Menschen, die flüchtig und ohne Ausdauer sind; es fehlt ihnen an zweckmäßig gerichteter Initiative und an Beharrlichkeit. Psychosexuelle Infantilismen werden gefunden, „wenn die Zusammenfassung der Partialstrebungen des Geschlechtstriebes mehr oder weniger unvollzogen bleibt, und wenn einzelne infantile Partialkomponenten desselben isoliert überdauern" (KRONFELD). „Auch die Bindung der Sexualstrebungen an die Genitalfunktionen kann beim psychosexualen Infantilismus fortfallen oder mindestens teilweise gehemmt sein. Hierzu tritt häufig eine spielende Einstellung, die ihren Ausdruck nicht im regelrechten Sexualakt findet, sondern in ungeordneten Vorbereitungs-, Teil- und Ersatzhandlungen desselben" (KRONFELD). Besondere Erwähnung verdient als so gut wie regelmäßiges Merkmal bei psychosexuell Infantilen ihre hochgradige Sexualneugier, aber auch ihre Neugier überhaupt. Als ausschlaggebend für die Diagnose fordert KRONFELD neben dem psychosexuellen Verhalten das Bestehen infantilistischer Körperbaumerkmale.

Die Deskription dieser besonderen Form des Infantilismus, dem KRONFELD keine einheitliche Genese unterstellt, ist ohne Zweifel wichtig und verdienstvoll. Um einen einheitlichen Konstitutionstypus handelt es sich wohl nicht; doch mögen einzelne Typen konstitutionelle Zusammengehörigkeiten haben, die es erlauben, sie zu einer infantilistischen Konstitutionsform in Beziehung zu setzen.

Psychosexuell-infantile Einschläge scheinen bei allen sexuell Perversen, in erster Linie bei den Masturbanten, Narzisten und Exhibitionisten, und darüber hinaus bei vielen nicht im engeren Sinn sexuell abwegigen psychopathischen Persönlichkeiten eine Rolle zu spielen. Über ihre Genese ist nach den ausführlichen Erörterungen zur sexuellen Entwicklung hier nichts mehr zu sagen. Daß für die Genese bzw. für das Bestehenbleiben psychosexueller Infantilismen sehr häufig Triebschwäche und Triebunsicherheit bedeutungsvoll sind, ist leicht verständlich.

k) Gerontophilie.

Die Gerontophilie ist das Gegenstück zur Pädophilie; sie ist dadurch gekennzeichnet, daß alte Personen des anderen Geschlechts als Sexualobjekt gesucht werden. KRONFELD nimmt an, daß diese Perversion „in der Regel auf vorpuberalen psychischen Determinanten bei Psychopathien oder psychischen und psychosexuellen Entwicklungshemmungen beruht". An das Hereinspielen inzestuöser Bindungen wird man denken müssen. Auch von der Gerontophilie gehen Verbindungen zur Norm. Ich erinnere in erster Linie an die Tatsache, daß Jugendliche beiderlei Geschlechts nicht selten für kürzere oder längere Zeit eine tiefe Neigung zu älteren Personen — sei es desselben, sei es des anderen Geschlechts — fassen können; dieses Motiv ist der Dichtkunst längst wohlbekannt. Weiterhin

---

[1] Zit. nach KRONFELD.

gibt es Menschen, deren erotisch-sexuelle Zuneigung sich lebenslang nur auf erheblich ältere Partner bezieht; es werden auf Grund solcher Einstellung gar nicht so selten Ehen geschlossen, die zum Teil einen durchaus günstigen Verlauf nehmen. Auch die Tatsache, daß manche Männer in der Liebeswahl sich auf nicht mehr junge Witwen und geschiedene Frauen beschränken, mag in diesem Zusammenhang gestreift werden. Bei all den genannten Verbindungen spielt das Jüngersein und damit in einem weiteren Sinn das „Kindsein" ohne Zweifel eine erhebliche Rolle, die eindeutig auf ein Fortbestehen bzw. auf den Versuch einer neuen Realisierung kind-elterlicher Fixierung hinweist.

l) Zoophilie[1].

Die erotischen und sexuellen Beziehungen zu Tieren kommen so gut wie ausschließlich als Surrogat vor, einmal bei Menschen, die einsam zu leben gezwungen sind (Hirten), dann auch als Ausdruck sexueller Übersättigung und sexuellen Raffinements (besonders in afrikanischen und asiatischen Ländern). Die Zoophilen, die wir zu sehen bekommen, sind meistens Schwachsinnige, die zu sexuellen Handlungen an Tieren kommen; doch sind sodomitische Ausgestaltungen masturbatorischer Akte auch sonst nicht unbekannt. Kronfeld weist darauf hin, daß sadistische und larvierte masochistische Neigungen auf Tiere abirren können.

Der Beziehungen der Zoophilie zum Fetischismus und zu auffälligen Formen von Tierliebhaberei, besonders alter Jungfern, gedenkt Allers, der auch daran erinnert, daß Liebende gelegentlich zu Tieren, allerdings auch zu „für sie erotisch uninteressanten Menschen" zärtlich sind, „weil das Objekt ihres Liebens ihnen unerreichbar ist". Es ist kein Zufall, daß gewisse Tiermoden, z. B. das Beisichtragen von Miniaturhunden, vorzugsweise von solchen „mondänen" Frauen kultiviert zu werden scheint, die, sei es aus Triebschwäche, sei es aus Triebunsicherheit (Intersexuelle), erotisch-sexuell unausgeglichen sind.

m) Fetischismus.

Haltung und Stimme, Teile des Körpers und der Kleidung, Gebrauchsgegenstände der geliebten Person spielen im normalen Liebesleben als „Symbole für die Bedeutung des Partners als eines geliebten, begehrten, erstrebten Wesens" (Kronfeld) oft eine ganz erhebliche Rolle. Kronfeld nennt das nach Binet[2] den „kleinen Fetischismus"; ihm stehen „die im engeren Sinne abartigen Formen des erotischen und sexuellen Fetischismus gegenüber, in welchen der Sexualpartner völlig hinter dem Symbol verschwindet, in welchen das Symbol erlebnismäßig keinerlei Symbolcharakter mehr aufweist und an sich schon als adäquater Sexualreiz wirkt" („großer Fetischismus" Binets). Auch Allers unterstreicht, daß die Fetische des Normalen nur symbolische Bedeutung, aber keinen erotischen Eigenwert haben, während „für den Fetischisten sein Fetisch letztes Sexualobjekt ist". Ohne die Richtigkeit dieser Unterscheidung für die extremen Fälle zu bestreiten, wird man doch nicht übersehen können, daß vom kleinen zum großen Fetischismus alle nur denkbaren Übergänge — nicht allein der Manifestation, sondern auch der inneren Einstellung — vorkommen. Ich möchte sagen, daß sich eine Reihe bilden läßt, an deren Anfang der Fetisch lediglich die erotisch-sexuell vollkommen normale Akzentuierung von Eigenschaften des Liebespartners darstellt, die noch nicht einmal symbolisch zu sein braucht, und an deren Ende der Fetisch selbst als einziges Liebesobjekt übrig bleibt: in der Realität — aber keineswegs in der Phantasie — losgelöst von jedem persönlichen

---

[1] Synonymum: Sodomie.   [2] Zit. nach Kronfeld.

Hintergrund[1]. Ins Psychopathologische gleitet diese Reihe dort hinüber, wo der Sexualpartner anfängt, nur noch als Anhängsel an den Fetisch gewertet zu werden und wo der Fetisch selbst nach Inhalt und Form der normalen Erotik und Sexualität fremd ist. Am Anfang der Reihe stehen u. a. die Betonung einzelner Körpereigenschaften (Haar- und Augenfarbe, besondere Körperformen), es folgt die Vorliebe für bestimmte Körperteile, die deutlich abwegig wird in der Bevorzugung von Verkrüppelungen, es schließen sich an die Betonung der Kleidung im ganzen und in Einzelheiten (Schuhe, Wäsche[2]) usf. Es bleiben am Ende der Reihe übrig: die Verehrung einzelner Kleidungsstücke (Pelze, Schuhe, Handschuhe, Wäschestücke, Taschentücher, ausgerissener oder ausgeschnittener Kleiderfetzen) und von Gegenständen, die von Hause aus keinerlei Zusammenhang mit einer Person haben bzw. erkennen lassen; KRONFELD erwähnt einen Arzt, der „sich seit früher Jugend ausschließlich an Fahrrädern, und zwar ganz besonders an den Gummireifen derselben erregt". Ich habe einen Eisenbahnfetischisten[3] beobachtet, der in der Eisenbahn regelmäßig sexuell erregt wird und während des Fahrens, indem er hin- und herschaukelt, zur Ejaculation mit Orgasmus kommt.

In unsere Reihe fügen sich auch die Menschen ein, die den Sexualverkehr nur unter gewissen fetischistischen Bedingungen vollziehen: der Partner muß mit dem Fetisch (Unterkleidung, Strümpfe, Schuhe) bekleidet sein, er muß einen bestimmten Geruch haben (Eigengeruch oder Parfüm, KRONFELD berichtet über einen Fall ASCHAFFENBURGS mit Petroleum-Geruchsbedürfnis beim Coitus) u. a. m. Geruchsfetischismus kommt auch im großen Fetischismus selbständig vor (Renifleurs, Epongeurs); bei Urin- und Kotriechern dürften Beziehungen zum Masochismus (Urolagnie, Koprolagnie) bestehen[4].

Es ist auch ein „negativer" Fetischismus bekannt, den HIRSCHFELD als Horror sexualis partialis bezeichnet hat. Es handelt sich um umschriebene erotischsexuelle Abneigungen gegen persönliche Eigenschaften, Kleidungsstücke, bestimmte Gebrauchsgegenstände (Brillen[5] u. a.). Dieser Horror kommt auch in der normalen Breite vor (Abscheu vieler Frauen gegen bärtige Männer, Ab-

---

[1] Hier ist der fetischistischen Färbung zu gedenken, die ab und zu die Freude am Besitz bestimmter Gegenstände, namentlich auch die Sammelfreude hat. Auf manchen Umwegen führen von dort Fäden zu einer extremen Sonderform des großen Fetischismus, zu der Statuenliebe (Pygmalionismus). Einzelne Psychopathen (Narzisten!) treiben mit ihrer Kleidung einen fast fetischistischen Kult; es bestehen Beziehungen zu den Transvestiten, denen fetischistische Züge nicht fremd sind.

[2] KRONFELD führt die Vorliebe der Frauen, bei denen er übrigens den Fetischismus für häufiger hält als bei den Männern, für „Uniformen, klangvolle Stimmen, Eiserne Kreuze, fremde Rassen usw." an. Er sieht darin „einen Grenzzustand zwischen dem ‚normalen' Fetischismus und dem abartigen — und außerdem Übergänge zur sexuellen Neugierde."

[3] Es handelt sich um einen 33jährigen, kleinen, empfindsamen Astheniker, der triebschwach und psychosexuell infantil war. Er bezeichnete die Eisenbahn als „meine Braut, mein Verhältnis" und sprach von ihr wie ein Verliebter von seiner Geliebten. Er war schon einige dreißig Mal wegen Schwarzfahrens bestraft worden. Seine Einstellung ging darauf zurück, daß er mit 16 Jahren beim Fahren in der leicht schaukelnden Eisenbahn die erste Ejaculation bekommen hatte. Je gedrängter voll der Wagen ist, desto größer ist seine Befriedigung. Tram und andere Fahrzeuge reizen ihn nicht. Manchmal hat er Eisenbahnträume. Es besteht kein erotisch-sexuelles Interesse für Frauen und Männer.

[4] Hier sei an die kindlichen und jugendlichen psychopathischen Kotschmierer und Kotspieler erinnert, die mit den Enuretikern verwandt sind. REHM hat versucht, sie als eigenen psychopathischen Typus abzugrenzen.

[5] Mir ist ein allerdings schizophrener Kranker bekannt, der wiederholt ältere Frauen auf der Straße anrempelte, weil sie Brillen trugen. Er hatte sich selbst eine kleine Kerbe an der Nasenwurzel beigebracht, um den Eindruck zu erwecken, daß er Brillenträger sei; das hing mit seinem männlichen Ideal zusammen.

stoßung durch bestimmte Gerüche[1]); es wäre mutatis mutandis über ihn dasselbe zu sagen wie über den „positiven" Fetischismus.

Die „großen" Fetischisten betätigen sich in ihrer Mehrzahl vorzugsweise, zum Teil sogar ausschließlich masturbatorisch, und zwar unter Zuhilfenahme ihres Fetischs. ALLERS bezweifelt, daß grundsätzlich „eine allmähliche Verschiebung der Wertung von dem ursprünglich dabei phantasierten Sexualobjekt auf dessen Repräsentanten, den Fetisch, stattgefunden hätte". Er glaubt einen grundsätzlichen Unterschied zwischen dem kleinen und großen Fetischismus annehmen zu müssen, welch letzteren er für genetisch nicht vollkommen geklärt hält.

Sicher geht das Zustandekommen der fetischistischen Einstellung auf Erlebnisse zurück, denen allerdings das Persistieren einer entsprechenden infantilen Erlebnisfähigkeit und die zur Fixierung solcher Erlebnisse kaum entbehrliche mangelhafte Sexualentwicklung, d. h. also psychosexuell-infantile Komponenten, entgegenkommen müssen. Mehr oder weniger ausgeprägter psychosexueller Infantilismus ist denn auch das gemeinsame Kennzeichen der im übrigen recht verschieden strukturierten Fetischisten[2].

In Verbindung mit dem Fetischismus ist die *Nekrophilie* zu nennen, unter welcher Perversion die Neigung zum Sexualakt mit Leichen verstanden wird. KRONFELD bezweifelt, daß sie im eigentlichen Sinn überhaupt vorkommt; er erwähnt den Fall eines Psychopathen, dessen Sexualpartnerinnen sich tot oder festschlafend stellen mußten. Ich erinnere mich an die Schilderung eines Pariser Lupanars, das einschlägigen Neigungen durch entsprechendes Schminken seiner Puellen und durch die mittels Beleuchtungseffekten und Särgen (an Stelle von anderen Liegestätten) erzeugte Grabesstimmung entgegengekommen sein soll. Ich habe einen 35jährigen Mann[3] beobachtet, der vom 12. Lebensjahr ab masturbiert und sich nach dem Anblick einer schön aufgebahrten Frauenleiche in seinem 16. Jahr angewöhnt hatte, unter Vorstellung, gelegentlich auch beim Sehen von Frauenleichen zu masturbieren; er bevorzugte diese Gewohnheit in der Ehe, „weil sie ihn weniger Mühe koste als der Verkehr", und kam unter Alkoholeinfluß, aber nicht im Rausch, dazu, sich in eine Leichenhalle Eingang zu verschaffen, wo er Frauen- und Kinderleichen entblößte und sie masturbierend betastete; den Vollzug des Coitus bestritt er. Wir haben den Fall als Leichenfetischismus aufgefaßt.

Bei manchen Fällen, die in der Literatur beschrieben sind, mag es sich um Ähnliches handeln. Daß die Neigung zu Leichen mit sadistischen Zügen (Gefühl, einem Unterworfenen gegenüberzustehen, bestialisches Verhalten gegen Leichen) verbunden sein kann, wird sich nicht bestreiten lassen; einschlägige Fälle sind bei v. KRAFFT-EBING zu finden. Bei der Seltenheit und Fragwürdigkeit der meisten Fälle erübrigt es sich, auf sie näher einzugehen[4].

Einige Bemerkungen verdienen die Beziehungen des Fetischismus zur Krimi-

---

[1] Der Geruchssinn spielt bekanntlich auf erotisch-sexuellem Gebiet anziehend und abstoßend eine sehr große Rolle. Darauf geht die Redensart zurück, daß man einen Menschen „nicht riechen kann".

[2] Angemerkt sei, daß Fetischismus bei Psychosen, namentlich bei Schizophrenen nicht ganz selten ist und in oft recht verschlungene symbolische Zusammenhänge eingeht.

[3] Der Fall ist von GRÜNTHAL veröffentlicht worden. Es handelte sich um einen erregbaren, gelegentlich brutalen, primitiven Psychopathen mit ausgesprochenen psychosexuell-infantilen Zügen (Masturbation, Sexualneugier). Zu bemerken ist, daß der Mann in seinen Kinderjahren neben einem Friedhof wohnte.

[4] Es genüge hier, die in der Literatur vorkommenden Bezeichnungen anzuführen: Vampyrismus, Nekromanie, Nekrosadismus, Nekrostuprum, Nekrophagie, Nekrofetischismus. Einen Fall von Pseudonekrophilie, eine manische Kranke, hat RITTERSHAUS veröffentlicht.

nalität. In erster Linie kommen die Fetischdiebe in Betracht, d. h. die Menschen, die ihre Fetische stehlen, weiterhin solche, bei denen die Diebstahlshandlung mit sexueller Erregung und mit Orgasmus einhergeht[1]. Ohne Zweifel wird hier sehr viel geschwindelt; immerhin kommen einschlägige Fälle vor, die sehr eingehender Analyse bedürfen und keineswegs ohne weiteres Anwartschaft auf Exkulpierung haben.

Fetischisten sind auch die Zopfabschneider und Rockaufschlitzer, bei denen wie bei anderen fetischistischen und nichtfetischisten Saboteuren[2] neben psychosexuellen Infantilismen regelmäßig sadistische Einschläge zu finden sind. Bei solchen Persönlichkeiten lassen sich Herkunft und Entwicklung der Perversion oft sehr deutlich verfolgen.

n) Exhibitionismus.

Unter Exhibitionismus im eigentlichen Sinn wird das Zurschaustellen der Genitalien[3] zum Zweck der geschlechtlichen Befriedigung verstanden. Bei diesem Akt, der beim Mann ungleich häufiger ist als bei der Frau, ist das Genitale meist in erregtem Zustand. Erfolgt nicht spontan Ejaculation mit Orgasmus, so wird vielfach masturbatorisch nachgeholfen.

Der Begriff des Exhibitionismus ist ganz erheblich erweitert worden, so daß heute der eigentliche Exhibitionismus gewissermaßen den extremen Spezialfall darstellt. FREUD hat gelehrt, daß in der Sexualentwicklung Schaulust (Sexualneugier) und Zeigelust verhältnismäßig früh als „Partialtriebe" auftreten; mit den anderen „Partialtrieben" werden sie später im Sexualtrieb zusammengefaßt, sie können aber als infantile Regression mehr oder weniger selbständig bestehen bleiben. Auch wenn man sich der psychoanalytischen Auffassung im einzelnen nicht anschließt, wird man nicht bestreiten können, daß hier Richtiges gesehen ist. Die Neugier nach dem Aussehen der Genitalien beim andern Geschlecht, der Wunsch sie zu sehen und die Bereitschaft, als Entgelt die eigenen zu zeigen, treten frühzeitig auf und spielen auch bei ausgebildetem Sexualtrieb gelegentlich noch eine Rolle. Die erotisch-sexuelle Anreizung durch Entblößung und durch betonte Verhüllung ist immer ein bedeutsamer Faktor der Mode gewesen. Neben der mehr oder weniger weitgehenden körperlichen Entblößung hat man nun gelegentlich auch, wie mir scheint nicht ganz mit Unrecht, die seelische Entblößung in Beziehung zum Exhibitionismus gebracht[4]. Daß umgekehrt hinter der Neugier mancher Menschen, von der Erotik und Sexualität anderer zu erfahren und sich überhaupt dauernd mit Geschlechtlichem zu beschäftigen, die „Schaulust" steckt, wird kaum zu bestreiten sein. Deshalb muß man noch lange nicht jede neugierige Regung für eine larviert sexuelle halten.

Der exhibitionistische Akt ist im Grunde eine sexuelle Vorbereitungs- und Ersatzhandlung, ein „rudimentär bleibender Sexualakt" (KRONFELD). Der Zuschauer — die Exhibitionisten bevorzugen jüngere Mädchen — hat nur die Aufgabe zu reizen, zum Vollzug des Aktes ist er nicht mehr notwendig. Darin wird die infantile Natur des Aktes und mit ihm der ganzen Einstellung beleuchtet. In der Tat ist das deutlich bei allen exhibierenden Psychopathen[5], bei denen

---

[1] Vgl. S. 273.   [2] Vgl. den auf S. 287 erwähnten Fall.

[3] Die gelegentlich vorkommende Neigung von Männern, im Freien plötzlich nackt vor Frauen aufzutauchen, ist eine Form des Exhibitionisums (Adamismus).

[4] Zu weit gegangen ist es freilich, wenn die FREUDsche Schule in jeder seelischen Entblößung sublimierten (verdrängten) Exhibitionismus sieht.

[5] Auf den Exhibitionismus bei Geisteskranken gehen wir nicht ein. Die Lehrmeinung, daß das Exhibieren ein epileptisches Symptom sei, ist schon lange durch die Auffassung ersetzt gewesen, daß viele Epileptiker exhibieren. Aber auch das ist unzutreffend. Ich habe noch nie einen epileptischen Exhibitionisten gesehen. In epileptischer Bewußtseinstrübung

schon lange allgemeine Entwicklungshemmungen, Schüchternheit, Trotz und nicht selten kindlich übertriebenes Schamgefühl aufgefallen sind. Staehelin hat unter 31 psychopathischen Exhibitionisten verschiedene Typen gefunden, die alle infantile psychische Züge zeigten; besonders war das der Fall bei den von ihm so genannten typischen Exhibitionisten, „die stärker und schwächer alle Charaktermerkmale der Exhibitionisten in sich vereinigen"[1].

Auf dem Boden derartiger infantilistisch-psychopathischer Artung kommt es unter der Einwirkung von besonderen Erlebnissen und eigentümlichen Einflüssen der Umgebung — z. B. brutale Väter, strenge oder zu weiche Mütter — zu Steigerungen des ohnehin vorhandenen Minderwertigkeitsgefühls und „aus einer infantilen Triebstellung oder aus Protest oder um Aufsehen zu erregen" (Staehelin) zum gewohnheitsmäßigen Exhibieren.

Die meisten Exhibitionisten scheinen zu glauben oder sich glauben zu machen, daß sie ihren Zuschauerinnen mit der Entblößung ein Vergnügen bereiten oder ihnen doch weder einen Schaden noch ein Unrecht zufügen. Andere begleiten ihre Schaustellung mit Beschimpfungen und Bedrohungen, ganz selten kommen sexuelle Angriffe im Anschluß an das Exhibieren vor; in diesen aggressiven Haltungen wird man einen sadistischen Einschlag sehen dürfen.

Den Angaben der Exhibitionisten, daß sie unter einem unwiderstehlichen Drang handeln, wird man gemeinhin mit großer Vorsicht zu begegnen haben. Doch scheinen gelegentlich schon schwere, dranghafte Sexualspannungen vorhanden zu sein (Kronfeld). Eine Exkulpierung wird man allerdings nur in seltenen Fällen in Erwägung ziehen können.

Beziehungen zum Exhibitionismus hat der Triolismus, das ist die „Neigung, sexuelle Akte mit mehreren Partnern — oder doch vor mehreren Partnern — zu begehen" (Kronfeld). Dazu gehört auch das Voyeurtum, die Neigung, Zeuge sexueller Vorgänge zu sein. Triolismus und Voyeurtum spielen in unseren Zusammenhängen kaum eine Rolle; Kronfeld ist geneigt, ihre Entstehung aus sexuellem Reizhunger und Raffinement zu erklären[2].

o) Algolagnie (Sadismus und Masochismus).

Für die durch v. Krafft-Ebing gebrauchten Bezeichnungen Sadismus (nach dem Marquis de Sade) und Masochismus (nach dem Schriftsteller v. Sacher-Masoch) hat Eulenburg den zusammenfassenden Terminus Algolagnie eingeführt, dessen beide Unterformen — die aktive und die passive Algolagnie — die alten Namen ersetzen sollen. „Es handelt sich dabei um die Entstehung geschlechtlicher Befriedigung durch Erdulden oder Erzeugen von Schmerzen und Qualen" (Kraepelin). Sadistische und masochistische Züge finden sich ungemein häufig neben-

---

mögen solche Akte vorkommen, doch sind sie sicher sehr selten. Staehelin fand unter seinen 70 Exhibitionisten nur einen Epileptiker und einen Schwachsinnigen mit epileptiformen Krampfanfällen und Dämmerzuständen. Kronfeld meint, der Umstand, „daß der exhibitionistische Drang sehr häufig eine Art endogen bedingter Brunst darstellt", habe dazu geführt, ihn als epileptisches Äquivalent anzusehen.

[1] „Sie waren überempfindlich, scheu, bald nachgiebig, bald schwächlich aufbegehrerisch, ungeschickt, Unangenehmem ausweichend, eifersüchtig, willensschwach, kleinlich, pedantisch, bald ängstlich, zaghaft, bescheiden, bald prahlerisch und anspruchsvoll eitel, stark von Stimmungen abhängig. Alle onanierten intensiv und waren übertrieben schamhaft" (Staehelin).

[2] Unter Kronfelds Triolisten waren außer gesunden Menschen zwei Imbezille leichteren Grades. Seine Voyeurs waren durchweg „völlig gesunde Menschen mit leichter Ansprechbarkeit ihrer sexuellen Phantasie und gewissem Hang zum Onanieren." Er ist der Meinung, daß das Voyeurtum „nicht ‚abnormer' sei als die Neigung zu Sexualklatsch, Zoten und skatologischen Witzen".

einander, und zwar keineswegs allein bei Algolagnisten im engeren Sinn. Auch wenn man nicht so weit geht wie APFELBACH, der die Begriffe Sadismus und Masochismus von der Geschlechtlichkeit ganz loslösen und unter dem Oberbegriff Psychomodalität als die Charakterelemente der Herren- bzw. Sklavennaturen angesehen haben will, wird man nicht daran vorbeikommen, auch außerhalb der geschlechtlichen Betätigung und der geschlechtlichen Einstellung im engeren, ich möchte sagen: im manifesten Sinn Wurzeln und Auswirkungen der Algolagnie zu suchen und zu finden.

Es liegt nahe, die aktive Algolagnie mit der männlichen Aggressionslust (BOSTROEM), die passive mit der weiblichen Hingabe in Verbindung zu bringen. Man kann damit auch bis zu einem gewissen Grade der Tatsache gerecht werden, daß gemeinhin der Mann nicht ausschließlich aggressiv, die Frau nicht ausschließlich hingebend in ihrer Gesamthaltung, besonders im sexuellen Verhalten, zu sein pflegen, daß in einem weiteren Sinne beim Mann sich weibliche, bei der Frau sich männliche Einschläge (WEININGER) finden oder vermuten lassen, deren Vorkommen bei manchen Intersexen (MATHES, HIRSCHFELD) wohl als gesichert gelten darf. Es fragt sich aber, ob in der männlichen Aggression bzw. in der Aggression überhaupt und in der weiblichen Hingabe bzw. in der Hingabe überhaupt Neigung zur Grausamkeit bzw. Neigung zum Erdulden von Grausamkeiten enthalten ist. KRONFELD setzt auseinander, daß zur Grausamkeit ,,psychologisch die Lust an der Wehrlosigkeit und der Lustgewinn aus der Wehrlosigkeit gehört, mit der das Opfer den Triebbetätigungen des Grausamen gegenübersteht. Eine derartige Lust an der Wehrlosigkeit liegt keineswegs im Wesen der sexuellen Aggression.'' Immerhin hält auch KRONFELD eine ,,nahe psychologische Nachbarschaft'' für gegeben und ,,ihre Erklärung aus einer gemeinsamen Wurzel'' für begreiflich.

In der Tat liegt in der Überwältigungstendenz und in der Tendenz, sich überwältigen zu lassen, die tiefe Gemeinsamkeit zwischen Aggression und Grausamkeit auf der einen, zwischen Hingabe und Erleiden von Grausamkeit auf der anderen Seite. Es ist ja die Wehrlosigkeit des ,,Opfers'' auch beim Sadisten nicht von vornherein gegeben, sondern sie wird durch eine — sei es tatsächliche oder mehrweniger gespielte — Überwältigung erreicht, und umgekehrt ist der Masochist nicht von Anfang an wehrlos, sondern er läßt sich wehrlos machen oder verzichtet genußvoll von sich aus auf Abwehr. In einem weiteren Sinn liegt Grausamkeit in jeder Aggression, weil sie immer irgendwie *gegen* die körperliche oder seelische Sphäre eines anderen oder mehrerer anderer Menschen gerichtet ist. Umgekehrt bedingt die Hinnahme jeder Aggression Leiden, wie immer dieses Leiden lust- oder unlustvoll betont sein mag, weil das Objekt der Aggression durch diese gesetzmäßig eine Beeinträchtigung erfahren muß. Allerdings entscheidet die aus seiner Artung heraus erfolgende Einstellung des Objekts der Aggression darüber, ob es sich hinnehmen und weiter leiden oder ob es sich gegen das Subjekt der Aggression zur Wehr setzen und dieses leiden machen will.

Man wird nicht daran zweifeln können, daß Aggression und Hingabe im Triebleben wurzeln; sie erstrecken sich über das gesamte Triebleben. Im Selbstbehauptungstrieb geben sich Aggression und Hingabe ebenso deutlich wie im Geschlechtstrieb kund, und daß die Persönlichkeit aus ihrem Selbstentfaltungstrieb heraus sowohl aggressives wie auch hingebendes Verhalten zeigen, daß sie anders gesagt in ihrer Entwicklung gegen andere im Angriff vorgehen und sich ebenso in schonender Rücksicht oder in zähneknirschendem Verzicht zurückziehen kann, mag mit einem Beispiel illustriert werden: man sieht gelegentlich an sich produktive Männer, die durch ihre Partnerin daran verhindert werden, sich ,,zu entwickeln''; es handelt sich für uns hier nur um das Prinzipielle und nicht darum, ob und wie weit die Aggression im Selbstentfaltungstrieb dieser „Verhinderten" zu gering ist, um gegenüber der aggressiven Beeinträchtigung durch die Partnerin erfolgreich zu bestehen.

Man kann die Zusammenhänge auch in einen noch weiteren Rahmen stellen und sagen; in allem Leben ist aus den Triebgrundlagen heraus Kämpfen und Leiden. Die Worte „Leben heißt Kämpfer sein" und „Leben ist Leiden" stehen gleichberechtigt nebeneinander.

Kehren wir zur Algolagnie zurück, so treffen wir nach dieser Abschweifung unmittelbar auf den Tatbestand, daß Kämpfen und Leiden, Aggression und Unterwerfung, Grausamkeit und Erdulden schon im Geschlechtsleben der Tiere und beim primitiven Menschen von höchster Bedeutung sind und sein müssen, daß diese beiden Gegensätze in der Sexualität des einzelnen nie ganz fehlen und daß sie ihr vielfach eine ziemlich eindeutige Akzentuierung verleihen. Reichen sie nach der einen Richtung tief in die Sexualität und in die speziell sexuellen Vorgänge hinein, so behalten sie in vielen Zusammenhängen, die tatsächlich oder scheinbar mit Geschlechtlichem nicht oder nicht unmittelbar zusammenhängen, doch noch eine — oft nur mehr symbolisch erfaß- bzw. deutbare — Beziehung zur Sexualität, die sich ganz allgemein mit dem Hinweis kennzeichnen läßt, daß im Gesamttriebleben das Sexuelle immer enthalten ist, wenn es auch naturgemäß nicht in jeder Triebentäußerung akzentuiert ist oder gar zur Manifestation gelangt.

Bei diesen Ableitungen ist es ohne weiteres verständlich, daß sadistisches Quälen und masochistisches Leiden sich nicht auf die körperlichen Vorbereitungen und auf den Vollzug des Sexualaktes beschränken, sondern weit und tief ins Seelische hineingreifen. Es darf darauf verzichtet werden, diese Erscheinungen im einzelnen zu der Aggression der quälenden und leidenden Persönlichkeit in Beziehung zu setzen.

Aggression und Hingabe sind, unter dem allgemeinen Gesichtspunkt des Sexuallebens der Geschlechter betrachtet, nicht Faktoren der Quantität, sondern Richtungsfaktoren. Damit, daß dem Mann erotisch-sexuelle Aggression, der Frau erotisch-sexuelle Hingabe unterstellt wird, ist nicht gesagt, daß jener triebstark, diese triebschwach sein müsse. In ihren Idealtypen sind Mann und Frau triebkräftig in ihrer Aggression bzw. Hingabe. Das setzt sich aber nicht durchweg geradlinig in den Sadismus und Masochismus fort.

Bei gewissen Männern mit sadistischen Zügen mag man in ihrer Neigung bei der Vorbereitung und beim Vollzug des Sexualakts immerhin eine gewisse Zuspitzung des aggressiven Prinzips sehen; bei manchen masochistischen Frauen läßt sich dazu das Gegenstück in der Art ihrer körperlichen Hingabe finden. Solche Tatbestände gehören zum großen Teil noch in den Bereich der normalen Sexualität, den man ohnehin nicht zu eng ziehen darf; sie sind lediglich besondere Betonungen der Aggression und der Hingabe. Aber schon das erhebliche Hervortreten von Quälen und Quälenlassen im Zusammenhang mit den sexuellen Beziehungen geht „geradlinig" ins Psychopathische hinüber. Dabei braucht die Triebquantität an sich ebensowenig auffällig zu sein wie die männliche bzw. weibliche erotisch-sexuelle Grundeinstellung. Hier schließen sich Männer von erheblicher sexueller Triebstärke an, deren Aggression sich der entgegengestellten Widerstände freut und sie sadistisch zu brechen pflegt. Die Rücksichtslosigkeit und Bedenkenlosigkeit mancher brutalen „Herzensbrecher" mag hier erwähnt werden. Ihre Analogie stellen Frauen dar, die mit einer gewissen Gewaltsamkeit „genommen" werden und das Erlebnis des (brutalen) Überwältigtwerdens auskosten wollen. Daß am Ende dieser „geraden Linie" auch Männer und Frauen stehen, deren Aggressions- und Hingabefreudigkeit extreme Grade erreicht, steht außer Frage. Ein Eingehen auf technische Einzelheiten der erotisch-sexuellen Eroberung und Unterwerfung dieser Typen kann hier unterbleiben.

Bisher hatten wir triebkräftige Männer und Frauen im Auge, deren sadistisch bzw. masochistisch getönte Aggressions- oder Hingabefreudigkeit die unmittelbare Auswirkung der ihrem Sexus entsprechenden Einstellung auf Eroberung und Unterwerfung darstellt. Bei der größten Mehrzahl der männlichen und weiblichen Algolagnisten liegen die Verhältnisse aber so, daß aus einer relativen oder absoluten Triebschwäche oder Triebunsicherheit heraus Selbstunsicherheit entsteht, die durch das Streben nach Macht im Sinne der geschlechtlichen Eroberung überkompensiert wird oder auch in der masochistischen Unterwerfung sowohl nach der Seite des Geltungsstrebens (Egozentrizität[1]) wie nach derjenigen der erstrebten Situation der Ohnmacht[1] dem Zwecksystem der Persönlichkeit einbezogen wird. Auch in der Ohnmacht extremer Masochisten und Masochistinnen ist wohl immer ein Stück befriedigten Geltungsstrebens über die „Besonderheit" ihres Erlebens enthalten[1]; sie genießen es, „anders zu sein als die anderen".

Immer werden die masochistische Frau und der sadistische Mann unserem unmittelbaren Verständnis näher stehen, auch wenn bei jener Geltungsstreben und Ohnmacht und bei diesem Überkompensationen unverkennbar sind. Soweit nun Männer masochistisch im engeren Sinne sind[2] und soweit Frauen sadistisch sind, wird man — ohne die schon erwähnten Einstellungen deshalb zu vernachlässigen — bei beiden einen Protest gegen ihre Geschlechtsrolle annehmen und hinter diesem kausal nicht allein die besprochenen trieblichen Abweichungen, sondern oft auch temperamentmäßige Auffälligkeiten und ins Körperliche wie ins Seelische gehende intersexuelle Einschläge vermuten, oft genug auch nachweisen können. Konkreter: der sklavisch-unterwürfige Mann, der dem normalen Verkehr ausweicht, der aus der Ferne seine Herrin unter masochistischen Phantasien anbetet oder sich von ihr in der Wirklichkeit züchtigen, fesseln, wie ein Hund behandeln läßt, zeigt in der Regel nicht allein psychosexuell infantile, sondern auch deutlich feminine Züge. Umgekehrt: die Herrin mit der Peitsche, die nicht allein in der fatalen einschlägigen erotischen Literatur existiert, ist vielfach eine stark viril wirkende Frau, an deren Hingabe schwer zu glauben wäre, auch wenn sie auf die überkompensatorische Verwirklichung ihres Machtstrebens verzichten wollte. Es ist für die Annahme der Bedeutung intersexueller Komponenten bei diesen Algolagnisten wichtig, daß ihre Mehrzahl im phantastischen und realen Erleben des Züchtigens oder Mißhandeltwerdens ohne Sexualverkehr zur sexuellen Befriedigung kommt. Ihre „Ausläufer" sind Männer und Frauen, die zum gelegentlichen Vollzug der sexuellen Vereinigung ganz erhebliche algolagnistische Vorbereitungs- und Begleithandlungen brauchen.

Ich halte die Annahme für berechtigt, daß die zuletzt skizzierten kausalfinalen Zusammenhänge auch Geltung haben für Persönlichkeiten, die in hohem Maße Quälende und Leidende, besonders auch Selbstquäler, sind, ohne daß in ihrem Geschlechtsleben im engeren Sinn wesentliche algolagnistische Züge zu erkennen wären. Immerhin sind Einschläge algolagnistischer Überkompensation als Ausfluß psychopathischen Machtstrebens wohl bei vielen Männern vorhanden, die Frauen durch Quälen, durch Eifersucht u. a. m. seelisch mißhandeln, und ebenso oder noch mehr bei den Frauen, die ihren Ehemännern oder Liebhabern

---

[1] Ich muß hier vorgreifend charakterologische Einstellungen heranziehen, über die sich Ausführliches im VII. Kapitel findet.

[2] Masochismus kommt bei Männern häufiger zur Beobachtung als bei Frauen. Ob er auch tatsächlich bei Männern häufiger ist, läßt sich aus naheliegenden Gründen nicht mit Sicherheit beurteilen.

·das Leben zur Hölle machen, indem sie sie durch Eifersüchtelei oder durch übermäßige wirtschaftliche oder· gesellschaftliche Ansprüche u. dgl. m. peinigen[1]. Umgekehrt ist die selbstquälerische Persönlichkeit — sei sie Mann oder Frau — wie die eben erwähnten Typen vielfach aus im Körperlichen und Trieblichen liegenden Gründen „mit sich zerfallen" und macht absonderliche Anstrengungen, ihre kausale Zerrissenheit zu einem finalen Ausgleich zu bringen[2]. Bei all diesen Typen machen sich Selbstunsicherheit und Minderwertigkeitsgefühle geltend, die auf Unausgeglichenheiten im körperlichen und im Triebleben zurückgehen und, wie wiederholt sei, häufig genug feststellbare Beziehungen zu körperlicher Intersexualität haben. Daraus wird auch das Nebeneinandervorkommen sadistischer und masochistischer Züge bei Männern und Frauen begreiflich, daraus die Neigung solcher Persönlichkeiten zur verhüllten und unverhüllten Grausamkeit, zum Neid (Ressentiment), zur Rachsucht und Verbitterung und zum Menschenhaß (KRONFELD).

Man mag die geradlinigen Verstärkungen der männlichen Aggression (bis zur körperlichen Schädigung und bis zum Lustmord) und der weiblichen Hingabe (bis zum Erleiden schwerster körperlicher Mißhandlung) zum Sadismus und Masochismus als *impulsive Algolagnie*[3] zusammenfassen und ihnen die anderen Formen einschließlich derjenigen, die zum Körperlich-Sexuellen nicht mehr oder doch nicht mehr nachweisbar in Beziehung stehen, als *dystone*[4] *Algolagnie* gegenüberstellen, weil dort die Erscheinungen unmittelbar dem Triebleben entwachsen, während hier finale Umformungen aus psychopathisch-charakterologischen Einstellungen stattfinden. Dabei darf nicht außer acht bleiben, daß Kombinationen von impulsiver und dystoner Algolagnie sicher nicht allzu selten sind.

Daß in der Entwicklung dystoner Algolagnisten Erlebnisse gestaltend mitwirken und daß bei ihnen oft besonders deutlich die kind-elterliche Fixierung (Inzest-Komplex) fortbesteht und fortwirkt, steht außer Zweifel.

Wiederholt ist darauf hingewiesen worden, daß viele Beziehungen unter den verschiedenen Perversionen bestehen. Oft kommen mehrere Perversionen bei derselben Persönlichkeit nebeneinander vor. Besonders sind auch algolagnistische Züge und Einstellungen bei anderen Perversionen recht häufig[5]. Es gibt sadistische und masochistische Homosexuelle; die Art der Hingabe mancher Urninge ist an sich schon in der Regel masochistisch gefärbt. Bei manchen Fetischisten (Saboteure, Rockaufschlitzer, Zopfabschneider u. a.) sind sadistische Züge zu erkennen, bei anderen masochistische (Urophilie, Koprophilie u. a.); man kann ebensogut sagen, daß es Algolagnisten mit fetischistischen Neigungen gibt. Im Exhibitionismus steckt gelegentlich ein aktiv-, häufiger ein passiv-algolagnistischer Einschlag. In der Zoophilie kann die geschlechtliche Grausamkeit unverhüllt zutage treten. Der Pädophilie ist sadistische Tönung keineswegs fremd; manche sadistischen Prügelpädagogen[6] könnte man als paradoxe Pädophile ansehen. Homosexuelle, exhibitionistische und fetischistische Neigungen zeigen mit einer

---

[1] Im Abschnitt über die hysterischen Persönlichkeiten wird darauf nochmals eingegangen.

[2] Es sei besonders auf die einschlägigen Bemerkungen bei den anankastischen Psychopathen verwiesen. Vgl. dazu die Erörterungen von O. KANT über Schulderleben und Aggression in der Depression.

[3] KRONFELD unterscheidet impulsiven und neurotischen Sadismus.

[4] Als dyston bezeichne ich unter Verwendung eines von BOSTROEM gebrauchten Ausdrucks das charakterlich (final) Psychopathische.

[5] Autoerotismus, Exhibitionismus und Sadismus bzw. Masochismus finden sich nebeneinander beim sog. Wort- und Briefsadismus bzw. -masochismus.

[6] Mit Recht betont KRONFELD die sadistische Bedingtheit vieler Roheitsakte, die zuweilen als sexuelle Ersatzhandlungen erkennbar sind, zum Teil „ohne jede Beziehung zu geschlechtlichen Regungen vollzogen" werden, Mißhandlungen von Kindern, Zöglingen, Sol-

gewissen Vorliebe die sog. Autosadisten, bei denen ohnehin passive und aktive Algolagnie nebeneinander vorhanden sind.

Es mag genügen, auf diese Beziehungen und Verbindungen noch einmal hinzuweisen und dazu die Bemerkung zu machen, daß in ihnen immer, wenn auch in verschiedenem Ausmaße, psychosexuelle Infantilismen eine Rolle spielen. Durch diese Tatsache wird auch von dieser Seite die Bedeutung der Entwicklungshemmungen für das Zustandekommen geschlechtlicher Abwegigkeiten überhaupt beleuchtet.

VI. Die psychopathischen Persönlichkeiten von der Temperamentsseite her betrachtet.

Psychopathische Temperamentstypen.
(Dysthymiker.)

Vorbemerkungen.

Galten die Ausführungen des vorigen Kapitels solchen psychopathischen Typen, die von der Triebseite oder Triebschicht her Besonderheiten bieten, so haben wir uns jetzt mit denjenigen zu beschäftigen, deren Besonderheit ausschließlich oder doch in erster Linie auf dem Gebiet des Temperaments, in der mittleren Schicht des Persönlichkeitsaufbaus, liegt. Wir fassen sie, um zur Verständigung einen handlichen Namen zu haben, als *Dysthymiker* oder *dysthymische Typen*[1] zusammen.

Unsere Bemühungen zielen nicht darauf ab, neue dysthymische Typen aufzustellen; es gibt wohl kaum einen einschlägigen Typus, der nicht schon beschrieben worden wäre. Wir vermessen uns nicht, bei der Aufzählung der Typen Vollzähligkeit zu erreichen, alles zu bringen, was hier überhaupt vorkommt. Wir möchten auch darauf verzichten, die dysthymischen Typen allzu gewaltsam in unser Schema zu pressen. Unsere Absicht ist lediglich, die wichtigsten einschlägigen Formen unter den Gesichtspunkten unseres Schemas darzustellen, sie gleichsam an unserem Schema zu messen, wobei sich gewiß herausstellen mag, daß auch dieses Schema nur von relativer Brauchbarkeit ist. Wir berühren uns dabei mit den Aufstellungen bzw. mit dem Charakterschema von EWALD, mit dem uns neben anderen Gemeinsamkeiten auf diesem Gebiet der Wunsch verbindet, ohne Zwang einige Ordnung in die Betrachtung der Typen zu bringen. Daß die klinische Psychiatrie im engeren Sinn, ihren Aufgaben gemäß, die dysthymischen Typen einigermaßen stiefmütterlich behandelt hat, wird ebensowenig bestritten werden wie die Einseitigkeit, mit der die tiefenpsychologischen Schulen temperamentmäßigen Tatbeständen, vielfach beinahe ängstlich, aus dem Weg zu gehen scheinen. Ergibt sich aus unserer Grundanschauung die Notwendigkeit, die Persönlichkeit von verschiedenen Seiten — *mehrdimensional*

---

daten, aber auch „Besudlungsfreude, Vorliebe für blutrünstige Sports". Als Parallele mag hier bemerkt werden, daß bei manchen „triebhaften" Delikten (Diebstähle u. a.) masochistische Einstellungen mitwirken mögen, aus denen heraus die quälende Angst vor dem Ertapptwerden und die Entwürdigung durch Strafverfahren und im Strafvollzug (auf der anderen Seite aber auch die sadistische Entwürdigung einer geliebten oder gehaßten Person) lustvoll erstrebt und genossen wird. Auch der allerdings oft nicht glaubwürdige Kitzel beim Diebstahlsakt mag gelegentlich algolagnistisch gefärbt sein.

[1] Von WILMANNS, gelegentlich auch von anderen Autoren, ist dieser Terminus schon verwendet worden.

oder *strukturanalytisch* — zu betrachten, so erwächst aus unserem Temperamentsschema noch einmal die Komplikation, auch innerhalb der mittleren Schicht uns einer strukturanalytischen oder mehrdimensionalen Betrachtungsweise zu bedienen. Das Temperament einer Persönlichkeit hat einen Aufbau[1], der nicht gestattet, es gleichsam als Einzelfaktor in Rechnung zu stellen, sondern notwendig macht, es gewissermaßen in Gestalt einer Formel der Gesamtgleichung der Persönlichkeit einzufügen. Aber innerhalb der „Temperamentsformel" ist es einmal dieser, einmal jener Faktor, der der Persönlichkeit nach ihrer Temperamentsseite hin ihre besondere Prägung gibt, ohne daß damit die anderen Faktoren bedeutungslos würden. Wenn im landläufigen Sinn ein Mensch „kein Temperament" hat, so ist das für den Aufbau der Persönlichkeit nicht weniger bedeutungsvoll als der Besitz eines „starken Temperaments". „Kein Temperament" haben, heißt nicht, daß die Temperamentsschicht solcher Persönlichkeiten etwa leer laufe, heißt nicht, daß diese Typen an der Stelle des Temperaments so etwas wie einen blinden Fleck haben, sondern es bedeutet lediglich eine dem Durchschnitt gegenüber quantitative Abweichung nach der anderen Seite, es bedeutet, wenn man will, Temperamentmäßiges mit negativem Vorzeichen.

Nach den erfahrungsgemäß bei einzelnen Typen prävalierenden Faktoren versuchen wir die dysthymen Erscheinungsformen in Gruppen und Untergruppen einzuteilen. Wir übersehen nicht, daß man das auch anders machen kann; doch glauben wir, daß unser Versuch nach dem Stande unserer heutigen Kenntnisse eine gewisse Berechtigung hat.

Aus der Mehrdimensionalität des Temperaments ergibt sich, daß neben den „einfachen Temperamentstypen", etwa den Erregbaren oder den Heiteren, deren Einordnung in unser Temperamentsschema gleich ersichtlich sein wird, komplizierte Temperamentstypen, z. B. erregbare Heitere, vorkommen und erwähnt werden müssen: Ein Mensch hat nicht allein eine sei es dauernde, sei es wechselnde *Stimmung*, sondern er ist auch in irgendeinem Grade *erregbar* und entäußert sich seiner Affekte nach Tempo, Kraft und Form entsprechend seinem *Naturell*.

Wir können hier auf unsere früheren Bemerkungen verweisen[2] und brauchen nicht wie im vorigen Kapitel in breitere Auseinandersetzungen über die theoretischen Grundlagen einzutreten. Dort schien uns die verhältnismäßige Beschränktheit der zur Darstellung kommenden Typen eine ausführlichere theoretische Besprechung der Triebgrundlagen im Sinne unserer Anschauungen erwünscht zu machen. Hier gibt es Typen in Fülle, an deren Hand sich gleichsam praktisch die Bemerkungen werden ableiten lassen, die beim Triebkapitel einleitend vorweggenommen werden mußten.

Wir teilen die Dysthymiker aus praktischen Gründen in drei Gruppen: *Hyperthymiker*[3], *Hypothymiker*[4] und *Poikilothymiker*. Wenn wir der Schilderung

---

[1] In welchem Maße bei der Gewinnung unseres Temperamentsschemas in erster Linie BIRNBAUM, dann KLAGES und EWALD, aber auch KRETSCHMER, Pate gestanden sind, ist, wie wir glauben, so deutlich, daß wir uns weitere Erörterungen darüber ersparen können.

[2] S. 248.

[3] Wir brauchen kaum Kollisionen zu befürchten, weil dieser Terminus für eine bestimmte Untergruppe unserer Hyperthymiker schon eingeführt ist (KURT SCHNEIDER). Es sei bemerkt, daß die Termini von jeder präjudizierenden Beziehungsetzung zum manisch-depressiven Irresein frei sind. Hier handelt es sich primär um die Aufstellung dysthymer Psychopathentypen; erst sekundär kommt da und dort die Diskussion von eventuell vorhandenen Beziehungen zu den großen klinischen Krankheitsformen oder Konstitutionskreisen in Betracht.

[4] Für APFELBACH sind die Hypothymen die Gefühlsarmen im Gegensatz zu den gefühlsreichen Hyperthymen; das ist durch seinen Emotionalitätsbegriff (psychische Ansprechbarkeit und Auswirkung von Gemütsbewegungen auf das ganze psychophysische Leben)

der Typen ein Schema vorausschicken, so geschieht dies in der Hauptsache des Überblicks halber. Wir füllen in diesem Schema die Rubriken nur so weit aus, daß die einzelnen sich als „reine" Typen darstellen; im Sinne der oben gemachten

Psychopathische Temperamentstypen (Dysthymiker).

| | 1. Grund- und Lebensstimmung | 2. Emotionalität | | | | |
| | | a) Erregbarkeit (reaktive Emotionalität, Temperament im engeren Sinn) | b) innere Ablaufsweise (gemütliche Ansprechbarkeit, Affektivität) | c) Entäußerung (Naturell) | | |
				Tempo	Kraft	Form
1. Hyperthymiker						
a) Lebhafte (Tachythymiker)	—	leicht erregbar	—	schnell	—	beweglich
b) Erregbare	—	leicht erregbar	—	schnell	—	—
c) Explosible	—	leicht erregbar	—	schnell	kräftig	stoßweise
d) Reizbare Streitsüchtige (Eristhiker)	gereizt	leicht erregbar	—	schnell	kräftig	—
e) Heitere (Euphorische)	heiter	(leicht erregbar)	—	schnell	kräftig	beweglich
2. Hypothymiker						
A. Athymiker						
f) Phlegmatiker	—	schwer erregbar	—	langsam	—	schwerfällig
g) Stumpfe	—	schwer erregbar	fehlend oder oberflächlich	langsam	—	schwerfällig
h) Gemütsarme	—	schwer erregbar	fehlend oder oberflächlich	—	—	—
i) Gemütlose	—	nicht erregbar	fehlend oder oberflächlich	—	—	—
B. Dysphoriker						
k) Ängstliche	ängstlich	—	—	—	schwach	—
l) Mißmutige	mißmutig	—	oberflächlich	langsam	schwach	schwerfällig
m) Traurige	traurig	—	—	langsam	schwach	schwerfällig
3. Poikilothymiker						
n) autochthon Stimmungslabile	wechselnd	wechselnd	wechselnd	wechselnd	wechselnd	wechselnd
o) reaktiv Stimmungslabile	wechselnd	wechselnd	—	—	—	beweglich
Empfindsame (Sensitive)						

bedingt. Wir fassen unter den Hyperthymen Abweichungen von Temperamentskomponenten im Sinne einer Steigerung gegenüber der Mittellage („positive" Abweichungen) zusammen und stellen ihnen die Hypothymen als „negative" Abweichungen gegenüber. Darin ist allerdings praktisch ein gewisses Kompromiß enthalten, insofern die Gruppierung ausgeht von vorhandenen empirischen Typen, die, wie erwähnt, sich auch anders zusammenstellen ließen.

Bemerkungen ist das schon eine Abstraktion. Wir wiederholen, daß unsere Schilderung und noch weniger unser Schema Anspruch auf Vollständigkeit erheben kann und will.

Das Hyper- und das Hypothymische sowie das Poikilothymische ist — auf einen normalen Nenner gebracht — in jeder Persönlichkeit gegeben. Es ist nach unserer ganzen Auffassung selbstverständlich, daß die Grenzen unserer temperamentmäßigen Psychopathien zur Breite der Norm hin fließende sind und daß auch die Differenzierung der drei Hauptgruppen wie erst recht der Nebengruppen typenmäßig abstraktiv zu denken ist und nicht durch scharfe Grenzlinien gezogen vorgestellt werden darf. So sehr wir uns um die Erfassung scharfer Unterscheidungsmöglichkeiten bemühen und so sehr es uns aus strukturanalytischen Gründen darum zu tun ist, ein Schema nicht nur aufzustellen, sondern auch zu begründen, so ist für uns dieses Schema doch sekundär: der einzelnen Persönlichkeit stehen wir mit unbefangener Empirie gegenüber, wir wollen sie nicht in Einzelstücke zerrissen unserem Schema einverleiben, sondern wir wollen sie lediglich an den Möglichkeiten des Schemas messen; so mögen wir in diesem Punkt vielleicht eine Mittelstellung zwischen EWALD und KURT SCHNEIDER einnehmen.

1. Hyperthymiker.

Die Zusammengehörigkeit erscheint gegeben unter dem allgemeineren Gesichtspunkt, daß die Hyperthymiker samt und sonders „lebhaften" Temperaments sind. Im besonderen verbindet sie die Steigerung auf dem Gebiet der Erregbarkeit, der reaktiven Emotionalität, die lediglich bei manchen Heiteren nicht oder nicht auffallend gesteigert zu sein braucht, und eine ihnen fast durchweg zukommende Lebhaftigkeit des Tempos der temperamentmäßigen Äußerungen. Anders ausgedrückt: alle oder doch so gut wie alle Hyperthymiker sind erregbar und von lebhaftem Naturell. Die Reichhaltigkeit der Unterschiede, die zwischen den einzelnen Hyperthymen bestehen, zeigt schon ein Blick auf das Schema; sie wird in den Einzelschilderungen ausführlich zur Sprache kommen. Hinsichtlich der gemütlichen Ansprechbarkeit, der Affektivität und für Kraft und Form des Naturells kann nichts vorweggenommen werden, was alle Hyperthymiker zusammenschließen würde.

a) Lebhafte (Tachythymiker)[1].

Mit den lebhaften Hyperthymikern haben wir einen Typus im Auge, der gelegentlich schon als Bewegungsnaturell bezeichnet worden ist. Es handelt sich um Menschen, die durch die Lebhaftigkeit ihrer Motorik, durch eine, wenn man so sagen will, habituelle Hyperkinese, auffallen[2]. Sie können nicht lang sitzen bleiben, müssen sich immer wieder „Bewegung machen". Sie haben eine lebhafte, in der Regel ausdrucksvolle, dabei durchaus natürliche und natürlich wirkende Mimik. Sie sprechen meistens gern, viel und oft in lebhaftem Tempo; sie begleiten ihre Äußerungen, ab und zu auch die Äußerungen anderer — die Beobachtung eines Auditoriums, aber auch eines geselligen Kreises nach dieser Richtung ist überaus interessant — mit Gebärden und Gesten, manchmal erheben sie sich während der Unterhaltung und gehen sogar beim Zuhören auf und ab; scherzhaft nennen sich einige selbst Peripatetiker. Ich glaube, daß manches „nervöse" Spielen bei der Arbeit und bei der Unterhaltung — das Hantieren

---

[1] Der Terminus Tachythymiker ist gewählt, weil er sich den übrigen -thymikern ohne weiteres einfügen läßt. Zu seiner Erklärung braucht wohl kaum etwas gesagt zu werden.

[2] THIELE spricht, wie ich nachträglich sehe, von dem „bekannten und verbreiteten Typus der überlebhaften, überbeweglichen, ‚agilen' Psychopathen".

mit Bleistift oder Brieföffner, mit dem Schlüsselbund, mit dem Augenglas, das Zurechtrücken von Gegenständen auf dem Schreibtisch, das Zupfen an der Kleidung, das Herausziehen des Taschentuches, mit dem dann oft nur über das Gesicht gefahren oder auf Mund und Stirn getupft wird, das spielerische Blättern in Büchern und Papieren und vieles andere — hierhergehört. Einzelne dieser Bewegungen sind gewiß dann und wann als „Verlegenheitsbewegungen" zu werten; doch dürfte der Eindruck nicht täuschen, daß die Lebhaften im eigentlichen Sinn selten Verlegenheitsbewegungen haben. Manche Bewegungseigentümlichkeiten können bei den Tachythymikern zur festen Gewohnheit, geradezu stereotyp, werden — z. B. eine bestimmte Art, die Brille immer wieder zurechtzurücken. Man wird die Überbeweglichkeit oder den Bewegungsreichtum dieser Menschen als unmittelbaren Ausdruck eines besonderen Temperaments ansehen dürfen und nicht jede Einzelbewegung auf einen sei es bewußten, sei es unbewußten psychischen Inhalt hin untersuchen dürfen, ohne allerdings zu behaupten, daß nicht auch bei ihnen manche Bewegungen „komplexmäßig" bedingt seien[1].

Die Bewegungen der Lebhaften sind im allgemeinen schnell, sie können etwa nicht gemächlich eine Treppe hinaufgehen und haben vielfach auch im Gehen ein sehr gutes Tempo. Es tut ihnen geradezu wohl, ihre Motorik zu tummeln; sicher sind viele passionierte Sportsleute unter ihnen. Die Kraft ihrer Bewegungen ist unterschiedlich und scheint von mancherlei Faktoren ihrer Gesamtkonstitution abzuhängen. Dasselbe gilt von der Bewegungsform: viele Lebhafte sind ausgesprochen graziös, andere wirken zappelig („nervös"), wieder andere abrupt und eckig.

Gemeinsam ist ihnen eine graduell allerdings verschiedene Erregbarkeit, die sie, wenigstens teilweise, motorisch zu entladen vermögen.

Stimmungsmäßig sind sie keineswegs einheitlich charakterisiert. Es gibt gut gelaunte und dysphorische Lebhafte und solche mit unverkennbaren leichten und leichtesten Stimmungsschwankungen[2].

Im allgemeinen erscheinen die Lebhaften gemütlich gut, zum Teil sogar sehr gut ansprechbar zu sein. Doch ist eine einheitliche Kennzeichnung dieser Typen von der Seite der gemütlichen Ansprechbarkeit (Affektivität) her um so weniger erlaubt, als ohne Zweifel auch sehr geringe Ansprechbarkeit bei ihnen vorkommt.

Gewiß bestehen sehr enge Beziehungen zur sog. Nervosität — einerlei ob man annehmen will, daß viele Nervöse lebhaft seien oder daß viele Lebhafte zur Nervosität neigen. Vielleicht darf man sagen, daß die Tachythymiker, die es verstehen, ihrer Motorik auf natürliche Weise freien Ablauf zu verschaffen, am wenigsten zur Nervosität neigen. Daß unter Umständen die Lebhaftigkeit geradezu einen Anreiz zur Einschaltung nervöser Erscheinungen bietet, läßt sich nicht übersehen. Übrigens können Lebhafte auch nervös erscheinen, ohne es im eigentlichen Sinne zu sein[3].

---

[1] Es ist oft das psychoanalytische Beispiel der Dame angeführt und lächerlich gemacht worden, die durch das Auf- und Zumachen ihres Handtäschchens ihre geschlechtliche Geneigtheit bekunden solle. Es wäre absurd, jede derartige Bewegung so auszudeuten; man muß aber doch zugeben, daß eine solche Bewegung schon einmal diesen oder einen verwandten Sinn haben kann. Das kann gelegentlich auch für Bewegungen unserer Lebhaften zutreffen.

[2] Es ist leicht verständlich, daß in depressiver Stimmungslage die Lebhaftigkeit der Motorik mehr weniger eingeschränkt wird. Bei gereizter Stimmung besteht vielfach eine Steigerung des Bewegungsreichtums mit Neigung zu motorischen Entladungen.

[3] Nicht zu übersehen ist, daß zwischen Nervosität, Tachythymie und endokrinen Störungen (Thyreotoxikosen, Basedow) Beziehungen bestehen.

Körperbaumäßig besteht bei den Lebhaften keine Einheitlichkeit; immerhin ist mit Vorsicht zu sagen, daß nach der Bewegungsform die einschlägigen Pykniker mehr durch Rundheit und Glätte, ein Teil der Leptosomen durch ausgesprochene Grazie, ein anderer Teil derselben gerade durch den Mangel an Grazie auffallen.

So wenig die hier gemeinten Lebhaften hinsichtlich ihrer hyperkinetischen Motorik unter einem hirnlokalisatorischen Gesichtspunkt betrachtet werden dürfen, so soll doch die Vermutung nicht unausgesprochen bleiben, daß von der habituellen Hyperkinese dieser Typen zu allgemeineren und zu schlechtweg ticartigen Bewegungsstörungen, die vielleicht auf konstitutionellen Veränderungen im extrapyramidalen System beruhen, fließende Übergänge vorkommen. Ich denke an die allgemeine Hyperkinese mancher „Erethischer", besonders auch der sog. versatilen Schwachsinnigen, deren Zuordnung oder doch Inbeziehungsetzung zu konstitutionell bedingten Störungen im extrapyramidalen System durch die Feststellung von Gesichts- und anderen Tics, durch choreiforme und athetotische Bewegungen (Bostroem) als sichergestellt angesehen werden kann. Allerdings wird man sagen müssen, daß die Hyperkinese dieser Fälle so zu erklären sein mag, daß Bewegungsantriebe infolge der Störung im extrapyramidalen System vielleicht nicht ganz zum glatten Ablauf kommen, stecken bleiben und gleichsam durch Abgleiten sekundäre allgemeinere Hyperkinesen auslösen; dazu kommt, daß diese Kranken ihre unmittelbar extrapyramidal bedingten Störungen gelegentlich in ein bald zur Einschleifung gelangendes System von ursprünglich spontanen Bewegungen einbauen lernen, in dem sie vor sich und anderen — oft mit gutem Gelingen — die Grundstörung zu verbergen versuchen (Guttmann). Anders bei unseren Lebhaften, deren „Bewegungsdrang", sofern von einem solchen gesprochen werden will, als Ausfluß der Gesamtpersönlichkeit bzw. der Temperamentsschicht der Gesamtpersönlichkeit angesehen werden muß. Ihre Bewegungen sind weder organisch zwangsmäßig noch durch psychischen Zwang bedingt, obwohl mit der Möglichkeit gerechnet werden kann, daß einzelne Bewegungen dann und wann sekundär zwangsmäßig fixiert werden.

Wenn wir auch versuchen, die Lebhaftigkeit unserer Typen aus der Temperamentsschicht zu verstehen bzw. zu erklären, wie sich aus den eben gemachten Bemerkungen wohl entnehmen läßt, übersehen wir keineswegs ihre körperliche Bedingtheit bzw. die Notwendigkeit einer körperlichen Bedingtheit. Wir können das um so weniger tun, als für uns das s. v. v. psychische Temperament nicht wie der Geist über den Wassern schwebt, sondern in der Körperlichkeit verwurzelt und verankert vorgestellt werden muß[1]. Es sei lediglich die kurze Bemerkung noch gestattet, daß nicht allein Psychisches formend bei der Motorik mitwirkt, sondern daß auch ihrerseits die Motorik Psychisches gestalten hilft. Konkret gesprochen: die Lebhaften sind nicht allein hyperkinetisch, weil sie temperamentmäßig leicht beweglich sind, sondern es wird auch ihre Lebhaftigkeit angetrieben und gesteigert durch ihre Hyperkinese. Es ist nicht abwegig, zu denken, daß hier Triebfaktoren hereinspielen, daß in irgendeiner Weise die Lebhaftigkeit dieser und verwandter Temperamente herrührt oder doch gespeist wird aus der Quelle des Bewegungstriebs, von dessen Beziehungen zu unseren drei Kardinaltrieben schon die Rede gewesen ist[2].

Die temperament- bzw. naturellbedingte Besonderheit der Tachythymiker erschöpft sich keineswegs in ihrer motorischen Beweglichkeit; sie sind auch —

---

[1] Wie das im einzelnen im Hinblick auf die beteiligten Apparate des Zentralnervensystems und des endokrinen Apparats ist bzw. sein kann, wollen wir in unserem Abschnitt nicht auseinandersetzen.

[2] S. 269.

gleichfalls von ihrem Temperament her — in ihren seelischen Abläufen beweglich und wendig und dadurch vielfach hervorragend befähigt, mit den Dingen und Personen der Umwelt in Beziehung zu treten. Diese erhöhte Kontaktfähigkeit kann nach der gemütlichen Seite hin einen stark positiven Akzent bekommen, wenn eine entsprechende seelische Ansprechbarkeit vorhanden ist. Ist das nicht oder doch nicht in höherem Grade der Fall, so bleiben diese Typen bei allem und gegenüber allen an der Oberfläche und zeigen eine sehr ausgeprägte Flüchtigkeit, manchmal sogar eine hochgradige Sprunghaftigkeit, die nicht selten als flatterige Betriebsamkeit ohne betonte Inhalte in Erscheinung tritt. Hier schließen sich Fälle an, die infolge einer bis zur ruhelosen Hast gehenden Überlebhaftigkeit über alles und jedes hinwegeilen, bei nichts bleiben können, scheinbar vieles „vergessen"; sie können große Schwierigkeiten bei der sozialen Einfügung haben und bereiten. Auf der anderen Seite muß man solcher beweglicher Typen gedenken, die bei gut entwickelter gemütlicher Ansprechbarkeit und guter oder sogar sehr guter Intelligenz vermöge ihrer Betriebsamkeit sozial nicht allein brauchbar, sondern — besonders unter günstigen Umweltverhältnissen — geradezu wertvoll sein bzw. wirken können; es finden sich Tachythymiker, die eine von ihnen selber oder von anderen in Lauf gesetzte Unternehmung durch ihre nimmermüde Beweglichkeit und nie versagende Betriebsamkeit in der außerordentlichsten Weise zu betreiben und zu fördern vermögen, denen es geradezu eine Freude ist, auch tausend Nichtigkeiten mitzuerledigen, die dem Ganzen dienen, denen es am wohlsten da ist, wo lebhafteste Tätigkeit herrscht und wo sie „viel Betrieb" machen können.

Hier werden schon die Übergänge zu den heiteren bzw. zu den hypomanischen Psychopathen sichtbar, auf die bei diesen wird eingegangen werden müssen. In dieselbe Richtung weist aber noch eine Sonderform unserer Beweglichen: nämlich diejenigen, die durch das quecksilbrige Übermaß ihrer Motorik, nicht zuletzt ihrer Mimik, sowie durch das überflotte Tempo ihrer seelischen Abläufe einen bis zum Clownhaften bizarren oder grotesken Eindruck machen; wenn solche Tachythymiker heiter sind und Humor haben, sind sie die geborenen Komiker und Hanswurste.

Während die Erörterung über die Beziehungen zwischen den Heiteren und den Beweglichen später eingehend fortgesetzt werden soll, sei hier erwähnt, warum es sich prinzipiell — in den reinen Typen — doch um zwei verschiedene Formen handelt. Beide sind durch temperamentsmäßige Besonderheiten gekennzeichnet; doch betreffen diese Besonderheiten bei den Beweglichen das Naturell, bei den Heiteren die Stimmung. Damit ist eigentlich schon begründet, daß Übergänge und Kombinationen vorkommen können und müssen.

Daß bei diesen Lebhaften die charakterliche Steuerung von höchster Bedeutung ist, kann in diesem Zusammenhang nur erwähnt werden.

b) Erregbare.

Die erregbaren Psychopathen[1] nehmen im einschlägigen Schrifttum einen erheblichen Raum ein. Sie sind ausgezeichnet durch die besonders hohen Grade ihrer reaktiven Emotionalität. Viele Erregbare befinden sich in einem Dauerzustand emotioneller Geladenheit, der auf kleine und kleinste Anlässe hin in Gestalt von Erregungszuständen, meist kürzerer, gelegentlich aber auch längerer Dauer, nach außen durchbricht.

Die Erregbarkeit dieser Typen ist keine absolute Größe, sondern in hohem Maße abhängig von anderen strukturellen Bestandteilen ihres Temperaments,

---

[1] Vgl. S. 237.

aber auch — und das bezieht sich besonders auf die Erscheinungsformen der
Erregbarkeit — von ihrer charakterlichen Eigenart. Die Selbstbeherrschung
läßt manchen Erregbaren, der nur mit Mühe das Durchbrechen seiner Geladenheit zu unterdrücken vermag, nach außen als ruhig erscheinen. Nicht selten
sind die Zeichen der unterdrückten Erregung bei beherrschten Erregbaren im
Körperlichen erkennbar: Blaßwerden oder Erröten, Zittern, gepreßter Atem,
motorische Erscheinungen verschiedener Art können dazu dienen, gestaute
innere Erregung abfließen zu lassen, ohne daß es zu einem eigentlichen Erregungszustand kommt. Es lassen sich Fälle beobachten, die ihre Erregung zu speichern
vermögen, die im entscheidenden Augenblick ihr Durchbrechen zu verhindern
imstande sind, um sich nachher — vielleicht, wenn sie wieder allein oder doch
in einer indifferenten bzw. ihnen ungefährlichen Umgebung sind — Luft zu
machen, indem sie schimpfen, schreien und toben, dann und wann auch Gegenstände zerstören und aggressiv werden. Manche Erregbare, die sich in fremder
Umgebung zusammennehmen, gebärden sich zu Hause völlig hemmungslos;
ein erregbarer „Kriegsbeschädigter", der seine Frau in brutalster Weise malträ-
tierte, erklärte auf meinen Vorhalt: „An wem soll ich denn meine Wut auslassen?" Das ist ein recht typischer Fall: die Wut, die man „auslassen" muß,
richtet sich dorthin, wo die geringste Gefahr und der geringste Widerstand ist.
Man wird in solchem Verhalten mit gutem Grund eine gewisse Absichtlichkeit
suchen; die Erregbarkeit bzw. der Erregungszustand sind nicht allein vorhanden,
sondern sie sollen — im Zusammenhang unserer finalen Betrachtungen wird
das gelegentlich zu erwähnen sein — auch demonstriert werden. Das führt
hinüber zu den Erregbaren, die geradezu „Affekt pumpen", um einen eindrucksvollen Erregungszustand zur Darstellung zu bringen; der sog. „wilde Mann"
gehört in dieses Kapitel. Der „wilde Mann" und seine verschiedenen Abarten
sind keineswegs reine Simulation, wohl aber liegt die Einschaltung dieser Erregungszustände im Willen der sich ihrer bedienenden Menschen, die wohl samt
und sonders Erregbare sind. Ist einmal der Ablauf solcher Erregung eingeleitet,
so ist es für den Erregten nicht immer leicht, sie in jedem Augenblick wieder
abzudrosseln[1]; bei einem erheblichen Teil der Fälle ist es allerdings erstaunlich,
welch extreme Grade von Erregung bei geeignetem Verhalten der Umgebung
(Ignorierung) mit größter Schleunigkeit wieder aufhören können; andere finden
mehr allmählich wieder heraus.
    Die Grundstimmung ist bei den Erregbaren in keiner Weise einheitlich;
vielleicht überwiegen die Typen mit indifferenter Stimmung; auf die anderen
wird an späteren Stellen eingegangen werden.
    Auch für die gemütliche Ansprechbarkeit der Erregbaren läßt sich keinerlei
Regel aufstellen. Ganz primitive Erregbare sind vielfach gemütlich wenig ansprechbar und lassen einen recht oberflächlichen Ablauf der innerseelischen Abläufe erkennen, zeigen wenig „innere Beteiligung"; ihre Erregungszustände
können einen ausgesprochen „biologischen" Eindruck machen und an gewisse
kindliche Erregungsstürme erinnern. Bei ihnen wird man meist auch das „Nach-
zittern" überstandener Erregungen vermissen. Andere besitzen gemütliche Ansprechbarkeit in unterschiedlichem Ausmaß, werden durch die erregenden Reize
stark ergriffen und sind mit deren Verarbeitung auch dann noch nicht fertig,
wenn die Erregungswelle schon wieder verebbt zu sein scheint; diejenigen unter
ihnen, zu deren Ansprechbarkeit eine gewisse Weichheit und Wärme gehört,
leiden gelegentlich nachträglich unter ihrer Erregung, „bereuen" sie und bitten

---

[1] Im Sinne BRAUNS wäre hier vom Selbständigwerden typhlopsychischer Apparate zu
sprechen.

um Entschuldigung. Es ist nicht zu verkennen, daß diese Reue eine gespielte sein kann.

Auch ihrem Naturell nach haben die Erregbaren nicht allzu viele Gemeinsamkeiten. Ihr psychisches Tempo ist allerdings verhältnismäßig häufig ein schnelles, doch ist es auch gar nicht selten durchschnittlich und dann und wann sogar langsam; innerhalb der Erregung selber erscheinen allerdings auch Erregbare von sonst langsamem Tempo in ihren Entäußerungen beschleunigt, andere sind aber nur laut und brutal. Auch über die Kraft des Naturells der Erregbaren wird man sich durch den großen Aufwand, der meistens in der Erregung getrieben wird, nicht täuschen lassen dürfen; Erregbarkeit und Erregungszustände sind recht häufig Waffen schwächlicher, besonders auch in ihren psychischen Entäußerungen wenig kräftiger Persönlichkeiten — Persönlichkeiten, von denen man in populärer Anwendung des Begriffs nicht selten sagen könnte, daß sie „wenig Temperament" haben. Dem entspricht schließlich auch die Form ihrer Entäußerungen, die oft genug schwerflüssig und wenig beweglich ist und vielen Erregungszuständen, namentlich primitiver Erregbarer, den Stempel der Plumpheit und Unbeholfenheit aufdrückt.

Hier kommen wir zu den ersten Kombinationen verschiedener Temperamentstypen. Wenn sich psychopathische Lebhaftigkeit mit psychopathischer Erregbarkeit verbindet, was in sehr vielfältiger Weise der Fall sein kann, so ergeben sich Typen von besonderer Färbung und Prägung. In erster Linie erfährt dann sowohl die Lebhaftigkeit durch die Erregbarkeit, als die Erregbarkeit durch die Lebhaftigkeit — in einem Circulus vitiosus, dessen Zustandekommen sich in der Regel nicht mehr analysieren läßt — eine Steigerung. Vielfach erscheinen lebhafte Erregbare natürlicher wie „reine" Erregbare, weil eben die Erregbarkeit mit der Lebhaftigkeit an sich, zum Teil aber vermittelst der Schnelligkeit und Beweglichkeit des lebhaften Naturells im Sinne der Abrundung und Flüssigkeit der Entäußerung „glückliche" Amalgamierungen abgibt. Erregungszustände lebhafter Erregbarer wirken zum Teil echter, einfühlbarer und verständlicher — dies besonders, wenn es sich um gemütlich gut oder doch einigermaßen ansprechbare Persönlichkeiten handelt. Doch trifft man bei sehr lebhaften Erregbaren auch lang anhaltende und selbst Dauerzustände von ihrem Grad nach allerdings nicht allzu starker Erregung, die durch ein Übermaß zappeliger Bewegungsunruhe fast wie eine organisch bedingte Hypermetamorphose anmuten kann.

c) Explosible.

Von den Explosiblen gilt durchweg, was über die Erregbaren ausgeführt worden ist. Im Grunde ist es ganz beliebig, sie als eigenen Typus aufzustellen, oder sie als Sonderform des Typus der Erregbaren aufzufassen. Bei diesen finden sie Anschluß an primitive oder doch primitivere Erregbare. Eigentümlich ist ihnen die ganz ausgesprochene Neigung, auf Außenreize in der Form der stoßweise einsetzenden Entladung, der „Explosion", zu reagieren, die den Erregungsgipfel schlagartig erreicht und im allgemeinen sehr schnell, oft plötzlich, wieder zum Ausgleich kommt; die Explosion kann wie eine Seifenblase dann zerplatzen und zerstieben, wenn sie ihre höchste Spannung erreicht hat. Infolge des hohen Grades, des plötzlichen Eintritts und der sicher gelegentlich vorhandenen Einengung des Bewußtseins kann es in explosiven Erregungszuständen zu besonders bedenklichen und gefährlichen Gewalttaten kommen. Die Explosibilität zu steigern und ihr Ausmaß zu vergrößern ist unter anderen Giften besonders der Alkohol geeignet, dessen verderbliche Wirkung auf die Erregbaren überhaupt nicht unerwähnt bleiben darf.

Die Erregungszustände der Erregbaren und der Explosiblen haben gemeinsam, daß sie sehr oft durch ganz banale, objektiv belanglos erscheinende Außenreize ausgelöst werden können, bei denen man freilich oft genug wird daran denken müssen, daß ihre auffallende Wirkung durch Komplexe bedingt sein mag. Trotzdem wird man hier ganz allgemein von einem charakteristischen Mißverhältnis zwischen Reiz und Wirkung zu sprechen haben; dieses Mißverhältnis ist in der gesteigerten Erregbarkeit begründet, die man als einen Zustand labilen Gleichgewichts wird auffassen dürfen.

Die Färbung der Erregungen oder Erregungszustände, die wir hier im Auge haben, kann verschieden sein: die Erregung kann bei Primitiven geradezu farblos wirken, bei vielen Erregbaren werden Ärger und Zorn, zum Teil auch Angst sehr deutlich; die eigentlichen Explosionen haben nicht selten die Färbung der Wut, die sich in der Maßlosigkeit der Erscheinungsform, im „blinden Wüten" gegen andere und gegen die eigene Person, überaus eindrucksvoll — das besonders für den anwesenden, geängstigten Laien — zeigen kann.

d) Reizbare.

Die Reizbaren sind nach der Seite der Erregbarkeit hin von den Erregbaren und von den Explosiblen nicht abzugrenzen. Während ein größerer Teil von ihnen in bezug auf die Erregbarkeit mit derjenigen der Erregbaren übereinstimmt, sind die übrigen explosiv; zu ihnen mögen manche Jähzornige gehören. Es erübrigt sich, eben gemachte Ausführungen zu wiederholen; sie sind mit ganz unwesentlichen Modifikationen für die Reizbaren gültig. Was aber gegenüber den beiden vorhergehenden diesen Typen ihr eigenes Gepräge gibt, ist die Besonderheit ihrer *Grundstimmung*: ihre Reizbarkeit oder Gereiztheit, unter der eine eigenartige Form unlustvoller innerer Spannung mit Neigung zur Entladung verstanden wird. Die reizbare Spannung erleichtert den Eindruck und begünstigt die Häufigkeit der Entladungen.

Wir werden über die reizbare Stimmung bei der Besprechung der Poikilothymen mehr zu sagen haben. Vorläufig muß hier bemerkt werden, daß es nicht angängig erscheint, die Reizbarkeit in eine monopolische Beziehung zum manisch-depressiven Kreis im weitesten Sinn zu bringen. Reizbarkeit kommt ohne Zweifel in ganz verschiedenen seelischen Strukturen vor. Nach der Seite des Körperbaulichen besteht ebenfalls keine bestimmte Bindung. Es ist sicher nicht so, daß etwa nur Pykniker reizbar wären.

Es fragt sich, ob es nicht verschiedene Arten der Reizbarkeit gebe. Wir sind allerdings der Meinung, daß dies der Fall ist; doch sehen wir uns außerstande, hier feste phänomenologische Stützen zu geben; lediglich bei den Poikilothymen werden wir in dieser Richtung einen vorsichtigen Versuch machen.

Die hier gemeinten Reizbaren möchten wir hinsichtlich ihrer Reizbarkeit negativ, gewissermaßen per exclusionem, zu kennzeichnen versuchen. Wir wollen in diese Gruppen alle diejenigen psychopathischen Typen hereinrechnen, bei denen Anhaltspunkte für eine bestimmte, näher umschriebene Zugehörigkeit fehlen — sei es zu den Poikilothymen oder zu den Zyklothymen im engeren Sinn oder zum manisch-depressiven Formenkreis in seiner weitesten Fassung, sei es schließlich zu den sog. Epileptoiden[1] oder zu Typen, die der genuinen Epilepsie nahe stehen bzw. nahe stehen sollen.

Wesentlich ist uns, die Reizbaren hier von ihrem besonderen Temperament her zu sehen: als Erregbare, seltener als Explosible mit reizbarer Stimmung.

---

[1] Zur Frage der Epileptoiden werden wir noch ausführlich Stellung zu nehmen haben.

Wir haben dem noch anzufügen, daß die gemütliche Ansprechbarkeit der Reizbaren im ganzen nicht charakteristisch ist; sie entsprechen darin wie in dem im allgemeinen schnellen Tempo der Entäußerung den Erregbaren und Explosiblen. Sie teilen ziemlich allgemein die den Explosiblen eigentümliche Kraft des Naturells, während dessen Form bei ihnen zwischen derjenigen der Erregbaren und der Explosiblen schwankt; doch gibt es auch ihrem Naturell nach bewegliche Reizbare.

Von Kombinationen zwischen Reizbaren und Erregbaren bzw. zwischen Reizbaren und Explosiblen kann man insofern oft genug sprechen, als solche Typen durch das Hinzutreten der reizbaren Stimmung zur Erregbarkeit oder Explosibilität an sich sehr häufig sind; man wird allerdings ebensogut sagen können, daß alle Reizbaren von vornherein Kombinationen seien, weil sie alle neben ihrer Reizbarkeit die Erregbarkeit der beiden anderen Typen und außerdem das Naturell entweder des Erregbaren oder des Explosibeln haben.

Wir haben gelegentlich gesagt, daß das Temperament an sich im Gegensatz zum Trieb gewissermaßen richtungslos sei. Wir möchten daran in diesem Zusammenhang erinnern und diese Bemerkung dahin vervollständigen, daß das, was an Temperamentsmäßigem an sich wenigstens eine allgemeine Richtungsbestimmtheit erkennen läßt, aufgefaßt werden kann als die Wirkung des trieblichen Unterbaues, dem wir eine allgemeine, vitale Richtung zusprechen. Was der Persönlichkeit ihre Richtung, ihre Ziele und Zwecke gibt, stammt aus der oberen Schicht, aus dem Charakter. Wir sehen uns zu dieser scheinbaren Abschweifung hier deshalb veranlaßt, weil wir den Reizbaren einen Typus anzuschließen haben, der zwar wesentlich temperamentmäßig bestimmt ist, in dem sich aber doch eine bestimmte Richtung erkennen läßt, die seine eindeutige Auffassung als Temperamentstypus verbietet. Wir meinen den Typus der

Streitsüchtigen.

Diese kann man auffassen als Reizbare, deren Reizbarkeit sich gewissermaßen gesetzmäßig zur Streitsucht substanziiert, indem sie sich gegen Personen oder gegen die Gemeinschaft bzw. gegen Personen oder Institutionen, die die Gemeinschaft repräsentieren, richtet. Das bedeutet einen Gegensatz zu den eigentlich Reizbaren, deren Reizbarkeit primär richtungslos ist und sich wahllos gegen das nächste Objekt entladen kann; daß erlebnis- und besonders komplexbedingt viele Reizbare sekundär dazu kommen, ihre Reaktionen auf bestimmte Objekte oder auf einen Kreis von bestimmten Objekten zu richten, ändert nichts an der grundsätzlichen Verschiedenheit. Die Entladungen der Reizbaren sind Erregungen und Erregungszustände von in der Regel allgemeiner Nörgelei und Quengelei; ihnen ist jedes und alles recht als Resonanz für die Entladung ihrer unlustvollen Spannung; vielleicht läßt sich das am besten dahin veranschaulichen, daß die Reizbaren primär und an sich keine Objekte suchen, sondern solche finden und nehmen, wann, wo und wie es gerade ihrer inneren Spannung gemäß ist. Anders die Streitsüchtigen: sie suchen den Streit und den Gegner. Sie brauchen die Lust des Streites. Ihren Entladungen gibt die Streitsucht die besondere Note.

Wir werden den Streitsüchtigen in anderem Zusammenhang wieder begegnen.

e) Heitere (Euphorische[1]).

Wir kehren mit der Beschreibung der Heiteren zu „reinen" Temperamentstypen zurück. Die Heiteren sind durch ihre heitere, gehobene Grundstimmung

---

[1] Vgl. S. 237.

ausgezeichnet, der in der Regel ein schnelles, kräftiges und bewegliches Naturell vergesellschaftet ist.

Die Heiteren zeigen vielfach eine recht oberflächliche gemütliche Ansprechbarkeit; bei mittlerer und erst recht bei tiefer Ansprechbarkeit finden sich unter ihnen Menschen von prächtigem, „goldenem" Humor, während die Munterkeit der Oberflächlichen zwar ansteckend wirken kann, aber nicht immer gerade mitreißend ist. Das Psychopathische der Euphorischen kommt nicht allein in der „grundlos" wirkenden heiteren Stimmung, die hohe Grade erreichen kann, zum Vorschein, sondern auch in der aus ihrer Oberflächlichkeit und Flüchtigkeit hervorgehenden Betriebsamkeit und Vielgeschäftigkeit, die extrem werden kann, wenn es sich um Kombinationen von Heiteren und Lebhaften handelt; andeutungsweise ist davon schon bei den Lebhaften die Rede gewesen. Lebhafte Heitere sind in dauernder innerer und äußerer Bewegung, sie gehen vergnügt und lachend über alles hinweg, nehmen nichts wichtig oder auch alles gleich wichtig, was gelegentlich auf dasselbe herauskommt; dabei eignet ihnen oft eine hochgradige Sprunghaftigkeit.

Obgleich die Erregbarkeit an sich nichts für die Euphorischen Charakteristisches ist, scheinen originär erregbare Euphorische nicht allzu selten zu sein. Von ihnen gehen fließende Linien zu den eigentlichen Kombinationen von Heiterkeit mit Erregbarkeit, seltener mit Explosibilität. Von einigem Belang sind reizbare Euphorische, von denen uns besondere Gestaltungen noch beschäftigen werden.

Nicht gerade häufig kann man Heitere sehen, deren Naturell zwar kräftig, aber im Tempo mittelmäßig oder gar langsam und in der Form wenig beweglich ist; das sind dann behäbige Heitere, die ihrer ganzen Art nach, wie übrigens auch viele andere Euphorische, ganz am Rande des Psychopathischen stehen oder überhaupt nicht mehr in dieses Gebiet gehören, sofern sie nicht durch psychopathische Besonderheiten aus anderen Schichten stigmatisiert sind.

In etwas allgemeinerer Fassung dieser letzten Feststellung ist zu sagen, daß entsprechend unserer wiederholt klargelegten Grundanschauung die Grenzen unserer temperamentmäßig psychopathischen Typen gegen die Norm hin durchaus fließend sind, und daß oft lediglich die Betrachtung unter ganz besonderen (z. B. sozialen!) Gesichtspunkten die Einbeziehung einzelner einschlägiger Persönlichkeiten in die psychopathischen Typen erlaubt. Gewiß ist es zweckmäßig, sich diesen Sachverhalt zu vergegenwärtigen; er ist keineswegs dazu angetan, die Reichweite des Psychopathischen zu überspannen, sondern vielmehr geeignet, auch im Psychopathischen immer wieder das Normale, das Gesunde suchen und sehen zu lassen.

Während wir über den Körperbau der Hyperthymen bisher nur gelegentlich eine vorsichtige Andeutung gemacht haben, soll für die Euphorischen die Anmerkung nicht unterdrückt werden, daß sie eindrucksmäßig eine gewisse Beziehung zur Pyknik zu haben scheinen. Wir verfügen über keine Statistik, glauben uns aber nicht darin zu täuschen, daß wir pyknische Heitere auffallend oft zu sehen bekommen.

2. Hypothymiker.

Die meisten hypothymischen Typen stellen geradezu die Negative einzelner dysthymischer Typen dar. Bei einigen Typenpaaren — den heiteren Hyper und den traurigen Hypothymen, den Lebhaften und den Phlegmatischen, den Erregbaren und den Stumpfen — ist eine extreme Gegensätzlichkeit bis in alle Einzelheiten zu verfolgen. Es sind zum guten Teil diese Gegensätzlichkeiten gegenüber der hyperthymen Gruppe, die den Zusammenschluß der Hypothymen veranlassen und rechtfertigen. Vier Untergruppen der Hypothymen zeichnen sich durch den Mangel an Erregbarkeit und gemütlicher Ansprechbarkeit aus; die übrigen zwei verbindet miteinander eine hypothyme Grundstimmung. Es ist wohl praktisch, jene als *Athymiker*, diese als *Dysphoriker* innerhalb der Hypothymiker zusammenzufassen. Es läßt sich einwenden, daß die Gemeinsamkeiten der Athymiker mit den Dysphorikern nicht deutlich genug seien, um ihre Zusammenfassung zu begründen. Dazu ist zu sagen: es sind doch wohl die wenigsten Athymiker in bezug auf Erregbarkeit (reaktive Emotionalität) und Ansprechbarkeit (Affektivität) ganz „athym"; eine ganze Anzahl von ihnen ist schwer erregbar und nur oberflächlich ansprechbar, d. h. es besteht eine *Herab*setzung dieser Temperamentseigenschaften gegenüber den Normalen und erst recht gegenüber den Hyperthymen, deshalb erscheinen sie in einem weiteren Sinn auch *hypo*thym; ihre Untergruppen sind in breiten Übergängen untereinander verbunden und haben im Naturell deutliche Anklänge an die Dysphorischen, an die Stimmungshypothymen. Wir glauben, mit der Bildung der athymischen und dysphorischen Untergruppe den vorhandenen Unterschieden Rechnung zu tragen und dem vorgebrachten Einwand gerecht zu werden.

Wir halten es für wichtig, die Athymen als Temperamentspsychopathen anzusehen; durch die u. E. irrtümliche Auffassung, daß es sich bei ihnen um primäre Charaktertypen handle, ist manches Mißverständnis und einige Verwirrung verursacht worden. Daß sie — entsprechend übrigens den Temperamentstypen überhaupt — kausal für die Charakterbildung bedeutungsvoll sind, wird später zu zeigen sein.

Waren schon bei den Hyperthymen allerlei Kombinationen aufzuführen, so wird das bei den Hypothymen erst recht der Fall sein, weil wir bei ihnen nicht nur der Verbindungen zu gedenken haben, die sie untereinander eingehen, sondern auch solche anschließen müssen, die sich aus dem Zusammentreten hyper- und hypothymer Temperamentseigenschaften ergeben. Aus der Existenz dieser theoretisch zunächst vielleicht gar nicht zu erwartenden „Legierungen" geht wie fast noch mehr aus der Eigenart einfacher und komplizierter poikilothymer Typen, zu denen übrigens diese „Legierungen" mit ihrem Nebeneinander von Kontrasten in gewissem Sinn schon hinüberleiten, augenfällig hervor, daß innerhalb der Temperamentstypen überall Zusammenhänge und Übergänge bestehen, denen wir nur dadurch beikommen, daß wir sie so, wie sie uns empirisch begegnen, an unserem Schema messen, ohne sie in unser Schema einzuzwängen.

A. Athymiker.

f) Phlegmatiker.

Wir haben schon kurz erwähnt, daß bei den Lebhaften und Phlegmatischen eine bis in alle Einzelheiten gehende Gegensätzlichkeit vorhanden ist. Unsere Phlegmatiker stellen wir uns im ganzen als die psychopathischen Erscheinungsformen des phlegmatischen Temperaments vor, das HIPPOKRATES aufgestellt hat.

Die phlegmatischen Hypothymiker fallen in erster Linie durch die Armut und Langsamkeit ihrer Motorik auf. Sie haben durchweg viel „Sitzfleisch"; es hält gelegentlich schwer, sie in Bewegung zu setzen. Von diesem Gesichtspunkt aus finden sich unter ihnen viele geborene Stammgäste, die sog. „Hocker", die wie Ölgötzen stundenlang am Wirtstisch sitzen, trinkend, rauchend, zuhörend, schweigend. Der Dürftigkeit ihrer Gesamtmotorik entspricht ihre geringe mimische Beweglichkeit; manche scheinen sogar zum Lachen zu bequem oder zu faul zu sein; deshalb darf man aber nicht glauben, daß ihnen samt und sonders der Sinn für Humor abgehe. Damit sind wir schon mitten in der Besprechung des Naturells der Phlegmatiker bzw. ihres Tempos, das ausgesprochen langsam ist; bei Fettleibigen kann diese Langsamkeit noch eine besondere Betonung bekommen: das liegt keineswegs an der Fettleibigkeit, denn die Beweglichkeit von Lebhaften geht im allgemeinen auch bei starker und stärkster Körperfülle nicht verloren. Wie das Tempo ihrer Entäußerungen bei den Phlegmatikern einheitlich langsam ist, so ist deren Form ebenfalls einheitlich, und zwar im Sinne des Schwerfälligen, Plumpen, Zähflüssigen: die Langsamkeit und Schwerfälligkeit des Naturells solcher Phlegmatiker kann anders Geartete zur Verzweiflung bringen und besonders auf lebhafte und erregbare Psychopathen geradezu als heftiger Reiz wirken. Die Kraft des Naturells ist bei den Phlegmatikern verschieden: für die Mehrzahl darf man sie wohl als etwas unterdurchschnittlich annehmen, es gibt aber genug ihrem Naturell nach schwächliche, andererseits auch einzelne kräftige; Temperamentsäußerungen der letzteren erinnern in ihrer Langsamkeit und Schwerfälligkeit vermöge ihrer Kraft an die Wirkung einer Dampfwalze; sie hören, wie es dem Tempo ihres Einsetzens entspricht, auch nicht so bald wieder auf. Wenn etwa ein brutaler Phlegmatiker einmal dazu kommt, seine Kinder zu züchtigen oder seine Frau zu mißhandeln, so pflegt er das mit großer Gründlichkeit zu besorgen.

Die innere Ablaufsweise ist bei den Phlegmatikern ungleich: sie sprechen zwar gemütlich wohl in der Regel langsam an, doch bleibt ihre Affektivität keineswegs immer an der Oberfläche; es gibt richtige Gemütsmenschen unter ihnen; insbesondere neigen gar nicht wenige zur Rührseligkeit, der allerdings keine erheblichere Gemütstiefe vergesellschaftet zu sein braucht.

Alle Phlegmatiker sind nur sehr schwer erregbar; sie lassen sich überhaupt nicht oder doch nur unter ganz besonderen Umständen aus der Ruhe bringen. Trotz ihrer im allgemeinen geringen reaktiven Emotionalität und niederschwelligen Ansprechbarkeit kann man ab und zu echte Phlegmatiker sehen, die eine bestimmte Achillesferse haben, d. h. die durch die Berührung des einen oder anderen Komplexes— sei es eine Organminderwertigkeit oder eine schlechte Angewohnheit oder die Erinnerung an ein fatales Erlebnis — in schnaubende Wut versetzt werden können, aus der sie dann mit und ohne Hilfe von außen allmählich wieder zu ihrer Ruhe zurückfinden. In solchem Zusammenhang kann man gelegentlich sehr kräftige psychische Entäußerungen bei Phlegmatikern sehen und es sogar erleben, daß sie im Tempo vorübergehend ein wenig zulegen. Man mag darin schon eine gewisse Verbindung des athymen bzw. hypothymen Phlegmatikertypus mit hyperthymischer Erregbarkeit bzw. Explosibilität sehen. Der „reine" Phlegmatiker „dürfte" ja eigentlich niemals aufbrausen.

Will man die Stimmungslage der Phlegmatiker ihrer Mehrzahl nach unter einen Hut bringen, so wird man sie als „ruhig", d. h. in einer Mittellage ohne bestimmte Färbung, zu bezeichnen haben. Immerhin gibt es genug hierher gehörige Menschen, deren Stimmung durch ihre „Behaglichkeit" in die Richtung des Euphorischen weist, und es fehlt auch nicht an „behäbigen Heiteren"[1] in KRETSCHMERS Sinn, die wir als Kombination zwischen Heiteren und Phlegmatikern auffassen möchten. Aber auch Reizbarkeit ist wenigstens gelegentlich einzelnen Phlegmatikern nicht fremd; wir nehmen hier Bezug auf das, was über die Explosibilität bei ihnen gesagt worden ist, und fügen bei, daß diese bei seltenen Phlegmatikern mit Reizbarkeit besonders ausgesprochen sein kann. Vom reizbaren Phlegmatiker kaum zu trennen ist der mißmutige Phlegmatiker, dem sich der traurige anschließt; wir erwähnen diese nachher noch einmal.

Die Körperlichkeit anlangend muß man wohl sagen, daß sehr viele Phlegma-

---

[1] Vgl. S. 322.

tiker schon gegen die Lebenshöhe hin zur Leibesfülle neigen; wir möchten aber nicht von einer festen Beziehung zur Pyknie sprechen. Ist nun diese Neigung ursächlich abhängig vom phlegmatischen Temperament oder ist umgekehrt das phlegmatische Temperament kausal auf die Leibesfülle zu beziehen? Man wird gut daran tun, diese beiden Fragen weder schlankweg zu verneinen, noch grundsätzlich zu bejahen. Daß Phlegma auch bei Hageren, wenngleich seltener, vorkommt, ist sicher, und daß ein richtiger Phlegmatiker nicht erst phlegmatisch wird, wenn er einen Bauch bekommt, ist unbestreitbar. Auf der anderen Seite ist es aber eine überaus häufige Beobachtung, daß Menschen mit dem Steigen ihres Körpergewichts an Lebhaftigkeit, mindestens an Beweglichkeit einbüßen; das ist kein gesetzmäßiger Zusammenhang, denn gewisse Lebhafte und Heitere behalten ihr Naturell auch bei, wenn sie fett geworden sind — das kann man an den zuständigen Kurorten in Reinkultur beobachten. Andererseits ist doch sicher, daß vielfach, aber auch nicht ausschließlich, Bewegungsmangel den Fettansatz begünstigt. So wird man wohl der nicht zu leugnenden Wechselbeziehung zwischen Körperfülle und Phlegma damit am ehesten gerecht werden, daß man an gemeinsame körperkonstitutionelle Grundlagen denkt, die aber nicht in vollständiger Korrelation zu stehen brauchen. Gegen eine feste Korrelation spricht ja sehr eindringlich der Umstand, daß die Kretinen, bei denen Fettleibigkeit gewiß keine häufige Erscheinung ist, temperamentmäßig in geradezu klassischer Weise dem phlegmatischen Typus entsprechen. Vielleicht muß man hier auch daran denken, daß selbst schwerste organische Beeinträchtigungen der Motorik (z. B. metencephalitische Akinesen) sekundär zwar eine Herabsetzung der psychischen Beweglichkeit, eine Art von Pseudophlegma, bedingen, aber nur ausnahmsweise — vermutlich bei besonderer Lokalisation der zugrunde liegenden cerebralen Veränderungen — mit Adipositas einhergehen. Und noch weiter: der motorisch gehemmte Melancholiker[1] nimmt infolge seiner schlechten Nahrungsaufnahme ab, der Manische kann auch bei erheblicher Steigerung der Motorik zunehmen. Das führt noch zu einer Bemerkung über die Pyknie: daß diese nicht etwa vom Naturell bzw. von der Motorik abhängt, geht doch wohl schon daraus hervor, daß sowohl hypomanische als auch konstitutionell depressive Temperamente pyknisch sein können.

g) Stumpfe.

Von den Phlegmatischen sind die Stumpfen durch die ihnen in der Regel fehlende gemütliche Ansprechbarkeit unterschieden. Im übrigen ließe sich das meiste von dem über die Phlegmatiker Vorgebrachten für die Stumpfen wiederholen. Zwischen Stumpfen, die — ausnahmsweise — gerade noch eine ganz kümmerliche, seichte gemütliche Ansprechbarkeit haben, und gemütlich besonders ärmlich ausgestatteten Phlegmatikern ist eigentlich gar kein Unterschied. Wenn die beiden Gruppen getrennt aufgestellt werden, so liegt das darin begründet, daß ihre typischen Bilder sich doch nicht decken; der Phlegmatische steht dem Durchschnitt näher, in ihm laufen, wenn auch langsam und oft spärlich, immerhin einfühlbare seelische Vorgänge ab, er ist nach Stimmung, Erregbarkeit und Ansprechbarkeit doch einigermaßen modifizierbar und geht auch einige wenige Kombinationen mit anderen Typen ein. Das ist beim Stumpfen anders: er ist uns innerlich fremd und uneinfühlbar; wir nehmen oft an, daß in ihm nichts vorgeht, weil wir nicht in der Lage sind, uns ein Bild von dem zu machen, was vielleicht doch in ihm vorgehen könnte.

---

[1] Interessanterweise gibt es auch zirkuläre Melancholische, die in den depressiven Phasen zunehmen. Ich habe das u. a. in einer Familie beim Vater und bei vier Töchtern beobachtet. Sicher muß man dabei an konstitutionelle Eigentümlichkeiten denken.

Wir nehmen vorweg, was den Stumpfen gegen den Gemütsarmen und Gemütlosen abhebt. Der Stumpfe ist gleichgültig, unberührbar und unberührt, doch wird er in der Regel nicht erkältend wirken — vielleicht zum Teil deshalb, weil man mit ihm gar nicht so weit kommt. Der Gemütsarme ist kühl, der Gemütlose ist kalt; deshalb stoßen sie ab, während es beim Stumpfen lediglich so bestellt ist, daß er nicht anzieht. Ergänzend sei bemerkt, daß dem Phlegmatiker, wie sich bei der verschiedenartigen Beschaffenheit seiner Stimmung und seiner Ansprechbarkeit leicht verstehen läßt, diese Kontaktunfähigkeit[1] nicht eigentümlich ist; davon machen freilich den Stumpfen nahestehende Phlegmatiker ebenso eine Ausnahme wie die anscheinend seltenen phlegmatischen Gemütsarmen und Gemütlosen.

Wenn wir noch bemerken, daß die Stimmung der Stumpfen gleichgültig, „ohne Vorzeichen", in einer ganz unbetonten Mittellage ist, und hinzufügen, daß hinsichtlich des Naturells ohne weiteres die Auseinandersetzungen über die Phlegmatischen übernommen werden können, glauben wir, uns in diesem Zusammenhang über diesen Typus ausreichend geäußert zu haben.

Man könnte im Typus des Stumpfen den Mutterboden der Athymiker überhaupt sehen und etwa den Phlegmatiker lediglich als einen in Bezug auf die gemütliche Ansprechbarkeit glücklicher ausgestatteten Stumpfen sehen. Fast noch deutlicher ist die tiefe Zusammengehörigkeit der Gemütsarmen und Gemütlosen mit den Stumpfen. Allen Athymikern ist — in reinen Typen — die Farblosigkeit der Stimmung eigen.

h) und i) Gemütsarme und Gemütlose[2].

Wir behandeln die beiden Typen, die sich voneinander nur nach dem Grad der Erregbarkeit und gemütlichen Ansprechbarkeit unterscheiden, zusammen, da wir uns auf diese Weise am besten Wiederholungen ersparen.

Mit den Stumpfen haben die Gemütsarmen die schwere Erregbarkeit gemeinsam, während die Gemütlosen so gut wie immer frei von jeder Erregbarkeit sind. Die gemütliche Ansprechbarkeit ist bei Stumpfen, Gemütsarmen und Gemütlosen gleichermaßen entweder in ganz geringem Grade vorhanden oder sie fehlt gänzlich. Dieser Unterschied gegenüber den Phlegmatischen ist schon erwähnt worden. Im Gegensatz zur Langsamkeit und Schwerfälligkeit des Naturells, die man bei Phlegmatikern und Stumpfen kaum vermißt, sind die Entäußerungen der Gemütsarmen und Gemütlosen schon an sich ganz verschieden: sie können im Tempo mittelmäßig oder schnell, in der Form unauffällig oder beweglich sein. Aus dem Nebeneinander von mangelnder oder geringer gemütlicher Ansprechbarkeit — aus „negativer" Ansprechbarkeit — und immerhin häufigen positiven Eigentümlichkeiten des Naturells in Tempo und Form läßt sich wohl der Eindruck des Kühlen bzw. Kalten bei den Gemütsarmen bzw. Gemütlosen verstehen. Bei allen Athymikern besteht keine Beschränkung auf eine bestimmte Kraft des Naturells.

Unsere Athymiker, vielleicht mit Ausnahme der Phlegmatiker, entsprechen in ihrer Gesamtheit den Psychopathentypen, die KURT SCHNEIDER als Gemütlose beschrieben hat. Wir ziehen unsere Gliederung vor, deren Berechtigung sich, wie wir glauben, aus dem immerhin unterschiedlichen Aufbau der Typen ergibt. SCHNEIDER spricht in dem einschlägigen Kapitel davon, daß „ganz reine Fälle" nicht sehr häufig seien; darin wird ihm beizupflichten sein. Wir sind der Meinung, daß ein Teil der in Bezug auf die Gemütlosigkeit nicht ganz

---

[1] Kontaktfähigkeit und Kontaktunfähigkeit haben engste Beziehungen zum charakterologischen Überbau.
[2] Vgl. S. 237.

reinen Fälle bei den Stumpfen und Gemütsarmen unterzubringen ist und daß die übrigen als Kombinationen mit hypo- und hyperthymischen Temperamentseigenschaften anzusehen sind.

Menschen von stumpfem Temperament sind fast ausnahmslos unkomplizierte Persönlichkeiten; auch die Phlegmatiker haben, was den differenzierteren Aufbau der Persönlichkeit anlangt, keine besonders erhebliche Vielfältigkeit und Vielfarbigkeit. Durch ihre Neigung zu Kombinationen bringen die Gemütsarmen und die Gemütlosen von der Temperamentsseite her schon ein oft recht erhebliches Mosaik in den Gesamtaufbau ihrer Persönlichkeit mit, anders gesagt: es ist nicht selten ein alles eher als einfacher und einfarbiger Boden, über dem sich bei ihnen der charakterliche Oberbau erhebt. Davon später. Hier liegt uns die Betrachtung der Kombinationen ob, die die Gemütsarmen und Gemütlosen eingehen.

Es gibt lebhafte Gemütsarme und Gemütlose, die durch das flotte Tempo und die Beweglichkeit ihres Naturells sehr „temperamentvoll" erscheinen können, hinter deren Lebhaftigkeit aber die gemütliche Besonderheit in der Regel nicht ganz verborgen bleibt. Macht sich bei ihnen ihre Kühle oder Kälte bemerkbar, so wirkt auf sie der Hintergrund der Lebhaftigkeit fast noch stärker und unnatürlicher als bei ruhigem Naturell; die Lebhaftigkeit kann dann, obwohl sie ein zugehöriger Bestandteil ihres Temperaments ist, gelegentlich gekünstelt wirken; dazu kommt, daß manche von diesen Athymikern in der Tat eine Lebhaftigkeit zur Schau tragen, die ihrem wirklichen Wesen fremd ist. Auch Erregbarkeit, hauptsächlich in der umschriebeneren Form der Explosibilität, kommt hier vor; die Ausbrüche Gemütsarmer und Gemütloser können durch ihre eiskalte Brutalität, die in dem Mangel an innerer Beteiligung ihren besonderen Grund, gewissermaßen eine negative Resonanz hat, besonders schwere Formen annehmen; wir denken an grausame „Affektverbrechen" von Menschen dieser Gruppen. Auch reizbare, vielleicht konkreter gesagt: streitsüchtige Gemütsarme und Gemütskalte kommen vor; wir werden ihnen noch begegnen.

Eine, wie wir glauben, irrige Auffassung hat zu der Anschauung geführt, daß die Euphorischen durchweg zugänglich-warmherzige, mit einem anderen Wort sympathische Menschen seien. Vorurteilslose Beobachtung zeigt, daß es heitere und sogar hochgradig heitere, dabei betriebsam lebhafte Individuen gibt, die innerlich völlig „kühl bleiben". Sie verkörpern Kombinationen der Heiteren bzw. der lebhaften Heiteren mit den Gemütsarmen und Gemütlosen. Für Gemütsarme und Gemütlose, die heiter und heiter-lebhaft erscheinen, wie für solche, die den Eindruck der Erregbarkeit oder Explosibilität erwecken, muß noch — bei den Kombinationen der Lebhaften mit den Gemütsarmen und Gemütlosen ist das eben erwähnt worden — auf die Möglichkeit hingewiesen werden, daß sie auch einmal lediglich Temperamentsäußerungen bewußt vortäuschen können, die ihnen tatsächlich nicht gegeben sind. Es mag vorkommen, daß derartige Menschen auch einmal selber an die Echtheit solcher Entäußerungen glauben, aber in der großen Mehrzahl der Fälle wird dieser Glaube, diese Autosuggestion, nicht bestehen bzw. nicht über die augenblickliche Manifestation der der Persönlichkeit fremden Temperamentsäußerungen hinaus anhalten.

Wir haben damit Kombinationen der Athymiker, besonders der Gemütsarmen und Gemütlosen, mit den Hyperthymikern besprochen; auf ihre Kombinationen mit den Dysphorikern und mit den Poikilothymikern werden wir bei diesen zu sprechen kommen.

Den Körperbau der Stumpfen, Gemütsarmen und Gemütlosen anlangend möchten wir uns nur ganz zurückhaltend äußern. Feste Beziehungen können wir aus Eigenem nicht konstatieren. Da wir über keinerlei Zahlen verfügen, ist es uns auch nicht möglich, eine negative Korrelation zur Pyknie, sei es auch nur vermutungsweise, zu äußern. Was daran denken läßt, ist durch KRETSCHMER und seine Schule für die schizothyme Gruppe nach der positiven Seite (Affinität zum leptosomen und athletischen Körperbau) u. E. mit einer größeren Bestimmtheit stipuliert worden, als es sich bisher in voraussetzungsloser Nachprüfung erhärten ließ. Deutlicher: die unbestreitbare Affinität der Pyknie zur zykloidzirkulären Gesamtgruppe erlaubt es u. E. nicht, unsere Athymiker zu den nichtpyknischen Körperbauformen, die sich logischerweise auf alle Nichtzykloid-Zirkulären verteilen müssen, in eine irgendwie bestimmtere Beziehung zu bringen. Man wird hier schon deshalb gar nicht zu vorsichtig sein können, weil man bei der Stärke und suggestiven Kraft von KRETSCHMERS Konzeptionen vielfach seine Typen mitdenkt, ohne sich dabei bewußt zu werden, daß die eigenen Voraussetzungen mit denen KRETSCHMERS nicht identisch sind. Das haben wir uns besonders eindringlich vor Augen zu halten, weil wir hier dabei sind, die Typen von der Temperamentseite zu sehen, während KRETSCHMER komplexe Persönlichkeiten schildert.

B. Dysphoriker.
k) Ängstliche[1] (Timide und Phobiker).

Die Aufführung einer eigenen Gruppe der ängstlichen Psychopathentypen erheischt einige Bemerkungen über Angst — das um so mehr, als die Unterbringung der Ängstlichen unter den Dysphorikern, d. h. die Auffassung der Angst als Stimmung, zunächst befremden könnte.

Die *Angst* ist phylogenetisch betrachtet ein sehr alter, ursprünglich wohl ein biologischer, später ein psychobiologischer Mechanismus. Sie ist *kausal* ein aus tiefer Trieb- und Instinktschicht erfolgender *Alarm, final* bedeutet sie eine *Sicherung*. Das in seiner Existenz bedrohte Tier hat Angst und trifft in, aus und mit der Angst Maßregeln zu seiner Sicherung, indem es sich der Gefahr durch Flucht („Fluchttrieb"), durch Totstellen („Totstellreflex") oder diesem verwandten Mechanismen (Mimikry) entzieht bzw. zu entziehen sucht. Tierische Angst ist immer Todesangst; auch menschliche Angst wird, mindestens in ihrer phylogenetischen Bedingtheit, ein Stück Todesangst enthalten, so daß in gewissem Sinne KLAGES recht haben mag mit seiner Formulierung: „Angst ist immer Todesangst". Damit soll und kann freilich nicht behauptet werden, daß jede menschliche Angst ihre Entstehung einer Lebensbedrohung verdankt bzw. daß menschliche Angst an das bewußte oder unbewußte Erleben einer Lebensbedrohung sich anschließt. Es wäre absurd, etwa die Examensangst mit der Todesangst in unmittelbare Verbindung zu bringen, und doch besteht, allerdings auf Umwegen, auch hier eine gewisse Beziehung: Angst tritt auf, wenn wir uns bedroht fühlen; wir neigen dazu, uns bedroht zu fühlen, wenn wir irgendwie unsicher sind und damit dem „Gegner" — dieses Wort in allerweitestem Sinn verstanden — eine Blöße zu bieten glauben; das Gefühl, bedroht oder gefährdet zu sein, richtet sich aber stets auf unsere ganze Existenz, auf unsere ganze Persönlichkeit, wenn wir es auch vielfach bewußt nur als Angriff auf unsere Selbstwerthaltung, in die freilich auch unsere ganze Persönlichkeit eingeht, erleben. Angst ist auch nicht ein lokal ablaufender Vorgang, sondern erfaßt stets den ganzen Organismus, unerachtet des Umstandes, daß Angstgefühle oft an einzelnen Körperstellen lokalisiert werden. So bedeutet Angst in jedem Fall eine Beeinträchtigung der Gesamtabläufe in einer Person, d. h. eine Veränderung ihrer Vitalität, und auf diesem Wege wenigstens der Richtung

---

[1] Vgl. S. 236.

nach eine Lebensbedrohung, genauer: die Reaktion auf eine Lebensbedrohung — allerdings beim Menschen nicht in dem Maße, daß in allen oder auch nur in besonders vielen Fällen diese Bedrohung tatsächlich als Todesnähe erlebt wird, wie es im triebhaft-instinktiven Leben der Tiere bei der Angst in der Regel, vielleicht sogar immer, der Fall ist.

KLAGES legt Wert auf die Unterscheidung von Angst und Furcht: „Furcht ist allemal Furcht vor etwas Bestimmtem . . . solche Furcht hat nichts mit der Angst zu tun"; die „unbestimmte Angst" sei „ein Zustand, dessen Wesen und Sinn nur als das Vorgefühl der Lebenstatsache verstanden werden kann, die wir den Tod nennen". Gewiß läßt sich eine derartige Unterscheidung plausibel machen, aber schließlich ist der Tod doch auch etwas Bestimmtes, und damit wäre die Angst, als Angst vor dem Tod, als Angst aus dem Gefühl des bedrohten Lebens, auch eine Furcht. Das ergibt sich auch aus dem Sprachgebrauch, in dem sowohl von Todesangst wie von Todesfurcht gesprochen wird, wobei allerdings Todesfurcht eine vielleicht etwas allgemeinere Bedeutung hat, während Todesangst mehr auf das wirklich bevorstehende oder als mehrweniger sicher zu erwartende Lebensende bezogen wird. Wir möchten versuchen, mit Wort und Begriff Angst auszukommen. Dann ist es gewiß zweckmäßig, eine „unbestimmte", „frei flottierende" (FREUD) Angst von einer rationalisierten, d. h. mit bestimmten Inhalten erfüllten Angst zu unterscheiden. Die „unbestimmte" Angst ist an sich Todesangst — gleichviel, ob sie bewußt als solche empfunden wird oder nicht; Todesangst kann aber auch rationalisierte Angst sein: es gibt viele Menschen, die fast dauernd in einer von der Erwartung ihres Ablebens erfüllten Angst leben. Es handelt sich wohl um zwei Typen von Angst, die keine eigentlichen Gegensätze bedeuten und die ineinander übergehen, auch nebeneinander bestehen können: bei durchaus rationalisierter Angst kann nebenher ein unbestimmtes, unheimlich grauenhaftes Angstgefühl gleichsam eine „Todesangstkomponente" darstellen.

Es ist wichtig, daß im Beginn psychotischer, besonders schizophrener Prozesse nicht selten unbestimmte Angst auftritt und daß die völlige oder partielle Erfüllung der Angst mit rationalen Inhalten für die unter der unbestimmten Angst maßlos leidenden Kranken ein Stück Erlösung bedeutet. Die Rationalisierung der Angst kann danach wohl als ein Vorgang seelischen Selbstschutzes aufgefaßt werden.

Diese Unterscheidungen sind für die Betrachtung der ängstlichen Psychopathen bedeutsam. Ohne Zwang können wir versuchen, auch bei ihnen zunächst zwei Typen zu unterscheiden, deren Trennung freilich entsprechend der Trennung der beiden Angsttypen keine vollkommene sein kann.

Es gibt Ängstliche, die dauernd oder so gut wie dauernd in Angst sind, deren *Stimmung* fortwährend ängstlich — durch das Gefühl der ängstlich-unsicheren Erwartungsspannung — gefärbt ist. Sie erwachen schon mit der zaghaften Frage: was wird mir heute wieder passieren? und gehen demzufolge mit ausgesprochener Ängstlichkeit an alle Erlebnisse und Begegnungen heran. Wir möchten sie die *Timiden* nennen. Ihnen ist eine oft ungeheuerliche Selbstunsicherheit und Insuffizienz eigen, von denen noch zu handeln sein wird. Keine noch so günstige Außensituation, keine „Sicherung" vermag ihre Angst zu bannen. Sie sind schon in früher Kindheit als Timide zu erkennen, sie neigen dazu, sich zurückzuziehen, sie sind die Prototypen der durch Minderwertigkeitsgefühle ausgezeichneten Persönlichkeiten. Wir neigen zu der Ansicht, daß es unter ihnen eine beträchtliche Anzahl „primär" Timider, d. h. solcher Persönlichkeiten gibt, bei denen die Angst biologisch begründet ist. Das ist deshalb nicht gleichgültig, weil damit entschieden gegen die individualpsychologische

Auffassung, Angst sei grundsätzlich ein Arrangement, Stellung genommen werden muß. Die primäre, ursprüngliche, aus der Körperlichkeit aufsteigende Angst ist hier kein Arrangement, sondern sie gibt erst Veranlassung zu Arrangements verschiedener Art. Eine Möglichkeit ist — und sie wird gewiß oft verwendet — die Rationalisierung der Angst, die Erfüllung der primären, unbestimmten Angst mit Erlebnisinhalten, mit gegenständlichen Befürchtungen, mit dem Ausbau realer Angsterlebnisse, mit hypochondrischen Befürchtungen, mit dem ganzen Arsenal, das der Selbstunsicherheit zur Verfügung steht[1]. Es versteht sich von selbst, daß der Timide immer bereit ist, der Umwelt gegenüber unbewußt und bewußt von der Angst Gebrauch zu machen, die Angst „auszunützen".

Freud hat Realangst und neurotische Angst unterschieden. Jene ist für ihn „Reaktion auf die Wahrnehmung einer äußeren Gefahr" als „Äußerung des Selbsterhaltungstriebes". Dagegen ist an sich nichts einzuwenden, doch dürfte in jeder Angst ein Stück Realangst enthalten sein. Die neurotische Angst läßt Freud grundsätzlich aus „unverwendeter Libido" entstehen, sie soll „das vermißte Liebesobjekt ersetzen". Wir können uns diese Auffassung nicht ganz zu eigen machen. Gewiß sind Wurzeln der Angst, auch der von Freud sog. neurotischen Angst, im Triebleben zu suchen; das ist schon beim Tier deutlich. Soweit sich Angst primär auf einen differenzierten Trieb und nicht auf die gesamte Triebschicht bezieht, bzw. damit zusammenhängt, dürfte in der Regel der Selbsterhaltungstrieb in Frage kommen. Was die Timiden anlangt, so möchten wir glauben, daß ihre primäre, unbestimmte Angst nicht sexuellen Wurzeln entstammt, daß sie aber in hohem Grade dazu neigen, aus ihrer Geschlechtlichkeit „Angstgewinn" zu ziehen und ihre rationalen Inhalte bewußt oder unbewußt mit Sexualangst auszustatten, ihren Angst-Arrangements Material aus ihrer oft genug deutlichen geschlechtlichen Triebschwäche oder Triebunsicherheit zuzuführen. Hier würde also die „neurotische Angst" Freuds ihren Platz finden[2].

Ist bei den Timiden die Angst primär und sind ganz allgemein aus ihr erst Selbstunsicherheit und Insuffizienz abzuleiten, so werden wir uns den Zusammenhang beim anderen Typus der Ängstlichen umgekehrt vorstellen dürfen. Aus einer vorhandenen Selbstunsicherheit und aus Insuffizienz entsteht „reaktiv" oder sekundär Angst, und zwar so gut wie ausnahmslos inhaltserfüllte, rationalisierte Angst — „Furcht vor etwas Bestimmtem", eigentlich Furcht vor sehr vielen bestimmten Erlebnissen und Möglichkeiten. Bei den Timiden wird die Angst gewissermaßen unter Mitwirkung der Triebschicht hochgetrieben; die Persönlichkeit verhält sich dieser Angst gegenüber zunächst passiv. Bei den jetzt ins Auge gefaßten Ängstlichen, bei den sekundär oder reaktiv Ängstlichen — sie sollen als *Phobiker* bezeichnet werden —, wird die Angst von der Persönlichkeit gewissermaßen aktiv hervorgeholt. Hier ergeben sich dann auch Arrangements; denn in der Tat spielt hier die Angst — wenn auch nicht immer

---

[1] Es ist unvermeidlich, hier finale Gesichtspunkte hereinzubringen; die nötigen Bemerkungen würden sonst ganz in der Luft stehen.

[2] Ferenczi hat den Einfall gehabt, die Angst von der Passage durch die Angustiae im Geburtsakt abzuleiten. Er scheint nicht daran gedacht zu haben, daß jedes Geschöpf Angst hat — gleichviel ob es per angustias geboren wird oder in Eierschalen auf die Welt kommt oder die Lösung vom Muttertier in noch schonenderer Form vollzieht. Wenn Freud annimmt, daß der erste Angstzustand „aus der Trennung von der Mutter" hervorgegangen sei, so bedeutet das etwas ganz anderes als die Idee Ferenczis. Daß der Neugeborene unter den so völlig anderen Bedingungen seines Eigendaseins Angst haben kann, wird man nicht bestreiten, aber kaum beweisen können; schließlich allerdings ist es wohl nicht nötig, diese Annahme zur Grundlage einer Theorie der Angst zu machen.

bewußt — die Rolle eines Werkzeugs: sie ist eine Waffe der Schwachen, die sich ihrer als Schutz- und Sicherungsmaßnahme im Rahmen ihrer Autotelie bedienen. Der Ängstliche kann sich vor peinlichen Situationen zurückziehen, er hat Anspruch auf die Schonung und den Schutz des Stärkeren: darin liegt der Sinn und Zweck dieser Angst und aller auf sie zurückgehenden „Arrangements".

Tatsächlich sind wir dieser Angst schon bei den Timiden begegnet. Sie tritt dort sekundär auf, wie sie bei jedem Menschen[1] sekundär auftreten kann. Umgekehrt ist sicher vielen Menschen, die der Erscheinung nach Phobiker sind, die primäre Angst des Timiden, die ja an sich ebenfalls allverbreitet ist, keineswegs fremd. Doch spielt die primäre Angst bei den Timiden, die sekundäre bei den Phobikern eine im ganzen größere Rolle; mindestens erscheint es zweckmäßig, diese beiden Typen der Angst und der Ängstlichen aufzustellen und die Einzelerscheinung an ihnen zu messen.

Sicher gibt es viele Phobiker, deren primäre Angst nicht oder wenig bedeutungsvoll ist — besonders solche, die sich auf bestimmte, umschriebene Angstinhalte beschränken und im übrigen dem Leben gar nicht besonders ängstlich gegenüberstehen. Ein Phobiker kann ein vortrefflicher Feldsoldat sein, er kann sogar mit seiner Spezialangst zeitweise fertig werden; ein Timider ist als Soldat wie in jedem anderen gefahrvollen Beruf, der den „ganzen Mann" braucht, von vornherein unmöglich.

Die Phobiker bieten die Zustände, die unter verschiedener Begriffsfassung als Angstneurose[2] beschrieben worden und die psychotherapeutischer Beeinflussung oft weitgehend zugänglich sind. Die Timiden kann man vorübergehend beruhigen, unter Umständen mit Medikamenten — körperlich! — beeinflussen; heilen kann man sie nicht; auch ihre sekundären Angstmanifestationen, das wären angstneurotische Aufpflanzungen bei Timiden, dürften im allgemeinen der psychischen Behandlung gegenüber überaus refraktär sein.

Es läßt sich nicht übersehen, daß aus der „Urangst" des Tieres beim Menschen zweierlei geworden ist. Einmal die primäre, unbestimmte Angst, die, abgesehen von den komplizierten psychischen Überbauten, in ihrer Entstehung und Wirkung der tierischen Angst weitgehend entspricht — nicht allein in ihrer Herkunft aus tieferer Schicht, sondern auch in ihrer körperlichen Gebundenheit bzw. in den bekannten körperlichen Manifestationen der Angst (Schweiße, Zittern, Pupillenweite, Erbleichen, Abgang von Urin, Blähungen, Stuhlgang usw.). Diese körperlichen Manifestationen einschließlich der Motorik — motorische Unruhe als Überbleibsel des „Fluchttriebs", motorische Gebundenheit als Vertreter des Totstellreflexes — gehören zum primitiven Rüstzeug. Diese Angst ist eine ursprüngliche Schutz- und Sicherungseinrichtung, im Grund, wie schon gesagt wurde, eine biologische Einrichtung; sie ist gewissermaßen unpersönlich, bis zu einem gewissen Grad sogar beim Menschen „außerpsychisch". Anders die phobische Angst. Sie wird im Psychischen „produziert", sie ist kein Urmechanismus, sondern nimmt lediglich die Gestalt eines solchen an, während sie in Wahrheit dem Zwecksystem der Persönlichkeit eingeordnet ist. Doch bleibt auch sie nicht immer im rein Psychischen, sondern bedient sich oft genug derselben körperlichen Apparate, die der primären Angst zur Verfügung stehen. Man kann sich gewiß vorstellen, daß phobische Angst nicht selten den — mehrweniger bewußten Zusammenhang — mit der obersten seelischen Schicht ver-

---

[1] Es gibt nur sehr wenige Siegfriede, die das „Fürchten" nicht lernen.
[2] Daß viele dieser Zustände ihre Entstehung akuten oder chronischen Sexualschädigungen verdanken, ist nicht zu bestreiten.

liert und zeitweise zu einer gewissen Selbständigkeit gelangt[1]. Das mag besonders für „larvierte" Angst, für „larvierte Angstzustände", zutreffen, bei denen sich ohne besonderes, gelegentlich sogar ganz ohne Hervortreten seelischer Angst körperliche Erscheinungen der Angst verselbständigen.

Über die körperliche Herkunft der Angst hier hypothetische Auseinandersetzungen zu machen, möchten wir unterlassen. Es genüge, auf die körperliche Verursachung von Angst durch Atemnot, durch Herzerscheinungen (umgekehrt wird Angst sekundär in der Herzgegend oder in der Brust lokalisiert), durch Gefäßstörungen, durch Gifte hinzuweisen.

Einige Worte zu der Frage, ob sich für die Timiden und Phobiker eine Beziehung zu bestimmten Körperbautypen behaupten läßt. Zwei klassisch timide Frauen meiner Beobachtung, die übrigens beide phobische Erscheinungen hatten, waren von rein asthenischem Körperbau. Ein Timider, der allerdings der konstitutionell depressiven Verfassung sehr nahestand, wenn er nicht überhaupt zu ihr gehörte, hatte einen unbestimmten Körperbau mit leptosomen und athletischen Komponenten; vielleicht waren pyknische Einschläge vorhanden; eine sichere Bestimmung war nicht möglich. Irgendwelche Schlüsse möchte ich aus diesen Beobachtungen[2] nicht ziehen.

Ist nun die Abhandlung der ängstlichen Psychopathen unter den Dysphorikern berechtigt? Ist Angst eine Stimmung? Angst ist an sich ein Gefühl oder ein Affekt, und zwar ein sehr alter und sehr primitiver, aber sie ist wie wenige Gefühle oder Affekte geeignet, die Stimmung in durchaus charakteristischer Weise zu färben; daß es eine ängstliche Stimmung gibt, wird niemand leugnen. Die Stimmung der Timiden trägt in ausgesprochener Weise die Farbe der Angst; sie sind als Dysphoriker im engsten Sinn des Wortes anzusehen. Das ist offensichtlich auch die Auffassung von GRUHLE, der in seinem Schema der abnormen Charaktere neben heiter, traurig und zornmütig auch ängstlich anführt. Die Stimmung, d. h. die Dauer- und Lebensstimmung der Phobiker ist keineswegs einheitlich; so bilden diese Typen im Grunde einen nicht restlos an diese Stelle gehörenden Adnex — ähnlich wie gewisse Triebhafte bei den eigentlichen Triebmenschen. Immerhin erscheint ihre Einreihung an dieser Stelle nicht allein unter dem Gesichtspunkt der Angst an sich geboten, sondern besonders auch deshalb, weil, wie wir wohl ausführlich genug begründet haben, eine scharfe Scheidung zwischen den Timiden und den Phobikern in der Theorie leichter ist als in der Praxis. Was besonders für die Phobiker an ergänzenden Bemerkungen noch nachzuholen ist, wird seinen Platz in unseren charakterologischen Erwägungen und Aufstellungen finden, denen wir hier mit Einzelheiten vorzugreifen gezwungen waren.

Vielleicht kann man bei beiden Typen der Ängstlichen — in höherem Grade allerdings bei den Timiden — von einer allgemein gesteigerten Angstbereitschaft sprechen. Dem auch bei den Timiden zur Geltung kommenden Wechsel der Angstbereitschaft und der unterschiedlichen Rolle, die die Angst im Leben zahlreicher Phobiker spielt, mag die Wirkung innerer Vorgänge und der Einfluß von Umweltreizen zugrundeliegen. Beide Erscheinungsformen scheinen ihre Prädilektionszeit von der Pubertätszeit bis ins dritte Lebensjahrzehnt hinein zu haben, ohne daß sie aber beim Einzelnen nachher völlig zurücktreten würden. Diese Tatsache in Verbindung mit der Beobachtung, daß Angst zur Umbildungszeit wieder stärker hervorzutreten pflegt, ist gewiß ein Hinweis auf ihre tiefe Verbundenheit mit dem Triebleben. Daß es Ängstliche, in erster Linie Timide,

---

[1] Vgl. BRAUN bzw. Fußnote 1, S. 318.
[2] Bei älterem Material sind Notizen über den Körperbau nicht gemacht worden.

gibt, die lebenslang nicht frei von Angst sind und nur ab und zu Perioden relativer Ruhe haben, ist nicht zu bezweifeln.

Was von der ängstlichen Färbung der Stimmung abgesehen vielen timiden Temperamentstypen eigen ist, ist die Schwäche oder doch eine relative Schwäche ihrer psychischen Entäußerungen, die ihrer Persönlichkeit oft den Stempel des Passiven aufdrückt. In bezug auf ihre Erregbarkeit und auf die Ansprechbarkeit läßt sich nichts für alle Timiden Gültiges aussagen: sie müssen weder besonders erregbar sein, noch gibt ihre Angstbereitschaft eine Gewähr für eine erhebliche Tiefe ihrer Ansprechbarkeit.

Noch weniger einheitlich erscheinen die Phobiker, in deren Eigenart es liegt, daß sich Einschläge der verschiedensten Temperamentstypen bei ihnen finden. Manche Phobiker sind innerhalb und außerhalb ihrer sekundären Angstzustände lebhaft; durch Schnelligkeit und Beweglichkeit des Naturells können dann die Äußerungen ihrer Angst sehr wirkungsvoll werden. Lebhafte Timide zeigen in der Regel eine ängstlich gefärbte motorische Unruhe; unter ihnen gibt es Leute, die immer Angst haben, zu spät zu kommen, und stets „gehetzt" sind. Bei Timiden und Phobikern kommt nicht selten hochgradige Erregbarkeit und Explosibilität vor; sie neigen zu ängstlichen Erregungszuständen. Reizbaren beider Typen begegnet man gleichfalls: ihre Stimmung erscheint als ein Gemisch von Gereiztheit und Angst. Heitere Ängstliche wird man nur selten finden; doch gibt es einzelne Timide und Phobiker, die besonders, nachdem sie die ersten Lebensjahrzehnte überstanden haben, eine etwas verlegene Lebensfreude und eine humorvolle Selbstironie aufbringen. Mit den Athymikern bestehen wenig Kombinationen, immerhin sind gemütsarme Timide und Phobiker nicht unbekannt; der Typus des ängstlichen Kühlen, den man sich übrigens kaum anders denn als Leptosomen vorstellen kann, versteht es im allgemeinen, seine Angst hinter seiner Reserve zu verbergen, so daß man nur — es sei denn, daß nähere Beobachtung möglich ist — gelegentlich von ihr erfährt. Vom ängstlichen Kühlen gibt es zu den sensitiven Typen mancherlei Übergänge.

Die Beziehungen der Ängstlichen zu den Traurigen und zu den Poikilothymen werden bei diesen Typen zu erörtern sein.

l) Mißmutige.

Bei den Mißmutigen handelt es sich um stimmungsmäßig gut gekennzeichnete Typen. Mißmut ist eine ausgesprochen unlustbetonte, unfrohe Stimmung, die mit einer mäßigen inneren Spannung einhergeht. Man könnte die Mißmutigen zwischen die Gereizten und die Traurigen stellen; sie erscheinen aber weniger aktiv als jene und nicht so passiv wie diese. Doch läßt sich die mißmutige Stimmung ebensogut als Mittelding zwischen gereizter und trauriger wie als Mischung aus diesen beiden auffassen. Im Gegensatz zu den Reizbaren sind die reinen Mißmutigen nicht wesentlich erregbar und vor allem nicht zu emotionellen Entladungen geneigt. Der mißmutige Psychopath ist ein Mensch, der, ohne traurig zu sein, an nichts Freude empfindet, der mit nichts zufrieden ist, aber — auch darin im Gegensatz zum Reizbaren — seine Unzufriedenheit in der Regel nicht nörgelnd gegen andere, sondern seufzend gegen sich selber richtet. Fast könnte man sagen, Mißmutige seien gegen sich selber gereizt. Die reinen Mißmutigen sind stark auf sich selbst bezogen und von wohl unterdurchschnittlicher gemütlicher Ansprechbarkeit. Im Tempo ihres Naturells sind sie vorwiegend langsam; ihre seelischen Entäußerungen sind von geringer Kraft und in der Form schwerfällig oder zäh.

Von ihren Kombinationen sind die mit hyperthymischen Typen selten: lebhafte Mißmutige kommen kaum vor, erregbare und noch mehr reizbare Miß-

mutige gehören zu den besonders schwierigen Menschentypen, da sie durch die
Entladung ihres Mißmuts nach außen und durch die gereizt-mißmutige Stimmung dauernd in Zusammenstöße mit der Umwelt geraten. Ab und zu mag ein
Mensch von besonders „galligem Humor" eine wenig glückliche Verbindung
heiterer und mißmutiger Temperamentsartung darstellen. Athymische Mißmutige
trifft man nicht ganz wenige: sie sind durch den völligen Mangel an Ansprechbarkeit — kühle bzw. gemütlose Mißmutige —, durch ihre vollkommene Zu-
geknöpftheit und Kontaktunfähigkeit bei mißmutiger Stimmung besonders
düstere Erscheinungen. Vom Naturell her bestehen deutliche Beziehungen
zwischen den Mißmutigen und den Phlegmatischen.

Recht häufig ist das Nebeneinander von Mißmut und Angst. Timide Mißmutige zeigen eine aus Angst und Mißmut gemischte Stimmung; sie sind wohl
diejenigen psychopathischen Typen, die von der Temperamentsseite her zu
hypochondrischer Einstellung und Reaktion am meisten prädestiniert sind.
Tritt zu dieser Mischung noch ein Teil Reizbarkeit, so ergibt sich in der Gestalt
des reizbar-ängstlich-mißmutigen Temperamentspsychopathen ein überaus gequälter, aber auch quälender Typus, der nach dem jeweiligen Vorherrschen der
einen oder anderen Stimmung in den merkwürdigsten Farben schillern und bei
entsprechenden Manifestationen des Naturells das Bild des unruhigen, hastigen,
in der absonderlichsten Weise mit sich selbst beschäftigten und der Umgebung
in den Ohren und auf den Nerven liegenden, ewig nörgelnden und schimpfenden
Hypochonders abgeben kann. Es braucht kaum hinzugefügt zu werden, daß
unter Rationalisierung der Angst sich hier verschroben anmutende phobische
Züge beigesellen können. Die mißmutigen Traurigen werden wir bei den Traurigen erwähnen.

m) Traurige[1] (Depressive).

Die Traurigen — in erster Linie durch ihre Stimmung gekennzeichnet —
stellen das unverkennbare Gegenstück zu den Heiteren dar. Ihnen ist die „an-
dauernd trübe Gefühlsbetonung aller Lebenserfahrungen" (Kraepelin) eigentümlich. Sie haben eine ernste Lebensauffassung, alles fällt ihnen schwer, über
nichts vermögen sie sich hinwegzusetzen; das Grübeln ist gleichsam für sie
erfunden. Sie sehen als richtige Pessimisten die Zukunft schwarz und gefahr-
voll vor sich liegen. Alle Schwierigkeiten überschätzend, neigen sie in der Regel
dazu, sich selbst zu unterschätzen, sich insuffizient zu fühlen, es mangelt ihnen,
an Selbstvertrauen, an Selbstsicherheit. Hier sind schon charakterologische
Ansätze deutlich. In ihrer traurigen Stimmung und Selbstunsicherheit sind sie
oft überaus leicht verletzlich und erscheinen, da sie mit ihren Erlebnissen nur
langsam fertig werden (Verhaltung in Kretschmers Sinn) nicht selten in hohem
Maße empfindsam.

Auch das Naturell der Traurigen ist — in den reinen Typen — durchaus das Extrem zu dem der Heiteren. Die Traurigen sind langsam im
Tempo, sie können sogar geradezu gehemmt sein, die Kraft ihrer seelischen
Entäußerungen ist oft unterdurchschnittlich und sogar schwach, ihre Form
schwerfällig und schwerflüssig; sie sind „schwerblütige Naturen".

Der Heitere ist an seiner Fröhlichkeit in der Regel sofort zu erkennen. Beim
Traurigen liegt die Verstimmung keineswegs immer ganz deutlich zutage: gar
nicht wenige Traurige verstehen es, ihre Stimmung nach außen zu verbergen
und machen lediglich einen ernsten, schwerblütigen, nachdenklichen Eindruck.

---

[1] Vgl. S. 237.

Doch läßt sich dann und wann am Gesichtsausdruck, an einem müde-resignierten Zug um den Mund, an tief gezogenen Falten von der Nase zum Kinn, am „schwermütigen Blick" der Augen, deren von Fältchen umgebene Lider gern zugekniffen werden, die vorhandene Grundstimmung erkennen.

Die Schwerfälligkeit, die Bedächtigkeit und die Skepsis ihrer Weltbetrachtung macht aus einer ganzen Anzahl dieser depressiven Typen scharfe Kritiker. Auch darin stehen sie in scharfem Kontrast zu den zur Oberflächlichkeit neigenden Heiteren, die sich leicht begeistern und am liebsten die Dinge nehmen, wie sie sich ihnen darbieten bzw. wie sie sie sehen.

Viele Traurige haben eine außerordentlich tiefe gemütliche Ansprechbarkeit, sind mitleidig und gütig; es ist, als ob die Vertrautheit mit dem Leid, das ihrer eigenen Natur gemäß ist, sie fremdem Leid gegenüber besonders empfänglich machte. Es gibt Traurige von tiefer Ansprechbarkeit, die sie zum Selbstschutz verbergen. Andererseits ist die Tiefe der Ansprechbarkeit kein gesetzmäßiger Bestandteil des Temperaments der Traurigen, unter denen es auch mäßig ansprechbare und selbst kühle Persönlichkeiten gibt; hier sehen wir Kombinationen mit athymen Typen.

Hinsichtlich der Erregbarkeit sind die reinen Typen der Traurigen nicht überdurchschnittlich ausgestattet; doch kommen Kombinationen von Traurigen und Erregbaren bzw. Explosiblen vor. Auch reizbare und mißmutige Depressive von recht interessanter charakterologischer Struktur, auf die wir zurückkommen, werden beobachtet. Kurt Schneider stellt dem Typus des schwerblütig Depressiven, der unseren reinen Traurigen entspricht, den des mißmutig Depressiven gegenüber, den er als „kalt und egoistisch, mürrisch und verbissen, reizbar und nörgelnd, ja schadenfroh und boshaft" beschreibt; von der Wärme und Güte der eigentlich Traurigen ist hier wenig übrig geblieben.

Überaus häufig sind Verbindungen ängstlicher und trauriger Temperamentstypen. Der Traurige in seiner Selbstunsicherheit neigt stark zu sekundären Angstbildungen; schließlich ist es nicht verwunderlich, wenn Menschen, die alles schwarz sehen, mit Angst in die Zukunft schauen. Manche Timide haben die unverkennbar traurige Stimmung und das ihr zugehörige Naturell. Es gibt ängstliche Verstimmte, bei denen sich kaum mit Sicherheit entscheiden läßt, ob es sich um Timide mit Einschlägen des traurigen Temperamentstypus oder um Traurige mit Angst handelt. Unter dem Gesichtswinkel der Kombination dürfte die präzise Entscheidung nach der einen oder anderen Seite in solchen Fällen nicht allzu wichtig sein.

Mit den Ängstlichen ist den Traurigen und entsprechend ihren Kombinationen die Neigung zu angstneurotischen, allgemeiner gesagt: zu neurotischen Bildungen gemeinsam, deren Bedeutung als Selbstschutz- und Sicherungsmechanismen für sie sehr groß sein kann. Darauf wie auf die gelegentlich bei den Traurigen bzw. empfindsamen Traurigen anzutreffende Fähigkeit zur Produktion von Beziehungsideen kann in diesem Zusammenhang nur hingewiesen werden. Wir möchten aber nicht unterlassen, eine leicht ängstlich-traurige pyknische Dame zu erwähnen, die aus dem Gefühl ihrer Unsicherheit heraus bei großer gesellschaftlicher Gewandtheit immer wieder von dem Gedanken gequält wurde, daß man sie nicht leiden möge.

Die Körperlichkeit der Traurigen ist sicher nicht einheitlich, denn sie gehören keiner einheitlichen Konstitutionsgruppe an. Kretschmers Aufstellungen zufolge müßte man unter ihnen vorzugsweise Pykniker erwarten; wir verfügen nicht über ein körperbaumäßig durchuntersuchtes Material und müssen deshalb diese Frage hier offen lassen. Es erscheint uns zu gefährlich, hier lediglich von Eindrücken zu berichten, die zum Teil wohl unter der unmittel-

baren Wirkung von Kretschmers Lehren gewonnen wurden. Daß pyknische
Gestalten unter den Traurigen vorkommen, wird gewiß von keiner Seite bestritten werden; damit ist aber noch nichts bewiesen — um so weniger als
die charakterologische Gestaltung der Traurigen keineswegs über einen Leisten
geschlagen werden kann.

3. Poikilothymiker.

Wir haben immer wieder darauf hinweisen müssen, daß — der Empirie und
unseren nach dieser gewonnenen Definitionen entsprechend — der Übergang
von den bisher behandelten wie von den psychopathischen Typen überhaupt
zur psychischen Norm ein fließender ist und daß ebenso die einzelnen psychopathischen Typen sich gegeneinander nicht scharf absetzen lassen. Das liegt
schon im Begriff des Typus selbst. So ist es von vornherein eine Selbstverständlichkeit, daß die Poikilothymen keineswegs ein Reich für sich bilden, sondern
breiteste Beziehungen zur Norm und zu den Hyperthymen und Hypothymen
haben. Diese Beziehungen sind verschiedener Art. Wenn wir unter den Poikilothymen diejenigen psychopathischen Temperamentstypen verstehen, deren
typische Besonderheit im *Wechsel der Grundstimmung, der Erregbarkeit, der
psychischen Entäußerungen* und bis zu einem gewissen Grad auch der gemütlichen Ansprechbarkeit liegt, so müssen wir — damit ergänzen wir unsere bisherige Darstellung in einem wichtigen Punkt — hinzufügen, daß bei den schon
besprochenen Temperamentstypen diese Wechselerscheinungen durchaus nicht
ausgeschlossen sind, sogar gelegentlich eine gewisse Rolle spielen können, aber
— und das ist der Unterschied — nicht ihrer Typik zugehören.

Wir müssen uns hier auf gedrängte Andeutungen beschränken.

Der psychisch „normalen", d. h. der ausgeglichenen, nicht psychopathischen
Persönlichkeit sind — reaktiv und autochthon — Stimmungsschwankungen
glücklicherweise nicht fremd, sonst wäre der „Normale" ein modulationsunfähiger
psychischer Automat mit Dauereinstellung. Es wechselt bei ihm nicht allein
unter inneren Einflüssen und infolge von äußeren Reizen die Stimmung, sondern
er ist auch dann und wann mehr oder weniger erregbar und ansprechbar als in
seiner durchschnittlichen Verfassung. Die Äußerungen des „gesunden" Naturells
sind nicht klischeemäßig ewig gleich, sondern sie zeigen nach Tempo, Kraft
und Form in der Zeitfolge mancherlei Differenzen. Dazu kommt, daß die Entwicklung der Persönlichkeit — wir denken dabei zunächst nur an das rein entwicklungsmäßige Fortschreiten des Lebens der Person und legen keinen Nachdruck auf entwicklungsmäßig besonders betonte Zeiten oder gar Krisen — einen
Wechsel des Temperamentmäßigen mit sich bringt. Man wird zwar annehmen
müssen, daß das Temperament der Persönlichkeit sich von Außeneinflüssen
weitgehend unabhängig herausbildet; es liegt aber in der Natur der Entwick-
lungstatsachen überhaupt, daß nichts von Anfang an fertig ist. So läßt sich
etwa bei einem munteren Säugling noch gar nicht prophezeien, ob er ein heiteres
oder ein mißmutiges Temperament haben oder gar zu einem Athymiker erwachsen wird. Man mag die hyperthymischen Temperamente zur Kindheit,
zur Entwicklungszeit und zur Zeit der Reife, andererseits die hypothymischen
Temperamente zur Zeit nach der Erreichung der Lebenshöhe in eine gewisse
Beziehung bringen, ohne allerdings diese Parallele zu überspannen. Diese
Parallele erlaubt wohl ohne weiteres den vorsichtigen Schluß, daß das Temperament einer Persönlichkeit nichts Unabänderliches sein muß. Andererseits
ist die Korrelation zwischen Temperament und Lebensalter alles eher als eine
feste: in hyperthymischen Lebensaltern — wenn dieser Ausdruck hier lediglich

zur schlagwortartigen Kennzeichnung verwendet werden darf — fehlen hypothymische Temperamentsmanifestationen ebensowenig wie hyperthymische in hypothymischen Lebensaltern. Gewiß ist es zutreffend, das Überschäumen lebensvoller Jugend mit allverbreiteten Temperamentsanlagen in gleicher Weise in Beziehung zu setzen wie die stille Resignation des Alters oder den oft mühsam gedämpften Lebenshunger der Umbildungsphase — diese in einem sehr weiten Sinn verstanden. Resignation — wir übersehen nicht, daß in ihr auch anderes als Temperamentsmäßiges enthalten ist — kommt aber auch in früheren Lebensperioden vor, und temperamentvolles Übermaß ist zwar in vorgeschrittenen Lebensaltern nicht die Regel, aber vielleicht doch nicht so ganz und gar die Ausnahme. Wie sich diese Erscheinungen im einzelnen ausformen, hängt vom individuellen Aufbau der Persönlichkeit ab. Es bedarf kaum näherer Begründung, daß dabei die Triebgrundlagen eine bedeutende Rolle spielen. Sie sind überall vorhanden und stellen keineswegs eine statische, immer gleichbleibende Größe, sondern einen exquisit dynamischen, manchem Wechsel unterworfenen Aufbaufaktor dar.

Wir gehen hier in kurzer Aufzählung die einzelnen hyper- und hypothymen Typen durch. Um nicht zu sehr in die Breite zu geraten, schließen wir bei dieser Aufzählung die früher angeführten Kombinationen aus; wir dürfen aber den Hinweis nicht unterdrücken, daß die im folgenden erwähnten Erscheinungsformen auch Kombinationen darstellen.

Viele Lebhafte sind nicht immer und unausgesetzt lebhaft, sondern haben wie die Erregbaren, die Explosiblen und die Reizbaren auch stillere Zeiten. Ohne daß man sie dann schlechtweg als hypothym auffassen dürfte, liegt in diesen Zeiten eine gewisse Dämpfung über ihnen. Übrigens sind sie — besonders die Erregbaren und Reizbaren — in solchen Zeiten oft ungleich erträglicher für die Umgebung als sonst. Wir können aber auch beobachten, daß das noch weiter geht, daß mit den genannten Hyperthymen zeitweise einfach „nichts anzufangen" ist; daß sie geradezu verändert erscheinen, unter Umständen den lahmen, steifen Eindruck eines phlegmatischen oder gemütsarmen Hypothymikers machen, ohne daß sie als traurig verstimmt zu bezeichnen, geschweige denn daß eine Depression bei ihnen zu diagnostizieren wäre.

Umgekehrt können auch Phlegmatische und Stumpfe spontan oder unter der Wirkung von Erlebnissen, die einen ungewöhnlich starken Eindruck auf sie machen, vorübergehend lebhafter und auch erregbar sein. Die Annahme einer de facto gesteigerten gemütlichen Ansprechbarkeit wird sich dabei allerdings in der Regel als irrig erweisen; denn wenn eine solche bei diesen Athymen unter besonderen Umständen doch einmal vorhanden zu sein scheint, so beschränkt sie sich auf die besonderen Erlebnisse und deren Verarbeitung. Sehr deutlich ist bei den Dysphorikern der oft länger, oft kürzer dauernde beruhigende und ausgleichende Einfluß erlebnismäßiger Saturierung; aber auch „endogen" kommen Zeiten bei ihnen vor, in denen sie weniger ängstlich bzw. mißmutig und sogar einmal ganz frei von Angst oder Mißmut sind.

Die größere Lebhaftigkeit und Erregbarkeit bei im übrigen Hypothymischen macht sich ohne Zweifel vorzugsweise diesseits des Lebensgipfels bemerkbar. Vice versa sind athymische und dysphorische Einschläge oder Perioden im Leben von Hyperthymikern wohl nach dem Erreichen der Lebenshöhe relativ häufiger. Das ist aber kein Gesetz, kaum eine Regel.

n) Autochthon Stimmungslabile[1].

Die autochthonen Poikilothymiker kann man sich sehr gut als Kombination der heiteren mit den traurigen Typen veranschaulichen. Sicher gibt es heitere Typen, deren Frohsinn und Munterkeit sich nie trübt, und traurige, deren Grundstimmung ununterbrochen ernst und gedrückt ist. Eine große Anzahl von Heiteren aber kennt Stunden und Tage, in denen der Himmel nicht voller Baßgeigen hängt, in denen es ihnen schwer wird, sich der ihnen sonst so angenehmen Tätigkeit zuzuwenden, Tage, in denen der muntere Fluß der Gedanken fehlt, an denen ihre Gedanken überhaupt nur spärlich und mühsam kommen. Ihnen gegenüber stehen Traurige, Schwerblütige, die es ab und zu für kurze Zeit erleben, daß der Druck des Lebens plötzlich von ihnen genommen ist, daß alles leicht geht, daß sie nicht grübeln und bedächtig überlegen müssen, sondern fast in heiterem Spiel denken und Entschlüsse fassen können, daß die Welt schön ist und daß die Menschen freundlich und gütig sind, bis dann der graue Vorhang wieder niedergeht.

Zu den eigentlichen Poikilothymen bilden diese Heiteren und Traurigen mit seltenen heterologen Stimmungen den Übergang. Sie gelten in der Regel sich und den andern als durchaus eindeutige Naturen, die ab und zu einmal ihren gar nicht recht zu ihnen passenden, schnell vorübergehenden „Rappel“ haben. Die autochthon Poikilothymen im engeren Sinn kennen den Wechsel ihrer seelischen Verfassung und diejenigen, die ihnen näher stehen, kennen ihn auch. Die vorkommenden Typen lassen sich einordnen zwischen die eben besprochenen nur ausnahmsweise von heterologen Stimmungen Befallenen und diejenigen, bei denen ein fast regelmäßiger Wechsel zwischen heiterer und trauriger Stimmung stattfindet. Die Dauer der gegensätzlichen Phasen ist sehr unterschiedlich: heterologe Einschiebsel können ein paar Stunden dauern, bei regelmäßigem Wechsel werden so kurze Phasen nicht oft beobachtet; dagegen kommt wochen- bis monatelanges Verharren in der einen und anderen Stimmung häufig vor.

Die heitere und traurige Verfassung der autochthon Poikilothymen ist von der der heiteren Hyper- und der traurigen Hypothymen an sich nicht unterschieden; doch bekommt bei den autochthon Labilen, die gelernt haben, sich und ihre Zustände richtig zu beurteilen, die Heiterkeit und die traurige Verstimmung oft einen besonderen Akzent: jene kann durch die Erwartung der nicht ausbleibenden traurigen Stimmung eine gewisse Umflortheit, diese durch die zuversichtliche Hoffnung auf die kommende Euphorie eine subjektiv und objektiv nicht zu verkennende Erleichterung erfahren.

Aus den vorhergehenden Erörterungen hat sich schon ergeben, daß die heitere oder traurige Stimmung die jeweilige seelische Verfassung der autochthon Labilen weitgehend beherrscht und ihrem Erscheinungsbild die kaum verkennbare Prägung gibt, daß aber neben der Stimmung die reaktive Emotionalität, die Ansprechbarkeit und das Naturell von hoher Bedeutung sind. Wenn wir vorhin sagen konnten, daß das Temperament nichts Unabänderliches sein müsse, so war diese Bemerkung selbstverständlich nicht auf den Stimmungsfaktor des Temperaments beschränkt. Wir brauchen hier nicht zu wiederholen, was wir von den übrigen Temperamentseigenschaften in unseren Auseinandersetzungen über die Heiteren und Traurigen gesagt haben; das alles gilt für die entsprechenden Zustände der autochthon Labilen. Freilich gehen nun bei ihnen Stimmung,

---

[1] Wir nehmen den Ausdruck Stimmungslabile, den, wie K. Schneider feststellt, Siefert zuerst gebraucht zu haben scheint, weil die Labilität der Stimmung das gemeinsame Kennzeichen der Poikilothymen ist. Unsere Poikilothymen decken sich aber nicht mit Schneiders Stimmungslabilen; das wird auszuführen sein.

Erregbarkeit, Ansprechbarkeit und Manifestationen des Naturells ebensowenig immer und ausschließlich parallel miteinander wie bei den hyperthymen Euphorischen und den hypothymen Depressiven. Wo dies nun nicht der Fall ist, stoßen wir auf atypische Bilder, von denen wir das eine und andere anführen müssen. Wir wollen nicht langweilig werden und sprechen deshalb hier auch dann nicht ausdrücklich von Kombinationen, wenn es sich um solche handelt; das haben wir ja bei den einschlägigen hyper- und hypothymen Typen ausgiebig getan.

Manche autochthon Labilen erscheinen in ihrer Heiterkeit regelmäßig oder doch manchmal etwas gebremst, sie wirken dann als bedächtig Heitere: ihre gemütliche Erregbarkeit ist verhältnismäßig gering, bei oft erheblicher Ansprechbarkeit zeigen sie in ihren seelischen Entäußerungen ein verlangsamtes Tempo, mäßige Kraft und eine gewisse Schwerfälligkeit der Form. Sie gleichen dem Miniaturbild einer gehemmten Manie oder eines manischen Stupors. Anstatt der heiteren leichten Erregung bieten sie eine mäßige Hemmung. Den Gegenpol bilden depressive Phasen der autochthon Labilen mit gesteigerter Erregbarkeit und lebhaften Entäußerungen, denen vielfach Einschläge von Angst, gelegentlich von Mißmut, beigemischt sind; sie erinnern an das klinisch wohl charakterisierte Bild der agitierten Melancholie. Alle Schattierungen dieser „Mischzustände" bei autochthon Labilen können wir nicht aufführen, um unsere Darstellung nicht zu sehr zu belasten.

Zwischen diesen beiden „Mischzuständen" steht die Reizbarkeit vieler autochthon Labiler. Sie zeigen Zustände von ausgesprochen reizbarer Stimmung und zwar sowohl in unregelmäßigem als in regelmäßigem Wechsel mit euphorischer und depressiver Verfassung. Bei gar nicht wenigen dieser Labilen besteht ein sehr großer Bilderreichtum: traurige, heitere und reizbare Verstimmung mit den verschiedensten heterologen Einschlägen und Färbungen treten auf. Reizbare Stimmung kann sich im Anschluß an traurige wie an heitere, aber auch aus mittlerer Stimmungslage heraus einstellen. Die Reizbarkeit kann oft als Vorbote einer länger oder kürzer dauernden traurigen Stimmung auftreten und bei flüchtiger Dauer und nicht erheblicher Stärke den Eindruck einer leichten Unsicherheit, einer geringen, kaum ausgesprochenen Stimmungsschwankung machen, ohne daß die — trotzdem vorhandene — Reizbarkeit als solche subjektiv und objektiv ganz deutlich würde. Das ist aber nicht der häufigere Fall. Vielfach ist die Reizbarkeit objektiv eindeutig wahrnehmbar und wird von den Betroffenen auch als solche oder doch als „Nervosität", „Zappeligkeit", innere Unruhe empfunden; körperliche und „neurotische" Überlagerungen bzw. Auswirkungen der Reizbarkeit (Herzklopfen, Herzdruck, Magen-Darmbeschwerden, Schlafstörungen u. a.), die übrigens auch bei trauriger Stimmung vorkommen, werden recht oft beobachtet.

Die reizbare Stimmung bzw. den reizbaren Zustand der Poikilothymen kann man sich in seiner Genese aus dem Zusammentreten von Komponenten der traurigen und der euphorischen Verfassung verständlich machen. Schon in der reizbaren Stimmung ist ein Stück Gehobenheit bzw. Erregung von der euphorischen und ein Stück Bremsung bzw. Hemmung von der traurigen Stimmung enthalten. Diese Gegensätzlichkeit wird vermehrt, wenn eine ausgesprochene Erregbarkeit dazutritt und wenn ferner widersprechende Naturellkomponenten sich geltend machen: etwa schnelles Tempo mit geringer Kraft und schwerfälliger Form, oder langsames Tempo mit mittlerer Kraft und beweglicher Form. Daraus ist ersichtlich, daß die Reizbarkeit bei Poikilothymen nicht grundsätzlich bis in alle Einzelheiten aus denselben Temperamentsfaktoren zusammengesetzt sein muß, daß vielmehr ganz verschiedenartige Mischungen oder Mischungsgrade die Reizbarkeit ausmachen können. Was aber all diesen und damit der Reizbarkeit der Poikilothymen überhaupt eigentümlich ist, ist ihr Resultieren aus gegensätzlichen, einander gleichsam widerstrebenden Temperamentskomponenten. Das Hin- und Hergerissenwerden zwischen diesen bedingt die Zwiespältigkeit der reizbaren Verfassung der Poikilothymen: sie sind innerlich getrieben von Erregung und kommen infolge von allerhand Bremsungen doch nicht recht vom Fleck. Je nach den ihr zugrundeliegenden temperamentmäßigen Mischungsgraden nimmt die Reizbarkeit der Labilen ziemlich genau eine Mittelstellung zwischen Euphorie mit Lebhaftigkeit und trauriger Stimmung mit Verlangsamung ein oder wirkt sie sich mehr als gereizt-traurige Stimmung mit Erregung und Entladungsbereitschaft bzw. als gereizte, gelegentlich auch einmal gereizt-heitere Stimmung mit Verlangsamung („Galgenhumor") auf. Es mag genügen, einige dieser Mischungsmöglichkeiten angedeutet zu haben. Die reizbaren Poikilothymen können ungemein gequält sein, besonders eine etwas länger dauernde Reizbarkeit mit traurigen Einschlägen vermag die Befallenen ganz verzweifelt zu machen. Die früher oder später einsetzende Beruhigung bedeutet für sie eine Erlösung, oft wird schon der Eintritt der traurigen Verstimmung als Entspannung und Beruhigung empfunden; daß dies beim Anlaufen einer Welle der heiteren Stimmung erst recht der Fall ist, ist ohne weiteres verständlich.

Wie schon angedeutet worden ist, läßt sich hinsichtlich der Dauer der verschiedenartigen Phasen bei den autochthon Labilen nichts Allgemeingültiges aussagen. Eine gewisse Regelmäßigkeit ist bei einzelnen Fällen im Kommen und Gehen wochen- bis monatelanger euphorischer und trauriger Stimmung zu beobachten; aber auch bei diesen ist die Periodik[1] selten eine wirklich reine. Entweder ist die eine oder die andere Phase einmal kürzer oder länger oder es schiebt sich dann und wann ein Zustand von Reizbarkeit ein. Selbst bei relativ regelmäßigem Wechsel der Phasen ist das Verhalten innerhalb der Phasen nicht immer dasselbe: auch heiter Verstimmte lassen vorübergehend den Kopf hängen, bei trauriger und bei reizbarer Verfassung sieht man ganz ausgesprochene Tagesschwankungen; hier bedeutet oft die zweite Tageshälfte, besonders der Abend und die Nacht, eine Erholung von den überstandenen schweren Stunden. Hierher gehören Persönlichkeiten, die Jahr und Tag — nicht ganz selten während vieler Jahre oder selbst so gut wie dauernd — beim Erwachen und in den ersten Tagesstunden traurig verstimmt oder in hohem Maße gereizt und wortkarg sind, sich nicht aus dem Hause an die Arbeit bringen, um dann im Laufe des Vormittags aufzutauen und ihren Tageslauf munter fortzusetzen. Es ist ein recht eigenartiger Eindruck, einem solchen „Frühmelancholiker" — der Ausdruck stammt von einem einschlägigen Fall —, den man am Frühvormittag griesgrämig und mürrisch gesehen hat, tagsüber vergnügt in seinem Beruf oder abends humorsprühend im geselligen Kreis wieder zu begegnen: aus dem Griesgram ist dann ein lebensfroher, gesprächiger Mensch geworden. Aber nicht allein in den Frühstunden, sondern auch zu beliebigen anderen Tageszeiten können manche autochthon Poikilothyme ganz unvermittelt eine Stunde oder ein paar Stunden gequälter Traurigkeit oder gespannter Reizbarkeit durchmachen. Neben diesen gibt es autochthon Labile, die man im Beruf und in der Gesellschaft immer heiter und betriebsam sieht, und die sofort traurig oder gereizt zusammenklappen, wenn sie in ihren vier Wänden — sei es allein, sei

---

[1] In der Verteilung auf die Jahreszeiten besteht vielleicht eine geringe Bevorzugung der euphorischen Stimmung im Frühling und Sommer, der traurigen im Herbst und Winter. Einzelne autochthon Labile sprechen selbst von ihrer winterlichen „Melancholie" oder gar von ihrem „Winterschlaf".

es im Familien- oder im engeren Freundeskreis — sind. Gewiß werden dabei oft Außeneinflüsse — positive (Anregung im Beruf und in der Gesellschaft) und negative (Freudlosigkeit im eigenen Heim, eheliche oder andere Konflikte) — hereinspielen; doch scheinen solche auffällige Wechseltypen auch ohne wesentliche Beeinflussung von außen vorzukommen. Freilich werden sie wohl oft nicht als Poikilothyme erkannt, weil von ihrer Labilität nur ihre engste Umgebung weiß.

Im Vorübergehen war schon davon die Rede, daß bei den autochthon Labilen auch die Ansprechbarkeit einem Wechsel unterworfen sei. Weder den Euphorischen und Depressiven noch den autochthon Labilen ist grundsätzlich eine besonders tiefe Ansprechbarkeit eigen, doch finden sich sehr erhebliche Grade gemütlicher Ansprechbarkeit bei ihnen nicht selten. Die Labilen sind bzw. erscheinen im allgemeinen in trauriger Verfassung am tiefsten ansprechbar; bei euphorischer Verfassung ist die Ansprechbarkeit mehr oberflächlich, ähnlich bei reizbarer Stimmung. Allerdings lassen sich hier keine Regeln aufstellen; es kommt in erster Linie auf die Ansprechbarkeit der Einzelpersönlichkeit an, die dann unter dem Hinundher des Stimmungswechsels die eben angeführten Änderungen erkennen läßt. An sich ist unverkennbar, daß bei manchen wirklich tief ansprechbaren autochthon Poikilothymen die Ansprechbarkeit auch in der Heiterkeit und Reizbarkeit nicht verloren geht und nicht allzu seicht wird, aber immerhin im Verhältnis zu ihrer ursprünglichen Tiefe zu einer gewissen Oberflächlichkeit neigen kann. Nun sind aber durchaus nicht alle Poikilothyme besonders ansprechbare, warmherzige Menschen; es sind auch recht kühle und gemütsarme darunter; bei ihnen werden sich Schwankungen der Ansprechbarkeit unter Umständen gar nicht oder fast unmerklich beobachten lassen.

Unter den autochthon Poikilothymen gibt es eine ansehnliche Zahl von ausgesprochen produktiven, besonders auch von künstlerisch begabten und selbst genialen Persönlichkeiten. Es ist eine interessante Erscheinung, daß bei vielen von diesen poikilothymen Produktiven die Leistungsfähigkeit in freien und heiteren Zeiten nicht allein quantitativ gesteigert ist, sondern gelegentlich eine unverkennbare Neigung zur Oberflächlichkeit, Flüchtigkeit und sogar zur Kritiklosigkeit zeigt. Ein Ausgleich tritt dann in traurigen und reizbaren Zuständen ein: die Leistungsfähigkeit nimmt ab, kommt auch vorübergehend auf den Nullpunkt, das vorher Geschaffene wird einer oft sehr eindringlichen Kritik mit Tendenz zur Selbstentwertung unterzogen; fertige oder halbfertige Arbeiten werden wieder und wieder überarbeitet, abgeschlossene Manuskripte werden zurückgehalten, ausgearbeitete Pläne bleiben liegen, bis unter Zurücktreten der Dysphorie Schaffensfreude und Schaffenskraft wiederkehren.

Wir haben gelegentlich schon einfließen lassen, daß bei den autochthon Labilen auch reaktive Schwankungen vorkommen. Wir wollen hier darauf nicht näher eingehen, aber doch schon bemerken, daß in bezug auf den Stimmungswechsel von den autochthon zu den reaktiv Poikilothymen alle Übergänge vorkommen. Prinzipiell sind diese Beziehungen durch die grundlegenden Untersuchungen von REISS klargelegt.

o) Reaktiv Stimmungslabile.

Die Eigenart der reaktiv Labilen ist in ihrer Bereitschaft zum Stimmungsumschlag auf äußere Reize hin gegeben. Aus mittlerer Stimmungslage heraus können sie unter dem Einfluß eines Außenreizes — je nachdem dieser für sie angenehm oder unangenehm ist — ganz oder ziemlich unvermittelt in heitergehobene oder in traurige Stimmung geraten. Aber auch aus extremer Stimmungslage fallen sie leicht ins andere Extrem oder in eine Mittellage zurück. Reaktiv Labilen sind aber auch ängstliche, mißmutige und gereizte Stimmungen nicht fremd; diese können sich ebenso reaktiv einstellen wie die beiden extremen Stimmungslagen. In der Regel sind die reaktiv Labilen erregbar, gelegentlich auch explosibel; man kann dann schon von Kombinationen sprechen. Die Erregbarkeit erleichtert nicht nur das Umschlagen der Stimmung, sondern sie bereichert auch die zur Verfügung stehende Bilderskala, indem einerseits die Stimmung durch die Erregbarkeit gefärbt wird, und indem sich andererseits die Stimmung mit ängstlichen, zornigen u. a. Erregungen und Erregungszuständen kompliziert und durchflicht. Daß im Querschnitt dann oft nicht mehr bestimmt werden kann, ob es sich um einen ängstlich-traurigen Verstimmungszustand bei einem Labilen oder um einen ängstlich gefärbten Erregungszustand bei einem Erregbaren oder Reizbaren handelt, bedarf keiner Begründung. Doch handelt es sich für uns nicht um die Aufzeigung von Kunstgriffen zur Stellung von Schnelldiagnosen, sondern um das Auffinden von Möglichkeiten durch Differenzierung bzw. strukturanalytische Auflösung komplizierter psychopathischer Erscheinungsformen.

Unbestreitbar stehen die reaktiv Labilen den Erregbaren, Explosiblen und Reizbaren mindestens sehr nahe und stellen zum Teil sicher Kombinationen mit ihnen vor. Es gibt Erregbare und Reizbare, die man unterm Gesichtspunkt der Stimmungslabilität ohne weiteres unter die reaktiv Labilen einreihen kann. Was die Labilen aber von den Hyperthymen trennt, das scheint uns eben die Labilität der Stimmung zu sein, die doch bei diesen nicht im entferntesten dieselbe Rolle spielt wie bei jenen. Gerade die Stimmungslabilität berechtigt dazu, die reaktiv und autochthon Labilen als Poikilothyme zusammenzufassen, so verschieden auch die extremen Typen der beiden Gruppen sind.

Die reaktive oder psychogene Depression, deren Darstellung nicht zu unserem Gegenstand gehört, ist eine Domäne der reaktiv Labilen; damit kann und soll nicht gesagt werden, daß sie etwa ein Monopol dieser Typen sei.

In der Regel sind die extremen, aber auch die mehrweniger gereizt, ängstlich oder mißmutig gefärbten Stimmungen der reaktiv Labilen wenig beständig, oft sind sie sogar sehr flüchtig: nach ein paar Stunden, gelegentlich nach Minuten kann — bei Fortfall oder bei Kompensation des provozierenden Reizes — wieder „gut Wetter" bei ihnen sein. Hierher mögen gewisse Virtuosen bzw. Virtuosinnen des Weinens gehören, denen bei jeder Gelegenheit reichliche Tränengüsse zu Gebote stehen; diejenigen Tränenkünstler freilich, die ihre Zähren ohne jede innere Beteiligung nur zur Erreichung eines äußeren Effekts fließen lassen, wird man nicht zu den reaktiv Labilen rechnen dürfen. Unter dem Einfluß chronischer Reize, tiefgehender Enttäuschungen, dauernder innerer Konflikte u. a. m. können allerdings auch die reaktiven dysphorischen Stimmungen, von häufigeren oder selteneren, kürzeren oder längeren, gleichfalls reaktiv einsetzenden euphorischen oder Mittelstimmungen unterbrochen, jahrelang anhalten. Diese Zustände gehen dann ohne Grenze über in die im engsten Sinn psychopathischen Depressionen (OTTO KANT[1]).

Besonders erwähnt sollen gewisse Euphorische werden, die eine ausgesprochen reaktive Labilität nach der reizbaren und nach der traurigen Stimmung hin haben; ihnen eignet wohl ausnahmslos eine erhebliche Erregbarkeit.

---

[1] KRETSCHMER spricht anschaulich von der Reaktionsform der „nervös gefärbten, weichen spannungslosen Depression", die sich nach seiner Meinung „nur bei Psychopathen mit vorwiegend asthenischen Charakterkomponenten" finden soll.

Kombinationen zwischen athymen und reaktiv labilen Typen sind mindestens äußerst selten. Wenn ein Athymiker reaktiv labil zu sein scheint, dann ist er in der Regel entweder kein reiner Athymiker oder seine Labilität bzw. seine Verstimmung ist nicht echt·(Haftmilieu u. ä.).

Das Verhalten der gemütlichen Ansprechbarkeit bei den reaktiv Labilen ist verschieden. So gemütstief eine ganze Reihe von ihnen ist, so wird man doch sagen müssen, daß die Ansprechbarkeit oft nicht so groß ist, wie die Labilität der Stimmung, gelegentlich auch die Dauer der Dysphorie es zunächst vermuten lassen könnte; dabei sehen wir von den eben erwähnten ganz seltenen labilen Athymikern ganz ab. Es ist schon so, daß gerade von den reaktiv Labilen mit ihren Mitteln nicht selten ein Aufwand getrieben wird, der in einem deutlichen Widerspruch zu dem steht, was in ihnen tatsächlich vorgeht. Wenn wir hier feststellen, daß die dysphorischen Stimmungen der reaktiv Labilen oft als Zweckreaktionen von Menschen aufgefaßt werden müssen, die stark mit sich selber beschäftigt sind und eine übergroße Neigung haben, sich selbst zu bemitleiden, so haben wir wieder einmal einen kurzen Blick ins Charakterologische geworfen. Es muß aber ausdrücklich betont werden, daß die reaktive Labilität nicht ganz und gar im Gebiet der psychogenen Zweckreaktionen im engeren Sinn aufgeht, so nahe auch psychogenetisch und psychoplastisch stimmungsmäßige Reaktionen vielfach diesen Zweckreaktionen stehen. Daß die reaktive Labilität sich der Autotelie der Persönlichkeit einfügt, ist selbstverständlich.

Hier mögen einige Bemerkungen über die Beziehungen und Kombinationen der autochthon mit den reaktiv Labilen ihren Platz finden. Man muß bedenken, daß rein psychologisch genommen eine scharfe Trennung etwa zwischen der traurigen Stimmung der autochthon Labilen und der Stimmung der traurigen Dysphoriker und der traurigen Stimmung der reaktiv Labilen gar nicht erwartet werden kann. Die traurige Stimmung der letzteren ist erlebnismäßig bedingt, genauer: durch Außenerlebnisse bedingt; aber auch die traurige Stimmung der Autochthonen entspringt nicht als solche fertig dem Körperlichen, sondern muß — mindestens schon zum Teil — als gesetzmäßig eintretende psychische Reaktion der Persönlichkeit bzw. ihrer Temperamentsschicht auf körperliche Vorgänge aufgefaßt werden. Anders ausgedrückt: die autochthon traurige Stimmung ist — mindestens zum Teil — eine psychische Reaktion auf das Erlebnis eines Vorgangs im eigenen Körper. Wenn trotzdem, wie besonders Kurt Schneider phänomenologisch dargetan hat, die endogene Traurigkeit sich anders aufbaut, gleichsam in tiefere Schichten, die in diesem Fall nicht mit den Schichten unseres Persönlichkeitsaufbaus identisch zu denken sind, hinuntergreift, so liegt das offenbar nicht allein in den zugrundeliegenden körperlichen Vorgängen, sondern auch in einer diesen irgendwie angeschaltet zu denkenden temperamentmäßigen Bereitschaft, die aber vielleicht nur quantitativ von der reaktiv labilen Bereitschaft verschieden vorzustellen ist. Jedenfalls sind gerade von der psychologischen Betrachtung her von vornherein fließendste Übergänge vom autochthonen zum reaktiven Stimmungswechsel und damit zwischen den entsprechenden psychopathischen Typen anzunehmen. Dies alles gilt keineswegs allein für die traurige Stimmung, sondern mutatis mutandis auch für alle übrigen hier zur Sprache gekommenen Stimmungen. Wie schon erwähnt, hat für das depressive Gebiet in diesem Zusammenhang Reiss grundlegende Arbeit geleistet.

Die Verhältnisse liegen so, daß sehr viele autochthon Labile auch in mehr oder weniger hohem Grade reaktiv stimmungslabil sind; wir haben diese Tatsache schon gestreift. Eine große Reihe von Beobachtungen bei autochthon

Labilen — Wirkung günstiger und ungünstiger Erlebnisse, Beeinflußbarkeit der Phasen, Abhängigkeit der Stimmung von bestimmten Situationen u. a. — ist kaum anders als aus dem Mitlaufen einer reaktiv-labilen Bereitschaft zu verstehen und zu erklären. Umgekehrt ist gewiß nicht zu übersehen, daß bei vielen reaktiv Labilen autochthone Einschläge, die sich natürlich auch nicht prozentisch nachweisen lassen, mitspielen — sei es in Form einer einfachen Kombination zwischen reaktiver und autochthoner Stimmungslabilität, sei es im Vorhandensein einer traurigen oder heiteren oder reizbaren Grundstimmung, auf deren Basis reaktive Verstimmungen — exazerbierend oder kontrastierend — in Erscheinung treten. All diese Komplikationen werden sich freilich, namentlich bei dem oft so schnell sich der Beobachtung entziehenden klinischen Material, selten genug mit Sicherheit in jedem einzelnen Fall exakt nachweisen lassen; aber bei ausreichender Erfahrung gibt es innerhalb und außerhalb der Klinik und Anstalt genug Belegfälle für die Kombinationen und Durchflechtungen, die wir hier anzudeuten hatten. Wir können den Standpunkt KURT SCHNEIDERS nicht teilen, der die autochthon und reaktiv Stimmungslabilen zusammenfaßt und meint, die Frage, ob reaktiv oder autochthon labil sei zwar ,,theoretisch stellbar, aber an der Hand von lebendigen Erfahrungen nicht einwandfrei — wir würden sagen: oft nicht einwandfrei — zu entscheiden''.

Nicht vergessen werden soll, daß bei den autochthon Poikilothymen eine Affinität zum pyknischen Körperbau zu bestehen scheint, während bei den reaktiv Labilen eine eindeutige Bevorzugung eines bestimmten Habitus gemeinhin nicht ersichtlich ist; allerdings hat J. LANGE bei einer Anzahl von ihm genau beobachteter psychogen Deprimierter vorwiegend asthenischen Körperbau feststellen können.

Bis zu einem gewissen Grad kann man versuchen, die unterschiedliche Beschaffenheit des Naturells bei den autochthon und reaktiv Labilen als Mittel zur Differenzierung einschlägiger Zustände oder Phasen — es ist wohl zweckmäßig, den Ausdruck Phasen für die autochthon Labilen zu reservieren — heranzuziehen. Wir haben bei den autochthon Labilen vom Naturell nur im Zusammenhang mit der Reizbarkeit kurz gesprochen. Aus dieser Bemerkung geht hervor, daß die psychischen Entäußerungen der Poikilothymen nicht immer mit ihrer Stimmung, Erregbarkeit und Ansprechbarkeit genau Schritt halten; doch gilt für eine immerhin große Zahl der Fälle, daß bei trauriger Stimmung die Entäußerungen langsam, schwach und schwerfällig, bei heiterer schnell, kräftig und beweglich, bei reizbarer wenigstens schnell und kräftig sind. Also: gewisse festere Beziehungen zwischen den einzelnen Temperamentskomponenten sind doch mit einiger Regelmäßigkeit gegeben. Das gilt für die reinen autochthonen Typen. Bei den reinen reaktiv Labilen ist es insofern anders, als das Naturell in allen Stimmungen und Zuständen zwar nach Tempo und Kraft einem gewissen Wechsel unterworfen ist, aber in der Form stets beweglich bleibt. Nun hilft dieser Unterschied nicht überall. Einmal entsprechen nicht alle Fälle reinen Typen; bei Kombinationen wird man aber oft Schwierigkeiten haben, festzustellen, welchem Anteil der Kombination die Beweglichkeit des Naturells zuzuschreiben ist. Dann ist im Querschnitt in der Regel nicht ohne weiteres zu entscheiden, ob die Beweglichkeit der psychischen Entäußerungen einem reaktiv labilen Zustand oder — sei es als homo-, sei es als heterologer Einschlag — einer autochthon labilen Phase zugehört.

Anhang.

Vom Temperament der Sensitiven.

Die empfindsamen[1] oder sensitiven psychopathischen Persönlichkeiten sind nicht rein temperamentsmäßig zu kennzeichnen; sie gehören deshalb nicht eigentlich zu den dysthymischen Psychopathentypen. Da wir aber der Meinung sind, daß für ihren charakterologischen Überbau und damit für den Gesamtaufbau die Temperamentsgrundlage von besonderer kausaler Bedeutung ist, soll sie hier besprochen werden. Diese Besprechung fällt immerhin nicht aus dem Rahmen des Kapitels über die dysthymischen Psychopathentypen, dem wir ja die Überschrift gegeben haben: die psychopathischen Persönlichkeiten von der Temperamentsseite her betrachtet.

Wir nehmen an, daß die Sensitiven in engster Beziehung zu den reaktiv Labilen stehen, zum Teil — hinsichtlich des Temperaments — geradezu Kombinationen zwischen diesen und anderen dysthymischen Typen darstellen. Die Sensitiven neigen in hohem Maße zum reaktiven Stimmungswechsel, besonders nach der traurigen Seite, doch kommen Umstimmungen zur Euphorie auch vor. KRETSCHMER drückt das in bezug auf seine sensitiven Beziehungsneurotiker durchaus treffend so aus: „Der Gemütszustand dieser vorwiegend ernsthaften Menschen neigt zu nachhaltigen reaktiven Trübungen, ist aber nicht durchweg ein konstitutionell depressiver, kann sogar in einzelnen Fällen in seinen labilen Ausschlägen auf Freude und Leid beinahe als sanguinisch bezeichnet werden." Die Stimmungslabilität Sensitiver ist wohl vorwiegend reaktiv, doch kommt sicher bei ihnen die Kombination von reaktiver und autochthoner Labilität vor. Gar nicht selten ist die reaktive Labilität der Sensitiven verknüpft mit der Temperamentseigenart der traurigen Dysphoriker. Es ist nicht zu übersehen, daß in der traurigen Stimmung an sich schon oft eine sehr erhebliche Verletzlichkeit und Empfindsamkeit enthalten sein kann, daß es autochthon Poikilothyme — und erst recht Manisch-Melancholische — gibt, die in der traurigen, auch in der reizbaren Verfassung ausgesprochen empfindsam sind, während sie diese Auffälligkeit in euphorischer oder ausgeglichener Stimmung nicht haben: das Kleben am Erlebnis, das Nichtfertigwerden mit dem Erlebnis, die Verhaltung KRETSCHMERS, haben viele Traurige mit den Empfindsamen gemein[2]. Ohne Kenntnis der Vorgeschichte würde sich bei zahlreichen Fällen nicht oder nur mit Schwierigkeiten entscheiden lassen, ob es sich um Empfindsame mit trauriger Stimmung oder um traurig Verstimmte mit als Empfindsamkeit imponierender Verwundbarkeit und Verhaltung handelt. In beiden Fällen kann es zur Bildung von Beziehungsideen kommen.

Man könnte die Sensitiven in gewissem Sinne als Reizbare mit nach innen gerichteter Erregbarkeit auffassen, doch eignet ihnen in der Regel nicht die reizbare Stimmung, sie sind vielmehr, soweit sie nicht zunächst stimmungsmäßig unauffällig sind, meistens ängstlich, recht oft traurig, seltener mißmutig. Was sie außer dem Mangel der reizbaren Stimmung von den Reizbaren unterscheidet und was sie in der Regel auch von den Erregbaren trennt, ist ihre mangelhafte Entladungsfähigkeit. Bei mittlerer, nicht selten tiefer Ansprechbarkeit verhalten sie die in ihnen ablaufenden seelischen Vorgänge und entäußern sich ihrer im allgemeinen in mittlerem oder langsamem Tempo, mit geringer Kraft und der Form nach oft zähe und klebend.

Dies gilt für diejenigen sensitiven Typen, die in ihrem Temperament noch

---

[1] Vgl. S. 336.   [2] Vgl. S. 335.

verhältnismäßig einfach aufgebaut sind; von reinen sensitiven Typen kann man überhaupt nicht sprechen, sie stellen alle irgendwelche Kombinationen dar. Noch verwickelter wird nun der Temperamentsaufbau Empfindsamer, wenn zu der ihnen allen gemeinsamen reaktiven Labilität und zu der aus mangelnder Entladungsfähigkeit stammenden Verhaltung deutliche hyperthyme Komponenten — reizbare Stimmung, Erregbarkeit, bewegliches Naturell — oder gar athymische Einschläge treten. Während viele Sensitive nur kühl wirken, weil sie ihre Erregung verhalten und weil ihre Ansprechbarkeit nicht ganz leicht erkennbar ist, ohne daß sie tatsächlich kühl wären, gibt es zweifellos auch gemütsarme Empfindsame. Bei ihnen ergeben sich aus der farblosen Stimmung, der Neigung zur reaktiven Stimmungslabilität ohne Erregbarkeit, mangelhafter gemütlicher Ansprechbarkeit, stillem Naturell bei großer Verletzlichkeit und hochgradiger Verhaltung die merkwürdigen Erscheinungsformen der gemütsarmen oder kühlen, der schwer beweglichen und stillen Sensitiven, von denen über die ängstlichen Sensitiven Übergänge zu den ängstlichen Kühlen führen. Den kühlen Sensitiven[1] stehen sensitiv-traurige Typen von tiefster Ansprechbarkeit und echter Gemütswärme scharf kontrastiert gegenüber; doch werden diese gegensätzlichen Typen durch die sensitiven Grundkomponenten der reaktiven Stimmungslabilität und der Verhaltung, die für sich allein noch kein empfindsames Temperament ausmachen können, zusammengehalten.

Spricht man allen sensitiven Typen als conditio sine qua non reaktive Stimmungslabilität und Verhaltung zu, so wird man sie je nach der besonderen Kombination ihres Temperamentsaufbaus als hyper- und hypothymische, seltener als athymische Sensitive bezeichnen können. Dabei wird aber bedacht werden müssen, daß vorwiegend hyperthymische Sensitive auch hypothymische und vorwiegend hypothymische Empfindsame auch hyperthymische Einschläge haben können. Andererseits zeigen Hyper-, Hypo- und Poikilothyme gelegentlich Einschläge von Empfindsamkeit, ohne daß man sie schlechtweg als Sensitive ansehen dürfte. Schließlich ist nicht jeder ein Empfindsamer, der gelegentlich in einer dysphorischen Stimmung oder in körperlicher Ermüdung und Krankheit, oder, wie es oft vorkommt, während der Menstruation vorübergehend übelnehmerisch ist[2].

Zu berücksichtigen ist noch, daß bei manchen Sensitiven durch die Verhaltung Erregung und Spannung geradezu angestaut werden, bis sie irgendwie zur Erledigung kommen müssen. Das erfolgt entweder in primitiverer Weise durch Entladungen, denen nicht selten ein Zustand von ausgeprägt reizbarer Stimmung vorhergehen kann, oder es kommt zur Entwicklung sensitiver Bildungen: Beziehungsideen, Zwangserscheinungen, unter Umständen psychotischer Abläufe, die Kretschmer in tiefschürfender Weise geschildert hat. Daß dabei die charakterliche Artung der Sensitiven eine ganz bedeutende Rolle spielt, ist von Kretschmer mit besonderer Eindringlichkeit gezeigt worden. Wir werden unsere Darsellung der Sensitiven in den späteren charakterologischen Auseinandersetzungen zu ergänzen haben.

---

[1] Diese Sensitiven haben zum Teil Beziehungen zu den sog. Schizoiden. Bei den traurigen Empfindsamen und verschiedenen anderen Sensitiven ist das nicht oder doch nur ausnahmsweise der Fall.
[2] Hier dürfen wir anmerken, daß vom Laien oft die Begriffe empfindsam und feinfühlig verwechselt werden. Ein Empfindsamer kann feinfühlig sein; ein Feinfühliger braucht durchaus nicht empfindsam zu sein.

Bemerkungen zur Frage der klinischen Zugehörigkeit der Dysthymiker.

Wir haben bei der Schilderung der Poikilothymen bisher von der Diskussion der Frage ihrer klinischen Zugehörigkeit abgesehen. Wir haben das deshalb getan, weil wir glauben, daß es allzusehr zu einer Denkbequemlichkeit — wir sagen absichtlich nicht: Denkökonomie — geworden ist, jeden lebhaften Menschen als Hypomanischen, jeden traurig Verstimmten als konstitutionell Depressiven zu bezeichnen, jeden Reizbaren in die reizbare Veranlagung und jeden Poikilothymen in die Zyklothymie alten Stils, d. h. alle angeführten Typen ohne weiteres in den manisch-melancholischen Formenkreis einzubeziehen. Das ist gewiß sehr bequem. Ob es richtig ist, steht dahin. Wir vermögen es nicht mit Sicherheit zu entscheiden. Doch möchten wir soviel sagen: beim heutigen Stand unserer Kenntnisse wird niemand behaupten können und wollen, daß an einer ganz bestimmten Stelle der manisch-melancholische Formenkreis aufhöre. Aber gewiß wird zugegeben werden, daß es eine Vorwegnahme bedeutet, so gut wie jede hyper- und poikilothymische sowie dysphorische psychopathische Auffälligkeit in diesen Formenkreis einzuzwängen. So groß die Analogien, die Ähnlichkeiten, ja die Übereinstimmungen sind, so ist doch noch nicht bewiesen, daß die Temperamente, die man hypomanisch oder depressiv oder zyklothym nennt, wirklich in gar nichts anderem als in der Quantität von der Manie, von der Melancholie, vom manisch-melancholischen Irresein unterschieden sind. Man mag bei Fällen, in denen die betreffenden Temperamente besonders ausgesprochen sind, ruhig von hypomanischen oder depressiven usw. anstatt von heiteren und traurigen usw. sprechen, besonders wenn genealogische Anhaltspunkte für ihre Zugehörigkeit zum manisch-melancholischen Formenkreis und erst recht wenn außerdem körperliche Anzeichen der Pyknie vorhanden sind und damit die Einreihung unter den Begriff der pyknisch-zykloiden Konstitution[1] ermöglicht wird. Ist das nicht der Fall, so würden wir es für angebracht halten, sich der nichts präjudizierenden Bezeichnungen zu bedienen, die wir verwenden. Es sollte auch nicht übersehen werden, daß mancher Fall mit der Etikette hypomanisches, depressives oder reizbares Temperament psychologisch allzu schnell und unerledigt zum Akt gelegt wird, der bei näherer — in bezug auf die klinische Zuordnung unvoreingenommener — Betrachtung sich noch als recht kompliziert und schließlich einmal vielleicht als gar nicht hypomanisch usw. herausstellt. Gerade in der Ära, in der es nur noch Zykloide und Schizoide zu geben drohte, ist man auf diesen Gebieten mit der klinischen Zuordnung doch ohne Zweifel sehr oft zu rasch verfahren. Darüber hat EWALD sehr treffende Bemerkungen gemacht.

Wir haben unter den Hyperthymikern die Lebhaften herauszuarbeiten versucht, weil wir gerade hinsichtlich dieser Typen der Meinung sind, daß sie höchstens gelegentlich — bei Kombinationen — zum manisch-melancholischen Formenkreis Beziehungen haben, an sich aber als psychopathische Temperamentstypen ganz unabhängig sind, obwohl ohne Zweifel viele von ihnen in der Regel den sog. Hypomanikern zugerechnet werden.

Auf der anderen Seite liegt es uns, wie wohl aus diesen Bemerkungen schon deutlich geworden ist, fern, diejenigen Dysthymiker in selbständige Gruppen zu fassen, die wirklich in den manisch-melancholischen Kreis oder gar in die pyknisch-zykloide Konstitution gehören. Derartige Versuche wären nicht zuletzt im Hinblick auf diejenigen Ergebnisse der Forschungen von KRETSCHMER und seinen Schülern, die gerade wir schon seit Jahren für richtig und aussichts-

---

[1] Vgl. S. 347.

voll gehalten haben, durchaus unangebracht. Aber alle Anerkennung dieser Ergebnisse darf nicht dazu verführen, Wege zu verbauen, die der künftigen Forschung offen gehalten werden müssen.

Unsere Athymiker und die Sensitiven würden nach KRETSCHMERS Lehren
unter die Schizoiden zu rechnen oder zu diesen doch in nähere Beziehung zu
bringen sein, was bei den letzteren von vornherein sicher nicht in ihrer Gesamtheit richtig sein könnte. Unsere Stellungnahme zur Frage der Schizoidie können
wir erst später eingehend begründen. Wir nehmen vorweg, daß wir bei der Aufstellung der athymischen und sensitiven Typen gleichfalls vermeiden wollen, zu
präjudizieren. Die Geschichte des „Ziehharmonikabegriffs" der Schizoidie
(EWALD), an der wir selber ja nicht ganz unbeteiligt waren, hat deutlich genug
die Bedenklichkeit derartiger diagnostischer Überspannungen und Voreingenommenheiten gezeigt. Wir wollen von schizoiden Typen nur sprechen, wenn ein
genealogischer Zusammenhang mit Schizophrenie erwiesen ist. Wir übersehen
gewiß nicht, daß ein solcher gegeben sein kann, ohne daß er zu erweisen wäre,
glauben aber, aus eigenster Erfahrung heraus in diesem Punkte zur größten
Vorsicht und Zurückhaltung raten zu müssen. Wir werden nicht versuchen,
phänomenologische oder strukturanalytische Unterschiede zwischen schizoiden
und nichtschizoiden Athymikern und Sensitiven herauszuarbeiten: wir würden
das jetzt für verlorene Liebesmüh halten. Ob es später einmal möglich sein wird,
läßt sich heute noch nicht beurteilen.

Es bleiben noch die Erregbaren und Explosiblen, die Ängstlichen und Mißmutigen übrig. Die beiden ersten sind, wie auch manche Reizbare, immer wieder
mit dem sog. epileptoiden Typus, den KURT SCHNEIDER „einen der unklarsten
und einen der verhängnisvollsten, mit viel historischen Erinnerungen belasteten
Begriff" nennt, und der ja schon in verschiedener Aufmachung beschrieben worden
ist, in Verbindung gebracht worden — wie übrigens auch manche Phlegmatiker
und Stumpfe. Sicher kommen in Familien mit genuiner Epilepsie solche dysthymische Psychopathen vor; wir können aber in Übereinstimmung mit SCHNEI-
DER nicht zugeben, daß es bisher gelungen wäre, gesetzmäßige Zusammenhänge
nachzuweisen, die die Aufstellung eines oder mehrerer epileptoider Psychopathen-
typen erlauben würden. Weder die guten Beobachtungen von FRANZISKA MIN-
KOWSKA noch die ihnen übrigens keineswegs entsprechenden neuen Untersuchungen von MAUZ erscheinen uns zwingend genug, hier entgegenzukommen.
MAUZ' an sich sehr interessante Befunde über eigenartige Persönlichkeiten in
Epileptikerstammbäumen haben WILMANNS zu der beim heutigen Stand der
Forschung sicher nicht ganz unberechtigten Vermutung veranlaßt, „daß er
(MAUZ) sie, wäre der Proband kein Epileptiker, sondern ein Schizophrener,
als Schizoide bezeichnen würde".

Vergessen wir nicht, daß die sog. Affektepileptiker — reizbare, unstete
Psychopathen mit vermeintlichen epileptiformen Anfällen — auch einmal in Beziehung zur Epilepsie gebracht worden sind; daher kommt ja ihr Name. Inzwischen hat man zwar nicht diesen Psychopathentypus, wohl aber die Bezeichnung Affektepileptiker aufgegeben, dies mit um so größerem Recht als
das Belegmaterial mit epileptiformen Anfällen immer zweifelhafter wurde.
Es bedeutet eine Ehrenrettung der um die Aufstellung dieses Typus verdienten
Autoren (BRATZ und LEUBUSCHER), wenn LANGE neuerdings auf die Möglichkeit
des Auftretens epileptiformer Anfälle unter der Wirkung der Hyperventilation
bei heftigster Erregung hinweisen konnte. Begriff und Name der Affektepilepsie
sind nicht zu halten; das war übrigens auch gewiß nicht LANGES Absicht.

Wir werden gut tun, die Erregbaren, Explosiblen und Reizbaren *generell*
zu keiner der großen klinischen Gruppen in Beziehung zu setzen: solche Typen

kommen überall vor. Gewisse Reizbare allerdings, die Vertreter der reizbaren Veranlagung — von der klinischen Seite her betrachtet — dürften als Ausläufer des manisch-melancholischen Kreises anzusehen sein; davon war schon die Rede.

Das mag auch für einzelne Ängstliche und Mißmutige, aber gewiß nicht für alle oder auch nur für ihre Mehrzahl in Frage kommen. Angst und Mißmut, Erregbarkeit und Reizbarkeit sind doch a priori überaus häufige Erscheinungen, und es erscheint unbefangenerweise schwer möglich, sie für bestimmte Formenkreise und ihre Ausläufer zu reservieren. Ähnliches ist für die Heiteren, Traurigen usw. schon bemerkt worden. Daß bei der engen Beziehung der Stimmungsanomalien zum manisch-melancholischen Kreis nicht allein nach der Seite der Heiteren, Traurigen und Reizbaren, sondern auch nach der Seite der Ängstlichen und Mißmutigen keine scharfen Grenzen gezogen werden können, sondern die mannigfachsten Übergänge vorkommen müssen, ist trotzdem unbestreitbar.

Schließlich sind hier noch die reaktiv Stimmungslabilen in ihren reinen Typen zu erwähnen. Sie einem gesicherten klinischen Formenkreis anzuschließen, sehen wir keine Möglichkeit. Es wäre ein Taschenspielerkunststück, sie über die autochthon Poikilothymen zum manisch-melancholischen Kreis in Beziehung zu setzen. Wir sehen in der reaktiven Stimmungslabilität einen eigenen psychopathischen Typus; vielleicht befinden wir uns hier bis zu einem gewissen Grad in Übereinstimmung mit KLEIST.

Über die Beziehung zwischen Trieb und Temperament.

Wir haben im III. Abschnitt einige allgemeine Bemerkungen über die Beziehungen zwischen Trieb und Temperament gemacht. Wir sagten, daß sich auf den körperlichen Grundlagen und den Trieben das Temperament aufbaut. Wir sprachen davon, daß Körperlichkeit und Triebschicht das Temperament heizen und in Bewegung setzen. Damit ist schon zum Ausdruck gebracht, daß das Temperament nichts Selbständiges, sondern ein dem Persönlichkeitsaufbau zutiefst eingefügter Komplex ist. Es ist ohne weiteres abzuleiten, daß die Beschaffenheit des Temperaments wurzeln muß in der Beschaffenheit der Körperlichkeit und des Trieblebens. Man könnte versucht sein, hier eine einfache Formel zu bilden; etwa in dem Sinne, daß ein starkes Temperament in einem starken, ein schwaches in einem schwachen Triebleben und der entsprechenden Körperlichkeit wurzle. In dieser Einfachheit versagt die Formel von vornherein der Erfahrung gegenüber. Warum das der Fall sein muß, ergibt sich für uns ohne weiteres aus dem Aufbau des Temperaments. Würde sich das Triebleben als eindimensionaler Faktor in das Temperament als ebenfalls eindimensionaler Faktor geradlinig umsetzen oder auswirken, so möchte es berechtigt sein, eine so einfache Formel zu suchen. Tatsächlich ist aber das Triebleben schon aus einer Anzahl von Trieben zusammengesetzt und enthält das Temperament verschiedene Aufbaufaktoren, die einander keineswegs immer oder auch nur regelmäßig nach Richtung und Ausmaß entsprechen.

Bei allen Individuen drängen dauernd Triebe nach Bedürfnisbefriedigung — bei hyper-, hypo- und poikilothymen Temperamenten. Es sind immer dieselben Triebe, allerdings in verschiedener Stärke und auch in unterschiedlicher Bedeutung für die einzelne Persönlichkeit.

Man mag den Hyperthymen zunächst ein normales, d. h. in seiner Stärke durchschnittliches Triebleben zusprechen, wird aber keineswegs übersehen können, daß unterdurchschnittliche Triebstärke bei Lebhaften, Erregbaren, Explosiblen und Reizbaren sowie Euphorischen, wenn auch seltener vorkommt. Häufiger ist zu beobachten, daß bei allen hyperthymen Typen überdurchschnittliche Triebstärke vorhanden sein kann.

Bei den Hypothymen ist es unzweifelhaft so, daß mäßige oder geringe Triebstärke ihren Mangel an Elan bedingen kann. Doch gibt es — besonders unter den Gemütlosen — Triebstarke, deren Impulse sich hemmungslos gegen alles und alle durchsetzen; das kann freilich auch an der Mangelhaftigkeit der Hemmungen liegen.

Schließlich ist nicht zu verkennen, daß den Stimmungsschwankungen der Poikilothymen, insonderheit der autochthon Labilen, Wellenbewegungen im Triebleben zugrunde liegen, die im allgemeinen mit euphorischer Stimmung nach oben, mit dysphorischer nach unten gehen. Aber auch hier besteht keine feste Bindung. Es gibt auffallend „antriebslose" euphorische Zustände und traurige Stimmungen mit schwerer Triebgeladenheit.

Muß man all diese Beobachtungen — wir können ihre Fülle kaum andeuten — einfach als Tatsachen hinnehmen und registrieren? Oder ist es möglich, für sie eine Erklärung wenigstens zu versuchen?

Man muß sich vorstellen, daß trieb- und temperamentmäßige Vorgänge nicht nur körperliche Vorgänge, sondern auch psychische Erlebnisse sind. Sie entspringen zwar der Körperlichkeit, aber sie werden doch auch von der gesamten, sehr erheblich von der psychischen Persönlichkeit *geformt*. Derselbe Trieb, dieselbe Triebstärke findet in verschiedenen Persönlichkeiten einen sehr verschiedenen Widerhall. Derselbe Trieb, der sich bei einem leicht erregbaren, ansprechbaren Temperament von schnellkräftig-beweglichem Naturell ungehindert durchsetzen kann, bleibt in dem zähen Medium eines phlegmatischen oder traurigen Temperaments stecken; das kann man sich schon ohne Zuhilfenahme charakterologischer Steuerungen recht gut vorstellen. Nun ist aber nicht jedes erregbare Temperament auch ansprechbar und nicht jedes erregbar-ansprechbare mit einem beweglichen Naturell begabt. Daraus ergeben sich Möglichkeiten genug, an denen der freie Auslauf eines Triebgeschehens scheitern kann. Umgekehrt können in hypothymen Temperamenten hyperthyme Einschläge triebliche Abläufe begünstigen und fördern. Daraus läßt sich wohl folgern, daß eine gewisse Korrelation zwischen hyperthymischen Temperamentseigenschaften und glatten trieblichen Abläufen auf der einen und zwischen hypothymischen Temperamentseigenschaften und Triebhemmungen auf der anderen Seite wird angenommen werden dürfen. Vom Trieb her gesehen, läßt sich das so ausdrücken, daß, allgemein gesagt, Triebpositives hyperthymischen und Triebnegatives hypothymischen Temperamentseigenschaften zugrunde liegt. Aber auch dann, wenn zunächst Trieb und Temperament scheinbar oder tatsächlich nicht zusammenpassen, wird ihre Zusammenfassung im Rahmen der Gesamtpersönlichkeit erfolgen, allerdings nicht immer in dem Sinne einer völligen Harmonie, denn das ist eben das Besondere vieler, besonders der psychopathischen Persönlichkeiten: sie sind

> „kein ausgeklügelt Buch,
> sondern ein Mensch mit seinem Widerspruch".

Gerade hier darf an die Entwicklungskurve des Trieblebens erinnert werden. So gleichartig und überindividuell ihre Bewegung im großen und ganzen ist, so zahlreich sind doch ihre feineren Unterschiede bei verschiedenen Temperamentstypen. Es sind viele Gleichläufe mit dem entwicklungsmäßigen Verhalten des Temperaments während der verschiedenen Altersstufen zu bemerken, auf die wir aber nur hinweisen können. Auch hier allerdings handelt es sich keineswegs um grundsätzliche Koinzidenzen zwischen Triebstärke und temperamentmäßiger Fülle.

Wir dürfen auf keinen Fall aus schematischem Dilettantismus Schiebungen im Aufbau einer Persönlichkeit vornehmen, sondern wir haben immer und überall in erster Linie Respekt vor den Tatsachen zu bekunden.

Wir wollen nicht eine Reihe der unzähligen möglichen Trieb - Temperaments-Kombinationen aufführen. Wir müßten sonst unser Temperamentskapitel um Spezialbemerkungen über das Triebleben vergrößert viele Male abschreiben. Wir begnügen uns vielmehr damit, hier das Prinzipielle festgestellt zu haben.

VII. Die psychopathischen Persönlichkeiten von der Charakterseite her betrachtet.

Psychopathische Charaktertypen.
(Dystone Psychopathen.)

Vorbemerkungen.

Die hier noch notwendigen allgemeinen Ausführungen fußen auf den Erwägungen und Definitionen des III. und IV. Abschnittes.

Wir haben darauf hingewiesen, daß Triebe allgemein gerichtet sind, daß das Temperament an sich richtungslos ist, daß aber der Charakter in unserer Begriffsbestimmung Richtung hat. Wir haben oft betont, daß diesen Ableitungen Abstraktionen zugrunde liegen. An sich ist es immer die ganze Persönlichkeit, die erlebt und erlebt wird.

Vom charakterologischen Gesichtspunkt aus fragt es sich nun: Worauf ist die Persönlichkeit bzw. worauf ist der Charakter der Persönlichkeit gerichtet? Die Antwort kann nicht zweifelhaft sein. Die charakterliche Richtung kann nur auf die Persönlichkeit selbst, auf das Ich, oder auf die Umwelt, auf das Nicht-Ich, gerichtet sein; *alle charakterlichen Zweck- und Zielsetzungen* müssen sich *aus der Ich- und aus der Umwelteinstellung der Persönlichkeit bzw. aus dem Zusammenspiel dieser beiden Einstellungen ergeben.*

Die Pflanze lebt in ihrer Umwelt. Sie lebt in Beziehungen zu Teilen und zur Gesamtheit ihrer Umwelt. Auch das Tier lebt in seiner Umwelt, doch bilden sich in der Tierreihe allmählich aktive Beziehungssetzungen zur Umwelt aus, die bei höheren Tieren (z. B. beim Hund, bei Affen [KÖHLER]) schon bemerkenswerte Grade erreichen. Voll ausgebildet und bewußt wird die Beziehungssetzung zur Umwelt beim Menschen, in dessen Individualentwicklung sie sich dem biogenetischen Grundgesetz entsprechend entwickelt. Der Mensch mißt sich an der Umwelt und mißt die Umwelt an sich; sein Bezugssystem wird notwendig zu einem System von Zwecken und Werten.

Die Beziehungssetzung des Ichs zum Nicht-Ich, der Persönlichkeit zur Umwelt, schließt *Leistung* und *Wirkung* in sich. Schon die Beziehungssetzung zur Umwelt ist eine Leistung, durch die Werte sowohl für das Zweck- und Wertsystem der Persönlichkeit als für dasjenige der Umwelt, für die Auto- und Hetero- bzw. Hypertelie (W. STERN) geschaffen werden. *Schaffung von Werten ist Zweck und Ziel der Persönlichkeit, ist Zweck und Ziel jedes Ichs.* Leistung und Wirkung sind an sich auf objektive Werte abgestellt, d. h. auf Werte, die auf dem Weg über die Steigerung der persönlichen Selbstwertfülle den Werten der engeren

und weiteren Gemeinschaft zugute kommen. Unbewußt werden auch von Pflanzen
und Tieren objektive Werte hervorgebracht, bewußt schafft allein die menschliche
Persönlichkeit Werte[1]. Für die konkordante und für die sekundär ausbalancierte
diskordante Persönlichkeit ist die Umwelt das Wirkungsfeld ihrer werteschaffen-
den Leistung. Diese ist der unmittelbare Ausdruck der Umweltbezogenheit der
Person, deren Wirkungen ebenso irgendwie beständig sind, wie ihre Leistungen
echt sind. Die Leistungsfähigkeit der Persönlichkeit und damit ihr Charakter
ist zutiefst in ihrer Körperlichkeit, ihrem Triebleben und ihrem Temperament
kausal verwurzelt; Leistung und Wirkung der Persönlichkeit sind ihrer Richtung
nach bestimmt durch den Charakter.

Neben der Leistung steht die *Geltung*. Die Persönlichkeit hat nicht nur ein
Leistungs-, sondern auch ein *Geltungsstreben*. Sie will gewissermaßen die Werte
sehen, die sie selber schafft. Sie gewinnt aus ihrer Leistung Geltung, die ihrerseits in ihre Selbstwerthaltung eingeht; anders gesagt: die Persönlichkeit bereichert aus ihrer Leistung und Geltung ihre Selbstwertfülle.

All dies gilt grundsätzlich für die normale Persönlichkeit unter final-charak-
terologischer Betrachtung, soweit es sich um *echte* Zwecke, Ziele und Werte
handelt. Wenn auch die Geltung der Persönlichkeit oder die Bereicherung ihrer
Selbstwertfülle immer bedeutungsvoll ist, so steht sie doch bei der normalen,
seelisch ausgeglichenen, sozial sich einfügenden Persönlichkeit nicht in der ersten
Linie, sondern stellt gewissermaßen ein Mittel zum Zweck, nämlich zum höheren
Zweck der Leistung für die Gemeinschaft, für die Hypertelie, dar. Man mag
das normale Geltungsstreben als *Leistungsehrgeiz* bezeichnen; oft genug wird im
gleichen Sinn von „gesundem Ehrgeiz" gesprochen.

Der *Leistungsehrgeizige* ist für die Welt, für die Umwelt da; er lebt und wirkt
für die Umwelt und ist sich dessen auch mehr oder weniger bewußt. Für ihn handelt
es sich um *Leistung und Sein*, um *echte Werte und Ziele*. Sein Gegenspieler ist
der *Geltungsehrgeizige*, von dem man etwa sagen kann: er nimmt an oder er tut
doch so, als ob er annehme, daß die Welt für ihn da sei. Für den Geltungsehrgeizigen dreht es sich nicht darum, aus seiner Selbstwertfülle der Gemeinschaft
zu dienen, sondern er strebt vor allem oder sogar ausschließlich danach, seine
Selbstwerthaltung in die Höhe zu treiben. Für ihn handelt es sich um *Gelten
und Scheinen*, um *Scheinwerte und Scheinziele*. Ihm ist die Umwelt nicht Wirkungsfeld, sondern Resonanzkörper oder Spiegel für seine Eigengeltung — Bühne
seiner Eitelkeit. Ist beim Leistungsehrgeizigen alles echt und echtwertig, so ist
beim Geltungsehrgeizigen alles unecht und unwahr, aufgezogen und dargestellt
unterm Gesichtswinkel des eigenen Ichs.

Es ist klar, daß der Leistungsehrgeizige sich nicht nur als Teil des Ganzen
fühlt, sondern tatsächlich auch der Gemeinschaft angehört, bis zu einem hohen
Grad in ihr aufgehen kann, während der Geltungsehrgeizige in einem gewissen
Gegensatz zum Ganzen, zur Gemeinschaft, steht bzw. sich selbst in einen solchen
Gegensatz stellt. Wir haben damit unseren Einzeldarstellungen schon vor-
gegriffen.

Es ergeben sich so zwei Kontrasttypen, die wir den *Umwelt-* und den *Ichtypus*
nennen. Wir meinen damit ungefähr dasselbe, was Jung unter seinem extra-
und introvertierten Typus versteht. Auch mit dem sachlichen und ichhaften
Typus Künkels überschneiden sich unsere beiden Typen[2]. Der Umwelttypus
ist sachlich, insofern er das Nicht-Ich zu seinem Rechte gelangen läßt, insofern

---

[1] Damit ist nicht gesagt, daß alle von ihr geschaffenen Werte bewußt hervorgebracht
werden.

[2] Unsere Einstellung zur individualpsychologischen Lehre Alfred Adlers, die Künkel
vertritt, haben wir eingehend auseinandergesetzt.

er sich der Hypertelie ein-, unter Umständen auch unterordnet. Der Ichtypus ist ichhaft oder unsachlich, weil er alles unter dem Gesichtswinkel seines Ichs sieht und dem Nicht-Ich nur so weit Konzessionen macht, als er es für nötig hält.

Nun sind Ich- und Umwelttypus in der hier skizzierten Schärfe zunächst einmal Abstraktionen. Sehen wir uns nach ihren Vertretern in der normalen Breite um, so stoßen wir auf den Typus des Egoisten und des Altruisten. Wir müssen gleich feststellen, daß bei diesen nicht das starre Entweder — Oder gegeben ist, das wir dem abstrahierten Ich- und Umwelttypus unterstellen, sondern ein immerhin verträgliches Sowohl — Als auch. Zwar sind die Egoisten vorwiegend auf sich selber, die Altruisten vorwiegend auf die Umwelt bezogen, es gehen aber diese in ihrer Zielsetzung keineswegs am Ich ganz vorbei, und es kommen jene ohne Umweltbeziehung nicht durch. Bei verschiedenen Persönlichkeiten ist der Anteil der Ich- und der Umwelt-Bezogenheit an der Gesamtzielsetzung überaus verschieden. Aber auch bei einer und derselben Persönlichkeit ist die charakterliche Zielsetzung keine konstante, sondern eine im Rahmen der Persönlichkeitsentwicklung sich verändernde Größe: *der Charakter ist ungeachtet seines „kausal-biologischen" Unterbaues,* der sich ja auch im Lebensablauf aus- und zurückbildet, *durch Umwelt und Schicksal weitgehend bildsam.* In dieser Tatsache liegt eine Fülle von Entwicklungsmöglichkeiten für den Charakter und damit für die Persönlichkeit überhaupt und für ihr Schicksal. Diese Tatsache schließt auch die Möglichkeit ein, die Entwicklung der Persönlichkeit von außen zu beeinflussen; hier wurzelt einer der wichtigsten Faktoren der Persönlichkeitsentwicklung: die Erziehung bzw. die Erziehbarkeit, die in den kausalen Grundlagen des Charakters ihre Grenzen haben. Das kann hier nur eben angedeutet werden.

Die Verschiedenheit des Anteils der Ich- und Umwelt-Bezogenheit an der Gesamtzielsetzung bedingt nun auch eine in jeder Persönlichkeit vorhandene besondere Fähigkeit, die *Konfliktsfähigkeit.* Konflikte können aus jeder Unstimmigkeit zwischen Ich und Umwelt entstehen. Daran ist an sich nichts noch Psychopathisches, so wenig eine etwas mehr oder weniger ausgesprochene Umwelt- oder Ich-Einstellung an sich schon psychopathisch ist. Wo aber die Unstimmigkeit der Ich-Umweltbeziehung an der Tagesordnung ist, wo insbesondere immer wieder die Ich-Bezogenheit in irgendeiner Form scharf hervortritt und sich an der Umwelt stößt und wo dadurch die Geschlossenheit der Autotelie dauernd oder so gut wie dauernd leidet, wo die Leistung von der Geltung beherrscht und beeinträchtigt wird, da wird — von der final-charakterologischen Seite her — Psychopathisches sichtbar.

Weil irgendwie alle trieb- und temperamentmäßigen Abweichungen ihren Niederschlag im Zweck- und Wertsystem der Persönlichkeit finden müssen, zu dessen Kausalität sie ja gehören, kann man — gewissermaßen sekundär — grundsätzlich das Psychopathische vom Charakter her zu sehen versuchen. Wir gehen hier angesichts unserer früheren Erörterungen nicht mehr darauf ein, daß es uns nicht zutreffend erscheint, die psychopathischen Persönlichkeiten *nur* vom Charakter her zu betrachten, sie nur als charakterologische Spielarten der menschlichen Persönlichkeit aufzufassen.

Im Wesen der normalen Persönlichkeit liegt es, daß ihre zielstrebige Selbsttätigkeit[1] — ihre werteschaffende Leistung — einheitlich ist und auf einer ausgeglichenen Selbst- und Fremdwertung beruht. Vom subjektiven Standpunkt aus könnte man den Begriff der Persönlichkeit ziel- und wertmäßig so formu-

---

[1] Vgl. W. STERN bzw. die Auseinandersetzungen im III. und IV. Abschnitt.

lieren: Ich weiß, wer ich bin; ich weiß, was ich bin; ich strebe bestimmten (echten) Zielen und Werten zu. Das ist die Voraussetzung zu unserer teleologischen Definition der psychopathischen Persönlichkeit, deren einheitliche zielstrebige Selbsttätigkeit beeinträchtigt wird durch quantitative Abweichungen ihrer Selbst- und Fremdwertung, die zur Setzung von Scheinwerten und Scheinzielen führen. Hinter den quantitativen Abweichungen der Selbst- und Fremdwertung haben wir quantitative Abweichungen der Ich- und Umwelt-Bezogenheit zu suchen, deren kausale Grundlagen in der Körperlichkeit, im Triebleben und im Temperament zu finden sein müssen.

Wenn wir nun darangehen, die psychopathischen Persönlichkeiten finalcharakterologisch zu betrachten, so werden wir danach trachten müssen, diese Aufgabe unter fünf Gesichtspunkten zu erledigen; das sind

1. die Ich-Umwelt-Bezogenheit,
2. die Selbstwertung,
3. die Fremdwertung,
4. die Zielsetzung.

Diese vier Gesichtspunkte gehen von der Persönlichkeit aus. Wir haben sie durch einen fünften zu ergänzen, der von der Umwelt ausgeht und den wir hier kurz bezeichnen als:

5. die Wirkung der Umwelt auf die Persönlichkeit.

Wir wollen dabei von vornherein nicht aus dem Auge lassen, daß die trieb- und temperamentmäßig psychopathische, die impulsive und dysthymische Persönlichkeit zu einer gewissen Ausgeglichenheit ihrer Zielsetzung im Sinne der von uns so genannten sekundären Ausbalancierung gelangen kann, ohne daß deshalb die impulsiven bzw. dysthymen psychopathischen Abweichungen verschwinden bzw. ganz bedeutungslos werden müßten. Daß gerade in diesem Zusammenhang die Intelligenz in hohem Maße wirksam werden kann, können wir nur erwähnen.

Wir schicken noch voraus, daß uns die Zielsetzung der psychopathischen Persönlichkeit grundsätzlich unter einer Überbetonung der Frage des Eigenwertes — sei es als Selbstüber- oder -unterschätzung, sei es als Schwanken zwischen diesen beiden — zu erfolgen scheint. Wir halten diese übermäßige Beschäftigung mit dem eigenen Ich, wie es sich vielleicht am anschaulichsten ausdrücken läßt, für die durchgehende Gemeinsamkeit in der psychopathischen Haltung und Zielsetzung. Sicher wird von den Psychopathen mit Recht gesagt, daß sie sich zu wichtig nehmen; diese Wichtignehmerei kann sich in verschiedenen Gestalten zeigen; sie ist auch kausal verschieden bedingt. Auch wenn psychopathische Persönlichkeiten vom objektiven Wertstandpunkt zweckmäßig handeln, was ja glücklicherweise oft vorkommt, sind sie stets geneigt, das noch zu unterstreichen und — sei es an sich, sei es unter Hinweis auf die Schwere gerade ihrer inneren Konflikte — als besonders verdienstvoll hinzustellen. Daß von hier der Weg zu aller menschlichen Eitelkeit führt, ist deutlich.

Von der Tatsache der „übermäßigen Beschäftigung mit dem eigenen Ich" bzw. von der „Überbetonung der Frage des Eigenwertes" her, glauben wir fünf psychopathische Charaktertypen aufstellen zu können:

1. die aktiven Autisten,
2. die Egozentriker,
3. die Ambitendenten,
4. die passiven Autisten,
5. die Ich-Sucher.

In dieser Reihenfolge ordnen sich diese Typen zwischen die Pole des Ich- und des Umwelttypus ein. Die aktiven Autisten und die Egozentriker gehören durch die ihnen gemeinsame Ich-Überwertung zusammen; die passiven Autisten und die Ich-Sucher verbindet die Ich-Unterwertung. Zwischen den beiden Gruppen der Ich-Überwerter und Ich-Unterwerter stehen die Ambitendenten, deren Ich-Wertung schwankt; man kann in ihnen den Mutterboden sehen, aus dem die Typen der beiden anderen Gruppen erwachsen. Die ich-überwertenden und die ich-unterwertenden Typen sind nämlich, insofern man nicht schematisch abstrahiert, in der Regel keineswegs ganz „rein" in bezug auf ihre Selbstwertung, sondern zeigen vielfach Andeutungen oder Einschläge von Ambitendenz. Man kann aber auch die große Mittelgruppe der Ambitendenten als Kombinationstypen aus den übrigen Typen auffassen; das besonders, wenn man für ihr Zustandekommen Erfahrungen aus der psychiatrischen Erbforschung heranzieht.

1. Ich-überwertende Typen.

Jeder Persönlichkeit wohnt als Ausdruck ihres Selbsterhaltungstriebs in irgendeinem Grad *Selbstbehauptung* inne. In gewissem Sinne mag man in der Selbstbehauptung das männliche Prinzip sehen, das seiner biologischen Aufgabe gemäß dem Leben aktiver und aggressiver gegenübersteht, während im typisch Weiblichen mit seiner Neigung zur Passivität, zum Erleiden und Hinnehmen die Hingabe bis zur Selbstaufgabe sich kundgibt. Nun ist schon die ausschließliche Selbstbehauptung beim Mann und die restlose Hingabe bei der Frau mindestens ein extrem seltener Fall — letztlich auch aus biologischen Gründen, denn eine allzu starre Selbstbehauptung muß dazu führen, daß der Anschluß an die Umwelt versäumt wird, und die vollkommene Selbstaufgabe würde gleichfalls die Erfüllung der Gemeinschaftsaufgaben unmöglich machen. Es ergibt sich, daß — von welcher Seite man in diese Zusammenhänge hineinsieht — immer das Zusammenspiel von Selbstbehauptung und Hingabe schon biologisch und erst recht psychologisch eine Notwendigkeit ist. Es ergibt sich ferner, daß Abweichungen dieses Zusammenspiels Störungen im Gefüge der Persönlichkeit und ihrer — charakterlichen — Beziehungen zur Umwelt nach sich ziehen müssen. Wo dabei das Psychopathische anfängt, ist allgemein nicht festzulegen, sondern nur von Fall zu Fall unter Berücksichtigung der gesamten Persönlichkeits- und Umweltverhältnisse zu beurteilen.

Stellen wir uns vor, eine Persönlichkeit zeige eine Überbetonung ihrer Selbstbehauptung, ihrer Ich-Bezogenheit, so wird sich das ganze System ihrer Wertung und Zielsetzung nach dieser Überbetonung hin zentrieren. Das Ich, die eigene Persönlichkeit, wird in allem und jedem die Hauptsache, auf die der Blick immer gerichtet ist. Man kann das *Ich-Zuwendung* nennen; der stärkste Grad der Ich-Zuwendung ist die „Ver-Ichung" (HOFFMANN).

Hand in Hand mit der Ich-Zuwendung muß — allgemein gesagt — eine Abwendung von der Umwelt gehen. Geht die Ich-Zuwendung mit Überwertung des Ich, mit Selbst-Überwertung einher, so wird diese im Wertsystem der ich-überwertenden Persönlichkeit ergänzt werden durch die Unterwertung der Umwelt mit ihren Zwecken und Zielen, die *Fremd-Unterwertung*.

Daraus ergibt sich als Ziel der hier gemeinten Typen für das Ich die Erhöhung der Geltung der eigenen Persönlichkeit, die *Ich-Geltung* und für die Beziehung zur Umwelt der *Wille zur Macht*.

Wir versuchen nun zwei verschiedene Typen der Ich-Überwerter zu unterscheiden: den aktiven Autisten und den Egozentriker; wir nehmen vorweg, daß bei jenen der Wille zur Macht, bei diesen die Ich-Geltung die bedeutendere Rolle spielt.

Psychopathische Charaktertypen (Dystone Psychopathen).

	Beziehung zum Ich	Beziehung zur Umwelt		Selbst-Wertung	Fremd-Wertung	Ziel
		nach Form	nach Richtung			
1. Ich-Überwertende						
a) aktive Autisten	Selbstbehauptung Ich-Zuwendung	aktiv sthenisch	Ablehnung	Ich-Überwertung	Fremd-Unterwertung	Ich-Geltung *für* das Ich *gegen* die Umwelt Macht
b) Egozentriker	Selbstbehauptung Ich-Zuwendung	aktiv mit passiven Einschlägen sthenisch mit asthenischen Einschlägen	Anspruch	Ich-Überwertung mit Überkompensation	Fremd-Unterwertung aus Überkompensation	Ich-Geltung *vor* der Umwelt Schein-Macht
2. Ich-Unterwertende						
c) passive Autisten	Angst ums Ich	passiv mit aktiven Einschlägen asthenisch mit sthenischen Einschlägen	Flucht	Ich-Unterwertung mit überkompensatorischen Ansätzen	Fremd-Überwertung	Ich-Sicherung
d) Ich-Sucher	Selbstaufgabe	passiv asthenisch	Unterwerfung	Ich-Unterwertung	Fremd-Überwertung	Ich-Suche
3. Ambivalente	zwischen Selbstbehauptung und Selbstaufgabe	aktiv-passiv sthenisch-asthenisch	Ablehnung neben Flucht Anspruch neben Unterwerfung	schwankend zwischen Ich-Überwertung und Ich-Unterwertung	schwankend zwischen Fremd-Unterwertung und Fremd-Überwertung	Ich-Geltung neben Ich-Sicherung und Ich-Suche

a) Aktive Autisten.

Die Überbetonung der Ich-Bezogenheit, die gesteigerte Ich-Zuwendung des aktiven Autisten ist primär auf etwas durchaus Positives zu beziehen: auf das Gefühl oder Bewußtsein der Besonderheit, der Hochwertigkeit der eigenen Persönlichkeit, auf die *Ich-Stärke*. Auch dem Normalen kann in bezug auf sich selbst ein ausgesprochenes Kraftgefühl eignen, das sich aber dann ganz anders auswirkt. Die Ich-Stärke des aktiven Autisten gibt seiner Beziehung zur Umwelt die aktive, sthenische Form; sie verleiht aber gleichzeitig seiner Umweltbeziehung eine besondere, negative Richtung: der aktive Autist lehnt von seiner Ich-Stärke herunter die Umwelt mehr oder weniger ab. Diese Ablehnung kann die Farbe der Verachtung annehmen, sie kann bis zum fast vollkommenen Ausschluß der Umwelt aus dem Zwecksystem dieser Typen führen. Das ist keineswegs so zu verstehen, daß der aktive Autist nun ganz und gar ohne Umwelt leben könne, seine Ablehnung geht gegen das Hinundher der Ich-Umwelt-Bezogenheit, gewissermaßen gegen die guten diplomatischen Beziehungen zwischen Ich und Nicht-Ich; der aktive Autist lebt mit der Umwelt auf Kriegsfuß; dank seiner Ich-Stärke, seiner Aktivität und Sthenie steht er ihr vielfach in der Attitude des Eroberers gegenüber. Wenn die Eroberung in seinem Sinne mißlingt, kann diese Attitude in die Haltung des unversöhnlichen, beiseite stehenden Feindes umschlagen, der sich aber nicht besiegt fühlt, sondern das Bewußtsein beibehält, einen Kampf hinter sich zu haben, in dem er sich der Übermacht mindestens ebenbürtig gezeigt hat. Es hängt von feinen Unterschieden in der Persönlichkeitsstruktur und in der Gesamtsituation ab, ob und wie lange der Kampf gegen die Umwelt geführt wird bzw. ob und wann der aktive Autist verächtlich an der Umwelt vorbeigehend sich ganz zur Seite stellt. Wenn etwa dem intelligenten aktiven Autisten der Kampf von vornherein oder doch sehr früh aussichtslos erscheint, so wird er bald auf ihn verzichten, ebenso wenn er in seiner augenblicklichen Situation die Kräfteverteilung richtig, d. h. für sich ungünstig beurteilt. Er kann aber auch den Kampf wiederholt aufnehmen und er wird ihn stets in der Überzeugung führen oder abbrechen, daß er im Recht ist, daß nur er für die gute Sache kämpft; er wird die Gründe des Mißlingens kaum einmal bei sich selber suchen. Es kann dann auch aus dem großen Kampf zwischen Ich und Nicht-Ich eine Art von Guerilla-Krieg werden, in dem der aktive Autist dauernd darauf bedacht ist, sich kleine Vorteile auf Kosten seiner Umwelt zu verschaffen.

Es ist gleichsam ein Mangel an sozialem Gefühl, aus dem alle Einstellungen und Handlungen der aktiven Autisten hervorgehen; ihnen erscheinen die Mitmenschen von vornherein minder berechtigt als sie selber; es fehlt ihnen die Fähigkeit des Du-Erlebnisses in hohem Maße, manchmal sogar gänzlich. Sie machen nicht einmal den Versuch, sich in einen anderen Menschen einzufühlen, seine Motive zu verstehen oder gar seinen Strebungen gerecht zu werden. So wird die aus der Ich-Stärke stammende, bis zum Grotesken gehende Überwertung des Ichs verständlich, das aus jeder Haltung und Äußerung dieser Typen spricht, und ebenso die verächtliche Unterwertung aller Fremdzwecke, die, soweit sie überhaupt bemerkt werden, wie mit einer Handbewegung zur Seite gewischt werden.

Ich bin ich; es gibt nichts außer mir — das ist, schlagwortartig zugespitzt, das Leitmotiv des aktiven Autisten, der aus seiner Ich-Überwertung heraus alles, was an ihn herantritt, besser gesagt: alles, woran er sich stößt, seinem Machtwillen zu unterordnen trachtet. Der aktive Autist bedarf zur Befriedigung seines autistischen Geltungsstrebens der Anerkennung der Gemeinschaft nicht; er sucht ihre Resonanz nicht, sondern bedient sich der Gemeinschaft, soweit er sie braucht, in rücksichtsloser und brutaler, unter besonderen Bedingungen seiner Gesamtstruktur und Situation, auch einmal in zurückhaltender und scheuer

Weise. Der aktive Autist geht an der Umwelt glatt vorbei oder bahnt sich seinen Weg unter vollkommener Nichtbeachtung ihrer Werte mitten durch die Umwelt durch. Sein Ziel ist die *Erhöhung seiner Macht*, die Steigerung seiner Geltung *vor* sich selber und *für* sich selber; über die Geltung *vor* der Umwelt und über die Wertung durch die Umwelt setzt er sich in der Regel ohne jedes Bedenken hinweg. Hierher gehören rücksichtslose, brutale Kraftnaturen, deren einziges Mittel, sich durchzusetzen, die Gewalt ist und denen es nie darauf ankommt, über die Interessen einzelner oder der Gemeinschaft hinwegzustampfen, z. B. gemütlose und gemütskalte Tyrannen von gelegentlich erheblicher Triebstärke, kühle tachythyme Kämpfer, deren Lebenselement die Unruhe, der Streit ist, und manche „geborenen Verbrecher"[1].

Wir müssen hier anfügen, daß auch die Persönlichkeiten, die in hohem und höchstem Maße die Umwelt entwerten, nicht ganz ohne positive Stellungnahme zu den Werten und Zielen der Umwelt durchkommen. Auch da, wo die Zielsetzung ganz besonders eigenartig — vom Standpunkt des Subjekts her: *einzigartig* — ist, muß sie doch in irgendeinem Zusammenhang mit den Zielsetzungsmöglichkeiten der Gemeinschaft stehen. Auch der Paranoiker, der sich zum Welt-Erlöser entwickelt, wäre nicht imstande, das zu tun, wenn nicht in der Gemeinschaft der Begriff des Welt-Erlösers bestünde und als Wert gälte. Trotzdem ist das Erlösertum des aktiv-autistischen und erst recht des egozentrischen Psychopathen ein Scheinwert und ein Scheinziel. Auch bei aktiv-autistischen Psychopathen, die in ihrer Scheinzielsetzung nicht gleich so hoch greifen, sind durchaus reale Beziehungen zur Hypertelie vorhanden: dem Erstreben einer hohen Stellung, dem Ehrgeiz nach künstlerischer oder wissenschaftlicher Geltung entsprechen bei aller autistischen oder egozentrischen Einstellung doch reale Werte, die auch, wie wir immer wieder erwähnen, zu ihrem Recht kommen können. Diese Tatsache ist praktisch bedeutungsvoll: sie muß davor warnen, vom hypertelen bzw. sozialen Standpunkt her den Psychopathen von vornherein mit betonten Entwertungstendenzen gegenüberzutreten. *Für die Gemeinschaft ist es letztlich gar nicht immer so wichtig, wie eine Persönlichkeit sich ihr gegenüber in Bezug auf Leistung, Geltung, Wertung und Zielsetzung einstellt; das Hauptinteresse der Gemeinschaft an der Persönlichkeit dreht sich vielmehr um die Frage, was aus dem Dasein der Persönlichkeit überhaupt für die Hypertelie herauskommt.* Es ist nicht zweifelhaft, daß die Werte der Gemeinschaft von mancher psychopathischen Persönlichkeit — sei es auch auf Umwegen — in wesentlich höherem Maße Gewinn erfahren können als von einer ganzen Anzahl wohl ausgeglichener normaler Durchschnittspersönlichkeiten. Dabei soll keineswegs daran vorbeigesehen werden, daß die Leistung der letzteren mehr der ruhig fortschreitenden Entwicklung der Gemeinschaft zu dienen pflegt, während psychopathische Persönlichkeiten, soweit sie überdurchschnittlich wirken, mit der ungleichmäßigen, oft stoßweise oder gar explosiv erfolgenden Art ihres Wirkens viel Unruhe in ihre nähere und weitere Umgebung zu bringen und darüber hinaus Umsturz und Revolution hervorzurufen vermögen.

b) Egozentriker.

Tritt schon beim aktiven Autisten die Leistung zugunsten der Geltung in den Hintergrund und werden damit bei ihm Ziele und Werte zu Scheinzielen und

---

[1] Es ist einseitig und unzutreffend, die antisoziale Einstellung des verbrecherischen Menschen immer aus der „sozialen Entmutigung" erklären zu wollen. Auch in manchen der Fälle, in denen mit Fug und Recht von einer solchen gesprochen werden kann, spielt sie beim Rechtsbrecher nicht die Hauptrolle. Freilich kann man die „soziale Entmutigung" überall feststellen, wenn man von vornherein darauf abstellt, sie zu finden.

zu Scheinwerten, weil die Einordnung in die Hetero- bzw. Hypertelie fehlt, so ist das erst recht der Fall beim Egozentriker.

Vom aktiven Autisten unterscheidet sich der Egozentriker grundsätzlich durch seine *Ich-Schwäche*, durch den Mangel an ursprünglichem Kraft- und Sicherheitsgefühl. Das egozentrische Ich ist gleichsam eingelagert in ein Medium von *Selbstunsicherheit*, aus dem sich geradlinig *Minderwertigkeitsgefühle* entwickeln müssen. So ist die gesteigerte Ich-Zuwendung, die Ich-Überwertung des Egozentrikers nicht unmittelbar und selbstverständlich wie bei aktiven Autisten, sondern mittelbar; sie bedeutet einen Protest gegen die vorhandene Ich-Schwäche. Die egozentrische Ich-Schwäche ist aber keine absolute, sondern eine relative, d. h. sie ist — vom Ich aus gesehen — größer, als es seinen Ansprüchen entsprechen würde, sie ist, objektiv betrachtet, weniger ausgesprochen als bei anderen Typen, von denen wir später sprechen. Die relative Ich-Schwäche des Egozentrikers ist immer noch mit so viel Aktivität und Sthenie ausgestattet, daß sie sich regen kann, daß es der Persönlichkeit möglich ist, in ihrer Art etwas für die Sättigung ihrer Ansprüche zu unternehmen; es haften ihr aber gewisse Beschränkungen und Unfreiheiten an; man kann sagen, daß die egozentrische Aktivität und Sthenie passive bzw. asthenische Einschläge haben; aus diesen lassen sich Mechanismen herleiten, die den aktiv-autistischen Typen an sich fremd sind.

Aus der relativen Ich-Schwäche, aus der unvollkommenen Aktivität und Sthenie des Egozentrikers entspringt nun die besondere Richtung seiner Umwelt-Bezogenheit, die sich als *Anspruch auf die Umwelt* kennzeichnen läßt. Der Egozentriker kann die Umwelt nicht ablehnen, dazu ist er zu schwach; er hat die Umwelt dauernd nötig, er muß sie immerfort in Anspruch nehmen, und zwar für seine Geltung, für die Befriedigung seines *egozentrischen Geltungsstrebens*, seines *Geltungsehrgeizes*. So ist die Stellung des Egozentrikers zur Gemeinschaft eine weniger asoziale als die des aktiven Autisten; sie folgt der egozentrischen Devise: *Wie bringe ich mich vor den anderen am besten zur Geltung? Wie übertreffe ich die anderen an Geltung?* Damit tritt die Leistung an sich, damit treten die objektiven, echten Werte in den Hintergrund und damit wird die Gesamthaltung der Persönlichkeit zunehmend beherrscht von der Tendenz, ihre Handlungen und Unterlassungen in den Dienst des eigenen Ichs zu stellen, subjektive Werte, Scheinwerte, zur Verherrlichung der eigenen Persönlichkeit zu gewinnen und zu speichern. Es ist charakteristisch für einschlägige Typen, daß sie sich förmlich berauschen können an Erzählungen über ihre Erfolge, über ihre Vortrefflichkeit, über all das, was ihnen Leistung dünkt, was aber im Grund nur ihrer Geltung zugute kommt. Darin liegt eine erhebliche, unter Umständen bis ins Ungeheuerliche gehende *Überwertung des eigenen Ich:* das Ich betet gewissermaßen sich selber an als seinen eigenen Gott. Zwangsläufig geht mit der Selbstüberwertung die *Fremdentwertung* einher; je höher sich das Ich einschätzt, je höher es die Scheinwerte stellt, die es für Werte hält oder doch zu halten vorgibt, desto größer wird der Abstand zu den Werten der anderen und damit zu objektiven Werten. Die in ihrer Egozentrizität gesteigerte und übersteigerte Persönlichkeit steigt immer höher und sieht auf die anderen mehr und mehr herab, die in ihrer Gebundenheit an alltägliche, an bürgerliche, an „spießerische" Werte dem Flug jener nicht zu folgen vermögen. Es kommt gelegentlich dazu, daß jede andere Persönlichkeit entwertet wird, und es ist durchaus an der Tagesordnung, daß Egozentriker jedem anderen Menschen von vornherein entwertend gegenübertreten, bei jedem in erster Linie und nicht selten ausschließlich kümmerliche Eigenschaften, Schattenseiten, Defekte sehen, jedes anderen Haltung, Wertung und Zielsetzung heruntersetzen und lächerlich machen: sie sehen den Splitter in des Nächsten Auge, den Balken im eigenen Auge sehen sie nicht.

Da nur echte Werte zu echten Zielen führen, muß die Zielsetzung solcher Ich-Typen fehl geraten. Sie müssen an der Gemeinschaft, die sie ja in ihren einzelnen Gliedern und oft genug auch als Ganzes entwerten und distanzieren, vorbeigehen und sich mehr oder weniger in ein *Scheinziel* verstricken, das letztlich nichts anderem als der Selbsterhöhung der eigenen Persönlichkeit gilt. Der Geltungsehrgeiz schießt bei ihnen wild ins Kraut, ihre Haltung und ihre Zielsetzung, die von vornherein auf dem unsicheren Grund der relativen Ich-Schwäche stehen, verlieren den Boden ganz und gar; sie wirken und sie sind unecht, sie leben nicht sich selber, sondern sie spielen ihre Rolle oder ihre Rollen auf einem Theater, das sie für sich selbst errichten und von dessen Bühne sie in der Erwartung herunteräugen, ob man sie wohl auch sehen und ausreichend beachten werde. Je nach ihrer verstandesmäßigen Begabung ist ihr Spiel leer oder doch mit einigen mehrweniger amüsanten Inhalten erfüllt; je nach der Zähigkeit ihres Willens verstehen sie es, ihrem dankbaren, oft genug ahnungslosen Publikum zu imponieren und den Eindruck ihrer Besonderheit beizubringen. Es ist zu bemerken, daß, abgesehen von ihrer psychopathischen Besonderheit, diesen Typen, wie gerade angedeutet, bei entsprechender Begabung auch vom objektiven Standpunkt wertvolle Eigenschaften, wertvolle Besonderheiten eignen können. Auch am Psychopathen ist nicht immer alles schlechtweg psychopathisch. Aber diese Besonderheiten kommen oft genug nur nebenbei heraus, sie erfüllen die Persönlichkeit nicht, sie dienen nicht ihrer Leistung bzw. ihrem Leistungsehrgeiz, sondern der Aufmachung, der Ausschmückung ihrer Geltung, sie werden gewissermaßen nur Inhalte ihrer Schaumschlägerei.

Aus den vorstehenden Ausführungen dürfte hervorgehen, daß beim Egozentriker der *Wille zur Macht* aus seinem Geltungsehrgeiz herauskommt, gewissermaßen *sekundär* ist. Während der aktive Autist geradlinig und ohne sich um die Umwelt zu kümmern seinen Machtwillen auslebt, ist der Egozentriker darauf erpicht, daß die Umwelt von ihm Kenntnis nimmt und seine Geltung respektiert. *Der aktive Autist genießt die Macht an sich, der Egozentriker genießt eine Scheinmacht auf dem Umweg über die Bewunderung der anderen:* er steht so stark unter dem Gefühl seiner relativen Ich-Schwäche, daß er ohne die Anerkennung der Umwelt gar nicht recht an seine Geltung glauben kann.

Die relative Ich-Schwäche, die besondere Ich-Bezogenheit und der egozentrische Anspruch an die Umwelt machen die Stellung bzw. die Fähigkeit des Egozentrikers zum Du-Erlebnis verständlich. Der Egozentriker, vielfach geistig regsam, in vielen Rollen geübt, dank seiner Ich-Schwäche mit einem wenig festen Persönlichkeitsbewußtsein ausgestattet, zeigt recht häufig eine ausgezeichnete Einfühlungsfähigkeit. So wäre er an sich zum Du-Erlebnis wohl geeignet; seine Fähigkeit zum Du-Erleben ist aber bestimmt durch seine Ich-Schwäche, die ihn daran hindert, sich in ausreichendem Maße einem Du hinzugeben, die überhaupt seine Erlebensfähigkeit erheblich beeinträchtigt. Das Du-Erleben des Egozentrikers kann nun aber entsprechend der ihm oft eigentümlichen Regsamkeit und besonderen Begabung zum Rollenspiel eine eigentümliche Form annehmen. Selber oft genug arm an eigenen Inhalten, vermögen sich manche Egozentriker mit Inhalten fremder Iche zu erfüllen und sich auf diese Weise mit einer anderen Persönlichkeit mehr oder weniger weitgehend für kürzere oder längere Zeit zu identifizieren. Hier liegt der Kern der oft außerordentlichen *schauspielerischen Begabung* geltungssüchtiger Egozentriker. Es braucht nicht auseinandergesetzt zu werden, daß diese Identifikation dem eigentlichen Du-Erleben gegenüber eine Abwegigkeit bedeutet, denn sie gilt letztlich nicht dem Du, sondern der Eigengeltung des Ichs bzw. einem Schein-Ich. Immerhin entfernt sich das Ich beim Egozentriker nicht in dem Maße vom Du wie beim aktiven Autisten; deshalb erreicht auch bei diesem die Vereinsamung des Ich, die Ich-Isolierung oder Ver-Ichung (HOFFMANN), viel höhere Grade als bei jenem[1].

Es darf hier bemerkt werden, daß die egozentrischen Ich-Typen fließend aus den normalen Egoisten herzuleiten sind, die ja von Geltungsstreben keineswegs ganz frei sind. Es liegt wohl so, daß die normale Persönlichkeit, besonders auch der normale Egoist, *leistet* unter dem Streben, seine Selbstwertfülle unmittelbar durch seine Leistung und mittelbar durch seine Geltung für die anderen, für die Umwelt, zu bereichern. Beim Egozentriker dagegen tritt das Leistungsstreben zugunsten des Geltungsehrgeizes zurück; sein Ziel ist es, *vor den anderen für* sich selber zu gelten.

So wenig der Egozentrismus sich vom Egoismus scharf absetzen läßt, so wenig ist zwischen Egozentrismus und aktivem Autismus eine geradlinige Grenze zu ziehen. Zahlreiche Egozentriker, aber auch schon manche Egoisten, zeigen autistische Tendenzen, und viele Autisten haben insofern egozentrische Züge, als sie ohne eine gewisse Geltung vor den anderen nicht durchkommen, d. h. insofern sie doch auch ihr Stück Geltungsehrgeiz besitzen. Denken wir z. B. an den geläufigen Typus des verschrobenen autistischen Sammlers, der vor keinem krummen Weg zurückscheut, seiner Sammelgier zu fröhnen und der allein und abgesperrt auf seinen Schätzen sitzt; auch mancher von diesen Sammlern hat gelegentlich das Bedürfnis, seinen Besitz zu zeigen oder ihn wenigstens in den Mund der Leute zu bringen. Gerade bei solchen Persönlichkeiten mag dann und wann hinter der autistischen Abkehr von der Umwelt ein wenn auch verschrobener Geltungswunsch insofern stecken, als sich aus dem Bewußtsein, ein geheimnisvoller Gegenstand der Neugier und Sensationssucht, des Neides und der Mißgunst zu sein, das Gefühl gewinnen läßt, fern und hoch *über* den anderen zu leben. Wir möchten aber annehmen, daß beim typischen aktiven Autisten im Gegensatz zum typischen Egozentriker der Geltungsehrgeiz in der Regel kaum eine Rolle spielt. Wir denken dabei an aktiv-autistische Persönlichkeiten, die frei von allem Geltungsehrgeiz in merkwürdiger, nicht selten verletzender Geradheit — „ohne nach rechts oder links zu sehen" — ihren gewiß oft schweren Weg zu Ende gehen und von denen mancher, dessen Leben sich außerhalb der Gemeinschaft abgespielt hat, dieser einen Hochwert hinterläßt, der ohne jede Rücksicht und ohne jeden Gedanken an die Um- und Mitwelt und ihre Anerkennung geschaffen worden ist und einem fremden, unerkannten Dasein Sinn, Zweck und Wert gegeben hat.

Hier tritt die beherrschende Wirkung der Hetero- bzw. Hypertelie in Erscheinung. So wenig die aktiv-autistischen und die egozentrischen Ich-Typen von sich aus danach trachten, objektive Werte zu schaffen, so selbstverständlich kommt doch auch ihnen gegenüber die Gemeinschaft zu ihrem Recht. Das, was an Brauchbarem in den Erzeugnissen ihres autistischen oder egozentrischen Geltungsstrebens steckt, findet ohne sie oder selbst gegen sie den Weg zu den Werten und Zielen der Gemeinschaft. Was aus Geltungssucht als Scheinleistung geboren wird, kann durch das übergeordnete Zwecksystem von der Persönlichkeit losgelöst und als sachlicher Wert den Gemeinschaftswerten eingefügt werden. So kann eine aus reinster Ich-Einstellung oder aus wildem Geltungsehrgeiz entstandene Handlung, die Tat eines aktiv autistischen Führers oder das Werk eines egozentrischen (hysterischen) Künstlers zu einem Fortschritt für die Gemeinschaft oder zu einer Bereicherung ihres Kunstlebens und ihres Kunstbesitzes führen. Scheinwerte können zu Werten, höchste Unsachlichkeit einer Persön-

---

[1] Am weitesten geht die Ver-Ichung, soviel wir bis jetzt zu erkennen vermögen, im schizophrenen Erleben, in das unsere Betrachtungen nicht hinübergreifen.

lichkeit kann für die Gemeinschaft zu höchster Sachlichkeit werden. Diese zunächst paradox erscheinenden Tatsachen werden verständlich aus der Betrachtung und Würdigung der auto- und hetero- bzw. hypertelen Systeme.

2. Ich-unterwertende Typen.

In jedem Leben einer Person steckt nicht allein Aktivität und Selbstbehauptung, sondern auch *Passivität* und *Hingabe*. Rein biologisch gesehen, lebt die
Persönlichkeit nicht nur, sondern sie wird auch gelebt. Psychologisch betrachtet,
erlebt sie nicht nur dadurch, daß sie aus ihrem Lebensgefühl heraus der Umwelt
gegenübertritt, sondern auch insofern, als sie die Umwelt auf sich wirken läßt,
als sie sich in irgendeiner Form der Umwelt hingibt. Findet die aktive Seite des
Erlebens ihren deutlichsten Ausdruck im Selbsterhaltungstrieb und aus ihm in
der Selbstbehauptung, so ist dies bei der passiven Erlebensseite im Sexualtrieb
mit der hingebenden Zuwendung zum Du der Fall. So unverkennbar auch hier
das männliche Prinzip seine höhere Aktivität gegenüber dem weiblichen wahrt,
so wenig ist zu übersehen, daß im konkreten Fall in der männlichen Sexualität
auch Faktoren der Hingabe enthalten sind, wie umgekehrt in der Regel die Frau
in ihrer Hingabe dank der auch ihr eigenen Selbstbehauptung sich nicht gänzlich verliert. Die Hingabe der Persönlichkeit beschränkt sich nicht auf das Gebiet der Geschlechtlichkeit im weitesten Verstand, sondern umgreift alle Bereiche
körperlich-seelischen Erlebens. In der Hingabe erfüllt die Persönlichkeit im
tiefsten Sinne ihre Pflicht der Umwelt gegenüber; zum Aufbau der persönlichen
und überpersönlichen Zwecksysteme ist die Hingabe ebenso eine conditio sine
qua non wie die Selbstbehauptung.

In der Hingabe ist ohne Zweifel die Neigung zur Zurückstellung des Eigenwertes zugunsten des Fremdwertes enthalten, anders gesagt: Hingabe geht mit
Selbst-Unterwertung und *Fremd-Überwertung* einher. Dementsprechend kann Selbst-
Unterwertung und Fremd-Überwertung nicht allein Hingabe begünstigen, sondern
auch geradezu zur Hingabe führen. Bei den charakterologischen Psychopathentypen, auf die es uns hier ankommt, haben wir es nun vom Gesichtspunkt der
Hingabe aus betrachtet mit zwei Tatbeständen zu tun: einerseits kann Angst
vor der Hingabe vorhanden sein, andererseits kann Hingabe in einer besonderen,
übersteigerten Form stattfinden; wir sprechen dort von passiven Autisten, hier
von Ich-Suchern.

c) Passive Autisten.

Wir bezeichnen als passiven Autisten einen charakterologischen Psychopathentyp, dessen Ich-Bezogenheit durch die *Angst um das Ich* (Ich-Angst) gekennzeichnet ist. Wir unterstellen dieser Ich-Angst das Gefühl bzw. das Bewußtsein
der *Ich-Schwäche* und *Ich-Unsicherheit* (Selbstunsicherheit), aus dem heraus die
Persönlichkeit hinsichtlich ihrer Umwelt-Bezogenheit sich in Verteidigungs- oder
Abwehrstellung, nicht selten sogar in Fluchthaltung gegenüber der Umwelt befindet. Die sicher bei solchen Typen oft in hohem Maße vorhandene Sehnsucht[1]
nach dem Nicht-Ich wird dadurch unterdrückt, daß die Umwelt als stärker und
damit als dem Ich-Schwachen gefährlich und feindselig erlebt wird. Der Gegensatz zur Erobererhaltung des aktiven Autisten ist gewiß eindrucksvoll. Der
passive Autist sucht sein Heil darin, daß er sich in Abwendung von der Umwelt
auf sich selbst zurückzieht, sich vereinsamt; er gelangt zur *Ich-Isolierung*, in der
er sich am sichersten bzw. am wenigsten unsicher und auf alle Fälle gegen die
Ansprüche der Gemeinschaft geborgen fühlt. Seine Beziehung zur Umwelt

---

[1] Wir übersehen nicht, daß sich hier ambitendente Spannungen erkennen lassen.

ist demzufolge vorwiegend passiv und asthenisch; sie zeigt aber doch in der Abwehr der Umwelt einen manchmal ziemlich deutlichen aktiv-sthenischen Einschlag. Die Ich-Angst ist aufs innigste verflochten mit der Angst vor der Umwelt, die wie jene der Ich-Schwäche entstammt. Kommt der passive Autist infolge seiner Sehnsucht nach der Umwelt und nach Hingabe an ein Nicht-Ich dazu, vermöge seiner aktiv-sthenischen Einschläge einen Schritt auf die Umwelt hin zu versuchen, um doch auch einmal an der Gemeinschaft teilzunehmen, so mißrät das in der Regel, weil die Ich- und Umweltangst zu groß und der aktiv-sthenische Schwung zu gering und zu wenig nachhaltig ist. Es bleibt bei scheuen und ängstlichen Versuchen, deren Mißlingen zu einer Steigerung der Ich-Isolierung zu führen pflegt.

Gemeinhin entsprechen der Ich-Schwäche und Ich-Angst des passiven Autisten seine Erlebensunfähigkeit in bezug aufs Ich und aufs Du. Er setzt sich nicht selber ein und läßt Menschen und Dinge nicht an sich herankommen; so kann er weder sich selber noch die anderen wirklich erleben, sondern bleibt, wenn man es so ausdrücken will, immer in fragmentarischem Erleben stecken. Er behauptet sich nicht ganz und er kann sich nicht hingeben, da er im Grunde nur *ein* Ziel verfolgt: die *Ich-Sicherung*, den Schutz seiner eigenen Persönlichkeit, die sich immer schwach und allseitig bedroht fühlt. Seine Zielrichtung ist *Ohnmacht und Ressentiment:* er will nicht handeln und sich nicht den Fährlichkeiten der Umwelt aussetzen, sondern am liebsten außerhalb des Lebenskampfes auf einer wohlgeschützten Insel leben.

Es wäre an sich denkbar, daß der passive Autist sich richtig werten und von einer richtigen Selbstwertung aus seine Ziele der Gemeinschaft anpassen würde; das Erlebnis der Ich-Schwäche beherrscht ihn aber so sehr, daß er zwangsläufig zur *Selbst-Unterwertung* kommt. Auf der anderen Seite überschätzt er die Umgebung sowohl in ihren Werten überhaupt, wie in ihrer ihm vermeintlich feindseligen Haltung im besonderen. Er verbindet *Fremd-Überwertung* mit Selbst-Unterwertung. Die Fremd-Überwertung trägt bei ihm mit Vorliebe das Gepräge des Ressentiments, von dem aus er dann gelegentlich die von uns schon erwähnten aktiv-sthenischen Vorstöße gegen die glücklicher ausgestatteten Nebenmenschen und gegen Einrichtungen der Gemeinschaft unternimmt.

Es erhellt, daß die Leistung als soziale Tat nicht auf dem Programm des passiven Autisten steht. Sein Haupt- und Endziel — die Ich-Sicherung — ist ein scheinhaftes, durchaus unsachliches.

d) Ich-Sucher.

Wie dem passiven Autisten, so eignet auch dem Ich-Sucher eine ausgesprochene *Ich-Schwäche*. Während aber jener in seiner Ich-Angst zur Ich-Isolierung (Richtung: Ver-Ichung) kommt, sucht dieser sein Heil in einer *Abwendung vom Ich* (Richtung: Ent-Ichung). Der Ich-Sucher steht der Umwelt nicht feindlich, sondern in passiv-asthenischer Sehnsucht, gleichsam in *passiver Zuwendung*, gegenüber; er will von der Umwelt genommen werden. Die *Unterwerfung* ist die Form seiner Umwelt-Bezogenheit. Das bedeutet ohne Zweifel Hingabe, aber Hingabe von einer besonderen Art.

Die Hingabe, die Selbsthingabe, im Dienst von Mitmenschen oder Ideen kann normalerweise hohe und höchste Grade erreichen; sie bleibt dann aber immer einer geschlossenen Auto- und Hetero- bzw. Hypertelie eingeordnet. Die Hingabe steht in diesen Fällen nicht an sich im Blickpunkt der Persönlichkeit, sondern sie ist nur das Mittel zur Erreichung einer Leistung für die Gemeinschaft. Bei der Hingabe der Ich-Sucher, die, wie erwähnt, eigentlich ein Sichhinnehmenlassen ist, steht die Hingabe selbst im Mittelpunkt: an ihrer Bereitschaft zur

Hingabe befriedigen sich, an ihrer Hingabe berauschen sich diese Typen, denen die Hingabe zum letzten Ziel und Wert wird. Da aber einerseits ihre Hingabe nur eine scheinbare ist und andererseits mit ihr keine Leistung für die anderen erstrebt, geschweige denn vollzogen wird, geht es lediglich um ein Scheinziel und um einen Scheinwert. Die Hingabe des Ich-Suchers gilt gar nicht dem Nicht-Ich, auf das sie sich zu beziehen scheint, sondern dem eigenen Ich, das in jedem Erleben, ganz besonders auch in jedem Erleben mit einem Du, gesucht wird (Ich-Suche). Das Ziel des Ich-Suchers ist das eigene Ich in der besonderen Erlebensart und -form der *Ich-Suche*; es ist wie jedes ausgesprochene Ich-Ziel leistungsfremd und scheinhaft. Das Ich-Ziel des Ich-Suchers steht wie das des passiven Autisten unterm Zeichen der *Ohnmacht*.

In seiner scheinbaren Hingabe führt der Ich-Sucher seinem Ich — und soweit sie daran Interesse hat: der Umwelt — seine Unterwertigkeit, damit aber auch gleichzeitig seine Besonderheit, zu Gemüte. Sicher verrät sich hier die Auswirkung eines gewissen *Geltungsstrebens*, das allerdings gleichsam versteckt ist und sich scheut, unverhüllt hervorzutreten. Mancher allzu laut betonte Opfermut und manches die Beachtung der Umwelt nur zu deutlich heischende Mitleid gehören hierher, weil sie der Ich-Schwäche und dem Bewußtsein der eigenen Unterwertigkeit entstammen und darauf abzielen, in der Gesamthaltung zwar Beachtung, aber auch eine Herabsetzung des Eigenwertes, eine Selbst-Entwertung, zu erfahren. Die Persönlichkeit scheint sagen zu wollen: *Ich bin nichts wert, deshalb opfere ich mich, deshalb bin ich für die anderen da! Seht her, wie ich mich opfere!* Mit dieser Selbst-Entwertung geht regelmäßig eine *Fremd-Überwertung* einher, die wie jene vielfach recht eindringlich bzw. aufdringlich geäußert wird: die anderen sind stärker, besser, klüger, erfolgreicher, glücklicher, anständiger als ich, so ist es nicht mehr als recht und billig, daß ich hinter ihnen zurückstehe, daß ich mich für sie opfere. Dieses seelische Aschenbrödeltum entstammt ohne Zweifel der Neigung zur Selbst-Entwertung, mag es auch, wie wir oben schon angemerkt haben und bei den Ambitendenten eingehender werden erörtern müssen, dann und wann noch so sehr mit Geltungsstreben vergesellschaftet sein. Die Selbst-Unterwertung und Fremd-Überwertung des Ich-Suchers sind wohl im allgemeinen stärker als die des passiven Autisten.

Die Neigung zur Selbst-Entwertung bringt beim Ich-Sucher nicht selten die Sucht, sich zu unterwerfen und zu leiden, mit sich. In der *Unterwerfungs- und Leidenssucht oder -sehnsucht* läßt sich Selbst-Entwertung für das Ich und für die Umgebung am eindrucksvollsten ausleben. Hier trifft man Persönlichkeiten, die einen wahren Drang haben, sich zu unterordnen, eigenen Entschlüssen auszuweichen, sich von anderen beraten zu lassen — ewige Subalterne. Das geht bis zu der Haltung, die gelegentlich als *Hörigkeit* bezeichnet wird — zu der Haltung, in der die Persönlichkeit ihre höchste Genugtuung im sklavischen Gehorsam gegenüber dem Gebieter oder der Gebieterin zu finden scheint, in der damit verbundene Erniedrigungen jeder Art fast gierig gesucht und genossen werden. Es liegt auf der Hand, daß hier die Linie zum Masochismus führt. Es darf eingeschaltet werden, daß das Gegenstück — Selbst-Überwertung im Sinne eines übersteigerten Herrentums mit der Neigung zur Knechtung und Unterdrückung anderer (bei gewissen aktiven Autisten und Egozentrikern) — in die Richtung des Sadismus weist.

Die Ich-Sucher können im Du-Erlebnis mit ekstatischer Inbrunst scheinbar aufgehen; tatsächlich suchen sie aber im Du-Erleben nur ihr eigenes Ich und kommen in ihrer Schein-Hingabe doch nicht zum wahren Du-Erleben — sie gleichen einem Menschen, der schwimmen möchte, ohne sich dem Wasser anzuvertrauen, ohne sich naß zu machen.

Aus Ich-Schwäche und Ich-Angst, aus der Sehnsucht und aus der Angst vor dem Nicht-Ich kann bei den Ich-Suchern die Einstellung des *Ressentiments* erwachsen: des Neids gegen die als höherwertig erlebten Mitmenschen, in dem man die Projektion des eigenen Minderwertigkeitsgefühls nach außen sehen kann. Eine wesentliche Rolle dürfte aber bezüglich der Zielrichtung des Ich-Suchers der ,,*Wille zur Ohnmacht*" spielen, wie wir in bewußter Gegensetzung zum ,,Willen zur Macht" sagen. In seinem Willen zur Ohnmacht vermag, wie wir angedeutet haben, der Ich-Sucher unter Umständen das bei ihm vorkommende Geltungsstreben zu befriedigen.

Die — letztlich allerdings scheinbare — Abwendung vom Ich beim Ich-Sucher geht in die Richtung der *Ent-Ichung*, der Ich-Auflösung, des Einswerdens mit dem Du. Dieses kann beim Normalen in der hingebenden Liebe und im hingebenden Glauben erreicht werden; es ist gelegentlich ohne Zweifel pathologisch und gehört zum Teil der Schizophrenie zu; wir erinnern an STORCHS Fall: ,,Ich und Du — ist das nicht dasselbe?" Auf die tiefe Bedeutung der Ich-Auflösung für weltanschauliche Probleme gehen wir nicht ein. Erwähnt sei aber, daß die *Selbst-Vernichtung* als besondere Form der Ich-Auflösung aus dem Gebiet der psychopathischen Selbst-Entwertung stammen kann; hier handelt es sich um Selbstmörder, die in Erkenntnis ihrer sei es wie immer gearteten absoluten oder relativen Lebens- bzw. Erlebensunfähigkeit am Sinn, d. h. am Zweck und Wert ihres Lebens verzweifeln.

Die primäre Zuwendung zur Umwelt, JUNGS Extraversion, ist der Kernpunkt des Gemeinschaftslebens und -erlebens. Die Extraversion unserer Ich-Sucher ist ebensowenig primär wie die Umwelt-Zuwendung unserer Egozentriker; beide brauchen die Umwelt für ihre Ich-Zwecke: die Egozentriker haben das Publikum für ihre Eigengeltung nötig, die Ich-Sucher müssen sich vor der Umwelt ihre Unterwertigkeit vor Augen führen. Daß aus dem Geltungsehrgeiz der Egozentriker für die Gemeinschaft objektive Werte gewonnen werden können, haben wir auseinander gesetzt; analog verhält es sich bei den Ich-Suchern. Psychopathischer, übersteigerter und überbetonter Opfermut, psychopathische Leidenssehnsucht, psychopathisches Mitleid, das letztlich oft dem eigenen Ich gilt, — alle vermögen als Scheinwerte die Autotelie nicht zu füllen, können aber, unter höheren Gesichtspunkten entsprechend ausgenützt, für die Ziele und Werte der Gemeinschaft Bedeutung erlangen. Es ist auch nicht belanglos für die Gemeinschaft, wenn Persönlichkeiten, die sich selbst ihr nicht gewachsen fühlen, wenigstens im Schatten anderer zur Wirkung kommen, indem sie diesen geben, was sie an Kräften in sich haben.

Die Ich-Sucher sind von den passiven Autisten in ihren ausgesprochenen Typen leicht zu differenzieren, zeigen aber zu ihnen manche Übergänge. Wir weisen auf die Gemeinsamkeiten in der Ich-Unterwertung und Fremd-Überwertung, in der Selbstunsicherheit hin und erwähnen, daß sich Ich-Isolierungs- neben Ich-Abwendungstendenzen, Ich-Angst neben scheinbarer Hingabe finden, daß ferner Ich-Suche neben Ich-Sicherung und Ressentiment neben dem Willen zur Ohnmacht vorkommen.

3. Ambitendente Typen.

Bei unserem ¡Versuch, ich-überwertende und ich-unterwertende Typen zu charakterisieren und einander gegenüberzustellen, haben wir oft nur unter Schwierigkeiten die Verschiedenheiten, besonders die Gegensätze, herausarbeiten können. Es ist auch nicht zu verkennen, daß die aktiven Autisten und Egozentriker auf der einen, die passiven Autisten und Ich-Sucher auf der anderen Seite von einander nicht scharf zu trennen sind, so scharf charakterisiert sie

auch in ihren extremeren Typen sein mögen. Auch hier sind gewiß „reine"
Typen selten. Immerhin sind wir der Meinung, daß es sich bei den vier im Vorstehenden beschriebenen Typen um grundsätzlich Verschiedenes handelt: um
besondere Einstellungen sowohl zum Ich als zur Umwelt mit eigentümlichen Ziel-
bzw. Scheinzielsetzungen. In starker „Verdünnung" findet sich etwas von diesen
Einstellungen bei sehr vielen, vielleicht sogar bei allen Menschen; in „höherer
Konzentration" bestimmen sie weitgehend die charakterologisch-psychopathische
Besonderheit unserer Typen. Wie nun „verdünnt" zwei oder drei und selbst
einmal vier von diesen Einstellungen sich nebeneinander oder nacheinander
beim gleichen Individuum finden lassen, so kommt es auch vor, daß gegensätzliche Einstellungen in höherer Konzentration bei *einer* Persönlichkeit zusammentreffen und die Grundlage für die psychopathische Ambitendenz im engeren
Sinne abgeben; zu ihr fließen sowohl von der Seite der Ich-Überwertung als von
der Seite der Ich-Unterwertung die Grenzen.

Die ich-überwertenden und die ich-unterwertenden Typen sind „einpolig"
gerichtet; ihre Konfliktsbildungen sind im allgemeinen aus ihrer Einpoligkeit abzuleiten und zu verstehen. Das ist bei den Ambitendenten anders. Diese Typen
haben eine zwischen Ich und Umwelt, zwischen Ich-Überwertung und Ich-Unterwertung, zwischen Fremd-Unterwertung und Fremd-Überwertung *schwankende* Einstellung. Aus Gründen der Zweckmäßigkeit ziehen wir an den Anfang
der hier notwendigen Bemerkungen, was eigentlich an ihr Ende gehören würde,
indem wir sagen, daß die eben gekennzeichnete schwankende Einstellung der
ambitendenten Typen für die Ziel- bzw. Konfliktsetzung der Persönlichkeit die
denkbar größte Bedeutung hat. Hier sind *zwei* Pole, zwischen denen solche Menschen dauernd hin- und hergerissen werden können, durch deren gleichzeitige
Anziehung in extremeren Fällen jede auch nur einigermaßen klare Zielsteuerung
unmöglich gemacht werden kann, so daß jeder Versuch, irgendein — sei es auch
banales — Ziel ins Auge zu fassen, schon zu einem Konflikt führen muß, weil
das Ziel aus Ich-Überwertung bejaht und gleichzeitig aus Ich-Unterwertung
verneint wird oder umgekehrt. Bei solchen Persönlichkeiten kann Zielsetzung
mit Konfliktsetzung gelegentlich so gut wie identisch sein. Jede Entscheidung,
jede Haltung, jede Handlung, kurz: jedes Erlebnis wird gleichsam in den einander gegenüberliegenden Hohlspiegeln der Ich-Überwertung und Ich-Unterwertung gespiegelt und zwischen ihnen hin und her geworfen, anstatt daß es
einen geradlinigen Weg in die freie Wirklichkeit hinaus finden würde. Dieses
Hinundher muß zu dauernden inneren Spannungen, zu chronischen Konflikten
bzw. zu *chronischer Konfliktsbereitschaft* führen; es wird schon in alltäglichen
Haltungen der Persönlichkeit und erst recht bei bedeutungsvollen Erlebnissen
zur Wirkung gelangen. Es ist leicht verständlich, daß auf diese Weise das Schicksal der Persönlichkeit gelegentlich ihr selbst ganz unerwünschte Wendungen erfahren kann. Es scheint aber der Persönlichkeit in vielen Fällen auch auf diese
Weise eine „Befriedigung" zu erwachsen, insofern es ihr nämlich gelingt, der
eigenen Entscheidung auszuweichen oder diese doch so lange hinauszuziehen,
bis ihre Haltung durch die Gesamtkonstellation oder durch ein bestimmtes Ereignis erzwungen und bis es ihr so ermöglicht wird, die Verantwortung von sich
abzuschieben.

Diese zwiespältige Einstellung kann man *Ambitendenz* nennen, wenn man
die Zielsetzung, *Ambivalenz*[1], wenn man das Wertsystem im Auge hat. Vom
Verstandesmäßigen her gesehen ist hier die Stelle, an der der *Zweifel* wirksam

---

[1] Valor = Wert! Der Sinn, der hier den Terminis Ambitendenz und Ambivalenz gegeben
wird, entspricht nicht mehr ganz demjenigen, unter welchem Bleuler sie eingeführt hat.

wird — der Zweifel, aus dem nicht nur Zögern und Bremsen, sondern auch auf dem Weg über gewonnene Erkenntnisse der Fortschritt geboren wird.

Wir verhehlen uns nicht, daß ambitendente Einzeleinstellungen dem Normalen und, wie wir angemerkt haben, den Ich-Überwertern und den Ich-Unterwertern keineswegs fremd sind; bei diesen sind sie aber von untergeordneter oder doch von verhältnismäßig untergeordneter Bedeutung. Bei den im eigentlichen Sinn ambitendenten Typen machen sie das Wesentliche der charakterlichen Eigenart aus. H. HOFFMANN hat unter Anwendung seiner erbbiologisch-analytischen Methode auseinandergesetzt, daß im Aufbau der psychopathischen Persönlichkeiten diese Ambitendenz von großer Bedeutung ist; er spricht in diesem Zusammenhang von antinomischen Charakteren und bezieht die Kompensations- bzw. Überkompensationsvorgänge hier ein. Man wird HOFFMANN in seiner Auffassung beipflichten, daß die in der Antinomie oder Ambitendenz zum Ausdruck gelangenden gegensätzlichen Strebungen einer Persönlichkeit sich ganz oder weitestgehend aus ihren von zwei Seiten stammenden Erbanlagen erklären lassen können; das *muß* aber nicht sein, zum mindesten wird es sich oft genug nicht wahrscheinlich machen oder gar beweisen lassen.

Die Zweck- und Zielsetzung der einpolig oder doch im wesentlichen einpolig gerichteten Typen ist ohne weiteres ersichtlich: es geht um die Erhöhung oder um die Erniedrigung des Selbst-Wertes, um Selbst-Überwertung oder Selbst-Unterwertung. Durch die einpolige Einstellung der ich-überwertenden und ich-unterwertenden Typen ist von vornherein festgelegt, nach welcher Richtung im allgemeinen ihre Konflikte erledigt werden. Bei den ambitendenten Typen können bei einem und demselben Konflikt die Einstellungen wechseln. Dieser Wechsel, diese zwiespältige Einstellung — die Ambitendenz — gibt sich in vielen Zusammenhängen und Aufmachungen kund. Grundsätzlich ist sie darauf zu beziehen, daß die ambitendente Persönlichkeit weder eindeutig ich-stark noch eindeutig ich-schwach ist, sondern gewissermaßen *eine ich-starke und eine ich-schwache Seite* hat; aus jener gehen die aktiv-sthenischen Haltungen und Handlungen, aus dieser die passiv-asthenischen Verhaltungsweisen der Persönlichkeit hervor. Aus seiner Ich-Stärke kommt der Ambitendente zur *Selbst-Über-wertung*, aus seiner Ich-Schwäche kommt er zur *Selbst-Unterwertung*. Damit treten Macht- und Geltungsansprüche in Konkurrenz mit Tendenzen der Ich-Sicherung und der Ich-Suche, paaren sich Lebens- und Erlebenssehnsucht mit Lebens- und Erlebensangst, Sehnsucht nach dem Du und nach der Umwelt überhaupt mit Du- und Umweltangst usw.

Theoretisch ist bei gleichmäßigem Vorhandensein von Ich-Stärke und Ich-Schwäche ein ewiges Neben- bzw. Gegeneinander von gegensätzlichen Einstellungen und Strebungen annähernd gleicher Intensität vorstellbar, das nie zur Lösung kommen würde. Praktisch ist die Situation in der Mehrzahl der Fälle bei weitem nicht so schlimm, weil doch bald schneller, bald langsamer viele Konflikte gelöst und damit viele Spannungen erledigt werden. Immerhin ist die Spannung und Konfliktsgeladenheit bei vielen Ambitendenten oft sehr groß — so groß, daß sie auf die Dauer für die Persönlichkeit unerträglich zu werden und zu ihrer völligen Spaltung und Aufreibung zu führen droht. Um aus der Spannung herauszukommen, werden, soweit es nicht gelingt, einzelne Konflikte zu lösen, Kompromißbildungen versucht und durchgeführt; dabei bedient sich die ambitendente Persönlichkeit einerseits der *Verdrängung, andererseits* der Bildung von *teleologischen Teilsystemen* oder ,,*Pseudo-Telien*''. Über diese Zusammenhänge hat im Rahmen seiner individualpsychologischen Theorien ALFRED ADLER viel Richtiges ausgeführt, insbesondere auch über die ,,Fiktionen'', die hier im Spiel sein *können*.

Der Mechanismus der Verdrängung ist selbstverständlich kein Reservat der ambitendenten Typen. Jeder Mensch verdrängt — man kann wohl sagen: nach Bedarf. Der Ambitendente hat aber den größten Bedarf an Verdrängung[1]; er ist genötigt, Gegenstrebungen zu verdrängen, die geeignet wären, ihn von irgendwelchen einmal ins Auge gefaßten Zielen abzudrängen. Dies tut er aber oft ohne rechtes Gelingen; denn wenn auch eine Gegenstrebung bei ihm durch Verdrängung zunächst ausgeschaltet zu sein scheint, so liegt es doch gerade in der Natur des ambitendenten Verhaltens, daß keine Ruhe eintreten muß, sondern daß, wenn auch auf Umwegen, die Gegenstrebung weiter bohren und wühlen kann. So wird es gelegentlich unternommen, der Gegenstrebung oder einem ganzen Bündel von Gegenstrebungen ein getrenntes Feld der Betätigung anzuweisen: ein besonderes, scheinbar in sich festgeschlossenes Zwecksystem, eine Pseudotelie, innerhalb deren eine gewisse Absperrung gegen das gesamte Zwecksystem der Persönlichkeit versucht wird. Als solche *Pseudotelien* können wir *alle sog. Neurosen* betrachten: sie nehmen kausal ihren Ursprung — allgemein ausgedrückt — aus dem unausgeglichenen Aufbau der Persönlichkeit und bedeuten final den Versuch, alles abzuschieben, zu isolieren, unwirksam zu machen, worin das Ich eine Gefährdung seines — psychopathischen — Gesamtzwecksystems sieht. Das kann in manchem Einzelfall verhältnismäßig gut ausgehen, wenn die Persönlichkeit sthenisch genug ist, mit ihrer so entstandenen ,,Nervosität'' oder ,,Neurose'' zu wirtschaften; nicht selten überwuchert aber die Pseudotelie für kürzere oder längere Zeit und wirft das ohnehin nicht ganz geschlossene Gesamtzwecksystem der psychopathischen Persönlichkeit über den Haufen. Wir behaupten keineswegs, daß diese Bildungen das Monopol der ambitendenten Psychopathen seien; wir sind aber der Meinung, daß sie ihre Domäne sind, und daß neurotische oder pseudotele Erscheinungen ohne eine gewisse Neigung zur Ambitendenz, die, wie wir erwähnt haben, weder den Ich-Überwertern und Ich-Unterwertern noch den Normalen ganz fremd ist, nicht zur Ausbildung gelangen können. *Neurose oder Pseudotelie bedeutet Ausweichen vor dem Anspruch des Zwecksystems der Gemeinschaft, bedeutet nichts anderes als einen psychopathischen Mechanismus.* Wir halten es für eine falsche Fragestellung, wenn über den Unterschied zwischen Neurose und Psychopathie gestritten wird; wir teilen in diesem Punkt die Anschauung Bumkes. Für viele einschlägige Fälle sind die Aufstellungen Alfred Adlers vom ,,neurotischen Arrangement'' zutreffend oder doch mindestens heuristisch gut brauchbar.

Die psychopathischen Erscheinungsformen der Ambitendenz sind recht vielfältig. Betrachtet man sie als Kombinationen unserer ich-überwertenden und ich-unterwertenden Typen, so lassen sich zweckmäßig zwei ambitendente Grundtypen unterscheiden, nämlich sthenische und asthenische, je nachdem die Ich-Stärke über die Ich-Schwäche überwiegt oder umgekehrt. Innerhalb der sthenischen und asthenischen Grundtypen lassen sich noch wesentliche Unterschiede ausmachen, insofern bei den einen aktiv-autistische oder aktiv-egozentrische, bei den anderen passiv-autistische oder ich-sucherische Einstellungen und Haltungen im Vordergrund stehen.

e) Sthenisch-ambitendente Typen.

Hierher gehören vorwiegend aktive Autisten, deren autistischer Machtwillen mit einem gewissen egozentrischen Geltungsbedürfnis verbunden ist — einem Geltungsbedürfnis, hinter dem im Gegensatz zu der Ich-Stärke des reinen aktiven Autisten, eine Andeutung von Ich-Schwäche steckt. Es schließen sich Ambi-

---

[1] Unterm Gesichtswinkel der Einstellung würde man sagen: die ambitendente Einstellung macht Verdrängung am nötigsten, zwingt oft geradezu zur Verdrängung.

tendente an, die bei unverkennbar aktiv-autistischer Haltung doch aus irgendwie mangelhafter Ich-Stärke im Sinne der passiv-autistischen Ich-Sicherung bemüht sind. Zwar nicht nebeneinander, aber doch im zeitlichen Wechsel wird gar nicht so selten aktiv-autistisches und Ich-sucherisches Verhalten beim gleichen Individuum beobachtet.

Gewisse Egozentriker unserer Beschreibung können im Hinblick auf ihre aktiv-sthenische mit passiv-asthenischen Einschlägen gekennzeichnete Haltung an sich schon zu den sthenischen Ambitendenten gerechnet werden, mindestens stellen sie Übergänge zu ihnen dar. Das wird noch deutlicher bei Egozentrikern, deren Geltungsehrgeiz mit passiv-autistischen Ich-Sicherungstendenzen einhergeht; bei diesen ist der egozentrische Anspruch an die Umwelt in der Regel mit einer gewissen Ich- und Umwelt-Angst verbunden; vielfach zeigen sie Ressentiment.

f) Asthenisch-ambitendente Typen.

Wir haben darauf hingewiesen, daß die passiv-asthenische Haltung der passiven Autisten mit aktiv-sthenischen Einschlägen durchsetzt sein kann: darin wird schon Ambitendenz erkennbar, so daß mindestens ein Teil der passiven Autisten als Übergangsformen zu den asthenischen Ambitendenten angesehen werden kann. Je mehr die aktiv-sthenischen Einschläge sich bemerkbar machen, desto deutlicher wird die Ambitendenz. Mit der passiv-autistischen Ich-Sicherung kann dann bei diesen Typen eine beträchtliche egozentrische Geltungssucht einhergehen. Manche passiven Autisten lassen Anklänge von aktivem Autismus in Form von heftigen Angriffen auf die Umwelt mit ausgesprochenem, gelegentlich episodischem Machtwillen erkennen. Auch Übergangs- oder Kombinationsformen von passiven Autisten und Ich-Suchern reichen ins Gebiet der Ambitendenten hinein: Ich-Isolierungs- und Ich-Abwendungstendenzen, Ich-Sicherung und Ich-Suche, Ich-Angst und scheinbare Hingabe, Ressentiment und Wille zur Ohnmacht lassen sich als Gegenspieler bei ein und derselben Persönlichkeit erkennen.

Des egozentrisch-geltungssüchtigen Anstrichs ist schon gedacht worden, den die Ich-Suche und der Wille zur Ohnmacht bei den Ich-Unterwertern oft genug haben; ihrem Drängen nach Unterwerfung können gelegentlich durchaus aktive Tendenzen unterliegen. Hierher gehören passive Autisten, deren betonte Selbst-Unterwertung nur ein Mäntelchen, eine „Attitude" (ADLER), ist, hinter der sich, freilich aus Selbst-Unsicherheit geborene, Selbst-Unterwertungstendenzen verbergen.

Wir sind bei der Beschreibung der vier einpolig gerichteten Typen nicht ohne Absicht etwas schematisch vorgegangen und haben den Willen zur Macht mit den aktiven Autisten, den Wunsch nach Geltung mit den Egozentrikern in besondere Beziehung gebracht; auf der anderen Seite haben wir das Ressentiment in erster Linie den passiven Autisten, den Willen zur Ohnmacht den Ich-Suchern zugewiesen. Sieht man von den Typen einmal ab und betrachtet man beliebig ausgewählte psychopathische Persönlichkeiten auf ihren Macht- und Geltungswillen, auf ihr Ressentiment und ihren Willen zur Ohnmacht, so wird man bei der gleichen Persönlichkeit recht häufig Macht- oder Geltungswillen neben Ressentiment und Willen zur Ohnmacht finden; anders gesagt: auch ohne unsere etwas schematisierten Typen läßt sich die Verbreitung dessen, was wir unter Ambitendenz verstehen, leicht zeigen. Umgekehrt scheint uns auch darin wieder eine gewisse Berechtigung für die Aufstellung der vier an sich nicht ambitendenten Typen zu liegen.

Überkompensation.

Eine eigenartige Form der Verdrängung, die wie die Verdrängung überhaupt zwar allverbreitet ist, die aber von den ambitendenten Psychopathen mit besonderer Vorliebe verwendet wird, ist die sogenannte *Überkompensation*. Es ist durchaus alltäglich, daß aus dem Gefühl einer inneren Unsicherheit heraus, aus dem Gefühl des Bedrohtseins „der starke Mann markiert" wird. Ängstliche gehen pfeifend oder überlaut sprechend unter innerem oder auch äußerem Zittern durch die Dunkelheit, um den gefürchteten Räubern ihre Angst zu verbergen. Überkompensation entsteht immer aus dem *Versuch, eine innere Unsicherheit zu verbergen*, und führt in der Regel zu Haltungen und Handlungen, die im Gegensatz zu den Haltungen und Handlungen stehen, die sich aus der unmittelbaren, nicht überkompensierten Auswirkung der Unsicherheit ergeben würden: der Schwache oder sich schwach Fühlende stellt den „starken Mann" dar; der Schüchterne bemüht sich, als Salonlöwe aufzutreten; der Schwachsichtige legt Wert darauf, ein besonders guter Beobachter zu sein; der nervöse Unsichere spielt den ruhigen Überlegenen; der Empfindsame gibt sich als kühl und unnahbar usw. Die Zusammenhänge sind aber nicht immer so ganz unmittelbar und unkompliziert, es kommt auch zu verwickelteren Bildungen. Nicht zuletzt ist das der Fall bei Organminderwertigkeiten, mit denen sich die Individualpsychologie Adlers[1] besonders beschäftigt hat; hier führen überkompensatorische Vorgänge nicht selten zu Sublimierungen, indem etwa ein körperlich kleiner Mensch es sich angelegen sein läßt, im Geistesleben Bedeutung zu erlangen.

Der Mechanismus der Überkompensation steht in inniger Verbindung mit dem Geltungsehrgeiz. Der Geltungsehrgeizige bedient sich der Überkompensation zur Erreichung von Scheinzielen und Scheinwerten; er gibt der Außenseite der Persönlichkeit, ihrer Gesamthaltung, ein Gepräge, das ihrer inneren Verfassung nicht oder nicht ganz entspricht: das ist *Darstellung* und *Rollenspiel*. In der Überkompensation wird aber immer *Ambitendenz* erkennbar: Macht- und Geltungswille stehen dem Ressentiment oder dem Willen zur Ohnmacht bzw. zum Leiden gegenüber; Tendenzen der Selbst-Überwertung streiten gegen Tendenzen der Selbst-Unterwertung. Die überkompensatorischen Bildungen können der Persönlichkeit nicht fremd sein, die sich ihrer bedient, sonst wäre sie kaum imstande, sie einzusetzen. H. Hoffmann hat treffend darauf hingewiesen, daß sich oft genug überkompensatorische Erscheinungen als anlagemäßig gegeben erkennen lassen. Bei aller Wichtigkeit, die Scheinziele und Scheinwerte gerade für unsere Betrachtungsweise haben, muß unbedingt zugegeben werden, daß aus Überkompensation nicht allein Geltung, sondern auch Leistung, nicht allein Scheinwerte, sondern auch echte Gemeinschaftswerte gewonnen werden. Unsere Unterscheidungen sind auch auf diesem Gebiet Abstraktionen, die rein schematisch dem Leben und seiner Erscheinungsfülle nicht gerecht werden. Es fällt uns selbstverständlich nicht ein, mit unseren begrifflich, wie wir glauben, richtigen und brauchbaren Voraussetzungen die lebendigen Erscheinungen zu zwängen und zu pressen. Ein Beispiel: ein Schauspieler von höchster egozentrischer Geltungssucht und Ambitendenz kann ein genialer Menschendarsteller sein und als solcher der Gemeinschaft Werte geben, obwohl es ihm selbst auf nichts anderes ankommt als auf Beifall und Lorbeerkränze. Daß es von solch extremem Fall zur Norm fließende Übergänge gibt, möchten wir nur erwähnen.

Die Überkompensation wird sowohl von den sthenischen wie von den asthenischen Ambitendenten verwendet; je nach der besonderen Struktur der ambi-

---

[1] Es ist im 1. Abschnitt davon die Rede gewesen, daß Adlers Psychologie zu einseitig ist, um in seinem Sinne die Vielfältigkeit des „nervösen Charakters" überhaupt zu erfassen.

tendenten Persönlichkeit können ihre überkompensatorischen Bildungen verschiedene Formen und Auswirkungen annehmen. Der sthenische Ambitendente wird im allgemeinen seine asthenischen Einschläge überkompensatorisch leicht verschleiern, während der asthenische Ambitendente einen erheblichen überkompensatorischen Aufwand treiben muß, wenn er danach trachtet, der Umwelt seine Ich-Schwäche zu verbergen.

Hier soll kurz noch derjenigen überkompensatorischen Erscheinungen gedacht werden, die man als *isolierte Überkompensationen* ansehen kann. Wir meinen die Bildung überkompensatorischer Einstellung in Bezug auf bestimmte einzelne Inhalte. Aus einer ambitendenten Einstellung heraus, die keineswegs die Persönlichkeit erfüllen und daher gar nicht eigentlich psychopathisch sein muß, können bestimmte Gemeinschaftswerte (Religion, Bildung u. a. m.) in überkompensatorischer Weise nach außen betont abgelehnt werden, obwohl die ablehnende Person diesen Werten innerlich mit Sehnsucht oder Ehrfurcht gegenübersteht. Diese Erscheinung spielt ins Gebiet der überwertigen Idee und gewisser paranoischer Reaktionen hinüber, mit denen sie u. a. auch die Tatsache gemein hat, daß die betreffenden Menschen von ihrer isolierten Überkompensation oder überwertigen Idee bzw. paranoischen Reaktion abgesehen sozial vollkommen eingefügt sein können. Viele ganz extreme Einstellungen, besonders fanatische Haltungen, dürften hierher gehören.

Unsere Ausführungen über die Ambitendenten möchten wir mit der Wiederholung des schon gemachten Hinweises abschließen, daß die *Zielzerrissenheit*, die gemeinhin diese Typen kennzeichnet, einmal nicht durchgängig ist: auch Ambitendente können Einzelziele klar und geradlinig verfolgen, und daß außerdem vielfach die Entscheidung nach der einen oder nach der anderen Seite hin oft recht schnell erfolgen kann. Gar nicht selten hat die ambitendente Grundfrage: ,,Soll ich — soll ich nicht?" etwas Spielerisches an sich, über das die Persönlichkeit ohne tiefergehende Schwierigkeiten hinwegkommen kann. Das ist freilich nicht bei jedem Konflikt und nicht bei jedem ambitendenten Psychopathen der Fall; insbesondere sind es die Zwangsmenschen, denen ihre Ambitendenz das Leben bis zur Unerträglichkeit schwer machen kann.

Es mag in diesem Zusammenhang noch besonders betont werden, daß weder bei den Ambitendenten jede Haltung aus Überkompensation erfolgt, noch bei den übrigen — gleichfalls selbstunsicheren — Typen (Egozentriker, passive Autisten, Ich-Sucher) jede Haltung aus Selbstunsicherheit und Minderwertigkeitsgefühl stammt. Es gibt zahlreiche Persönlichkeiten, die gewisse Minderwertigkeitsgefühle nur gelegentlich einschalten und evtl. überkompensieren, während sie in Situationen, denen sie sich von vornherein gewachsen fühlen, in denen sie anderen gegenüber tatsächlich überlegen sind — sei es durch Intelligenz, sei es durch Erfahrung und Übung, sei es durch besonders günstige Umstände oder durch sonst was immer — durchaus selbstsicher sein und sich entsprechend verhalten können. Von hier aus — von der gelegentlichen Einschaltung von Minderwertigkeitsgefühlen — geht es in fließendem Übergang zu den psychogenen Reaktionen und zu den sog. neurotischen Verhaltensweisen, in denen besonders überkompensatorische Mechanismen auf bestimmte Ereignisse und Erlebnisse eingesetzt werden. Einschlägige Auseinandersetzungen haben wir im Kapitel über die Ängstlichen gemacht. Hier sind noch besonders die ambitendenten Typen zu erwähnen, die sich in verschiedener Umgebung ganz verschieden verhalten: z. B. zuhause überkompensierende Tyrannen, die in fremder Umgebung ganz zufrieden und umgänglich sind, unerfreuliche Vorgesetzte, die außer Dienst kein Bedürfnis haben, ihre Scheinüberlegenheit in Szene zu setzen.

In Bezug auf Selbstunsicherheit und Minderwertigkeitsgefühl können Lebensalter und Persönlichkeitsentwicklung bzw. Schicksal erhebliche Veränderungen mit sich bringen. Man kann beobachten, daß Persönlichkeiten, die in
der Pubertät und in der Nach-Pubertätszeit ausgesprochen selbstunsicher waren,
allmählich in ihren Beruf und in eine Lebensstellung hineinwachsen und ihre
Selbstunsicherheit abstreifen; andeutungsweise sind derartige Entwicklungen
ziemlich häufig. Auf der anderen Seite kommt es vor, daß von Hause aus leidlich
Selbstsichere schicksalsmäßige Enttäuschungen erleben, von denen sie in zunehmend egozentrische oder ambitendente Haltungen mit Überkompensation oder
in passiven Autismus mit Ressentiment hineingetrieben werden: ihr Streben
nach Bereicherung der Selbstwertfülle erleidet Schiffbruch und wird ersetzt durch
die Entwertung der anderen.

Bemerkungen zur Kausalität der psychopathischen Charaktertypen.

Unsere Auseinandersetzungen und Aufstellungen über die psychopathischen
Charaktertypen haben bisher im wesentlichen deren Finalität gegolten. Es war
allerdings nicht zu vermeiden, die Begriffe der Ich-Stärke und Ich-Schwäche
einzuführen, die an sich schon kausale Bedeutung haben und von denen wenigstens
andeutungsweise kausale Ableitungen (Selbstunsicherheit, Angst) gemacht worden sind. Jetzt sollen die kausalen Grundlagen unserer psychopathischen Charaktere untersucht werden. Außer den kausalen Aufbaufaktoren innerhalb der
Persönlichkeit werden wir dabei die kausale Wirkung der Umwelt auf die
psychopathische Persönlichkeit zu besprechen haben.

Es ist davon die Rede gewesen, daß der Psychopath sich grundsätzlich wichtig
nehme, sich übermäßig mit seinem eigenen Ich beschäftige[1]. Wir haben gesehen,
daß diese Beschäftigung mit dem Ich je nach der charakterologisch-psychopa-
thischen Eigenart final sich auf die Macht, die Geltung, die Ich-Sicherung und
die Ich-Suche bzw. bei den Ambitendenten auf den Widerstreit verschiedener
Zwecke bezieht. Wir haben nun die allgemeine Frage zu stellen: Warum kümmert
sich der Psychopath so sehr um seine eigene Persönlichkeit? Dann müssen wir
weiter fragen: Warum ist es den einzelnen psychopathischen Charaktertypen
in so hohem Grade um die angeführten Ich-Zwecke zu tun?

Geht man vom seelisch vollrüstigen Menschen aus, so ergibt sich, daß dieser
in Bezug auf seine Selbstwertung und Zielsetzung in sich und in seiner Bezogenheit zur Umwelt ausgeglichen ist. Ohne sich in den Vordergrund zu schieben,
ohne sich zu überschätzen, aber auch ohne sich zu vernachlässigen, *leistet* er für
die Umwelt. Er kann das aus der Sicherheit (Selbstsicherheit) heraus, die ihm
seine körperlich-seelische Ausgeglichenheit, sein körperlich-seelisches Gleichgewicht gibt. Ganz allgemein wird man daher sagen können, daß die psychopathische Persönlichkeit irgendwie unausgeglichen, irgendwie nicht im (stabilen)
körperlich-seelischen Gleichgewicht ist. Von vornherein wird vermutet werden
dürfen, daß die Grundlagen der psychopathischen Unausgeglichenheit bei verschiedenen psychopathischen Persönlichkeiten verschieden sein mögen; darauf
kommt es in diesem Zusammenhang noch nicht an. Unterstellen wir einmal,
daß bei den psychopathischen Persönlichkeiten biologische Abweichungen bestehen, so wird man sich vorzustellen haben, daß diese sich kausal auf zweierlei
Art und Weise auswirken: unmittelbar und mittelbar (primär und sekundär).
Die unmittelbare Auswirkung läßt sich etwa derjenigen einer organischen Hirn-

---

[1] S. 354.

veränderung vergleichen, die geradlinig einen Defekt setzt; bei der mittelbaren Auswirkung handelt es sich um das Erleben der mittelbar gesetzten Abweichungen entsprechend dem Erleben eines Defekts und der daran sich anknüpfenden Reaktionen. Die finalen Haltungen und Vollzüge der Psychopathen stellen den Versuch dar, über die mittelbaren und unmittelbaren Auswirkungen der — um diesen kurzen und allgemein üblichen Ausdruck zu gebrauchen — psychopathischen Anlage zu einem für die Persönlichkeit und ihre Stellung zur Umwelt erträglichen Ausgleich zu kommen. Daß dieser Ausgleich vom Standpunkt der Umwelt aus oft zum Teil oder ganz mißlingt, hängt an den zu subjektiven Maßstäben führenden Grundlagen der psychopathischen Persönlichkeit. Das Mißlingen des Ausgleichs wird immer in einem Zuviel oder Zuwenig bestehen; da der Psychopath nicht das richtige „Augenmaß" hat, schießt er entweder übers Ziel hinaus (Selbst-Überwertung) oder er bleibt hinterm Ziel zurück (Selbst-Unterwertung), d. h. er erreicht gemeinhin die glatte Einfügung in die Hetero- bzw. Hypertelie nicht.

Bei den Ich-unterwertenden Typen, bei den Egozentrikern und bei den Ambitendenten haben wir auseinandergesetzt, daß sie durch Selbstunsicherheit auffallen, die in verschiedener Weise final verarbeitet wird — im Sinne des Geltungsehrgeizes, der Ich-Sicherung, der Ich-Suche, des Ressentiments; die Selbstunsicherheit ist die erlebnismäßige (mittelbare, sekundäre) Auswirkung einer Unausgeglichenheit; die Persönlichkeit erlebt ihre Unzulänglichkeit einerseits darin, daß sie ihre Ansprüche nicht in dem Maße und Tempo befriedigen kann, das ihr wünschenswert erscheint; sie erlebt andererseits, daß ihre Mitmenschen in dieser Hinsicht — tatsächlich oder vermeintlich — besser dran sind. Damit wird sie in ihren Haltungen und Einstellungen unsicher werden und sich den andern gegenüber minderwertig fühlen. Hinter der Selbstunsicherheit steht nicht allzu selten primäre Angst; wir können in diesem Punkt auf unsere Ausführungen im Kapitel über die Ängstlichen verweisen. Dem Verständnis von Selbstunsicherheit und Minderwertigkeitsgefühl kommt man näher, wenn man daran denkt, daß sie in so gut wie jeder menschlichen Individual-Entwicklung vorkommen: das bis dahin ausgeglichenste Kind wird selbstunsicher, wenn die Veränderungen der Pubertät beginnen, die seinen eigenen Zustand und das Bild der Umwelt völlig verändern; an analoge Vorgänge in der Um- und Rückbildungszeit brauchen wir bloß zu erinnern. Selbstunsicherheit und Minderwertigkeitsgefühl sind sekundäre Bildungen, die auf das Erleben anlagegegebener Eigenschaften zurückgehen; sie können von außen verstärkt und gelegentlich — allerdings kaum ohne anlagemäßiges Entgegenkommen — sogar hervorgerufen werden durch ungünstige Einwirkungen, in erster Linie der Erziehung, seltener durch Erlebnisse in späteren Lebenszeiten. Primäre Angst führt sehr oft zu diesen sekundären Bildungen, aber auch das Erleben trieblicher Schwäche oder Besonderheit, das Erleben temperamentmäßiger Abweichungen — z. B. traurige oder reizbare Dauerstimmung, Erregbarkeit, mangelhafte Kontaktfähigkeit aus phlegmatischer oder gemütsarmer Temperamentsartung, gemütliche Labilität u. a. m. — können den Unterbau von Selbstunsicherheit und Minderwertigkeitsgefühl abgeben.

Wie die trieblichen und temperamentmäßigen Unterlagen ihrerseits in der Körperlichkeit verankert sind, so ist das erst recht der Fall bei den in diesem Zusammenhang gleichfalls bedeutsamen Organminderwertigkeiten[1]. Gewiß ist es praktisch nicht immer durchführbar, aber es ist theoretisch fruchtbar, hier in der versuchten Weise zwischen primären Erscheinungen und Bildungen zu unter-

---

[1] Diese Zusammenhänge sind in besonders durchdachter Weise von WEXBERG erörtert worden, dem wir allerdings in seiner individualpsychologischen Einstellung nicht ganz zu folgen vermögen.

scheiden. Alle — die intakten und die abwegigen — Erscheinungen der Körperlichkeit, des Trieblebens und des Temperaments wirken sich unmittelbar aus in körperlichen und seelischen Erscheinungen; sie werden aber auch alle von der Persönlichkeit erlebt, die aus diesem Erleben heraus sekundäre Bildungen gestaltet. Primäre Angst bleibt z. B. nicht isoliert bestehen, sondern wird, mindestens zum Teil, in sekundäre Bildungen umgesetzt, in unserem Zusammenhang im wesentlichen in Selbstunsicherheit und Minderwertigkeitsgefühl. Andererseits kann aus Selbstunsicherheit und Minderwertigkeitsgefühl, die anders bedingt sind, etwa durch Triebschwäche oder Organminderwertigkeit, sekundär Angst gebildet werden („Angstneurose"). Ohne Zweifel stehen die sekundären Bildungen vielfach von vornherein im Dienst der Finalität (Pseudotelien!)[1].

Es ist keine Denkbequemlichkeit, sondern ein unausweichlicher Schluß, wenn wir feststellen, daß nicht allein die körperlichen Grundlagen mit ihren primären Auswirkungen, sondern auch die sekundären Bildungen irgendwie anlagemäßig vorgebildet sein müssen. Das ist für das Verständnis der Verschiedenheit der sekundären Bildungen, der Verschiedenheit der erlebnismäßigen Verarbeitungen und des Erlebens überhaupt von größter Wichtigkeit. Besonders bedeutungsvoll erscheint uns für diese Tatsache der schon einmal angezogene Hinweis H. HOFFMANNS auf die Anlagegegebenheit der überkompensatorischen Erscheinungen. Man muß sagen: auch Charaktereigenschaften sind erblich, ohne sich vorläufig eine klare Vorstellung davon machen zu können, wie und was hier vererbt wird[2].

Mit dieser Erwähnung und mit der Hereinziehung des Körperlichen sind wir in die biologische Kategorie hineingeglitten. Die Betrachtung der Kausalität muß hier zwangsläufig ins Körperliche hinuntersteigen, obwohl es freilich nicht möglich und auch von vornherein gar nicht zu erwarten ist, unmittelbare psychisch-physische Bindungen oder „Entsprechungen" aufzudecken. Wir finden weitgehend analoge psychopathisch-charakterologische Erscheinungen bei körperlich sehr verschieden ausgestatteten Persönlichkeiten und dürfen über der Person mit ihren körperlich-seelischen Anlagen nie die Umwelt vergessen, deren Wirkung auf die Person sich auch geltend macht, wenn diese von sich aus die Umweltbeziehung weitgehend beschränkt oder sogar ablehnt. Immerhin lassen sich bei einzelnen Typen auch körperlich-seelische Zusammenhänge einigermaßen klar durchschauen.

Ziehen wir aus diesen Bemerkungen die Nutzanwendung auf die Begründung des verschiedenen finalen Verhaltens der Selbstunsicheren, so werden wir anzunehmen haben, daß dieses in der anlagegegebenen Differenz der Ich-Struktur und deren besonderer Reaktionsart auf die Umwelt gegeben ist. Hinter der Selbstunsicherheit und dem Minderwertigkeitsgefühl werden wir eine mangelhafte Entwicklung des Persönlichkeits- oder Ich-Bewußtseins (Ich-Schwäche) zu suchen haben. Wir denken daran, daß beim Tier und beim Kind eine hohe Umweltzuwendung aus dem nicht oder noch nicht entwickelten Bewußtsein vom eigenen Ich heraus stattfindet. Es ist bezeichnend, daß diese Umweltzuwendung sich beim psychopathischen Kind sehr früh in Abwendung und Ich-Überbetonung umstellen kann, wenn die Entwicklung der eigenen Persönlichkeit in die Haltung

---

[1] Wenn REIS „neben der Organminderwertigkeit ihr gleichwertig alle anderen Hindernisse und Widerstände" in das finale System einbezieht, so wäre der Unterschied zwischen seiner (individualpsychologischen) und der hier vertretenen Anschauung nicht mehr sehr groß. Es scheint uns aber die Individualpsychologie letztlich doch noch alles auf Organminderwertigkeiten zu beziehen. Oder sollte das nur noch ein terminologisches Mißverständnis sein?

[2] Von psychischer Vererbung zu sprechen, halte ich nicht für richtig, da letztlich doch sicher alle Vererbungsvorgänge sich im Körperlichen abspielen.

der Selbstunsicherheit mit Minderwertigkeitsgefühl hineingesteuert wird. Die psychopathische Ich-Schwäche bewirkt einerseits die Ich-Zuwendung, andererseits die eigenartige Umwelt-Bezogenheit. Die Unterschiede bei den Ich-schwachen bzw. relativ Ich-schwachen psychopathischen Typen wird man sich folgendermaßen zu erklären haben. Je aktiver und sthenischer die Persönlichkeit ist, desto intensiver wird sie sich bei vorhandener Selbstunsicherheit mit der Umwelt auseinandersetzen, ihr trotzen und sich selbst zu behaupten suchen (Egozentriker). Je passiver und asthenischer eine Persönlichkeit ist, desto mehr wird sie geneigt sein, entweder der Umwelt gegenüber in passive Resistenz zu gehen (passive Autisten) oder, wenn sie jedes aktiv-sthenischen Einschlags entbehrt, sich der Umwelt wehrlos in scheinbarer Hingabe zu überlassen (Ich-Sucher). Die Wurzeln des aktiv-sthenischen und des passiv-asthenischen Verhaltens werden wir in der Körperlichkeit und in trieb- und temperamentmäßigen Eigenschaften, außerdem in leichten und leichtesten intellektuellen Mängeln, also durchweg in anlagemäßigen Gegebenheiten, zu suchen haben. Auch das Hinundher zwischen Kampf und Abwehr bei den ambitendenten Typen können wir kausal auf dieselben Faktoren, auf das Nebeneinander von antinomischen Anlagen (H. HOFMANN) beziehen.

Nicht zu vergessen ist, daß bei den hier besprochenen Haltungen auch die Umwelt und die von ihr oft ausgehende „Entmutigung" vielfach tiefgreifende Wirkungen zeitigt. Doch sollte man sich nicht darüber täuschen, daß es mindestens in der Regel, wenn nicht ausschließlich, vonhause aus Schwache sind, die durch Umwelt entmutigt werden. Dem Mutigen gehört die Welt; dem Zaghaften wird sie sich leicht versagen.

Wir haben in diesen flüchtigen kausalen Betrachtungen noch der Sonderstellung der aktiven Autisten zu gedenken. Ihre kämpferische Einstellung beruht, wie wir annehmen, auf einer sicher anlagemäßig begründeten Stärke ihres Ich-Bewußtseins; ihre eigenartige Einstellung zur Umwelt glauben wir insofern auf besondere Temperamentsanlagen beziehen zu dürfen, als sie offenbar entweder gemütsarm oder gemütlos sind. Daß Persönlichkeiten von ausgesprochener Aktivität und Gemütsarmut oder Gemütlosigkeit nicht zur Selbstunsicherheit neigen, ist ohne weiteres verständlich.

Zur Kausalität des Autismus soll noch dies bemerkt werden. Die passiven und aktiven Autisten nehmen anlagemäßig (genuin) ihre autistische Haltung ein. Nun ist aber keineswegs jede Persönlichkeit, die den Anschluß an die Umwelt nicht findet oder sich mehrweniger auf sich selbst zurückzieht, im eigentlichen Sinn autistisch (genuin autistisch). Manche kommen durch ihr Schicksal zum Autismus (sekundärer Autismus); dabei sind wohl neben besonderen individuellen Anlagen und Bereitschaften allverbreitete menschliche Anlagen im Spiel: die autistische ist wie die egozentrische Einstellung, nicht an sich, sondern erst in einer besonderen Ausbildung und Auswirkung im eigentlichen Sinne psychopathisch. Gar nicht so selten ist eine egozentrische oder selbst eine autistische Haltung eine biologische Notwendigkeit für den Bestand der Persönlichkeit. Wir erinnern an einschlägige Beobachtungen während der Pubertät und noch mehr in der Zeit der Um- und Rückbildung. Den zunehmenden Egozentrismus und den nicht seltenen Autismus greisenhafter Persönlichkeiten, aber auch die entsprechenden Erscheinungen bei körperlicher und seelischer Erkrankung wird man gewiß nicht ohne weiteres dem Bereich des Psychopathischen einzufügen haben; doch kommen auch hier Übergänge zum Psychopathischen vor. Wenn der körperlich-seelische Gesamtorganismus im Wachsen oder im Vergehen oder in Krankheitszuständen bis an (oder auch über) seine Grenzen angespannt ist, muß die Blickwendung von der Umwelt abgezogen und zum Ich hingeführt werden. Dabei sind aber die Verhältnisse andere als bei den echten Egozentrikern und Autisten: deren Gesamtstruktur ist eine besondere und steht in eben dieser Besonderheit während ihres ganzen Lebens oder doch während des größten Teils ihres Lebens in den besprochenen Formen der Umwelt gegenüber.

VIII. Über kausale und finale Zusammenhänge im körperlich-seelischen Aufbau der psychopathischen Persönlichkeiten.

Wir haben uns von vornherein auf den Standpunkt gestellt, daß der Charakter, in dem wir den Inbegriff der Zielsteuerung der Persönlichkeit sehen, kausal auf der Grundlage der Triebe und des Temperaments ruhe. Nachdem wir darüber in den kausalen Erörterungen über die dystonen[1] Psychopathentypen schon einige Hinweise gemacht haben, obliegt es uns jetzt, den Kausalzusammenhang zwischen Charakter- und Trieb-Temperamentsgrundlage eingehender zu erörtern. Da nun, wie wir immer wieder betonten, Triebe und Temperament in der Körperlichkeit wurzeln, werden wir hier auch auf die Frage nach den körperlichen Unterlagen des Charakters einzugehen haben.

Die Erscheinungsformen der menschlichen Persönlichkeit bieten eine so unübersehbare Fülle dar, daß man sich zunächst denken muß, jedes Individuum sei das Ergebnis eines wahl- und ziellosen Würfelspiels, bei dem beliebige Mosaikstücke aus körperlichen, trieblichen und temperamentmäßigen Anlagen zusammengeworfen werden, zu denen dann noch die charakterlichen Anlagen kommen. Dabei ist der intellektuellen und sonstigen Begabungen noch gar nicht gedacht. Wollte man diesen Gedankengang zu Ende denken, so würde jede Persönlichkeit ein Chaos aus Anlagen und Eigenschaften darstellen. Dieses scheinbare Chaos wird aber durch zweierlei beherrscht: einmal durch die im Biologischen wurzelnde Zusammenfassung der Person zu einer Ganzheit, zu einem Individuum, dann durch die finale charakterliche Steuerung. Diese gibt der Person den ihr eigenen Sinn, den wir zu erfassen streben. Aus dieser Tatsache — es handelt sich hier um eine Tatsache und nicht um eine Konstruktion — wird sich der Schluß ziehen lassen, daß in der Person gewisse regelmäßige Zusammenhänge, gewisse Zuordnungen zwischen Körperlichkeit, Trieblichkeit, Temperament und Charakter bestehen mögen; anders gesagt, daß gewisse Anlagen aus den verschiedenen Schichten der Persönlichkeit in einigen korrelativen Beziehungen zu einander stehen werden, von denen her gesehen die Aufstellung einer Anzahl von Persönlichkeitstypen möglich sein wird. Je einseitiger man Persönlichkeiten betrachtet, desto weniger schwer wird die Typenbildung sein. Es gelingt, bei Einstellung auf das Körperliche oder auf das Triebmäßige mit verhältnismäßig wenig Typen durchzukommen. Auch unter dem Gesichtspunkt des Temperaments kann man noch eine übersehbare Typenreihe bilden; hier beginnen allerdings in Anbetracht der Kompliziertheit des Temperaments schon erhebliche Schwierigkeiten. Diese wachsen ungemein, wenn man nun versucht, Körper-Trieb-Temperamentstypen herauszuholen, und noch mehr, wenn man danach trachtet, schließlich den Charakter in die Typisierung einzubeziehen.

Es fragt sich, ob es sich überhaupt lohnt, solche komplexe Typisierungsversuche zu machen, ob es nicht am zweckmäßigsten ist, die Einzelpersönlichkeit

---

[1] Der Ausdruck ist von BOSTROEM übernommen.

einfach mit der strukturanalytischen Betrachtung zu erfassen, deren Aufbaustücke wir in unseren Auseinandersetzungen in den drei vorstehenden Abschnitten zu geben uns bemüht haben. Im Sinne der voraussetzungslosen Betrachtung von Persönlichkeiten wird man diesem Verfahren schon gewisse Vorzüge zusprechen müssen. Doch erscheint es erwünscht, als Ruhepunkte in der Flucht der Erscheinungen einige komplexe Typen aufzustellen bzw. zunächst den Versuch zu machen, gewisse regelmäßige Zusammengehörigkeiten von Bestandteilen aus verschiedenen Schichten in einer Person herauszuarbeiten. Wir werden erwarten dürfen, daß wir damit auch Persönlichkeitstypen treffen, die durch die bisherige klinische Erfahrung bzw. durch die Intuition einzelner Beobachter schon wohl bekannt sind. Allerdings dürfte unsere strukturanalytische Betrachtung geeignet sein, manchen Vorurteilen zu begegnen, die zum Teil durch die suggestive Wirkung besonderer Forscher-Persönlichkeiten und ihrer Lehren entstanden sind, zum Teil sich gewohnheitsmäßig erhalten haben.

Daß keine Betrachtung von Persönlichkeiten, die nur darauf ausgeht, alle Einzelfaktoren zu erfassen, dem einzelnen lebenden Menschen voll und ganz gerecht zu werden vermag, versteht sich von selbst. Die besondere Form der Intuition, die man Menschenkenntnis nennt, ist auch mit dem vollkommensten Schema nicht erlernbar. Gelegentlich läßt uns eine einzige Äußerung, ein Versprechen, eine unwillkürliche Bewegung, eine unerwartete Reaktion anläßlich eines Erlebnisses, tiefer in einen Menschen hineinsehen, als das mit strukturanalytischer Feinarbeit erreichbar ist. Oft sind es „Imponderabilien", die uns bei der Beurteilung einer Persönlichkeit von vornherein leiten und von denen wir uns auch in der Regel getrost leiten lassen dürfen[1]. Wir erfassen eine Persönlichkeit als Ganzes; doch verträgt sich diese Ganzheitserfassung gut mit strukturanalytischer Kontrolle, die sehr oft zu korrigieren vermag, was in der ursprünglichen Erfassung allzu „gefühlsmäßig" war und die Beurteilung auf falsche Bahnen führen könnte. Vor allem aber ist die strukturanalytische Betrachtung der psychopathischen Persönlichkeiten berufen, allmählich mit Bequemlichkeitsdiagnosen — wie haltloser oder erregbarer Psychopath u. s. f. — aufzuräumen, die doch zu oberflächlich sind und hinter denen erst die Eigenart der Person verborgen ist.

Ausgeglichenheit, Harmonie, gilt mit Recht als Kennzeichen der gesunden, körperlich und seelisch vollrüstigen Persönlichkeit nach dem alten Satz: mens sana in corpore sano. Es ist klar, daß ein gesundes Triebleben und ein ausgeglichenes Temperament zu einer regelrechten Körperverfassung passen und daß auf dieser Grundlage die charakterliche Steuerung leicht den richtigen Weg zwischen Ich und Umwelt findet. Feine und feinste körperliche Abweichungen der verschiedensten Art wirken sich, soweit sie sich auf die Grundlagen des Trieblebens und des Temperaments beziehen, unmittelbar, „funktional", in trieb- und

---

[1] Eine vielleicht nicht immer ausreichend berücksichtigte Tatsache darf hier kurz erwähnt werden. Gar nicht selten werden Persönlichkeiten in ihrer Ganzheit, besonders aber nach ihrem Temperament und Charakter von verschiedenen Beobachtern verschieden beurteilt. Das liegt wohl seltener daran, daß die Beobachter den Beurteilten in verschiedener seelischer Verfassung gesehen haben, als in der Subjektivität jeder Beurteilung, über die nicht die beste Menschenkenntnis und nicht das vollkommenste Persönlichkeitsschema hinweghelfen kann. Diese Subjektivität der Beurteilung kann sehr kompliziert sein: in Anlagen der beurteilenden Persönlichkeit, in besonderen Unterschieden zwischen Beurteiler und Beurteiltem nach Temperament und Charakter, persönlicher Entwicklung und Schicksal, sozialer Stellung und Weltanschauung, landsmannschaftlicher und raßlicher Herkunft, Alter und Geschlecht. Die Beurteilung leidet gelegentlich unter Voreingenommenheit des Beurteilers, die sich sowohl aus den aufgeführten Faktoren, wie nicht selten im Eingeschworensein auf eine bestimmte Typisierung bemerkbar machen. Wir haben es in der Frühzeit von KRETSCHMERS Lehren erlebt, wie leicht man findet, was man sucht (WILMANNS).

temperamentmäßigen Abweichungen aus; sie werden aber auch von der Persönlichkeit erlebt und wirken ihrerseits an der Gesamtgestaltung ihres Erlebens mit. Je erheblicher solche Abweichungen sind, desto schwerer wird es für die Persönlichkeit sein, mit sich selbst und mit der Umwelt zurechtzukommen, desto mehr wird sie mit sich selbst zu tun haben, in ihren Leistungen der Gemeinschaft gegenüber behindert sein und in charakterliche Fehlsteuerungen geraten. Weiterhin wirken sich auch körperliche Abweichungen, die an sich mit dem Triebleben und mit dem Temperament nichts zu schaffen haben, unmittelbar aus und nehmen mittelbar an der Gestaltung des Erlebens der Persönlichkeit teil (Organminderwertigkeiten im weitesten Sinn). Zu all dem kommt, daß in jedes Erleben die Umwelt auf mannigfache Weise eingreift und für ihren Teil an der Formung und Entwicklung des Charakters mitarbeitet, der seinerseits zwar die Trieb- und Temperamentsgrundlagen nicht zu ändern, wohl aber ihre Entäußerungen zu beeinflussen, zu hemmen und zu enthemmen vermag.

Wir haben bei den dystonen Psychopathen von Aktivität und Passivität, von Sthenie und Asthenie gesprochen. Wir haben deren kausale Grundlagen im Triebleben und im Temperament zu suchen. Schwierigkeiten bereitet der Umstand, daß es sich hier nie um absolute, sondern immer nur um relative Größen handelt, und daß, wie wir ausgeführt haben, Aktivität neben Passivität, Sthenie neben Asthenie in den verschiedensten Mischungsgraden vorhanden sein können. In unseren Bemerkungen über die Beziehung zwischen Trieb und Temperament haben wir vorsichtig formulieren müssen, „daß allgemein gesagt Triebpositives hyperthymischen und Triebnegatives hypothymischen Temperamentseigenschaften zugrunde liegt". Diese kausale Beziehung setzt sich auch in die Charakterschicht fort: aktiv-sthenische Charaktereinstellungen müssen auf triebpositive und hyperthymische, passiv-asthenische Charaktereinstellungen müssen auf triebnegative und hypothymische Unterlagen in der Trieb- bzw. Temperamentsschicht bezogen werden. Dabei ist die Relativität der Triebstärke bzw. -schwäche und die sehr verschiedene Ausprägung und Mischung hyper- und hypothymischer Faktoren zu berücksichtigen. Was wir als Ich-Stärke und Ich-Schwäche bezeichnen, hat in der untersten Schicht seinen Ursprung aus einem — im Rahmen der Gesamtpersönlichkeit, d. h. also relativ — starken oder schwachen Triebleben. Daraus läßt sich für die ambitendenten Dystonen bzw. für die ambitendente Haltung überhaupt auf eine Unsicherheit von der Triebschicht her, auf eine Art von Wechsel in der relativen Stärke der Triebe schließen, die einmal sich einigermaßen leidlich beherrschen lassen, ein anderes Mal sich in kaum oder nur schwer zu bremsenden Stößen Durchbruch zu verschaffen versuchen; infolge dieses Hinundher kann es zu einem für die Ambitendenz und ihre Auswirkungen (Verdrängung, Überkompensation!) sehr charakteristischen und bedeutungsvollen trieblichen Verhalten kommen: zur *Triebverkrampfung*. Wir ziehen aus dieser Betrachtung einen Gewinn für das Verständnis der charakterologischen Haltung der poikilothymen Temperamentstypen. Bei einem Teil dieser Typen überwiegt die hyperthyme (heitere oder reizbare) oder die hypothyme (traurige) Seite; damit bekommt die charakterliche Steuerung aus der zugrundeliegenden relativen Triebstärke oder -schwäche entweder ein mehr aktives oder ein mehr passives Gepräge. Es gibt aber auch Poikilothyme, bei denen mit dem Wechsel der temperamentmäßigen Verfassung eine deutliche charakterliche Umsteuerung erfolgt.

Über diesen Zusammenhängen darf nicht vergessen werden, daß *triebmäßig psychopathische Persönlichkeiten immerhin gelegentlich, dysthymische Psychopathen aber verhältnismäßig häufig nicht psychopathisch dyston sind,* sondern die dystonen Charakterhaltungen nur in Andeutungen erkennen lassen, die noch in die Breite des Normalen gehören (besonders gewisse Tachythyme und Euphorische, aber auch Traurige u. a.). Umgekehrt ist *bei gar nicht wenigen dystonen Psychopathen die triebliche und temperamentmäßige Grundlage nicht oder in geringem Maße psychopathisch*: die Dystonie *muß* nicht aus dem Grad oder der Stärke der beiden unteren Schichten, sie *kann* sehr wohl auch aus leichten relativen Differenzen zwischen beiden entstehen. Dabei wird es sich vielfach um Persönlichkeiten handeln, die eine besonders intensive Reaktionsfähigkeit für die Einwirkungen der Umwelt zeigen, die zum Teil im engeren und weiteren Sinn nervös, d. h. vegetativ und endokrin besonders empfindlich sind; hierher gehören manche Fälle von Organminderwertigkeit, für die mit der individualpsychologischen Auffassung ein gutes Verständnis zu gewinnen ist.

Einige Klärungsmöglichkeiten für diese verwickelten Tatbestände mögen sich aus den körperlichen Grundlagen ziehen lassen. Daß diese für Triebe und Temperament im wesentlichen im endokrinen System und in den vegetativen Apparaten des Zentralnervensystems angenommen werden können, ist kaum mehr zweifelhaft. Die Beziehungen von Trieb[1] und Temperament zu ihren körperlichen Grundlagen sind sehr enge. Wir glauben nicht, daß beim Charakter Entsprechendes der Fall ist. Wir sehen den Charakter kausal auf der Trieb- und Temperamentsschicht stehen. Wir sind auch der Meinung, daß über die Intelligenz und über die Motorik, welch letztere ihrerseits wieder in Verbindung mit den Grundlagen von Trieben und Temperament steht, Beziehungen zur Großhirnrinde und zum extrapyramidalen System laufen. Wir halten aber die Vorstellung, daß in diesen somatische Grundlagen des Charakters zu sehen seien, nicht für glücklich[2]. *Der Charakter ist nichts Somatisches, sondern etwas durchaus Psychisches.* Soweit er — wie alles Psychische — somatische Grundlagen hat, werden sie sehr weit im Hintergrund stehen und die Verbindung zwischen ihnen und dem Charakter wird durch verschiedene Schichten laufen; das Charakterliche an sich werden wir nicht aus der Kenntnis anatomisch-physiologischer Apparate, sondern nur psychologisch — im „Erleben" — erfassen können. Dieser Auffassung widersprechen die Beobachtungen nicht, die hinsichtlich Veränderungen des Charakters bzw. der Gesamtpersönlichkeit bei prozeßhafter Erkrankung und Zerstörung der Großhirnrinde (Paralyse u. a.) und des extrapyramidalen Systems (Encephalitis) gemacht werden. Daß Änderungen in Apparaten, die für die psychische Persönlichkeit von höchster Bedeutung sind und die, wenn auch auf Umwegen, auch Beziehungen zu ihrer charakterlichen Steuerung haben, sich im Charakter auswirken müssen, ist leicht verständlich und läßt einen weitergehenden Schluß auf die Lokalisation des Charakters bzw. seiner somatischen Grundlagen nicht zu. Man wird sich daran erinnern müssen, daß nach den neueren Anschauungen nicht einmal die wesentlich in lokalen Hirnveränderungen begründeten Aphasien ohne psychologische Gedankengänge ausreichend geklärt werden können. Bemerkenswerterweise sind besondere Kenner der Residuärzustände nach epidemischer Encephalitis bei Kindern und Jugendlichen (THIELE, ROBIN[3]) der Meinung, daß es sich bei diesen Kranken charakterologisch im wesentlichen um sekundäre, reaktive Erscheinungen handle[4].

---

[1] Treffend bezeichnet BÜRGER die Triebschicht als „leibnahe dynamische Schicht".

[2] Wir stehen auch darin in einem gewissen Widerspruch mit EWALD, der schreibt: „Wir verstehen unter Charakter psychologisch die verschiedenen Reaktionsarten des Menschen auf Grund von Gefühls-, Trieb- und Willenseinstellung, somatisch aber die individuell verschiedene Reagibilität oder Reaktionsbereitschaft der nervösen und zentralnervösen Substanz."

[3] Zitiert nach THIELE.

[4] THIELE sagt: „Nur so weit werden wir eine Verhaltungsweise als charakterogen auffassen dürfen, als das handelnde Subjekt sich innerlich damit identifiziert." Das entspricht weitgehend unseren einschlägigen Vorstellungen.

Wir müssen uns nun einigen Erörterungen über den Körperbau zuwenden, über den wir bei der Besprechung der dysthymen Psychopathentypen wiederholt Bemerkungen gemacht haben, während wir ihn im Kapitel von den dystonen Psychopathen nicht erwähnt haben. Wir wollen dabei nicht von den komplexen körperlich-seelischen Typen KRETSCHMERS ausgehen, bedienen uns aber der von diesem Forscher aufgestellten Körperbauformen. Wir halten die extremen pyknischen und leptosomen Körperbauformen[1] für reine oder doch relativ reine Typen, während wir in den Athletikern Mischformen (WEIDENREICH) und in den dysplastischen Typen Anomalien[2] sehen.

Von den „reinen" pyknischen und leptosomen Formen läßt sich wohl folgendes sagen: jene sind im allgemeinen der Umwelt besser angepaßt und fügen sich infolgedessen auch der Umwelt besser ein[3]; diese — dabei denken wir zunächst nur an durchaus gesunde, in keiner Weise pathologisch asthenische Formen — stehen grundsätzlich in einem gewissen Widerstreit zu ihrer Umwelt, und zwar sowohl in der Richtung, daß von ihnen aus eine gewisse Aggression auf die Umwelt ausgeht, als auch insofern, daß sie infolge ihrer im Vergleich zu derjenigen der Pykniker geringeren Anpassung[3] der Aggression der Umwelt in höherem Maße ausgesetzt sind, um sich daraufhin mit erhöhter Leistung (wir denken hier nur ans Körperliche) gegen die Umwelt zu wehren. Offenbar stehen die pyknischen Körperformen in einer ausgesprochen positiven Beziehung zum typisch weiblichen Körperbau[4], zum Körperbau der mütterlichen Frau, die leptosomen Körperformen in einer analogen Beziehung zum typisch männlichen Körperbau, zum Körperbau des tätigen, in der Welt wirkenden Mannes. Wir sagen damit nicht, daß gemeinhin die Frau pyknisch[5], der Mann leptosom sei. Wir sehen aber in unserer zweiten, gewiß nicht aus der Luft gegriffenen Annahme eine Stütze für die erste: der pyknische Körperbau gewährleistet die bessere Anpassung an die Umwelt, er verkörpert ein konservatives Prinzip, indem er reibungslos in die Umwelt und in die ihm von ihr gestellten Aufgaben eingeht. Der pyknische Körperbau mag irgendwie zutiefst mit der Arterhaltung in einer besonderen Verbindung stehen. Der leptosome Körperbau ist der Umwelt weniger gut angepaßt; er verkörpert ein evolutionäres oder auch revolutionäres Prinzip; für ihn ist Kampf in Angriff und Abwehr kennzeichnend; in ihm kommt die Selbsterhaltung,

---

[1] STERN-PIPER hat entgegen KRETSCHMERS Meinung angenommen, daß die KRETSCHMERschen Körperbauformen rassisch bedingt seien. Dieser Streit ist durch die Untersuchungen von WEIDENREICH entschieden, der zeigen konnte, daß Leptosomatie und Eurysomatie (Pyknie) nicht Rassen-, sondern Konstitutionsmerkmale sind, daß es allerdings Rassen gibt, die mehr zu dem einen der beiden Typen neigen.

[2] GALANT hat auf Grund mancher zutreffenden Beobachtung ein siebengliedriges Typensystem aufgestellt, in dem sich der asthenische und pyknische Typus neben fünf gleichberechtigten (dem sthenoplastischen, dem mesoplastischen, dem athletischen, subathletischen und euryplastischen) finden. GALANT spricht sich über die Mischformen ganz ablehnend aus. Ich kann keinen Anlaß finden, in den angeführten fünf Typen etwas anderes als Mischformen aus den beiden KRETSCHMERschen Grundtypen zu sehen. Dagegen teile ich GALANTS Ansicht, daß die dysplastischen Körperbauformen als Konstitutionsanomalien aufzufassen sind.

[3] Damit ist zunächst vom Wertstandpunkt aus nichts gesagt. Will man annehmen, daß der Wert der Pyknie in der Vollkommenheit ihrer Umweltanpassung bestehe, so hat man zu folgern, daß der entsprechende Mangel bei der Leptosomatie durch die Fähigkeit, sich mit der Umwelt auseinanderzusetzen, aufgewogen wird. Ihrem Wert nach würde demzufolge kein Unterschied zwischen den beiden bestehen.

[4] WEIDENREICH nimmt bei der Frau entsprechend ihrem mehr kurz breiten Bau und dem infantileren Charakter ihres Körperbaus eine größere Neigung zur „Eurysomatie" (Pyknie) als beim Mann an. GALANT bezeichnet die Pyknica als das „Ideal der Weiblichkeit", als „die echteste unter den echten Frauen".

[5] Es ist gewiß nicht zweifelhaft, daß die pyknische Frau körperlich und seelisch der Mutterschaft am besten gewachsen ist. Vgl. MATHES.

das Sichdurchsetzen gegen die Umwelt zum besonderen Ausdruck. Final gesprochen: sowohl Pyknie als weibliches Prinzip bedeuten im Sinne unseres sog. Umwelttypus Hingabe, Einfügung in die Umwelt bis zur Selbstaufgabe; sowohl Leptosomatie als männliches Prinzip bedeuten im Sinne unseres Ich-Typus Selbstbehauptung im Kampf mit der Umwelt[1]. Übertrieben ausgedrückt: Pyknie ist sozial, Leptosomatie ist asozial.

Ist an dieser Auffassung etwas Richtiges, so wird es nicht wundernehmen, daß absolut reine pyknische und leptosome Typen nicht zur Beobachtung kommen. Vielmehr muß es erstaunlich erscheinen, daß wir ungeachtet der Kreuzungen durch zahllose Generationen doch noch so viele relativ reine Pykniker und Leptosomatiker zu Gesicht bekommen; man wird darin einen Hinweis auf die Festigkeit der genotypischen Grundlagen der beiden Körperbauformen zu erblicken haben[2].

Die Entwicklung des Körperbaus und damit der Körperbau selber ist in hervorragendem Maße abhängig von den Organen der inneren Sekretion. Das ist durch eine Fülle von Beobachtungen bei normalen Entwicklungen des Körperbaus (Reifung, Umbildung, Rückbildung) und abwegigen Erscheinungen am Körperbau (Störungen der Funktion von Schilddrüse, Thymus, Hypophyse usw.) bewiesen. Die endokrinen Drüsen, die für die Entwicklung des Körperbaus maßgebend sind, geben nun auch, wie auseinandergesetzt worden ist, Grundlagen für das Triebleben und für das Temperament ab. Ganz allgemein wird man daher, ohne hinsichtlich der ungeheuren Kompliziertheit dieser Tatbestände zu präjudizieren, sagen können, daß gemäß ihrer gemeinsamen Abhängigkeit vom endokrinen System zwischen Körperbau auf der einen, Triebleben und Temperament auf der anderen Seite Beziehungen bestehen werden[2]. Wir können KRISCHS Anschauung, daß eine Relation zwischen somatischem und psychischem Habitus lediglich ein menschliches Postulat sei, nicht beitreten. Es sind ohne Zweifel zwischen Körperbau und seelischer Verfassung Beziehungen vorhanden, die auf alles andere als auf gefühlsmäßige Urteile gegründet sind. Deshalb ist freilich nicht daran zu denken, körperliche und seelische Einzeleigenschaften bis aufs letzte in feste Korrelation zu bringen; für das Bestehen von Korrelationen aber sprechen neben jenem vielleicht doch nicht ganz zu vernachlässigenden Postulat und außer der fruchtbaren Intuition von KRETSCHMER und anderen Forschern die gesicherten einschlägigen Ergebnisse aus dem Arbeitsgebiet der innersekretorischen Forschung[3]. Es sei an die körperlich-seelische Eigenart der Kretinen und der Eunuchoiden (SCHERK) erinnert, besonders aber auch an die auf körperlichem wie auf seelischem Gebiet gleich weitgehende Ähnlichkeit bei den mongoloiden Idioten, in deren Hintergrund man im allgemeinen geneigt ist, eine endokrine Störung anzunehmen. Nun sind schon bei seelisch-körperlich so ausgeprägten Typen wie den drei eben genannten die zugrundeliegenden Verhältnisse sicher sehr kompliziert; bei weniger ausgeprägten und erst recht bei im ganzen unauffälligen, „durchschnittlichen" Persönlichkeiten wird man mit einer

---

[1] Wir müssen darauf verzichten, die teleologischen Gedankengänge hier weiterzuspinnen.

[2] In Fortsetzung der Arbeiten von E. R. JAENSCH über die eidetische Anlage hat W. JAENSCH versucht, den B- und T-Typus als Biotypenpaar herauszuarbeiten und davon ausgehend ein System der psychophysischen Persönlichkeit zu errichten. S. FISCHER hat gezeigt, daß es dem jüngeren JAENSCH nicht gelungen ist, die Zugehörigkeit bestimmter Formen der eidetischen Anlage zu bestimmten körperlichen Typen zu beweisen. Die Grundlagen, auf denen der jüngere JAENSCH sein System errichtete, konnten für dieses nicht ausreichen. Man kann aber nicht bestreiten, daß Einzelheiten richtig gesehen und besonders auch gewissen Gegensätzlichkeiten nachgegangen ist, die daran denken lassen, Persönlichkeitstypen. die dem B- bzw. T-Typus entsprechen, mit zykloiden bzw. nicht-zykloiden Temperamentstypen in Beziehung zu setzen.

[3] Eine Übersicht hat KLIENEBERGER (1927) gegeben.

unübersehbaren Potenzierung der Komplikationen zu rechnen haben. Daraus läßt sich aber keineswegs die Berechtigung zur Ablehnung der seelisch-körperbaulichen Beziehungen oder zur Resignation ableiten.

Es ist zu fragen: kann man bei den psychopathischen Typen etwas hinsichtlich des Körperbaus ausmachen? Der Beantwortung dieser Frage sei die allgemeine Bemerkung vorweggenommen, daß es durchgehende und ausschließliche Entsprechungen zwischen bestimmten psychopathischen Persönlichkeitstypen und bestimmten Körperbauformen nicht gibt. Es werden viele Psychopathen beobachtet, deren Körperbau für uns faßbare Abweichungen oder Auffälligkeiten nicht erkennen läßt. Ob die fortschreitende Forschung darin erheblichen Wandel wird schaffen können, muß dahingestellt bleiben. Immerhin lassen sich mehrere positive Gesichtspunkte ausmachen.

Vom Triebleben her:

1. Bei trieblichen psychopathischen Abweichungen kommen nicht gar so selten dysplastische Körperbauformen vor (z. B. Eunuchoide).

Vom Temperament her:

2. Einige dysthymische Psychopathentypen—im wesentlichen wohl Kretschmers Zykloide (unsere Euphorischen, vielleicht auch die Tachythymen, die Traurigen und die autochthon Poikilothymen) zeigen eine gewisse Neigung zur Pyknie, genauer: ihr Körperbau zeigt eine gewisse Bevorzugung pyknischer Faktoren.

3. Athymische Psychopathentypen sind selten pyknisch. Bei den Gemütsarmen und Gemütlosen besteht eindrucksmäßig eine Bevorzugung der Leptosomatie bzw. leptosomer Faktoren. Von mehreren Autoren ist darauf hingewiesen worden, daß die hysterischen und anankastischen Psychopathen, die wir noch besprechen werden, die Leptosomatie bevorzugen.

Vom Körperbau her:

4. Schwere triebliche und temperamentmäßige psychopathische Abweichungen sind ziemlich häufig bei den Intersexen, besonders bei den von Mathes beschriebenen weiblichen Intersexen, aber auch bei Männern mit deutlichen Einschlägen von weiblichen Körperbau (manche Homosexuelle, Weil).

5. Verschiedenartige, an sich aber typische psychopathische Erscheinungsformen des Trieblebens und des Temperaments finden sich bei einer Reihe von dysplastischen Körperbautypen (Hanharts Zwerge, Rieses hypophysär Fettsüchtige, Eunuchoide [Scherk], Kretinöse).

6. Bei asthenischem, d. h. im weiteren Sinn pathologisch-leptosomem Körperbau kommt trieb- und temperamentmäßig psychopathische Persönlichkeitsartung ungemein häufig vor. Dasselbe gilt für den infantilen Habitus, bei dem nach Julius Bauer die Asthenie meist eine wesentliche Begleiterscheinung ist (asthenischer Infantilismus von Mathes).

Körperlich-seelische Umstellungen:

7. Feinere endokrine Störungen, die geringere oder stärkere Veränderungen im Körperbau verursachen, gehen mit psychopathischen Erscheinungen einher (Myxödem, Basedow, Thyreotoxikosen u. a. m.)[1].

---

[1] Französische Forscher (zit. nach Julius Bauer) haben den Versuch gemacht, von endokrinen Abweichungen her bestimmte Temperamente aufzustellen: hypothyreotisches Temperament (Lévi-Rothschild, de Saravel) und thyreotisches Temperament (de Saravel). Wenn dabei auch gewisse seelische Einzelzüge in einer Korrelation mit der zugrundeliegenden Abweichung der Schilddrüsenfunktion stehen mögen, so ist doch das Temperament dieser Typen von der Thyreoidea her allein nicht faßbar. Deshalb ist eine derartige Aufstellung m. E. vorläufig eher geeignet, einen falschen oder doch übertriebenen Eindruck von der vorhandenen Korrelation vorzutäuschen, denn als Ausgangspunkt für vom inkretorischen System her aufzustellende Temperamenttypen zu dienen.

8. Krankheiten (Tuberkulose u. a.) und Giftwirkungen (Morphin, Alkoholismus u. a.) können direkt und über das endokrine System den Körperbau erheblich beeinflussen und psychopathische Erscheinungen provozieren bzw. verstärken („Schizoidierung" bei Narkomanen, SEREJSKI).

9. Die gesamten körperlichen Veränderungen der Pubertät, die auch den Körperbau verändern, bewirken Erscheinungen, die vielfach ins Psychopathische hineinragen. Dasselbe ist für das weibliche Klimakterium und für die Rückbildungsvorgänge bei beiden Geschlechtern zu sagen. Dabei ist der endokrine Apparat hervorragend beteiligt.

Wir erlassen es uns nicht, die notwendigen Einschränkungen zu diesen Gesichtspunkten aufzuführen.

Zu 1. Triebliche Abweichungen sind nicht auf dysplastische Typen beschränkt; speziell bei den Eunuchoiden zeigt die Triebsymptomatik eine nicht unerhebliche Spielbreite.

Zu 2. Nicht die Dysthymiker überhaupt, sondern lediglich einige ihrer Typen („Zykloide") zeigen eine gewisse Bevorzugung der Pyknie; es besteht aber nicht entfernt Koinzidenz.

Zu 3. Die Beziehung der übrigen Dysthmiker zur Pyknie ist derjenigen der „Zykloiden" reziprok; von durchgängigen Übereinstimmungen ist auch hier keine Rede.

Zu 4. Auch bei relativ rein pyknischen Frauen sind psychopathische Erscheinungen — allerdings wohl vorzugsweise „zykloide" — anzutreffen. Die körperliche Stigmatisierung erfaßt — wenigstens für die heutigen Differenzierungsmöglichkeiten — bei weitem nicht alle psychisch Intersexuellen.

Zu 5. Auch unter den hier angeführten dysplastischen Formen gibt es erhebliche Differenzen.

Zu 6. Die asthenischen Körperbauformen zeigen tatsächlich besonders enge Beziehungen zu psychopathischer Artung — allerdings zu psychopathischer Artung von ganz verschiedenem Gepräge. Es gibt nicht *den*, sondern es gibt viele körperlich asthenische Psychopathentypen.

Zu 7. Es läßt sich nicht übersehen, daß bei feineren endokrinen Störungen die prämorbide Persönlichkeit und ihre Anlagen in der Pathoplastik bedeutsam mitwirken.

Zu 8. Dasselbe gilt bei gröberen körperlichen Erkrankungen und bei chronischen Giftwirkungen; besonders bei letzteren kommt wohl die Persönlichkeit anlagemäßig in hohem Grade entgegen.

Zu 9. Die entwicklungsmäßigen Veränderungen im Körperbau und in der seelischen Struktur zeigen große individuelle Differenzen; ihr „Zusammengehen" ist nicht selten zu vermissen.

Zu 7—9. Es spielen in all diesen Fällen sicher allverbreitete — allerdings nach Intensität, Dichtigkeit und Bereitschaft verschiedengradige — Anlagen mit, die auf ausreichende Reize hin mobilisiert werden.

Greifen wir jetzt noch einmal auf die Ideal-Typen des pyknischen Umwelt- und des leptosomen Ich-Typus zurück, so müssen wir sagen, daß wir uns beide normal und konkordant vorzustellen haben, d. h. ausgeglichen nach ihrer körperlichen und trieb-temperamentmäßigen Struktur und dieser entsprechend eingestellt auf ihre besondere Aufgabe der Gemeinschaft gegenüber. Wir dürfen nun keineswegs folgern, daß alle unreinen pyknischen und leptosomen, d. h. alle Mischtypen einschließlich der Athletiker, diskordant seien, sondern haben anzunehmen, daß auch bei diesen Konkordanz vorkommen kann und daß von ihnen eine erhebliche Anzahl zwar von Hause aus diskordant ist, aber zum Ausgleich ihrer körperlich-seelischen Unstimmigkeit (sekundäre Ausbalancierung) und damit

zur Erfüllung ihrer Gemeinschaftsaufgaben gelangt. Bei allen Persönlichkeiten
bzw. Typen, bei denen dies nicht der Fall ist, werden wir psychopathische Diskordanz suchen und finden. Es muß offen bleiben, wie hochgradig die Unstimmig-
keiten sein können, bevor im engeren Sinn Psychopathie durch sie bedingt wird;
sowie aber Psychopathisches zum Vorschein kommt, werden wir berechtigt sein,
besondere Abweichungen im Körperbau und seinen Grundlagen zu unterstellen.
Psychopathische Pykniker werden niemals rein pyknisch, psychopathische Leptosomatiker werden niemals rein leptosom sein; andererseits werden auffallende
Mischformen und erst recht dysplastische Formen ohne weiteres zu der „Wahr-
scheinlichkeitsdiagnose" Psychopathie Anlaß geben[1]. Die mehr pyknische Formung des Körperbaus wird vielfach auf Abwegigkeiten des Temperaments im
Sinne der „Zykloiden", die mehr leptosome Formung wird im allgemeinen auf
„nicht-zykloide" Temperamentsabwegigkeiten schließen lassen, und in der Dysplastik mag man dann und wann einen Fingerzeig auf trieblich-psychopathische
Abweichungen sehen können.

Den Weg vom Körperbau zum Charakter haben wir damit einigermaßen vorbereitet: er geht über die Trieb- und Temperamentsschicht. *Nicht ein bestimmter
Charakter gehört zu einem bestimmten Körperbau, sondern aus der auf einer gemeinsamen Grundlage beruhenden Zusammengehörigkeit von Körperbau und Trieb-
Temperament ergibt sich die besondere Einstellung der Persönlichkeit zu ihrem
Ich und zu der Umwelt, ergibt sich der psychologische Überbau der charakterlichen Zielsteuerung.* Die Persönlichkeit erlebt ihren Körper[2], ihr Triebleben
und ihr Temperament in sich und in ihrem Wechselspiel mit der Umwelt:
die Art und Weise, *wie*[3] sie sich und über sich die Umwelt erlebt, bestimmt ihre
charakterliche Steuerung. Jeder Persönlichkeit eignet Ich- und Umwelteinstellung
in einer durch ihre körperlich-trieb-temperamentmäßige Struktur bedingten
Weise; jede Persönlichkeit hat pyknische und leptosome Komponenten, hat ein
Triebleben und ein Temperament, das — allerdings in der Regel kompliziert —
irgendwie ihren pyknischen bzw. leptosomen Komponenten korreliert ist: je nach
dem tatsächlichen Überwiegen[4] dieser oder jener wird vom Kausalen her die
charakterliche Grundeinstellung der Persönlichkeit — mehr nach der Umwelt
oder mehr nach dem Ich — bestimmt.

Es soll eigens betont werden, daß die Trieb*stärke* weder mit der Pyknie und
Leptosomatie, noch mit dem Umwelt- und Ich-Typus oder mit dem weiblichen
und männlichen Geschlecht etwas zu tun hat. Pykniker, Umwelt-Typus und Frau
auf der einen, Leptosomatiker, Ich-Typus und Mann auf der anderen Seite sind
durch Art und Ablauf und durch Gemeinsamkeiten ihres Trieblebens gekennzeichnet. Das Triebleben ist bei jenen „naturnäher"; es erfüllt in hohem Maße
die Persönlichkeit und bestimmt gradlinig ihre Aufgaben; es läuft glatt ab, ohne
sich an der Umwelt zu stoßen. Bei jenen ist das Triebleben „distanzierter"; es
ist nur eine wenn auch die vital wichtigste Seite der Persönlichkeit; die ihm entspringenden Aufgaben werden mehr nebenher erledigt; das Triebliche wird vielfach sublimiert und der Leistungtribut an die Umwelt weniger unmittelbar als
auf dem Umweg über Sublimierungen entrichtet; infolge der gegensätzlich ak-
zentuierten Einstellung zur Umwelt und infolge der Sublimierungstendenzen

---

[1] Diese Bemerkungen beziehen sich auch auf die prämorbide Persönlichkeit bei Psychotischen.

[2] Ich betone, daß das Erleben von Organminderwertigkeit nur ein Spezialfall ist.

[3] Daß in dieses *Wie* Faktoren der Umwelt eingehen, ist in früheren Ausführungen besprochen worden.

[4] Dieses Überwiegen braucht nicht augenfällig zu sein. Es sei daran erinnert, daß nicht
selten der Körperbau desselben Menschen von verschiedenen gleich geübten und gleich gut-
gläubigen Beobachtern verschieden beurteilt wird.

läuft das Triebleben oft nicht glatt ab, sondern führt zu Konflikten, die ihrerseits wieder durch Sublimierungen ausgetragen werden können. In all diesen Zusammenhängen tritt eine unverkennbare teleologische Bestimmtheit der beiden Reihen bzw. ihrer Gemeinschaftsaufgaben und damit ihrer charakterlichen Steuerung zutage.

Diese Ableitungen sind bezogen auf den theoretischen Fall von ganz reinen gegensätzlichen Typen-Paaren unter der Voraussetzung nicht allein durchschnittlicher Triebstärke, sondern auch des dieser entsprechenden Temperaments, das bei der Reihe Pyknie—Umwelt-Typus—Frau einer Mischung aus „zykloiden", bei der Reihe Leptosomatie — Ich-Typus — Mann einer Mischung aus „nicht-zykloiden" Temperamentseigenschaften entsprechen würde. Nun ist jede reale Persönlichkeit — das liegt in der Tatsache der Vererbung und der geschlechtlichen Fortpflanzung — ein Gemisch von pyknischen und leptosomen[1], Umwelt- und ich-typischen, weiblichen und männlichen Komponenten, die in ihrem Zusammenspiel konkordant sein oder sekundär ausbalanciert werden, aber auch diskordant bleiben können[2]. Damit ist auch von dieser Seite her ein kurzer Blick auf Wesen und Entstehung der psychopathischen Persönlichkeit geworfen.

Nach dem derzeitigen Erkenntnisstand ist es nicht möglich, die psychopathischen Persönlichkeiten nach ihrem Körperbau einzuteilen. Wohl aber kann man vorsichtig versuchen, die extremen Körperbautypen als Orientierungspunkte zu verwenden und die einzelne psychopathische Persönlichkeit hinsichtlich ihres Körperbaus an den extremen Typen zu messen. Man kann sagen, daß unter den psychopathischen Persönlichkeiten gewisse pyknische Euphorische (hypomanisches Temperament) körperlich-seelisch dem idealen pyknischen Umwelt-Typus am nächsten kommen, daß sie u. U. eine weitgehende Einfügung in die Gemeinschaft zeigen und annähernd konkordant sind. Demzufolge kann man bei diesen pyknischen Euphorischen gelegentlich zweifeln, ob man sie überhaupt als Psychopathen ansehen soll: sie sind gewiß von allen Psychopathen die am wenigsten psychopathischen. Ihnen gegenüber stehen asthenische und infantil-asthenische psychopathische Persönlichkeiten, die zwar vom leptosomen Extrem-Typus herkommen, von ihm aber erhebliche quantitative körperliche und parallel mit diesen trieb-temperamentmäßige Abweichungen haben und darüber psychopathisch-charakterologische Überbauten erkennen lassen.

Immer wieder stößt man darauf, daß leptosomer bzw. asthenischer Körperbau mehr mit dem Psychopathischen zu tun hat, sich ungleich häufiger bei psychopathischen Persönlichkeiten findet als Pyknie. Die Begründung dieser Tatsache ergibt sich aus den prinzipiellen Ausführungen über Pyknie und Umwelt-Einstellung, Leptosomatie und Ich-Einstellung, mit denen sich gewissermaßen der Kreis zu den Bemerkungen von der Selbst-Wichtignehmerei der Psychopathen[3] geschlossen hat. Wir können jetzt sagen: *Die erhöhte Ich-Zuwendung ist bei der psychopathischen Persönlichkeit kausal bedingt durch im Biologischen wurzelnde Abwegigkeiten; sie bedeutet final den Versuch eines Ausgleichs dieser Abwegigkeiten bzw. ihrer Konsequenzen zugunsten der Selbstwerthaltung.*

Daß die in Frage kommenden Abwegigkeiten sich nicht allein unmittelbar

---

[1] Dazu gehören auch graduelle Abweichungen vom pyknischen und leptosomen Durchschnittstyp: dicke und magere Pykniker, überdurchschnittlich kräftige und unterdurchschnittlich schwächliche (asthenische) Leptosomatiker. Fett bei Pyknikern *kann* dysplastischer, Magerkeit bei Pyknikern *kann* leptosomatischer Herkunft sein.

[2] Hier spielen noch Differenzen in der Entwicklung (Infantilismen) und Körperbau-Anomalien (Dysplastik) herein.

[3] S. 354.

sehr verschieden auswirken, sondern je nach der Eigenart der Person und ihrer Gesamtverfassung auch sehr verschieden *erlebt* werden, ist allgemein schon erörtert worden. Der Pykniker erlebt sich selbst und die Umwelt von vornherein anders als der Leptosome, der gesunde Leptosome anders als der Asthenische oder Infantil-Asthenische oder Dysplastische[1], der Euphorische anders als der Depressive oder Mißmutige usf. All diese Unterschiede gehen in die Finalität ein und wirken mit an der Bestimmung der Richtung für die Selbstwerthaltung.

IX. Komplexe Psychopathentypen.
(Bilder psychopathischer Persönlichkeiten.)
Vorbemerkungen.

In den vorhergehenden Abschnitten sind die psychopathischen Typen von den einzelnen Schichten des Trieblebens, des Temperaments und des Charakters her betrachtet worden. Es ist dann auch versucht worden, einige Einsicht in die körperlichen Grundlagen der psychopathischen Typen zu bekommen. Damit müßten nun, wenn der eingeschlagene Weg richtig ist, die Bausteine, besser gesagt: die Werkzeuge für die von Anfang an erstrebte strukturanalytische Betrachtung gewonnen sein. Es ergibt sich deshalb ohne weiteres die Aufgabe, praktische strukturanalytische Arbeit zu zeigen, d. h. *komplexe Psychopathentypen strukturanalytisch darzustellen.* Es ist gewiß zweckmäßig, der Darstellung solcher Typen Einzelfälle anzufügen, an denen das experimentum crucis gemacht wird, ob sich mit der hier vertretenen Betrachtungsweise überhaupt arbeiten läßt.

Es soll weder dieser Betrachtungsweise noch den komplexen Typen mit der angeschlossenen Kasuistik eine Verteidigung vorausgeschickt werden. Sie müssen für sich selbst sprechen und ihre Daseinsberechtigung selber beweisen. Was die einzelnen komplexen Typen anlangt, so wird in ihnen kaum etwas grundsätzlich Neues erwartet werden dürfen. Es sind wohl alle Psychopathentypen schon „da gewesen" und auch schon beschrieben worden. Die hier folgenden können nicht auf Vollzähligkeit Anspruch machen. Ich hege die Hoffnung, daß auch solche komplizierter aufgebaute psychopathische Typen und Einzelfälle mit dieser strukturanalytischen Betrachtung erfaßt und aufgehellt werden können, von denen hier nicht oder nur andeutungsweise gesprochen wird. Von untergeordneter Bedeutung erscheint es, ob der oder jener einzelne Fall zu diesem oder zu einem verwandten Typus in nähere Beziehung gebracht wird; wesentlich ist, daß der strukturanalytischen Betrachtung vorhandene Beziehungen nach verschiedenen Seiten nicht entgehen.

Es mag zunächst auffällig erscheinen, daß unter den zur Beschreibung kommenden komplexen Typen und einzelnen Fällen die „zykloiden" Psychopathen stark zurücktreten. Dazu darf bemerkt werden, daß diese vorwiegend stimmungsmäßig gekennzeichneten Psychopathentypen im Kapitel über die Dysthymiker eingehend geschildert sind; dort ist auch ihre Beziehung zum manisch-depressiven Formenkreis besprochen worden. Außerdem ist eine schon gemachte Bemerkung zu wiederholen: gerade bei den Stimmungs-Dysthymikern, die zum manisch-depressiven Formenkreis gehören oder ihrem Wesen nach zu dessen psychopathischen Ausläufern in Beziehung stehen, spielen vielfach die besonderen

---

[1] Denen sich die Organminderwertigen anschließen.

dystonen, die charakterlich-psychopathischen Einstellungen eine verhältnismäßig untergeordnete Rolle; anders ausgedrückt: viele dieser Dysthymiker fügen sich der Gemeinschaft ohne wesentliche Reibungen und Schwierigkeiten ein. Daß gemeinhin das Psychopathische sich nicht im Charakter erschöpft, bedarf an dieser Stelle wohl keiner Begründung mehr.

1. Über psychopathische Haltlosigkeit[1].
(Passiv asoziales Verhalten bei Psychopathen.)

Der Begriff „Haltlosigkeit" ist ein durchaus sozialer und besagt, daß eine Persönlichkeit sich auf der ihr zukommenden Stelle in der Gemeinschaft nicht hält bzw. nicht halten kann bzw. diese Stelle nicht erstrebt und nicht erreicht. Damit ist in unserem Sinne vom Charakterologischen her eine allgemeine, allerdings negative Kennzeichnung gegeben, die wir etwas prägnanter dahin formulieren können, daß der „haltlosen" Persönlichkeit die Geradlinigkeit und Sicherheit der Zielsteuerung fehlt, die der sozialen Persönlichkeit eigentümlich ist. So wenig man aber die soziale Persönlichkeit als einheitlichen Typus ansehen kann, so wenig ist das für die haltlose, d. h. für die passiv asoziale Persönlichkeit der Fall. Die Bezeichnung „haltloser Psychopath" ist oft nichts anders als eine glatte Bequemlichkeitsdiagnose, mit Hilfe deren der Diagnostiker sich alle weiteren Überlegungen über eine psychopathische Persönlichkeit erspart.

Es bedeutet keine Klärung, sondern lediglich eine Verschiebung der Fragestellung nach der kausalen Richtung hin, wenn man anstatt von Haltlosigkeit von Willensschwäche oder Willenlosigkeit spricht. Freilich sind „Haltlose" vielfach „gekennzeichnet durch eine die gesamte Lebensführung beherrschende Bestimmbarkeit des Willens" (KRAEPELIN); aber das ist doch für die Mehrzahl der Fälle nichts anderes als eine psychologische Schein-Erklärung der sozialen Verhaltungsweise der „Haltlosigkeit". Das kausale Problem beginnt eigentlich und wirklich erst hinter der „Willensbestimmbarkeit", und erst eine einigermaßen befriedigende Lösung dieses Problems macht es möglich, für die Finalität der Persönlichkeiten, die als „haltlos" erscheinen, Verständnis zu gewinnen.

KRAMER führt treffend aus, daß die „Labilität der Persönlichkeit, diese mangelnde Stetigkeit der Zielsetzung, die geringe Intensität und Nachhaltigkeit des Erlebens nicht die Folge der Willensschwäche ist, sondern die Ursache des Verhaltens, das wir als Willensschwäche deuten"; er schreibt: „Der Haltlose will zwar oft, kann aber seinen Willen nicht zur Durchführung bringen, nicht wegen der Schwäche seines Willens, sondern weil sich innere Hindernisse in den Weg stellen."

Mit vollem Recht betont KURT SCHNEIDER, daß man in den wenigsten Fällen die Berechtigung habe, die Willenlosigkeit zum Hauptmerkmal der Persönlichkeit zu erheben[2]. „Willenlosigkeit" und „Willensstärke" sind keine einfachen Instrumente der Persönlichkeit, sondern aus Trieb- und Temperamentsfaktoren kompliziert zusammengesetzte Gebilde, die vom Charakter her in ihrer Richtung bestimmt werden. Wenn man auf die „Willensbestimmbarkeit" zu großen Nachdruck legt, so läuft man Gefahr, die primäre Bedeutung der Umwelt zu überschätzen. Es verhält sich keineswegs so, als ob ein beliebiges Material von der Umwelt geknetet werde, sondern es liegt vorab in der Eigenart, in der Knetbarkeit des Materials der in Frage kommenden Persönlichkeiten, daß sie durch die Reize der Umwelt so bestimmbar sein können[3]. Viele von ihnen „können wirklich

---

[1] S. 238. [2] S. 238.
[3] In diesem Sinn wird man wohl KRAEPELIN zu verstehen haben, wenn er von den Haltlosen sagt, sie seien „Milieumenschen, gewissermaßen seelisch wechselwarm, in Denken und Handeln ihrer Umgebung folgend".

nichts anders"; manche verhindert nur die besondere Gunst der äußeren Verhältnisse am völligen sozialen Abgleiten. Es wäre ein Irrtum, die „Haltlosen" schlechtweg für Entmutigte im Sinne der Adlerschen Individualpsychologie zu halten; sicher sind bzw. werden manche „Haltlose" entmutigt, wenn sie trotz vieler, ehrlich gemeinter Anläufe den Anschluß an die Gemeinschaft immer wieder verfehlen; das wird aber in der Regel nicht oder doch nicht vorwiegend durch die Gemeinschaft verursacht, zu deren Hauptaufgaben gerade die Assimilierung des Einzelnen gehört, sondern durch die solchen Persönlichkeiten innewohnende, unterschiedlich bedingte Unfähigkeit, sich einzuordnen, sich an bestimmter Stelle der sozialen Hypertelie einzufügen. Die Tatsache, daß ihr Mißlingen derartige Psychopathen gelegentlich in Haltungen der Überkompensation („ich bin zu gut für diese Welt") und des Ressentiments („allen anderen geht's besser als mir, also...") hineintreibt, ist kein Argument für die Allgemeingültigkeit und überragende Bedeutung der Hypothese von der Entmutigung.

Es wäre am besten, wenn man den Gebrauch der Bezeichnung „haltloser Psychopath" so weit als möglich einschränken und Wert darauf legen würde, festzustellen, wodurch jeweils die „Haltlosigkeit", das asoziale (in der Regel passiv asoziale) Verhalten solcher Psychopathen bedingt sei[1]. Wir verwenden hier, da es vermutlich doch aussichtslos ist, gegen das altgewohnte Wort „haltlos" erfolgreich Sturm zu laufen, nebenher noch die Bezeichnung *passiv asozial*; damit ist einmal die Stellung gekennzeichnet, die psychopathische Persönlichkeiten bei „Haltlosigkeit" der Gemeinschaft gegenüber einnehmen; es ist weiter durch die Hereinziehung von „passiv" kenntlich gemacht, daß sie nicht aus „schlechtem Willen" in ihre schiefe Stellung geraten, und es ist schließlich durch das Wort „passiv" Anschluß gewonnen an die psychopathischen Charaktertypen, die hier, wenn auch nicht ausschließlich, so doch vorwiegend vertreten sind. Gegen die Termini „willensschwach" und „willenlos" spricht vor allem, daß Persönlichkeiten von passiv asozialem Verhalten keineswegs allgemein so ganz willensschwach oder willenlos sind, daß sie zeitweise und für naheliegende Zwecke und Ziele erhebliche Energie aufbringen können und daß an sich schon eine gewisse Willenskraft dazu gehört, den Assimilierungstendenzen der Gemeinschaft — wenn auch „passiv", d. h. ohne gegen sie zum Angriff vorzugehen — zu widerstreben[2]. Die „Willensschwäche" der hier vertretenen Typen ist im allgemeinen und im besonderen eine ausgesprochen relative; diese Relativität wird besonders deutlich bei passiv asozialem Verhalten, aus dem heraus im Laufe der Persönlichkeitsentwicklung doch noch der Weg zur Gemeinschaft gefunden wird. Das rührt nicht daher, daß jetzt einfach der Wille stark und gefestigt geworden wäre, sondern es ist bedingt durch die entwicklungsmäßige Änderung der Trieb- und Temperamentgrundlagen, die vorher unausgeglichen waren und nun zu einem gewissen Ausgleich gelangt sind. Ich glaube, daß dieser Tatbestand besonders beleuchtet wird in der so überaus häufigen passiven Asozialität oder „Haltlosigkeit" während der Pubertät und während verlängerter Pubertät, in der an der trieb-temperamentmäßigen — man könnte auch sagen: körperlichen (endokrinen) — Bedingtheit dieses Verhaltens gewiß kein Zweifel ist und in der es den betreffenden Persönlichkeiten sehr oft nur unter beträchtlichem, aus einer

---

[1] Auf kriminalpsychopathologischem Gebiet mag es zweckmäßig sein, mit Birnbaum vom Instablentyp die beiden Untertypen des asozial-parasitären und antisozialen (Gewohnheitsverbrecher) aufzustellen und dem moraldefekten (Berufsverbrecher) gegenüberzustellen.

[2] Mit Recht meint Kurt Schneider, daß es sich bei diesen Typen „nicht um Fehlen oder um eine Schwäche der Willensakte, sondern um eine geringe Vertiefung und Nachhaltigkeit der Motive" handelt.

„Willensschwäche" kaum zu erklärendem Energieaufwand[1] möglich ist, ihre sozialen Nebenwege zu gehen. Gerade diese Zusammenhänge lassen uns KRAEPE-LIN beistimmen, wenn er aus dem Altersaufbau seiner „Haltlosen", aus dem Rückgang der „Haltlosigkeit" (Gipfel bei Männern vor dem 30., bei Frauen vor dem 20. Lebensjahr) den Schluß zieht, „daß es sich der Hauptsache nach um einen natürlichen Reifungsvorgang handelt", daß „Haltlosigkeit" eine „Erscheinungsform der seelischen Unreife" sei. Gewiß kann man unterstellen, daß diejenigen Persönlichkeiten, die über die Entwicklungszeit im weitesten Sinn hinaus passiv asozial bleiben, „Unreife", d. h. Persönlichkeiten sind, deren trieb- und temperamentmäßige Grundlagen nicht zur vollen, gleichmäßigen Entwicklung kommen. Von hier aus eröffnet sich auch ein Verständnis für die überaus große Verbreitung passiv asozialer Einschläge bei den psychopathischen Persönlichkeiten überhaupt, als deren wesentliche Basis wir immer wieder die ungleichmäßige oder unausgeglichene Entwicklung bedeutungsvollster Gebiete ihrer seelischen (körperlichseelischen!) Gesamtstruktur erkennen. Dazu kommt noch ein gleichsam negativer Gesichtspunkt: sowohl bei früher ausgesprochen passiv asozial gewesenen als bei Persönlichkeiten, die vorher nie passiv asozial auffällig waren, kann unter Umständen einmal „Haltlosigkeit" auftreten; unter Verhältnissen, die oft genug von außen und von innen schwer durchschaubar sind, ereignen sich schwerwiegende soziale Entgleisungen. Man wird sich denken müssen, daß in sehr vielen Menschen ein Stück *latenter* passiver Asozialität schlummert, daß bei ihnen irgendwie und irgendwo die Struktur der Persönlichkeit in labilem Gleichgewicht ist, das unter besonderem Zusammenwirken von trieb- und temperamentmäßigen Vorgängen und in diese hineingreifenden Außenreizen gestört werden kann (Amtsvergehen bewährter Beamter, viele Fälle ehelicher Untreue, gesellschaftliches und wirtschaftliches Verhalten während Krieg und Inflation u. a. m.). Viele Persönlichkeiten mögen das Glück haben, in Verhältnissen zu leben, die es ihnen ersparen, von ihrer latenten passiven Asozialität Gebrauch zu machen; andere verstehen es gut, ihre manifeste passive Asozialität und deren Auswirkungen „mit Geld und guten Worten" geheim zu halten.

Der Höhepunkt der passiven Asozialität bei der Frau auf einer jüngeren Altersstufe und das zum Teil damit zusammenhängende zahlenmäßige Übergewicht der passiven Asozialität beim Mann gestattet noch einen Einblick — einen Einblick in die relative Bedeutung der Umwelt für diese psychopathische Erscheinungsform. Im Hinblick auf die — sit venia verbo — lockerere Persönlichkeitsstruktur der Frau und im Hinblick auf die in der Weiblichkeit begründete größere Passivität wäre an sich ein Überwiegen der passiven Asozialität bei den Frauen zu erwarten. Deren Manifestation ist aber dadurch ein Riegel vorgeschoben, daß die Frau gemäß der besonderen Bedeutung ihrer Aufgaben für die Arterhaltung im allgemeinen sozial geschützter ist als der Mann, daß insbesondere mit ihrem Eintritt in das Alter, in dem sie Mutter werden kann, dieser Schutz schon durch die soziale Einrichtung der Ehe in weit erheblicherem Maße gewährleistet wird als beim Mann. Daran wird nichts geändert durch die Erfahrung, daß in unruhigen Zeitläufen, in Perioden, in denen auch die Anschauungen über die Ethik[2] der Ehe usw. eine gewisse Umbildung erfahren, vom „Sich-

---

[1] Die besondere Färbung des Verhaltens, das zu der Bezeichnung „Flegeljahre" geführt hat, ist vielfach auf überkompensatorische Bildungen zu beziehen; nicht selten allerdings steckt ein Kräfteüberschuß dahinter, der von hyperthymischen (hypomanischen) Temperamentsfaktoren gespeist wird.

[2] Daß alle ethischen und moralischen Begriffe reine Zweckmäßigkeitsbildungen sind, die im Rahmen der Persönlichkeit in die Charakterschicht gehören, steht außer Zweifel. Moralisch ist, was in die Telie der Gemeinschaft hineinpaßt; jede Gemeinschaft macht sich

ausleben" der Frau nicht allein recht laut gesprochen, sondern vielfach ein ganz umfänglicher Gebrauch gemacht wird. Das sind in der Regel episodische Erscheinungen, die im Entwicklungsgang der Gemeinschaft keine diese ernstlich gefährdende Rolle spielen und die aus kausal-biologischen Gründen verhältnismäßig schnell wieder zu verschwinden pflegen.

Mit den vorstehenden Bemerkungen über passiv asoziales Verhalten in der Pubertät und bei den Geschlechtern sind wir schon in die Erörterung der Bedeutung der Triebgrundlagen für die Erscheinung der „Haltlosigkeit" eingetreten. Es läßt sich wohl sagen, daß von der Triebseite her gesehen Haltlosigkeit vielfach durch absolute oder relative Triebschwäche und durch Triebunsicherheit, seltener aber immerhin gelegentlich auch durch relative oder absolute Triebstärke (,,Impulsivität") bedingt wird. Vielfach sind „haltlos" solche *Triebschwache*, denen der triebliche Schwung fehlt, die aus Mangel an vitalem Turgor sich treiben lassen, bei denen in gewissem Sinn die Einwirkung der Umwelt den Mangel an eigener Kraft ersetzt. Das sind oft asthenische Menschen, die schon körperlich mit einem schlechten Kapital ausgestattet sind, denen sowohl die inneren Antriebe wie die inneren Widerstände fehlen, und die deshalb leicht von außen her in Bewegung zu setzen sind. Zum Teil ist oder bleibt ihr Triebleben undifferenziert; sie können dadurch in jugendlicher Triebunsicherheit stecken bleiben und besonders in der Pubertäts- und Nach-Pubertätszeit auch sexuell „entgleisen", d. h. ihre Triebschwäche und Triebunsicherheit verhindert oder verzögert ihre geschlechtliche Ausdifferenzierung, macht sie auf dem Gebiet der Geschlechtlichkeit halb zu Suchenden, halb zu Gesuchten, läßt sie in der Masturbation verharren, führt sie unter Umständen in die Homosexualität oder zu anderen sexuellen Perversionen (Masochismus, Exhibitionismus, Pädophilie). Für die besondere Richtung, die ihre Entwicklung nimmt, ist wohl in der Regel noch *vor*, seltener *neben* und noch seltener *nach* den Einflüssen der Umwelt ihre *temperamentmäßige Artung* ausschlaggebend. Phlegmatische und stumpfe Triebschwache sind weniger leicht von außen her beweglich als Hyperthyme; von den letzteren sind die Tachythymen wohl die „verführbarsten", während die hierhergehörigen Persönlichkeiten mit depressiven, noch mehr die mit sensitiven Temperamenten oder Temperamentseinschlägen infolge ihrer Bedächtigkeit, Empfindsamkeit und Verhaltung zu Skrupeln neigen und von sich aus vielen sie gefährdenden Außeneinflüssen „instinktiv" widerstreben. Es gibt aber auch bei depressiven und sensitiven Persönlichkeiten ausgesprochen passiv asoziales Verhalten, hinter dem sich bei näherer Betrachtung regelmäßig eine psychologisch verständliche Begründung aus Minderwertigkeitsgefühlen und Ressentiment, Verschüchterung und Trotz erkennen läßt. Es ist nicht immer leicht, bei solchen passiv Asozialen, die sich aus den Praktiken ihrer Umgebung allerhand Material für überkompensatorische Haltungen (,,Strammheit", Plumpheit und Roheit in Haltung und Sprache, Derbheit und Aggression gegen das andere Geschlecht) aneignen, die oft ängstlich verborgenen Wurzeln von Triebschwäche und sensitiver Selbstunsicherheit bloßzulegen; es ist davor zu warnen, die guten Einsichten, die gerade hier den Bemühungen der ADLERschen Schule zu verdanken sind, zu unkritischen Verallgemeinerungen zu mißbrauchen. Daß bei solchen passiv aszoialen Triebschwachen und Triebunsicheren das Erlebnis der *Organminderwertigkeit* bedeutungsvoll hereinspielen kann, soll nicht verschwiegen werden. Ein Teil dieser Fälle ist aus Gründen, die in der Körperlichkeit (schwächlich) und im Temperament (phlegmatisch, stumpf) liegen, bequem, faul und arbeitsscheu; bei anderen

---

ihr Moralsystem selbst und verändert es, sobald sich dazu aus Veränderungen der Zielsetzung eine Notwendigkeit ergibt. Das ist der Sinn des Wortes: ,,Der Zweck heiligt die Mittel."

ist das Ausweichen vor jeder Arbeit aus Ressentiment, Überkompensation und Trotz zu erklären und zu verstehen.

Überkompensation und *Trotz* sind auch bei relativ und absolut *Triebkräftigen* in der Genese der passiven Asozialität wichtige Hilfsursachen. Was manche Triebkräftige in die Haltlosigkeit gleiten läßt, ist in erster Linie die fehlende Beherrschung ihres Trieblebens: das sind Menschen, die von Hause aus jeder Triebregung nachgeben, die es nicht lernen und die es vielfach gar nicht wissen, daß das nicht so sein muß. Hier trifft man besonders häufig hyperthymische Temperamente, allerdings nicht selten mit gemütsarmem Einschlag, die charakterlich ganz und gar auf sich selber eingestellt sind, passiv, sehr selten aktiv Autistische[1], nicht selten mit ambitendenter Betonung; nicht wenige Erregbare und Reizbare, auch einzelne Euphorische gehören hierher; tachythyme Einschläge wird man bei ihnen nicht oft vermissen. Sie sind zum großen Teil von Hause aus passiv asozial, fügen sich schon im Kinderhort und in der Schule nicht ein, beginnen frühzeitig mit kleiner Kriminalität und zeigen fast noch mehr Neigung zur jugendlichen Verwahrlosung als die vorhin besprochenen Triebschwachen. In ihrer „Haltlosigkeit" gibt sich ein gewisser Schwung kund, der aus der Triebkräftigkeit und aus hyperthymischen Einschlägen herkommt: viele Spieler und Schieber, manche Prostituierten und Zuhälter gehören hierher, während sich das Gros der Prostituierten, der Vagabunden und ewig Stellen Wechselnden wohl aus den Triebschwachen rekrutiert. Aus ihrem Schwung, d. h. aus einer relativen Aktivität heraus kommen diese Typen zu besonders farbigen charakterlichen Bildungen im Sinne der Überkompensation und des Trotzes; ein einschlägiger Fall, bei dem von vornherein eine schwere Organminderwertigkeit mitspielt, wird das illustrieren:

Die 28jährige Fabrikarbeiterin Strei. ist die vorehelich geborene Tochter eines brutalen Trinkers, der sich nie um sein Kind kümmerte. Sie ist 141 cm groß, schwächlich und buckelig (Rachitis). Schon in der Schule ist sie wegen ihres Buckels verspottet worden, so sei „das Zornige in sie gefahren". Sie hat mit 7 Jahren ihre Mutter verloren und ist von ihrer Stiefmutter, vor der sie sich fürchtet, viel geschlagen worden. In der Volksschule ist sie einmal sitzen geblieben. Nach kurzer Tätigkeit als Lehr- und Kindermädchen kam sie in eine klösterliche Erziehungsanstalt, wo sie mit Güte leicht zu haben war; gab man sich nicht mit ihr ab, so tat sie, was sie wollte. Sie war unsauber, empfindsam, kühl und wenig zugänglich, gleichgültig gegen Strafen und zum Lügen und Stehlen geneigt. Nach reichlichem Stellungswechsel begann sie ein Verhältnis mit einem Artisten, der sie auf den Strich schickte. Die Folgen waren: Gonorrhoe, Lues, Strafen wegen Arbeitsscheu und Gewerbsunzucht, Stadtverweis und Bannbruch. Mit 21 Jahren machte sie einen Selbstmordversuch aus Angst vor ihrem Zuhälter, den sie ins Gefängnis gebracht hatte. In der Klinik war sie finster, verstockt, feindselig, frech, reizbar und überaus argwöhnisch; sie meinte immer, man wolle sie schlecht machen. Sie erscheint zunächst stumpf, ist aber sehr empfindlich, abweisend. Zu Hause wird sie schlecht behandelt. Mittel- und unterkunftslos aufgegriffen und zur Polizei gebracht, hat sie dort wiederholt schwersten Krach gemacht. Halb trotzig, halb schnippisch bittet sie, sie nicht auf die Straße zu stoßen; verlangt aber schimpfend, daß der Magistrat, dem sie noch jedes Jahr ein Kind hinsetzen werde, für sie zahlen müsse. Sie ist verbittert, nicht ohne einen Einschlag von bissigem Humor; in der Klinik hat sie zeitweise fleißig und zuverlässig gearbeitet.

Nicht ganz unwesentlich scheinen mir die Beziehungen zu sein, die zwischen „Haltlosigkeit" und Poikilothymie[2] bestehen. Es gibt zykloide (zyklothyme und zirkuläre) „Haltlose"; das sind Persönlichkeiten, denen der Wechsel ihrer temperamentmäßigen Verfassung zwischen triebgeladener Hyperthymie (Euphorie,

---

[1] Aktiv-autistische *Anti*soziale, „Gesellschaftsfeinde", gehören nicht in diese Gruppe. Es finden sich hier zwar Übergänge zu jenen, doch fehlt den passiv Asozialen, auch den Triebkräftigen, grundsätzlich die rücksichtslose Aktivität, die den aktiven Autisten kennzeichnet.

[2] Über die triebliche und charakterologische Verfassung der Poikilothymen ist schon gesprochen worden.

Reizbarkeit) und triebarmer Hemmung und Depression verhängnisvoll wird. Ich habe zwei solche Fälle schon an anderer Stelle[1] beschrieben:

> Die 48jährige ledige Stickerein Beu., die bisher achtzehnmal in der Klinik war, läuft seit ihrem 18. Jahr immer wieder weg, um in Venere et Baccho rücksichtslos zu exzedieren. Manchmal hat sie stunden- bis tagelang depressive Verstimmungen, die plötzlich umschlagen können. Sie hat oft Selbstmordgedanken; dann trinkt sie. Sie hat früher viel masturbiert. Trotz des mit 45 Jahren eingetretenen Klimakteriums hat sie gelegentlich (in hyperthymischem Zustand) noch lebhaftes Sexualbedürfnis, dem sie manchmal triebhaft nachgibt. Es handelt sich um eine gutmütige, warmherzige Pyknica, die — aus ordentlichem sozialen Milieu stammend — oft herzlich über ihr verpfuschtes Leben klagt.

Während dieser Fall gewiß noch unter die „zykloiden" Psychopathen gerechnet werden kann, ist der folgende ein ausgesprochener Cirkulärer, der aber wohl in Rücksicht auf seine geradezu klassische „Haltlosigkeit" hier angeführt werden darf:

> Der 50jährige ledige Oef. ist ein Landstreicher. Er war schon als Kind manchmal sehr ausgelassen, manchmal sehr empfindlich und schüchtern und lief öfters ruhelos von Hause weg. In den zwanziger Jahren fing er das Wandern an, war vielfach aufgeregt, gereizt und unverträglich. Er ist wiederholt unter der Diagnose Psychopathie in Irrenanstalten gewesen, doch ergibt sich aus den fremden Krankengeschichten wie aus mehrfacher, langdauernder Beobachtung in der Münchener Klinik, daß er oft schwer gehemmte Melancholien und gereizt-melancholische Verstimmungen hat; in den letzteren treibt es ihn vielfach auf die Wanderschaft. Er hält es dann nirgends aus, verkracht sich mit allen Leuten und wandert immer weiter.

Im Anschluß an diesen Fall mag erwähnt werden, daß bei manchen Fällen, die etwas verlegen als „haltlose, erregbare Psychopathen" diagnostiziert werden, ihre hochgradige, oft explosible Erregbarkeit und Reizbarkeit sie in einem Maße unverträglich macht, daß sie es nirgends aushalten bzw. daß man es nirgends mit ihnen aushält, und daß sie so gezwungen sind, sich „haltlos" immer wieder in neuen Arbeitsstellen oder Berufen zu versuchen.

Von den sog. schizoiden Persönlichkeiten sind, wie schon erwähnt wurde, die aktiven Autisten in der Regel nicht haltlos, d. h. nicht passiv asozial, sondern aktiv asozial, d. h. antisozial. Übergänge kommen selbstverständlich vor. Dagegen gerät mancher passive Autist in seinem Bestreben nach Selbst-Schutz und Ich-Sicherung in die passive Asozialität hinein. Passive Autisten scheinen mir im sozialen Parasitentum, unter den Prostituierten, Landstreichern und Gewohnheitsverbrechern, von denen die aktiv-autistischen Berufsverbrecher (Heindl) zu unterscheiden sind, sogar ziemlich häufig zu sein; freilich sind die Gewohnheitsverbrecher im allgemeinen nicht rein passiv-autistisch, sondern haben auch aktive Einschläge, insbesondere kann man bei ihnen überkompensatorische Egozentrizität auf der Grundlage der Gemütsarmut antreffen. Es ist schon bemerkt worden, daß die individualpsychologische „Entmutigung" dem kriminellen Menschen schlechtweg nicht gerecht zu werden vermag.

Warum ich diesem kurzen Überblick über die passive Asozialität bei psychopathischen Persönlichkeiten nicht die Überschrift „haltlose Psychopathen" gegeben habe, brauche ich nach den vorstehenden Ausführungen kaum mehr ausführlich zu begründen. Ich halte es für irrtümlich, an einen Typus des „haltlosen Psychopathen" zu glauben, und infolgedessen für irreführend, einen solchen Typus zu beschreiben. Dagegen ist die „Haltlosigkeit" eine sehr verbreitete psychopathische Manifestation, deren Besprechung im Rahmen einer Darstellung psychopathischer Persönlichkeiten nicht fehlen darf.

---

[1] Arch. f. Psychiatr. 80 (1927).

2. Zum Problem der schizoiden Typen.

Vom historischen Standpunkt aus muß man sagen, daß das Problem des später so genannten Schizoids im psychiatrischen Schrifttum zum erstenmal Gestalt angenommen hat mit der Beschreibung der eigenartigen prämorbiden Persönlichkeiten Schizophrener durch KRAEPELIN[1]. Ein weiterer Schritt wurde durch BERZE[2] und MEDOW[3] getan, die die psychopathischen Persönlichkeiten in der Blutsverwandtschaft Dementia praecox-Kranker herausstellten. In sehr vorsichtiger Weise hat dann RÜDIN[4] auf die einschlägigen Persönlichkeiten hingewiesen.

Das Wort Schizoid ist durch KURT BINSWANGER eingeführt worden, der kurz erwähnt, was die BEULERsche Schule unter „schizoider Psychopathie"[5] verstanden wissen wollte. Seit der Beschreibung der schizoiden Typen durch KRETSCHMER haben zahlreiche Psychiater zu der einschlägigen Problematik Stellung genommen.

Die Kerngruppe der sogenannten schizoiden Persönlichkeiten ist ursprünglich[6] in der prämorbiden Artung schizophren Kranker gesehen worden. Der Begriff des Schizoids ist dank den gemeinsamen Bemühungen seiner Anhänger und seiner Gegner schließlich überweitet worden.

---

[1] 1. Stille, Scheue, Zurückgezogene, 2. Reizbare, Empfindliche, Eigensinnige, Bigotte, 3. Träge, Arbeitsscheue, Unstete, 4. Lenksam-Gutmütige, Gewissenhaft-Brave (Musterknaben). Ihnen hat BLEULER als 5. Typus die Paranoiden in ihren rabulistischen, aktiv-erfinderischen und verschrobenen, diskussionsunfähigen Erscheinungsformen angefügt.

[2] BERZE führt aus, „daß das Maß an Einsichtslosigkeit, Unbelehrbarkeit, Affenliebe, Überempfindlichkeit, Zimperlichkeit, Schrullenhaftigkeit, kurz abnormem Wesen, welches uns die Aszendenz und die Geschwister unserer Dementia praecox-Kranken oft zeigen, über das durchschnittliche Maß weit hinausgeht, daß der Fall, daß beide Elternteile eines Dementia praecox-Kranken keinerlei psychische Abnormität aufweisen, entschieden der seltenere ist." — „Zunächst ist der sog. abnorme Charakter oft nichts anderes als ein Ensemble von in geringem Grade ausgebildeten psychopathischen Erscheinungen, die als Ausdruck der Praecox-Anlage anzusehen sind."

[3] MEDOW fand bei nichtgeisteskranken Gliedern in schizophrenen Familien: „Gemütsarmut und Roheit, moralische Minderwertigkeit, die sich besonders gegen die eigene Familie kehrt", „Habsucht, Geiz, Jähzorn, Aberglaube, Frömmelei, Mißtrauen bis zu Andeutungen von Beziehungswahn, Arbeitsscheu, Unstetigkeit und Haltlosigkeit", „teils Psychopathien mit komplizierten Charakterveränderungen, besonders in Gemütsverarmung und Unstetigkeit sich zeigend, teils neurasthenische Zustandsbilder." Diese Typen sind nach MEDOWS Ansicht von der Schizophrenie „bei genau beobachteten Bildern durch eine weite Kluft getrennt".

[4] „Es wäre möglich ...., daß diese schizophrenen Psychopathen *ein* phänotypischer Ausdruck für eine Reihe von Genotypen wären, welche irgendwie oder sogar vorwiegend beim Zustandekommen der Dementia praecox sich beteiligen und daher in Dementia praecox-Familien auch immer wieder auftauchen bzw. in solchen häufiger zu finden sein müßten als in Dementia praecox-freien Familien."

[5] „Hierher gehören autistische Menschen, die nach außen barsch, abweisend, oft verletzend sein können, deren Affektivität aber nicht ausgesprochen schizophren ist und die in gewissen Berufen hervorragende Werte schaffen können; ferner paranoide Charaktere mit sehr guter Affektivität, die sich für andere aufopfern können, die aber wegen ihres schweren Mißtrauens mit allen in Unfrieden leben; dann exzentrische Käuze mit sonderbaren Einfällen, die sie selbst nicht zu begründen vermögen, oder Hochintelligente, die immer nur Examina machen, ohne je fertig zu werden, und dann wieder Leute, die überall Schiffbruch leiden, sich weder durch Worte noch durch Schicksale belehren lassen. Es sind dies solche Typen, wie sie auffallend häufig unter den Angehörigen von manifesten Dementia praecox-Kranken zu finden sind."

[6] In den letzten Jahren haben trotz sehr kritischer Einstellung J. LANGE und GRUHLE nach eigenen Untersuchungen Mitteilungen gemacht, die entschieden für die größere Häufigkeit von „mißwachsenen, disharmonischen" Menschen mit hervortretendem autistischen Zug (LANGE) bzw. von „Umweltfeindlichen" (GRUHLE) in der prämorbiden Persönlichkeit Schizophrener gesprochen. H. HOFFMANN hat in einer Reihe von Arbeiten diesen Tatbestand immer wieder hervorgehoben.

Eine Kritik des Schizoids wird von den Beziehungen zur Dementia praecox ausgehen können, ohne sich hinsichtlich dieser Beziehungen festzulegen: diese könnten ja, sofern sie wirklich bestehen, anders geartet sein, als man es sich bisher gedacht hat.

Die inneren Gemeinsamkeiten der prämorbiden Persönlichkeiten, die KRAEPE-LIN und BLEULER sahen, mit den abnormen und psychopathischen Typen von BERZE und MEDOW sind nicht zu übersehen. Wiederholt ist, zuerst von KRAEPE-LIN, an die Möglichkeit gedacht worden, daß die prämorbiden Auffälligkeiten der Schizophrenen vielleicht schon durch den Krankheitsprozeß bedingt sein könnten, und daß die als Psychopathen betrachteten Schizoiden mindestens zum Teil BUMKE[1] u. a.) schon schizophrene Defektzustände seien[2]. Man hat das aber nicht beweisen können; so mußte KRAEPELIN schreiben: „Es gibt ohne Zweifel zahllose Menschen, die ihr ganzes Leben lang Züge an sich tragen, wie wir sie früher[3] geschildert haben, ohne jemals geistig zu erkranken."

Ein Fehler, der bei der Herausarbeitung der schizoiden Typen begangen worden ist, muß in aller Offenheit zugestanden werden. Gewiß war es, zum mindesten heuristisch, richtig, verschiedene Persönlichkeitstypen, die in schizophrenem Familienzusammenhang gefunden wurden, zu Gruppen zu vereinigen und eine Gemeinsamkeit bei ihnen zu suchen, unter Umständen eine solche vorläufig zu unterstellen[4]. Nicht richtig aber war es, *jedem* irgendwie abartigen oder auffälligen Typus in einer schizophreniebelasteten Familie ohne weiteres das Prädikat Schizoid zu erteilen. Eine einschlägige Bemerkung RÜDINS[5] aus dem Jahre 1916 ist fast ganz unbeachtet geblieben. In letzter Zeit hat besonders ADOLF SCHNEIDER auf diesen Fehler aufmerksam gemacht und dargetan, daß man schon im Hinblick auf den immer erneuten Zustrom von Blut aus anderen, nicht-schizophrenen Familien gar nicht erwarten könne, im Umkreis Schizophrener nur schizophrenie-ähnliche, d. h. schizoide Psychopathen zu finden.

Wir setzen voraus, daß es in schizophreniebelasteten Sippen mehr eigenartige Persönlichkeiten gibt, die irgendwie an Schizophrene erinnern, als in nicht-schizophreniebelasteten Sippen; das erscheint heute nicht allein nach der allgemeinen Erfahrung, sondern auch nach den statistischen Ermittlungen von SCHULZ und KATTENTIDT über den Ausfall der Nichten und Neffen Schizophrener bzw. über die Belastung der Durchschnittsbevölkerung erlaubt. Dann haben wir uns folgende zwei Fragen vorzulegen:

---

[1] Personen mit „schizophrenen Symptomen in Andeutung" gelten BUMKE als „mit Defekt geheilte oder abortive Formen der Schizophrenie". „Wir werden aus den Psychopathien die Fälle herauszulösen versuchen, die in Wirklichkeit verkappte oder abortive Schizophrene sind. Es ist möglich, daß auf diese Weise die Verschrobenen z. B. und gewisse verbohrte Fanatiker, die, von einer Idee beherrscht, jede seelische Biegsamkeit, jede Toleranz und jedes Verständnis für andere ebenso vermissen lassen wie jeden Sinn für Humor — daß diese Typen aus dem psychopathischen Formenkreise eines Tages endgültig verschwinden werden." BUMKE denkt dabei an die Landstreicher von WILMANNS.

[2] Mehr nach dieser Richtung als es der Autor beabsichtigt haben mag, klingt eine Äußerung von H. HOFFMANN: „Manchmal gewinnt man bei gewissen Schizoiden den Eindruck, als wenn sie schon vor der Geburt eine schizophrene Psychose durchgemacht hätten."

[3] Vgl. Fußnote 1, S. 393.

[4] Ich darf daran erinnern, daß ich bei den Psychopathen aus schizophrenen Sippen eine Stufenleiter von Eigenschaften gefunden habe, nach der sich die Typen so ordnen ließen: 1. gemütsstumpfe, 2. gemütskalte, gemütlose, ethisch defekte, 3. menschenscheue, zurückgezogene, verschlossene, 4. eigenartige, verschrobene, 5. hypochondrisch-nervöse, 6. sensitive, 7. paranoide, 8. reizbare.

[5] „Wir wissen heute aber auch, daß auch nicht-schizophrene Psychopathen in Dementia praecox-Familien vorkommen. Z. B. haltlose, in krimineller Hinsicht eigenartig hartnäckige und unverbesserliche Psychopathen, denen schizophrene Züge nicht anhaften, es sei denn, daß man den Begriff des schizophrenen geistigen Verhaltens so sehr erweitere, daß schließlich kein Mensch mehr davon frei genannt werden kann."

1. Worin besteht die Besonderheit dieser Eigenartigen und läßt sie sich auf einen gemeinsamen Nenner bringen?

2. Was ist beim heutigen Stand unserer Kenntnisse über ihre Beziehungen zur Schizophrenie auszumachen?

Eine ganz andere und völlig untergeordnete Frage ist ·die, ob es überhaupt „Schizoide" gebe. Diese Frage möchte ich dahin modifizieren: ist es zweckmäßig, den fraglichen Typen — sei es insgesamt, sei es zum Teil — die Bezeichnung schizoid[1] zu geben?

Das Schizoid ist von der Dementia praecox aus aufgestellt worden. Trotz unserer gemeinsamen Unkenntnis des Wesens der Schizophrenie dürfte die Anschauung unter den Psychiatern ziemlich allgemein sein, daß die Schizophrenie eine irgendwie „organische" Erkrankung sei, besonders in der Kerngruppe von Fällen, von denen man glaubte, eine Beziehung zum Schizoid am sichersten voraussetzen zu können. Dazu ließe sich sagen: wenn man aus einer ihrem Wesen nach unbekannten organischen Erkrankung einen psychopathologischen Persönlichkeitstypus ableitet, könnte man das auch bei jeder anderen organischen Erkrankung versuchen — etwa bei der Tuberkulose. So unsinnig ein derartiger Gedanke an sich erscheinen mag, so plausibel muß er doch dann werden, wenn bei einer Erkrankung bzw. in Zusammenhängen, in denen das Vorliegen oder der Ablauf einer gemeinsamen Erkrankung mit guten Gründen angenommen werden kann, immer wieder ganz bestimmte psychologische oder psychopathologische Tatbestände beobachtet werden, wenn ferner bei dieser Erkrankung das Erfolgsorgan das Gehirn ist, und wenn erbkonstitutionelle Faktoren im Spiel sind. Das alles scheint mindestens bei einer Kerngruppe der Schizophrenie immerhin der Fall zu sein. Gerade hier sind die in Hinsicht auf das Schizoid gewiß unbefangenen Äußerungen KRAEPELINS (1923) und BLEULERS (1917) von besonderer Bedeutung. Es will auch die zunächst auffallend niedrig erscheinende Zahl — 65,5 (1923), 55,7% (1925) — wohl kaum allzu viel besagen, die HOFFMANN für die prämorbid schizoid Gearteten unter seinen Schizophrenen errechnet hat: eine ausgesprochen positive Beziehung zwischen dem prämorbid Schizoiden und der späteren Schizophrenie bedeutet das doch — ganz abgesehen von der von mir früher schon diskutierten Möglichkeit, daß mancher phänotypisch nicht schizoid gewesene Schizophrene den entsprechenden Idiotypus eben doch besitzen kann. Allerdings kann, wie ich übrigens auch schon früher bemerkt habe, die prämorbid schizoide Artung — der Phänotypus Schizoid — nicht als eine conditio sine qua non für die Schizophrenie hingestellt werden. Darin bin ich mit HOFFMANN und BOSTROEM einig. Für unseren Zusammenhang handelt es sich zunächst um die psychopathischen Schizoiden. Die Annahme, daß eine mindestens recht erhebliche Zahl der sogenannten Schizoiden nicht prozeßkrank ist, läßt sich auf keinen Fall widerlegen. Wenn nun bei diesen Persönlichkeiten immer wieder seelische Eigenschaften und Verhaltungsweisen angetroffen werden, die sich von entsprechenden Erscheinungen prozessiv Erkrankter schlechterdings nicht unterscheiden lassen, so wird man zu der heuristischen Aufstellung, daß es sich hier um Gemeinsam-

---

[1] Bisher hat man mit KRETSCHMER die schizoiden Psychopathen zwischen die Gesunden (Schizothymen) und die Kranken (Schizophrenen) gestellt. BLEULER hat (in „Affektivität, Suggestibilität, Paranoia", 2. Aufl., Halle 1926) aus den Schizoiden eine Übergangsgruppe von den Gesunden (Schizothymen) zu den Psychopathen gemacht, die er Schizopathen nennt; ihnen würden sich dann erst die Schizophrenen anschließen. Man könnte auf den Ausweg kommen, schizopathisch all das zu nennen, an dessen biologischem Zusammenhang mit der Schizophrenie kein Zweifel ist, und den Ausdruck schizoid für diejenigen Erscheinungsformen zu verwenden, die an Schizophrenes und Schizopathisches in dem angedeuteten Sinn erinnern, ohne daß ein biologischer Zusammenhang mit diesen vorhanden oder erweislich wäre.

keiten[1] handle, doch wohl berechtigt sein. Zu dieser Gemeinsamkeit psychischen Verhaltens tritt das erwähnte vielfach gemeinsame familiäre Vorkommen. Auf der Grundlage dieser doppelten Gemeinsamkeit erscheint immerhin die Aufstellung einer besonderen Gruppe oder Form der Psychopathie nicht ungerechtfertigt. Damit soll in unseren Erörterungen über den eigentlichen Zusammenhang zwischen diesen Psychopathen und der Schizophrenie bzw. über die Art dieses Zusammenhanges zunächst noch nichts ausgesagt sein.

Nun ist schon hier einmal die Frage zu berühren, ob die KRETSCHMERschen Lehren über Körperbau und geistig-seelische Persönlichkeit in ihrer Anwendung auf das Gebiet des schizophrenen Formenkreises und der in ihm etwa enthaltenen Psychopathen geeignet sind, der Aufstellung einer schizoiden Psychopathie als dritte Stütze zu dienen. Dazu ist hier grundsätzlich zu bemerken: an einer positiven Beziehung des pyknischen Körperbaus mit dem manisch-depressiven Formenkreis oder mit der manisch-depressiven Veranlagung besteht, so viel ich sehe, kaum mehr ein Zweifel, d. h.: der Manisch-Depressive neigt zur Pyknie oder der pyknische Körperbau bevorzugt die manisch-depressive Veranlagung.

Das läßt sich durchaus logisch auch ins Gegenteil umdrehen: der nicht manisch-depressive Psychotiker oder Psychopath wird keine gleich starke positive Beziehung zum pyknischen Körperbau haben. Nun gibt es gewiß eine Reihe von psychischen Veranlagungen, die nicht ins Manisch-Depressive gehören. Unterstellen wir eine schizoid-schizophrene psychische Veranlagung, so werden wir mit ihr nur einen Teil der nicht manisch-depressiven psychischen Veranlagungen erfaßt haben und vermuten dürfen, daß jene eine gewisse negative Beziehung zur Pyknie habe, daß, deutlicher gesagt, Schizoid-Schizophrene seltener pyknisch sein werden als Manisch-Depressive. Wir sind aber keineswegs zu dem Schluß berechtigt, daß die — vorläufig unterstellte! — schizoid-schizophrene Veranlagung zu der Gesamtheit der nicht pyknischen Körperbauformen eine positive Beziehung habe, die gleichsam das Gegenstück zu der Beziehung zwischen Pyknie und Manisch-Depressivem wäre. Mit einer solchen Annahme wäre anstatt des logischen Gegensatzpaares „pyknisch-manisch-depressiv" — „nicht-pyknisch-nicht-manisch-depressiv" unlogischerweise ein Gegensatzpaar „manisch-depressiv-pyknisch" — „schizoid-schizophren-leptosom, athletisch, dysplastisch" aufgestellt. Wir hätten demnach hier vorläufig zu sagen, daß von dem einigermaßen gesicherten Bestand der KRETSCHMERschen Lehre für die Annahme einer schizoiden Psychopathie als dritte Gemeinsamkeit zwischen psychopathischen (schizoiden) und prozessiven (schizophrenen) Formen lediglich eine gewisse negative Beziehung zum pyknischen Körperbautypus in Betracht gezogen werden könnte[2].

---

[1] Daran kommt auch BOSTROEM nicht vorbei, wenn er auch den Ausweg sucht, die schizoiden Persönlichkeitszüge in der Prozeßerkrankung als pathoplastische Auswirkung der Persönlichkeit zu deuten.

[2] Es läßt sich doch gewiß nicht übersehen, daß etwa die Beziehungen der von KRETSCHMER sog. dysplastischen Typen zur Schizophrenie entweder recht lockere oder irgendwie indirekte sind. Verschiedene Autoren haben in bezug auf dysplastische Typen Material beibringen können (HEINRICH FISCHER, RIESE), aus dem sich tatsächlich keine Anhaltspunkte für innere Zusammenhänge mit der Schizophrenie ergeben. Auffällig in dieser Richtung sind auch die gewiß ausreichend dysplastischen Kretinen. Interessant ist BOSTROEMS berechtigter Hinweis auf die Häufigkeit dysplastischer Körperbauformen unter den — nicht schizophrenen — Insassen von Schwachsinnigenanstalten. Daß schon nach den Gesetzen der unbestechlichen Wahrscheinlichkeit sich auch unter den Schizophrenen Dysplastiker finden, ist begreiflich. Dazu kommt, daß nicht oder schlecht ausbalancierter Körperbau vermutlich grundsätzlich zu Erkrankungen geneigter macht als harmonische Körperverfassung. Es liegt nahe, dabei an inkretorische Korrelationsstörungen zu denken. Man wird natürlich jetzt nicht den Stiel umdrehen und die Möglichkeit bestreiten, daß etwa ein Eunuchoider schizophren erkranken könne.

Fassen wir kurz zusammen, so sind wir auf dem „historischen Weg" zu folgendem vorläufigen Ergebnis gekommen: es gibt in schizophreniebelasteten Familien nicht prozeßkranke auffällige Persönlichkeiten, die mit den Schizophrenen dreierlei Gemeinsamkeiten haben: 1. gemeinsame psychische Eigenschaften und Verhaltungsweisen, 2. Nebeneinandervorkommen in den gleichen Familien, 3. gewisse negative Beziehungen zum pyknischen Körperbau.

Auf Veranlassung von KLEIST hat A. SCHNEIDER diesen Weg, der im Klinischen wurzelt, konsequent weiterverfolgt; er ist zur Aufstellung von 4 Typen in Schizophrenie-Familien gekommen, die er gleichermaßen bei präpsychotischen wie bei psychopathischen Menschen gefunden und als Ungesellige, Gemütsfalsche, Unklare, Verbohrte bezeichnet hat[1]. Die Berechtigung von A. SCHNEIDERS klinischem Bemühen ist gar nicht zu bestreiten; niemand wird an seinen Aufstellungen vorbei können, der mit klinischem Nachdruck die einschlägigen Psychopathentypen erfassen und beschreiben will. Daß er in Richtung auf die psychotischen Spielarten seine Psychopathen stark schematisiert, wird man allerdings nicht übersehen.

Dem gleichen Ziel gelten die Bestrebungen CLAUDES und seiner Mitarbeiter, dem Schizoid „une physiognomie clinique beaucoup plus limitée" zu geben, ohne übrigens ganz zu vergessen, daß es in der Psychiatrie keine „limites nettes" gibt. Die französischen Autoren versuchen, die „Constitution schizoïde" von den anderen psychopathischen „Konstitutionen" — der paranoischen, mythomanischen (pseudologistischen), emotiv-psychasthenischen, d. h. denjenigen mit denen die schizoide zunächst gemeinsame Züge zu haben scheint — abzugrenzen. Für sie ist die Schizoidie nicht eine Verhaltungsweise (attitude), sondern ein Dauerzustand (état habituel): vielfach psychopathisch belastet, zeigt der Schizoide schon in der Kindheit Hang zur Einsamkeit und zur Träumerei, die Anpassung an die äußere Wirklichkeit macht ihm dauernd Schwierigkeiten, der versagt vor dem praktischen Leben, das er gern vernachlässigt, er zieht seine Innenwelt der Außenwelt vor, er handelt und kämpft nicht, weil er nicht *will*[2]. Gleichsam die Psychose der Wahl ist für den Schizoiden die Schizomanie und die Schizophrenie[3].

Als weitere Vertreterin klinischen Vorgehens kann noch SSUCHAREWA genannt werden, die von kindlichen Schizoiden ausgehend eine Psychopathengruppe zu umreißen sucht, „deren klinisches Bild gewisse gemeinsame Züge mit der Schizophrenie aufweist, welche jedoch ihrer Pathogenese nach sich wesent-

---

[1] Die Namen: Ungesellige, Gemütsfalsche, Unklare, Verbohrte zieht SCHNEIDER den Bezeichnungen Autisten, Heboide, Schizoide i. e. S. vor, um nicht den Eindruck zu erwecken, „als ob diese Persönlichkeiten doch schon halbe Katatoniker, Schizophrene oder Paranoid-Demente" wären, ferner weil er der Meinung ist, daß derartige Psychopathen, wenn auch seltener, sich auch außerhalb des Erbkreises Schizophrener finden.

[2] Im Gegensatz zum Psychastheniker, der nicht handelt, weil er nicht *kann*, bzw. im Gegensatz zum Paranoischen, dessen Element der Kampf ist.

[3] Die Schizomanie wird bei dem weltfremden, aber immer noch einigermaßen angepaßten Schizoiden psychogen (affektiv) oder somatogen (durch toxische oder infektiöse Noxen) ausgelöst, die Umweltanpassung geht verloren, das komplexbeherrschte Denken entgleitet in Phantasien und Träumereien. Die Schizophrenie geht eine Stufe weiter: es kommt zu Spaltungserscheinungen, zum vollkommenen Verlust des Kontaktes mit der Wirklichkeit. Auf einem ganz anderen Blatt steht die Démence précoce — „la vraie démence précoce" mit den Unterformen des Paranoids, der Hebephrenie mit Wahnbildung und der Katatonie —, die zur Demenz führt und ganz und gar außerhalb der schizoiden Konstitution steht. CLAUDES Aufstellung erinnert durchaus an eigene Versuche (KAHN) und an BERZES Aufstellung: Schizoidpsychose, Schizophrenie, Dementia praecox. Ich halte vom klinischen Standpunkt aus die gemeinsamen Grundgedanken von CLAUDE, BERZE und mir für richtig und heuristisch brauchbar.

lich von der Schizophrenie unterscheidet"; die Autorin nimmt an, „daß die
schizoiden Psychopathien auf dem Boden einer angeborenen Unzulänglichkeit derjenigen Systeme entstehen, welche auch bei der Schizophrenie (hier aber
unter dem Einfluß anderer Faktoren) affiziert werden".

Man konnte darüber streiten, ob die von den einzelnen Autoren aufgestellten
sog. schizoiden Typen alle ganz richtig gesehen seien. Über die prinzipielle Berechtigung des klinischen Vorgehens mußte wohl Einigkeit bestehen, so lange
man sich einer sauberen klinischen Methodik bediente und nichts anderes als klinische Ergebnisse suchte. So bedeuteten die von Kretschmer gesehenen und
meisterlich beschriebenen Typen eine fraglose Bereicherung der klinischen
Psychiatrie. Kretschmer dürfte aber von seinen klinischen Ausgangspunkten
doch zuviel verlangt oder erwartet haben. Man kann zu keiner Persönlichkeitslehre gelangen, wenn man von dem immerhin begrenzten Blickfeld des psychiatrischen Klinikers ausgeht und dazu noch sich darauf beschränkt, zwei klinische
Formenkreise, wenn sie auch in der Psychiatrie noch so wichtig sind, zur Grundlage der ausgreifendsten Aufstellungen über Temperament und Charakter zu machen. Daß ein Forscher von der Bedeutung Kretschmers auch auf einem un-
richtigen Weg unbestreitbar Richtiges und Bedeutungsvolles sehen und finden
konnte, bestätigt nur eine vielfältige Erfahrung: es ist wichtiger, gehen zu können,
als den Weg genau zu kennen.

Es soll hier nicht gegen Kretschmar polemisiert werden, auch nicht gegen
Bleuler, der Syntonie und Schizothymie endgültig in die psychische Norm
stellt und ihr Vorkommen bei jedem Menschen postuliert, schon deshalb nicht,
weil unsere eigene Auffassung mit derjenigen dieser beiden Forscher manche
Berührungspunkte hat. Wir möchten nur konsequent weitergehen und vor allem
klarstellen, daß eine psychologische Betrachtung der einschlägigen Probleme
wohl neben der klinischen bestehen kann, daß wir aber zu einem fatalen Durcheinander kommen, wenn wir verschiedene Betrachtungsweisen nicht wenigstens
ab und zu säuberlich auseinander halten.

Daß von psychopathischen oder „funktionellen" Erscheinungen zur „Norm"
fließende Übergänge bestehen, ist oft betont worden, besonders immer wieder
von Bumke. Wir sind heute eigentlich gewöhnt, darin eine Selbstverständlichkeit zu sehen. Dabei war und ist gemeint, daß übersehbare Einzelerscheinungen, wenn auch mehr oder weniger komplizierte — traurige oder heitere
Verstimmung, gewisse Störungen des Wollens und Fühlens — bei manchen Persönlichkeiten zu besonderer Ausprägung gelangen, die in Andeutung oder in
leichten Graden auch beim Durchschnitt vorkommen. Es ist aber nicht gemeint,
daß mit der betreffenden Einzelerscheinung die betrachtete Persönlichkeit ganz
und gar charakterisiert sei. Soweit oder fast soweit ist man aber schließlich gegangen, wenn man von schizoiden und zykloiden Menschen sprach — und das
war falsch. Auf diese Weise ist man dazu gekommen, die kompliziertesten Persönlichkeiten mit der Etikette „schizoid" erschöpfend zu erledigen, und hat in
diesem Zweig der Persönlichkeitsforschung wirklich einem banalen Schematismus Tür und Tor geöffnet. Es ist überflüssig zu sagen, daß Kretschmer das
weder beabsichtigt noch verschuldet hat.

Richtig ist, daß jede Persönlichkeit aufgebaut ist aus einer Fülle von Einzeleigenschaften, die — jede für sich — irgendwie ins Allgemeine, ins Typische führen. Man hätte nun versuchen müssen, auch vom sogenannten Schizoiden zum
Allgemeinen und Typischen zu kommen, und hat sich gewiß auch darum bemüht
— mit der fatalen Voraussetzung allerdings, das Schizoide immer komplex zu
betrachten und so immer allerhand mitzusehen sei, was an sich gewiß zu der
gerade betrachteten Persönlichkeit gehörte, was aber zu den „Radikalen" oder

zu dem „Radikal" des Schizoids nicht unbedingt in Beziehung stehen mußte. Man wollte wohl vom Schizoiden zum Typischen, aber man brachte es nicht fertig, den Blick vom Schizoiden fortzuwenden. Dabei waren natürlich die Bemühungen, das Schizoid aus den normalen Verhaltungsweisen zu erklären, wie es zu verschiedenen Malen EWALD[1] und zuletzt BOSTROEM[2] getan haben, vollkommen berechtigt: aber weiterführen konnten diese unterschiedlich negativ-kritisch eingestellten Erörterungen nicht. Das Schizoid ganz und gar wegzudisputieren war gewiß keine unlösbare Aufgabe; doch glaube ich nicht, daß daraus unserer Wissenschaft ein Vorteil hätte erwachsen können.

Man konnte sich bei aller Schwierigkeit, das Schizoid zu definieren, nirgends dem Eindruck entziehen, daß die betreffenden Persönlichkeiten nicht zu den „Anomalien der Stimmungslage" (LANGE) neigen, die bei den zykloiden Persönlichkeiten das Bild beherrschen. Darin schien eine Gegensätzlichkeit der Erscheinungsformen gegeben zu sein, die KRETSCHMER und HOFFMANN von vornherein herausgestellt hatten; nun wurden daraufhin vielfach Schizoide und Zykloide überhaupt als Gegensätze gehandhabt. Mußte man nicht fragen, ob nicht gewisse Voraussetzungen erst das Auftreten jener Stimmungsanomalien bei den Zykloiden möglich machten, Voraussetzungen, deren Fehlen bei anderen Typen im allgemeinen Stimmungsanomalien nicht würde zur Ausbildung kommen lassen? Dann konnte die weitere Frage nicht ausbleiben: ob jene Voraussetzungen sich lediglich auf dem Gebiet der Stimmungsschwankungen, das man der Theorie zuliebe gelegentlich mit dem Begriff des Temperaments identifiziert hat, auswirken würden. Wir finden diese Fragen zuerst bei LANGE angeschnitten, der glaubt, „daß dem Schizoid Anomalien nicht nur auf dem Gebiet der Affektivität, sondern in unserem ganzen seelischen Geschehen entsprechen, wenn vielleicht auch mitunter die klarsten Erscheinungen sich auf affektivem Gebiet zeigen". LANGE, der die eingehendste und positivste Kritik am Schizoid geübt hat, rührt meiner Ansicht nach an das Kernproblem, wenn er annimmt, „daß das Schizoid sich zu Gesunden und Psychopathischem gesellt und dieses in eigenartiger Weise umgestaltet, daß die Vielartigkeit der beschriebenen Typen nichts mit dem Wesen und dem Grad der schizoiden Eigenart zu tun hat, sondern mit den Persönlichkeiten, die betroffen worden sind".

Alle Versuche, vom psychopathischen Schizoiden her weiterzukommen, mußten darunter leiden, daß hier eben immer wieder Gesamtbilder von Persönlichkeiten als Repräsentanten des Schizoids faszinierend wirken und die erstrebten Aufklärungen immer wieder durch mitgeschleppte Voraussetzungen trüben konnten. Deshalb erscheint es angezeigt und notwendig, auch einmal fern von allen psychiatrischen Typen, gewissermaßen am anderen Ende anzufangen: nicht zu fragen, wohin verliert sich eine psychopathische Erscheinung, wenn man sie — isoliert — immer weiter verdünnt? sondern psychologische Grundeinstellungen herauszustellen und von diesen her den Weg nach der anderen Richtung, d. h. zur Persönlichkeit, schließlich auch zur irgendwie psychopathischen Persönlichkeit, zu verfolgen. Vor uferloser Abstraktion wird man bei diesem Bestreben dann geschützt sein, wenn die gesuchten psychologischen Grundeinstellungen auf klarem biologischen Grund stehend sich gewissermaßen als unmittelbare Auswirkungen letzter biologischer Tatbestände erweisen.

Die Persönlichkeitsbilder, mit denen wir arbeiten, haben wir auf ihre typische Besonderheit hin zu betrachten und zu prüfen; wir müssen dabei einigermaßen schematisch zu Werke gehen. Wir können bei dieser Einstellung nicht jedes Einzelindividuum in seiner gesamten psychophysischen Totalität erfassen; das aber ist es, was den Einzelfall über die Typisierung hinaus vielfach so unentwirrbar kompliziert: sein Eingehen als Totalität in jede winzigste Phase seines psychophysischen Seins[1]. Dadurch wird für unsere Betrachtung ohne Zweifel vielfach das Typische verborgen oder verwischt, so daß es oft genug die schwierigste Aufgabe sein wird, gerade das Typische herauszuholen. Es ist auch nicht zu übersehen, daß man bei der Betrachtung von Persönlichkeiten unter verschiedenen Gesichtspunkten verschiedenes Typisches sehen und herausholen kann. Exemplifizieren wir hier kurz noch einmal mit den zykloiden und schizoiden Typen. Die ersteren hat man unter besonderer Hervorkehrung ihrer Stimmungslage und ihrer Stimmungsschwankungen betrachtet; bei den letzteren hat man in erster Linie, aber nicht ausschließlich, charakterologische Absonderlichkeiten gesehen. Nun sind die an sich noch sehr komplexen zykloiden Typen den schizoiden unter Pointierung des Vorhandenseins bzw. Fehlens von Stimmungsanomalien gegenübergestellt worden: was berechtigte schließlich zu der darin enthaltenen Annahme, Stimmungsanomalen charakterliche Absonderlichkeiten und Sonderlingen Stimmungsanomalien abzusprechen[2]? Rein erfahrungsmäßig ist schon Kretschmer in seinen unübertroffenen Schilderungen den theoretischen Leitlinien seiner Typisierungen vielfach untreu gewesen; darauf hat Lange an dem Beispiel gewisser von Kretschmer beschriebener konstitutionell Depressiver hingewiesen.

Es ist auch nicht vollkommen logisch, die Zykloiden mit Stimmungsanomalien nach der Gesundheitsbreite hin so ohne weiteres in den aufgeschlossenen, gemütlich gut ansprechbaren Typen aufgehen zu lassen. Die normalen Vertreter zykloider Eigenart müßten, wenn die Theorie konsequent eingehalten werden soll, Menschen sein, bei denen das Stimmungsmäßige deutlich hervortritt[3]. Es bedeutet gewiß einen Fortschritt, wenn Bleuler mit anderen unterstreicht, daß seine Syntonen und Schizothymen keine Gegensätze seien, sondern daß es sich handle um „Eigentümlichkeiten sowohl auf dem Gebiet der intellektuellen Vorgänge wie auf dem der Affekte". Gewiß wird so plausibel, daß — tatsächlich oder scheinbar — die beiden Typen sich im gleichen Individuum mischen können. Damit ist aber das Problem deshalb verschoben, weil bei diesen beiden Typen ursprünglich doch etwas Gegensätzliches gedacht war, das sich von der aprioristischen Gegensetzung der zirkulären und der schizophrenen Psychosen herleitet. Darüber sollte man sich nicht wegtäuschen.

Weichen wir der Annahme des Vorhandenseins irgendeiner Gegensätzlichkeit zwischen Synton und Schizotym (Dyston) nicht aus, so wird uns die Einsicht in die mindestens größere Häufigkeit von Stimmungsanomalien beim Syntonen bzw. Zykloiden ebensowenig weiterhelfen als die größere Häufigkeit von „Verschrobenheiten" beim Schizothymen bzw. Schizoiden; denn diese Erscheinungen sind keine Gegensätze. Kann es aber nicht gelingen, abseits aller klinischen und klinisch-psychopathologischen Gruppierungen einen grundlegenden Gegensatz psychischer Verhaltungsweisen aufzuspüren, der sich dann vielleicht als Radikal in komplizierter aufgebauten Reaktionen und im Aufbau von Persönlichkeiten

---

[1] Auch bei der Herausarbeitung der „Reaktionen" läßt sich eine gewisse Schematisierung nicht umgehen, obwohl bei jedem einzelnen Reaktionsvorgang ganz sicher nicht ein bestimmter seelischer Mechanismus oder ein bestimmter körperlicher Apparat *isoliert* in Tätigkeit tritt, sondern — vielleicht über die Schaltung eines besonderen Mechanismus oder Apparats — der ganze Organismus sich ein- und umstellt.

[2] Es ist gewiß zweckmäßig, daß Bleuler an derselben Stelle hervorhebt, daß „die ‚Zyklothymen‘ ebensowenig wie die als ‚synton‘ bezeichneten Gesunden affektiven Schwankungen im Sinne einer Zyklothymie im bisherigen Sinne unterworfen zu sein brauchen."

[3] Muß man nicht daran denken, daß Stimmungsanomalien bei aufgeschlossenen Menschen lediglich deutlicher und reiner zur Manifestation gelangen als bei irgendwie absonderlichen, verschrobenen Menschen, bei denen eine depressive Schwankung etwa durch eine verschrobene Gereiztheit oder Scheu ganz verwischt oder verborgen werden kann; und umgekehrt: könnten nicht mancherlei Absonderlichkeiten auch bei Aufgeschlossenen durchaus vorhanden, in ihrer Auswirkung aber durch die „Syntonie" abgeschwächt und gemildert sein?

grundsätzlich wieder finden ließe? Das bedeutet einen anderen Weg, als die bisherige Schizoidforschung gegangen ist; er findet sich angedeutet in einer Bemerkung HOFFMANNS über die Bedeutung des antinomischen Charakteraufbaus für die schizoiden Typen.

Wir sind der Anschauung, daß die psychischen Grundeinstellungen, die hier brauchbar sind, in der *Ich- und Umwelteinstellung* gegeben sind und in den von uns als *Ich- und Umwelt-Typus* bezeichneten Typen ihre Vertreter haben. Wir haben uns bemüht, die Bedeutung der verschiedenen Form der Einstellung zum eigenen Ich für die Charakterologie besonderer Psychopathen-Typen, aber auch der Psychopathen überhaupt, auseinanderzusetzen. Wir haben außerdem versucht, zu zeigen, daß zwischen der Ich-Einstellung und gewissen psychopathischen Temperamentsveranlagungen deutlich positive Beziehungen bestehen, während bei anderen temperamentmäßigen Psychopathen die Ich-Einstellung an Bedeutung stark zurück und sogar ganz in den Hintergrund treten kann. Diese Tatbestände hat schon EWALD in allerdings übertriebener Weise beleuchtet, indem er die Ansicht vertrat, daß die Schizoiden KRETSCHMERS nichts anderes als Menschen mit ausgesprochenen „*Charakteren*" seien. Wir halten diese Behauptung ebensowenig für ganz zutreffend wie die Meinung HOFFMANNS, daß das Geheimnis der schizoiden Typen ausschließlich „ein antinomischer Charakteraufbau, und zwar mit starker Kontrastspannung der gegensätzlichen Anlagen in ganz bestimmter Form sei"[1].

Betrachten wir nun die Frage des Schizoids unterm Gesichtspunkt der Ich-Einstellung, so liegt es uns entschieden fern, die psychopathischen Ich-Typen mit den schizoiden Typen gleichzusetzen. Wir nehmen lediglich an, daß die beiden autistischen, die Ich-sucherischen und die Ambitendenten, wesentlich weniger — und sicher nicht grundsätzlich — die egozentrischen Psychopathentypen in enger Beziehung zu den sog. schizoiden Typen stehen[2]. Wir sollten vielleicht deutlicher sagen: die sog. Schizoiden sind charakterlich aktiv oder passiv autistisch oder Ich-sucherisch oder ambitendent, seltener egozentrisch eingestellt. Diese charakterlich psychopathischen Typen haben eine gewisse negative Affinität oder Korrelation zu den stimmungsmäßig gekennzeichneten Dysthymikern, zu denen die sog. Zykloiden gehören. So wenig wir es aber für angängig halten, die stimmungsmäßig gekennzeichneten Dysthymiker (Euphorische, Reizbare, Traurige, Poikilothyme) schlechtweg mit den Zykloiden zu identifizieren[3], so wenig erscheint es uns erlaubt, die erwähnten „Charakterpsychopathen" einfach mit den Schizoiden zusammenzuwerfen[4]. Zykloid und Schizoid sind klinisch-genealogische Begriffe und müssen das bleiben. Sie kommen her vom zirkulären und schizophrenen Formenkreis; es besteht kein Grund, ihre Herkunft zu verschleiern und sie aus dieser Verschleierung heraus zu „Ziehharmonikabegriffen" zu machen. Stimmungspsychopathen beziehen wir in den manisch-depressiven Formenkreis oder sogar in die pyknisch-zykloide Konstitution ein, wenn körperbauliche, klinische und hereditäre Anhaltspunkte das erlauben. Ebenso soll man hinsichtlich der Schizoiden vorgehen, so daß wir unter Hinweis auf alle vorhergegangenen Ausführungen, besonders auch über den Körperbau die schizoiden Psychopathen-

---

[1] HOFFMANN will die Antinomien keineswegs für das Schizoid reservieren, sondern betont, daß es auch nichtschizoide Antinomien gebe.

[2] Es ist bemerkenswert, daß GRUHLE, der dem Schizoid im ganzen ablehnend gegenübersteht, bei Untersuchungen der prämorbiden Verfassung Schizophrener ein gewisses Überwiegen der umweltfeindlichen Persönlichkeiten festgestellt hat.

[3] Vgl. die Ausführungen über die klinische Zugehörigkeit S. 348.

[4] Hier darf eine nicht unberechtigte Bemerkung WILDERMUTHS erwähnt werden: „Es hat sich einigermaßen die Praxis ausgebildet, sympathisch geschilderte Personen dem zykloiden, unsympathische dem schizoiden Kreis zuzuordnen."

typen zweckmäßig so definieren werden: *schizoide Psychopathen sind dystone psychopathische Persönlichkeiten von aktiv oder passiv autistischem oder Ich-sucherischem oder ambitendentem, seltener egozentrischem Charakter im schizo-phrenen Erbkreis mit konstitutioneller Disposition zu schizoider Reaktion*[1] *und zu schizophrener Erkrankung*[2] *und mit negativer Affinität zum pyknischen Körperbau*[3].

Aus dieser Definition ergibt sich eine recht weitgehende Übereinstimmung mit Kretschmers Intuition und Empirie. Offensichtlich wird diese Fassung auch der von Kretschmer wiederholt ausgesprochenen Notwendigkeit gerecht, die so-genannten schizoiden Typen weiter zu differenzieren. Je enger der *klinisch-genealogische* Begriff des Schizoids gefaßt würde, desto mehr wäre gerade den Versuchen zu differenzieren ein Riegel vorgeschoben. Unsere Ausführungen und unsere Definition geben eine klare bejahende Antwort auf die von uns aufgeworfene Frage, ob es zweckmäßig sei, den fraglichen Typen — sei es insgesamt, sei es zum Teil — die Bezeichnung Schizoid[4] zu geben; es ergibt sich aus ihr aber auch, daß nicht jede psychopathische Persönlichkeit, die mit Schizophrenie belastet ist, als schizoid angesprochen werden darf.

Die schizoiden psychopathischen Typen[5] sind *kompliziert aufgebaute Gesamt-erscheinungen*, deren strukturanalytische Betrachtung nicht zu schizoiden Einzeleigenschaften, sondern zu Einstellungen und Eigenschaften führt, deren Reichweite nicht auf die Schizoiden beschränkt ist. Es sind im Gesamtauf-bau der schizoiden Typen hinter oder unter den besonderen Ich-Einstellungen in erster Linie solche temperamentmäßige (nicht-zykloide!) Eigenschaften, die zu jenen bestimmte, von uns besprochene kausale Beziehungen haben. Die schizoide Eigenart der Typen wird aber vielfach verwischt und überdeckt durch den Zufluß „zykloider" Temperamentsfaktoren, von denen aus auch die starke Betonung der Ich-Einstellung Verschiebungen zur Umwelt-Einstellung hin erfährt. Das sind dann Legierungen im Sinne von Kretschmer. Wohl bei allen dystonen psychopathischen Typen kann man sagen: sie kommen

---

[1] Unter schizoiden Reaktionen verstehe ich psychische Reaktionen auf ganz beliebige Reize, die in ihrem Aufbau äußere, und, wie ich glaube, auch innere Verwandtschaft mit schizophrenen Syndromen zeigen.

[2] Ich muß es mir in diesem Rahmen versagen, den Weg von den charakterlichen Ein-stellungen in die psychotischen Haltungen und Umwandlungen des schizophrenen Autismus und Negativismus zu verfolgen.

[3] Auch bei größter Vorurteilslosigkeit wird man zugeben müssen, daß in Schizophrenie-familien schizoide Persönlichkeiten recht zahlreich sind und daß schizoide Verfassung in der prämorbiden Zeit der später schizophren Erkrankenden häufiger ist als nicht-schizoide Verfassung, daß ferner bei den prämorbid und bei den psychopathisch Schizoiden wie bei den Schizophrenen die nicht-pyknischen Körperbauformen — insbesondere die leptosomen bzw. asthenischen — in der Überzahl sind. Diese Zusammenhänge deuten auf eine biologische Affinität oder konstitutionelle Disposition der Leptosomen und Schizoiden zur schizophrenen Prozeßerkrankung hin, von der aus freilich nicht die ganze Problematik der Schizophrenen lösbar ist. Daß das Schizoide einen guten Teil der Pathoplastik in der schizophrenen Prozeß-erkrankung bestimmt, ist von mir früher wiederholt betont worden. Mit all diesen Bemer-kungen und Andeutungen will und kann nicht behauptet werden, daß alles, was schizoid und schizophren aussieht, tatsächlich auch schizoid und schizophren ist. Gerade dieser Über-treibung soll mit dem Versuch der Herausarbeitung der Grundeinstellungen, die *auch*, aber sicher nicht ausschließlich im Schizoiden vorhanden sind, entgegengetreten werden.

[4] Es sei hier daran erinnert, daß Persönlichkeiten von „schizoider" Eigenart auch in Huntingtonsippen gefunden worden sind (Wilmanns).

[5] Die schizoiden Psychopathen sind m. E. *qualitativ* verschieden von den schizophren Prozeßkranken. Gewiß werden leichte schizophrene Defektzustände sich gelegentlich nicht mit Sicherheit von schizoiden Psychopathien differenzieren lassen. Doch bin ich der Mei-nung, daß es übers Ziel hinausschießen hieße, alle schizoiden „Phänotypen" für schizophrene Defektzustände oder abortive Schizophrenien zu halten. Auf eingehendere differential-diagnostische Erörterungen darüber muß ich hier verzichten.

auch bei den Schizoiden vor; man darf aber nicht umgekehrt formulieren:
alle dystonen Psychopathen sind schizoide Psychopathen. Ob wir später
noch dahin kommen werden, die schizoiden Psychopathentypen noch schärfer
zu erfassen und auch einzelne dystone Psychopathentypen trotz ihrer Zugehörigkeit zur schizophreniebelasteten Familie vom Begriff der schizoiden
Psychopathie auszuschließen, muß gegenwärtig noch dahingestellt bleiben.

Ich verzichte darauf, in diesem Zusammenhang schizoide Einzelpersönlichkeiten zu schildern; solche werden in anderem Zusammenhang dargestellt werden.
Dann wird nach entsprechender strukturanalytischer Betrachtung des Einzel-
falles gesagt werden können: im Hinblick auf die Erörterungen über die Problematik des Schizoids kann hier die klinisch-genealogische Diagnose[1] schizoide
Psychopathie gestellt werden. Es ist mir darum zu tun, zu zeigen, daß es sich
hier um eine „Diagnose" handelt, die der Gesamtpersönlichkeit ebensowenig
gerecht zu werden vermag wie die Etikettierung mit „Schizophrenie" oder
„manisch-depressivem Irresein". So führt die Aufrollung des Problems der
schizoiden Psychopathen auf mancherlei Umwegen zu einer Legitimation der
strukturanalytischen Betrachtung der psychopathischen Persönlichkeiten.

3. Die kalten Autisten[2].

Die Angehörigen dieser Gruppe sind unter den Gesichtspunkten unserer
strukturanalytischen Betrachtung temperamentmäßig athymische, charakterlich autistische Typen, die von der Triebseite her entweder nach der Seite der
Triebstärke oder der Triebschwäche gekennzeichnet sind. Anders ausgedrückt:
die kalten Autisten sind von der *Triebseite* her *Triebschwache oder Triebkräftige*
(Triebstarke[3]), ihrem *Temperament* nach sind sie *stumpf oder gemütsarm bzw.
gemütlos*, ihr *charakterlicher Oberbau ist aktiv oder passiv autistisch*. Damit lassen
sie sich ohne weiteres in zwei Untergruppen[2] teilen:

1. die triebschwachen, passiven kalten Autisten,
2. die triebkräftigen, aktiven kalten Autisten.

Die Gesamtheit der *aktiven kalten Autisten* entspricht den antisozialen Psychopathen KRAEPELINS, den gemütlosen KURT SCHNEIDERS, den sog. moral insanes,
d. h. den Persönlichkeiten, „deren Veranlagung sie von vornherein in einen ent-
schiedenen Gegensatz zu den Anforderungen des Gemeinschaftslebens bringt"
(KRAEPELIN). Sie sind ausgezeichnet durch ihre gemütliche (SCHNEIDER) oder
sittliche (KRAEPELIN) Stumpfheit; H. W. MAIER hat von „mangelnder Gefühlsbetonung der moralischen Begriffe" gesprochen. Mit SCHNEIDER halten wir
intellektuelle Defekte bei ihnen nicht für irgendwie charakteristisch, wenn auch
zuzugeben ist, daß sich unter ihnen intellektuell Beschränkte und ausgesprochen
Debile finden und daß andererseits manche Imbezille gemütlich stumpf sind.
Nicht bestreitbar ist, daß einzelne kalte Autisten hoch begabt, in ganz seltenen
Fällen sogar einmal genial sind. Die gemütliche Stumpfheit oder „sittliche
Farbenblindheit" hat primär mit der Intelligenz nichts zu tun. Viele dieser
Typen haben verstandesmäßig auch über ethische Begriffe ein einwandfreies
Urteil; es ist deshalb, wie SCHNEIDER betont, falsch, von moralischem Schwach-

---

[1] Vielleicht wäre exakter zu sagen: psychopathologisch-genealogische Diagnose.
[2] Wir verwenden hier den Ausdruck „kalte Autisten" zum Unterschied von den nur
charakterologisch betrachteten aktiven und passiven Autistentypen. In dem Nebeneinander
der temperamentmäßigen (kalt) und charakterologischen (Autist) Kennzeichnung soll die
Komplexität der gemeinten Persönlichkeiten zum Ausdruck kommen; die triebliche Eigenart tritt dann bei der Besprechung und Benennung der beiden Untergruppen hinzu.
[3] Wir ziehen die Bezeichnung triebkräftig vor, um den Eindruck zu vermeiden, daß diesen
Typen ausschließlich eine absolut sehr hochgradige Triebstärke eigen sei.

sinn zu reden: „Moralisch schwachsinnig könnte man allerhöchstens jemand heißen, der nicht moralisch urteilen kann" (SCHNEIDER). Das ist bei diesen Typen nicht der Fall. Sie *wissen* in der Regel, was „recht und unrecht" ist, aber sie *fühlen* es nicht. Manche haben dafür eine klare verstandesmäßige Einsicht und können sogar ein gewisses Bedauern dafür offenbaren, daß ihnen sittliches und soziales Fühlen, daß ihnen gemütliche Wärme ganz oder so gut wie ganz fehlt. Es wäre aber gewiß unzutreffend, von solchen immerhin seltenen Beobachtungen aus die kalten Autisten als Entmutigte aufziehen zu wollen, die lediglich aus Minderwertigkeitsgefühl Machtstreben entwickeln.

Die Quelle der gemütlichen und sittlichen Stumpfheit ist im Temperament zu suchen. Die kalten Autisten sind entweder stumpf oder gemütsarm bzw. gemütlos. Diese Veranlagung macht es ihnen von Hause aus unmöglich, Kontakt mit ihrer Umwelt zu gewinnen und zu pflegen. Die Mitmenschen sind ihnen in hohem Maße, vielfach vollständig, gleichgültig. Damit hängt die Schamlosigkeit und das völlige Fehlen von Reue bei diesen Menschen zusammen. Diesem temperamentmäßigen Boden überbaut sich geradlinig der *aktiv-autistische Charakter bei Triebkräftigen und Triebstarken,* während *minder Triebkräftige, besonders aber triebschwache kalte Autisten ziemlich allgemein die passiv-autistische Charaktereinstellung,* allerdings gelegentlich mit unterschiedlichen aktiv-autistischen Einschlägen aufweisen. Die aktiven kalten Autisten sind in ihrem Persönlichkeitsaufbau verhältnismäßig unkompliziert; immerhin begegnet man auch bei ihnen dann und wann einer „asthenischen Achillesferse" in Gestalt von sensitiven Zügen. Bei den passiven kalten Autisten tritt dank den oft vorhandenen aktiv-autistischen Einschlägen manche Komplikation in der Form von ambitendenten Einstellungen mit überkompensatorischen Bildungen in Erscheinung; hier können dann auch ADLERsche Mechanismen eine gewisse, aber kaum einmal die ausschlaggebende Rolle spielen[1].

a) Triebschwache, passive kalte Autisten.

Diesen Typen ist außer ihrer Stumpfheit und Gemütsarmut, die sich bei ihnen oft nebeneinander finden, ein aus der Temperamentsveranlagung und aus der Triebschwäche herzuleitender Mangel an seelischer Regsamkeit eigen; sie sind stumpfsinnig und kalt. Auf sie trifft zu, was KRAEPELIN über seine Antisozialen sagt: „Auch wenn sie ganz gut auffassen, sind sie doch in der Regel geistig wenig regsam, denkfaul, haben kein ernstes Streben, keine weiterreichenden Interessen". Infolge ihrer Stumpfheit geraten sie mit Vorliebe in die *passive Asozialität* und stellen ein erhebliches Kontingent zum *Gewohnheitsverbrechertum* ab. Es hängt vielfach nur von den äußeren Umständen ab, ob sie im Rahmen des *sozialen Parasitentums* und der *kleinen Kriminalität* bleiben oder ob sie ins *gewohnheitsmäßige Schwerverbrechertum* gleiten, aus dem sie dann recht selten wieder herausfinden. Es liegt ihnen besonders gut, zu leben, ohne zu arbeiten (Bummler, Bettler, Landstreicher). Sie sind oft genußsüchtig (KRAEPELIN), allerdings stehen die von ihnen gesuchten Genüsse auf einer niederen Stufe; geistige Genüsse sind ihnen so gut wie fremd. Solche Psychopathen finden sehr häufig den Weg zum chronischen Alkoholismus und geben in diesem den Typus des *stumpfsinnigen, brutalen Säufers* ab, der schon aus Triebschwäche feig und zur Eifersucht neigend seine Frau mißhandelt und überhaupt gern den tatsächlich oder

---

[1] Hier und vorwegnehmend für die übrigen zur Besprechung gelangenden komplexen Psychopathentypen ist hinsichtlich des Persönlichkeitsaufbaus auf die Einzelausführungen über die dysthymischen, besonders über die athymischen und über die dystonen Typen zu verweisen. Es ist unmöglich, alles dort Gesagte jeweils ausführlich in diesen Zusammenhängen zu wiederholen.

vermeintlich Schwächeren zu brutalisieren versucht. Gewiß kann man den Hang zur Trunksucht hier auch einmal als Überkompensation auffassen und sich vorstellen, daß solche triebschwachen, stumpfsinnigen Trinker sich durch den Alkohol in ein Kraftgefühl hineintrinken, das ihnen im nüchternen Zustand versagt ist und gerade deshalb besonders erstrebenswert erscheint. Daß manche Tierschinderei und viele Roheitshandlungen eine verwandte Entstehungsgeschichte haben, sei angedeutet.

Diese stumpfen Kalten können sich selbst überlassen dank ihrer „Wurstigkeit" und Inaktivität ganz oder doch verhältnismäßig ungefährlich sein; wenn sie aber einmal — sei es durch Alkohol, sei es durch besondere Umstände — „aufgepulvert" sind, kann ihre *Roheit* sich in grausamster Weise entladen; als Teilnehmer an Verbrechen, als Mitläufer bei Umsturzbewegungen — im „Blutrausch" — können sie zu den allergefährlichsten kriminellen Erscheinungen gehören, die, einmal entfesselt, kaum wieder zu bremsen sind. Auch *grausame Sexualverbrechen* werden von derartigen Psychopathen begangen; obwohl sie an sich triebschwach sind, können sie sich — besonders im Rausch — in eine rücksichtslose, viehische Brunst hineinsteigern. Geschlechtsgier und Triebstärke stehen ja keineswegs in einem gradmäßig ganz eindeutigen Verhältnis zueinander.

Einzelne kalte Stumpfe sind ungeachtet ihrer Triebschwäche dauernd lüstern und befriedigen ihre Lüsternheit gern durch sexuelle Surrogathandlungen an Kindern; ich glaube, daß auch sodomitische Handlungen vornehmlich von Angehörigen dieser Gruppe, die allerdings nebenher oft schwachsinnig sein dürften, begangen werden.

Nicht zu den Seltenheiten gehört bei den stumpfen Kalten die Einstellung des *Trotzes*[1]. Sie sagen nein, lehnen ab, ziehen sich zurück in Situationen, in denen es eigentlich in ihrem Interesse läge, mitzutun. Bei einzelnen trifft man ein ausgesprochen *negativistisches Verhalten*: sie tun gerade das Gegenteil dessen, was von ihnen verlangt wird, gleichsam um zu demonstrieren, wie stark sie sind, wie völlig frei es ihnen steht, zu tun, was sie wollen. Manchmal genügt es ihnen, mit ihrer negativistischen Trotzhaltung ihre Umgebung erschreckt, auf sie „Eindruck gemacht" zu haben; dann geben sie nachträglich, oft zu spät, mit gnädiger Herablassung deren Wünschen nach. Gar nicht so wenige *Haustyrannen*, bei denen alles „nach ihrem Kopf gehen" muß, die ihrer Frau und ihren Kindern grundsätzlich den kleinsten Wunsch abschlagen, die toben können, weil die Suppe eine Minute zu spät auf den Tisch kommt oder weil das Brotmesser nicht am üblichen Platz liegt, sind nichts anderes als stumpfe kalte Psychopathen mit einem Einschlag von Erregbarkeit oder Reizbarkeit[2]. Sie gehören zu den vielgerühmten „besten Menschen", solange man nichts mit ihnen zu tun und zu teilen hat. Sie sind ohne jedes Gefühl für die Bedürfnisse, besonders für die Gemütsbedürfnisse, ihrer engeren und weiteren Umgebung; sie sind aber imstande, in hilflos-sentimentalem Flennen zusammenzubrechen, wenn einmal ein Stärkerer sie zwingt oder gar wenn sie fürchten, ihr liebes Ich einer Gefahr aussetzen zu müssen. Einschlägige Persönlichkeiten hat KRETSCHMER unter seinen Schizoiden beschrieben.

Nicht zu verkennen ist, daß manche dieser stumpfen Kalten nicht allein *selbstunsicher* sind, was sich ja aus der erwähnten Neigung zur Überkompensation schon ergibt, sondern auch *sensitive Züge* haben, die sie dann und wann unter sich selber und mehr noch unter ihrer Umgebung leiden lassen. Unter ihnen kann

---

[1] Für diese Typen, aber nicht allein für sie, gilt die Bemerkung ISEMANNS, daß der Trotz der Schrittmacher der Kriminalität sein könne.

[2] Vielleicht spielen dabei auch einmal Drangzustände eine gewisse Rolle, die sich aus der Schwäche und Undifferenziertheit des Trieblebens dieser Menschen erklären lassen könnten.

man gemütsarme Persönlichkeiten finden, die gleichsam isoliert ein Stückchen Gefühlswärme in sich tragen und dieses an einzelne Menschen (an eine Frau, an Kinder[1], an einen Freund, an einen als ihren Herrn anerkannten Menschen), ab und zu auch an Tiere oder an Dinge und Orte (Besitzerfreude, Heimatgefühl) abzugeben vermögen und so wenigstens eine *partielle Kontaktfähigkeit* bekunden.

Ich gebe kurz einen hierher gehörenden Fall wieder:

Therese Am., geb. 1894, mit Schizophrenie, Psychopathie und Schwachsinn belastet[2]. Spuria. Ledige Ladnerin.

In der Jugend verlogen und faul, stahl sie früh, wozu sie von der Mutter angehalten wurde. Sie wuchs in verwahrlostem Milieu auf und war vorübergehend in Zwangserziehung. Sie trat schon früh als gewerbsmäßige Taschendiebin in verschiedenen deutschen Großstädten auf. Sie ist wiederholt bestraft und mehrfach nach § 51 exkulpiert worden. Sie ist triebschwach, hat lesbische Züge und liebt Obszönitäten. Gemütsarm und von ausgesprochen feindseliger Einstellung gegen die Gesellschaft, zeigt sie große Anhänglichkeit an ihre Familie. Sie ist kokett, raffiniert, schlau, erregbar. Sie ist klein und schwächlich gebaut.

Strukturanalyse:

Körperbau: asthenisch.

Triebleben: triebschwach, homosexueller Einschlag.

Temperament: erregbar, gemütsarm.

Charakter: vorwiegend passiv-autistisch.

Sozial: antisoziale Gewohnheitsverbrecherin.

Klinisch-genealogische Diagnose: Schizoide Psychopathin.

Eine etwas differenziertere Variante des triebschwachen kalten Autistentyps ist

die 35jährige Erna G. Sie ist immer erregbar und ungeduldig gewesen; eine „problematische Natur", hat sie stets viel gegrübelt und nie Freude am Leben gehabt. Auffallend groß, muskulös, starkknochig, mit Kinnbartanflug, im ganzen von stark virilem Einschlag hat sie früher viel Sport getrieben, ihr Universitätsstudium beendet, aber vor Ausübung ihres Berufs geheiratet. Oft, besonders während ihrer zwei Schwangerschaften, war sie von Luesangst gequält; ihr Vater litt an Tabes. Sie ist triebschwach und triebunsicher und macht ihrem Ehemann das Leben sehr schwer. Sie leidet unter den etwas beschränkten wirtschaftlichen Verhältnissen und entbehrt die geistige Tätigkeit. In der Klinik sahen wir sie nach einem Selbstmordversuch. Sie gibt sich bewußt männlich, unterstreicht das Intellektuelle (Überkompensation), ist hart und kalt in ihrem Urteil. Sie ist gemütlich ausgesprochen kalt; zu ihren Kindern hat sie keine innerlichen Beziehungen, sie spricht lieblos von ihnen („Misopädie"). In ihrer charakterlichen Einstellung ist sie vorwiegend passiv autistisch, doch sind egozentrische und ambitendente Einschläge vorhanden.

Strukturanalyse:

Körperbau: intersexuell;

Triebleben: triebschwach und triebunsicher;

Temperament: erregbar, gemütsarm, phobische Züge,

Charakter: vorwiegend passiv-autistisch.

Pubertät und Organminderwertigkeit spielen bei folgendem Fall eines triebschwachen kalten Autisten mit:

Der 20jährige Kaufmann Dietrich Ro. ist der Sohn eines energischen, nervösen und reizbaren Vaters und einer erregbaren, reizbaren, kühlen, „hysterischen" Mutter, die im Klimakterium depressiv war. Seine Schwester hat aus nichtigem Anlaß einen Selbstmordversuch gemacht. Er war ein schwächliches Kind, litt an nervösem Asthma, wurde gepäppelt und war fast ständig kränklich (Ernährungsstörungen). Er ist ausgesprochen asthenisch, der Brustkorb ist schief, die rechte Schulter steht vor; das Gesicht ist schmal und asymmetrisch; es besteht Myopie. Ro. ist Nägelkauer. Im Gymnasium blieb er sitzen. Er war immer faul,

---

[1] Nicht selten findet man bei den stumpfen kalten Autisten eine vollkommene Fremdheit und Gleichgültigkeit gegen die eigenen Kinder, die bei Frauen besonders auffällig wird (Misopädie).

[2] Der Fall ist mit Familientafel in meiner Arbeit Schizoid und Schizophrenie im Erbgang veröffentlicht (S. 36—37).

verlor gleich das Interesse. Seit der Pubertät ist er fahrig, oberflächlich, leichtsinnig, lügen-haft, vergnügungssüchtig. Er lernte als Kaufmann, trieb sich herum, war gleichgültig, bla-siert, bestahl den Vater, verreiste und machte, als er kein Geld mehr hatte, einen Selbst-mordversuch. In der Klinik war er faul und fad, eitel und überheblich, kühl und affektlos, trotzig. Er sei immer für sich gewesen, für ihn sei alles reiz- und interesselos. Er habe starke Neigung zum weiblichen Geschlecht, aber nicht geschlechtlich, nur zur Unterhaltung; nach Sexualverkehr habe er kein Verlangen, habe auch keine Freude daran. Er meine immer, jeder sehe ihm seine schiefe Schulter an.

Strukturanalyse:

Körperbau: asthenisch, erhebliche Organminderwertigkeit.

Triebleben: triebschwach, verlängerte Pubertät.

Temperament: kühl, sensitiver Einschlag.

Charakter: passiv-autistisch mit Ambitendenz, ausgesprochener Organminder-wertigkeitskomplex.

b) Triebkräftige, aktive kalte Autisten.

Bei den eben beschriebenen Typen ist gelegentlich eine gewisse Aktivität die Kehr-seite der Medaille. Die aktiven kalten Autisten sind *alle aktiv*; nur ausnahmsweise finden sich bei ihnen *passive (asthenische) Einschläge* und *sensitive Züge*. Während jene vom sozialen Gesichtspunkt aus mit recht wenigen Ausnahmen Schädlinge und Störer sind oder doch als solche wirken, finden sich unter den aktiven kalten Autisten ohne Zweifel auch Persönlichkeiten, die, wenn bzw. soweit sich ihre Aktivität nicht ins Antisoziale auswirkt, für die Gemeinschaft Wertvolles leisten, so sehr auch selbst unter diesen Umständen in der Regel ihre engere, meistens auch ihre weitere Umgebung unter ihnen leiden kann.

Diese Typen sind *vorwiegend triebkräftige, auch triebstarke Gemütsarme oder Gemütlose von charakterlich unverkennbar aktiv-autistischer Einstellung*. Sie haben im allgemeinen eine recht erhebliche Regsamkeit und Beweglichkeit, sind ge-legentlich regelrecht als Tachythyme anzusprechen, ganz vereinzelt kommen wohl auch einmal „eiskalte Hypomanische", d. h. aktiv-autistische Euphorische vor. Ihre Aktivität und Beweglichkeit auf der einen, ihre Gemütskälte oder Gemüt-losigkeit auf der anderen Seite bringen sie in die für sie charakteristische Stellung gegenüber der Umwelt, die in den Ausführungen über die aktiv-autistischen Dystonen schon ausführlich geschildert worden ist. Dort ist ausgeführt worden, daß die aktiven Autisten mit der Umwelt auf Kriegsfuß leben: mit dieser Ein-stellung ist die aktive Gesellschaftsfeindlichkeit gekennzeichnet, vermöge deren die weitaus größte Anzahl dieser Menschen den Stempel des Verbrecherischen tragen: das sind dann, soweit ihre Kriminalität manifest wird, die *Kerntruppen des Berufsverbrechertums* (HEINDL); es sind weiterhin die *rücksichtslosen Naturen*, die „über Leichen gehen" um ihres eigenen Vorteils willen, d. h. in der Verfolgung ihrer ganz autistischen Ziele, es sind ferner *unbeugsame, tyrannische Persönlich-keiten*, die öfters in kleinerem Kreise unbeirrbar nach ihren eigenen Gesetzen leben und ihre Umgebung unter sich zwingen, seltener als echte *gewaltige Führer-naturen* (Cesare Borgia), unbeschwert von eigenen Gemütsregungen und unbeirrt durch die Gemütsbedürfnisse der anderen, Zielen zustreben, die für die Gemein-schaft bedeutungsvoll sein können. Immerhin finden sich auch bei solchen ge-legentlich schlechtweg genialen Persönlichkeiten heterogene temperamentmäßige Einschläge, insbesondere sensitiver Art, die ihnen dann zu der Möglichkeit eines Verständnisses für Andersgeartete und damit zu einer oft erstaunlichen Geschick-lichkeit in der psychologischen Würdigung und Behandlung der von ihnen ge-führten Einzelpersönlichkeiten und Massen verhelfen. Auch Züge eines allerdings einigermaßen kühlen Humors — euphorische Temperamentseinschläge — kann man bei solchen Führermenschen finden.

Auch abgesehen davon, daß nicht jede führende Persönlichkeit ein wirklicher Führer ist, läßt sich nicht behaupten, daß alle Bahnbrecher und großen Führer aktive kalte Autisten seien. Wohl aber wird kaum übersehen werden können, daß Menschen mit ausgesprochener Eignung zum Führer weder allzu weich noch allzu warmherzig sind, sondern mindestens sehr deutliche Züge von gemütlicher Härte und Kühle zeigen. Wenn ein höher gestecktes Ziel erreicht werden soll, muß auch der Mut vorhanden sein, über kleinere Ziele und über diejenigen, die kleineren Zielen zustreben, hinwegzuschreiten; in solchem Mut muß aber nicht allein Aktivität, sondern auch ein Stück Mitleidlosigkeit enthalten sein.

Diesen Mut mit seiner aktiven Mitleidlosigkeit treffen wir nun auch in hervorragendem Maße bei den Berufsverbrechern, bei den *Antisozialen* oder *Gesellschaftsfeinden* im engsten Sinn, die man mit Vorliebe auch moral insanes genannt hat: bei den berufsmäßigen Eigentums- und Kapitalverbrechern größeren Stils, die lebenslang gegen die Gesellschaft zu Felde ziehen, die aus temperamentmäßig bedingtem Unvermögen sich den Forderungen der Gemeinschaft nicht fügen und oft unter Aufbietung von viel Geschick und Raffinement ihre dunklen Wege gehen. Daß sie vielfach nicht besonders intelligent sind, ist oft betont worden. HEINDL hat darauf hingewiesen, daß viele Berufsverbrecher Spezialisten sind[1] und daß die Ausführung eines Schwerverbrechens dem kundigen Kriminalisten nicht selten ohne weiteres die „Handschrift" des Täters verrät; der Autor schließt daraus sicher zu Recht auf eine gewisse geistige Trägheit bei vielen dieser kriminellen Spezialisten.

Die Berufsverbrecher, um die es sich hier handelt, entsprechen wohl den aktiven Gemütlosen GAUPPS. Sie stellen den *eigentlichen Typus des verbrecherischen Menschen* dar, des „delinquente nato" — allerdings in etwas anderem Sinne als in dem der LOMBROSOschen Lehre, die im geborenen Verbrecher eine atavistische, körperlich stigmatisierte Abart des Menschengeschlechts erfaßt zu haben glaubte.

Es sei hier eine kurze Abschweifung gestattet. Daß der verbrecherische Mensch mit dem rechtsbrechenden Menschen nicht identisch ist, bedarf wohl keiner Begründung. Viele Rechtsbrecher zeigen in ihrem Werdegang und in ihrer Beeinflußbarkeit „zum Guten und zum Bösen" eine deutliche tiefgreifende Abhängigkeit vom Milieu: sie sind nicht so sehr durch die oder durch eine besondere Eigenart der Persönlichkeit gekennzeichnet als vielmehr durch ihre rechtswidrigen Handlungen, die freilich nicht unabhängig von der Eigenart der Persönlichkeit begangen werden. Umgekehrt steht der verbrecherische Mensch im eigentlichen Sinn jenseits aller Milieueinflüsse und ist durch seine „verbrecherische Gesinnung" — d. i. seinen kalten aktiven Autismus — auch dann charakterisiert, wenn seine Handlungen den Rechtsnormen der Gesellschaft nicht zuwiderlaufen; seine charakteristische Gesinnung wird oft genug auch deutlich, wenn er nach außen ganz sozial lebt, wenn er sich darauf beschränkt, seine Mitmenschen zu quälen oder zweifelhafte Geschäfte zu betreiben, die gesetzlich nicht faßbar sind (Kriminaloide v. HENTIGS). Dabei ist freilich noch anzumerken, daß eine Handlung wohl verbrecherisch sein kann, auch wenn sie vom geltenden Gesetz nicht mit Strafe bedroht ist.

Vom Typus des verbrecherischen Menschen gibt es manche kümmerliche Ausläufer — Saboteure, Tierquäler, Menschenschinder —, die vorwiegend noch zu den aktiven kalten Autisten gehören mögen, zum Teil aber schon zu den stumpfen Autisten hinüberspielen.

---

[1] Auch KRAEPELIN spricht bei seinen Gesellschaftsfeinden von „verbrecherischen Spezialitäten".

Erwähnt werden muß für die Prognose der kalten aktiven Autisten ihre in der Regel schon früh auffallende *Unerziehbarkeit*, die im Fehlen jeder gemütlichen Resonanz begründet und durch „Vernunftgründe" ganz unbeeinflußbar ist.

Von einem Sozialwerden kann man beim Berufsverbrecher gewiß nicht sprechen[1]. Da jedoch die Aktivität dieser Persönlichkeiten in ihrer Triebstärke verwurzelt ist, kann man dann und wann mit der physiologischen Rückbildung des Trieblebens auch eine *Abnahme ihrer kriminellen Energie* beobachten, ohne daß aber die typische Grundeinstellung der Persönlichkeit sich ändern würde. Es gibt aber auch Berufsverbrecher, die nach jahrzehntelangen Freiheitsstrafen unvermindert kriminell sind; freilich wird man nicht verkennen dürfen, daß dabei soziale Faktoren und die nach vielen Niederlagen begreiflicherweise gesteigerte Feindseligkeit gegen die Gemeinschaft mit am Werke sind.

Beispiele.

Der Hilfsarbeiter Josef Apf. kam mit 17 Jahren in die klinische Beobachtung. Der Vater war zähzornig und roh, in seiner ersten Ehe hat er einmal auf sein Kind geschossen. Die Mutter war zu nachsichtig; die Erziehung ließ sehr zu wünschen übrig. Apf. hatte bis zum 12. Jahr Bettnässen. Schon in der Schule fiel seine ethische Stumpfheit auf; bei durchschnittlicher Intelligenz zeigte er völligen Mangel an Interesse und Streben, war träge und gleichgültig gegen Lob und Tadel, verlogen und ohne Ausdauer. Er wechselte oft den Arbeitsplatz und war vielfach arbeitslos. Zur Befriedigung seiner Gelüste, besonders seiner Naschhaftigkeit, bestahl er die Mutter skrupellos. Für Kino, Kriminalgeschichten und Waffen hatte er Interesse. Er zeigte lebhaften Drang nach Unabhängigkeit. Er ging mit der Absicht um, Kinoschauspieler zu werden und spielte mit dem Gedanken, den Vater, der damit nicht einverstanden war, zu beseitigen. Eines Abends von der Mutter zur Rede gestellt, weil er arbeitslos ins Kino gegangen war, schoß er sie nach dem gemeinsamen Abendessen nieder. Nach ein paar Stunden setzte er sich mit dem heimkehrenden Vater zum Bier, schoß ihn an und stach ihn dann nieder. Drei Wochen hauste er mit den Leichen in der elterlichen Wohnung, bummelte und verbrauchte das vorgefundene und geborgtes Geld. Während der Beobachtung war er zeitweise etwas vertreten, im ganzen aber gleichgültig, lediglich hinsichtlich der Mutter schien einmal eine Art Reue aufzutauchen. Vorübergehend psychogenes Schluchzen und Gehemmtheit, hysterische Anfälle und Verdrängungsversuche. Gelegentlich einer Bezichtigung wegen Diebstahls geriet er in leichte zornige Erregung. Außer etwas plumpen Gesichtszügen war körperlich nichts Auffälliges zu erheben. Auch die Mitteilungen aus der Strafanstalt, in der Apf. sich seit 8 Jahren befindet (er ist jetzt 25 Jahre alt), lassen erkennen, daß es sich um einen gemütsstumpfen, gleichgültigen Menschen handelt, der nicht ohne Erregbarkeit ist und zur Selbstüberhebung neigt. „Reue über seine Straftat verspürt er scheinbar wenig oder gar nicht."

Strukturanalyse:

Körperbau: plumpes Gesicht (dyplastischer Einschlag?).

Triebleben: Triebkräftiger Pubeszent.

Temperament: gemütlos, Einschlag von Erregbarkeit.

Charakter: aktiv-autistisch.

Sozial: Verbrechertyp („Gesellschaftsfeind").

Die 30jährige Bäuerin Anna Schwa. ist die Tochter eines ernsten verschlossenen Vaters und einer schizophrenen Mutter; ein Onkel mütterlicherseits war auch schizophren; ihre einzige Schwester ist verzagt und ungesellig. Die Schwa. ist von leptosomem Körperbau. Intellektuell ist sie mäßig begabt. Sie war immer gefühlskalt und hartherzig, trotzig und starrsinnig, skrupellos, heuchlerisch und scheinheilig, dabei eitel und leicht beleidigt. In sexueller Hinsicht zeigte sie sich früh sehr begehrlich. Verhältnismäßig jung verheiratet, tyrannisierte sie den Mann, der sie angeblich schlecht behandelte und geschlechtlich nicht befriedigte. Sie begann ein Verhältnis mit einem jungen Burschen und brachte diesen dazu, ihren Mann, den sie ihm wie ein Stück Wild vor die Flinte trieb, abzuschießen. In der Untersuchungshaft zeigte sie puerilistisches und pseudodementes Verhalten.

Strukturanalyse:

Körperbau: leptosom.

---

[1] KRONFELDS Fall war ein „schwerer *Gewohnheits*verbrecher, der wieder sozial wurde", eine im wesentlichen hysterisch-phantastische Persönlichkeit.

Triebleben: triebkräftig.
Temperament: gemütskalt sensitiver Einschlag.
Charakter: vorwiegend aktiv-autistisch.
Klinisch-genealogische Diagnose: Schizoide Psychopathin.

4. Die anankastischen Psychopathen[1].

Sämtliche *Zwangsgestaltungen* haben nach KRONFELD die Gemeinsamkeit, daß sie *im Augenblick ihres Auftretens „nicht als zum eigenen Ich gehörig" erlebt* werden. „Das Ich bejaht sie nicht, es stimmt ihnen nicht zu. Es wehrt sich gegen sie. Diese Abwehr wird erlebt und wird — gleichviel ob sie gelingt oder nicht — als eine ohnmächtige erlebt." KRONFELD setzt einleuchtend auseinander, daß die anderen Kriterien der Zwangsvorgänge entweder nicht zutreffend oder nicht ausreichend sind, d. h. nur Gruppen von Zwangserscheinungen erfassen. Insbesondere sieht er im Vorhandensein der verstandesmäßigen Kritik kein echtes Kennzeichen der Zwangserscheinung; auch das Dominieren im Bewußtseinsinhalt ist nicht an sich, sondern durch die Art der Dominanz als eine vom Ich nicht gewollte, kennzeichnend für den psychischen Zwang. Die erhaltene Kritik, die Dominanz und schließlich die „unzureichende Gefühlsbetonung", mit der die Zwangserscheinungen sich ins Bewußtsein eindrängen hält KRONFELD für sekundäre Erscheinungen, die sich aus dem „Erleben des Gezwungenseins" ableiten lassen.

Wir können in unserem Zusammenhang auf eine Aufzählung und Schilderung der zahlreichen Formen der psychischen Zwangserscheinungen verzichten; FRIEDMANN, KRAEPELIN, LÖWENFELD, zuletzt KRONFELD haben eingehende Gruppierungen und Darstellungen dieser Erscheinungen im einzelnen gegeben. Für uns handelt es sich um die Frage, ob und wieweit es möglich ist, psychopathische Zwangspersönlichkeiten, anankastische Psychopathen (KURT SCHNEIDER), herauszuheben. Diese Frage wird sich uns folgendermaßen gliedern: bringen bestimmte psychopathische Typen in ihrer *kausalen Struktur* charakteristische Voraussetzungen oder Bereitschaften für psychische Zwangserscheinungen mit und gibt es in der *charakterlichen Steuerung* solcher Persönlichkeiten typische Formen des finalen Einbaus der Zwangserscheinungen in das Gesamt der Persönlichkeit?

Es ist vorwegzunehmen, daß seelischer Zwang einerseits fließend in die psychische Norm übergeht; darauf hat in letzter Zeit besonders LANGE wieder hingewiesen[2]; es entspricht den Auffassungen KRONFELDS vom erlebnismäßigen Kriterium des Zwanghaften, wenn LANGE schreibt: „Das jedem Gesunden wenigstens in Andeutungen bekannte Erlebnis des Zwanges, das Überwältigtwerden wider Willen und besseres Wissen durch Vorstellungen, Gedanken und Gedankenrichtungen, die sonst unserem Wollen gehorchen, ist es, was die Zwangsvorgänge von allem anderen Geschehen abhebt." In der Ermüdung, in einer peinlichen Erinnerung, im Erleben des Zweifels, im Gefühl ängstlicher Unsicherheit, besonders im Gefühl der ängstlichen Unsicherheit im Hinblick auf eine übernommene oder zu übernehmende Verantwortung, drängen sich uns bald mit deutlicherem, bald mit weniger deutlichem Zwangscharakter besondere Inhalte wieder und

---

[1] Ich übernehme den Ausdruck von K. SCHNEIDER bzw. von DONATH, weil er sich durch seine Handlichkeit und durch die Verwendungsmöglichkeit als Adjektivum empfiehlt. Ich verwende aber auch den Ausdruck Zwangspsychopathen. Von Zwangsneurotikern und Zwangsneurose spreche ich nur ausnahmsweise; meine Auffassung des Begriffs Neurose habe ich auf S. 368 auseinandergesetzt.

[2] Auf das Vorkommen von Zwangserscheinungen beim gesunden Kind und auf „entsprechende Beobachtungen bei Naturvölkern" hat KRAEPELIN aufmerksam gemacht.

wieder auf[1]. Es ist — zusammengefaßt — *eine aus biologischen[2] oder* (und)
*psychologischen Gründen entstehende bzw. entstandene Unsicherheit unseres Ichs
einer bestehenden oder zu erwartenden Situation gegenüber,* die Zwangserscheinungen in uns auftauchen läßt. Die bewußte oder unbewußte Einstellung, mit einer
Situation nicht fertig werden zu können macht diesen Bildungen den Weg frei.

Haben wir es hier auch lediglich mit psychischen Zwangserscheinungen zu tun,
so werden wir doch nicht vergessen, daß vom psychischen Zwang bis zu den organisch bedingten Erscheinungen, die vom Ich als Zwang erlebt werden, eine Reihe
gebildet werden kann. Wie der organische Zwang von unten her in die „Dynamik"
der Persönlichkeit eingreift und über diese eine unterschiedliche Repräsentanz
im Erleben gewinnt, so spielt sich der psychische Zwang keineswegs allein in den
oberen Schichten der Persönlichkeit ab sondern hat engste genetische Beziehungen zu der „leibnahen, dynamischen Schicht" (Bürger), d. h. in unserem Sinn:
zur Triebschicht. Schon diese Überlegungen lassen vermuten, daß wir kausale
Faktoren des Zwangs bei anankastischen Psychopathen in der Triebschicht zu
suchen haben werden. Das ist auch ohne Zweifel der Fall. In Betracht kommen
Triebschwäche, Triebunsicherheit und bei relativer oder absoluter Triebstärke
die mehr oder weniger ausgeprägte Ablehnung des Triebanspruchs durch die
Persönlichkeit (Triebverzicht Freuds). Die *Triebbesonderheit*[3] an sich ist aber
gleichsam nur der Türöffner für das Wirksamwerden bzw. für das Beharren der
einmal aufgetauchten Zwangsgestaltungen; erst aus dem Zusammenarbeiten der
Triebbesonderheit mit gewissen temperamentmäßigen Faktoren wird der kausale
Boden für die Zwangserscheinungen bereitet. Diese *temperamentmäßigen Faktoren* sind dysphorische (ängstliche[4], traurige, auch mißmutige Dysphoriker) und
sensitive. Man kann wohl sagen, daß ohne dysphorisch-sensitive Temperaments-

---

[1] Hier sind Persönlichkeiten zu erwähnen, die übertrieben reinlich und peinlich sind
(pedantisch), die sich nicht genug waschen können, die jede Arbeit aufs gewissenhafteste
erledigen (Notizbuch-Menschen), bis in alle Einzelheiten nachkontrollieren (Korrekturen-
lesen) und immer noch glauben, der Sauberkeit und Genauigkeit nicht Genüge getan zu
haben. Sie mögen zum Teil noch Ausläufer aus der Gesundheitsbreite darstellen, zum Teil
sind sie „verkappte", zum Teil aber auch — bei näherem Zusehen — manifeste anankastische
Psychopathen. Vielleicht gehört hierher auch der von Schultz beschriebene sog. perseveratorische Psychopathentyp. Daß die, wie auseinanderzusetzen sein wird, mit der Selbstunsicherheit zusammenhängende Genauigkeit der Anankasten sich oft in Ordnungsliebe
und Pedanterie, in Sparsamkeit und Geiz kundgibt, ist eine Erfahrungstatsache. Ebenso
steht fest, daß die anankastische Pedanterie sich nicht ungern an die Verrichtungen des Ver-
dauungstraktus knüpft. Diese beiden Tatsachen sind von der Freudschen Schule in feste
Korrelation gebracht worden; die Psychoanalytiker sprechen geradezu vom analen Charakter
des Zwangsneurotikers, der durch Geiz, Ordnungsliebe, Pedanterie, Mißtrauen und Trotz
gekennzeichnet sein soll. Es liegt mir fern, solche Beziehungen zu leugnen, doch muß ich
bestreiten, daß man das Zwangsproblem in dieser Weise ganz und gar auf die Analzone zentrieren kann. Trotz der infantilen Züge in seiner Psychosexualität ist m. E. nicht jeder
Zwangspsychopath „Analerotiker" und läßt sich nicht jeder „analerotische Komplex" in
der Richtung auf eine Zwangserscheinung verfolgen.

[2] Zwangserscheinungen machen sich nicht selten während der Menstruation stärker
bemerkbar. Auch im Klimakterium werden Exazerbationen beobachtet.

[3] Auf deren körperliche Unterlagen braucht hier nicht nochmals eingegangen zu werden.
Es sei lediglich bemerkt, daß die asthenische Körperverfassung bei den Anankasten doch recht
häufig ist und daß sich aus ihr vielfach nervöse Allgemeinerscheinungen ergeben. Von dieser
Seite her mag eine Bemerkung Bumkes berechtigt erscheinen: „Die Mehrzahl der Zwangskranken ist ein besonderer Typus der konstitutionellen Nervosität."

[4] Die Bedeutung der Angst für die Entstehung von Zwangserscheinungen ist insbesondere
von Kraepelin betont worden. Er hat die symptomatischen Zwangserscheinungen bei
Zirkulären, Schizophrenen und Hysterischen auf die in der gemütlichen Störung gegebene
Ängstlichkeit bezogen; bei der „Zwangsneurose" hat er die Ängstlichkeit als „dauernde
persönliche Eigenschaft" angesehen. Kraepelin hat sich vorgestellt, daß diese Ängstlichkeit die Ausbildung des Willens beeinträchtige und daß infolgedessen den Zwangspsychopathen das „Ausweichen und Nachgeben, auch gegenüber den eigenen Beängstigungen am

einschläge[1] Zwangsbildungen die über die Gesundheitsbreite hinausgehen nicht
zur Wirkung, geschweige denn zur Persistenz gelangen[2]. Da weder die Trieblage
noch die temperamentmäßige Verfassung bei den psychopathischen Persönlichkeiten überhaupt und bei anankastischen im besonderen dauernd gleich bleiben
oder allgemeiner gesagt: vom Anfang bis zum Ende das gleiche Vorzeichen besitzen muß, wird es auf dem Boden der vorgetragenen Anschauung schon von der
kausalen Seite her verständlich, daß nicht alle Psychopathen mit anankastischen
Erscheinungen von der frühen Kindheit bis ins späte Alter Zwangserscheinungen zeigen, daß insbesondere bestimmte Zustände von Triebgespanntheit bzw.
trieblicher Konfliktgeladenheit im Verein mit dysphorischer Verfassung Ge-
legenheitsmacher für kürzer oder länger anhaltende Zwangserscheinungen abgeben. Daß bei entsprechender trieb-temperamentmäßiger Bereitschaft besondere Erlebnisse, nicht zuletzt erotischer und sexueller Art, auslösend wirken
können, unterliegt keinem Zweifel.

　　Dazu kommt aber nun noch die finale — fast wäre man versucht zu sagen:
Ausbeutung des seelischen Zwangs bei den einschlägigen psychopathischen Per-
sönlichkeiten. Den kausalen Unterlagen der hierhergehörigen Typen überbaut
sich — sei es dauernd sei es für längere oder kürzere Zeitspannen — die charaktero-
logische Steuerung einmal einer mehr oder weniger erheblichen *Ich-Schwäche mit
Ich-Zuwendung*, der *Selbstunsicherheit mit der Neigung zur Selbstentwertung und der
Tendenz zu überkompensatorischer Bildungen* (Egozentrizität, Selbstwerterhöhung,
Fremd-Entwertung). Hier finden sich dann *ambitendente* (antinomische, HOFF-
MANN) Typen von ganz besonderer Ausprägung.

　　Man wird nicht fehlgehen, wenn man die finale Bedeutung des Zwangs für
die Zwangspersönlichkeit, darüber hinaus aber cum grano salis wohl für alle Persönlichkeiten, die gelegentlich Zwangserscheinungen haben, in zwei Richtungen
sucht: einmal in der *Tendenz zur Selbstquälerei*[3], zur Selbstbestrafung als Auswirkung der Selbstentwertung (ambitendente, passive Autisten, Ich-Sucher)
und dann in der *überkompensatorischen Auswertung* (ambitendente egozentrische
Einschläge). Auf dem Boden der trieblichen und temperamentmäßigen Besonderheit taucht der Zwang auf, den die Persönlichkeit von ihrer charakterlichen Einstellung her gewissermaßen willkommen heißt: ich bin zum Leiden bestimmt, ich
will leiden und ich muß leiden (Leidseligkeit); dazu kommt mir der Zwang gerade

---

nächsten liegt". In der Selbstverteidigung, die „mehr und mehr zur Lebensaufgabe dieser
Persönlichkeiten" wurde, sah KRAEPELIN den Grund für die „Hartnäckigkeit der Krankheits-
erscheinungen" und „ihre innigen Beziehungen zum Selbsterhaltungstrieb." Auch in der
„Zwangsneurose" erblickte KRAEPELIN „eine umschriebene Entwicklungshemmung",
einen „Infantilismus des Charakters, der eben die ängstliche Unsicherheit gegenüber den
Einwirkungen des Lebens bedingen würde".

　[1] Die ängstlich-depressiven Faktoren geben hauptsächlich die Grundlage für ein Suchen
nach Schuld; die sensitive Selbstunsicherheit bedingt die besondere Affinität zu tatsächlich
oder vermeintlich schuldhaften Erlebnissen der „beschämenden Insuffizienz" (KRETSCHMER).
Aus dem Erlebnis der Verschuldung heraus ergibt sich dann die Tendenz zur Selbstbestrafung,
aber auch die Auflehnung gegen Schuld und Strafe. Hier werden die Wurzeln der Ambitendenz sichtbar, von der später gesprochen wird.

　[2] Die Erlebnisse wirken ihrerseits auch in weitem Umfang bei der Determinierung des
Inhalts der anankastischen Symptome mit. K. SCHNEIDER bemerkt treffend: „Die Determinierung der Symptome durch Erlebnisse und Strebungen ist nicht immer deutlich, aber
wohl stets vorhanden." Es sei betont, daß bei vorhandener Zwangsbereitschaft für das
Auftreten und Bestehenbleiben von Zwangserscheinungen das Erlebnis der Organminderwertigkeit eine bedeutsame Rolle spielen kann.

　[3] Es wird sich kaum widerlegen lassen, daß die selbstquälerische Tendenz unmittelbar
oder mittelbar grundsätzlich Beziehungen zur Psychosexualität, zum Masochismus, hat.
Andererseits ist in den Zwangsinhalten, die auf Schädigung anderer ausgehen, die Beziehung
zum Sadismus unverkennbar.

recht; durch mein Leiden erhebe ich mich über die anderen, die nicht leiden, und habe irgendwie Anspruch auf deren Beachtung oder doch auf deren Rücksichtnahme (Geltungsgewinn)[1]. Ich halte es für ein besonderes Verdienst von H. HOFFMANN, daß er nicht allein auf die hochgradige *antinomische Zwiespältigkeit* der Zwangspsychopathen, sondern auch auf die auffällige Erscheinung hingewiesen hat, die man vielleicht geradezu ihre *Liebe*[2] *zum Zwang* nennen könnte. Diese Typen zahlen mit ihrem Zwang einen Tribut an eine höhere Macht, an die Gottheit, an das Schicksal[3], ,,ihr Verantwortungsgefühl den Menschen gegenüber ist geringer als die ,Pflichthaltung' zur Schicksalsmacht" (HOFFMANN). Deutlicher final kann man wohl sagen: indem diese Persönlichkeiten aus ihrer Ich-Schwäche der höheren Macht, von der sie sich im Vergleich mit anderen benachteiligt fühlen (Minderwertigkeitsgefühl), dauernd die Verantwortung zuschieben, stellen sie zwischen sich und der höheren Macht eine besonders intime Beziehung (Überkompensation) her[4] und kaufen sich so von ihren Verpflichtungen gegenüber der Umwelt los.

Bei dieser Auffassung der Zwangspsychopathen, der ,,originären Zwangsneurotiker", die sich, wie schon bemerkt, auf psychopathologische Zwangserscheinungen überhaupt anwenden lassen, ist *ein* einheitlicher Typus des psychopathischen Anankasten nicht aufzustellen. Die Zwangspsychopathen lassen sich lediglich auf den *gemeinsamen Nenner der Selbstunsicherheit* bringen; das hat besonders K. SCHNEIDER auseinandergesetzt. Diese Selbstunsicherheit kann aber trieb- und temperamentmäßig verschieden unterlegt sein und wird sich final zwar allgemein im Sinne der Ambitendenz, aber doch mit unterschiedlicher Akzentuierung egozentrischer, passiv-autistischer und Ich-sucherischer Formanzen auswirken.

Gewiß wird man einwenden können, daß Persönlichkeitsstrukturen, wie sie hier den anankastischen Psychopathen unterstellt werden, sich auch bei psychopathischen Persönlichkeiten finden, die nie oder nur vorübergehend Zwang bilden. Dazu ist von der kausal-genetischen Seite her zu sagen, daß beim Zwang sicher *erbliche Faktoren* eine hervorragende Rolle spielen (KRAEPELIN, MEGGENDORFER, HOFFMANN, KEHRER). Unterm finalen Gesichtspunkt wird man sich vorstellen müssen, daß *die Persönlichkeit Zwang nach Umfang und Zeitdauer bildet, wie sie ihn für ihr Gesamtzwecksystem braucht.* Aus diesem Umstand läßt sich auch ein Verständnis dafür ableiten, daß der Zwang nicht alle Anankasten ganz ausfüllt, sondern bei vielen das gewissermaßen abgekapselte Dasein einer *isolierten Pseudotelie*[5] führt, mit der die Persönlichkeit sich abfindet und von der sie sich in der Erfüllung ihrer Gemeinschaftsaufgaben nicht oder nur wenig beeinträchtigen läßt.

---

[1] Bis zu einem gewissen Grade verwandt sind die Anschauungen der individualpsychologischen Schule, die aber, wie ich glaube, sich zu einseitig auf die Meinung beschränkt und festlegt, daß der Zwang lediglich ein ,,Arrangement" sei.

[2] Ich zitiere zwei Äußerungen von Zwangspsychopathen nach HOFFMANN: ,,Der Zwang ist des Lebens Würze." — ,,Bei den Zwangssachen da lebt man. Ob andere wohl befriedigt sind, wie sie dies nicht haben."

[3] Die Ich-Fremdheit des Zwangs, das Überwältigtwerden durch den Zwang, repräsentiert unter diesem Gesichtspunkt die fremde, die höhere Macht, die von religiösen Anankasten nicht selten geradezu als der Teufel oder als teuflisch bezeichnet wird. Der Kampf, die Abwehr gegen diese Macht kann förmlich lustvoll genossen werden. Daß die Ich-Fremdheit lediglich ein ,,erlebensmäßiges Kriterium" ist und daß der Zwang selbst der Persönlichkeit angehört, aus deren kausalen Schichten er stammt, bedarf keiner weiteren Auseinandersetzung.

[4] Wenn sie sich auch von der höheren Macht strafen lassen, so sind sie es im Grunde doch selber, die sich strafen, und die damit eine mehr weniger weitgehende Identifizierung ihres Ichs mit der Macht vollziehen (Überkompensation und Fremdentwertung!).

[5] Vgl. S. 368.

Bei solchen Persönlichkeiten ist die Ausstattung mit *sthenischen Komponenten* von Bedeutung. Bei anders gearteten Anankasten ist es der *Mangel an sthenischen Komponenten*, der sie mehr und mehr in den Zwang versinken, der den Zwang zunehmend zu ihrem Lebensinhalt (KRAEPELIN) werden läßt[1]; freilich ganz ohne Sthenie wird das zähe Beharren der Anankasten in ihrem Zwang nicht zu erklären sein; das trifft namentlich auch auf solche Fälle zu, in denen es geradezu zu einer systematisierten Weiterentwicklung des Zwangs (Fall von JAHRREISS) kommt[2].

Wir müssen uns nun noch einmal den trieblichen Unterlagen der Zwangserscheinungen zuwenden. Ihr Zusammenhang mit der Sexualität ist schon vor FREUD nicht unbemerkt geblieben (v. KRAFFT-EBING). Wir sind nicht der Meinung, daß verdrängte Sexualwünsche bei jeder Zwangserscheinung pathogenetisch ausschlaggebend oder mitausschlaggebend sind, wie FREUD annimmt. Wir halten aber *in sehr vielen Fällen eine recht unmittelbare Beziehung der Zwangserscheinungen zur Sexualität wenigstens in pathoplastischer Hinsicht* für gegeben und bezweifeln insbesondere die Bedeutung von *Verdrängungsvorgängen* und *Symbolisierungen* auf diesem Gebiet durchaus nicht[3]; in ihnen sehen wir hier einen besonders deutlichen Ausdruck der *Ich-Schwäche*, aus der die Persönlichkeit der Realität der Umwelt ausweicht und sich in erhöhtem Maße sich selbst zuwendet. Es erscheint uns aber doch wesentlich, daß sich *nicht der Sexualtrieb allein, sondern das Triebgesamt* an der kausalen Unterlage des Zwangs beteiligt[4]. Die Bedeutung des *Selbsterhaltungstriebs*, die sich in der dauernden Verteidigungsstellung der Anankasten manifestiert, ist, wie erwähnt, von KRAEPELIN hervorgehoben worden. Zum *Selbstentfaltungstrieb* bestehen Beziehungen, die vielleicht mehr negativer bzw. hemmender Art sind. Hinter der Abwehr, hinter dem hartnäckigen Festhalten des Anankasten an seinem Zwang, hinter seiner infantilen Artung (KRAEPELIN) verbirgt sich so etwas wie ein Widerstreben gegen die Weiterentwicklung, gegen das Selbständigwerden der eigenen Persönlichkeit. Der Zwangspsychopath will gewissermaßen um jeden Preis klein und kindlich bleiben; das geht selbstverständlich in die finale Haltung hinüber; er will Kind bleiben, Kind Gottes oder der abergläubisch verehrten und gefürchteten „höheren Macht"[5]. Aus dieser Gesamthaltung wird dann die große Bedeutung ver-

---

[1] Manche passiv-autistischen Anankasten erreichen extreme Grade der Ich-Isolierung. Hier mag ein Anhaltspunkt für das Verständnis des häufigen Auftretens von Zwangserscheinungen bei Schizophrenen liegen.

[2] Vgl. das Kapitel über psychopathische Verläufe.

[3] Das mag vielleicht dem Libido-Begriff JUNGS entsprechen.

[4] Viele Anankasten haben unmittelbar sexuelle Inhalte: eine Kranke muß immer an einen Penis denken, eine andere muß immer auf die „unreinen Teile hinsehen" u. a. Bei anderen wird das Sexuelle inhaltlich symbolisiert (Schmutzfurcht, Waschzwang u. a.).

[5] Das Bestehen von Beziehungen zwischen den anankastischen Erscheinungen und der Religion bzw. Religiosität ist nicht zu bezweifeln. Diese Beziehungen beschränken sich nicht auf äußere Formen, nicht auf das kultische Gebaren, auf die Riten und das Zeremoniell vieler Anankasten in Hinsicht auf ihren Zwang, sondern erstrecken sich auf das Wesen der Einstellung, die dem Frommen und dem Anankasten gegenüber der höheren Macht gemeinsam ist; das geht auf das eigenartige Erlebnis des Überwältigtwerdens. Von ihrem Standpunkt aus hat sich die psychoanalytische Schule mit diesen Analogien beschäftigt; ihrer Orthodoxie vermag ich auch in diesem Punkt nicht zu folgen. Insbesondere halte ich FREUDS Umkehrung des Problems dahin, daß die Religion „die allgemeine menschliche Zwangsneurose" sei, nicht für glücklich. FREUD meint, „daß der Frommgläubige in hohem Maße gegen die Gefahr gewisser neurotischer Erkrankungen geschützt ist; die Annahme der allgemeinen Neurose überhebt ihn der Aufgabe, eine persönliche Neurose zu bilden." Mir scheint, daß der Beweis einer auch nur relativen Freiheit von Neurosen für die Frommgläubigen nicht erbracht und auch kaum zu erbringen ist. Im Hinblick auf FREUDS Auffassung der Religion als „allgemein menschliche Zwangsneurose" müßte übrigens angenommen werden, daß der Frommgläubige gegen Zwangserscheinungen besonders gesichert sei; diese Annahme würde ich für durchaus irrig halten.

ständlich, die der *Geschlechtstrieb* für den Anankasten bzw. für Form und Inhalt des Zwangs hat. Die Erlebnisse der Sexualität werden — ab und zu mit lebhafter Triebstärke — in ambitendenter Weise gewünscht und ersehnt und gleichzeitig abgelehnt und verabscheut[1]; es kommt nebeneinander zu manifesten oder unterdrückten sadistischen und masochistischen Erscheinungen (HOFFMANN[2], STROH-MAYER). Es kommt aber auch gar nicht selten zu einem zwanghaften Verharren in der Masturbation[3] (infantile Psychosexualität), die dann von sadistisch-masochistischen Phantasien begleitet sein kann.

Die Ablehnung der Sexualität kann bei manchen Anankasten so weit gehen, daß sie, wenigstens äußerlich, der sexuellen Aufklärung ausweichen. Wenn man Sexuelles weiß und sich gar geschlechtlich betätigt, kann man eigentlich nicht mehr Kind sein; dann muß man „hinaus ins feindliche Leben", vor dem man sich fürchtet und dem man sich nicht gewachsen fühlt[4]. Im Zwang aber ist es möglich, dem bösen Leben aus dem Weg zu gehen und dabei doch Sklave und Herr (HOFF-MANN), Kind und Elter zu sein, wobei allerdings das Kind mehr wirklich gelebt, die Elternrolle mehr gespielt wird; immerhin wird man die pathoplastische Wirkung und finale Wertung des Inzest-Komplexes in diesem Zusammenhang nicht übersehen können. Die strenge Moral[5], die Überethik vieler Anankasten

---

[1] Ich gebe hier eine sehr gute Bemerkung von KRONFELD wieder: „Wer viele Zwangsneurotiker gesehen und behandelt hat, der kann sich, auch ohne ein Anhänger FREUDS zu sein, dem Eindruck nicht verschließen, daß schon rein inhaltlich die Zwangsverbote, Zwangsbefürchtungen, Zwangsimpulse usw. ganz überwiegend in offenkundiger oder mehr versteckter Beziehung zur Sphäre der Sexualität und ihrer Nachbargebiete stehen, gegen Schamschranken und Hemmungen, ästhetische Bedürfnisse, Selbstwerthaltungen auf körperlichem Gebiete in Konflikt geraten usw. Abscheu, Widerwillen, Ekel, Schamgefühl, Schüchternheit, Furcht, ästhetische Selbstachtung und moralischer Rigorismus liegen bei fast allen Zwangsvorgängen in besonderem Kampf mit dem Zwangsinhalt. Bemüht man sich um eine Analyse der befallenen Persönlichkeit, so findet man gerade in sexueller Hinsicht besondere Zurückhaltung, Schamhaftigkeit und Verdrängungsbereitschaft." Dabei behauptet auch KRON-FELD keinen prinzipiellen Zusammenhang zwischen Sexualität und Zwangserscheinungen.

[2] HOFFMANN hat auseinandergesetzt, wie in der Antinomie des Anankasten Expansion (Sthenie) und Selbstunsicherheit (Asthenie), die in der Sexualität als sadistische bzw. masochistische Faktoren vertreten sind, gegeneinander kämpfen können. Er führt von einem Fall, den WERMESCHER in einer ungedruckten Tübinger Inaugural-Dissertation 1925 beschrieben hat, aus: „An Bolt ist nichts ganz und vollständig; er ist weder ein skrupulös-ängstlicher Hypochonder, noch ist er ein energischer, nach Unabhängigkeit ringender Macht- und Willensmensch. Er ist beides zugleich, innerlich zerrissen durch Sklaven- und Herrenmoral. Und die Zwangssymptome bilden die verbindende Brücke."

[3] Man wird sich natürlich hüten, grundsätzlich die Masturbation oder gar die sexuellen Perversionen überhaupt als zwangsmäßig anzusehen, wie es irrtümlicherweise einzelne Gutachter in foro mit Vorliebe bei der Exhibition tun. Daß gelegentlich einmal jede Art sexueller Perversion neben anderen auch eine zwangsmäßige Komponente haben kann, wird niemand bestreiten; das läßt sich aber nicht verallgemeinern.

[4] Die Beobachtungen an jugendlichen und kindlichen Anankasten scheinen mir dieser Auffassung nicht zuwider zu laufen. Bei ihnen ist die Bejahung und Verneinung (Abwehr) frühsexueller und vorsexueller Triebregungen in der Regel nicht weniger deutlich als bei den Erwachsenen. Vielleicht läßt sich behaupten, daß das anankastische Kind unter dem „anachronistischen" oder doch als anachronistisch empfundenen Auftreten sexueller Regungen besonders leidet. Erwähnt sei an dieser Stelle die Eigenart, die manche Kinder mit vielen Anankasten, aber auch mit vielen ängstlichen Psychopathen teilen — die Eigenart, daß sie überhaupt oder in bestimmten Situationen nicht allein bleiben können; man wird annehmen dürfen, daß sich darin der kindliche bzw. infantile Wunsch, beim Vater bzw. bei der Mutter zu sein, kundgibt (Inzest-Komplex).

[5] Es ist oft, u. a. von BIRNBAUM, betont worden, daß die Kriminalität der Anankasten außerordentlich gering ist. Ich habe zwar eine anankastische Betrüger untersucht, ich habe aber nie einen Anankasten gesehen, der aus seinem Zwang heraus kriminell geworden wäre. Man wird das nicht einseitig auf die strenge Moral der Anankasten, sondern darauf zu beziehen haben, daß im Gesamt der in Frage kommenden Persönlichkeitsstrukturen wesentlich antisozial gerichtete Aufbaufaktoren wenig vertreten sind; soweit sie aber doch vorhanden sind — und schließlich läßt sich eine gewisse antisoziale Unterlegung der durch Ten-

wird aus der Ambitendenz und aus Überkompensation verständlich: sie sehen
die Trauben, an deren Genuß sie sich nicht wagen; sie erklären die Trauben für
sauer, um sich ihren Genuß verbieten zu können.

Es hat nicht an Versuchen gefehlt, die Zwangserscheinungen in eine feste
klinische Bindung zu bringen. STÖCKER wollte sie im manisch-depressiven Irresein aufgehen lassen; BLEULER hat bei einzelnen Fällen daran gedacht, daß sie
latente Schizophrenien sein könnten. Die Annahme STÖCKERS hat mit Recht
keinen Anklang gefunden; bei seinen Fällen hat es sich entweder um symptomatische Zwangserscheinungen bei Zirkulären oder um Anankasten mit Komponenten manisch-depressiver Veranlagung gehandelt[1]; einzelne seiner Fälle haben
vielleicht überhaupt keine Beziehungen zum manisch-depressiven Formenkreis
gehabt. Auch eine Identifikation von Schizophrenie und „Zwangsneurose" ist
nicht angängig; wohl aber sind schizophrene Verläufe nicht selten, die über Jahr
und Tag durchaus als Anankasten imponieren und erst nach geraumer Zeit die
Umbiegung ins Schizophrene erkennen lassen (JAHRREISS).

Auch für das Schizoid sind die Anankasten in der Blütezeit dieser Konzeption
schon reklamiert worden. Daß manche Anankasten klinisch-diagnostisch als
schizoide Psychopathen anzusprechen sind, dürfte feststehen[2]. Doch läßt sich
das keineswegs verallgemeinern. Die vorhandene Beziehung bezieht sich psychologisch auf die Besonderheit der charakterologischen Einstellungen. Daß andererseits auch die „Zykloiden" Vertreter zu den Anankasten stellen, liegt schon bei
der Bedeutung der dysphorischen Temperamente für die Zwangserscheinungen
nahe; allerdings werden Persönlichkeiten, denen die erörterten trieblichen Besonderheiten und die autistischen und ambitendenten Einstellungen fehlen,
kaum zu Zwangserscheinungen neigen und besonders keine ausgesprochenen
Anankasten sein. Es verdient aber besondere Erwähnung, daß „abgekapselte"
und vorübergehende Zwangserscheinungen sich auch bei Persönlichkeiten finden,
die im allgemeinen nicht dyston sind und unter ihren nicht-dystonen charakterlichen Einstellungen sich als Gemütswarme erweisen, die sicher dann und wann
zu den Ausläufern der Zykloiden gehören[3]. Erklärung und Verständnis dafür
dürfte sich aus den oben angestellten Erörterungen ergeben.

Wenn auch einmal erwogen wurde, daß die Anankasten zur „Hysterie" gehörten (THOMSEN), so kann dazu kurz gesagt werden, daß ein Vorzugsrecht der
als hysterisch bezeichneten Persönlichkeiten auf Zwangserscheinungen nicht besteht; wohl aber haben auch hysterische, wie viele andere Psychopathen[4] ge-

---

denz zur Fremdschädigung gekennzeichneten Zwangsinhalte nicht leugnen — pflegt der
anankastischen Persönlichkeit doch die zur kriminellen Betätigung nötige Aktivität oder
Sthenie zu fehlen. Die anankastische Persönlichkeit erledigt, wenn man es so ausdrücken
kann, ihre kriminellen Neigungen in sich selber; in diesem Punkt ist sie Delinquent und
Richter (Herr und Sklave, Kind und Elter!) in einer Person.

[1] Es kommt bei anankastischen Psychopathen sehr häufig vor, daß die Zwangserscheinungen zeitweise stark zurücktreten, gelegentlich auch einmal vorübergehend ganz verschwinden, dann wieder sich gesteigert bemerkbar machen. Man wird manchmal Anhaltspunkte dafür finden, daß diese Schwankungen mit zirkulären Vorgängen zusammenhängen,
darf sie aber keinesfalls ausnahmslos auf solche beziehen.

[2] Es sei hier an die relative Häufigkeit asthenischer Anankasten erinnert.

[3] Es gibt auch temperamentmäßig tachythyme und euphorische (auch hypomanische)
Anankasten; doch wird man das Mitteilungsbedürfnis vieler Zwangspsychopathen, ihre oft
große Bereitschaft, von ihrem Zwang zu sprechen, nicht grundsätzlich auf solche Temperamentseinschläge, sondern häufiger auf die Neigung, mit ihrer Selbstquälerei zu demonstrieren (sieh her, wie ich leide! — Selbstentwertung und überkompensatorisches Geltungsbedürfnis), zu beziehen haben.

[4] Mancher Anankast mag infolge seiner äußeren Haltung, in die er durch sein Zwangs-
zeremoniell hineingerät, als Verschrobener angesehen werden. Es sind aber weder alle Anankasten verschroben, noch alle Verschrobenen Anankasten.

legentlich Zwangserscheinungen. Dabei kann es in einem Einzelfall wohl vorkommen, daß sich nicht mit Sicherheit entscheiden läßt, ob es sich um einen Anankasten mit hysterischen Zügen (Geltungsbedürfnis) oder um einen hysterischen Psychopathen mit Zwangserscheinungen handelt; daß diese Entscheidung sowohl von dem Querschnitt abhängen kann, auf dem der Beobachter die betreffende Persönlichkeit zu sehen bekommt, als auch von grundsätzlichen Einstellungen des Beobachters selber, steht außer Frage. Durch die Etikette „anankastischer Psychopath" wird eben die Persönlichkeit nur nach einer typischen Seite hin bezeichnet; bei der Kennzeichnung der Anankasten ist es aber nicht weniger notwendig als bei den Psychopathen überhaupt, die Struktur der Persönlichkeit im einzelnen zu erfassen und strukturanalytisch zu bezeichnen.

Beispiele.

Elise Grü. ist ein 16jähriges, äußerst schmächtiges, körperlich noch wenig entwickeltes Mädchen. Der Vater ist ein lebhafter, erregbarer Pykniker; die Mutter eine nervöse, „hysterische Frau, die, wie ihre Mutter, Zwangserscheinungen hat. Sie ist immer gern mit anderen Kindern zusammen gewesen. Mit vier Jahren ist sie von einem Dienstmädchen sexuell aufgeklärt worden: das sei eine Sünde, sie wolle es gar nicht wissen, sie wisse es ja nicht, aber vielleicht sei sie doch neugierig. Sie war in der Schule eine der ersten Schülerinnen, obwohl ihr das Lernen nicht leicht fiel. Sie war immer überängstlich und gewissenhaft. Seit der ersten Beichte quälen sie gegen ihren Willen unreine Gedanken; sie ging oft mehrmals zur Beichte, weil sie glaubte, etwas vergessen zu haben. Wenige Wochen nach der im 16. Lebensjahr eingetretenen Menarche traten die unreinen Gedanken viel stärker auf: sie muß bei Menschen und Bildern immer auf den „unreinen Teil", bei Heiligenbildern immer auf das Nackte hinsehen, sie muß sich immer Unkeusches vorstellen; sie muß häßliche, beschimpfende Worte gegen die Menschen, aber auch gegen den Christus am Kreuz denken. Sie denkt dann immer gleich einen Gegengedanken, um den unreinen abzuwehren und niederzukämpfen, bringt das aber nicht fertig. Sie zweifelt, ob die Gedanken unfreiwillig oder vielleicht doch freiwillig kommen. Sie muß immer wieder denken und sagen: „Ich will das nicht denken. Ich will meine Seele dem Teufel nicht versprechen. Lieber sterben als Sünde. Ich will das nicht." Es bestehen auch Beschmutzungs- und Berührungsfurcht (verstärkt während der Menses), sowie gelegentlich Zwangsantriebe (das Kruzifix anzuspucken u. ä.).

Das Mädchen war in der Klinik körperlich und psychisch im ganzen erheblich hinter ihren 16 Jahren zurück, ohne intellektuelle Ausfälle zu zeigen. Sie erwies sich als empfindsam, überängstlich, erregbar. Vielfach war sie von ihren Zwangserscheinungen, die sie dann in kaum verständlichem Redeschwall hervorsprudelte, sehr gequält, dann stunden- und tageweise auch freier. Bei der ärztlichen Visite und anderen Gelegenheiten zeigte sie neben großem Aussprache- und Trostbedürfnis deutlich hysterische Demonstrationen; ihren Mitteilungen haftete eine gewisse Selbstgefälligkeit an.

Strukturanalyse:

Körperbau: infantil-asthenische Pubeszentin.

Triebleben: puberale Triebunsicherheit (bei großer Sexualneugier).

Temperament: ängstlich, erregbar.

Charakter: ambitendent mit egozentrischer Betonung.

Typische Anankastin mit anankastischer Belastung, bei der die schon bisher deutliche anankastische Entwicklung sehr wahrscheinlich weitergehen wird.

Leopold Ha., 25jähriger lediger Journalist (geb. 1889) war der Sohn eines „ungewöhnlich nervösen und aufgeregten" Vaters. Er sich als Kind geistig und körperlich gut entwickelt und war mittelgroß und mittelkräftig gebaut. Er war in den sechs ersten Gymnasialklassen immer unter den besten Schülern; seit 3. Mai 1906 war er nach seiner Angabe „psychopathisch". Er habe Homer vorlesen sollen und besonders schön vortragen wollen, plötzlich hätte ihn die Zwangsvorstellung gepackt und nicht mehr losgelassen (Erlebnis der beschämenden Insuffizienz), daß er vor vielen Leuten nicht sprechen könne; er müsse aber doch sprechen, um „ein ganzer Mensch zu sein". Das ganze Leiden sei durch „Schüchternheit und Ehrgeiz bedingt. Diese kombinieren und übersteigern sich; die Folge war der psychopathische Knacks". Die Zwangsvorstellung beeinträchtige seine Denk- und Arbeitsfähigkeit und mache ihn verstimmt; die Verstimmungen banne er vorübergehend, indem er sich betrinke. — Er studierte Jus, machte kein Examen, versuchte sich in verschiedenen Berufen, in denen er nicht vor einer größeren Anzahl von Menschen sprechen mußte, und wurde schließlich Journalist;

dabei steigerte die stetige Beschäftigung am Telephon („Nervenmühle") seine Nervosität. Nach dem Tod der Mutter (mit 45 Jahren an Tuberkulose) geriet er wegen der Erbschaft in Zerwürfnisse mit dem Vater. Er brachte dann sein Erbteil in kurzer Zeit durch (Inzestkomplex, Demonstration gegen den Vater). Nachdem er eines Abends seiner Freundin, von der er ein Kind hatte, von seinen Zuständen erzählt und nachdem das Mädchen heftig geweint hatte, erwachte er einige Stunden später mit Herzklopfen und Zittern, stellte stundenlange Erwägungen darüber an, auf welche Weise er sich umbringen solle, und bat dann auf der Polizei um Verbringung in eine Irrenanstalt. In die Klinik verbracht, gab er eingehend Auskunft über seine Zustände und über sehr häufig aufgetretene Selbstmordabsichten. Er war deprimiert und berichtete, daß die Stimmung wechsle, daß aber die Zwangsvorstellung immer vorhanden sei. „Meine Sehnsucht wäre die, einen Beruf zu haben, der mich zwingt, vor vielen Menschen zu sprechen, z. B. Agitator. Auf diese Weise würde ich die Zwangsvorstellung los werden." Wenige Tage nach der Entlassung aus der Klinik hat Ha. sich erschossen.

Strukturanalyse:
Körperbau: Myopie bei im ganzen unauffälligem Körperbau.
Triebleben: mittelkräftig, wahrscheinlich unausgeglichen.
Temperament: erregbar, vorwiegend depressiv mit Schwankungen, sensitiv.
Charakter: ambitendent („ehrgeiziger Entmutigter").
Anankastischer Psychopath, vielleicht zykloid.

Der 23jährige ledige Buchbinder Josef We. ist erblich schwer belastet.

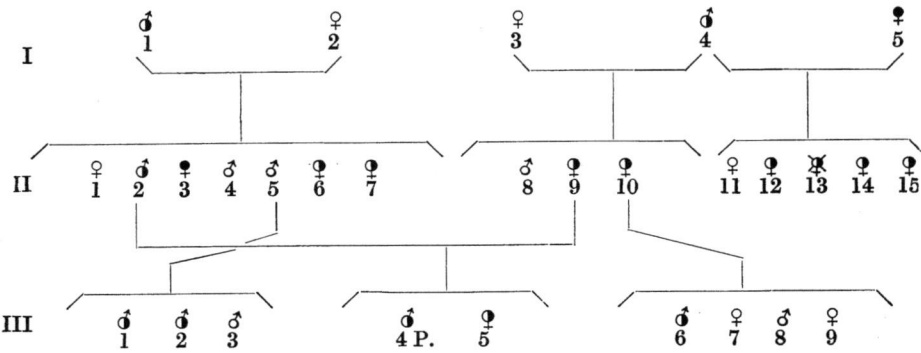

I, 1: sehr religiös, kränklich, brutal, jähzornig, sehr heftig, schlug den Vater (II, 2) des Prob. bis aufs Blut.
I, 2: religiös, aber nicht übertrieben.
I, 3: an Tuberkulose gestorben.
I, 4: religiös, betete viel, Kirchenläufer.
I, 5: nervenschwach, jähzornig, reizbar, unausstehlich, Anfälle, später geisteskrank.
II, 1, 4, 5, 11: keine Angaben.
II, 2: religiös, täglich in Messe und Abendkirche, jähzornig, heftig, brutal, schlug seine Kinder mit einer Peitsche, an der sich 5 Knöpfe befanden, regelte die religiöse Betätigung der Familie.
II, 3: war hier und da im Kopf auseinander.
II, 6: heftig, reizbar.
II, 7: hatte Nervenanfälle.
II, 9: religiös, täglich 2—3 Messen mitgemacht, ängstlich, nervös, Kontroll*zwang*, fürchtete sich vor Feuer, meinte, der Mann (II, 2!) habe den Sohn (Prob.) nicht streng genug erzogen. Während Erkrankung des Mannes außer sich, verwirrt.
II, 10: auffallend heiter.
II, 12: ängstlich.
II, 13: Trinkerin.
II, 14: ängstlich.
II, 15: hat den Teufel gesehen.
III, 1 und 2: Nervenanfälle.
III, 3: nichts berichtet.
III, 4: Prob., s. u.

III, 5: ängstlich, selbstunsicher, weint viel, beichtet alle acht Tage, *Zweifelsucht,* macht sich immer Gedanken, ob sie alles recht gemacht hat.

III, 6: leichtsinnig, wiederholt im Konkurs.

III, 7, 8, 9: gesund.

Der Prob., ein kleiner, ausreichend genährter Mann mit verhältnismäßig großem Kopf und vorspringendem Kinn, entwickelte sich als Kind schlecht, war schwächlich und kränklich. In der Schule lernte er gut, war aber schreckhaft und weinte viel, hatte nächtliches Aufschrecken. Mit 8 Jahren will er Gehirnhautentzündung gehabt haben. Im 10. Lebensjahr trat plötzlich eine Lähmung der Arme und Beine auf, die nach 8 Tagen wieder verschwand (lebhafte Reflexe, keine Pyramidenzeichen). Vom 12. Lebensjahr an war er nachts sehr unruhig, sprang schlafend aus dem Bett, glaubte eine Flasche verschluckt zu haben, wollte aus dem Fenster springen. Er war 4 Jahre auf dem Gymnasium, kam dann wegen seiner Nervosität in die Buchbinderlehre zu seinem Vater (II, 2!). Vom 19. Jahr ab entwickelten sich Zwangserscheinungen: wenn er allein ist, fürchtet er unter Auftreten von Angst, stehlen zu müssen, er kann infolgedessen nicht allein sein und nichts selbständig unternehmen. Er kann nicht allein vor die Tür gehen aus Angst, etwas stehlen zu müssen. Er meint, daß er etwas in die Tasche gesteckt habe, daß ein auf der Straße liegendes Papierstück eine Banknote sei, die er gestohlen habe. ,,Ich hab' Angst, Gott durch einen Diebstahl zu beleidigen. In anderen Dingen kann ich's ja unterscheiden, ob ich's getan hab'." Er legt abends die Wohnungsschlüssel auf das Nachtkästchen des Vaters, um sicher zu sein, daß er in der Nacht nicht stehlen muß (Inzestkomplex). Seit dem 24. Jahre hat er nach Aufregung Krampf- und Ohnmachtsanfälle. Er war nie verliebt, fürchtet sich vor den Frauen. In der Klinik erwies We. sich als gutmütig, ängstlich, erregbar. Gelegentlich äußerte er Lebensüberdruß. Er ist sehr religiös.

Strukturanalyse:

Körperbau: klein.

Triebleben: triebschwach, triebunsicher.

Temperament: erregbar, ängstlich, sensitiv.

Charakter: ambitendent, hysterische Erscheinungen.

Anankastischer Psychopath.

5. Über die sensitiven Psychopathen.

Im Anschluß an die Anankasten sollen die Erörterungen, die über das Temperament der Sensitiven[1] gemacht worden sind, nach der charakterologischen Seite hin ergänzt werden.

Es ist auseinandergesetzt worden, daß das Temperament bei Sensitiven keineswegs einheitlich ist; ebensowenig ist das mit ihrem Charakter der Fall, der immerhin den gemeinsamen Zug der *Selbstunsicherheit* zeigt und wohl nie frei von *Ambitendenz* ist. Eine Reihe von sensitiven Psychopathentypen ist sogar ausgesprochen ambitendent und immer zwischen den Polen der Selbst-Unterwertung und Selbst-Überwertung (Überkompensationen) hin- und hergerissen. Andere zeigen bei starkem Ressentiment in hervorragendem Maße die Neigung, sich passiv-autistisch zu vereinsamen; bei wieder anderen treibt die Selbst-Entwertung in Gestalt der Ich-Suche absonderliche Blüten (Sich-zurückgesetzt-fühlen, selbstquälerische Unterwerfung bis zur ,,Hörigkeit"). Es würde auf Wiederholungen hinausgehen, wenn hier auf die Bedeutung der aktiven (sthenischen) Einschläge im wesentlich passiv-asthenischen Charakteraufbau der Empfindsamen näher eingegangen würde. Daß bei diesen Persönlichkeiten in der Regel ein ,,*sthenischer Stachel*" vorhanden ist, hat in grundlegender Weise KRETSCHMER dargetan. Er hat insbesondere gezeigt, wie gerade der ,,sthenische Stachel" die Erlebnisverarbeitung, nicht zuletzt die Verarbeitung der Erlebnisse beschämender Insuffizienz auf erotischem und sexuellem Gebiet, beeinflußt. Daß dies auch bei Erlebnissen vorkommt, die nicht im Sinne KRETSCHMERS Schlüsselerlebnisse für die besondere Eigenart der Sensitiven darstellen, ist wohl nicht zu bezweifeln.

Die große Neigung vieler Sensitiver zur Selbst-Entwertung zieht recht häufig

---

[1] S. 345.

umfangreiche *überkompensatorische Bildungen* nach sich (Selbstwertrettung, Storch). Nicht selten ist bei Empfindsamen ein überkompensatorisches Posieren mit ihrer Zartheit und Verletzlichkeit vor sich und den anderen: ich bin so fein, daß alle anderen im Vergleich zu mir grobe Klötze sind; das Leben ist brutal; ich bin der Ausnahmemensch. Dahinter sind unschwer die Mechanismen egozentrischen Geltungsstrebens zum Zweck der Erlangung einer Scheinüberlegenheit erkennbar. Derartiges spielt wohl auch bei manchen sensitiven Sexualpsychopathen (Masturbanten, Homosexuellen) eine Rolle, die aus dem Gefühl ihrer Minderwertigkeit[1] heraus in der Überbetonung ihrer sensitiven Besonderheit Trost und Selbstwertrettung suchen. Vielleicht ist dafür Herman Bang ein besonders klares Beispiel.

Daß bei der Eindrucksfähigkeit und Verhaltung der Sensitiven *Erlebnisse* richtunggebenden Einfluß auf die Gesamtentwicklung der Persönlichkeit nach der Seite ihrer Zweck- und Zielsetzungen haben, steht außer Frage. Man wird aber gut tun, diese Erlebnisse an sich doch nicht zu überschätzen, sondern daran zu denken, daß gerade diese Persönlichkeiten dauernd am Leben, d. h. am Erleben, leiden und eine gewisse konstitutionelle Affinität zu solchen Erlebnissen haben, die einerseits ihre Selbstwerthaltung bedrohen und ihnen andererseits Gelegenheit geben, ihre Auseinandersetzung mit der Umwelt nach ihrer Eigenart zu gestalten. Die Art und Weise, in der dies geschieht, ist dann wesentlich von den Trieb- und Temperamentsgrundlagen abhängig, die ihre absolute oder relative Ich-Schwäche fundieren und damit vom Kausalen her bestimmen, ob überhaupt und bis zu welchem Ausmaße ein Kampf geführt werden oder ob das ganze Erleben von vornherein das Gepräge der Niederlage und Resignation tragen wird[2].

Hinsichtlich des Trieblebens mag unter Beziehung auf viele einschlägige Bemerkungen die Erwähnung genügen, daß viele Sensitive *triebschwach* und *triebunsicher* sind; man findet bei ihnen namentlich auch ausgesprochenen *psychosexuellen Infantilismus.* Auf die betreffenden Ausführungen über die Anankasten, bei denen die Empfindsamkeit, wie bemerkt worden ist, wohl grundsätzlich von Bedeutung ist, darf namentlich bezüglich des trieblichen Verhaltens hingewiesen werden. Wie bei den Anankasten, sieht man gelegentlich auch bei den Sensitiven lebhafte Triebansprüche, denen aber temperamentmäßige Bremsungen und finale Hemmungen gegenüberstehen, so daß aus dem Triebverzicht heraus mannigfacher Stoff zu Konflikten auf erotisch-sexuellem Gebiet geboten wird, der sich in der Gesamtentwicklung dieser Typen reichlich auswirken kann. Im späteren Alter ist es dann oft genug das Bedauern um die versäumten Gelegenheiten, das, von der überkompensierenden Moral der Sensitiven halb abgewehrt, den Ausgangspunkt für Erscheinungen paranoider und paranoischer Natur (Eifersucht, Beziehungsideen) bildet, die, wie Kretschmer vorbildlich dargetan hat, ins Psychotische hinübergreifen können. Auch die wichtigen Untersuchungen Kehrers auf diesem Gebiet dürfen nicht unerwähnt bleiben, um so weniger, als aus ihnen hervorgeht, daß die Sensitivität nicht der einzige Faktor ist, der hier von ausschlaggebender Wirkung sein kann.

Als besonderen Typus des Sensitiven, und zwar als Typus mit deutlich aktiv-sthenischem Einschlag, dem namentlich aktiv-autistische Züge nicht fremd sind, möchte ich den *empfindsamen Rechthaber* anführen. Das ist eine Spielart des Sensitiven, dem seine Selbstwerthaltung grundsätzlich nicht erlaubt, unrecht zu haben, wenn ihm auch die äußeren Umstände noch so sehr unrecht geben. Ich

---

[1] Die Minderwertigkeit der Sensitiven zieht auch gern Nahrung aus Organminderwertigkeiten.

[2] Vgl. das Kapitel über psychopathische Verläufe.

habe einen intelligenten, sensitiven Siebzehnjährigen[1] untersucht, der in unklarer erotischer Einstellung und aus falschem Ehrgefühl ein Mädchen durch einen Bauchschuß schwer verletzt und dann einen ernsten Selbstmordversuch unternommen hatte. Er hat nie den geringsten Versuch gemacht, die Angelegenheit auch einmal von der anderen Seite zu betrachten, sondern blieb starr bei der Auffassung, zu seiner Handlungsweise berechtigt gewesen zu sein. Ihm ähnlich war ein junger Mediziner, der nach Aufgabe von ihm mißverstandener Beziehungen zu einer sicher schwer psychopathischen Kollegin an diese einen schwülstigen Drohbrief geschrieben hatte und in langatmigen Auseinandersetzungen bestrebt war, sich und den Gutachter zu überzeugen, daß er höchstens nach dem formalen Recht bestraft, aber niemals nach dem Sittengesetz ins Unrecht gesetzt werden könne. Solche Menschen, die ohne Zweifel das Zeug zum Paranoiker in sich haben, zeigen in ihrem überkompensatorischen sensitiven Streben nach der Aufrechterhaltung ihres innerlich auf sehr schwachen Füßen stehenden Selbstwertes eine geradezu krampfhafte Anspannung[2].

Klinisch-genealogisch gehören viele Empfindsame zu den *Schizoiden*; daß dies nicht bei allen der Fall ist, erscheint mir nicht zweifelhaft. Ich begnüge mich damit, auf die Auseinandersetzungen über das Temperament der Sensitiven zu verweisen. Dem sei lediglich hinzugefügt, daß im allgemeinen die *kühlen* Sensitiven mehr zu den Schizoiden Beziehungen zeigen, während die *weichen* und *warmherzigen* in der Überzahl wesentlich „zykloide" Temperamentsverfassung aufweisen und zum Teil sicher „Zykloide" sind.

Beispiele.

Der 30jährige stud. phil. Friedrich Weis. ist schwerhörig und hat Netzhauttrübungen. Er ist mittelgroß und sieht gesund aus. Er hat einen „verschlossenen" Bruder. Er hat seine Mutter früher verloren und mit seinem Vater nie, mit dem Bruder wenig Kontakt gehabt. Er war ein guter ehrgeiziger Schüler. Er litt immer, auch im kleinen Kreis, an Unterlegenheitsgefühl. Sein Hörübel ist „in Momenten vollständigen Selbstgefühls" geringer. Er neigt zu traurigen Verstimmungen und Selbstmordgedanken. Jahrelang arbeitet er an seiner Doktorarbeit heraus, weiß nicht, was er anfangen soll, fürchtet sich vor der Entscheidung für irgendeinen Beruf. Da er sich oft leistungsunfähig fühlt, war er viel bei Nervenärzten. Er leidet an Schlaflosigkeit und Angstzuständen mit Herzklopfen und Schweißausbrüchen. Er steht zu keinem Menschen in näherer Beziehung, insbesondere auch nicht zu Frauen.

In der Klinik zeigte er sich sehr sensitiv, von geringer Aktivität. Bei schwerem Minderwertigkeitsgefühl offenbarte er große Angst vor den Forderungen des Lebens. Er ist sehr intelligent. Kritik kann er nicht vertragen.

Strukturanalyse:

Körperbau: Organminderwertigkeiten.

Triebleben: triebschwach.

Temperament: ängstlich, deutliche depressive Züge, kühl.

Charakterologisch: vorwiegend passiv-autistisch, egozentrische Züge.

Sensitiver Psychopath.

Das 20jährige ledige Dienstmädchen Luise Haß stammt von einem trunksüchtigen Vater und einer „haltlosen" Mutter. Ihre Schwester ist von wohlhabenden Leuten adoptiert worden. Sie ist 152 cm groß und infantil-zierlich gebaut. Sie lernte gut in der Schule, log als Kind und lief öfters fort. (Das elterliche Milieu war sehr unerfreulich. Der Großvater klärte die Kinder über die eheliche Untreue der Mutter auf.) Sie war immer empfindsam. Seit dem 14. Lebensjahr hat sie hysterische Anfälle, in denen sie gelegentlich schwarze Männer sieht; mit 15 Jahren bekam sie einmal einen Anfall, als die Tram anfuhr, unter die sie sich angeblich hatte werfen wollen. Im Anschluß daran kam sie in die Klinik. Sie war scheu, verträumt,

---

[1] Den Sohn eines körperlich kleinen, querulatorischen Vaters und einer extrem geltungsbedürftigen, egozentrischen Mutter.

[2] Der erste Fall stand noch mitten in der Pubertät, die auch bei dem Studenten noch keineswegs ganz abgeschlossen war. Auf die Bedeutung der Empfindsamkeit in der Pubertät weise ich in diesem Zusammenhang nur hin.

kindlich-trotzig, dann zutraulich. An der Arbeit hatte sie keine Freude. Sie beneidet die
Schwester, von der sie ausgelacht werde. Sie würde sich auch gern adoptieren lassen. Sie
fühlte sich verlassen und klagte, daß niemand sie lieb habe. Sie gab zu, daß sie ihre Anfälle
bis zu einem gewissen Grad in der Hand habe. Mit 18 Jahren kam sie im 5. Monat gravid
nach einem Selbstmordversuch wieder in die Klinik. Sie war Dienstmädchen gewesen, hatte
sich mit dem Sohn des Hauses eingelassen und war von der Mutter bei der Entdeckung auf
die Straße gesetzt worden. Sie war immer noch sehr kindlich, wechselte stark in der Stimmung. Sie zeigte Neigung zur Ausschmückung ihrer Erlebnisse. Oft saß sie still und bedrückt
in einer Ecke. Als sie nach 2 Jahren wieder in die Klinik kam, war sie neuerdings schwanger,
das 1. Kind war angeblich von einer exotischen Gräfin adoptiert worden. Sie hatte sich
jetzt als Kontoristin von ihrem Prinzipal schwängern lassen, der sie dann hatte sitzen lassen.
Nach einem Selbstmordversuch war sie über ein Krankenhaus und ein Mutterheim, wo sie
tagelang nichts gesprochen hatte und wiederholt weggelaufen war, in die Klinik gebracht
worden. Es war ihr sehr nahegegangen, daß der Prinzipal sie wegwerfend behandelt hatte.
Sie erwies sich jetzt noch als kindlich, war ausgesprochen empfindsam, anlehnungsbedürftig,
dabei nicht ohne Theatralik: sie passe nicht in die Welt, alle Männer seien hinter ihr her.
„Eine Psychopathin heiratet man doch nicht." Sie war leicht traurig, hielt sich für sich.

Strukturanalyse:
Körperbau: infantil.
Triebleben: mittelkräftig, noch relativ unentwickelt.
Temperament: nicht ohne Wärme, weich, empfindsam, depressive Züge.
Charakter: vorwiegend passiv-autistisch (Ressentiment) mit egozentrischen
und Ich-sucherischen Einschlägen.
Sozial: „haltlos".
Sensitive Psychopathin.

6. Die hysterischen Persönlichkeiten.

Es wäre ein mühsames Unternehmen, festzustellen, was alles schon innerhalb und außerhalb der Psychiatrie „hysterisch" und „Hysterie" genannt worden
ist und noch genannt wird. Fast in jeder Zeitung kann man etwas von „hysterischen" Menschen lesen, und befriedigt stellt in zahlreichen Fällen, mit denen
seine Psychologie nichts anzufangen weiß, der Laie die „Diagnose" Hysterie.
Daß diese Popularisierung des Hysterischen auf das Schuldkonto der Nervenärzte und der Ärzte überhaupt zu schreiben ist, ließe sich, glaube ich, leicht
nachweisen. Schwankt doch auch bei uns der „Hysteriebegriff" immer noch
von der Parteien Gunst und Haß verwirrt in hohem Maße, so daß Krisch mit
Recht behaupten kann, neben der verschieden weiten Fassung der Definition
des Hysterischen mache die verschiedene Psychologie der Untersucher eine
restlose Verständigung in der Hysteriefrage unmöglich.

Unsere Aufgabe ist dadurch eingeschränkt und erleichtert, daß wir auf die
hysterischen Reaktionen, besonders auf die „abnormen seelischen Reaktionen
im Körperlichen" (Blum), nicht näher einzugehen, sondern lediglich die Frage
zu prüfen haben, was die sog. hysterische Persönlichkeit sei. Vorab muß aber
doch, wenn auch kurz, unsere Stellungnahme zu jenen Reaktionen, deren Darstellung in diesem Handbuch von Braun gegeben wird, gekennzeichnet werden.

Wir sehen in den hysterischen oder allgemeiner gesagt: psychogenen Erscheinungen keine Krankheiten, sondern seelische Reaktionen der Persönlichkeit — Reaktionen, die in jedem Menschen vorgebildet sind und bei einer großen
Zahl von Menschen zur Realisierung kommen, sofern nur der Druck von außen —
Erlebnisse bzw. der Eindruck von Erlebnissen — auf die gerade bestehende körperlich-seelische Gesamtverfassung der Persönlichkeit groß genug ist. In diesem
Sinne kann man jeden Menschen als „hysterie*fähig*" (Hoche) ansehen. Daß die
hysterischen Einzelsymptome, die epithymen Reaktionen (Braun) und die komplizierteren hysterischen bzw. psychogenen Erscheinungen sich kausal einerseits

auf *biologische Grundlagen* beziehen lassen, andererseits bis zu einem gewissen Grad phylogenetisch (KRAEPELIN, KRETSCHMER) und ontogenetisch (infantile Reaktionen, Entwicklungshemmungen) begründet sind, erscheint uns nicht zweifelhaft. Bei einer Reihe von hysterischen Erscheinungen läßt sich schon aus der Manifestation der Schluß auf die psychopathische Artung der Persönlichkeit ziehen; bei den übrigen hängt dieser Schluß vom Mißverhältnis oder eigentlich von der Beurteilung des *Mißverhältnisses zwischen ,,Reiz" und hysterischer Manifestation* ab, zu der allerdings noch die Einschätzung der Bedeutung des Zwecks und des Erfolgs der Manifestation für die Persönlichkeit in ihrer jeweiligen Situation kommt. Der *Zweckgesichtspunkt* ist hier in voller Klarheit zum erstenmal von BONHOEFFER herausgehoben und als *Krankheitsdarstellung* gekennzeichnet worden.

Wenn wir vorwegnehmen, daß wir eine *besondere Art von Zweckmäßigkeit* für ein Charakteristikum der sog. hysterischen Persönlichkeiten halten, werden wir nicht umhin können, die verbindenden Fäden zu suchen, die von der hysterischen Einzelreaktion zur hysterischen Persönlichkeit, zwei an sich gänzlich verschiedenen und doch mit dem gleichen Adjektiv versehenen Erscheinungen, ziehen. Zunächst ist zu sagen, daß die Diagnose ,,Hysterie" lange Zeit bei allen Fällen oder doch bei der größten Mehrzahl der Fälle mit hysterischen Symptomen gestellt wurde, ob es sich nun um vorübergehend auftretende hysterische Anfälle bei jungen Mädchen (Entwicklungshysterie KRAEPELINS) oder um das jahrzehntelange Bestehen zahlreicher hysterischer Erscheinungen bei psychopathischen Persönlichkeiten überhaupt und bei solchen mit besonderer charakterologischer Struktur (Entartungshysterie KRAEPELINS) handelte. Es hat sich dann ergeben, daß bei verschiedenen psychopathischen Typen eine gewisse Vorliebe für die Realisierung hysterischer Mechanismen besteht, und zwar bei solchen, die einen Defekt des ,,Gesundheitsgewissens" (KOHNSTAMM) aufweisen, die Neigung zur ,,Flucht in die Krankheit" (FREUD) haben. Bei diesen Persönlichkeiten geht es um ein *mehr oder weniger zielsicheres und zweckklares Ausweichen vor den Forderungen des Lebens*, denen sie von sich aus auf geraden Wegen nicht entsprechen konnten, zum Teil oder gelegentlich auch nicht entsprechen wollten. Nun fanden sich im großen Topf der Hysterie auch Persönlichkeiten, deren Ziel- und Zwecksetzung die eben angedeutete war — Persönlichkeiten, die aber entweder nur dann und wann oder überhaupt nicht von hysterischen Symptomen und Reaktionen Gebrauch machten, sondern nur durch die psychopathische Eigenart ihrer seelischen Gesamthaltung charakterisiert erschienen. Da sie aber in ihrer seelischen Gesamthaltung viel Gemeinsames mit psychopathischen Persönlichkeiten zeigten, bei denen hysterische Erscheinungen massiert und über viele Jahre beobachtet wurden, blieb ihnen die Bezeichnung der hysterischen Persönlichkeit[1]. Nun hätte man eigentlich ,,*hysterische Persönlichkeiten ohne Hysterie*" vor sich gehabt. Inzwischen fiel die Aufmerksamkeit darauf, daß den hysterischen Symptomen und Reaktionen, den verschiedenen Typen mit solchen Symptomen und Reaktionen und schließlich den ,,hysterischen Persönlichkeiten ohne Hysterie" die *finale Einstellung der Darstellung* gemeinsam ist — der Darstellung, die freilich bei der hysterischen Persönlichkeit im engeren und im weiteren Sinn sich keineswegs

---

[1] Es ist dann vielfach auch von hysterischer Konstitution gesprochen worden; ich halte diesen Begriff nicht für begründet (vgl. S. 262). Man mag für alle sog. hysterischen Erscheinungen konstitutionelle Wurzeln suchen und wird sicher berechtigt sein, viel Hysterisches als konstitutionell zu bezeichnen; es gibt aber ganz verschiedene Konstitutionen, die ,,hysterophil" (BIRNBAUM) sind, und keine von ihnen kann Anspruch darauf machen, als eigene ,,hysterische Konstitution" zu gelten.

auf Krankheitsdarstellung beschränkt[1]. So ist für das Hysterische und für die hysterischen Persönlichkeiten die *Unechtheit* zum Stigma geworden; das hat dem Wort den fatalen moralischen Beigeschmack gegeben, von dem es wohl keine psychiatrische Bemühung wieder ganz befreien wird. Auf diese Weise ist unter deutlich subjektiver Akzentuierung seitens des Beobachters oft genug als hysterisch bezeichnet worden, was an der Haltung einer Persönlichkeit besonders unerfreulich, unsympathisch und „moralisch nicht ganz einwandfrei" erscheinen konnte.

Unter Heraushebung der Darstellung und der Unechtheit konnte JASPERS formulieren: „Anstatt sich mit den ihr gegebenen Anlagen und Lebensmöglichkeiten zu bescheiden, hat die hysterische Persönlichkeit das Bedürfnis, vor sich und anderen mehr zu scheinen, als sie ist, mehr zu erleben, als sie erlebensfähig ist. An Stelle des ursprünglichen echten Erlebens mit seinem natürlichen Ausdruck tritt ein gemachtes, geschauspielertes, erzwungenes Erleben; aber nicht bewußt ‚gemacht', sondern mit der Fähigkeit (der eigentlichen hysterischen Begabung) ganz im eigenen Theater zu leben, im Augenblick ganz dabei zu sein, daher mit dem Schein des Echten." BUMKE faßt das kürzer, indem er von der hysterischen Persönlichkeit sagt: „Ihre natürliche Haltung ist die Pose"[2][3].

Soll man nun überhaupt für diese psychopathische Spielart, für diese Persönlichkeiten, deren Eigenart letztlich gar nicht mehr durch das bestimmt ist, was man ursprünglich unter „Hysterie" verstanden hat und jetzt noch als hysterische Reaktionen, Manifestationen, Mechanismen, Syndrome usw. bezeichnet, den Namen hysterische Persönlichkeiten und hysterische Charaktere beibehalten? KRETSCHMER hat auseinandergesetzt, daß man nicht fragen könne: „Haben Leute mit hysterischen Reaktionen einen bestimmten Charakter?" Er sagt mit Recht, daß es einen hysterischen Charakter im Sinne dieser Fragestellung nicht gebe. Es erscheint mir nun nicht ganz schlüssig, wenn er gewisse Typen, etwa die pathologischen Schwindler, doch als „hysterische Charaktere" bezeichnet aus dem Grunde, weil sie „eine besonders gehäufte Neigung zu hysterischen Reaktionen" zeigen. So wie die Dinge tatsächlich liegen, wird man sich darüber klar sein müssen, daß die Namengebung nur eine Frage der Zweckmäßigkeit und der Konvention ist. KURT SCHNEIDER hat die Bezeichnung „*geltungsbedürftige Psychopathen*"[4] eingeführt; sicher ist das Geltungsbedürfnis oder die Geltungssucht mit all ihren Auswirkungen ein vorherrschender Wesenszug dieser Typen. Was aber — abgesehen davon, daß das Geltungsbedürfnis die hysterische Eigenart nicht erschöpft — dem Terminus SCHNEIDERS abgeht, ist, wie ich sagen möchte, die traditionelle Fülle, die die Bezeichnungen „*hysterische Persönlichkeiten*" oder „*hysterische Charaktere*" oder auch „*hysterische Psychopathen*" haben. Deshalb bleibe ich beim Adjektiv „hysterisch", und zwar um so mehr, als es, wie BUMKE bemerkt, gewiß ein vergebliches Unterfangen

---

[1] KLAGES bezeichnet den Hysteriker als „ein Wesen von abnorm herabgesetzter Gestaltungskraft bei hoch entwickeltem Darstellungsdrang". Dem wird gewiß beizupflichten sein. Die in ihrer Struktur steckende relative Erlebensunfähigkeit der hysterischen Persönlichkeit, ihr Mangel an Leistungsstreben, macht sie dafür geeignet und bewirkt in ihr das Bedürfnis, in jedes äußere Gewand zu schlüpfen, jede Rolle zu spielen, um sich zur Geltung zu bringen. So kann KLAGES sagen, daß in ihr „der Darstellungsdrang zur beherrschenden Haupttriebfeder geworden ist".

[2] Vgl. S. 238.

[3] KLAGES formuliert denselben Gedanken so: „Der hysterische Mechanismus, zu Ende gedacht, also in höchster und freilich nicht mehr möglicher Steigerung, wäre ein Reflektor, der lediglich äußere Lichter zurückwürfe und ein Scheinleben darleben würde mittels organischer Nachahmung fremder Leben". — „Die imitatio ist das allen hysterischen Erscheinungen gemeinsame Merkmal."

[4] SCHNEIDER sagt jetzt „Geltungssüchtige".

wäre, sie aus dem psychiatrischen Sprachschatz zu beseitigen[1]. Vom Gesichtspunkt der Namengebung muß noch hinzugefügt werden, daß es sehr
erwünscht wäre, wenn die Verwendung des Wortes „Hysterie" aufhören würde.
Eine Krankheit „Hysterie" im ursprünglichen Sinne gibt es nicht (HOCHE), es
gibt nur hysterische Manifestationen und hysterische Persönlichkeiten. Solange
wir die „Hysterie" mitschleppen, werden zahllose vermeidbare Mißverständnisse,
die sich in der ärztlichen Praxis und in gutachtlichen Zusammenhängen recht
fatal auswirken können, nicht aufhören.

Versuchen wir nun, von vornherein in dem Bewußtsein, daß es nicht *einen*
hysterischen Persönlichkeitstypus, sondern verschiedene hierhergehörige Typen
gibt, diesen Persönlichkeiten strukturanalytisch beizukommen, so wird bei unserer Gesamtanschauung und im Hinblick auf die vorstehenden Erörterungen
ein Hauptakzent unserer Betrachtung auf dem charakterologischen Gebiet liegen.
Wir müssen aber von unten anfangen.

Bei seiner „engeren Hysterie", die sich mit unseren hysterischen Persönlichkeiten zwar erheblich überschneidet, aber bei weitem nicht deckt, vermißt
KRETSCHMER „eine nennenswerte positive oder negative Affinität" zu den „drei
großen Körperbaugruppen"; dagegen ist ihm eine „starke Stigmatisierung im
vegetativen System" aufgefallen. Wir möchten immerhin annehmen, daß bei
den hysterischen Persönlichkeiten ein gewisses *Überwiegen der Leptosomatie und
Asthenie* zu beobachten ist, wozu ja die relative Häufigkeit *vegetativer Stigmen*,
die nicht zu bestreiten ist, gut passen würde[2]. Nicht selten findet sich *infantil-
asthenischer* und ausgesprochen *infantiler Körperbau*, den man als Ausdruck allgemeiner Organminderwertigkeit auffassen kann. Daß spezielle Organminderwertigkeiten bei den hysterischen Persönlichkeiten besonders gehäuft vorkommen,
läßt sich wohl nicht ausmachen. Doch neigen diese Persönlichkeiten in hervorragendem Maße zur *erlebnismäßigen Ausschlachtung vorhandener Organminderwertigkeit*. Man darf vielleicht vermuten, daß hysterische Organminderwertige
bei der Konzeption von ADLERS nervösem Charakter Pate gestanden sind; das
ist um so bemerkenswerter, als schon vor ADLER die in Frage kommenden
finalen Einstellungen gerade bei den hysterischen Persönlichkeiten bekannt
waren, wenn sie auch gewiß vor ADLER in ihrer Besonderheit nicht heraus-
geschält und in ihrer Bedeutung nicht voll erkannt gewesen sind.

Wohl auch beim Mann, viel häufiger aber bei der Frau, spielen im Bereich
der hysterischen Persönlichkeiten *körperbauliche Besonderheiten intersexueller Art*
(MATHES) mit: mangelhafte Ausprägung des geschlechtlichen Typs im Gesamt-
körperbau, männliche Körperbaueinschläge bei der Frau, weibliche beim Mann.
Das sind dann vielfach Persönlichkeiten, die gegen ihre Geschlechtsrolle „pro-
testieren", weil sie deren Eindeutigkeit nicht befriedigt[3]. Die psychoanalytische
Schule hat darüber manche Einzelbeobachtungen gemacht (Menstruationskom-

---

[1] In gewissem Sinn ist die hysterische Persönlichkeit der Psychopath in Reinkultur.
„Verdünnt" tritt uns Hysterisches bei einer Anzahl von Psychopathen entgegen, aber nirgends so ausgesprochen und pointiert wie bei den Hysterischen. Wie im Bereich der Psychopathen überhaupt, so läßt sich auch hier kein Grenzzeichen mit der Inschrift aufpflanzen:
hier beginnen die hysterischen Persönlichkeiten. Man wird bei manchem Fall Zweifel haben,
ob man ihn „schon" oder „noch" als hysterisch typisieren kann. Im Hinblick auf das Gewicht,
das gerade hier die subjektive Einstellung des Untersuchers haben kann (KRISCH), ist es
ratsam, mit der Einreihung psychopathischer Persönlichkeiten unter die hysterischen zurückhaltend zu sein. Wenn im Zweifelsfall das Wort „hysterisch" unentbehrlich erscheint, so
empfiehlt sich der Gebrauch der Kompromißbezeichnung „hysterische Züge" oder „hysterische Einschläge".

[2] LANGE hat die Vermutung ausgesprochen, daß einer Gruppe „hysterischer Persönlichkeiten" eine „eigenartige Stoffwechselanomalie" zugrunde liegen könnte.

[3] Dieser Mangel an Befriedigung greift weit über das rein Sexuelle hinaus.

plex), deren Wert leider durch die übliche Verallgemeinerung beeinträchtigt wird[1].

Das führt zur *Triebgrundlage* der hysterischen Persönlichkeiten. Wir haben uns hier nicht mit der Frage zu beschäftigen, ob *alles* Hysterische kausal auf verdrängte Sexualität zurückzuführen sei, was wir nicht annehmen, sondern haben nur die Bedeutung des Trieblebens überhaupt und des Sexualtriebs im besonderen für die hysterischen Persönlichkeiten zu besprechen. Es läßt sich ganz allgemein sagen, daß in ihren trieblichen Grundlagen „etwas nicht in Ordnung" ist. Auf der einen Seite spielt sehr häufig eine *relative oder absolute Triebschwäche* eine einschneidende Rolle; auf der anderen Seite sind es *Unsicherheiten der sexuellen Einstellung*, die, keineswegs in immer erkennbarer Weise in der (intersexuellen) Körperlichkeit gegeben, die Haltung und Entwicklung der Persönlichkeit bestimmen. Hier sei besonders der weiblichen *Frigidität* gedacht, deren kausale Beziehung zum Hysterischen immer für bedeutsam gehalten wurde und von vielen noch dafür gehalten wird. Die Frigidität ist bei hysterischen Frauen entweder in ihrer Triebschwäche oder in der intersexuell bedingten Unsicherheit ihrer geschlechtlichen Einstellung bedingt; Triebschwäche und intersexuelle Züge können auch nebeneinander bestehen[2]. Viele von diesen Frauen wissen nie von ihrer sexuellen Eigenart oder werden ihrer erst spät inne; einzelne finden nach manchen Fehlschlägen einen ihnen entsprechenden Partner, sofern sie lediglich homosexuelle Einschläge haben, oder eine Partnerin, wenn sie vorwiegend oder ganz lesbisch sind. Ähnlich mag es sich bei Männern verhalten. Diese sexuelle Eigenart würde an sich nicht genügen, solche Persönlichkeiten zu hysterischen zu machen; das geht nicht allein aus der Tatsache hervor, daß Intersexuelle nicht und nicht einmal in der Überzahl hierher gehören, sondern wohl auch aus der Erfahrung, daß die hysterischen Intersexuellen in der Regel nicht aufhören, hysterisch zu sein, wenn es ihnen gelungen ist, die sexuelle Frage ganz oder einigermaßen befriedigend zu lösen. Man wird sich wohl vorstellen müssen, daß bei diesen Persönlichkeiten das tiefe *Unbefriedigtsein mit der Körperlichkeit und mit der trieblichen Grundeinstellung*, aus dem ja zwangsläufig Minderwertigkeitsgefühle entstehen müssen, sich vergesellschaftet mit einer in ihrer Gesamttrieblichkeit verwurzelten *Unmöglichkeit, zwischen Triebanspruch und Triebverzicht zu einer Lösung oder doch zu einem erträglichen Kompromiß zu kommen*. Auf diese Weise werden sie schon aus den untersten Schichten ihrer Persönlichkeit dazu geführt, sich in Ausweichungen und Verdrängungen zu versuchen, anstatt geradeaus auf Lösungen loszugehen.

In der mangelhaften Differenzierung der Trieblichkeit dieser Typen ist eine dem Triebleben des kindlichen bzw. früh jugendlichen Alters verwandte Er-

---

[1] Die größere Häufigkeit der hysterischen Reaktionen und der hysterischen Persönlichkeitsartung beim Weibe hängt ohne Zweifel mit dessen körperlich-trieblichen Besonderheiten zusammen. Daß intersexuelle Frauen mehr als intersexuelle Männer hysterisch sind, läßt sich zum Teil wohl auch auf die verschiedene Stellung der Geschlechter in der Gemeinschaft zurückführen. Der Mann, auch wenn er intersexuell ist, hat doch einen gewissen sozialen Vorrang, aus dem er für seine Minderwertigkeitsgefühle Gewinn ziehen kann. Die intersexuelle Frau muß ihre weniger günstige soziale Einordnung doppelt schwer empfinden; gelingt es ihr dann nicht, überkompensierend zu einer beruflichen Betätigung zu kommen (Sublimierung), so liegt die hysterische Ausweichung für sie in verführerischer Nähe.

[2] Das wird deutlich in der Darstellung, die Mörchen von den „degenerierten Frauen höherer Stände", einem unzweifelhaft hysterischen Typus, gegeben hat. Er bezeichnet sie als „lasterhaften Backfisch" und weist hin auf „eine Art infantiler Sexualität. Diese erschöpft sich in weitgehendem Flirt, in allerlei Perversitäten desselben bis zu den lasterhaftesten Auswüchsen, aber sie kann sich die Befriedigung durch den normalen Sexualakt leicht versagen, es besteht sogar eine gewisse Abscheu vor dem letzteren." Der Backfisch, die pubeszente Frau, ist an sich psychosexuell noch unentwickelt und triebunsicher. Im Abscheu gegen den Sexualakt erkennen wir den erwähnten Protest gegen die weibliche Geschlechtsrolle.

scheinung zu sehen; man kann auch bei den hysterischen Psychopathen von *Infantilismus* und von *Entwicklungshemmung* (KRAEPELIN) sprechen. Mani-festationen von *psychosexuellen Infantilismen* sind bei ihnen überaus häufig. Wie dieser Faktor dann ins finale System eingesetzt wird, wird später zu be-sprechen sein. Wie das Kind lediglich auf Lustgewinn[1] (FREUD) ausgeht und „narzistisch"[2] die Umwelt in seinen Dienst stellt, ohne seinerseits unter Über-nahme von Unlust für die Umwelt etwas zu leisten, so geschieht es wohl auch bei den hysterischen Persönlichkeiten, allerdings mit einem bemerkenswerten Unterschied. Das Kind weiß in seinem „Narzismus" noch nichts von Unlust; der Hysterische kennt und fürchtet sie aus seinen Zusammenstößen mit der Umwelt. Er nimmt zur kindlich-narzistischen Haltung seine Zuflucht und ver-sucht so, zunächst einmal der Umwelt und damit der Unlust auszuweichen. Da er aber ganz ohne die Umwelt nicht auszukommen vermag, gelangt er dazu, sie, soweit er kann, in „infantiler Weise" zu seinem Dienst heranzuziehen. Das geht schon in die Finalität.

Die kausalen Bedingungen der hysterischen Gesamthaltung erschöpfen sich nicht in den Triebgrundlagen, von denen her sie zum Teil ihre bald mehr aktive, bald mehr passive Prägung erhalten, sondern sie haben auch wichtige Wurzeln im *Temperament*. Die hysterischen Persönlichkeiten lassen sich von der Tempe-ramentsseite nicht in Bausch und Bogen als gemütsarm abtun, obwohl sie in ihrer Mehrzahl sicher kühl sind; wir kennen auch tachythyme, reizbare, heitere, sogar hypomanische[3], ferner ängstliche, poikilothyme und sensitive hysterische Persönlichkeiten. Es liegt auf der Hand, daß es weitgehend von der temperament-mäßigen Ausstattung abhängt, was die hysterische Persönlichkeit aus ihren körperlichen und trieblichen Grundlagen macht; es wird sich z. B. auf gleicher Grundlage die Persönlichkeit verschieden gestalten, je nachdem sie lebhaft oder phlegmatisch, euphorisch oder ängstlich ist.

Nun überbaut sich die charakterologische Schicht, deren Besonderheit bei den hysterischen Persönlichkeiten in der *extremen Ausprägung der egozentrischen Einstellung* beruht; daß nebenher auch die anderen dystonen Einstellungen mit wirksam sein können, am wenigsten die aktiv-autistischen, sei hier nur erwähnt. *Der hysterische Charakter ist die Domäne der Egozentrizität.* Es ist nicht ver-meidbar, daß bei unseren Erörterungen über die dystonen Egozentriker für den Kundigen immer wieder das durchscheint, was der hysterischen Persönlichkeit ihre unverkennbare charakterliche Eigenart gibt: die Ich-Zuwendung aus Ich-Schwäche und Selbstunsicherheit, die Ich-Überwertung mit Überkompensation; die aktiv-passiven (sthenisch-asthenischen) Einschläge, die die Verwandtschaft zur Ambitendenz verraten, der Anspruch an die Umwelt, die Geltungssucht, die relative Unfähigkeit zum Du-Erlebnis, die Fremd-Unterwertung, die Tendenz

---

[1] Daß ich die kindliche Lust nicht als sexuell auffasse, habe ich auseinandergesetzt. Vgl. S. 278.

[2] Der „Narzismus" ist bei allen Psychopathen irgendwie im Spiele; doch kann man im allgemeinen auch diesen Ausdruck durchkommen und etwa, wie ich es tue, von Wichtig-nehmerei bzw. Selbst-Wichtignehmerei sprechen. Vielleicht ist es zweckmäßig, den Terminus Narzismus der Sexualpsychopathologie bzw. Sexualpsychologie zu überlassen. Mit den Psychoanalytikern wird freilich in diesem Punkt nicht einmal eine nomenklatorische Verstän-digung zu erreichen sein.

[3] BLEULER hat einmal gemeint, daß die hysterische Persönlichkeit als hypomanisch-schizoid aufgefaßt werden könne. Zweifellos gibt es hypomanisch-schizoide Hysteriker; aber ausgesprochene Typen dieser Art sind doch verhältnismäßig selten. Es wäre gewiß auch verfehlt, die hysterischen in den schizoiden Psychopathen aufgehen lassen zu wollen. Daß man unter Schizoiden mehr Hysterische findet als unter Zykloiden, ist bei den vorhandenen charakterologischen Beziehungen nicht erstaunlich. An das Vorwiegen leptosomer und ver-wandter Körperbauformen sei hier noch einmal erinnert.

zur Scheinüberlegenheit, das Fehlen echter Werte, die Herrschaft von Scheinwerten, das Streben nach Scheinzielen, der ganze unechte Kampf um die Macht
aus einem nicht ursprünglichen, sondern überkompensatorisch bedingten Machtwillen. Ich verzichte darauf, den Parallelen zur Einstellung des Kindes, das
zunächst weder Leistung noch Werte kennt, im einzelnen nachzugehen. Dagegen will ich den Unterschied zwischen der „infantilen" Einstellung der Anankasten und Sensitiven und derjenigen der hysterischen Psychopathen kurz
kennzeichnen: jene *wollen* Kind bleiben und bauen unter diesem Gesichtspunkt
ihre Welt auf; diese *bleiben* Kind, haben aber die Aspirationen des Erwachsenen
und spielen ihre Rollen, von denen eine die des Kindes ist. Dort kommt das egozentrische Geltungsbedürfnis wie auch bei anderen Psychopathentypen hie und
da akzessorisch vor; dann werden von ihnen hysterische Erscheinungen und
Einstellungen gebildet. Hier beherrscht die Ich-Geltung die Szene.

An dieser Stelle ist es nötig, auf Analogien zwischen der kindlichen und der
hysterischen Persönlichkeit auf dem Gebiete der Phantasie, der Unwahrheit
und der Lüge etwas breiter einzugehen, weil diese Analogien das Verständnis
für einige psychopathische Spezialtypen ermöglichen, deren Darstellung noch
zu geben ist.

Das *Kind* lebt in einer *eigenen Welt*, die sich kausal gemäß dem Vorwiegen
seines undifferenzierten Trieblebens und seiner Instinkte aufbaut. Diese Welt
des Kindes steht in einem gewissen Gegensatz zur Realität (Lustprinzip Freuds).
In finaler Hinsicht fügt sich das Kind einerseits seiner Welt ein und gestaltet
andererseits seine Welt dauernd nach seinen trieblichen, weiterhin auch nach
seinen temperamentmäßigen Bedürfnissen aus; sein Hauptwerkzeug dabei ist
die *Phantasie*, die kindliche Einbildungskraft[1], die allgemein gesprochen in der
seelischen Beweglichkeit des Kindes und in seinem Mangel an Erfahrungsinhalten
begründet ist und die fernerhin in der eidetischen Anlage[2] eine offenbar ins
Körperliche hinuntergreifende Wurzel hat. Alle Erlebnisse, besonders das Spiel,
werden beim Kind von der Phantasie ausgestaltet und ausgeschmückt, unter
Umständen sogar ausgefüllt. In der kindlichen Phantasie ist zunächst nichts
von bewußter Unwahrheit enthalten. Im zunehmenden Bekanntwerden mit
der Realität sieht das Kind seine eigene Welt bedroht und kommt nun dazu,
sie und sich selbst in ihr durch Unwahrheiten zu sichern. Es ergibt sich ein
Übergangsstadium, bei dem es unklar sein kann, ob das Kind selbst noch an die
Wirklichkeit seiner Welt glaubt, oder ob es schon begonnen hat, vor der Realität mehr oder weniger bewußt die Augen zuzudrücken. Als Ganzes scheint dieses
Übergangsstadium verhältnismäßig rasch durchlaufen zu werden; bei manchen
Einzelerlebnissen können sich Reste aus ihm noch geraume Zeit bemerkbar
machen (kindliche Zeugenaussagen). Dann ist oft deutlich, wie das Kind aus
einer zuerst bewußten Unwahrheit heraus sich in die subjektive Überzeugung
von der Wahrheit seiner Haltung oder Aussage nachträglich mehr und mehr
hineinsteigern kann. Dieses „Zwitterstadium" wird abgelöst durch das Einsetzen
der bewußten Unwahrheit, der *Lüge*, die für das Kind „normalerweise" die Bedeutung eines Sicherungsmechanismus gegen die Realität hat, weil es sich mit
dieser noch nicht abzufinden vermag. Selbstverständlich wirft dieses dritte Stadium über das „Zwitterstadium" hinweg seine Schatten gelegentlich schon in
das Stadium der Phantasie.

---

[1] Die Phantasiebegabung ist bei Kindern sehr verschieden. Je weniger Phantasie ein
Kind hat, desto weniger kindlich erscheint es.

[2] Es erscheint mir unzweifelhaft, daß Eidetik und Phantasie grundsätzlich sehr tief-
begründete Zusammenhänge haben.

Die drei Stadien des phantastischen, unwahren und lügenhaften Verhaltens[1] des Kindes, die, wie angedeutet, nicht scharf gegeneinander abzusetzen sind, weisen nach Dauer und Intensität bei verschiedenen Kindertypen große Unterschiede auf. Weder aus ihrer Dauer noch aus ihrer Intensität ist an sich auf die seelische Abwegigkeit eines Kindes ein sicherer Schluß zu ziehen; das ist nur aus der Kenntnis der kindlichen Gesamtpersönlichkeit heraus möglich.

Phantasie, Unwahrheit und Lüge, die kausal mindestens zum Teil auf die gleichen Wurzeln zurückgehen, sind *Schutz- oder Sicherungsmaßnahmen des kindlichen Zwecksystems.* Sie verlieren ihre Bedeutung und verfallen dem Abbau in dem Maße, als das Kind seine eigene Welt verläßt und in die Realität eingeht. Das kindliche Zwecksystem bildet sich um in das Zwecksystem des Erwachsenen, dem die zielbewußte Introzeption von Fremdzwecken und die Einfügung in die Hypertelie, in die Gemeinschaft mit ihren Zwecken, das Gepräge gibt. Daß und wie diese Umbildung im allgemeinen nicht von heute auf morgen vor sich geht, ist hier nicht auszuführen; doch soll nicht unerwähnt bleiben, daß der Übergang aus der kindlichen in die Gemeinschaftshaltung auch einmal plötzlich oder doch sehr schnell erfolgen kann, wenn ihre Notwendigkeit aus einem besonders eindrucksvollen Erleben heraus erleuchtungsmäßig erkannt wird. Der Abbau von Phantasie, Unwahrheit und Lüge, die ursprünglich normale, naturhafte Erscheinungen sind, geschieht aus den finalen Bedürfnissen der Gemeinschaft heraus, die ohne Vertrauen und Wahrheit, ohne Ethik und Moral nicht bestehen kann. So kommen in der Individualentwicklung unter dem Einfluß der Erziehung „Lügenhemmungs- und -sperrungsvorrichtungen" (BIRNBAUM) zur Entwicklung, die sekundärer Art sind und im Rahmen unserer Betrachtungen auf die charakterologische Schicht zu beziehen sind. Man darf vielleicht cum grano salis sagen, daß der ursprüngliche, der natürliche oder naturnahe, der triebhafte Mensch und damit insbesondere das Kind gar nicht wahrhaftig sein können, weil bei ihnen die Bewußtheit des Gegensatzes zwischen ihrer eigenen Welt, zwischen ihrem Ich, und der Realität, der Umwelt, fehlt oder doch nicht voll entwickelt ist. Dann aber kann man diese Formulierung wohl auch dahin umkehren, daß bei Menschen, die dauernd mehr oder weniger in der Phantasie, in der Unwahrheit und in der Lüge leben, das Bewußtsein jenes Gegensatzes entweder nicht vorhanden ist oder verdrängt wird, daß weiterhin in der Persönlichkeitsstruktur solcher Menschen im Triebleben und darüber hinaus in der Gesamthaltung Infantilismen zu suchen sein werden.

Daß Besonderheiten des Trieblebens, daß Infantilismen bei den hysterischen Persönlichkeiten, denen wir uns jetzt wieder zuwenden, von Bedeutung sind, ist auseinandergesetzt worden. Ihre Phantasien und Pseudologien sind kausal betrachtet der Ausdruck dieser Besonderheiten und Infantilismen, sind speziell ausgestaltete Erscheinungsformen der wie das Triebleben in infantilistischen Entwicklungshemmungen begründeten hysterischen Unwahrheit und Unechtheit. Final haben die phantastischen und pseudologischen und phantastisch-pseudologischen Bildungen der Hysterischen wie beim Kinde die Aufgabe, das Ich und die von ihm aufgebaute Welt einerseits zu besonderer Geltung zu bringen (Egozentrizität), andererseits gegen die Ansprüche der Gemeinschaft zu sichern (passiv-autistischer Einschlag). Dabei dürfen zwei sehr wesentliche Unterschiede

---

[1] Auch LIPMANN unterscheidet, wie ich nachträglich sehe, drei Stadien: „ein Stadium, in dem subjektive Erlebnisse und solche Vorstellungen, denen objektive Sachverhalte entsprechen, überhaupt noch nicht differenziert sind; ein zweites Stadium, in dem sie zwar unterschieden, aber noch nicht verschieden gewertet werden; ein drittes, in dem gleichzeitig mit dem Erwachen des Gemeinschaftsbewußtseins der ethische Wert der Wahrheit als solcher erkannt wird." Trotz der verschiedenen Ausgangspunkte und Betrachtungsweisen ist die Übereinstimmung mit meinen drei Stadien sehr weitgehend.

nicht übersehen werden: die dem Kindesalter entwachsene Persönlichkeit[1] kennt die Realität und versucht sie abzuwehren. Der Erfolg, den sie mit dieser Abwehr erstrebt, geht nicht so sehr auf den Ausschluß der Realität als auf die Befriedigung des Geltungsbedürfnisses — des Geltungsbedürfnisses, das ja nur Sinn und Zweck hat, wenn die Realität, die Umwelt, nicht allein als solche erkannt und anerkannt, sondern auch zum Zuschauerraum für die hysterische Darstellung[2] erkoren ist[3], d. h. wenn die Umwelt einen Wert oder doch einen Scheinwert für die Persönlichkeit bedeutet.

Hier muß eingefügt werden, daß die *reinen Phantasten*[4], die sich lediglich in ihre Träumereien („Wachträumereien[5]“) einspinnen — sie sind übrigens verhältnismäßig selten —, nicht in den Bereich der hysterischen Persönlichkeiten gehören. Mag auch bei ihnen Geltungsbedürfnis und Verdrängung bald mehr, bald weniger mitspielen, so fehlt ihnen doch der hysterische Darstellungsdrang. Kronfeld bemerkt treffend: „Der Phantast verfälscht den Wert der Umwelt für sich, der Pseudologist verfälscht seinen Wert für die Umwelt“ und K. Schneider fügt ergänzend hinzu: „Der Phantast betrügt sich selbst, der Pseudologe die anderen.“ Der *psychopathische Phantast* reinsten Wassers ist im allgemeinen wohl triebschwach oder doch wenig triebkräftig, von ruhigem Temperament, nicht selten mit traurigen und sensitiven Einschlägen; charakterlich ist er vorzugsweise passiv-autistisch eingestellt. Es gibt aber auch phantastische Psychopathen mit Egozentrizität und Geltungssucht; das sind Persönlichkeiten, die ihre Phantasien und Phantastereien nicht in der Einsamkeit erledigen, sondern dauernd bestrebt sind, sie an den Mann zu bringen; sie sind temperamentmäßig tachythym oder auch euphorisch, gelegentlich sogar einmal hypomanisch[6].

Ihnen schließen sich die *geltungssüchtigen* (hysterischen) *Renommisten* (K. Schneider) an, die sich bald mit mehr, bald mit weniger Phantasie durch Übertreibungen, Aufschneidereien und Prahlereien in den Vordergrund zu stellen trachten[7]. Man kann sie als eine Vorstufe der Pseudologen ansehen, bei denen ja vielfach das Renommieren eine große Rolle spielt.

Die stillen phantastischen Psychopathen zeigen am meisten Ähnlichkeit mit dem phantastischen Stadium des Kindes. Die lebhaften und euphorischen Phantasten haben mit dem zweiten Stadium viel Gemeinsames. Von ihnen geht es

---

[1] Im Kindesalter und erst recht in der Pubertät kommen zwischen „noch normalem“ und „schon hysterischem“ Verhalten alle erdenklichen Übergänge vor.

[2] Ganz richtig sagt Klages: „Entscheidend für die hysterische Haltung ist die Bezogenheit auf den Zuschauer.“

[3] Auf eine Differenzierung des „Sichaufspielens“ gesunder Kinder vom hysterischen Theater kann hier nicht näher eingegangen werden. Selbstverständlich bestehen zwischen beiden Beziehungen, die sich wohl auf die Gemeinsamkeit von „Infantilismen“ beim Kind und beim Hysteriker zurückführen lassen.

[4] Vgl. Kurt Schneider.

[5] Über die Wachträumereien des Kindes macht Homburger schöne Ausführungen, die auch auf erwachsene Phantasten gelegentlich zutreffen: „In den Wachträumereien spielt das Kind mit den Gebilden seiner Einbildungskraft, indem es sich in Situationen und persönliche Rollen versetzt, die irgendwelchen Wünschen und Plänen, seinem Verlangen und seiner Sehnsucht, seiner Vorstellung von Herrlichkeit und Glanz, Glück und Freude entsprechen. So lebendig können diese Phantasien werden, daß die Wirklichkeit vor ihnen verschwindet, und die Hingabe an sie kann so ausschließlich werden, daß das Bewußtsein sich traumhaft trübt.“

[6] Hierher gehören auch renommistisch-phantastische Menschen, die dauernd betriebsam sind und Pläne machen (Projektenmacher), aber nie etwas zur Ausführung bringen. Ihre euphorische Grundstimmung macht es ihnen, echten Stehaufmännchen möglich, jeden neuen Plan mit der unerschütterlichen Zuversicht zu „verfolgen“, daß sie diesmal sicher Erfolg haben werden. Ihre Beziehungen zu euphorischen und hypomanischen Typen sind unverkennbar. Persönlich wirken sie oft als unangenehme Schwätzer.

[7] Zu ihnen gehören wohl in der Hauptsache die „Genialoiden“ (Krisch).

in fließender Linie über die Renommisten zu den Pseudologen[1]. Manche lebhaften und euphorischen Phantasten und Renommisten lassen gelegentlich auch einmal einen richtigen Schwindel vom Stapel. Die Pseudologen haben so gut wie ausnahmslos Phantasie, allerdings in ganz unterschiedlichem Ausmaß; daß sie gern renommieren, ist eben erwähnt worden.

Die *Pseudologen*, die weitgehende Parallelen zu allen drei kindlichen Stadien zeigen, *beziehen wir in die hysterischen Persönlichkeiten ein;* sie gehören ihrer ganzen Persönlichkeitsstruktur nach hierher. In ihren Lügereien und Schwindeleien ist nichts anderes als eine besonders ausgeprägte Form des hysterischen Darstellungsdrangs zu sehen — eine besonders ausgeprägte Form, weil ja das Lügen und Schwindeln der hysterischen Persönlichkeit in ihrer Unwahrheit und Unechtheit überhaupt eignet. Wir brauchen wohl nicht auseinanderzusetzen, daß wir nicht jeden Lügner und Schwindler für eine hysterische Persönlichkeit halten: es gibt viele Zweckschwindler von ganz verschiedenem Persönlichkeitsaufbau, die hierher keine Beziehungen haben. Umgekehrt aber kann nicht die Rede davon sein, daß die hysterischen Pseudologen da aufhören, wo der Zweckschwindel anfängt. Wesentlich ist, daß beim hysterischen Pseudologen Lüge und Schwindel, sei es ganz, sei es teilweise, Selbstzweck sind, insofern als sie dazu dienen, sein Geltungsbedürfnis zu befriedigen, seinen Darstellungsdrang zum Ausleben kommen zu lassen.

In Hinsicht auf das Triebleben brauchen wir für die Pseudologen dem, was wir über das Triebleben der Hysterischen überhaupt gesagt haben, nichts Prinzipielles mehr hinzuzufügen. Daß manche Pseudologen geschlechtlich sehr aktiv sind (hysterische Heiratsschwindler, hysterische Don-Juan-Typen), gibt ihnen lediglich äußerlich eine Sonderstellung; ihre sexuelle Aktivität ist kein Beweis für die sit venia verbo Integrität ihres Trieblebens, sondern verrät in der Beweglichkeit von einem Objekt zum anderen, in ihrer Liebesunfähigkeit gerade eine gewisse triebliche Zielunsicherheit; übrigens ist bei den Pseudologen wie bei den Hysterischen überhaupt die Neigung zu Perversionen keine seltene Erscheinung. Neben ihrer gesteigerten Einbildungskraft müssen, wie K. SCHNEIDER betont, die Geltungssüchtigen, d. h. unsere hysterischen Psychopathen, über ein gewisses Maß von Aktivität verfügen, um Pseudologen zu werden. Diese Aktivität kommt im Temperament bei den in der Regel kühlen, jedenfalls nie gemütswarmen Pseudologen in der Gestalt bald mehr, bald weniger ausgesprochener tachythymer und euphorischer, auch hypomanischer Einschläge zum Ausdruck; sie ist charakterlich repräsentiert in der vorwiegend aktiv-sthenischen Egozentrizität dieser Typen, denen gelegentlich aktiv-autistische Züge nicht fremd sind.

Die von allen Autoren betonte Gewandtheit ihrer äußeren Formen hängt gewiß mit ihrem *Darstellungsdrang* und ihrer *Fähigkeit* zusammen, *jede Rolle zu spielen;* sie hat aber auch eine kausale Begründung im *Temperament,* insofern nämlich dank ihren hyperthymischen Einschlägen die Pseudologen fast immer ein schnelles, kräftiges und bewegliches Naturell haben. Dazu kommt noch etwas: das Fabulieren und Schwindeln ist das Element, in dem die Pseudologen sich wohlfühlen; der Pseudologe ist stolz auf seine pseudologischen Erzeugnisse wie der Künstler auf sein Werk. Aus seiner Fabulierfreude und aus seinem Künstlerstolz mag auch ein Teil der Sicherheit und Gewandtheit der äußeren Haltung des Pseudologen zu erklären sein, die allerdings für ihn eine finale Not-

---

[1] BIRNBAUM unterscheidet pathologisches Lügen aus psychopathischer Fabuliersucht und aus krankhafter Geltungssucht; dieses würde auf unsere Pseudologen, jenes auf die Renommisten zutreffen. BIRNBAUM stellt außerdem das pathologische Lügen aus sozialethischen Defekten heraus.

wendigkeit ist; denn ein äußerlich unsicherer Schwindler wird wenig Aussicht auf Erfolg haben.

Wie die Phantasten in ihren Phantasien, die Renommisten in ihren Prahlereien, so können sich die Pseudologen in ihre Lügen hineinsteigern; das ist „ein Vorgang, der in manchen Fällen geradezu das Gepräge einer krankhaften Erregung, einer ‚Lügenerregung‘ trägt" (BIRNBAUM). In dieser Erregung kommt es dann wohl auch gelegentlich dazu, daß die Pseudologen den Boden der Wirklichkeit unter den Füßen verlieren und in ihrem Darstellungsdrang vorübergehend in der Rolle ganz aufgehen, die sie zu spielen unternommen haben[1]. Dazu hat K. SCHNEIDER die treffende Bemerkung gemacht: „Es ist in der Tat wie bei spielenden Kindern — es ist eigentlich sinnlos, hier zu fragen, ob sie ‚glauben‘, daß sie Mutter, Lehrer oder Soldat sind." Gerade über diese Frage hat man sich früher bei den Pseudologen den Kopf zerbrochen.

Die hysterischen Persönlichkeiten im allgemeinen und die Pseudologen im besonderen haben enge Beziehungen zur Asozialität und zur Antisozialität, auf die ich wenigstens in einigen Punkten eingehen will. Der „hysterische Habitualverbrecher" (BIRNBAUM) ist hinsichtlich seiner Kriminalität bzw. kriminellen Betätigung nicht besonders gekennzeichnet[1]; BIRNBAUM stellt fest, daß den pathologischen Gewohnheitsverbrechern der Großstadt ein hysterischer Einschlag selten ganz zu fehlen pflegt. Dem Pseudologen ist seine kriminelle Laufbahn vorgezeichnet: sie umfaßt das ganze Gebiet vom kleinen Betrug bis zur großzügigsten Hochstapelei, die sich im Darlehens-, Versicherungs-, Heirats-, Ordens- und Titelschwindel, in der Wahrsagerei, im Kurpfuschertum u. a. m. sehr erfolgreich betätigt. Einer der größten hochstapelnden Glücksritter und Komödianten aller Zeiten war der Sizilianer Josef Balsamo, der sich Graf Cagliostro nannte, das Idealbild eines phantastisch-pseudologischen Hochstaplers.

Zwei, wie ich glaube, kriminelle hysterische Spezialtypen sind die *anonymen Briefschreiber* und die *Giftmischer* oder, wie gleich zutreffender gesagt sei: Briefschreiberinnen und Giftmischerinnen, denn es handelt sich hier mit seltenen Ausnahmen um Frauen. Beide Typen haben eine besondere Gemeinsamkeit mit der sog. „*hysterischen Canaille*": diese führt eine Doppelexistenz, indem sie nach außen die liebenswürdige, scharmante, hilfsbereite und wohltätige Dame[2] von Welt darstellt, in ihrer Häuslichkeit Angehörige und Angestellte bis aufs Blut quält, sich dabei noch mit Klatschereien und Intrigen (Falschbeschuldigungen besonders sexuellen Inhalts) ergötzt, aus Sensationslust stiehlt und Schulden macht. Dementsprechend zeigen die anonymen Briefschreiberinnen[3] nach außen in der Regel ein korrektes, oft sogar betont korrektes Verhalten, dem vielfach ein peinliches Einhalten aller äußeren Formen der Frömmigkeit ein besonderes Gepräge gibt. Aus sicherer Verborgenheit heraus versenden sie ihre vergifteten Geschosse und lassen dabei ihrer Verlogenheit, die oft genug phantastisch

---

[1] Von hier zu den „wahnhaften Einbildungen der Degenerierten" (BIRNBAUM) ist es nur ein kleiner Schritt.

[2] Unter den Persönlichkeiten, die sich der öffentlichen Wohltätigkeit in größerem Umfang widmen, findet man neben vielen Eitlen zahlreiche Psychopathen und Psychopathinnen mit hysterischen Einschlägen und gar nicht wenige ausgesprochen hysterische Persönlichkeiten, denen es nur darum zu tun ist, sich in der Wohltäterrolle zur Geltung zu bringen. Hier trifft man viele hysterische „Pseudo-Mitleidige" und „Pseudo-Gütige", die das Schicksal ihrer Schutzbefohlenen nur unter dem Gesichtswinkel ihrer Geltungssucht und Sensationslüsternheit interessiert.

[3] Es handelt sich hier selbstverständlich nur um diejenigen, die gewohnheitsmäßig anonyme Briefe schreiben. Es ist charakteristisch, daß unter den hysterischen Anonymis alte Jungfern und andere sexuell Unbefriedigte, „Geschlechtsneidige", sehr zahlreich vertreten sind. Es ist im anonymen Briefschreiben wie im Giftmischen unbestreitbar etwas von sexueller Surrogathandlung enthalten.

ist, freien Lauf. Sie kommen mit ihrer Geltungssucht und ihrem Darstellungsdrang in doppelter Weise auf ihre Rechnung: einerseits gelten sie als die vorzüglichen Mitglieder der Gesellschaft, als die sie sich aufspielen, sind dabei oft übermäßig hilfsbereit und wohltätig, andererseits spielen sie Schicksal und befriedigen damit ihre hysterischen Machtgelüste.

In noch höherem Maße leben die hysterischen Giftmischerinnen ein solches Doppelleben. KRAEPELIN, der sie wie die anonymen Briefschreiberinnen beim „impulsiven Irresein" aufführt, gibt eine Schilderung, die sich durchaus in den Rahmen unserer hysterischen Persönlichkeiten einfügt: „Im gewöhnlichen Leben brauchen diese Geschöpfe gar keine auffallenden Züge aufzuweisen. Sie können persönlich liebenswürdig, freigebig, hilfsbereit, salbungsvoll, bigott, geistig begabt sein. Ihr Gefühlsleben ist aber regelmäßig ein oberflächliches, selbstsüchtiges; sie pflegen eitel und ehrgeizig zu sein, neigen zur Unaufrichtigkeit, Lügenhaftigkeit, Phantasterei und Heimtücke." Mit geringen unsichtbaren Mitteln entfalten die Giftmischerinnen aus dem Dunkel her eine grauenhafte Macht. „Die Giftmischerei ist die furchtbare, verborgene Waffe der Schwachen" (KRAEPELIN). Daß ihnen, obwohl sie unter Umständen an der Leiche ihrer Opfer in gespieltem Schmerz zusammenbrechen können, der Erfolg ihrer Tätigkeit einen sadistischen Lustgewinn bedeutet, den sie vermutlich keineswegs ganz unbewußt suchen, dürfte sich ebensowenig bezweifeln lassen, wie ihre masochistischen Neigungen, die sie mit Wonne in die Rolle der Märtyrerinnen hineingleiten lassen, wenn man ihnen auf die Spur gekommen ist[1]. Eine berühmte Giftmischerin hat ANSELM V. FEUERBACH in seinen „Merkwürdigen Verbrechen" klassisch beschrieben; wegen der Feinheit seiner Schilderung, in der die hysterische Persönlichkeit plastisch herauskommt, setze ich einige Stellen aus FEUERBACHS Buch hierher:

„Anna Margaretha Zwanziger hatte, als sie in die Gewalt der Gerechtigkeit fiel, bereits das 50. Lebensjahr erreicht. Sie war klein von Wuchs, hager, schief und verwachsen."

„In ihrer Jugend zeigte sich uns diese Verbrecherin nur als ein charakterloses, gefallsüchtiges und, bei oberflächlicher Bildung, durch empfindelnde Romanleserei verschrobenes Wesen, welches, ohne innere Kraft, von den Umständen des Augenblicks hin und her getrieben, erst in sinnliche Zerstreuungen sich verliert, dann in Laster versinkt, um Geld ihren Körper preisgibt, und so mit der Ehre die Achtung vor sich selbst, mit dieser die Stütze ihrer sittlichen Kraft verliert."

„Durch ihre Eitelkeit, von ihr Delikatesse genannt, zu den vornehmeren Klassen hingezogen; gezwungen auch diejenigen zu erobern und festzuhalten, für welche nicht immer ihre Neigung sprechen konnte; späterhin genötigt, sich in fremder Welt durch mancherlei Menschen mit freundlichem Gesicht hindurch zu schmeicheln; oft zurückgestoßen und gedemütigt, und selten in dem Fall, dem innerlich tobenden Sturm nach außen freien Lauf zu lassen; zu unruhig, um von ihrer geschickten Hände Arbeit in stiller Zurückgezogenheit selb-

---

[1] Über diesen Spezialtyp hinaus spielen sicher sadistische und masochistische Komponenten bei der hysterischen Persönlichkeit eine sehr erhebliche Rolle: mit jenen dürften alle Quälereien in Beziehung zu bringen sein, die sie ihrer engeren und weiteren Umgebung zufügen (von der Versagung im hysterischen Flirt [„Prostituierte der hohen Kreise", LOMBROSO, zitiert nach MÖRCHEN] bis zu den Erfolgen der anonymen Schreibereien und Giftmorde); mit diesen hängt die hysterische Bereitschaft zur „Leidseligkeit" zusammen, die bei der „nervösen leidenden Dame" deutlich ist, im Märtyrertum der angeblich unschuldig Verfolgten gesteigert zum Ausdruck kommt und im Leidensweg hysterischer Stigmatisierter ihre schönsten Blüten treibt. Nicht zu vergessen sind in diesem Zusammenhang die Selbstverletzungen bei Hysterischen und die hysterische Operationssucht, von der SCHULTZ einen schönen Fall analysiert hat. LANGE hat in Bezug auf diese Hysterischen von einer „merkwürdigen Verleugnung des Selbsterhaltungstriebs" gesprochen. Hier mag über die Selbstmordversuche der Hysterischen angemerkt sein, daß sie zwar in der Regel ihrem Darstellungsdrang entspringen, trotzdem aber gelegentlich unglücklich ausgehen können und sicher dann und wann auch ernst gemeint sind. Auf die Ausführungen über das hysterische Triebleben darf ich hier verweisen; ich bin dort auf Sadismus und Masochismus nicht eingegangen, um die Darstellung nicht unnötig zu verbreitern und um Wiederholungen zu vermeiden.

ständig zu leben, und doch zu stolz, um als bloßer Dienstbote andern nur zu gehorchen;
daher immer bemüht, den Befehlen der Herrschaft augendienerisch zuvorzukommen, oder ihr
durch erschlichene Vertraulichkeiten das Befehlen unmöglich zu machen; stets Rollen spie-
lend, und immer die Rollen wechselnd, fortwährend genötigt, anders zu scheinen als sie war,
mußte sie wohl endlich die Kunst sich in die Menschen zu finden und zu fügen mit dem ihr
allenfalls noch übrigen letzten Restchen von Wahrhaftigkeit und Redlichkeit des Gemüts
bezahlen. Sie wurde eine falsche, tückische, lügenhafte, glattzüngige, schmeichelnde Heuch-
lerin. Nirgends mehr der kleinste Zug von Treue und Geradheit, überall Verstellung, in allem
Zweideutigkeit oder Lüge."

,,Aber die Zwanziger fühlte sich zugleich als eine *Unglückliche*; und das Unglück zerriß
in ihr alle Fäden, welche das Gemüt mit der Menschheit zusammenhalten und ihm die Mensch-
lichkeit bewahren. Vom Schicksal, nur zu oft durch eigene Schuld, verfolgt, dabei aber von
ihrer stets geschäftigen Selbstliebe verleitet, jede zerstörte Hoffnung, jedes ihr begegnende
Übel bloß der Bosheit und Härte anderer Menschen beizumessen, gewöhnte sie sich, das
Menschengeschlecht ebensosehr zu verachten als zu hassen. Von Menschenhaß und Menschen-
verachtung genährt, wuchsen zugleich in ihrer finsteren Seele zwei Ungeheuer, giftiger Neid
und grimmige Schadenfreude, zu Riesenschlangen auf."

,,Aber aus dem Labyrinth ihres verworrenen Lebens führte kein gewöhnlicher Weg zur
Freiheit. Überall Abgründe, welche den Ausgang wehrten! Innerhalb der Schranken bürger-
licher Ordnung nirgendwo ein ausweichendes sicheres Mittel der Hilfe! Doch, sieh! da entdeckt sich ihr endlich das Geheimnis einer still verborgenen Macht, welche sie nur sich dienstbar zu machen braucht, um über alle Berge und Abgründe leichten Fußes hinüber zu schreiten,
und, jenseits der lästigen Schranken beengender Verhältnisse, den Gesetzen des bürgerlichen
Lebens entrückt, sogar über die Menschheit selbst hinausgehoben, mit unsichtbarer Gewalt
nach eigener Willkür *frei zu herrschen*. Diese geheimnisvolle Macht war — *Gift*."

,,Giftmischen und Giftgeben wurde sonach für sie ein gewöhnliches Geschäft, ausgeübt
zum Scherz wie zum Ernste, zuletzt mit *Leidenschaft betrieben*, nicht bloß um seiner Folgen
willen, sondern *um seiner selbst willen*, aus *Liebe zum Gift*, aus bloßer Freude an dem reinen
Tun an und für sich."

Beispiele.

Meinrad Kel., geboren 1899, war ein gesundes Kind. Schon früh zeigte er Freude an der
Uniform und den Wunsch Soldat zu werden: ,,Da kann man auftreten, stellt man was vor."
Er wurde Schweizer Gardist in Rom, hatte einen angenehmen Dienst; da brauchte man
nicht viel zu überlegen; alles war vorausbestimmt. Ein ,,hübscher Kerl" von leptosomem
Körperbau, sah er in der Uniform gut aus und fühlte sich. In seiner Freizeit betätigte er sich
ein wenig als Fremdenführer. Sexuelle Abenteuer hatte er wenig; zuweilen ging er ins Bordell. Seit 1924 hatte er eine platonische Freundschaft; er verlobte sich dann mit dem Mädchen. Er versuchte in seiner Heimat bei der Gendarmerie (Uniform!) unterzukommen,
weil die Schweizer Gardisten nicht heiraten dürfen. Er war faul und fand keine Stellung,
so daß die Braut sich zurückzog. Nun schoß er sich eine Kugel durch die Schläfe. Das traumatische amnestische Syndrom, in dem er in die Klinik kam, bildete sich schnell zurück;
ebenso heilte die Schußverletzung rasch. Er war sehr redselig, mußte immer erzählen, sich
mitteilen, kann nicht allein sein. Er erzählte anschaulich, lebhaft, gestenreich, etwas obenhin. Die Stimmung war gleichmäßig von flacher Heiterkeit, der Affekt oberflächlich. Er
brauchte immer Anregung und Abwechslung. Sehr von sich eingenommen, machte er sich
gern wichtig, zeigte Standesdünkel und erwies sich als ,,Uniformnarr".

Strukturanalyse:

Körperbau: leptosom.

Triebleben: wenig kräftig, undifferenziert.

Temperament: tachythym.

Charakter: Egozentrisch, geltungsbedürftig.

Kel. ist keine hysterische Persönlichkeit im engeren Sinne, wenn er diesem
Typus auch sehr nahe steht, sondern ein primitiver tachythymer Geltungsbedürftiger, dem die Freude an der Uniform ein kindliches Gepräge gibt. Er
gleicht einem Kind, das von seinem Spiel wegläuft, wenn es nicht seinen Wünschen gemäß weitergeht. Wie beim nächsten Fall ist auch hier das Zustandekommen von Einstellungen besonders deutlich, die bei den hysterischen Persönlichkeiten kompliziert und potenziert beobachtet werden.

Die 36jährige ledige Dienstmagd Maria Jö. hatte einen strengen Vater, der sie nicht mit
anderen Kindern spielen ließ. Sie war ein stilles Kind, mußte früh als Hütermädchen ver-

dienen und wurde mit 14 Jahren Dienstmagd. Im Dienst wurde sie schlecht behandelt und ausgenützt. Gelegentlich einer Erkältungskrankheit erfuhr sie die Vorteile der Krankheit, bekam nun hysterische Anfälle und begann, sich mit Nadeln an der Brust, den Armen und an der linken Hand selbst zu verletzen, und zwar in einem Maße, daß einmal Syringomyelie diagnostiziert wurde. Im Anschluß an entsprechende Untersuchungen und Explorationen durch den betreffenden Diagnostiker wurden Rückenschmerzen geklagt und unwahre Angaben über die Sensibilität gemacht. Sexuelle Beziehungen hat sie nie gehabt. In der Klinik, in die sie zur Invaliditätsbegutachtung kam, erwies sie sich als debil, klagsam und gemütlich ziemlich stumpf.

Strukturanalyse:
Körperbau: leptosom.
Triebleben: triebschwach.
Temperament: phlegmatisch, stumpf.
Charakter: passiv-autistisch (Ressentiment), egozentrischer Einschlag mit primitiv-kümmerlichem Geltungsbedürfnis. „Flucht in die Krankheit" (hysterische Anfälle, Selbstverletzungen).

Auch dieser Fall ist keine hysterische Psychopathin; ich gebe ihn hier wieder, weil er in großer Durchsichtigkeit bei einem ganz primitiven Menschen Einstellungen und Manifestationen zeigt, wie sie bei den hysterischen Persönlichkeiten gang und gäbe sind.

Die 39jährige Kaufmannsfrau Anna Haa. gibt ihr Alter grundsätzlich um acht Jahre zu wenig an. Eine Tante v. soll in der Irrenanstalt gestorben, eine Stiefschwester geisteskrank, ein Stiefbruder durch Selbstmord gestorben sein[1]. Sie hat zwei Kinder, um die sie sich am liebsten nicht kümmert, da es sie nervös macht. Sie war immer nervös, befaßte sich von jeher nur mit sich selber, insbesondere mit der Pflege ihres Körpers; sie reitet, fährt Auto und flirtet. Geistige Interessen hatte sie nie. Sie ist sehr erregbar, herrschsüchtig und rücksichtslos. Wenn ihr etwas nicht paßt, sagt sie: „Ehrenwort, daß ich das nicht tue"; damit ist die Angelegenheit für sie erledigt, weil sie ihr Ehrenwort nicht brechen kann. Dem etwas kümmerlichen Mann, der sie fürchtet und den sie zu allem hin mit ihrer Eifersucht quält, den Kindern und den Dienstboten macht sie das Haus zur Hölle. Um ihren zahlreichen, nicht bescheidenen Wünschen dem Mann gegenüber Nachdruck zu verleihen, geht sie mit allerland nervösen Beschwerden von einem Arzt zum andern. Sie ist frigid. Schon drei Tage vor den Menses, die regelmäßig sind, macht sich eine gesteigerte Reizbarkeit bemerkbar. Ihr Auftreten trägt den Stempel der Eitelkeit, Gefallsucht und Koketterie. Sie ist kindisch eigensinnig, verlogen, leer und dumm, dabei pedantisch. Sie ist in Bayern in kleinen Verhältnissen geboren und hat immer in der Heimat gelebt, sie versucht sich aber in den Allüren der großen Dame von Welt, gibt sich als Ungarin aus (der Mann ist Ungar) und spricht mit geziertem fremdländischem Akzent.

Strukturanalyse:
Körperbau: leptosom-pyknischer Mischtyp.
Triebleben: triebschwach (intersexuelle Einschläge?).
Temperament: erregbar, gemütsarm (Misopädie).
Charakter: egozentrisch, selbstunsicher mit Überkompensation, extremes Geltungsbedürfnis („kalte Tyrannin").
Hysterische Persönlichkeit (vielleicht schizoid); Typus der „hysterischen Kanaille".

Wäre diese Frau geistig beweglicher und nicht ganz phantasielos, so würde sie dem Typ der degenerierten Frauen der höheren Stände (MÖRCHEN) ziemlich nahe kommen.

I, 1 Humorvoll, dichtete.
I, 2 jovial, Lebemann, Menschenfreund.
I, 3 80jährige Dame von bestrickendem Charme, noch sehr interessiert, lebhaft.
I, 4 begabt, Selbstmord.
I, 5 weich.

---

[1] Die Angaben über Erblichkeit sind nicht nachprüfbar.

II, 1 gedächtnisschwach.

II, 2 Schauspieler von mittlerer Begabung und großem Geltungsbedürfnis, in der Jugend Eigentumsdelikte, sexuell ziemlich aktiv.

II, 3 Gefühlsmensch, weich, „sehr sexuell", schriftstellert, intelligent.

III, 1 Der Proband wuchs zwischen den Eltern, deren Ehe dann aus beiderseitigem Verschulden geschieden wurde, auf. Er stahl früh, um Sensation zu machen. Er beging auch später immer Diebstähle und Schwindeleien. Schon als Schuljunge war er verlogen und phantastisch. Vom 10. Lebensjahr ab masturbierte er; vom gleichen Zeitpunkt näßte er jahrelang das Bett. Im Erziehungsheim betätigte er sich aktiv und passiv homosexuell, dann kam er

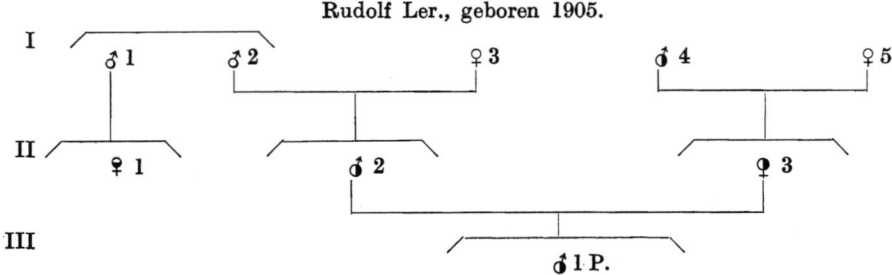

Rudolf Ler., geboren 1905.

bald zum heterosexuellen Verkehr, den er ausgiebig betrieb; er stand einmal im Verdacht, ein minderjähriges Mädchen genotzüchtigt zu haben. Er ging erzieherisch unbeeinflußt durch eine Reihe von Erziehungsanstalten. Von jeher war er darauf aus, nach außen etwas darzustellen. Von gewandtem Benehmen und großer Suada, verstand er es, auf viele, besonders Frauen, Eindruck zu machen, den er skrupellos ausbeutete.

In der Klinik (er kam zur Beobachtung) versuchte er es zuerst von oben herunter, war zynisch, „ethisch-anästhetisch", kühl, bedenkenlos. Er sprach pathetisch-theatralisch in bombastischer Rhetorik unter entsprechenden Gesten, alles auf Wirkung berechnend und sich am Edelmut seiner Gedanken berauschend. Auch seine Briefe, in denen er vielfach sentimentale Töne anschlug, waren ganz phrasenhaft. Er war in hohem Maße von sich eingenommen, prahlsüchtig, verlogen und von lebhafter Einbildungskraft. Intellektuell war er formal gewandt, ohne jede Tiefe. Er entwertete sowohl den Vater, den er als unwahrhaftig und nicht sonderlich intelligent bezeichnete, als die Mutter, der er die Schuld an der Scheidung zuschob. Sein eigenes Verhalten bemängelte und beschönigte er; bei Vorhalten aus der objektiven Vorgeschichte versuchte er, durch scheinbar rückhaltlose Ehrlichkeit und Selbsterkenntnis Eindruck zu machen.

Strukturanalyse:

Körperbau: asthenisch, lang aufgeschossen.

Triebleben: triebkräftig, sexuell hemmungslos, homosexuelle Einschläge.

Temperament: tachythym, gemütsarm.

Charakter: egozentrisch, extreme Geltungssucht (Schauspielerei, Pseudologie).

Sozial: asozial.

Hysterischer Psychopath (Pseudologe)[1].

Die geschiedene Franziska Scheu. ist 1858 geboren. Körperbaulich ist sie vorwiegend pyknisch. Sie wurde zu Hause verwöhnt, lernte gut. Seit dem 13. Lebensjahr hatte sie ein „Kopfleiden", später traten Schlafstörungen, Herz- und Magenbeschwerden auf. Sie war schon als Kind „immer unbefriedigt". Die Menses kamen im 17. Jahr zum erstenmal und waren bis zur Menopause, über die nichts besonderes berichtet wird, unregelmäßig. Mit 17 Jahren wurde sie wider Willen verheiratet. Die Ehe war von Anfang an unglücklich; der Mann, ein Sonderling, ließ sie viel allein. Sie hat fünfmal geboren. 1894 erfolgte der finanzielle Zusammenbruch des Mannes (Bankier). Der Vater der Scheu. sprang helfend ein; bei seinem Tod trennte die Scheu. sich von ihrem Mann; später ließ sie sich scheiden. Sie lebte zuerst unbehaglich, vermehrte dann ihre Geldmittel durch Schuldenmachen und Schwindeleien. 1902 wurde sie nach § 51 exkulpiert und wegen Geistesschwäche („Hysterie") entmündigt. Dann war sie zehn Jahre in einer Irrenanstalt: sie hatte Klagen über Hautjucken,

---

[1] Ich verzichte auf die Wiedergabe weiterer Krankengeschichten von Pseudologen, da schöne einschlägige Fälle vielfach ausführlich veröffentlicht worden sind (von Delbrück, Göring, Wenger-Kunz, Wendt u. a.).

Flimmern, Globus, Magenbeschwerden, Verstopfung, Schlaflosigkeit, machte den Ärzten allerhand zu schaffen und wurde katholisch. Nachher war sie als Privatpflegerin, während des Kriegs auch in Lazaretten tätig. 1920 stahl sie alte Kleider, aus Not, wie sie zuerst sagte, „aus krankhaften Trieben", wie sie später behauptete. Wieder exkulpiert, kam sie neuerdings in eine Anstalt, in der sie sich noch befindet: sie ist anspruchsvoll, erregbar, hat allerhand körperliche Beschwerden bei großem Bedürfnis nach Medikamenten. Sie ist larmoyant, „leidend". Sie weiß sich allerhand Vorteile zu verschaffen, verpflichtet sich die Kranken der Abteilung auf sehr geschickte Weise und hat sich einen ganzen Stab von Patienten für ihre Bedienung abgerichtet. Sie ist gesprächig und erzählt gern. Sie klagt über Zurücksetzungen und Kränkungen. Sie ist gewandt, erfahren und belesen. Zeitweise ist sie moros, gereizt, weinerlich, unzufrieden; dabei sieht sie schlecht aus. Aber auch bei gutem Aussehen und unverkennbarem Wohlbefinden hat sie tausend Klagen. Sie ist unsauber. Wegen Hypertension, Angina pectoris und Stauungserscheinungen auf der Wachabteilung für Pflegebedürftige untergebracht, spielt sie die Märtyrerin, versteht es, ihren körperlichen Zustand auszuschlachten. Sie hat größtes Mitleid mit sich selbst. Über alle in der Anstalt vorkommenden Ereignisse ist sie genau unterrichtet. Sie ist äußerst intrigant und spielt die Personen ihrer Umgebung meisterhaft gegeneinander aus. Sie hat sich nie um jemand anderen als um sich selber gekümmert.

Strukturanalyse:

Körperbau: vorwiegend pyknisch (jetzt alt und körperlich krank).

Triebleben: triebschwach.

Temperament: erregbar, tachythym, gemütsarm.

Charakter: egozentrisch, geltungssüchtig, verlogen, intrigant.

Sozial: asozial.

Hysterische Psychopathin (intrigante „Märtyrerin").

Die ledige ehemalige Kellnerin Maria Zau., geboren 1866, bezeichnet sich als das „Kind zweier hoher Persönlichkeiten", als „Opfer verzwickter Familienverhältnisse", weil nicht ihr Vater, sondern der nächste adelige Geliebte ihrer sehr erregbaren, skrupellosen Mutter sich zur Vaterschaft bekannt hat. Ihr Großvater m. war ein behäbiger, gemütlicher, ernster Mann; die Großmutter m. einfach, ernst und tüchtig. Die weiblichen Familienmitglieder sollen zum Teil auffallend schön gewesen sein und diese Eigenschaft „in hohen Kreisen" verwertet haben. Eine Schwester der Zau. scheint sich als vornehme Kupplerin erfolgreich betätigt zu haben. Die Zau. ist früh von der Mutter mißhandelt worden, war ein kränkliches Kind, dessen Erziehung in hohem Maße zu wünschen übrig ließ. Sie will schon mit 5 Jahren in die Ballettschule einer Oper gekommen, vom vierzehnten Lebensjahr ab jahrelang beim Varieté gewesen sein. Sie erzählt, daß sie erst mit 30 Jahren entjungfert worden sei, aber wenig Sexualverkehr gehabt habe; obwohl ein „rechtes Viech", habe sie auch später als Weinkellnerin „Intimitäten nie zugelassen". 1900 gebar sie unehelich; das Kind ist bald gestorben. Als Kellnerin (von 40 bis 50 Jahren) hat sie ziemlich viel getrunken. Wegen Schwindeleien und Erregungszuständen mit Gewalttätigkeit gegen ihren Geliebten (Eifersucht) 1914—1918 immer wieder in die Klinik gebracht, kam sie 1918 in die Anstalt, wo sie sich seither dauernd befindet. Sie ist demütig und schmeichelt sich ein, hetzt und schimpft hinterm Rücken. Sie schimpft und zankt eigentlich fortwährend, oft in der gemeinsten Weise, bis sie zittert und blaß wird. Sie ist „einerseits eine richtige Betschwester, andererseits die größte Intrigantin". Sie spielt sich als Vornehme, Gebildete, Zartbesaitete auf, ist aber herrisch, tyrannisch, unfügsam, heftig, bissig, kann sackgrob werden und beleidigt flennen. Sie schlägt gegen Entgelt Karten. Sie ist „unverbesserlich streitsüchtig", nörgelig und eifersüchtig. Sie ist kokett, dirnenhaft erotisch den Ärzten gegenüber und erscheint im Krankenkleid „dekolletiert". Bei geringem Arbeitseifer ist sie betriebsam und schreiblustig; in ihren Schreibereien fallen ein steifbombastischer Stil, Festhalten und Wiederkehr derselben Sätze und häufige Unterstreichungen auf. Sie hat „die Sucht, sich aufzuspielen und eine maßlose Selbstgefälligkeit, gepaart mit Herzlosigkeit gegen die Mitkranken. Sie ist eine große Schauspielerin; sie weiß alle Rollen zu spielen von kriechender Unterwürfigkeit bis zu anmaßender Frechheit, alles nur um Vorteile für sich herauszuschinden. Sie dünkt sich etwas Besseres, schwindelt, lügt und betrügt bald mit kalter Berechnung, bald mit sichtlicher Lust." Die Zau. ist von pyknischem Körperbau und bei schwerer körperlicher Erkrankung (Herzinsuffizienz, Stauungserscheinungen, Uterusblutungen) von blühender Gesichtsfarbe.

Strukturanalyse:

Körperbau: pyknisch.

Triebleben: wohl triebkräftig. (Die Angaben über ihr Sexualleben sind bei der Verlogenheit der Zau. nicht zu verwerten. Vielleicht intersexuelle Einschläge.)

Temperament: erregbar, reizbar, hypomanisch, streitsüchtig, gemütsarm.

Charakter: Egozentrisch, extreme Geltungssucht und Schauspielerei, verlogen, intrigant.

Hysterische Persönlichkeit (streitsüchtige, intrigante Pseudologin).

Der Fall steht sicher in nahen Beziehungen zur pyknisch-zykloiden Konstitution.

7. Hypochondrische Psychopathen.

Hypochondrische Einstellungen und Verhaltungsweisen sind ungemein verbreitet. Andeutungsweise und im allgemeinen schnell vorübergehend, findet man sie besonders im Anschluß an körperliche Erkrankungen in der Gesundheitsbreite[1]. Vielfach treten sie syndromal in Psychosen, und zwar mit Vorliebe in depressiven Zuständen jeder klinischen Zugehörigkeit auf[2]. Sie sind dort wie hier in der Regel der Ausdruck einer mißmutig-depressiven Verstimmung, die oft ängstlich und gereizt gefärbt ist. Die aus der körperlichen oder seelischen Erkrankung herrührende gesteigerte Beschäftigung mit dem Ich führt zur Wahrnehmung einer verminderten Leistungsfähigkeit, die dann ins Körperliche projiziert wird; final bedeutet die hypochondrische Einstellung gewissermaßen eine Entschuldigung der Persönlichkeit für die vermeintlich oder tatsächlich verringerte Leistungsfähigkeit vor sich selbst und vor der Umgebung.

Die Annahme einer eigenen Krankheit „Hypochondrie" ist mit Recht seit geraumer Zeit aufgegeben. Doch bleibt von der alten „Hypochondrie" ein Rest übrig, der weder in der normalen Breite aufgeht, noch syndromal unter die Psychosen aufgeteilt werden kann. Das sind die psychopathischen Persönlichkeiten, deren Einstellung dem Leben gegenüber und deren Lebensführung mehr oder weniger unter dem Zeichen der Hypochondrie steht. Wenn sie auch, wie schon im Kapitel über die Dysthymiker gezeigt wurde, keine ganz einheitliche Gruppe bilden, so enthalten sie doch einen Kern von hypochondrischen Typen im engeren Sinn, der ein kurzes Eingehen auf sie in unserem Rahmen rechtfertigt. Es sei aber betont, daß sich hypochondrische Züge bei den verschiedensten psychopathischen Persönlichkeiten finden.

Daß das psychopathisch-hypochondrische Verhalten ein *Ausweichen vor dem Leben* bedeutet, steht außer Zweifel. Man braucht dabei nur an jene „Nervösen" zu denken, die nach mühsamer Erledigung ihrer in der Regel gar nicht erheblichen Tagesarbeit sich in ihre Häuslichkeit zurückziehen, um sich auszuruhen, sich zu pflegen und sich pflegen zu lassen. Sucht man die kausale Grundlage im Körperlichen, so wird sich eine Einheitlichkeit des Körperbautypus nicht ausmachen, wohl aber wird sich sagen lassen, daß es sich um *Menschen von relativ oder absolut geringem körperlichen Turgor* handelt, der bei ihnen eine rasche Ermüdbarkeit bedingt. Diese behalten sie lebenslang bei, da sie jeder körperlichen Anstrengung, jedem Training abgeneigt sind.

Der mangelhaften körperlichen Turgescenz entspricht ein schwaches, mindestens *wenig kräftiges Triebleben*. Besonders der Sexualtrieb erweist sich in der Regel als schwächlich. Derartige Hypochonder behaupten gern, daß infolge ihrer „Krankheit" ihr Sexualtrieb nachgelassen habe[3]. Tatsächlich verhält

---

[1] Auch bei seelisch Gesunden spielt vorübergehend der Krankheitsgewinn eine Rolle. Es ist gar nicht ausschließlich unangenehm, durch ein körperliches Unwohlsein dem beschwerlichen Tageslauf mit all seinen Nöten und seiner Verantwortung zeitweise entzogen zu sein und dafür Pflege und Fürsorge und das Wiederkommen der Kräfte in der Rekonvaleszenz zu genießen.

[2] Hypochondrische Melancholien werden sehr häufig beobachtet. Exzessive hypochondrische Bildungen finden sich im Beginn und während vieler Jahre bei Schizophrenen.

[3] Hier ist der häufigen hypochondrischen Erscheinungen bei Masturbanten zu gedenken, bei denen verkehrte Aufklärung, besonders die Lektüre jener berüchtigten sexuellen Auf-

es sich aber so, daß ihr Trieb von Hause aus kümmerlich war und daß sie ihre mangelhafte Appetenz final in ihr hypochondrisches Verhalten einbeziehen[1]. Bei anderen bezieht sich die hypochondrische Einstellung hauptsächlich oder ausschließlich auf ihre Sexualität, deren Schwäche sie damit deutlich genug bekunden (Sexualhypochonder).

Vom *Temperament* der hypochondrischen Psychopathen ist bei den mißmutigen Dysthymikern und ihren Kombinationen mit den Erregbaren, Reizbaren, Ängstlichen und Traurigen die Rede gewesen. Dort ist auch schon darauf hingewiesen worden, daß die „reinen Mißmutigen stark auf sich selbst bezogen sind". In der Tat sind die hypochondrischen Psychopathen mit ihrer Aturgescenz, ihrer Triebschwäche und ihrer besonderen Temperamentsveranlagung geradezu prädestiniert zu einer *gesteigerten Ich-Zuwendung*. Sie sind in Selbstunsicherheit und Passivität, in ihrer Angst vor den Leistungen, die die Umwelt von ihnen verlangt, auf der Flucht vor der Umwelt (hypochondrische Flucht in die Krankheit); sie beschäftigen sich dauernd mit der Sicherung ihres Ich, neigen den „Gesunden" gegenüber stark zum Ressentiment und beschränken sich in ihren Umweltbeziehungen im wesentlichen darauf, Schonung, Berücksichtigung und Pflege zu erwarten und zu verlangen[2]. Sind auch darin alle Wesenszüge des *passiv-autistischen Charakters* gegeben, so ist doch nicht zu übersehen, daß vielen Hypochondern deutliche, nicht zu selten recht vordringliche *Züge egozentrischer Geltungssucht* eignen: das hypochondrische Verhalten kann geradezu zum Instrument der Geltungssucht werden. Damit hängt es zusammen, daß hysterische Persönlichkeiten gelegentlich gern von hypochondrischen Manifestationen Gebrauch machen, und daß umgekehrt hysterische Erscheinungen und hysterisches „Theater" von Hypochondern ausgiebig verwendet wird.

„Hypochondrie" wird von unverständigen psychopathischen Eltern und Erziehern vielfach geradezu gezüchtet; immerhin behalten doch die wenigsten Kinder und unter ihnen gewiß nur solche mit besonderen Bereitschaften ihre „Frühhypochondrie" bei, die sie aber unter Umständen sehr zweckmäßig auszubeuten lernen. Meistens wird das hypochondrische Wesen erst deutlich, wenn das Leben seine Forderungen stellt, besonders nachdem die psychopathische Persönlichkeit einmal Fehlschläge in ihrer Lebensführung erlitten hat oder durch besonders eindrucksvolle Erlebnisse (Erkrankungen, besonders Lues) auf ihre Körperlichkeit, bzw. auf die Bedrohung ihrer körperlichen Gesundheit, mit der sich diese Typen schon früh zu beschäftigen pflegen („Narzismus"), in gesteigertem Maße hingelenkt worden ist[3].

Die ausgesprochene hypochondrische Einstellung und Erlebnisverarbeitung gelangt in der Mehrzahl der Fälle gegen die *Lebenshöhe* und besonders nach dieser zur Manifestation; dabei kommt ihr sicher der Beginn und das Fortschreiten physiologischer körperlicher Abbauvorgänge wirksam entgegen. Das Umbildungs- und das Rückbildungsalter ist dann die Zeit, in der hypochondrische Ein-

---

klärungsschriften, immerhin auf einen hypochondrisch vorbereiteten Boden fallen muß, um ihre volle Wirkung zu entfalten.

[1] Sicher kann hinter dem hypochondrischen Ausweichen vor der Sexualität auch einmal eine latente Homosexualität stecken; dafür spricht die betonte Frauenfeindschaft mancher Hypochonder. Eine häufige Erscheinung sind die Stuhlhypochonder, deren ganze Aufmerksamkeit der Verdauung und der Defäkation gilt. Bei ihnen wird man das Mitspielen „analerotischer" Komponenten nicht bestreiten können.

[2] In dem bis in alle Einzelheiten „geregelten Leben", das viele Hypochonder führen, ist oft eine hochgradige Pedanterie, die gelegentlich anankastischen Charakter haben kann, auffällig.

[3] Bei der Determination hypochondrischer Inhalte sind ohne Zweifel nicht selten Organminderwertigkeiten von Bedeutung.

stellungen und Entwicklungen[1] gehäuft auftreten. Der alternde Mensch ist infolge der Veränderungen, die sich in ihm normalerweise auf körperlichem und seelischem Gebiete vollziehen, nicht zuletzt wegen der Akzentverschiebung, die
sein Triebleben erfährt, an sich geneigt, seine Körperlichkeit stark zu beachten.
Bei vielen Menschen nimmt schon die Furcht vor dem Altwerden hypochondrische Färbung an; sie entdecken neben dem Zunehmen ihrer grauen Haare
oder ihres Haarausfalls dauernd neue Alterszeichen an sich, deren Bedeutung
sie übertrieben einschätzen. Es ist daher nicht verwunderlich, daß bei entsprechender Veranlagung im späteren Alter psychopathisch-hypochondrische
Bildungen nach Umfang und Intensität besonders üppig wuchern; sie können
gelegentlich geradezu groteske Formen annehmen. Dabei leistet hie und da
unzweckmäßige ärztliche Beratung — Mitteilungen über erhöhten Blutdruck,
über Arterienverkalkung — oft höchst unerwünschten Vorschub, der den Betroffenen auf Jahre hinaus jede Lebensfreude nehmen kann (Bumke).

Wie überhaupt, so spielen besonders beim alternden Menschen depressive
Temperamentseinschläge für die Bildung hypochondrischer Erscheinungen eine
große Rolle. Es gibt nun aber auch schon im früheren Lebensalter, mit Vorliebe
aber wohl um die Lebensmitte und nach ihr, hypochondrische Persönlichkeiten,
deren Hypochondrie gewissermaßen nur eine Kulisse ist, die vor ihre konstitutionelle Verstimmung vorgeschoben wird, und zwar nicht allein nach außen,
sondern auch dem eigenen Bewußtsein, der eigenen Einsicht gegenüber. Bei
diesen *hypochondrischen depressiven Psychopathen* kommen Zeiten, in denen
ihre traurige Stimmung leichter ist, wohl auch zeitweise einmal ganz verschwindet;
dann treten auch ihre hypochondrischen Beschwerden in den Hintergrund oder
setzen vorübergehend ganz aus. Daß sich hier gegen die nervösen und körperlichen Beschwerden bei Psychopathen von depressiver Artung keine scharfen
Grenzen ziehen lassen, liegt auf der Hand.

Beispiele.

Gustav Klu. ist ein lediger 60 Jahre alter pensionierter Militärarzt. Er ist ein kleiner
Mann von vorwiegend pyknischem Körperbau mit auffallend kleinen und zierlichen Extremitäten. Er sieht vorgealtert aus; die Haut ist welk und schlaff. Sein Vater ist an arteriosklerotischer Demenz gestorben. Er ist schon als Kind ängstlich gewesen und immer ängstlich geblieben. Er hat schwer gelernt. Als Militärarzt hat er keine besonderen Schwierigkeiten gehabt; 1919 ist er pensioniert worden. Sexuell hat er sich sehr mäßig betätigt; er
gab jeden Sexualverkehr auf, als er mit 34 Jahren eine Erosion am Penis bemerkte, die er
für luetisch hielt. Er exzidierte die Erosion und ätzte die Excisionsstelle, an der er nach kurzem
eine Induration fühlte. Diese exzidierte er dann auch. Ein Dermatologe, den er nun aufsuchte, fand keine Anhaltspunkte für Syphilis. Klu. suchte drei Jahre lang täglich seinen
ganzen Körper auf Sekundärerscheinungen ab. Die dauernde Angst vor der Lues zermürbte
ihn. Ununterbrochen quälten ihn Bedenken, Zweifel, Skrupel. Er hielt sich für von Hause
aus minderwertig, kam auf den Gedanken, daß er als Knabe einen Hydrocephalus gehabt
habe. Bei leidlichem beruflichen Fortkommen sonderte er sich von anderen ab. Immer
plagte ihn die Lues-Angst. Schließlich kam er in die Klinik, weil er glaubte, paralytisch zu
sein. Er bot das Bild eines ängstlichen Hypochonders, war weich, empfindsam und dankbar
für Zuspruch. Die Wassermannsche Reaktion im Serum war negativ. Es fanden sich keinerlei Zeichen für Lues und Paralyse.

Strukturanalyse:

Körperlich: vorgealterter schlaffer Pykniker, klein, leptosome Einschläge.

Triebleben: triebschwach.

Temperament: ängstlich, sensitive Einschläge.

Charakter: passiv-autistisch (ausgesprochene Selbstunsicherheit).

Der ledige Oberst a. D. Friedrich Grünth., geboren 1872, ist von leptosomem, kräftigschlankem Körperbau mit pyknischen Einschlägen. Sein Vater, der mit 70 Jahren an einem

---

[1] Vgl. die psychopathischen Verläufe.

Schlaganfall starb, war hart, pedantisch und jähzornig, neigte zu nervösen Darmstörungen und hatte, wenn er eingeladen war, dauernd Angst austreten zu müssen; er trank sein Leben lang Karlsbader Brunnen. Er hatte den Ehrgeiz, besonders gut geratene Kinder zu haben, und erzog sie sehr streng. Grünth. bekam viel Prügel und lebte dauernd in Angst. Die Mutter neigte zu hysterischen Anfällen; sie ist in hohem Alter ebenfalls an einem Schlaganfall gestorben. Eine Schwester der Mutter „kam auf Abwege". Die beiden Brüder Grünth.s haben auch immer mit dem Darm zu kämpfen. Bei ihm selbst zeigte sich von jeher eine „Schwäche des Darms"; mit 7 Jahren machte er beim Nachsitzen in der Schule in die Hosen. Als Kind hatte er nervöse Gesichtszuckungen. Auf der Schule kam er mit und wurde dann Offizier. Er war ein sehr pedantischer Arbeiter. Er arbeitete nach genau angelegten Stundenplänen. Er machte gute Karriere, war Referent im Kriegsministerium und im Felde 2½ Jahre bei Stäben. Der Bureaudienst war ihm lieb, weil er dabei immer die Möglichkeit hatte, das Klosett aufzusuchen. Vor jedem Ausrücken, vor jeder Sitzung und vor jeder Einladung nahm er Opium, um gegen Überraschungen seitens des Darms gesichert zu sein. Die Angst, im rechten Augenblick nicht austreten zu können, habe ihm furchtbare Qualen bereitet. Er war ein sehr unangenehmer, aufsässiger Vorgesetzter. Ab und zu mußte er nachts aufstehen, um sich zu vergewissern, daß das Licht abgedreht sei; in Gesellschaft mußte er immer nachsehen, ob sein Hosenlatz geschlossen sei. 1921 ging er in Pension. Gegen seine Erwartung wurde nun sein Zustand schlimmer; er beobachtete jetzt seine Darmtätigkeit unausgesetzt, glaubte einen Leistenbruch zu haben, bekam Herzklopfen, Angst, Spannungen im Kopf. Nach der Defäkation ging es ihm immer besser. Er ließ sich vielfach ärztlich behandeln, medizinierte auch selbst reichlich. 1924 ließ er sich eine Hämorrhoidenoperation machen; die danach eintretende Besserung seines Zustands hielt nicht lang an. Er ließ in seinem Abort Armstützen anbringen, um den Stuhl besser absetzen zu können. Er wurde zunehmend unruhiger und suchte 1925 eine Klinik auf, in der er sich noch befindet. Er war in mißmutig-ängstlicher Verstimmung, vielfach reizbar, sehr nörgelig. Er grübelte dauernd über seine Krankheit, brachte täglich mehrfach eingehende Darlegungen über seine Darmtätigkeit vor. Er erzählte, daß er früher oft vom Stuhlgang und nach abendlichem Rauchen vom Fliegen geträumt habe. Er machte sich Gedanken darüber, daß er sich durch jahrelang exzessiv getriebene Onanie geschadet haben könnte. Er erzählte in nicht überzeugender Weise, daß er erst als Fähnrich sexuell aufgeklärt worden sei und dann nach dem ersten Besuch im Bordell, zu dem er mitgeschleppt worden sei, sehr viel Sexualverkehr und einen „ziemlichen Verbrauch an Frauen" gehabt habe. Wegen seiner Darmzustände habe er nicht geheiratet. Seit seinem 51. Lebensjahr sei die Libido so gut wie erloschen. In der Klinik blieb er zunächst Jahr und Tag in seiner mißmutig-hypochondrischen Verstimmung, beobachtete seine vegetativen Funktionen aufs peinlichste und behauptete dauernd, körperlich krank zu sein, im Darm seien Verwachsungen. Mit seinem Stuhlgang war er nie zufrieden. Als er anfing, kleine Spaziergänge zu machen, richtete er seine Kleidung darauf ein, schnell austreten zu können, und verschaffte sich genaue Kenntnisse über die Topographie der öffentlichen Aborte. Dabei fuhr er in seinen dauernd hypochondrischen Klagen fort und ließ sich gelegentlich auf die Frage nach seinem Befinden die Antwort entfahren: „Leider geht's mir ganz gut". Wenn auch weniger verstimmt, blieb er doch mißmutig, nörgelig, querulatorisch, wie er früher schon war. Mit der Krankenschwester geriet er immer wieder, wie vorher mit seiner Haushälterin, in Streit, wenn winzige Verstöße gegen seine groteske Pedanterie vorgefallen waren. Gelegentlich sprach er gern einmal von seinen vorzüglichen militärischen Leistungen und seiner früheren ungewöhnlichen geistigen und körperlichen Leistungsfähigkeit. Leichtere Stimmungsschwankungen machten sich immer wieder bemerkbar. Auch in der Klinik unternahm er auf eigene Faust zahlreiche Kuren nach Zeitungsinseraten. Der sehr notwendige Besuch beim Zahnarzt machte ihm Pein, weil er befürchtete, es könnte ihm ein weibliches Wesen die Tür öffnen und er würde in diesem Augenblick Stuhlgang bekommen. Er führt ein mehr als bequemes Leben, steht spät auf, geht spazieren und legt sich früh ins Bett. Außer Zeitungen und Zeitschriften liest er wenig; seine Zeit teilt er sich ganz nach seinem Belieben ein. Rücksichten gegen andere kennt er nicht. Er hat nie eine Andeutung darüber gemacht, daß er die Klinik wieder verlassen möchte.

Strukturanalyse:

Körperbau: leptosom mit pyknischen Einschlägen (konstitutionelle Neigung zu Darmspasmen, Organminderwertigkeit).

Triebleben: angeblich ganz in Ordnung, vermutlich aber wenig kräftig und nicht ganz sicher.

Temperament: erregbar, reizbar, mißmutig, kühl, poikilothyme Einschläge.

Charakter: passiv-autistisch, egozentrische Züge, Überkompensationen.

Hypochondrischer Psychopath mit anankastischen Zügen (Stuhlhypochonder).

In diesem Fall ist der hypochondrische Werdegang einer ohne Zweifel konstitutionell hypochondrischen Persönlichkeit besonders deutlich. Anlage und Erziehung bestimmen geradlinig die Persönlichkeit und ihren Lebensgang. Im Umbildungsalter und nach der Aufgabe des Berufs steigern sich die hypochondrischen Erscheinungen, um am Ende zum fast ausschließlichen Inhalt zu werden, mit dem die Ablehnung jeder Tätigkeit und jedes Interesses für andere legitimiert wird.

Der 36jährige ledige Kaufmann Martin Ras. ist ein glatzköpfiger, kleiner, mäßig kräftig gebauter Mann von vorwiegend pyknischem Körperbau. Sein Vater, der an einem Schlaganfall starb, war ein gemütlicher Mann, seine Mutter eine stolze Frau. Er hat gut gelernt. Im Feld (1914/15) wurde er leicht verwundet und verschüttet. Seither hat er Schwindel, Kopfweh, Rheumatismus und Darmbeschwerden. Er wurde mit 50% Rente entlassen und bezieht seit 1923 nur noch 30%. Seit 1916 hatte er 18 Stellungen, weil er wegen Kopfweh, Konzentrationsunfähigkeit, schlechten Stuhlgangs, Rückenschmerzen und kalter Füße immer wieder aussetzen mußte. Mit 17 Jahren fing er an zu onanieren; er tat das in verstärktem Maße, nachdem er — angeblich infolge der Verhältnisse — das Mädchen nicht hatte heiraten können, das er hätte heiraten wollen. Seit dem 20. Lebensjahr hatte er einigemal Verkehr mit Puellis. Im übrigen onaniert er weiter; einmal jährlich onaniert er zweimal hintereinander, weil nach einmaligem Akt noch ein Verlangen zurückbleibe. Er hat bemerkt, daß die Leute ihn nicht mehr achten, daß er verleumdet wird; es heißt: „der onaniert, der verkehrt mit niemand"; es sind ihm Unterschlagungen nachgesagt worden, hinsichtlich derer er kein ganz reines Gewissen hat. Ras. ist lebhaft, wortreich, leicht verletzt, wenn er nicht genügend Glauben zu finden meint. Hinter seinem gemachten Selbstbewußtsein ist seine innere Unsicherheit nur allzu deutlich. Er ist betont heiter, gibt das aber auf, als er sich erkannt sieht. Er klagt, daß der Stuhl schlecht sei, daß Penis und Scrotum zu weit und zu schlaff herunter hängen, daß der Penis in der Nacht anschwelle. Er spricht gern und mit Genuß von der Onanie. Er möchte mehr Militärrente haben.

Strukturanalyse:
Körperbau: kleiner Pykniker.
Triebleben: psychosexuell infantil, Masturbant.
Temperament: vorwiegend passiv-autistisch, egozentrische Züge, Überkompensationen.
Hypochondrischer Psychopath mit sensitiven Beziehungsideen (Masturbant).
Der Fall zeigt das Nebeneinander- und Ineinandergehen hypochondrischer und sensitiv-beziehungssüchtiger Bildungen bei einem psychosexuell Infantilen.

8. Die streitsüchtigen Psychopathen.
(Eristhiker, Streitsüchtige und Querulanten.)

Über das Temperament der Streitsüchtigen ist im Kapitel über die Dysthymiker gesprochen worden[1]. Wir haben uns hier mit ihrem gesamten Persönlichkeitsaufbau zu befassen.

Vom körperlichen Gesamthabitus kann nichts Allgemeingültiges ausgesagt werden. Bei einem gewissen Typ von hyperthymischen bzw. hypomanischen Streitsüchtigen mag dank ihren Beziehungen zur pyknisch-zykloiden Konstitution der pyknische Körperbau überwiegen. Nicht selten spielen Organminderwertigkeiten eine Rolle.

Das *Triebleben* dieser sehr aktiven Persönlichkeiten ist durchaus nicht regelmäßig besonders kräftig, sondern kann sogar Zeichen der Schwäche und Unsicherheit erkennen lassen[2], die insbesondere infolge der nie ganz fehlenden, in der Mehrzahl der Fälle recht erheblichen *hyperthymischen Komponenten* zu finalen überkompensatorischen Bildungen geradezu herausfordern. Doch ginge es sicher

---

[1] S. 321.
[2] In diesem Zusammenhang darf auf das oft ausgesprochen unverträgliche und streitsüchtige Verhalten in den „Flegeljahren" hingewiesen werden.

zu weit, die Streitsucht überhaupt und die psychopathische Streitsucht im besonderen ausschließlich aus den Überkompensationen erklären und verstehen zu wollen. Bei aller graduellen Verschiedenheit ihrer hyperthymischen Eigenschaften ist bei den Streitsüchtigen ein *sensitiver Temperamentseinschlag* nie zu vermissen; er ist bei den einzelnen Typen unterschiedlich ausgeprägt, aber immer vorhanden.

Aus der Kombination von hyperthymischen (Reizbarkeit) und sensitiven Faktoren ergeben sich die *innere Spannung*, die Verhaltung und die Entladungsbereitschaft als kausale Grundlage für die ewigen Zusammenstöße der Streitsüchtigen mit der Umwelt. KRAEPELIN schreibt von ihnen: „Sie sind gekennzeichnet durch eine maßlose Unverträglichkeit und Streitsucht, die zu dauernden Zwistigkeiten mit der Umgebung führt und jede Reibung zu endlosen, erbitterten Kämpfen auswachsen läßt." Nun ist in der Unverträglichkeit der Streitsüchtigen offensichtlich noch eine weitere dysthymische Komponente enthalten: ihre gemütliche Kühle, ihre *Gemütsarmut*. Auch diese findet sich bei ihnen nicht durchweg in gleichem Maße; es gibt einzelne Streitsüchtige, besonders solche von hypomanischer Beschaffenheit, denen nicht jede Gemütswärme abzusprechen ist. Aber auch bei diesen ist die Wärme meistens nicht sehr groß und beschränkt sich in der Regel auf einen verhältnismäßig engen Kreis von Personen, mit dem sie sich übrigens trotz der bestehenden Anhänglichkeit keineswegs gut zu vertragen brauchen. Die mehr oder weniger ausgesprochene Gemütsarmut schließt schon vom Kausalen her eine nähere Verständigung mit anderen, ein Eingehen auf fremde Interessen oder gar ein warmherziges Verstehen fremder Gemütsbedürfnisse in hohem Maße oder vollkommen aus.

Daraus ergibt sich nach der finalen Seite eindeutig der Zuschnitt des *Zwecksystems* auf die eigene Persönlichkeit. Die Streitsüchtigen sind vorwiegend *egozentrisch* eingestellt, *aktiv-autistische Züge* kommen bei ihnen aber sehr häufig und gelegentlich sogar in recht erheblichem Ausmaß zum Vorschein; sie sind ganz sich selber zugewendet und dies besonders, wenn sie nicht laut genug betonen können, daß ihr Kampf nur der Sache gilt. Daran ist allerdings insofern ein richtiger und wahrer Kern, als sie die Sache völlig mit sich — nicht wie der wirklich Sachliche: sich mit der Sache — identifizieren können, denn final gesehen wird ihre Streitsucht, ihre Rechthaberei zum *Werkzeug ihrer Geltungssucht*. Während der wirklich Sachliche hinter der Sache verschwindet, steht der unsachliche Streitsüchtige vor dem, was er behauptet oder vertritt, er arbeitet eigentlich immer und ausschließlich unter der Devise: mea res agitur. Mit der Geltungssucht des Streitsüchtigen, mit seiner Tendenz, seinen Selbstwert zu erhöhen, ist seine Neigung zur Fremd-Unterwertung eng verkuppelt: der andere muß immer und von vornherein unrecht haben; ich habe recht! So läßt sich wohl das Nörgeln und Quengeln, die Rechthaberei und der Widerspruchsgeist der Streitsüchtigen begreifen, besonders auch ihre starre Unbelehrbarkeit, die BOSTROEM gelegentlich als „eine mehr autochthone Unbeeinflußbarkeit" bezeichnet hat. In der Tat: diese Streitsüchtigen *wollen* sich nicht allein, sondern sie *können* sich vielfach nicht beeinflussen oder gar überzeugen lassen; sie gehen lebhaft und kühl, egozentrisch und autistisch an Dinge und Menschen heran, fahren sich in ihrer Einstellung und in ihrem Urteil schnell fest und müssen nun gewissermaßen zwangsläufig die Überwertung ihrer eigenen Person auf die Angelegenheit übertragen, um die es geht. So müssen sie zur Bildung von Überwertigkeiten, von überwertigen Ideen, kommen. Von ihren überwertigen Inhalten werden sie dann unter Umständen infolge ihrer sensitiven Verhaltung nicht wieder oder doch nicht so schnell wieder frei, wenn es ihnen nicht ihre Lebhaftigkeit und Beweglichkeit (tachythyme, euphorische, hypomanische Komponenten) ermöglicht, schnell das „Thema" zu wechseln.

Aus den vorstehenden Erörterungen lassen sich drei seit langem bekannte Typen von Streitsüchtigen herausholen, zwischen denen es zahlreiche Übergänge gibt und die auch zu anderen Psychopathentypen viele Verbindungen haben.

Als *Eristhiker* seien mit einem gelegentlich von KRAEPELIN gebrauchten Ausdruck die gewöhnlichen Streitsüchtigen bezeichnet, bei denen sich das reizbarstreitsüchtige Temperament mit egozentrischem Charakter und aktiv-autistischen Zügen verbindet. Sie sind oft, aber nicht immer, energisch und hartnäckig, von hoher Selbsteinschätzung, rechthaberisch, rücksichtslos und aktiv, dabei nie ohne Empfindsamkeit. „Es kann nicht fehlen," schreibt KRAEPELIN, „daß die Verbindung von Empfindlichkeit mit Rücksichtslosigkeit und Anmaßung die Kranken in vielfache Kämpfe und Schwierigkeiten mit ihrer Umgebung verwickelt. Es kommt zu zahlreichen Mißhelligkeiten und Häkeleien, die allmählich einen ganzen Rattenkönig von Weiterungen nach sich ziehen." Diese Eristhiker gehören zum Teil unter die konstitutionell Reizbaren des manisch-depressiven Formenkreises; die bei manchen von ihnen zu beobachtenden Stimmungsschwankungen (poikilothyme Einschläge) sind zum Teil als manisch-depressive Erscheinungen zu betrachten.

Die *euphorischen (hypomanischen) Streitsüchtigen*, die hyperthymischen Streitsüchtigen K. SCHNEIDERS, unterscheiden sich von den oft gänzlich humorlosen Eristhikern durch eine besondere Note in ihrer Lebhaftigkeit und durch ihren Humor. Sie haben eine riesige Freude am Streit, was so weit gehen kann, daß sie das Streiten überhaupt als eine Art von Sport betreiben und gelegentlich einmal sich selbst samt ihrer Streitsucht nicht ganz ernst nehmen. Man hat sie gelegentlich „Pseudoquerulanten" genannt. Sie können im Gegensatz zu den Eristhikern mindestens formal ganz umgängliche Menschen sein. Sie beschäftigen sich in ihrer Betriebsamkeit gern mit vielen Dingen nebeneinander, und diese Dinge sind keineswegs ausschließlich Streitsachen und Rechtsgeschäfte. Bei gerichtlichen Angelegenheiten verraten sie entsprechend ihrer Beweglichkeit und Oberflächlichkeit unter großem Aufwand von Reden und Schriftstücken häufig eine sehr ungenaue Kenntnis der einschlägigen Gesetzesvorschriften und führen überhaupt ihre Prozesse und Geschäfte gern ein wenig obenhin. Poikilothyme Erscheinungen bzw. manisch-depressive Schwankungen sind bei diesen Typen nicht selten.

Die *Querulanten* oder *querulatorischen Psychopathen* haben weitgehende Gemeinsamkeiten mit den Eristhikern und können, soweit sie tachythyme und euphorische bzw. hypomanische Temperamentseinschläge haben, auch stark an die euphorischen Streitsüchtigen erinnern; auch bei ihnen kommen poikilothyme Einschläge vor. Was sie aber — gleichviel ob ihre Streitsucht schon früher in Erscheinung getreten ist — von diesen beiden Typen grundsätzlich trennt, ist der Umstand, daß sie mit einer besonderen Bereitschaft, auf besondere Erlebnisse überwertige Ideen zu bilden, begabt sind und von der einmal konzipierten überwertigen Idee sich nicht mehr frei zu machen vermögen. Für sie gilt in ganz hervorragendem Maße, was vorhin zur Selbst-Überwertung und Fremd-Unterwertung der Streitsüchtigen unter der Devise: mea res agitur ausgeführt worden ist. Die Querulanz wird, nachdem sie einmal durch ein Erlebnis in Gang gesetzt ist — es handelt sich dabei um Erlebnisse der tatsächlichen, der vermeintlichen, aber auch der angeblichen rechtlichen Benachteiligung[1] —, zum Lebensinhalt. Sie

---

[1] Die Formel von der „tatsächlichen oder vermeintlichen rechtlichen Benachteiligung" ist ziemlich allgemein verbreitet. Trotzdem scheint mir nach den Eindrücken, die ich aus einer großen Anzahl von einschlägigen Akten gewonnen habe, bei psychiatrischen Gutachten keineswegs immer genügend berücksichtigt zu werden, was an den Erlebnissen und Behaup-

führen schließlich, nicht zu selten unter Einsatz aktiv-autistischer Charakterkomponenten, den Kampf gegen eine Welt, in dem ihnen „das Augenmaß für alle
übrigen Werte verloren gehen kann" (LANGE). Dabei ist es wichtig, daß es ihnen
im Grunde gewiß nicht, wie sie zu behaupten und sich wohl oft auch selbst
glauben zu machen pflegen, um „das Recht" zu tun ist, sondern vielmehr darum,
unter Einsatz ihrer ganzen Geltungssucht recht zu haben bzw. den anderen —
mag das ein einzelner oder eine Organisation, eine Behörde oder der Staat als
solcher sein — ins Unrecht zu setzen.

Man wird nicht übersehen dürfen, daß bei den Querulanten wie auch bei
den Eristhikern und euphorischen Streitsüchtigen die einzelnen Persönlichkeiten
noch sehr differente Strukturen haben und daß namentlich ihre Intelligenz, in
der sich oft eine besondere Art zu denken mit großer Neigung zur Rabulistik
offenbart, von erheblicher Bedeutung sein kann. Es ist, um das nochmals zu
betonen, keineswegs ein übermäßig entwickeltes Rechtsgefühl[1], das die Streitsüchtigen, in erster Linie die Querulanten, in die Querulanz hineinführt, sondern
sie müssen aus ihrer persönlichen Eigenart heraus zum Zusammenstoß mit der
Umwelt kommen, dem dann wieder ihre Eigenart die querulatorischen Inhalte
gibt. Irgendwie sind all diese Menschen mehr oder weniger asozial; ihre Asozialität setzt sich in ihrem Zwecksystem in den querulatorischen Kampf gegen die
Gemeinschaft und ihre Einrichtungen um. Weit mehr als an den Umständen,
die immerhin dann und wann, besonders bei unsachgemäßer Behandlung von
Querulanten, maßgeblichen Einfluß auf ihre Weiterentwicklung gewinnen können,
ist es in ihrer autistischen Zähigkeit, aus der heraus sie ein gegen sie sich richten-
des Recht nicht anzuerkennen, aus der heraus sie dem anderen nicht recht zu
geben vermögen, begründet, daß sie mit einer einzigen Rechtsangelegenheit jahr-
zehnte- oder selbst lebenslang nicht fertig werden. Dabei ist zu bedenken, daß
im Verlauf einer sich mehr und mehr verzweigenden Prozeßgeschichte formale
Fehler der gerichtlichen Stellen sich gar nicht vermeiden lassen, die der Querulanz immer neue Nahrung geben. Das hat WETZEL in seiner vorbildlichen Beschreibung des Barons Hausen, eines psychopathischen Querulanten, dargetan.
In der Schilderung dieses einzigartigen Falles kommt bei einem intellektuell
hochstehenden Mann von großer juristischer Begabung und Bildung das Wesen
der querulatorisch-psychopathischen Persönlichkeit iu seiner Betriebsamkeit, in
gewissen Schwankungen der Stimmung (poikilothyme Einschläge), in seiner auf
die Spitze getriebenen, „in tausend Einzelzügen sich offenbarenden geradezu
verblüffenden Pedanterie", in seiner gemütlichen Kühle, in seiner Ich-Bezogenheit (Egozentrizität, aktiv-autistische Züge, Überkompensationen) in geradezu
klassischer Weise zur Geltung. WETZEL sagt: „Dem Plus an rein logischem,
juristischem Verstand stand ein ganz verblüffendes Minus an psychologischem
Verstande gegenüber." Die Buchstabengenauigkeit nimmt bei Querulanten,

tungen von Querulanten den Tatsachen entspricht oder doch entsprechen kann; deshalb
wird m. E. die Diagnose *Querulantenwahn* in gutachtlichen Zusammenhängen etwas zu häufig
gestellt. Es muß ein Mensch noch kein Querulant im eigentlichen Sinn und erst recht kein
wahnkranker Querulant sein, weil er überhaupt im Unrecht ist. Umgekehrt kann einer in
vielem recht haben und doch ein Querulant oder selbst ein Geisteskranker sein.

[1] Zum „Rechtsgefühl" gehört nicht allein das Gefühl für das, was recht oder rechtens ist,
sondern auch die Einsicht in die Notwendigkeit der gesetzlichen Normen, die von Menschen
gemacht sind und deshalb auch gewisse Unzulänglichkeiten haben müssen. Aus der Einsicht in die Notwendigkeit dieser Normen ergibt sich für den einzelnen, daß er unter Umständen seine persönlichen Interessen hinter denen der Gemeinschaft auch einmal muß zu-
rücksetzen können. Hier ist der wunde Punkt im Rechtsgefühl des Querulanten, deren
„Rechtsgefühl" sich aus der bis zur Pedanterie gehenden formalen Kenntnis und Auslegung
von Gesetzesvorschriften und aus ihrem egozentrisch-autistischen Rechthabenwollen zusammensetzt.

wie offenbar auch bei Baron Hausen, dann und wann geradezu Zwangscharakter an; hier zeigen sich Beziehungen zu den anankastischen Persönlichkeiten. Daß die empfindsamen Rechthaber, von denen im vorigen Abschnitt die Rede war, in engster Verwandtschaft zu den Querulanten stehen, versteht sich von selbst; man kann sie, mindestens zum Teil, zu den Querulanten rechnen; sicher befinden sie sich ständig in der Gefahr, in querulatorische Reaktionen und Entwicklungen hineinzugeraten. Dagegen sind aus dem Gebiet der echten psychopathischen Querulanten jene Hypomanischen und chronischen Manischen auszuscheiden, deren querulatorische Einstellung und Betätigung im wesentlichen ein hypomanisches oder manisches Symptom darstellt; sie schließen sich den euphorischen (hypomanischen) Streitsüchtigen an. Freilich kann im Einzelfall diese Unterscheidung schwer oder auch einmal unmöglich werden[1].

Es ist immer aufgefallen, daß die Streitsüchtigen in der Mehrzahl Männer sind. Das mag einerseits in den besonderen Strukturen der streitsüchtigen Persönlichkeiten begründet sein, zu denen eine gewisse Aktivität gehört, die der Frau im allgemeinen nicht eignet. Auf der anderen Seite sind aber gewiß soziale Gründe mit maßgebend: die Frau ist in der Öffentlichkeit weniger exponiert und dadurch vor vielen Zusammenstößen geschützt, denen der Mann nicht ausweichen kann; dank ihrer sozialen Stellung erledigt sich bei vielen Frauen Unverträglichkeit und Streitsucht intra muros; die Beziehung der streitsüchtigen zur hysterischen Frau darf hier nicht unerwähnt bleiben.

Beispiele.

Martin Wo., ein kleiner, asthenischer Greis, geb. 1854, hatte eine bösartige zänkische Mutter. Er war von klein auf im höchsten Maße egoistisch und eifersüchtig, fühlte sich von Eltern und Geschwistern zurückgesetzt. Er lernte leidlich und wurde dann „Bildhauer", d. h. er machte kunstgewerbliche Kleinplastiken; er ist (mit Recht) im Hinblick auf Ausbildung und Leistung offiziell und offiziös nie als Künstler anerkannt worden. Er heiratete mit 26 Jahren, war unverträglich und leichtsinnig, kümmerte sich wenig um seine Familie, die er im 43. Lebensjahr verließ, um mit einer Geliebten zusammenzuleben. Er kam von Zeit zu Zeit zu seiner 1919 verstorbenen Frau, ließ sich von ihr Geld geben und entwickelte künstlerische Pläne, die er nicht ausführte. Betriebsam, rücksichtslos, faul und streitsüchtig, geriet er mit der Trennung von der Familie in einen Rattenkönig von Prozessen wegen Mietsstreitigkeiten, wegen Unterlassung rechtzeitiger Lieferungen, wegen zu großer Honorarforderungen; er klagte — vielfach wohl unter bewußt unwahren Angaben — wegen angeblich gegebener und unberechtigterweise zurückgezogener Aufträge, später gegen seine erwachsenen Söhne wegen Unterhaltspflicht, gegen verschiedene Leute wegen Meineids. Vor Gericht erschien er selbstbewußt, gab sich dabei aber als verlassener, hilfloser Mann und verkannter Künstler. Er querulierte um Unterstützung als Künstler, ohne ein eigenes Kunstwerk vorweisen zu können. Er schimpfte auf alle Richter und Rechtsanwälte, behauptete, daß er immer unschuldig verurteilt werde. Rede- und schreibgewandt, gelang es ihm immer wieder, einzelne zu überzeugen. Er kam immer mehr ins Prozessieren hinein; wirtschaftlich ganz heruntergekommen, lehnte er die Aufnahme in ein Altersheim energisch ab. Er faßt gut auf und begleitet seine fließenden weitschweifigen Ausführungen mit lebhaften Gebärden und Gesten. Er macht nach Aussehen und Auftreten den Eindruck eines Schauspielers (Künstlermähne), ist euphorisch, von stark gehobenem Selbstgefühl, dauernd im Protest und in Kampfstimmung, schlagfertig, unehrlich, etwas phantastisch, übertrieben höflich, dabei reizbar, ausfällig, gehässig. Schuld sind immer die anderen.

Strukturanalyse:

Körperbau: asthenisch, jetzt im Senium.

Triebleben: früher nicht nachweisbar auffällig.

Temperament: tachythym, reizbar, gemütsarm.

Charakter: egozentrisch mit erheblichen Überkompensationen.

Eristhiker.

---

[1] Der Querulantenwahn scheidet aus dem Rahmen unserer Betrachtungen aus. Er ist in diesem Handbuch von KEHRER bearbeitet.

Katharina Karle, geb. 1864, ist eine etwas hagere, vorwiegend pyknisch gebaute, kräftige Frau mit virilen Einschlägen, von blühendem Aussehen. Ihr Vater war jähzornig und aufbrausend. Sie ist mit 12 Jahren wegen Diebstahls, einige Jahre später wegen Gewerbsunzucht, Betrugs und neuerdings wegen Diebstahls bestraft worden. Sie war Dienstmädchen. 1883 ging sie nach Südamerika, wo sie angeblich 1889 einen Amerikaner Enrico de Roday heiratete; das hat später Veranlassung zu Untersuchungen über ihre Staatsangehörigkeit gegeben, die noch nicht abgeschlossen sind. Die Karle will in Brasilien als Generalagentin einer Versicherung und durch Spekulation reich geworden sein. „Als ich drüben war, hatte ich durch meine Schönheit und Klugheit sowie durch selbstbewußtes Streben mich zu Reichtum und Selbständigkeit emporgearbeitet." Sie will eine Erfindung gemacht haben, ein „Tonic universal de Madame de Karle"; um diese zu verwerten, war sie 1893 in Paris und London, erwarb bei dieser Gelegenheit angeblich Aktien einer Syrisch-türkischen Eisenbahn-Gesellschaft, die später liquidiert wurde; sie führte wegen ihrer Aktien jahrelang Prozesse und queruliert noch um Entschädigung gegen das Reich. 1896 war sie wieder in London und siedelte sich dann an dem Eisenbahnknotenpunkt Buheim an, um ihre Tonic-Industrie zu realisieren; sie baute ein Haus, das sie Schloß Rio nannte. In Buheim trat sie als Schloßbesitzerin auffallend, extravagant und provozierend auf, so daß die Stimmung der Bevölkerung sich gegen sie wandte. Es gingen Gerüchte um, daß sie ihren Reichtum von früheren Geliebten bzw. aus dem Betrieb eines Bordells erworben habe. Es wurden ihr Streiche gespielt und sie gab, was man ihr antat, reichlich zurück. 1903—1925 war sie aktiv und passiv an 61 Straf- und 119 Zivilsachen beteiligt (das Entmündigungsverfahren eingerechnet): sie ließ ihre Hunde frei laufen, die allerhand Schaden anrichteten, führte unbefugt Titel (Madame de Karle, Gräfin Karle), hatte Streitigkeiten mit dem Eisenbahnfiskus, eine große Zahl von Beleidigungs- und Forderungsklagen, die sie oft — und gelegentlich mit Erfolg — bis zur letzten Instanz trieb. Schließlich kam sie dazu, zu behaupten, man verweigere ihr das Recht und mache ihr ihre Industrie unmöglich, aus der begreiflicherweise nie etwas geworden ist; man habe ihr die bürgerliche Ehre genommen. Sie gebärdete sich zügellos vor Gericht, schlug auf der Straße einen Richter mit der Peitsche, peinigte ihre Zwangsmieter in der schikanösesten Weise, prügelte und wurde geprügelt und war bei all dem immer voll Heiterkeit, Zuversicht und Schwung. Im Entmündigungsverfahren von mir untersucht, erwies sie sich als betriebsam, beweglich, euphorisch, ideenflüchtig. Sie war bei ungeheurem Selbstbewußtsein egozentrisch eingestellt und doch liebenswürdig und nicht ohne Wärme; sie sagte durchaus überzeugt nach 25jährigem Streiten: „Mein gutes Gewissen läßt mich friedlich leben." Sie nahm es mit der Wahrheit nicht genau, phantasierte gern, zeigte aber keine Wahnbildungen. Sie war von einer unerschütterlichen Rechthaberei und schlug jeden Einwand, zum Teil scherzend, in den Wind. Sie trumpfte auf: sie sei die „Industrialin" Madame de Karle auf Schloß Rio, dürfe als Gattin bzw. Witwe des de Roday nach spanischem Brauch das Adelsprädikat führen, übrigens habe ihre Familie 1580 vom Kaiser Maximilian den Bürgeradel „Karle von Karleberg" bekommen, das sei ihr im Ministerium aufgeschlagen worden (sie führt Wappen und Flagge an ihrem Schloß). Sie ist intelligent.

Strukturanalyse:

Körperbau: vorwiegend pyknisch, virile Einschläge.

Triebleben: kräftig (nicht mit voller Sicherheit zu beurteilen).

Temperament: tachythym, euphorisch, reizbar, streitsüchtig, manisch, vorwiegend kühl, doch nicht ohne Einschlag von Wärme.

Charakter: Egozentrisch, Überkompensationen, aktiv-autistische Züge.

Klinische Diagnose: Chronische Manie (pyknisch-zykloide Konstitution).

Ich gebe diesen Fall hier wieder, der zwar nicht der Gruppe der euphorischen (hypomanischen) Streitsüchtigen zugehört, an sie aber unmittelbaren Anschluß hat, weil er nicht allein besonders farbig ist, sondern weil in ihm auch in besonderem Maße die manische Freude am Streiten zum Ausdruck kommt. Ich halte ihn daher in diesem Zusammenhang für plastischer und für bezeichnender als den Durchschnittsfall eines euphorischen Streitsüchtigen.

Von der Wiedergabe eines Falles von psychopathischer Querulanz sehe ich im Hinblick und unter Hinweis auf WETZELS geradezu klassischen Baron Hausen[1] ab.

---

[1] Mschr. f. Kriminalpsychol. 12 (1922).

9. Die verschrobenen Psychopathen.

„Das Fehlen der inneren Einheitlichkeit und Folgerichtigkeit in ihrem Seelenleben" kennzeichnet nach Kraepelin eine kleine Gruppe von Psychopathen, die er die Verschrobenen nennt. K. Schneider weist darauf hin, daß diese Bezeichnung „in doppeltem Sinne verwandt wird, einmal für Verschrobenheiten des Ausdrucks, des Benehmens, des Anzugs, der Redeweise[1], dann aber auch für Absonderlichkeiten des Denkens und Strebens".

Leichte und leichteste Verschrobenheiten, auffällige Gewohnheiten, Eigenheiten, Absonderlichkeiten, sind in der normalen Breite überaus häufig[2]: es gibt unpsychopathische Menschen, die ihrer Aussprache einen übertriebenen Wert beimessen; manche tragen ihr Leben lang nur schwarze oder weiße Krawatten; andere legen eine besondere Betonung auf die Auswahl ihrer Kleidung und Nahrung oder unterstreichen ihre Bedürfnis- und Anspruchslosigkeit. Diese Züge können durch Erziehung und Gewohnheit fixiert sein; sie haben aber wohl immer Beziehungen zur persönlichen Eigenart und stehen, soweit sie nicht überhaupt Erscheinungsformen der Pedanterie[3] sind, zu dieser in enger Beziehung.

Derartige Verschrobenheiten sind nun bei den psychopathischen Persönlichkeiten außerordentlich verbreitet und vielfach sehr stark ausgeprägt, ohne daß es angängig erschiene, alle Psychopathen, die Verschrobenheiten haben, schlechtweg als Verschrobene anzusprechen. Man wird oft von psychopathischen Verschrobenheiten sprechen können, wenn Psychopathen durch eigentümliche Gewohnheiten der Erscheinung und des Verhaltens auffallen, ohne gerade darin das sie Typisierende zu sehen. Psychopathische Verschrobenheiten im engeren und weiteren Sinn finden sich bei Triebschwachen und Triebunsicheren, bei Ängstlichen und Sensitiven, bei Mißmutigen und Depressiven, bei Anankasten (K. Schneider) und Hypochondern, besonders auch bei hysterischen Persönlichkeiten. Bei ihnen allen wird man sie in ursächlichen Zusammenhang mit der Selbstunsicherheit bringen dürfen, die irgendwie in die äußere Haltung durchdringt, die dann aber auch final ausgebeutet wird, um der eigenen Persönlichkeit den Anstrich der Besonderheit, der Originalität, zu geben, d. h. um überkompensatorisch der Unsicherheit ein deckendes Mäntelchen umzuhängen und damit dem Geltungsbedürfnis[4] Genüge zu tun. Daß dann einmal ein hypochondrischer Psychopath durch seine Vorsichts- und Schutzmaßnahmen oder ein anankastischer durch seine „absurden Zwangsgewohnheiten und Zeremonien" (K. Schneider) in seiner Gesamthaltung primär und vorwiegend als „Verschrobener" imponiert, beweist noch nicht, daß er zu den verschrobenen Psychopathen im eigentlichen Sinn gehören muß, sondern macht nur besonders deutlich, wie auch hier die Übergänge aus der Norm übers Psychopathische überhaupt zu den verschrobenen Spezialtypen fließen.

Die Mehrzahl der verschrobenen Psychopathen hat nichtpyknische, hauptsächlich leptosome bzw. asthenische Körperformen. Darin liegt wohl einer der wesentlichsten Gründe für ihre nicht selten auffallende, eckige, steife, ungraziöse Motorik[5]. Organminderwertigkeiten sind eine sehr häufige Erscheinung; sie

---

[1] Man wird hinzusetzen dürfen: der Schreibweise, der Körperpflege, der Haar- und Barttracht. Vgl. S. 239.

[2] Manches erscheint dem jüngeren am älteren Menschen „altmodisch und verschroben", und umgekehrt dem älteren am jüngeren „exzentrisch, hypermodern und verschroben", ohne daß es sich objektiv immer um wirkliche Verschrobenheiten handelt.

[3] An die Beziehungen zwischen Pedanterie und Zwangserscheinungen sei dabei erinnert.

[4] Zwischen diesen Verschrobenen mit Geltungssucht und gewissen exzentrischen Geltungsbedürftigen (K. Schneider) bestehen, soweit überhaupt, nur graduelle Unterschiede.

[5] Daß weder der Leptosome grundsätzlich ungraziös, noch der Pykniker an sich ein Vorbild von Grazie ist, brauche ich nicht auseinanderzusetzen. Es gibt viele Pykniker, die

können kausal und final die motorischen Auffälligkeiten verstärken[1]. Das Vorhandensein eines organisch bedingten Tics kann nicht allein die Gesamtmotorik weitgehend beeinflussen, sondern auch durch die ganze Art und Weise, wie der Tic in die Persönlichkeit eingebaut und von ihr verarbeitet wird, dieser den Anstrich der Verschrobenheit geben.

Die Verschrobenen sind hinsichtlich ihres *Trieblebens*[2] — allgemein ausgedrückt — unausgeglichen. Erheblichere oder weniger erhebliche Anzeichen von Triebschwäche oder von Triebunsicherheit fehlen ihnen nie. Asexualität, psychosexuelle Infantilismen, Verharren in der Masturbation, Ausweichen vor dem anderen Geschlecht, Ablehnung der Heirat, absonderliche, zum Teil asketische Anschauungen über die Beziehungen der Geschlechter, sonderbare Regelung des Sexualverkehrs außerhalb und in der Ehe, bewußte und unbewußte homosexuelle Einstellung oder homosexuelle Einschläge, sadistisch-masochistische Züge, überhaupt sexuelle Perversionen jeder Art, sei es angedeutet, sei es voll ausgebildet, mit entsprechenden sexuellen Gewohnheiten — all das sind Erscheinungen, von denen man die eine und andere bei echten Verschrobenen immer finden wird[3]. Daß auch sie sich im äußeren Verhalten kausal und im

---

nicht oder nicht allein auf Grund ihrer Fettleibigkeit eine plumpe Motorik haben, und viele Leptosome, die von einer hervorragenden Grazie der Bewegung sind. Aber primär dürfte doch die glatt ablaufende, runde und abgerundete Bewegung mit der Pyknie in engerer Beziehung stehen. Vgl. KRETSCHMER, JISLIN, SSUCHAREWA.

[1] Eine gewisse Bedeutung unter den Organminderwertigkeiten hat bei den Verschrobenen die Schwerhörigkeit, die sehr häufig passiv-autistische Einstellungen (Unsicherheit) Mißtrauen) vertieft und die Entstehung sensitiv-paranoider Bildungen begünstigt. Es *sind* aber, das muß betont werden, keineswegs alle Schwerhörigen und Tauben von Hause aus mißtrauisch und ebensowenig *werden* sie alle paranoid. Immerhin sind ohne Zweifel hierhergehörige Erscheinungen bei Defekten des Gehörs erheblich zahlreicher als bei Defekten des Gesichts. Die Laienanschauung, daß der Schwerhörige grundsätzlich böse und mißtrauisch, der Blinde immer sanft sei, ist m. E. eine Übertreibung. Freilich ist nicht zu vergessen, daß unerachtet der größeren Beschränkung in der körperlichen Bewegungsfreiheit dem Blinden der seelische Kontakt mit der Umwelt an sich leichter wird als dem Tauben.

[2] Nicht selten treten episodisch aber auch persistierend (dies besonders im Senium) Erscheinungen von Verschrobenheit auf im Zusammenhang mit den körperlichen und trieblichen Veränderungen der Pubertät, des Um- und Rückbildungsalters. Gelegentlich läßt sich bei den Betroffenen eine gewisse Neigung zur Verschrobenheit schon vorher nachweisen, so daß die puberale und klimakterische Verschrobenheit und, soweit sie nicht „organisch" bedingt oder mitbedingt ist, auch die senile, als Exazerbation einer konstitutionellen Verschrobenheit zu erachten ist, die vorher keinen oder keinen erheblichen psychopathischen Grad erreicht hatte. Das gilt hauptsächlich auch für die *verschrobene alte Jungfer*, von der man etwas paradox sagen kann: zur alten Jungfer wird man nicht, wenn man nicht von Hause aus eine alte Jungfer ist. Die *altjüngferliche Verschrobenheit*, *jene Mischung von lüsterner Prüderie und Sexualneid, Erlebensangst und Erlebenssehnsucht, Selbstunsicherheit und prätentiöser Selbstgerechtigkeit*, die ihr Äquivalent in gewissen triebschwachen und triebunsicheren Sonderlingstypen hat, die auch in der Ehe ihr „Junggesellentum" nicht selten auffallend betonen, macht sich bei vielen Frauen, und zwar keineswegs nur bei unverheirateten und körperlich jungfräulichen, schon außerordentlich früh geltend. Wenn auch die Einwirkung von Umwelteinflüssen, besonders sozialer Art, in der Entwicklung der Altjüngferlichkeit nicht zu leugnen sind, so scheint doch manches dafür zu sprechen, daß unsere zeitgenössischen Altjungfern sich ungeachtet der durch die Emanzipation erfolgten sozialen Veränderungen (Frauenstudium, Frauenberufe usw.) von ihren Vorgängerinnen in früheren Epochen im ganzen nicht unterscheiden, und zwar deshalb, weil die kausalen Grundlagen bei den in Frage kommenden Persönlichkeiten heute dieselben sind wie ehemals.

[3] In diesen Zusammenhang gehört die Bemerkung KRAEPELINS: „Manche Kranke werden von triebartigen Abneigungen gegen bestimmte Personen, den Bruder, die Schwiegermutter, beherrscht, die sie als Ursache ihres Unglücks ansehen und mit ihrem Hasse verfolgen." Man geht sicher nicht fehl, wenn man diese „triebartigen Abneigungen" für komplexbedingt hält und in ihnen einen Ausdruck der besprochenen Triebschwäche oder Triebunsicherheit sieht. Übrigens sagt KRAEPELIN selbst: „Am auffälligsten pflegen sich die Verschrobenheiten der Kranken in ihren Beziehungen zum anderen Geschlecht geltend zu machen."

Dienste der Finalität durchsetzen, unter Umständen unmittelbar (in Kleidung, Haltung, Körperpflege) oder überkompensatorisch („stramme Haltung", Betonung einer gar nicht vorhandenen Männlichkeit oder Weiblichkeit), ist leicht einzusehen.

Vom *Temperament* und vom *Charakter* her lassen sich die psychopathischen Verschrobenen nach zwei Richtungen differenzieren: in die *hyperthymischen, sthenisch-aktiven* (aktive Verschrobene) und die *hypothymischen asthenischpassiven* (passive Verschrobene). Diese Unterscheidung läßt sich nicht auf die Spitze treiben, weil bei beiden Gruppen gegensätzliche temperamentmäßige und charakterliche Einschläge und mit diesen ambitendente Züge so gut wie immer vorhanden sind; dazu kommt, daß beiden *poikilothyme Komponenten*[1] nicht fremd sind.

Alle Verschrobenen stehen gemäß ihrem trieb-temperamentmäßigen Aufbau in einem mehr oder weniger ausgesprochenen *Gegensatz zur Umwelt*, der sie auf ihr eigenes Ich hinweist. In der Tat ist ihre Finalität durch *überbetonte Ich-Zuwendung* charakterisiert und mit ihr durch die außerordentlich hohe Neigung der Verschrobenen, innerlich, oft auch äußerlich einsam zu sein, bzw. früher oder später zu vereinsamen. Mit den streitsüchtigen Typen haben sie die Tendenz zu *überwertigen Bildungen* gemeinsam, die sie zum Teil (aktiv-expansiv) nach außen projizieren, zum Teil ganz oder im wesentlichen mit sich selber ausmachen (passiv-sensitiv). Aus der gesteigerten Ich-Zuwendung und der Vereinsamung bzw. aus deren kausalen Unterlagen, besonders der *Gemütsarmut* und *Kontaktunfähigkeit*, kommt in Verbindung mit der Neigung zu überwertigen Inhalten[2] einerseits eine weitgehende, manchmal restlose Unfähigkeit zustande, sich in andere einzufühlen (Unfähigkeit zum Du-Erlebnis), und eine eigene Art von „*autistischem"* Denken, das eine unterschiedliche Mischung von starrer Logik und unverständlicher Sprunghaftigkeit sein kann[3]. Wie weit dieses Denken kausal gegeben ist, wie weit finale Vorgänge zu seiner Ausgestaltung beitragen, vermag ich nicht zu entscheiden; daß letztere mit im Spiele sein können, erscheint mir bei der Freude, mit der viele Verschrobene ihre absurd erscheinenden, spitzfindigen, „autistischen" Gedankengänge zu Gehör und zu Papier bringen, nicht zweifelhaft. Sicher trägt die Art ihres Denkens neben ihrer trieb-, temperament- und charaktermäßigen Abwegigkeit dazu bei, sie im eigentlichen Sinn diskussionsunfähig (Bleuler) zu machen.

Manche Verschrobene sind wohl „Vorstufen, leichte Fälle oder Endzustände der Dementia praecox", wie Kraepelin meint und wie mit ihm Bleuler, Bumke u. a. annehmen. Im Gesamtverhalten der Verschrobenen läßt besonders ihre Art zu denken, ihre Diskussionsunfähigkeit, diese Möglichkeit als naheliegend erscheinen; dieses Denken kann sehr lebhaft an die schizophrene Denkstörung erinnern. Umfangreicher als der Anteil der Schizophrenien ist derjenige der schizoiden Psychopathen an den Verschrobenen; es ist aber nicht so, daß die Gesamtheit der verschrobenen Psychopathen oder auch nur ihre sichere Mehrzahl schizoid wäre.

In die Verschrobenen beziehe ich die *fanatischen* (Verbohrte Kraepelins) und *paranoiden Psychopathen* ein. Der Fanatiker in psychopathischer Ausprägung

---

[1] Hier sei angemerkt, daß vorübergehende, besonders wiederholt auftretende Verschrobenheiten bei leichten zirkulären (zyklothymen) Erkrankungen nicht ganz selten beobachtet werden.

[2] Diese Neigung ist an sich nicht psychopathisch, sondern wird es erst durch die Intensität der überwertigen Inhalte und durch die bestimmende Bedeutung, die sie für die psychopathische Persönlichkeit gewinnen.

[3] Bumke weist bei den Verschrobenen auf eine „eigentümlich ‚verquere' Art zu denken" hin.

ist in seiner starr-einseitigen Einstellung, in der Unbeeinflußbarkeit und Diskussionsunfähigkeit seines Denkens ohne Zweifel im engsten Sinn verschroben; dazu kommt, daß die Mehrzahl der Fanatiker in ihrer Erscheinung und Haltung sich schon äußerlich als Verschrobene kennzeichnet[1].

Die *paranoiden Psychopathen* hat KRAEPELIN in enge Beziehung zu seinen Verschrobenen gesetzt. Er hat allerdings seine paranoiden Persönlichkeiten als „Fälle von unausgebildeter, ‚rudimentärer' Paranoia", als „paranoisch veranlagte Psychopathen" geschildert und darauf hingewiesen, „daß bei den Verschrobenen die Neigung zur Wahnbildung ganz hinter der Unausgeglichenheit ihres Wesens, der Zerfahrenheit ihres Denkens und der Unberechenbarkeit ihres Handelns zurücktritt". Ich sehe in den paranoiden Psychopathen Spezialformen der Verschrobenen, die ausgezeichnet sind durch ihre „Neigung zur Selbstbeziehung" (K. SCHNEIDER), und halte es für zweckmäßig, die Neigung zur Wahnbildung und die Wahnbildung selbst aus der Kennzeichnung der psychopathischen Paranoiden auszuschließen. Gewiß sind die Vorstufen der paranoischen Persönlichkeiten, die die Bereitschaft zur Wahnbildung (paranoische Reaktionen und Entwicklungen) und besonders auch zur Wahn-Systematisierung besitzen. Bei den Paranoiden im engeren Sinn sind die Eigenbeziehungen zum Teil flüchtig und wechselnd, zum Teil auch dauernd, aber sie werden nicht zum Wahn, oder anders ausgedrückt: wo die Wahnbildung anfängt, hört der Paranoide auf und es beginnt der Paranoische[2]. Weder im nosologischen System noch im Einzelfall läßt sich das scharf abgrenzen: der Paranoide von heute kann morgen eine paranoische Reaktion haben.

Vom Gesichtspunkt der Selbstbeziehung gehören auch die *Querulanten*[3] unter die Paranoiden und damit unter die Verschrobenen, das Idealbeispiel eines verschrobenen Querulanten ist der Baron Hausen WETZELS. Ich habe die Querulanten wegen der besonderen Art ihrer Selbstbeziehung bzw. der Auswirkung dieser Selbstbeziehung bei den Streitsüchtigen dargestellt. Ich betone aber, daß sie geradesogut hier ihre Stätte haben, und zwar unter den aktiven (paranoiden) Verschrobenen, bei denen sie ohnehin in den expansiven Fanatikern sehr nahe Verwandte haben.

Auch die *Sensitiven*, deren Neigung zur Eigenbeziehung hervorgehoben worden ist[4], sind in diesem Zusammenhang noch einmal anzuführen. Sie gehören zum Teil den passiven (paranoiden) Verschrobenen an.

a) Aktive Verschrobene.

Es seien zuerst die *expansiven Fanatiker* (KRETSCHMER, K. SCHNEIDER) genannt. Das sind diejenigen Persönlichkeiten, die sich völlig mit einer überwertigen Idee identifizieren. Diese Idee kann an sich durchaus verständig sein (Alkoholbekämpfung). Einerlei, ob das der Fall ist oder nicht, die überwertige Idee wird vom expansiven Fanatiker in einer so rücksichtslosen, einseitigen, verschrobenen Weise verfochten, daß er ihr unter Umständen mehr schadet als nützt. Bis zur völligen Kritiklosigkeit wirft der Fanatiker dem Gegner un-

---

[1] Anschluß an die aktiven Fanatiker haben die hysterisch-fanatischen Liebesverfolgerinnen (BIRNBAUM).

[2] Daß der Paranoische, der Verrückte, ein Verschrobener von extremstem Grad ist, bedarf keiner Begründung. Seine Darstellung fällt in die Aufgabe KEHRERS.

[3] Zu gedenken ist hier der Beziehungen der Querulanten und Sensitiven zu den Paranoischen. Wir kennen querulatorische Paranoiker und paranoische Querulanten, Sensitiv-Paranoiker und paranoische Sensitive (KRETSCHMER, KEHRER, LANGE).

[4] Nicht der Inhalt der Idee, sondern die Art, in der sie überwertig vertreten wird, bedingt die Verschrobenheit.

lautere Beweggründe, Unwahrheiten, unmoralische Gesinnung und ehrloses
Handeln vor. Er beschimpft den Widersacher in hemmungsloser Weise und
kann sehr überrascht sein, wenn es aus dem Wald heraushallt, wie er hinein-
gerufen hat, um sich daraus aber sofort in seiner Überzeugung zu bestärken,
daß er einen Kampf gegen Schurken und Dummköpfe zu führen hat. Viele
expansive Fanatiker sind streitsüchtig und querulatorisch, wie umgekehrt viele
Querulanten fanatisch sind. Von Temperament sind diese Eiferer erregbar,
reizbar, tachythym, dabei vorwiegend kühl. Die Verschrobenen sind im allgemeinen ganz humorlos; manchmal setzt ein euphorischer oder hypomanischer
Zug diesen Erscheinungen erfreulichere Lichter auf[1]; zu ihnen sind gewisse
aktiv-paranoide Pläneschmiede, Projektenmacher und Erfinder zu zählen, die
oft ein ungeheures (überkompensierendes) Selbstgefühl an den Tag legen. Im
Charakter der Eiferer sticht die Egozentrizität hervor, der in der Regel aktiv-
autistische Züge beigesellt sind. Gemeinhin ist die Geltungssucht dieser Persönlichkeiten groß, und ihr Wesen läßt Überkompensationen, die kaum je fehlen,
oft sehr deutlich durchleuchten. Bei entsprechender intellektueller und Phantasiebegabung finden sich hier bedeutende, sogar geniale Persönlichkeiten (Propheten, Kämpfer und Führer); häufiger sind bescheidenere Vertreter (Rechthaber, Querulanten, gewisse Sektengründer).

Als *aktive Paranoide* sind die *Querulanten* schon erwähnt worden. Vorwiegend
aktive Paranoide sind auch manche *Argwöhnische* und *Eifersüchtige*, die durch
ihre Eigenbeziehung nicht allein gequält werden, sondern auch dauernd im
Kampf gegen den Gegenstand ihres Argwohns und ihrer Eifersucht stehen (Fanatiker der Eifersucht). Auch ein besonderer Typus des *Geltungsehrgeizigen*, der
es nicht vertragen kann, wenn auf seinem Gebiet ein anderer mehr leistet oder
mehr weiß oder gar mehr gilt, und der sich in argwöhnisch-eifersüchtigem Lugen
nach der Tätigkeit seiner vermeintlichen oder tatsächlichen Konkurrenten zu
verzweifelter Anstrengung peitscht, verdient hier erwähnt zu werden.

Den erwähnten Projektenmachern schließen sich die *Verhältnisblödsinnigen*[2]
BLEULERS an, jene Persönlichkeiten, deren absolut oder relativ mangelhafte
geistige Begabung zur Verwirklichung ihrer hohen Aspirationen nicht ausreicht;
BLEULER spricht von einem „Mißverhältnis zwischen Streben und Verstehen".
Diese Menschen kommen durch ihre tachythyme, oft euphorische Temperamentseigenart fortgesetzt in Aufgaben hinein, denen sie nicht gewachsen sind. Ihre
egozentrische Geltungssucht versucht sich immer wieder durchzusetzen; sie
sind zu dumm und zu unkritisch, ihr Scheitern aus ihrer eigenen Unzulänglichkeit zu verstehen und schieben alles auf die Verhältnisse und den Unverstand
oder die Illoyalität derjenigen, mit deren Hilfe sie ihre Unternehmungen zustande
bringen wollen. Temperamentmäßig sind diese Verhältnisblödsinnigen, abgesehen
von der ihnen allen eigenen Lebhaftigkeit, ziemlich verschieden veranlagt (euphorisch, sensitiv, kühl); charakterlich wiegt die Egozentrizität vor. Die Unklarheit
und Unbeeinflußbarkeit ihres Denkens, ihre Neigung zu äußerlichen Absonderlichkeiten stellt sie zum Teil mitten unter die Verschrobenen, zum Teil in deren
nächste Nachbarschaft. Manche sind so pseudologistisch, daß sie auch für eine
schwachsinnige Spielart der Pseudologen[3] gehalten werden können.

---

[1] Wie durch „formale Persönlichkeitswandlung als Folge veränderter Milieubedingungen"
aus einem hypomanischen Lebemann ein hypomanischer Fanatiker werden kann, hat REISS
an einem eindrucksvollen Fall gezeigt.

[2] Das Syndrom des Verhältnisblödsinns kommt nach BLEULER auch bei der Schizophrenie
vor. Ich kannte einen verschrobenen Verhältnisschwachsinnigen, der zirkulär war.

[3] Bei ihnen wird deutlich, daß die Verschrobenen auch zu den hysterischen Persönlichkeiten Beziehungen haben, an die ohnehin die Geltungssucht der verschrobenen Typen
erinnert.

b) Passive Verschrobene.

Den expansiven Fanatikern stehen die „*matten Fanatiker*" K. SCHNEIDERS gegenüber, unter die dieser Autor die Naturmenschen, Volksbeglücker, Friedensapostel, Pietisten, die „Sonderlinge" (KREUSER) und „wahren Menschen" (PERETTI), die „Wirklichkeitsfremden" (WOLLENBERG, ASCHAFFENBURG), die Dienstverweigerer (KÖPPEN), die „verschrobenen Fanatiker"[1] (STERTZ) und gewisse Sektierer rechnet. SCHNEIDER hebt mit Recht hervor, daß unter diese Verschrobenen sich „bereits zweifelsfreie Schizophrenien hineinmischen".

Unter diesen *matten Eiferern* finden sich die Verschrobenen im allerengsten Sinn. Sind viele von ihnen auch durchaus nicht frei von tachythymen Temperamentseinschlägen, so fehlt ihnen doch die Lebhaftigkeit und der Schwung der aktiven Verschrobenen. Es sind viele Persönlichkeiten von auffallender Gemütsarmut unter ihnen zu finden; wahre Gemütswärme ist bei ihnen selten. Das Mitleid und die Güte, die sie oft an den Tag legen, macht im allgemeinen keinen echten Eindruck (Pseudo-Mitleid, Pseudo-Güte) und wirkt auf den Betrachter in der Regel wie ein künstliches und gekünsteltes Requisit des Menschentypus, den diese Menschen darzustellen meinen oder darzustellen trachten. Daß darin ein Stück hysterischen Darstellungsdrangs zum Ausdruck kommen kann, ist nicht zu übersehen. K. SCHNEIDER sagt: „Der Naturmensch geht verständlicherweise barfuß, der Pietist bedient sich verständlicherweise der Bibelsprache". Das läßt sich gewiß variieren: der verschrobene Frömmler muß geduldig und mitleidig, der Friedensapostel muß duldsam und gütig sein. In Wahrheit sind diese matten Eiferer einerseits hochgradig egozentrisch und geltungsbedürftig, andererseits passiv-autistisch und von Ressentiment erfüllt. Viele von ihnen sind gar nicht eigentlich Fanatiker, sondern vielmehr *Fanatisierte*, zeigen aber dabei hinsichtlich ihrer Verschrobenheit dieselbe Struktur wie ihre fanatischen Vorbilder und Führer; gar nicht wenige sind charakterlich ausgesprochene *Ich-Sucher*. Unter den fanatisierten Verschrobenen sind manche Asketen, Eigenbrötler und Einsiedler, die zu phantasielos sind, aus sich heraus zum Fanatismus zu kommen, aber doch sich durch eine stärkere Persönlichkeit in verschrobene Begeisterung versetzen lassen — besonders wenn die äußeren Verhältnisse in ihrem engeren und weiteren Umkreis günstig entgegenkommen (pietistische Umgebung, besondere wirtschaftliche und soziale Schwierigkeiten u. a. m.). Was bei solchen Fanatisierten an Ungereimtheiten und Widersinnigkeiten zu überwertigen Ideen werden kann, ist aus der Geschichte vieler Sekten mit reichen Beispielen zu belegen; es ist nichts so unsinnig, daß sie es nicht zu glauben und sich dafür — unter Umständen auch mit blutigster Gewalt — einzusetzen vermöchten; sie folgen auch geisteskranken Führern (RORSCHACH) blindlings. Doch sind das seltenere Erscheinungen; die matten Fanatiker, mögen auch ihre überwertigen Inhalte noch so bizarr sein, bleiben als Führer

---

[1] Zu den „verschrobenen Fanatikern" mögen auch zum guten Teil die Spiritisten und Okkultisten gehören, deren Einstellung und Denken ganz und gar verschroben ist bzw. wird, und zwar dank dem „okkultistischen Komplex", der sich nach v. KLINCKOWSTROEM darin äußert, „daß die Okkultisten sich an die mediumistischen Wunder gewöhnen und sich in ihre Glaubenslehren und absurden Hypothesen derart verstricken, daß sie einer nüchternen Betrachtung und Beurteilung der Dinge vollständig unfähig werden und für die Gedankenakrobatik ihrer Hypothesen den Blick verlieren". v. KLINCKOWSTROEM weist darauf hin, daß man es hier zu tun habe „mit einer unbestreitbaren Veränderung der Denkweise, die in manchen Fällen das Pathologische, das Gebiet der überwertigen Ideen und des Beziehungswahns streifen mag, mindestens aber mit einer auf falsche Bahnen geratenen Logik, die von bestimmten dominierenden Vorstellungen so stark beherrscht wird, daß das ‚credo quia absursum' oft geradezu zum Prinzip erhoben erscheint".

und Geführte in ihrer Mehrzahl harmlos (Naturmenschen, Sektierer) — mindestens so lange, bis sie durch unzweckmäßige behördliche Maßnahmen in
Kampfesstellung getrieben werden und es für ihre Ehrenpflicht halten, sich
nicht mehr aufs Lärmmachen zu beschränken, sondern zu tätlichen Demonstrationen überzugehen. In der Gruppe der matten Fanatiker finden sich viele
verschrobene Schwärmer und Phantasten („Wirklichkeitsfremde"), bei denen
infantile Züge und sensitive Einschläge besonders ausgeprägt sind. Mancher
matte Eiferer könnte in seiner grotesken Gravität auch als „verhinderter
Verhältnisblödsinniger" gelten, das wäre ein Typus, der nur infolge des
Mangels an temperamentsgegebener Lebhaftigkeit davor geschützt ist, sich als
Verhältnisblödsinniger zu manifestieren, bei dem es aber im Grunde auch
zur Durchführung der übernommenen oder erstrebten Rolle als „Orginal"
„nicht reicht".

Als passive Paranoide lassen sich diejenigen Verschrobenen bezeichnen, die
eine *starke Eigenbeziehung im Sinne der Beeinträchtigung* haben: sie fühlen sich
immer getroffen, zurückgesetzt und beleidigt, sie wittern in den harmlosesten
Bemerkungen eine gegen sie gerichtete Spitze[1].

Zu den passiven Verschrobenen gehören in ihrer Mehrzahl die *verschrobenen
Pedanten*, bei denen anankastische Erscheinungen sich wohl fast ausnahmslos
nachweisen lassen, und gewisse Typen von alten Jungfern und alten Junggesellen,
die schon erwähnt worden sind. Es handelt sich bei ihnen wohl durchweg um
sensitive Selbstunsichere von unterschiedlicher dysphorischer Temperamentsartung. Hier sind die ewig Mißtrauischen und Argwöhnischen, besonders
auch der Typus der chronisch Eifersüchtigen anzuführen; unter den. letzteren kann man auf Persönlichkeiten treffen, deren ganzes Sexualleben und
deren Leben überhaupt immer und überall unter dem Zeichen der Eifersucht steht; von ihnen ziehen manche Verbindungsfäden zu gewissen hysterischen Persönlichkeiten hinüber. Übrigens haben besonders diese Eifersüchtigen gewissermaßen eine Mittelstellung zwischen aktiver und passiver Verschrobenheit.

Die Verschrobenen haben eine tiefe Neigung zum Geheimnisvollen und Unerforschlichen; ihnen ist die allgemein menschliche Eigenschaft, zu *glauben*, im
höchsten Maße gegeben. So findet man sie überall, wo geglaubt, und zwar besonders, wo Absurdes und Absurdestes geglaubt wird: bei der „Magie", beim
Spiritismus, beim Okkultismus — mit einem Wort beim *Aberglauben*[2]. Persönlichkeiten mit stark hervortretendem Hang zum Aberglauben zeigen überaus
häufig mehr oder weniger deutliche Zeichen der Verschrobenheit und daneben
nicht selten anankastische Erscheinungen.

Schließlich sei noch der *stillen Verschrobenen* gedacht. Das sind Sonderlinge,
die in der Regel sensitive und sensitiv-anankastische Züge haben; sie richten
ihr einsames Leben gern peinlich nach einem oft ganz starren Stundenplan ein
und zeigen in ihrer äußeren Erscheinung häufig erhebliche Absonderlichkeiten.
Manche frömmeln und spicken ihre Äußerungen mit Bibelsprüchen und frommen
Redensarten, andere sind wahrhaft fromm und beobachten die äußeren Vorschriften ihrer Religion „päpstlicher als der Papst", was sie nicht hindert, ihre
Umgebung einmal durch die Mitteilung zu überraschen, daß sie zu einer anderen

---

[1] Ich zitiere Kraepelin über die paranoiden Psychopathen in seinem Paranoia-Kapitel:
„Wesentlich scheint mir eine Verbindung von Unsicherheit mit übertriebener Einschätzung
der eigenen Person zu sein, die eben dazu führt, daß der Kranke in einen feindseligen Gegensatz zu den Einflüssen des Lebenskampfes gedrängt wird und sich ihnen durch innere Erhebung zu entziehen sucht."

[2] Über die Beziehungen von Aberglaube und Wahn vgl. u. a. Horstmann und Gaupp.

Konfession übergetreten sind. Gewisse *Asketen* und *Einsiedler* gehören zu diesem Typus. Geraten solche stille Verschrobene aus Angst vor ihrer Einsamkeit oder infolge eines eindrucksvollen Erlebnisses („Erweckung") in einen Konventikel oder gar in eine Sekte, so können sie zu matten Fanatikern werden. Sie sind gelegentlich durch eine schlecht oder gar nicht verborgene Überheblichkeit gegenüber den „Weltkindern" ausgezeichnet, denen sie in ihr Innenleben ungern und selten einen Einblick gewähren, so daß meistens schwer auszumachen ist, wie weit sie sich ihre drückende Selbstunsicherheit und die ganze Last ihres passiven Autismus durch Phantasien und durch „innere Erhebung" zu erleichtern versuchen.

Beispiele:

Die 36jährige Köchin Elise Schaef. ist klein und asthenisch gebaut. Ihr Vater, der an Tuberkulose starb, war launisch und reizbar. Die Mutter ist jetzt altersblödsinnig; sie war früher tätig und gutmütig. Der einzige Bruder, an dem Elise Schaef. sehr hing, ist im Feld gefallen. Ein Großvetter väterlicherseits soll geisteskrank gewesen sein. — Sie war immer ängstlich und schüchtern, traute sich schon in der Schule nicht, etwas zu sagen. Sie stellte sich manchmal „traurige Sachen" vor, z. B. den Tod der Mutter. Durch ungeschickte Bemerkungen erregte sie schon als Kind gelegentlich Anstoß, obwohl sie es „nicht so meinte". In der Schule kam sie mit, doch beneidete sie den Bruder, der besser lernte. Sie war zu Hause (Landwirtschaft) bis zur Verheiratung des Bruders. Sie war immer für sich, ging nie tanzen, brachte es nicht fertig, sich jemand anzuvertrauen; darüber schimpften Bruder und Mutter oft. Es war ihr ganz gleich, was für Kleider sie anhatte. Sie war dann als Dienstmädchen in Stellung; das fiel ihr schwer; sie bekam stundenlange Schwächeanfälle, war mehrfach in Krankenhäusern und konnte schließlich kaum mehr ein Unterkommen finden. Nach Hause kann sie nicht, weil sie die Schwägerin nicht mag und von dieser auch schon ausgezahlt ist (das Geld ist in der Inflation entwertet worden) und weil sie sich mit der Mutter nicht versteht. So fühlt sie sich aus dem Elternhaus verdrängt. Zu Bekannten, bei denen sie sich längere Zeit aufgehalten hat, kann sie nicht, weil sie es nicht verträgt, wenn die es gut mit ihr meinen. In Stellung kann sie nicht, weil sie sich krank fühlt. Sie kann überhaupt nicht unter Menschen sein, weil die alle falsch sind und ihr mit ihrer Lustigkeit auf die Nerven gehen; sie hat auch schon gemeint, daß sie höhnisch angesehen werde, weil sie trotz ihres gesunden (rotbäckigen) Aussehens nicht arbeite. Sie ist „halt ein Stiefkind der Natur". — „Ich bin keinem Menschen neidisch. Aber wenn ich seh, wie andere arbeiten können, das tut mir weh." Seit 2 Jahren sind die Menses (Menarche mit 16 Jahren) unregelmäßig. Sie hat nie irgendwelche erotischen oder sexuellen Beziehungen gehabt. Sie war wiederholt in der Klinik: sie ist eine eckige alte Jungfer mit ungraziösen, steifen Bewegungen, scheu, schüchtern, verlegen, erregbar, überaus empfindsam; sie fühlt sich dauernd zurückgesetzt und beleidigt, wünscht beachtet zu werden und sich aussprechen zu können, hält sich aber doch stets für unverstanden. Sie jammert über ihr schweres Schicksal, über die Ungerechtigkeit der Welt, ist zeitweise gedrückt und leidet immer unter Minderwertigkeitsgefühlen. Sie erzählt weitschweifig, monoton, etwas phrasenhaft. Den anderen Patientinnen geht sie aus dem Weg. Nicht selten bringt sie allerhand körperliche Beschwerden vor, zum Teil klimakterischer Art. Außer von ihrem Bruder hat sie nie von einem Menschen freundlich gesprochen.

Strukturanalyse:

Körperbau: asthenisch, im Klimakterium.

Triebleben: triebschwach.

Temperament: erregbar, sensitiv, kühl, poikilothyme Züge.

Charakter: passiv-autistisch, voll von Ressentiment, egozentrische Einschläge.

Verschrobene Psychopathin (Altjungfern-Typus).

Die 50jährige Anna Schwarf. ist eine lange, magere, ausgesprochen asthenische Frau. Der Vater war streng, aber gut; die Mutter und der einzige Bruder sind gesund. Die Großmutter väterlicherseits beging in einer Anstalt Selbstmord. Anna Schwarf. war ein stilles, sensibles, nervöses Kind. Sie hatte viele Kinderkrankheiten und wuchs sehr schnell. Sie war nicht ungesellig, dabei schwärmerisch, idealistisch. Die Menses traten mit 17 Jahren ein und sind noch regelmäßig. In den 20er Jahren war sie drei Jahre lang verlobt; der Bräutigam war eifersüchtig, die Verbindung wurde nach einem großen Krach durch den Vater der Pat. gelöst, was sie bald überwand und dem Vater, an dem sie sehr hing, nie übel nahm. Sie wartete nun immer darauf, doch noch einen Mann zu bekommen; es kam aber keiner. Sexualverkehr hat sie nie gehabt. Nach dem Tod ihres Vaters (in ihrem 39. Lebensjahr), der sie sehr erschütterte, bekam sie den ersten hysterischen Anfall. Nachdem sie bis dahin immer zu Hause gewesen war, mußte sie nun verdienen; sie war jahrelang als Armenpflegerin und später als Fabrikarbeiterin tätig; es kostete sie, die sich „für Kunst interessierte, die Natur liebte und weder etwas gelernt, noch etwas getan hatte", viel Überwindung, „unter den gewöhnlichen Menschen in der Fabrik" sein zu müssen. Ihre reichen Verwandten standen der Mutter und ihr nicht bei; ihre Heiratshoffnungen wurden immer geringer, ihre Enttäuschung und das Gefühl der Einsamkeit nahmen zu. Es stellten sich unter Angst wieder hysterische Anfälle ein, infolge deren sie ihre Arbeit aufgab, um sich von der Mutter pflegen zu lassen. In der Klinik fiel sie durch ihre gespreizten Gesten und pathetischen Redewendungen auf; sie wirkte in ihrem ganzen Verhalten in starkem Kontrast zu ihrer ganz verbrauchten gealterten Persönlichkeit grotesk jugendlich. Sie war ganz mit sich und der Beobachtung ihres Innenlebens und ihrer Leiden beschäftigt und betrachtete die alte Mutter mit vollkommener Selbstverständlichkeit als ihre Fürsorgerin und Krankenpflegerin. Sie sprach sich gern aus und genoß es sehr, Gegenstand des Interesses anderer zu sein.

Strukturanalyse:
Körperbau: asthenisch.
Triebbleben: triebschwach.
Temperament: erregbar, sensitiv, kühl.
Charakter: passiv-autistisch (Ressentiment!), deutlicher Einschlag egozentrischer Geltungssucht, hysterische Anfälle.
Verschrobene Psychopathin (Altjungferntypus).

Der 36 jährige verheiratete Hilfsarbeiter Maximilian Herb. ist von leptosomem Körperbau. Seine Schwester soll einen „Nervenzusammenbruch" gehabt haben. Er näßte bis zum 9. Jahr das Bett und hatte bis zum 20. Dunkel- und Gewitterangst. In der Schule lernte er schwer; er blieb zweimal sitzen. Als Schlosser lernte er nicht aus, er arbeitete später als Gärtner und Hilfsarbeiter. Im 22. Lebensjahr wurde er in der Stadtmission bekehrt: „Ich habe das Licht gefühlt und eine Hand, die sich mir vom Himmel entgegenstreckte. Ich habe den Schatz in irdenen Gefäßen gesucht und gefunden." Damals stellte er angeblich die seit Jahren betriebene Onanie ein. Er war eine Zeitlang unter großer Angst Armierungssoldat; nachher war er Fabrikarbeiter. Nach dem Krieg bekam er eine Stelle in einem frommen Verein; hier lernte er seine spätere Frau kennen, von der er sich verführen und mit Gonorrhoe anstecken ließ. Er heiratete das Mädchen, das ein Kind hatte, um ein gutes Werk zu tun. Nach dreijähriger Tätigkeit bei der Post wurde er wegen Diebstahlsverdachts entlassen. Es ging ihm nun seit Jahren sehr schlecht, er konnte für die Frau und ihr Kind nicht sorgen, hungerte und bettelte. Die Frau, der er nie genügt hatte, wurde ihm untreu; er strengte Scheidungsklage an, zog sie aber sofort zurück. Er stand dann unter dem Verdacht, ein dreijähriges Kind unzüchtig berührt zu haben. Er war immer ein stiller, ab und zu einmal aufbrausender Mensch, hielt sich „abseits vom Lärm". Zu Mädchen hatte er „eigentlich nie Neigung"; er hatte nie mit einer anderen als mit seiner Frau Sexualverkehr: „Aber die Ehe ist kein Freibrief zur Befriedigung sinnlicher, fleischlicher, unreiner Lust, wie so viele meinen und glauben, nein, hier heißt es: Zieh deine Schuhe aus, denn der Ort, darauf du stehst, ist heilig Land"; unreine Triebe und Gelüste habe er dank der Gnade Gottes überwunden. In der Klinik war festzustellen, daß Herb. leicht debil ist; er steckte voll von frömmelnden, schwulstigen Redensarten, die er mündlich und schriftlich von sich zu geben liebte. War er einmal in Fahrt, so konnte er eine ganz erhebliche weitläufige, oft unklare Suada im pathetischen Predigerton entwickeln. Er war still, wenig ansprechbar, immerhin bei manchem Vorhalt etwas erregt, ängstlich, unsicher. In seinem ganzen Wesen, besonders auch in seinen Bewegungen, erschien er eckig und unbeholfen.

Strukturanalyse:
Körperbau: leptosom.
Intelligenz: leicht debil.
Triebleben: triebschwach.
Temperament: ängstlich, kühl, (Pseudo-Güte).
Charakter: passiv-autistisch, kümmerlicher Einschlag von egozentrischer Geltungssucht.
Debiler, verschrobener Psychopath (matter Fanatiker von sehr bescheidenem Format).

Der 38 jährige Vermessungssekretär Otto Knol. ist ein mittelgroßer, muskelkräftiger Leptosomer; er ist hochgradiger Vasomotoriker und hat ein systolisches Geräusch über der Aorta. Die Eltern erzogen ihn und seine fünf überlebenden Geschwister (6 sind klein gestorben) streng; er wurde viel geschlagen. Der Vater (Lehrer) bekam eine Gefängnisstrafe, weil er sich an einer Schülerin vergriffen hatte. Darunter litten Otto Knol. und die ganze Familie sehr. Ein Bruder hatte im Feld hysterische Anfälle; ein anderer Bruder ist umständlich, steif, förmlich.

Knol. lernte gut in der Schule. Er war von jeher empfindlich, mißtrauisch und stolz, hielt sich für sich. Er schlug die mittlere Beamtenlaufbahn ein, wurde beruflich nicht beanstandet. Mit 24 Jahren heiratete er eine pyknische, lebenslustige Frau, gegen die er von Anfang an, wohl nicht immer ganz unbegründet, eifersüchtig war. Vor der Ehe hatte er ganz selten Sexualverkehr, er onanierte zweimal wöchentlich und behielt diese Gewohnheit in der Ehe bei — um so mehr als die Frau, die er nie befriedigte, sich nach der Geburt von drei Kindern dem Verkehr mit ihm abgeneigt zeigte. Es gab immer viel Streit. Er glaubte, daß die Frau und seine 14jährige Tochter, die er nicht für sein eigenes Kind hielt, ihn überall schlecht machten. Zu Hause war er explosiv erregbar, traute sich aber doch nie durchzugreifen und bereitete seit Jahren folgsam das Frühstück. Als er die Frau einmal in einer zweifelhaften Situation mit einem Herrn erwischte, sagte und tat er nichts, weil es sonst hätte heißen können, er sei narrisch. Als die Frau zu einem Faschingsvergnügen wollte zerriß er ihr Kostüm. Die Tochter, gegen die er eifersüchtig war, weil sie ihm von der Mutter vorgezogen werde, bedrohte er mit einem Messer. In der Klinik, in die er auf Veranlassung der Frau gebracht wurde, war er zwar ansprechbar, aber gemütlich kühl, dabei gelegentlich einmal explosiv erregbar. Er machte einen unfreien, feigen Eindruck und erwies sich als schlapp, unmännlich und energielos. Er war scheu, verlegen, empfindsam, leicht zu Tränen gerührt über sein Unglück, als dessen Ursache er einzig und allein die Frau hinstellte. Sein Benehmen war förmlich, unbeholfen, das des kleinen, ressentimenterfüllten Beamten; er bewegte sich steif und eckig. Er sprach umständlich und bediente sich gern gewählter Ausdrücke.

Strukturanalyse:

Körperbau: leptosom.

Triebleben: triebschwach, psychosexuell-infantiler Einschlag.

Temperament: explosibel, kühl, sensitiv.

Charakter: vorwiegend passiv-autistisch, selbstunsicher, kümmerliches Geltungsbedürfnis.

Verschrobener, paranoider (mißtrauisch-eifersüchtiger) Psychopath.

Nikolaus Vi.[1], geboren 1884, verw. Chauffeur.

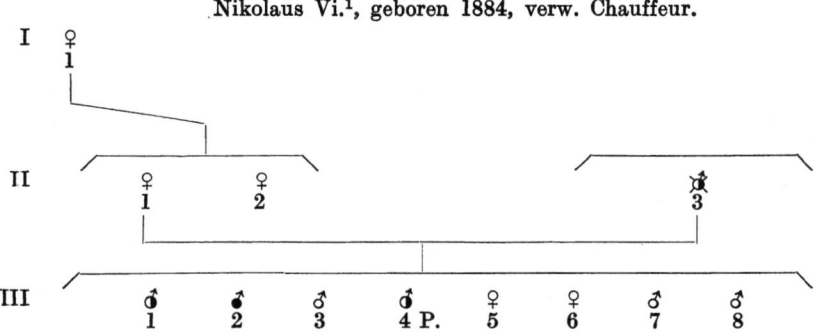

I, 1 wurde 90 Jahre alt, sonst nichts bekannt.

I, 1 und 2: keine Angaben über Auffälligkeiten.

II, 3: jähzornig, bösartig, Trinker. Die ganze Familie des Vaters soll jähzornig gewesen sein.

III, 1: jähzornig, gehässig.

III, 2: geb. 1872. Schizophrenie (paranoid), vielleicht Pfropfschizophrenie.

III, 3, 5, 6, 7, 8: keine Mitteilungen über Auffälligkeiten.

III, 4: Proband ist ein mittelgroßer Mann von unbestimmten Körperbauformen; seine Bewegungen sind eckig, plump, ungeschickt. Er hat in der Schule mittelmäßig gelernt;

---

[1] Der Fall ist in meiner Arbeit „Schizoid und Schizophrenie im Erbgang" veröffentlicht (S. 32/33).

nachher wurde er Dienstbube, später Chauffeur. Er ist als junger Mensch wegen Bettels
und Unterschlagung bestraft worden. Er war von jeher still und empfindlich. Als Chauffeur-
Unteroffizier im Feld fiel er durch seine Dummheit, Ungeschicklichkeit und Unsauberkeit
auf. Er war explosiv erregbar, beziehungssüchtig, wurde aber tatsächlich infolge seiner Eigenart schlecht behandelt (z. B. wollten die anderen Unteroffiziere wegen seiner schlechten
Manieren nicht mit ihm zusammen essen); er wurde „nervös" und kam in die Heimat. Den
Frauen gegenüber unsicher, täppisch, lüstern, aber wenig triebkräftig, hatte er 1912 Lues er-
worben(Wa R. negativ). 1917 heiratete er; die Frau hatte er seit Jahren gekannt; vor der Ehe
hatte kein Sexualverkehr stattgefunden; während der Ehe ließ er sich von ihr sexuell sehr
kurz halten. Er wurde von der Frau und ihrer Familie unfreundlich, gelegentlich sogar wegwerfend behandelt. Er ließ sich viel gefallen, überschätzte und übertrieb aber auch die Einstellung der Umgebung gegen ihn. Nachdem er einmal mit dem Messer auf die Frau losgegangen war, bekam er einen hysterischen Erregungszustand mit Zittern und Hinsinken.
Er geriet in einen immer schwereren Groll gegen die Frau hinein, die er Ende 1917 nach
knapp dreivierteljähriger Ehe in einer plötzlichen Wut auf einem Spaziergang erstach;
die mitgehende Schwägerin verwundete er auch. In der Klinik erwies er sich als debil, erregbar, unbeholfen, schwerfällig, ängstlich, empfindsam, übelnehmerisch, paranoid, ernst,
fleißig. Er zeigte eine gewisse Gutmütigkeit. (Nicht § 51 RStGB., freigesprochen). 1919 geriet er in Krach mit einem seiner Brüder (III, 1), dessen Fußtritt er durch einen Revolver-
schuß erwiderte. Er war hochgradig erregt, erschien verwirrt, glaubte, seine Frau sei vor
der Tür. In der Klinik beruhigte er sich schnell; er war empfindlich, mißtrauisch, bei Berührung affektbetonter Inhalte weinerlich und gereizt, dabei doch stumpfsinnig. Er fühlte sich
von den Angehörigen immer schlechter behandelt, war uneinsichtig, neigte zum Querulieren
und meinte, die Gesetze würden zu seinen Ungunsten ausgelegt. Er träumte wiederholt,
daß seine Frau nicht tot sei.

Strukturanalyse:

Körperbau: kein bestimmter Typus; plumpeckige Motorik.

Triebleben: wenig kräftig, eher triebschwach.

Temperament: explosiv erregbar, ängstlich, stumpf-gemütsarm, erhebliche
sensitive Züge.

Charakter: selbstunsicher, vorwiegend passiv-autistisch, Einschläge von (bescheidenem) Geltungsbedürfnis.

Intellektuell: debil.

Debiler, verschrobener, paranoider Psychopath.

Klinisch-genealogische Diagnose: schizoider Psychopath.

Der 1892 geborene, ledige Hilfsarbeiter Josef Hub. ist das uneheliche Kind einer Gütlers-
tochter, die bei der Geburt eines zweiten unehelichen Sohnes (Florian) starb. Der Großvater
war ein Rechthaber; Florian ist erregbar. Drei Tanten mütterlicherseits sind frömmelnd
und „heuchlerisch". Bis in sein 3. Lebensjahr war Josef H. bei den Eltern seiner Mutter in
Rebach, dann war er bis zum 5. Jahr bei Pflegeeltern und nachher wieder 5 Jahre bei den
Großeltern. Dann kam er zu einer Schwester der Mutter (Frau Fü.), wo er eine Arbeitskraft
ersetzen mußte. Dort wurden ihm Versprechungen gemacht, die nicht erfüllt wurden. Die
Fü.s übernahmen nun den großväterlichen Hof in Rebach, auf den er vergebens selber gehofft hatte, den er aber verloren sah, als der vorher kinderlose Fü. mit einer dritten, noch
zu Hause wohnenden ledigen Tante einen Sohn erzeugt hatte. Er lernte ordentlich. Während
der Schulzeit ist er in der Kirche infolge der Hitze und langen Stehens einige Male ohnmächtig
geworden. Von seinem 15. Lebensjahr ab war er bis zur Militärzeit Knecht auf vier Bauern-
höfen. Er war ein fleißiger Arbeiter, aber von Jugend auf ein Sonderling, der viel las, sich
nicht anschloß, jähzornig war, gern politisierte und keinen Widerspruch vertrug. 1912 wurde
er Soldat; er war von 1914—16 bei der Infanterie im Feld, wurde am rechten Unterschenkel
und am linken Handgelenk, das versteift ist, verwundet; er bezog anfangs 70, später 40%
Militärrente. 1923 war er abgefunden worden, hatte aber auf seinen Antrag später wieder
Rente bekommen. Nach seiner Entlassung aus dem Heere (Dezember 1917) war er nicht
mehr in ständiger Arbeit, weil er einerseits wenig Lust zur Arbeit hatte, andererseits durch
Nichtarbeiten eine höhere Rente erzielen wollte. Dazu kränkte es ihn, daß auf dem Land
die Kriegsgefangenen überall gut behandelt wurden, während man „uns Kriegsbeschädigten"
rücksichtslos und grob entgegenkam. Nach der Rückkehr aus dem Felde war er noch „radi-
kaler" als zuvor, ein „arger Politisierer", erregbar und besonders bei Widerspruch heftig
und grob. Er führte immer eine Pistole bei sich. Bis Anfang 1919 hielt er sich auf dem An-
wesen des Fü. in Rebach auf, da der Onkel hatte einrücken müssen; als Fü. zurückkam, gab
es sofort Streit. Er hatte dort einige Möbel unterm Dach stehen und blieb 1920 drei Monate
lang im Bett, „in meinem Bett", bei Wasser und Brot liegen; dem ihn besuchenden Amtsarzt

gegenüber erklärte er, er liege im Bett, weil er nichts anderes zu tun habe; er schimpfte über seine früheren Arbeitgeber, über den Krieg, den Staat, die kleine Rente und ließ versteckte Drohungen fallen. Die Einweisung in eine Anstalt unterblieb, weil er wieder zu arbeiten anfing. Er verrichtete leichtere landwirtschaftliche Arbeiten ordentlich, klagte aber, daß die Arbeit zu schwer für ihn sei und schimpfte viel wegen der zu kleinen Rente. Mit den Fü.s hatte er dauernd Streitigkeiten; er tat alles, um sie zu ärgern. Er hatte sich inzwischen in der Stadt angemeldet, um eine höhere Zulage zur Rente zu bekommen, lebte aber bald da, bald dort auf dem Lande. Als die Behörde dahinter kam, wurde seine Rente gesperrt. Das erboste ihn sehr: „Wenn der Staat so roh ist, dann will ich überhaupt keine Rente haben. Ich werde mir schon mein Recht verschaffen[1]." Im September 1927 kam er nach Gebing zu einer unverheirateten Schwester seiner Mutter, Therese Hub., die er dadurch ärgerte, daß er Möbel bei ihr stehen hatte, die sie gern losgeworden wäre; er warf ihr Geiz und Undankbarkeit vor: „Sie soll sich nicht zu viel einbilden auf ihr Eigentum; wenn wir nicht unsere Köpfe hingehalten hätten, hätte sie jetzt nichts. Wir sind darum Kriegskrüppel geworden." Er bekam Streit mit der Tante, im Verlauf dessen er sie aus ihrer eigenen Wohnung hinauswarf. Als sie mit dem Gendarm zurückkam, saß er ruhig beim Essen. Seit Jahren hatte er sich nun zurückgesetzt, hinausgedrückt und ausgenützt gefühlt, hatte er sich „wegen der Rente von den Bauern alles gefallen lassen müssen", „weil ich kein Vertrauen mehr gehabt hab auf die offizielle Gerechtigkeit der Justiz, habe ich mir gedacht: selber schützen ist der beste Schutz. Deshalb hab ich immer einen Revolver bei mir getragen"; wiederholt hatte er sich schon bedroht gefühlt, einmal war ein Gutsverwalter mit der Heugabel auf ihn losgegangen. All das stieg in ihm hoch, als nun der Gendarm in die Wohnung der Tante zu ihm kam: „Ich hab gemerkt, jetzt ist der Zeitpunkt da, wo du dich wehren mußt. Ich war in Notwehr meinen Verfolgern gegenüber. Ich wollte auch den Gebingern einen Denkzettel geben, und wenn sie auf mich los wären, hätt ich so viele niedergeschossen als ich gekonnt hätte." Er geriet sofort in Streit mit dem Gendarm und zog seinen Revolver, den ihm der Beamte aus der Hand schlug; daraufhin nahm ihm Hub. seinen Säbel weg und prügelte ihn mit diesem; dann lief er in den nahen Wald, noch in der Absicht, sein Leben so teuer als möglich zu verkaufen. Auf den verfolgenden Gendarm gab er einen Schuß ab. In der Ruhe war es ihm dann, „als ob eine übernatürliche Macht über mich gekommen wäre, die mir eingab, die können ja nichts für ihre Dummheit. Drum hab ich mir vorgenommen, mich freiwillig zu ergeben." Er ging ins Dorf zurück, wo sofort alles auf ihn Jagd machte, es wurde auch auf ihn geschossen: „Wenn man mich getroffen hätte, das hätt' nicht so weh getan, wie daß man mir nachschoß wie auf ein Stück Wild." Mit Rachegedanken zog er sich in den Wald zurück, wurde aber bald wieder anderer Stimmung und ergab sich der ihn suchenden Gendarmerie. Nachdem Hub. von anderer Seite nach § 51 RStGB. exkulpiert worden war, befand er sich über drei Monate in der Klinik. Er war dauernd besonnen und geordnet, leidlich intelligent und von einer bei seiner Herkunft und Vorbildung überdurchschnittlichen Gewandtheit im Ausdruck. Mit den anderen Patienten vertrug er sich im ganzen recht gut. Er liebte es, seine Äußerungen mit Schlagwörtern und tönenden Wendungen zu durchsetzen. Er sprach laut, hastig, nicht immer logisch, nie zerfahren. Hinsichtlich der Rechtslage war er völlig unbelehrbar; er fühlte sich als Kriegsbeschädigter und als Verteidiger des mit Füßen getretenen Rechts, der in Notwehr gehandelt hatte. Seine linksradikalen politischen Anschauungen trug er fanatisch unter Aufwand des geläufigen Phrasenschatzes vor. In seinem Wesen war der muskelkräftige, leptosome Mann etwas steif und eckig. In der Regel erschien er innerlich gespannt. Der Staat ist an allem schuld! Man hat ihm seine Rente vorenthalten. Der Staat hat gewollt, daß er keine Rente mehr bekommt. Er will nicht betteln; wenn er sich nicht ehrlich durchbringen kann, geht er lieber zugrunde. Die Leute haben nichts von ihm wissen wollen. Sein Haß richtete sich gegen seine Verwandten, gegen die Bauern und Gendarmen, außerdem aber gegen alle staatlichen und kommunalen Behörden. Er litt unter dem Verlust seiner Heimat, d. h. des großelterlichen Anwesens, das er zu bekommen gehofft hatte: „Ich halte es für nötig", schrieb er in seiner langatmigen Weise, „das Wort Heimweh zu gebrauchen, weil ich im Leben die Erfahrung gemacht habe, daß es gewisse Gesellschaftskreise gibt, die es als ihr alleiniges Recht und Monopol betrachten, über irgendeinen Schmerz zu klagen und jammern, während sie es ihren anderen Volksgenossen in demselben Maße absprechen, wie sie sich es in gleicher Zeit zusprechen. Wenn sich diese Sorte Menschen, Egoisten im idealistischen wie materiellen Sinn dann irgendeinmal sich beeinträchtigt fühlt, dann appelliert sie an die Gewalt, natürlich an die Staatsgewalt, die sie für ihre Sache als ganz selbstverständlich obligatorisch betrachtet. Dann kann es vorkommen, daß irgendein Funktionär der Staatsgewalt in Gestalt eines gedankenlosen Polizisten oder sonst jemand, der für nichts Sinn hat als höchstens für die Frage, um wieviel Prozent wohl in nächster Zeit sein Monats- oder Wochenverdienst erhöht werden wird, im Auftrage eines solchen Subjekts zu jemand

---

[1] Die wörtlich wiedergegebenen Äußerungen sind zum größeren Teil den Schriftsätzen, zum kleineren den mündlichen Mitteilungen des Hub. entnommen.

geschickt wird, dem er dann klar machen soll, daß an den Prestigen oder vermeintlichen Prestigen an dieser Gesellschaftsklasse nicht gerüttelt werden darf." So geht das seitenlang weiter. Ein anderes Mal schrieb er: „Auf die Frage, warum ich einen Revolver trug, möchte ich am liebsten antworten: weil mir die Umstände es nicht erlaubten, ein 42-cm-Geschütz zu tragen nebst Munition." Das war aber ganz ernst gemeint, denn Humor hatte Hub. nicht. Über seine Vita sexualis war von Hub. keine Auskunft zu bekommen, was um so auffälliger ist, als in diesem Punkt seine Landsleute im allgemeinen keine Schwierigkeiten machen.

Strukturanalyse:

Körperbau: leptosom, muskulös.

Triebleben: sicher nicht triebkräftig (nicht einwandfrei feststellbar).

Temperament: erregbar, kühl (Heimatgefühl!), sensitiv.

Charakter: passiv-autistisch mit aktiv-autistischen und egozentrischen Zügen. Voll von Ressentiment.

Paranoid-querulatorischer Fanatiker (an der Grenze des Paranoischen).

10. Asthenische Psychopathen.

Eine Gruppierung der psychopathischen Persönlichkeiten nach Körperbautypen ist beim heutigen Stand unserer Kenntnisse nicht durchführbar. Immerhin haben wir bei unserer Darstellung der psychopathischen Persönlichkeiten auf die Bedeutung der Körperbauformen immer wieder hinweisen können. Besonders häufig war das der Fall hinsichtlich des leptosomen und seines ins Pathologische gerichteten Ausläufers, des asthenischen Habitus. Nun gibt es eine Gruppe von Psychopathentypen, die körperbaulich ausgesprochen asthenisch sind; bei ihnen sind die Zusammenhänge zwischen körperlicher und seelischer Beschaffenheit so geradlinig, daß sich ein weitestgehendes Verständnis der psychopathischen Eigenart aus den körperlichen Grundlagen heraus gewinnen läßt. Diese Typen lassen sich unter der Bezeichnung *asthenische Psychopathen*[1] zusammenfassen.

KURT SCHNEIDER, der auch darauf hinweist, daß asthenische Züge bei den verschiedensten Psychopathen vorkommen, versteht unter dem Begriff der asthenischen Psychopathie oder konstitutionellen Nervosität „vor allem die Formen der Empfindlichen und der aus charakterologischen Gründen körperlich leicht Versagenden und bestimmte sich seelisch unzulänglich Fühlende". Er erwähnt die Bedeutung von Organminderwertigkeiten für diese Persönlichkeiten. Es wird sich ergeben, daß unsere Auffassung von den asthenischen Psychopathen sich im wesentlichen mit der SCHNEIDERS deckt; unsere Betrachtungsweise mag uns manche Zusammenhänge ein wenig anders sehen lassen. In bezug auf die konstitutionell Nervösen sei bemerkt, daß die asthenischen Psychopathen als besonders ausgeprägte Vertreter dieser Typen gelten können.

Vom Körperbau her betrachtet lassen sich die einfachen Asthenischen und die Infantil-Asthenischen, ferner Asthenische und Infantil-Asthenische mit hypoplastischen Einschlägen (hypoplastische Konstitutionsanomalien[2]) unterscheiden. Es soll hier auf diese Unterschiede im einzelnen nicht eingegangen, sondern eine gemeinsame Darstellung der Asthenischen gegeben werden.

---

[1] Sie sind im Anschluß an JANET von vielen Autoren als Psychastheniker bezeichnet worden; der Ausdruck ist für unsere Betrachtungen entbehrlich. Es ist aber wohl überhaupt zweckmäßiger, den Begriff der Psychasthenie allgemeiner zu fassen und unter ihm mit JASPERS einen „Mangel an psychischer Kraft" zu verstehen.

[2] Es soll nicht unerwähnt bleiben, daß die Kleinwüchsigkeit und die Besonderheit des infantilen Körperbaus sowie dysplastische Anomalien als spezielle Organminderwertigkeiten wirken bzw. erlebt werden können.

Die Asthenischen sind durch das Gesamt ihres zarten und schwächlichen Körperbaus gekennzeichnet[1]. Es sind lange, schmale Menschen von zartem Knochenbau, schwächlich-schlaffer Muskulatur, geringem Gewebsturgor, mit oft kleinem Herz (Tropfenherz), enteroptotischen Erscheinungen und Übererregbarkeit des vegetativen Nervensystems (JULIUS BAUER, MATHES u. a.[2]). Auf die infantil-asthenischen und hypoplastisch-asthenischen Sonderformen braucht nicht im einzelnen eingegangen zu werden[3]. Der Habitus asthenicus kann schon in frühester Jugend erkennbar sein; A. WETZEL hat asthenische Säuglinge beschrieben. Die Asthenischen gelten mit Recht als „anfällige" Menschen; sie zeigen sich allen Anforderungen des Lebens gegenüber schon körperlich in hohem Grade empfindlich, sie sind ermüdbar und wenig leistungsfähig, dabei allerdings auch in der Regel jedem Training abgeneigt. Man kann den Vergleich gebrauchen, daß sie schon körperlich mit einem zu kleinen Kapital ausgestattet sind, das ihnen keine Zinsen abwirft, so daß sie gezwungen sind, von ihrem Kapital zu leben, um so mehr, als ihre „Einnahmen", um im Bilde zu bleiben, sehr geringfügig sind. So ist es ohne weiteres verständlich, daß sie durch körperliche Erkrankungen außerordentlich stark beeinträchtigt und vom Leben verhältnismäßig schnell verbraucht werden. Viele Astheniker altern schnell. Eine eigene Gruppe bilden vielleicht diejenigen, die ziemlich lang, bis weit ins dritte, gelegentlich sogar ins vierte Lebensjahrzehnt hinein, knaben- oder mädchenhaft aussehen und dann ohne Zwischenalter fast plötzlich verblühen und körperlich altern (BUMKE). Daß die Astheniker auch seelisch wenig widerstandsfähig sind und in ausgesprochenster Weise unter allen „Lebenswunden" leiden, wird später zu besprechen sein.

Dem körperlichen Gesamthabitus der Astheniker entspricht die Verfassung ihres endokrinen Apparats; damit hängt es zusammen, daß die asthenischen Psychopathen vorwiegend *triebschwach*, daneben nicht selten *triebunsicher* sind. Bei vielen bleibt die Triebentwicklung, insonderheit die sexuelle, in Frühstadien stecken; einzelne sind asexuell oder so gut wie asexuell, viele bleiben *psychosexuell infantil* und geraten in alle möglichen Erscheinungsformen der infantilen Psychosexualität hinein; wenige kommen zu einem einigermaßen vollkommenen Abschluß der Sexualität, die aber auch dann in der Regel schwach bleibt. Eine stattliche Anzahl von Asthenischen verharrt im erotisch-sexuellen Narzißmus, erfreut sich mit einer gewissen Lüsternheit an sexuellen Phantasien, versteckten und unverhohlenen erotischen Schwärmereien, zeigt große sexuelle Neugier, lehnt aber das „grob Geschlechtliche" lebenslang ab; das führt in der Ehe oft zu schweren Verwicklungen und zu Katastrophen[4].

Im *Temperament* der Asthenischen herrscht nach der Stimmungsseite das *Depressive* vor; es vergesellschaftet sich gern mit *poikilothymen* und *sensitiven* Zügen. Viele Astheniker sind ausgesprochen *kühl*; echte Wärme ist bei ihnen selten, wohl aber trifft man bei ihnen neben einer gewissen Gutmütigkeit recht

---

[1] STILLER hat diese Körperbauform 1907 als „asthenische Konstitutionskrankheit" beschrieben. Dieser Terminus ist mit Recht bemängelt und durch den Ausdruck Habitus asthenicus ersetzt worden. Literatur bei JULIUS BAUER.

[2] Auf dem Boden der asthenischen Körperlichkeit unter besonderer Mitwirkung der vegetativen Überempfindlichkeit können vegetative Anfälle (vgl. im Kapitel von J. H. SCHULTZ) auftreten. Eine gute Beschreibung des von ihm so genannten asthenischen Anfalls gibt MATHES.

[3] Vgl. dazu gleichfalls JULIUS BAUER und MATHES.

[4] Die Menstruation ist für einzelne Asthenikerinnen regelmäßig eine schwere Erschütterung; die Gravidität wird meistens in höchstem Maße gefürchtet und verabscheut und, wenn sie eintritt, mit psychopathischen Reaktionen quittiert. Schon beim Herannahen des Klimateriums können asthenische Psychopathinnen in erhebliche, überaus zähe psychopathische Depressionszustände geraten.

oft Pseudo-Güte und Pseudo-Wärme. Einschläge von Erregbarkeit und Reizbarkeit sind nicht selten. Manche asthenischen Psychopathen erscheinen durchaus tachythym; doch ist sicher die Lebhaftigkeit ihrer psychischen Entäußerungen
oft nicht echt, sondern gemacht und erzwungen; Form und Kraft ihres Naturells
entsprechen in Wirklichkeit so gut wie nie dem Naturell der Tachythymen.

Es ist ersichtlich, daß die trieb- und temperamentmäßigen Anteile des asthenischen Kapitals der asthenischen Körperlichkeit durchaus entsprechen. Der
asthenische Psychopath kann mit seinen kausalen Grundlagen mit dem Leben
nicht fertig werden. Er ist *mehr oder weniger lebensunfähig.* Er ist von vornherein der Umwelt gegenüber im Nachteil[1]. So wird er sich zwangsläufig von der
Umwelt ab und seinem eigenen Ich zuwenden, um von diesem aus den Versuch
zu machen, einerseits mit seinem Kapital zu wirtschaften, andererseits nach
seiner Art Anleihen von den Kapitalien seiner Mitmenschen aufzunehmen.
Anders ausgedrückt: der asthenische Psychopath, der von sich aus der Umwelt
nicht gewachsen ist, hat dauernd mit sich selbst zu tun und ist auf die Hilfe
der Umwelt angewiesen, deren er sich auf verschiedene Weise versichert. So ist
er geradezu prädestiniert zu der finalen Einstellung des *passiven Autismus,* in
zweiter Linie der *Ich-Suche.* Eingesponnen in Selbstunsicherheit und Minderwertigkeitsgefühl steht er der Umwelt angstvoll gegenüber, um entweder vor
ihr passiv-autistisch zu fliehen oder sich einem oder einigen Mitmenschen in
,,passiver Zuwendung'' zu unterwerfen (Ich-Suche). Der asthenische Psychopath
ist erfüllt von *Ressentiment;* aus diesem heraus kann er egozentrisch zur *Geltungssucht,* zu überkompensatorischen Bildungen kommen und in Umkehrung seines
ursprünglichen Willens zur Ohnmacht als asthenische hysterische Persönlichkeit
eine wohlwollende mitleidige Umgebung zum Spielball seiner zähen Egozentrizität machen nach dem Leitmotiv: muß ich schon leiden, so sollt ihr wenigstens
mitleiden. Er ist nicht nur selbstquälerisch, sondern neigt auch dazu, die andern
zu quälen.

Aus solcher Einstellung heraus, in der die mangelhafte Entwicklung[2] dieser Persönlichkeiten sich deutlich kundgibt, wird klar, wie man sich das finale Zustandekommen des asthenischen Appells an das Mitleid, die Beachtung und die Fürsorge
der Umgebung zu denken hat. Der Astheniker in seiner Ich-Zuwendung ist geneigt, zahllose kleine Beschwerden, die seine körperliche Insuffizienz tatsächlich mit sich bringt, aufzugreifen, auszubauen und final seiner Umgebung gegenüber auszunützen. So wird er regelrecht — wenigstens in seinen Augen und
oft auch in denen seiner Umgebung — zum Kranken und gewinnt als solcher
zur Befriedigung seiner Geltungssucht allerhand Vorteile, die er sich auf
geradem Weg nicht zu verschaffen vermag. Aber nicht allein körperliche,
hauptsächlich ,,nervöse'' Störungen[3] werden von asthenischen Psychopathen
in dieser Weise final ausgewertet, sondern auch besondere seelische Verhaltungsweisen, die ohne weiteres bei ihnen bereit liegen; das ist vor allem die *Angst.*

---

[1] Es muß betont werden, daß es viele relativ zarte (leptosome), unter ihnen auch körperlich kleine Menschen gibt, die zunächst einen durchaus asthenischen Eindruck machen,
bei näherer Betrachtung aber doch in ihrem Turgor, in der Ebenmäßigkeit ihres Körperbaus,
in dem besonders vielfach pyknische Einschläge erkennbar sind, ganz erhebliche Abweichungen
vom asthenischen Habitus zeigen. Sie sind denn auch seelisch ganz anders strukturiert.
Außer verschiedenen psychopathischen Typen sind unter ihnen auch seelisch vollrüstige
Persönlichkeiten. Nicht jeder schlanke Mensch, d. h. nicht jeder Leptosome, ist ein Asthenischer oder gar ein asthenischer Psychopath.
[2] Schon das äußere Verhalten vieler Astheniker wirkt ausgesprochen kindlich; dem entsprechen ihre oft unverkennbar kindlichen Einstellungen. Das Verharren in der kind-elterlichen Bindung tritt vielfach fast aufdringlich in Erscheinung.
[3] Vom asthenischen Anfall wird gelegentlich besonders eindrucksvoll Gebrauch gemacht.

Viele Astheniker sind von Hause aus Timide und verstehen es, durch die Produktion sekundärer Angst (Angstzustände, Phobien, „Angstneurosen"), als zweckbewußte Phobiker, sich der Umgebung gegenüber durchzusetzen. Unter Hinweis auf die Ausführungen über die anankastischen und hypochondrischen Psychopathen sei erwähnt, daß zahlreiche asthenische Psychopathen auch von *anankastischen* und *hypochondrischen* Bildungen Gebrauch machen. Weiterhin bestehen aus ihren häufigen sensitiven Einschlägen heraus Beziehungen zu *paranoiden* Bildungen. Schließlich gibt es asthenische Psychopathen, die sich in hypochondrischer Ängstlichkeit durch allerhand auffällige Maßnahmen gegen die Umwelt abschließen und schlechtweg *verschroben* erscheinen. Der meisten dieser und anderer Kombinationen ist an anderen Stellen schon gedacht worden, so daß sich hier weitere Ausführungen erübrigen.

„Ich kann nicht" ist der Wahlspruch des asthenischen Psychopathen[1], der von Hause aus dazu bestimmt ist, das Leben nicht zu leben, sondern zu leiden (Mathes), und der es doch darauf abstellt, dieses Leiden so zu gestalten, daß er „etwas davon hat". Daß damit eine besondere Eignung zur Übernahme der Rolle des Märtyrers oder der Märtyrerin kleinen und großen Stils gegeben ist, liegt auf der Hand; im asthenischen Märtyrertum wird es am allerdeutlichsten, wie sehr solche psychopathische Persönlichkeiten ihr „Leiden" zu genießen vermögen[2].

In jenem „Ich kann nicht" steckt aber auch nicht allzu selten ein „Ich mag nicht"; das Unvermögen wird nicht nur überschätzt, sondern auch übertrieben und muß als Ausrede für das Zurückschrecken und Ausweichen auch vor solchen Schwierigkeiten herhalten, denen manche Asthenische immerhin gewachsen wären. Das läßt sich bei vielen beruflichen und anderen sozialen Konflikten solcher Persönlichkeiten mit Sicherheit feststellen; derartige Komplikationen (Berufswechsel, häufiger Stellenwechsel, Jammer über zu schwere Arbeit u. a. m.) führt öfters zu der Annahme einer psychopathischen Haltlosigkeit.

Beispiele.
Helmut Har., geb. 1908, ist ein mittelgroßer, ausgesprochen asthenischer Mensch. Als Kind war er wiederholt krank. In der Schule, die er mehrfach wechselte, kam er trotz seines Fleißes nicht mit. Er war stets nervös, kühl und scheu, hatte wenig Freunde, schließt sich schwer an. Er ist sehr empfindlich, fühlt sich leicht zurückgesetzt. Mit 17 Jahren kam er zur Onanie, die er unter Selbstvorwürfen alle vier Wochen ausübt. Sexualverkehr hat er nie gehabt. Seit dem 16. Lebensjahr hat er fast täglich Kopfschmerzen, besonders nach körperlichen Anstrengungen und zwar auch solchen leichtester Art, z. B. beim Bücken. Von körperlichen Erkrankungen erholt er sich nur langsam. Eine aussichtsreiche kaufmännische Volontärstelle hat er jetzt wegen Kopfschmerzen und Nasenbeschwerden (Septumverbiegung) nicht antreten können. Har. ist ein unintelligenter, zarter, scheuer, junger Mann von tadellosen Formen, höflich, zurückhaltend, schwunglos, kühl.

Strukturanalyse:
Körperbau: asthenisch.
Triebleben: triebschwach, psychosexuell infantil (Masturbant).
Temperament: kühl, Einschläge von Empfindsamkeit.
Charakter: passiv-autistisch.
Asthenischer Psychopath.

---

[1] Einen überaus charakteristischen Vorgang berichtet Mathes. Eine Asthenika war bei der Untersuchung „nicht dazu zu bringen, das Wort Sparbersbachgasse nachzusagen; sie vermöchte es schon, aber sie bäte, ihr ein leichteres vorzusagen".
[2] Dabei sind in der Regel mehr oder weniger deutlich erkennbare masochistische Züge vorhanden. Daneben lassen sich sadistische Neigungen in der Freude am Quälen der Umgebung nicht übersehen. Hier sei die Bemerkung nicht unterdrückt, daß in der Geduld, mit der die Ehegatten von asthenischen und verwandten Quälgeistern ihr Kreuz auf sich nehmen, sicher auch eine masochistische Komponente angenommen werden muß.

Die 29jährige Therese Harl. ist mittelgroß und ausgesprochen asthenisch gebaut. Ihre Mutter starb an Tuberkulose. Sie war von Kind auf ängstlich und schwächlich, näßte bis zum 15. Lebensjahr das Bett. In der Schule lernte sie gut. Mit 16 Jahren machte sie eine Kropfoperation durch. Die Menses treten seit dem 18. Lebensjahr unregelmäßig mit Krämpfen auf. Seit dem 16. Lebensjahr ist sie fast immer wegen der Nerven in ärztlicher Behandlung; sie hat Herzklopfen und leidet an großer Schwäche und Müdigkeit. 1920 war sie in einem Sanatorium für Lungenkranke. Mit 21 Jahren wurde ihr von der Mutter ein Mann zugeschoben; sie wollte selber nicht heiraten. Seit der Verheiratung ist es „gar nichts mehr"; der Mann ist Wirt, trinkt und behandelt sie verständnislos, gelegentlich auch brutal. Sexuell ist sie kühl. Sie hat gleich nach der Heirat nervöse Herzschwächen mit Atemnot bekommen, ist seither „ganz schlaff" und muß viel liegen. Während ihrer einzigen Schwangerschaft war sie fast dauernd zu Bett. Mit 28 Jahren mußte sie sich einer Operation (Eierstocksgeschwulst) unterziehen, die sie noch mehr herunterbrachte. Seit einiger Zeit schläft sie alle zehn Tage ein und bleibt zwei bis drei Tage bewußtlos (in der Klinik nicht beobachtet); nachher ist sie zittrig, schreckhaft und tagelang so schwach, daß sie kaum sprechen kann. In der Klinik machte die wenig intelligente Frau einen verschüchterten Eindruck. Sie war sanft, leicht gedrückt und zeigte eine gewisse hysterische Koketterie. Sie war sehr anlehnungs- und trostbedürftig.

Strukturanalyse:

Körperbau: asthenisch.

Triebleben: triebschwach.

Temperament: kühl, ängstlich, sensitiver Einschlag.

Charakter: passiv-autistisch, egozentrische Züge (hysterische Einschläge).

Asthenische Psychopathin.

Brigitte Fahl. ist jetzt 30 Jahre alt; sie ist ein untermittelgroßes, asthenisches Mädchen mit infantilen Einschlägen. Ihr Vater ist ein strenger, ernster, etwas absonderlicher Mann, ihre Mutter eine psychopathische Frau, die eine Zeitlang getrunken hat. Ihre einzige Schwester ist verheiratet und soll ganz gesund sein; an dieser soll der Vater sehr hängen. Ein Bruder ist gestorben. Brigitte Fahl. war angeblich ein ganz munteres Kind. Sie wurde auffällig, als sie mit 12 Jahren bei einer Versetzung des Vaters die Schule wechseln mußte; es gefiel ihr nun nicht mehr in der Schule. Freundinnen hatte sie nie. Im Lyzeum wurde sie vermeintlich von einem Lehrer „gepiesakt", bekam Angst und gab keine Antworten mehr; dieses Verhalten hat sie nie wieder ganz aufgegeben. Es gab bald Streitigkeiten mit dem Vater, mit dem sie sich auch später immer nur aus der Entfernung einigermaßen vertrug; doch ist sie innerlich stark an ihn gebunden. Nach einem Krach mit der Schulvorsteherin flog sie aus dem Lyzeum; sie war daraufhin eine Zeitlang gedrückter Stimmung und schämte sich. Der Vater war streng, sie fürchtete ihn, fühlte sich unglücklich. Eine Zeitlang fühlte sie sich in einem Pensionat ganz wohl, weigerte sich aber — wie immer ohne einen Grund anzugeben —, kochen zu lernen. In dieser Zeit fiel der Bruder; infolgedessen ließ man sie in Ruhe, woraufhin sie sich dazu verstand, Kochunterricht zu nehmen. Als sie erfuhr, daß ihre derzeitigen Lehrer vom Vater über ihre Eigenart unterrichtet worden waren und deshalb auf sie Rücksicht genommen hatten, gab sie das Antworten vollständig auf. Mit 20 Jahren kam sie zum erstenmal in die Behandlung eines Nervenarztes, dem gegenüber sie sich zeitweise aussprach, dem sie aber dann auch wieder jede Antwort schuldig blieb oder in einer albern erscheinenden Weise mit ja oder nein antwortete. Sie schrieb dem Arzt viele Briefe, in denen sie sich entschuldigte, in denen sie aber auch gelegentlich in saloppem Ton eine unangebrachte Vertraulichkeit zeigte. Sie ist ganz erheblich an diesen Arzt gebunden, dessen Fürsprache ihr die Vorbereitung zum Abitur und zum erfolgreichen Bestehen dieses Examens möglich machte. Sie hat sich wochenlang in seiner Klinik aufgehalten und fühlt sich in dieser offensichtlich auch sonst zu Hause. Während sie früher unter dem Druck von Angst, Selbstunsicherheit und Minderwertigkeitsgefühlen nicht selten depressiv erschien, jede Beschäftigung und Arbeit fast feindselig ablehnte, ist sie in den letzten Jahren wenigstens äußerlich etwas gleichmäßiger geworden. Sie studiert Medizin und hat inzwischen das Physikum bestanden. Früher war sie ohne alle Interessen; auch jetzt läßt sich für den medizinischen Beruf im ganzen kein Interesse feststellen; doch scheint sie sich um psychiatrische Dinge mit einer gewissen interessierten Neugierde zu kümmern. Sie ist scheu und eckig in Wesen und Bewegungen. Sie ist immer für sich geblieben, engeren Anschluß an andere hat sie nie gesucht. Im Gespräch mit ihr ist kein Kontakt möglich; sie kann zwar boshaft und schlagfertig sein und liebt es, über ihre engere und weitere Umgebung zu medisieren; aber auch das geschieht schwunglos. Zeitenweise erscheint sie etwas gedrückt und nicht eigentlich deprimiert. Gelegentlich haben sich anankastische Erscheinungen (sie mußte eine Zeitlang immer zwei Treppenstufen auf einmal steigen u. ä.) bemerkbar gemacht. Im Grunde ist sie bequem und strengt sich gar nicht gern an. Dagegen genießt sie es offensichtlich, anderen die Zeit wegzunehmen und sie durch ihr Schweigen oder durch ihre Klagen zu belästigen: sie spielt heute noch mit Vorliebe das trotzige Kind. Obwohl an sich körperlich wenig leistungsfähig, vermag sie aus Trotzeinstellung heraus gelegentlich eine zähe Energie zu entwickeln. Dann ist sie wieder schlapp und ablehnend. Von Ängstlichkeit ist sie nie ganz frei. Sie wirkt durch ihre scheue, eckige Art und durch ihr ganzes Verhalten altjüngferlich und verschroben. Sie ist leidlich intelligent. Menstruelle Störungen bestehen angeblich nicht. Sexuelle Beziehungen hat sie nie gehabt; sie ist aber offensichtlich sexuell neugierig und zeigt dann und wann auch einen Anflug von verschämter, erotischer Koketterie. Im ganzen muß man den Eindruck gewinnen, daß sie sich in ihrer Haut nicht allzu unwohl fühlt und zum mindesten unter sich selber nicht mehr allzusehr leidet.

Strukturanalyse:
Körperbau: asthenisch, infantile Einschläge.
Triebleben: triebschwach.
Temperament: kühl, ängstlich, poikilothyme Züge, empfindsam.
Charakter: passiv-autistisch, erhebliche egozentrische Einschläge, starkes Ressentiment.
Infantil-asthenische Psychopathin.

Eleonore Eck. ist ein 30jähriges überlanges, asthenisches Mädchen. Ihr Vater ist ein überaus tüchtiger, energischer Mann, der als mittlerer Beamter jahrelang eine besonders gehobene und einflußreiche Stellung einnahm und mit der Mutter das einzige Kind verwöhnte. Durch die Stellung des Vaters war die gesellschaftliche Situation der Tochter ein wenig schief; das wirkte sich um so peinlicher aus, als sie später einerseits aus wirtschaftlichen Gründen, andererseits, um nicht mehr untätig zu sein, einen ihren Aspirationen wenig angemessenen Posten als Sekretärin in einem staatlichen Institut annahm, dessen jüngere akademischen Angehörigen sie weniger als Dame denn als Angestellte behandelten. Sie lernte gut und ließ sich hätscheln; besondere Krankheiten hatte sie nie. Sie hatte — allerdings äußerliche — Beziehungen zu anderen Mädchen. Eine etwas robuste Liebkosung durch den Vater einer Freundin brachte sie um „Lebensfreude und Glauben an die Menschheit"; sie ließ sich jahrelang hängen und verspürte eine schwere Verschlimmerung ihres Zustands, als sie jenem Herrn zufällig wieder einmal begegnete. Versuche, sich beruflich zu betätigen, scheiterten lange Zeit, weil sie „körperlich nicht aushalten konnte". Sie fand den Weg zu demselben Arzt wie Brigitte Fahl., dem sie sich auf ihre Weise attachierte und den sie seit Jahren immer wieder aufsucht. Eleonore Eck. ist sehr gepflegt und von einer gewissen Grazie, ziert sich aber dabei ein wenig. Bei mäßiger Intelligenz ist sie formal sehr gewandt; sie betont in ihrer Haltung die Dame etwas aufdringlich. Was sie gelernt hat, weiß sie im Plauderton geschickt zu verwenden. Sie spricht gern von künstlerischen Dingen und von ihren gelegentlichen historischen „Studien"; sie gebraucht dabei superlativistische Ausdrücke und ist unverkennbar dauernd bemüht, Eindruck zu machen. Nicht selten ist sie in einer etwas kindlich anmutenden traurigen Stimmung, die aber nicht tief geht und in der ihr Trost- und Anlehnungsbedürfnis besonders akzentuiert erscheinen; sie kann dann lange kindlich weinen. Im ganzen ist sie lebhaft, freundlich, von einer gewissen oberflächlichen Interessiertheit. Sie ist kühl, aber nicht ohne Gutmütigkeit. In ihrem Urteil ist sie überheblich und absprechend. Sie liebt es, ihre an sich schon erhebliche Empfindsamkeit zu unterstreichen und sich von der Roheit der Welt, besonders der Männer, mit schauderndem Aplomb abzuwenden; dabei kann sie sehr kokett sein und verrät viel Sexualneugier. Sexuelle Beziehungen hat sie nie gehabt; Appetenz ist sicher nicht vorhanden.

Strukturanalyse:
Körperbau: asthenisch.
Triebleben: triebschwach.
Temperament: kühl, sensitiv, poikilothyme Züge.
Charakter: vorwiegend passiv-autistisch, starkes Ressentiment, erhebliche egozentrische Komponenten (Geltungsbedürfnis, Überkompensationen).
Asthenische Psychopathin.

X. Über psychopathische Verläufe.

Vorbemerkungen.

In der Betrachtung des Verlaufs ist ein klinisch-psychiatrischer Gesichtspunkt enthalten. Hier soll unter der zusammenfassenden Bezeichnung „Verläufe" nicht etwa der Versuch gemacht werden, die psychopathischen Persönlichkeiten grundsätzlich in bestimmte klinische Beziehungen zu setzen. Es soll sich vielmehr darum handeln, die verschiedenen Arten zu kennzeichnen, in denen psychopathische Erscheinungen in der Zeit ablaufen können. Freilich sind neben einzelnen tatsächlichen Beziehungen manche Parallelen zu psychotischen Verläufen vorhanden. Doch sind diese Übereinstimmungen und Ähnlichkeiten verhältnismäßig unbeträchtlich im Vergleich damit, daß die psychopathischen Verläufe den menschlichen Schicksalen gemeinhin entsprechen. *Der Verlauf des psychopathischen Lebens ist der Verlauf des Lebens überhaupt* und unterscheidet sich von diesem nur durch die eine oder andere besondere Akzentuierung. Auch unter dem Gesichtspunkt des Verlaufs sind die Psychopathen hineingestellt in die unübersehbare Fülle der menschlichen Einzelpersönlichkeiten. Es ist auch hier unmöglich, alles aufzuführen oder gar zu schildern, was vorkommt; es ist unvermeidlich, sich auf die Erwähnung einiger typischer Verläufe zu beschränken.

Das Wort „In deiner Brust sind deines Schicksals Sterne" hat durchaus Geltung für die psychopathischen Verläufe. Ohne zu übersehen, daß auch die psychopathische Persönlichkeit dauernd unter der gemeinsamen Einwirkung ihrer Anlagen und der Umwelt lebt, muß man es doch auffällig finden, daß viele psychopathische Persönlichkeiten schon von ihrer körperlich-trieb-temperamentmäßigen Kausalität her einen *eigenen, konstitutionellen „Ictus"* haben, der sie nicht allein besonderen Umwelteinflüssen in hohem Maße ausgesetzt erscheinen, sondern sie solche auch gleichsam aus sich heraus geradezu aufsuchen läßt. Es besteht eine — bei verschiedenen psychopathischen Typen verschiedene — *Affinität zwischen Persönlichkeit und Erlebnis*; ich erinnere an die gesetzmäßig auftretenden Konflikte vieler Triebschwacher und Triebunsicherer, an die unverwüstliche Lebensfreude der Euphorischen, an die Schwerblütigkeit der Depressiven, an die Verletzlichkeit der Sensitiven, um nur wenige Beispiele zu nennen. Sie alle steuern auf ihnen affine Erlebnisse zu. Diese Affinität wird noch verstärkt durch die Art, wie sich den kausalen Grundlagen der psychopathischen Persönlichkeit die Finalität überbaut: Machtwünsche, Geltungssucht, Ressentiment usw. sind keine Zufallsbildungen, sondern stehen in inniger Beziehung zum kausalen Unterbau des Individuums.

Die Affinität zwischen kausal-finalem Persönlichkeitsaufbau und Erlebnissen wird noch dadurch akzentuiert, daß in den einzelnen Entwicklungsstadien der Persönlichkeit schon in der Norm und erst recht in der Psychopathie besondere Erlebnisse oder Erlebnisgruppen Bedeutung haben[1]. Man muß danach die Erlebnisse, d. h. die Einwirkungen der Umwelt auf die Persönlichkeit und ihre Verarbeitung, in einen gewissen konstitutionellen Zusammenhang mit der Persönlichkeit bringen, über den sich etwa wird sagen lassen, daß die Art, die Intensität und die Extensität des Erlebens bei jedem Menschen seiner *konstitutionellen Erlebensfähigkeit* entspricht. In die entwicklungsmäßige Veränderung des Aufbaus, der Gesamtkonstitution der Persönlichkeit wird auch ihre Erlebensfähigkeit einbezogen. Die gesamte entwicklungsmäßige Veränderung ist eine dynamische, im Konstitutionellen begründete Erscheinung. Mit ihrer Heran-

---

[1] Vgl. dazu die Ausführungen über evolutive Anachronismen.

ziehung erhält der *Konstitutionsbegriff* den ihm zukommenden *dynamischen* Charakter. Mit Recht weist STORCH darauf hin, daß der Konstitutionsbegriff nur durch die vielfach übliche querschnittsmäßige Betrachtung einen „scheinbar statischen Charakter" bekomme. „In Wirklichkeit sind die (scil. sind alle) konstitutionellen Erscheinungen in ständigem Fluß begriffen."

Die grundlegenden Faktoren der *„individuellen Entwicklungskurve"* (HOFFMANN) sind die *Körperlichkeit* und das *Triebleben*; ihnen schließt sich — in unserer Betrachtungsweise — das *Temperament* an, dem erst der *Charakter* folgt. In gewissem Sinn wird die Entwicklungskurve vom Triebleben beherrscht, innerhalb dessen in diesem Zusammenhang der Akzent auf dem Entwicklungstrieb (Selbstentfaltungstrieb) liegt. Ich möchte sagen: die Kurve des Selbstentfaltungstriebs ist die Achse in der Gesamtentwicklung der Persönlichkeit. Sie bestimmt in erster Linie die Höhe, die Art des Anstiegs und des Niedergangs der Entwicklungskurve und damit im wesentlichen die *Schicksalslinie* der Persönlichkeit.

Der Verlauf der Entwicklungskurve steht schon normalerweise in der Pubertät und in der Umbildung unter Ausnahmebedingungen; diese kommen bei den psychopathischen Persönlichkeiten in den evolutiven Anachronismen zu gesteigerter Bedeutung[1].

a) Über evolutive Anachronismen.

Mit diesem Namen soll der überaus häufige Tatbestand bezeichnet werden, daß im Aufbau einer Persönlichkeit *entwicklungsmäßige Vorgänge oder Zustände* wirksam werden, *die ihrer Altersstufe nicht entsprechen*, für die sie nach ihrem Lebensalter und nach der an sich diesem konformen Entwicklungsphase zu jung oder zu alt ist. Die Pubertas praecox und das Senium praecox gehören u. a. hierher. Bei der großen Rolle, die den Entwicklungshemmungen für die Entstehung und Ausgestaltung der psychopathischen Erscheinungsformen mit Recht zugeschrieben wird, ist es angezeigt, die evolutiven Anachronismen einer kurzen Betrachtung zu unterziehen.

Ich muß darauf verzichten, die normale Entwicklung der Persönlichkeit durch Kindheit, Jugend, Reifezeit, Umbildungsjahre und Alter hier eingehend darzustellen[2]. Die individuelle Entwicklung des Kindes zum Erwachsenen ist normalerweise durch das unter dem Erwachen des Ich-Bewußtseins vor sich gehende Auseinandertreten von Ich und Umwelt[3] gekennzeichnet. Geht das Kind ohne Wissen um Ich und Welt gewissermaßen ganz in seiner Welt auf, so beginnt der Reifende sich mit der Welt auseinanderzusetzen und wendet sich der Erwachsene bewußt der Welt und den Aufgaben, die sie ihm stellt, zu. Im Abfall der Lebenskurve wendet das Individuum sich wieder mehr von der Welt ab und seinem Ich zu. In diesem Entwicklungsweg sind Seelisches und Körperliches aufs innigste miteinander verhaftet; das wird besonders deutlich an den Stationen des Wegs, die evolutiv stigmatisiert sind: in der Pubertät und im Klimakterium der Frau.

Pubertät und weibliches Klimakterium bedeuten schon in der Norm eine schwere Belastungsprobe für die Persönlichkeit; in ihr vollzieht sich während

---

[1] Dieselben Erscheinungen unter anderen Gesichtspunkten hat mit anderen Autoren HOFFMANN als evolutive und involutive Konstitutionsanomalien bezeichnet.

[2] Ich verweise auf die ausgezeichneten Ausführungen von STORCH über den Entwicklungsgedanken in der Psychopathologie. Dort auch Literatur.

[3] Derselbe Gegensatz ist in anderem Zusammenhang und unter einem anderen Gesichtspunkt durch die Gegenüberstellung der eigenen Welt des Kindes und der Realität zum Ausdruck gebracht worden. Vgl. S. 428.

dieser Stadien eine Umbildung, die sie bis zu einem hohen Grade wehrlos über sich ergehen lassen muß. Davon war bei den Auseinandersetzungen über die Entwicklung des Trieblebens ausführlich die Rede. Dort ist auch erörtert worden, daß die seelischen Erscheinungen dieser lebenskritischen Phasen sich vielfach nicht gegen das Psychopathische abgrenzen lassen, daß man oft genug von psychopathischer Pubeszenz oder puberaler Psychopathie usw. sprechen kann. An derselben Stelle ist auch schon der Bedeutung der verlängerten Pubertät, die als evolutiver Anachronismus anzusehen ist, gedacht worden. Auf diese Ausführungen kann hier Bezug genommen werden. Ihnen stehen gegenüber die Erscheinungen vorzeitiger Reife, die in jenem Zusammenhang gleichfalls Erwähnung gefunden haben. Man könnte fragen: sind die verfrühten oder verspäteten Reifeerscheinungen, sind analoge Abweichungen im Klimakterium Zeichen psychopathischer Artung oder entsteht das Psychopathische durch diese Erscheinungen? Ich glaube, daß diese Frage falsch gestellt wäre. Die evolutiven Anachronismen entstehen auf demselben konstitutionellen Boden, aus dem die psychopathischen Manifestationen hervorgehen, die mit ihnen kausal aufs engste verbunden sind; es bedeutet eine geradlinige Auswirkung der evolutiven Anachronismen und der im Kausalen gegebenen psychopathischen Erscheinungen, wenn im Charakter, in der Finalität, das Psychopathische, die dystonen Einstellungen zur Ausbildung gelangen. Das geistig oder sexuell frühreife, das „altkluge" Kind muß aus der Diskrepanz zwischen seiner seelischen Gesamtverfassung aus seinem kindlichen Körperzustand zu schiefen Zielsetzungen kommen, da es auf der einen Seite den Anschluß an seine Altersgenossen nicht mehr und nach der anderen Seite den Anschluß an die älteren noch nicht hat. Der seinen Jahren nach Erwachsene, dessen Sexualentwicklung nicht abgeschlossen ist (psychosexueller Infantilismus) wird erst recht in seiner Zielsetzung zu Konflikten gedrängt, weil er der Kindheit und Jugend „entwachsen sein soll" und doch außerstande ist, mit denen, die seines Alters sind, als Gleicher unter Gleichen sich zusammenzufinden. Daß hier zu zahlreichen psychopathischen, pseudotelen Bildungen Veranlassung gegeben ist, liegt auf der Hand: erotische und sexuelle Entgleisungen und Verirrungen, aktiv- und passiv-autistische, besonders auch egozentrische Einstellungen und Weiterentwicklungen (Geltungssucht, Ressentiment, Überkompensation, Verharren in der kind-elterlichen Bindung) kommen je nach der besonderen kausalen Struktur des Individuums unter mannigfachen Einwirkungen der Umwelt (verkehrte Erziehung, Verständnislosigkeiten vieler Art u. a. m.) zustande. Organminderwertigkeiten und die diesen gegenüber oft erschreckend lieblose Einstellung der Mitmenschen können bedeutungsvoll werden. Für derartige Entwicklungen hat EWALDS Bemerkung eine besondere Geltung, Psychopathen seien Menschen, „die infolge einer krankhaften (scil. abwegigen!) Veranlagung sich zu abnormen seelischen Gewächsen entwickeln".

Oft gleichen sich die mit der verfrühten oder verspäteten Reifung zusammenhängenden psychopathischen Erscheinungen nicht wieder aus; zum Teil treten sie glücklicherweise gegen das vierte Lebensjahrzehnt erheblich zurück, um allerdings gar nicht selten beim Herannahen der Umbildungsjahre, beim Überschreiten der Lebenshöhe, infolge körperlicher Ursachen, eben infolge der Veränderungen, mit denen der Lebensabstieg einhergeht, und aus seelischen Einstellungen heraus sich noch einmal, gewissermaßen in einem anderen Gewand, bemerkbar zu machen. Dabei ist zu bedenken, daß viele Psychopathen verhältnismäßig früh altern und dazu kämpfend oder resignierend Stellung nehmen; ich erinnere an die oft groteske Angst vor dem Altwerden und an den Jammer um die „versäumten Gelegenheiten" bei vielen Frauen um die Wende des vierten zum fünften Lebensjahrzehnts, die übrigens auch den Männern nicht fremd sind[1]. Es kommt in dieser Zeit dann und wann noch zu Steigerungen im Triebleben; auf ihre Rechnung ist manches erotische und sexuelle Erlebnis zu setzen, das Persönlichkeiten dieses Alters aus den Fugen bringen, „haltlos" erscheinen lassen und bis zum Selbstmord treiben kann.

Schließlich wird in der Rückbildungszeit gerade bei vielen psychopathischen Menschen, die nie wirklich reif geworden sind, der auffällige Zwiespalt ersichtlich, der zwischen ihrer „ewigen Jugend", d. h. dem Mangel einer vollendeten Entwicklung, und der greisenhaften Verbrauchtheit sich ergibt: ihnen fehlt die Würde des Alters, sie sind vom Leben unbefriedigt und enttäuscht, viele suchen — final betrachtet — in allerhand psychopathischen Demonstrationen (erhöhter Anspruch an die Umwelt, Bevormundung längst erwachsener Kinder, „nervöse" und „neurotische" Erscheinungen verschiedener Art usw.) für ihre Ich-Geltung noch so viel als möglich hereinzubringen.

Die erwähnten evolutiven Anachronismen richten sich in ihrer *psychoplastischen Gestaltung* (z. B. sexuelle Perversionen, sensitive oder sensitiv-paranoide Reaktionen und Entwicklungen, hypochondrische, anankastische Manifestationen u. a. m.) vorwiegend nach der kausalen Struktur der Persönlichkeit, doch werden Erlebnisse vielfach inhaltlich verarbeitet (z. B. im Fetischismus, in den Inhalten von Zwangs- und hypochondrischen Erscheinungen u. a. m.) und können in seltenen Fällen auch einmal beim Zustandekommen der entwicklungsmäßigen Fehlrichtung mitwirken. Das alles kann hier nur eben angedeutet werden; es sind in der Kasuistik des IX. Kapitels wohl für die meisten Möglichkeiten Beispiele enthalten.

Nicht eindringlich genug kann betont werden, daß hier wie überall im Bereich des Psychopathischen die kausalen Grundlagen eingehend festgestellt werden müssen. Die finalen Einstellungen, die dystonen Verhaltungsweisen, insbesondere die sog. Neurosen, die ich als Pseudotelien bezeichnet habe, sind nur die *eine* Seite, nicht selten nur die trügerische Außenseite der psychopathischen Gesamterscheinung. In der unzureichenden Beachtung dieses Sachverhalts ist mancher allzu große psychotherapeutische Optimismus, ist besonders die Feststellung von vermeintlichen Heilungen begründet, die sich bei näherem Zusehen als sehr bescheidene Scheinerfolge entpuppen.

b) Psychopathische Verlaufsformen.

So wenig an einer psychopathischen Persönlichkeit alles psychopathisch ist, so wenig reagieren und gebärden sich alle Psychopathen zu jeder Zeit und in jeder Lage psychopathisch. Neben Psychopathen, deren Lebenslauf sich aus einer ununterbrochenen Kette psychopathischer Manifestationen zusammensetzt, gibt es viele, bei denen psychopathische Erscheinungen vorübergehend — sei es einmal, sei es wiederholt — auftreten. Ich bin der Meinung, daß das Übersehen oder doch die ungenügende Würdigung dieser Tatsache einer der wesentlichsten Ursachen für die Überdehnung des an sich entbehrlichen Begriffs „Neurose" war.

Unter den vorübergehenden psychopathischen Erscheinungen lassen sich die episodischen und die periodischen Psychopathen unterscheiden. Das Hauptkennzeichen der *episodischen Psychopathien* ist ihr Kommen und Gehen; sie haben darin eine gewisse äußerliche Beziehung zum akuten Krankheitstypus der allgemeinen Pathologie. Psychopathische Episoden können sich zu jeder

---

[1] An evolutiven Anachronismen des einen oder beider Ehegatten scheitert manche Ehe.

Lebenszeit einstellen. Sie treten in der Hauptsache aus inneren Gründen auf, die im Körperlichen, im Triebleben und im Temperament beruhen; doch wirken sicher vielfach äußere Faktoren mit. Je intensiver das letztere der Fall ist, desto erheblicher werden die finalen, die „neurotischen" Überbauten der Episoden, desto mehr bekommen sie das Gepräge der *psychopathischen oder psychogenen Reaktion*. Prädilektionszeiten der episodischen Psychopathien sind Pubertät und Klimakterium; doch spielen sie auch in der Kindheit eine Rolle und sind der Schwangerschaft nicht fremd. Diese Zusammenhänge erscheinen deshalb wichtig, weil sie die tiefe Verbundenheit des Psychopathischen mit biologischen Vorgängen beleuchten. Das gilt in gleicher Weise für die episodischen Auffälligkeiten des Trieblebens wie des Temperaments.

Die episodischen Psychopathien können, wie erwähnt, wiederholt auftreten[1]; sie müssen dabei nicht jedesmal unter dem gleichen Bild erscheinen. Sie sind dann von der zweiten transitorischen Verlaufsform, von den *periodischen Psychopathien*, nicht scharf abzugrenzen. Deren Auftreten innerhalb und außerhalb der lebenskritischen Phasen ist sicher im wesentlichen von Anlagefaktoren abhängig; Außenfaktoren mögen gelegentlich „auslösend" oder als „Nebenursachen" mitwirken. Gegenüber den episodischen sind die periodischen Psychopathien durch die größere Häufigkeit, nicht selten auch durch eine gewisse Regelmäßigkeit ihres Auftretens gekennzeichnet. Es handelt sich vorwiegend um dysthymische, in allererster Linie um poikilothymische Erscheinungen. Die Bildgestaltung der einzelnen Perioden kann gleich sein, doch kommen verschiedene Ausgestaltungen in gesetzmäßiger Abwechslung und in regellosem Wechsel vor. Ein Teil der periodischen Psychopathien gehört klinisch in den zirkulären Formenkreis. Dystone Erscheinungen gehen häufig nebenher und können die Psychoplastik der einzelnen Perioden erheblich beeinflussen. Man kann beobachten, daß die endogen abgeklungene Periode für kürzere oder längere Zeit durch das Verharren dystoner Bildungen verlängert erscheint. Die psychopathischen Perioden laufen von selbst ab; sie bieten daher für unkritische Psychotherapeuten ein besonders ergiebiges Feld vermeintlich erfolgreicher Betätigung. Das Verständnis des Wesens der periodischen Psychopathien erleichtert eine Parallele mit der Menstruation, in der die Abhängigkeit der psychischen Begleiterscheinungen von periodischen Vorgängen augenfällig ist (HAUPTMANN). Übrigens sind psychopathische Erscheinungen und Exazerbationen zur Zeit der Menses bekanntlich sehr häufig; man kann sie zu den periodischen Psychopathien rechnen.

Es gibt psychopathische Episoden von sehr langer Dauer und periodische Psychopathien, in denen die Perioden mit sehr geringer Pause oder auch ohne Pause (gewisse Poikilothyme) aufeinanderfolgen. Derartige Fälle bilden den Übergang zu den *psychopathischen Dauerzuständen*, die — vielfach in früher Jugend beginnend — während des ganzen Lebens oder durch Jahrzehnte die Gesamthaltung der Persönlichkeit bestimmen. Die wiedergegebene Kasuistik enthält eine Anzahl von einschlägigen Fällen. Der psychopathische Dauerzustand muß keineswegs immer dasselbe Bild bieten: infolge innerer Vorgänge und infolge von Erlebnissen können beim gleichen Fall mannigfache Bilder einander ablösen. Episodische Exazerbationen und periodische Einschläge (z. B. Stimmungsschwankungen) stellen weitere Verbindungen zu den episodischen und periodischen Formen dar. Finale Überbauten und finale Umstellungen, deren Beseitigung unter Umständen möglich ist, können als psychogene, „neurotische" Erscheinungen die Dauerpsychopathie durchflechten. Die Tatsache des

---

[1] Hierher gehören u. a. die remittierenden Reaktionen K. SCHNEIDERS.

fließenden Übergangs episodischer und periodischer zu den Dauerpsychopathien legt die Annahme nahe, daß auch den letzteren biologische Abläufe zugrunde liegen.

Bei Episodikern, Periodikern und Dauerpsychopathien kommt es — in der Regel wohl von innen her, aber gewiß auch unter Einwirkungen aus der Umwelt — zu Bilderwechsel und zu tiefergreifenden Umstellungen. Viele Psychopathen werden um die Wende des dritten zum vierten Lebensjahrzehnts ausgeglichener; sie „fangen" sich. Manche scheint das fortschreitende Alter milder und umgänglicher zu machen, während andere unter dem endgültigen Scheitern ihrer Lebenshoffnungen und dem Näherkommen des Lebensendes noch unausgeglichener und schwieriger werden. Auf den von ihm so genannten Erscheinungswechsel[1] hat HOFFMANN wiederholt hingewiesen; in ihm kommen nacheinander verschiedene psychopathische Anlagen zur Auswirkung. Dabei spielen Umstellungen mit, die sich schon im Normalen bemerkbar machen; von einschlägigen Erscheinungen beim Mann ist gesagt worden, daß drei Zeitspannen sich ablösten, in denen nacheinander die Liebe, der Magen und der Stuhlgang im Vordergrund des Interesses stünden. Der Volksmund spricht von jungen Huren — alten Betschwestern. An frühere Auseinandersetzungen, daß hier eine Akzentverschiebung im Triebleben vor sich geht, darf erinnert werden; darum handelt es sich wohl auch in den Fällen von formaler Persönlichkeitsumwandlung von der Art des Hypomanikers Häußer, der nach der Darstellung von REISS aus einem flotten Lebemann zu einem überlauten Bußprediger geworden war.

Solche und ähnliche Erscheinungen leiten über die Dauerpsychopathien zu der vierten psychopathischen Verlaufsform: zu den *psychopathischen Entwicklungen*. Diese können von sich aus einsetzen oder ihren Ausgang von einer episodischen, periodischen oder Dauerpsychopathie nehmen. Sie können in psychopathische Dauerzustände ausgehen und diese in einem Zug oder in mehr oder weniger voneinander abgesetzten Entwicklungszügen erreichen, die wie der Beginn der Entwicklung unterschiedliche Abhängigkeit von Umwelteinflüssen (Erlebnisse) aufweisen können. Einzelne psychopathische Entwicklungen sind zum Teil oder auch einmal ganz rückbildungsfähig und zeigen damit eine Verbindung zur episodischen Verlaufsform. Episodische und periodische Exazerbationen kommen innerhalb psychopathischer Entwicklungen häufig vor. In den psychopathischen Entwicklungen spielt unter allen psychopathischen Verlaufsformen die finale Seite die größte Rolle[2]: hier handelt es sich um letzte Zuspitzungen charakterlich-psychopathischer Bildungen mit dem Zweck, den bedrohten Selbstwert in eine andere, der Umwelt nicht oder doch nicht ohne weiteres erreichbare Ebene hinüberzuretten; dabei besteht aus der Notwendigkeit heraus, das Ich auf den Grund einer eigengewachsenen unangreifbaren Weltanschauung zu stellen, vielfach die ausgesprochene Neigung zur Systematisierung, die freilich nicht bei jeder Persönlichkeitsstruktur möglich ist. Außer den *sensitiv- und expansiv-paranoischen*, die am bekanntesten sind, gibt es *hysterische, hypochondrische und anankastische Entwicklungen*. Auch von autistischen Entwicklungen kann man sprechen. Die besondere Verbundenheit der psychopathischen Entwicklungen mit den dystonischen Charakteren ist bei unseren Anschauungen aus der Bildsamkeit des Charakters gut verständlich; daß dabei

---

[1] Dabei handelt es sich um entwicklungsmäßige Umstellungen, besonders in verschiedenen Lebensaltern, um poikilothyme Erscheinungen und schließlich um das Hervor- bzw. Zurücktreten von besonderen, durchweg anlagebedingten Persönlichkeitsstrukturen aus der Trieb- oder Temperaments- oder Charakterschicht.

[2] Deshalb werden gerade sie mit Vorliebe als „Neurosen" oder gar ganz überflüssigerweise als „Psychoneurosen" bezeichnet.

Körperlichkeit, Triebleben und Temperament vom Kausalen her von höchster Bedeutung sind, bedarf wohl keiner Begründung mehr. Unter den besonderen Umweltbedingungen, die in die psychopathischen Entwicklungen hineinspielen können, verdienen gewisse soziale Situationen erwähnt zu werden, die allerdings in der psychopathischen Eigenart der Persönlichkeit, in ihrer konstitutionellen Erlebensfähigkeit, erst die notwendige Resonanz finden müssen (unbefriedigende berufliche Stellung, Ehelosigkeit, „Sozialhysterien" von KRETSCHMER u. a. m.). Manche Fälle sind in hohem Maße beeinflußbar; einzelne reagieren auf eingreifende Milieuänderungen mit weitgehenden Umstellungen. Andere bleiben so refraktär und selbst in belanglosesten Kleinigkeiten so starr, daß bei der Erwägung über die biologischen Fundierungen an Beziehungen zur Schizophrenie gedacht werden muß. Im Hinblick auf die biologische Unterlegung jeder Entwicklung wird man auch bei den psychopathischen Entwicklungen biologische Unterlagen annehmen müssen; es ist eben angedeutet worden, daß diese Unterlagen in den kausalen Schichten der Persönlichkeit zu suchen sein werden.

Die verschiedenen psychopathischen Verlaufsformen stehen zu den Aufbauschichten der Persönlichkeit, wie mehrfach angemerkt worden ist, in unterschiedlichen Beziehungen. Es ist nicht ausgeschlossen, daß aus einer näheren Betrachtung dieser Beziehungen, auf die hier nicht mehr eingegangen werden kann, noch der eine oder andere Hinweis auf besondere biologische Unterlagen einzelner psychopathischer Erscheinungen gewonnen werden könnte.

c) Psychopathenschicksale.

Die Betrachtung der formalen Verlaufstypen ist insofern einseitig, als sie das Psychopathische von der Persönlichkeit gleichsam loslöst und in seinem Verlauf für sich betrachtet. Wenn auch unter biologischen und dynamischen Gesichtspunkten die Verlaufsbetrachtung ohne Zweifel berechtigt und notwendig ist, so kann sie es doch auf keinen Fall überflüssig machen, daß dem Gesamtverlauf Aufmerksamkeit geschenkt wird, den die psychopathische Persönlichkeit nimmt, d. h. dem *Schicksal* der psychopathischen Persönlichkeit.

Jede Persönlichkeit hat ihr Schicksal, d. h. ihren individuellen Lebenslauf, der aus dem Neben- und Ineinandergehen anlage- und umweltgegebener Faktoren hervorgeht. Wie sehr die Umweltfaktoren durch die konstitutionelle Erlebensfähigkeit von der Persönlichkeit assimiliert werden, ist schon erörtert worden. In grundlegenden Zwillingsuntersuchungen hat LANGE zeigen können, „wie weitgehend unser gesamtes Schicksal durch die Anlage bestimmt ist". Die Geradlinigkeit, mit der viele Persönlichkeiten ihrem Schicksal entgegengehen, ist nicht weniger anlagebedingt als der Versuch anderer, vor ihrem Schicksal davonzulaufen. Jedes Schicksal ist etwas Einmaliges. Doch lassen sich unter verschiedenen Gesichtspunkten nach Gemeinsamkeiten Gruppen von typischen Schicksalen oder *Schicksalstypen* zusammenordnen. Man versteht unter Dutzendschicksalen einen Schicksalstypus, der durch seine Alltäglichkeit, durch seine Nüchternheit, negativ ausgedrückt: durch den Mangel an Besonderheit gekennzeichnet ist. Man kennt, so verschieden die Persönlichkeiten und ihre Einzelschicksale innerhalb eines Berufes sind, doch typische Berufsschicksale und stellt sich etwas Typisches vor, wenn man von Künstler-, Forscher-, Soldatenschicksalen oder von Pensionisten-, Bettler-, Landstreicherschicksalen spricht. Unter dem Gesichtspunkt des Erfolgs im Gemeinschaftsleben lassen sich die Schicksalstypen der Erfolgreichen und Enttäuschten oder der Aufgestiegenen und zu Fall Gekommenen einander gegenüberstellen. Es ist auch typisch, daß weiche Menschen andere Schicksale haben als harte, körperlich gesunde andere als kränkliche oder kranke. UTITZ hat zwischen endogenen und Schicksalscharakteren unterschieden: jene „sind fest, starr, durch ‚äußere' Einflüsse wenig bildbar. Sie schaffen sich vielleicht die ihnen angemessene Umwelt, wenn sie nicht ohnehin in sie hineingestellt sind, und Änderungen der Umwelt prallen an ihnen ab". Immerhin muß der endogene Charakter nicht hart sein; vermag er sich „nur in der Linie der Weichheit" zu entfalten, so „zahlt er sie auch mit seinem Untergang". Umgekehrt kann der elastische Schicksalscharakter auch „hart" sein, „aber diese Härte schließt bei ihm nicht aus, daß der Anprall von Erlebnissen ihn im Sinne dieser Erlebnisse umgestaltet". Die Entwicklung des Schicksalscharakters „ist vorwiegend eine reaktive, eine durch das ‚Leben' bestimmte". Aber — und damit wird UTITZ der konstitutionellen Bedingtheit des „Schicksalscharakters" gerecht —: „es gehört zu seinem Wesen, in dieser Form vom Schicksal knetbar und damit ihm in weiten Grenzen ausgeliefert zu sein".

Alle angeführten Gesichtspunkte sind ohne weiteres auf die Betrachtung psychopathischer Schicksale anwendbar. Doch gibt es auch *typische Psychopathenschicksale*, von denen drei untereinander durch vielfache Übergänge verbundene Haupttypen kurz skizziert werden mögen.

1. Psychopathische Faktoren — Eigenschaften, Reaktionen, Episoden, Perioden auch Dauerzustände — können früher oder später, für kürzere oder längere Zeit das Schicksal der Persönlichkeit bestimmen, bis es ihr gelingt, sich von den psychopathischen Einflüssen frei zu machen. Es gibt psychopathische Persönlichkeiten, denen es gelingt, das Psychopathische — ich denke u. a. an gewisse Anankasten — gleichsam in sich abzusperren und mit ihrem Schicksal fertig zu werden, ohne sich durch die Einflüsse ihrer psychopathischen Anlagen wesentlich beirren zu lassen. Ich erinnere mich einer zunächst paradox erscheinenden Äußerung KRAEPELINS: „Psychopathisch kann man schon sein; aber man darf sich dadurch nicht in seinen Handlungen bestimmen lassen". Daß es sich bei diesen Persönlichkeiten so gut wie ausschließlich um wertvolle Menschen handelt, ist nicht zu bezweifeln; in gewissem Sinne gilt für sie eine Bemerkung von OTTO KANT: „Die wertvollen Neurotiker und Psychopathen machen ihre Schwierigkeiten — oft in heroischem Kampf — mit sich selbst ab". Solche Persönlichkeiten finden sich mit ihrer psychopathischen Artung ab, sie gewöhnen sich an sie und sprechen gelegentlich von ihr mit einer leisen Selbstironie. Sie kommen dazu, ihre psychopathische Diskordanz sekundär auszubalancieren. Dabei resignieren sie keineswegs, sondern wenden sich, vielfach sehr erfolgreich, den Gemeinschaftsaufgaben zu. Damit hört ihr Schicksal auf, ein Psychopathenschicksal im eigentlichen Sinn zu sein.

2. Die Persönlichkeit gerät früh, meistens schon in der Kindheit, in „pathogene" Erlebnisse und Situationen, durch die sie — allerdings nach meiner Überzeugung nie ohne entgegenkommende Bereitschaften in ihren kausalen Schichten — in finale psychopathische Haltungen gedrängt wird. Aus anlagemäßigen und umweltgegebenen Gründen werden solche psychopathischen Haltungen lange Zeit oder sogar dauernd festgehalten. In diese Gruppe gehört der Sachverhalt, den die ADLERsche Schule grundsätzlich und unter einseitiger Überbetonung der Umweltfaktoren als die Haltung der Entmutigung mit all ihren Folgen unterstellt. Je tiefer diese dystonen Einstellungen in den kausalen Schichten verankert sind, desto unbeeinflußbarer sind sie therapeutischen Versuchen gegenüber und umgekehrt.

3. Die Persönlichkeit ist aus ihrer körperlichen, trieb- und temperamentmäßigen Veranlagung heraus in so hohem Maße psychopathisch, daß dadurch ihr Schicksal bestimmt ist. Die konstitutionelle Erlebensfähigkeit ist durch die

ganz besondere Ausprägung der Affinität zwischen Persönlichkeit und Erlebnissen ausgezeichnet (z. B. gewisse psychopathische Pechvögel). Die psychopathische Erlebnisfähigkeit solcher Typen kann jedes Erleben zum psychopathischen bzw. zum „pathogenen" machen. Diese Persönlichkeiten leiden unter allem, weil sie unausgesetzt unter sich selber leiden; man mag unter ihnen die Psychopathen sensu strictissimo sehen. Zu ihnen gehören nicht zuletzt asthenische und infantil-asthenische Psychopathen, deren Schicksal durch ihre körperliche Veranlagung bestimmt ist. Allerdings wird man nicht vergessen dürfen, daß auch manche von diesen Menschen sich mit ihrem „Leiden" auf ihre Weise abfinden, sich so, wie sie einmal sind, leidlich wohlfühlen, vor allem darauf ausgehen, aus ihrem Sosein für ihre Geltungssucht von der Umwelt so viel Gewinn als möglich einzuheimsen.

Der erste Fall geht in zahllosen Spielarten fließend zur Norm über und steht damit in gewissem Sinn nicht oder doch nicht ganz im eigentlichen Gebiet der Psychopathenschicksale. Immerhin hat er auch zu diesen Beziehungen. Im zweiten und dritten Fall, ebenfalls durch Übergänge miteinander verbunden, sind die Tatbestände von zwei Reihen ausgesprochen psychopathischer Schicksalstypen gegeben, die nach dem Vorwiegen der Umwelt- bzw. der Anlagewirkungen als *typische psychopathische Umweltschicksale* bzw. als *typische psychopathische Anlageschicksale* bezeichnet werden können. Jene entsprechen in mancher Beziehung den Schicksalscharakteren, diese den endogenen Charakteren von Utitz.

Beispiele mögen diese beiden Schicksalstypen veranschaulichen. Der Kampf eines Rentenquerulanten, die Überkompensation eines Organminderwertigen, die Vereinsamung eines Verschrobenen, der Lebensroman eines Gesellschaftsfeindes sind typische Psychopathenschicksale. Beim Rentenquerulanten und beim Überkompensierenden wird es sich vorwiegend um Umweltschicksale, beim Verschrobenen und beim Gesellschaftsfeind wird es sich vorwiegend um Anlageschicksale handeln. Dabei darf aber nicht übersehen werden, daß ohne gewisse Anlagen weder queruliert noch überkompensiert wird, und daß Verschrobene und Gesellschaftsfeinde der Umwelt und ihrer Einwirkungen nicht entraten können; jene gewinnen aus der Umwelt die Anregung zur Isolierung und in ihr das Substrat, von dem sie sich zu isolieren trachten; diesen gibt die Umwelt Anstoß und Schauplatz für die Betätigung ihrer Gesellschaftsfeindlichkeit ab. Unter anderen Gesichtspunkten läßt sich auch sagen, daß bei den Anlageschicksalen die kausalen, bei den Umweltschicksalen die finalen psychopathischen Faktoren vorherrschen[1]; doch sind die Anlageschicksale ebensowenig frei von psychopathischer Finalität, wie die Umweltschicksale von psychopathischer Kausalität frei sind. In jedes Schicksal geht die kausal-finale Gesamtpersönlichkeit ein.

Es ist nicht möglich, hier alle psychopathischen Schicksale auch nur anzudeuten. Zwischen den formalen Verläufen und den beiden Schicksalstypen bestehen offensichtlich mancherlei Beziehungen; diese sind besonders eng zwischen psychopathischen Dauerzuständen und Entwicklungen auf der einen und psychopathischen Schicksalstypen auf der anderen Seite. Psychopathische Episoden und Perioden können sowohl für Umwelt- als auch für Anlageschicksale bedeutungsvoll werden; manches Psychopathenschicksal ist durch das regelmäßige Auftreten psychopathischer Perioden unabänderlich festgelegt. Neben anderen Außenfaktoren sind es hauptsächlich die Genußgifte, die Psycho-

---

[1] Es sei an die relative Festigkeit der kausalen Schichten und an die Bildsamkeit des Charakters durch die Einflüsse der Umwelt erinnert.

pathenschicksale gestalten bzw. zerstören können; gerade hier zeigt sich aber auch wieder die tiefe Wirkung der Anlage, die es dem einen doch noch ermöglicht, dem Giftmißbrauch zu entsagen, während der andere mit dem ersten Schritt zum Gift sein Schicksal besiegelt. Recht oft ist der Zeitpunkt, in dem ein äußeres Erlebnis einwirkt oder eine innere Ein- und Umstellung stattfindet, von ausschlaggebender Bedeutung. Es wird zu ganz verschiedenen Folgen führen, ob z. B. ein vermeintlicher oder tatsächlicher Rechtsnachteil oder die Entwurzelung aus einer vertrauten Umwelt in einer Periode psychopathischer Gereiztheit oder im Zustand körperlichen und seelischen Gleichgewichts erlebt wird; die glückliche Lösung der sexuellen Frage vermag auch ein schon schwer gefährdetes Schicksal noch in günstige Bahnen zu lenken. Die Trennung einer unglücklichen Ehe kann das schon gestrandete Lebensschiff eines Psychopathen noch einmal flott machen; allerdings ist für viele Psychopathen mit der Eheschließung auch ihr Schicksal oft genug endgültig entschieden[1].

Aus den vielen allgemein menschlichen Schicksalsausgängen, die sich alle, wenn auch in leichten Abwandlungen bei Psychopathen finden, seien als *typisch psychopathische Ausgänge* einige wenige hervorgehoben.

Einen nicht zu seltenen günstigen Schicksalsausgang kann man als *Saturierung* bezeichnen. Damit ist die Erfahrung gemeint, daß manche psychopathischen Persönlichkeiten durch ihre Erfolge im Gemeinschaftsleben ihr Geltungsbedürfnis in so hohem Grade befriedigen können, daß dessen psychopathische oder doch wesentliche psychopathische Entäußerungen ganz erheblich zurücktreten, gelegentlich auch einmal völlig verschwinden können. Allerdings gibt es auch Psychopathen, die an äußeren Ehrungen zur Befriedigung ihrer Geltungssucht nie genug bekommen können: z. B. Sammler von Orden, Titeln und Ehrenposten, deren nimmersatte Freude an derartigen Auszeichnungen im Hinblick auf den oft hohen Stand ihrer Intelligenz erstaunlich kindlich erscheint und die in ihrer grenzenlosen psychopathischen Eitelkeit lächerlich und unerträglich sein können, besonders dann, wenn sie darauf ausgehen, ihre tatsächlichen und vermeintlichen Verdienste bei jeder Gelegenheit unter entsprechender Aufmachung auseinanderzusetzen. Zu einer versöhnlichen Saturierung kommen manche Psychopathen dadurch, daß sie — unter Umständen durch die Wirkung eindrucksvoller Erlebnisse (Bekehrung, Erleuchtung) — den Weg zum religiösen Glauben finden; doch ist die Religiosität vieler Psychopathen übertrieben und verzerrt und stellt sich bei näherem Zusehen als unechte Bildung dar, mit der ein oft genug verschrobenes Geltungsbedürfnis auf seine Kosten zu kommen sucht.

Die Befriedigung der Geltungssucht gibt auch dem psychopathischen Schicksalsausgang, den ich *Scheinsieg* nenne, die finale Note. Der Scheinsieg ist eine psychopathische Haltung, durch die die Persönlichkeit sich selbst und die Umwelt glauben zu machen versucht, daß sie recht behalten hat. Das geht nicht,

---

[1] Auf die Bedeutung und Eigenart der Psychopathenehe kann nur hingewiesen werden. Die Psychopathenehe illustriert besonders schlagend die Erfahrung, daß Psychopathen immer zusammenfinden. Die psychopathischen Ehepartner leben ihre Psychopathie in der Ehe gegen- und miteinander in den vielfältigsten und vielfarbigsten Formen aus. Hier feiern ambitendente Einstellungen ganz besondere Triumphe und lassen sich besonders das Fortbestehen und Fortwirken kind-elterlicher Bindungen in Hülle und Fülle nachweisen, die sich dann in eindrucksvoller Weise auch auf die Kinder aus solchen Ehen erstrecken. Ehescheidungsakten sind wahre Fundgruben für psychopathische Manifestationen und Psychopathenschicksale. Indem sie auseinanderstreben und doch nicht voneinander können, machen sich viele Psychopathen auch über die vollzogene Ehescheidung hinaus das Leben gegenseitig zur Hölle, um dann nicht selten in neu geschlossenen Ehen zu zeigen, daß sie „nichts dazu gelernt haben". Es ist gar nicht selten möglich, sich aus der Kenntnis der Psychopathie des einen Ehegatten die des anderen bis in Einzelheiten hinein zu konstruieren.

ohne daß ein kleineres oder größeres Stück der Realität geleugnet bzw. entwertet wird. Zu den Scheinsiegern gehören viele psychopathischen Leidenden
und Märtyrer, ferner die Querulanten und Paranoiker, schließlich die Großzahl
der psychopathischen Gewohnheits- und Berufsverbrecher.

Wie die Grenzen der Saturierung zum Scheinsieg nicht scharf gezogen werden
können, so bestehen auch zwischen diesem und dem Schicksalsausgang der
Resignation Übergänge. Zum Scheinsieg oder zur Resignation gelangen viele
psychopathischen Versager und Enttäuschte und viele, die schon früh die Einstellung des Trotzes erkennen lassen. Es gibt Leidende und Märtyrer, die Schein-
sieger und solche, die Resignierte sind. Die psychopathische Resignation kann
aber auch unter der Maske des Scheinsiegs auftreten bzw. gespielt werden (überkompensatorische Resignation). Geradlinig Resignierende sind manche psychopathischen Dysphoriker, die lebenslang unter Bitterkeit und Enttäuschung
leiden müssen. Zu ihnen stehen solche präsenilen und senilen Psychopathen in
Kontrast, die wütend jede Resignation ablehnen, obwohl die durch ihr Alter
bedingte oder ihrem tatsächlichen Alter voraneilende Verbrauchtheit sie ihnen
nahelegen müßte; man mag bei ihnen Beziehungen zu den Scheinsiegern suchen.
Die psychopathische Resignation bedeutet das Aufgeben eines oft schweren
Kampfes um die eigene Geltung; sie kann mit der mehr oder weniger ausgesprochenen Tendenz einhergehen, die Ziele der anderen, die erfolgreicher gekämpft
haben und weiter kämpfen, zu entwerten.

Ein gar nicht seltenes typisch psychopathisches Ende ist der *Selbstmord*[1].
Sicher sind die Selbstmorde von Psychopathen verschieden zu beurteilen. Die
Selbstvernichtung kann der letzte Ausweg der Verzweiflung, das letzte Ausweichen vor inneren und äußeren Schwierigkeiten (z. B. Verstimmungen, Konflikte) sein, deren die psychopathische Persönlichkeit nicht Herr wird, vielleicht
aus ihrer kausalen Struktur heraus nicht Herr zu werden vermag (Resignation).
Der psychopathische Selbstmord kann aber auch die Bedeutung einer Strafe
haben, und zwar sowohl einer Strafe für das eigene Ich, als für die Umwelt,
die gelegentlich sogar schriftlich gegeben wird: ihr habt mich auf dem Gewissen
(Scheinsieg). Darin kommt eine manchmal mehr trotzige, manchmal mehr
asthenische Demonstration zum Ausdruck, die für sich allein den Selbstmord
geradezu zu einer letzten Geste machen kann, mit der die vermeintlich verkannte und mißachtete Persönlichkeit mit äußerster Anstrengung die Umwelt
dazu zwingen will, ihr endlich einmal Beachtung zu schenken; solche Selbst-
mordgesten werden mit Vorliebe durch wirkungsvolle äußere Aufmachung unterstrichen. In dem tatsächlich oder scheinbar freiwilligen Verzicht des psychopathischen Selbstmörders ist aber auch oft eine betonte Entwertung der ganzen
Umwelt, die er zurückläßt, enthalten: ihr seid meiner nicht wert gewesen; ich
war zu gut und zu edel für eure Welt.

Die vielfältigen kausalen Übereinstimmungen bei den Persönlichkeiten, über
deren typische Schicksalsausgänge hier geschrieben worden ist, machen es in
hohem Maße wahrscheinlich, daß auch diese Ausgänge nicht aus psychologischen
Zufälligkeiten entstehen, sondern irgendwie auch ihre biologische Begründung
haben; an die Zwillingsbefunde von Lange ist in diesem Zusammenhang noch
einmal zu erinnern. Über die Art dieser biologischen Begründung lassen sich
freilich nur sehr unbestimmte Vermutungen anstellen; doch geben gewisse
Parallelerscheinungen in den Wechsel- und Greisenjahren und die Beobachtungen

---

[1] Selbstverständlich ist nicht jeder Selbstmörder psychopathisch. Es gibt außer den
psychopathischen psychotische und — wie die schweren Erfahrungen der letzten Jahre besonders eindringlich gezeigt haben — seelisch vollwertige Selbstmörder.

über die konstitutionelle Bedingtheit der Lebenskraft und der Lebensdauer diesen Vermutungen wenigsten eine Richtung.

Wenn es einmal gelingen würde, den hier in Frage kommenden Faktoren etwas näher zu rücken, so würde daraus die *Prognostik* der Psychopathien viel Gewinn ziehen können. Vorläufig ist eine annähernd zuverlässige Prognose bei einer psychopathischen Persönlichkeit nur dann zu stellen, wenn außer ihrem individuellen Gesamtaufbau ihre genealogische Situation genau bekannt ist. Erfahrungsgemäß sind bei der Beurteilung der Prognose von Psychopathen gesicherte genealogische Anhaltspunkte von höchstem Wert. Oft ähneln sich einzelne blutsverwandte Psychopathen nach Aufbau und Schicksal außerordentlich; jedem erfahrenen Psychiater ist es wiederholt begegnet, daß er nach mühevoller Durchforschung der Sippe eines Psychopathen doch noch auf einen Verwandten traf, von dem es dann heißt, daß er „gerade so gewesen" ist. In manchen Fällen liegen die erblichen Verhältnisse auch durchsichtiger. Aus ihnen lassen sich gar nicht so selten prognostische Schlüsse ziehen, wenn etwa bei einer alarmierenden psychopathischen Manifestation (erste kriminelle Handlungen, frühsexuelle Erscheinungen, evolutive Anachronismen überhaupt u. a. m.) geängstigte Eltern Rat verlangen.

Ein weiteres Eingehen auf *Erblichkeits*fragen fällt nicht in diesen Rahmen[1]. Daß die wesentlichen Grundlagen der psychopathischen Erscheinungen im Erbgut gegeben sind, ist bei aller Würdigung der Umwelteinflüsse und ihrer finalen Verarbeitung nicht zweifelhaft. Diese Anschauung ist in den vorstehenden Ausführungen immer wieder zum Ausdruck gebracht worden.

Aus ihr ergibt sich nun auch eine nicht pessimistische, sondern kritische Einstellung zur Frage der *Therapie* der Psychopathien. Eine *kausale* Therapie der Psychopathien besitzen wir nicht; medikamentöse bzw. organotherapeutische Versuche sind noch kaum in den allerersten Anfängen. Die *finale* Therapie — und final ist letztlich jede Psychotherapie bei psychopathischen Persönlichkeiten — kann auf Grund eingehendster Kenntnis der Persönlichkeit immer nur darauf ausgehen, *psychagogisch* zu wirken. Es ist uns noch versagt und es wird uns vielleicht immer versagt bleiben, psychopathische Persönlichkeiten anders zu machen. Aber wir können manche von ihnen dazu erziehen, sich selber zu erkennen, sich mit sich selber abzufinden und sich echte Ziele zu stecken, die ihnen trotz ihrer psychopathischen Eigenart erreichbar sind. Da bei den Psychopathen nicht alles psychopathisch ist, kann man manche Psychopathen dazu bringen, sich ihren nichtpsychopathischen Anlagen mehr und mehr zuzuwenden und von diesen aus mit ihren inneren Schwierigkeiten doch wenigstens bis zu einem gewissen Grade fertig zu werden. Bei solchem Bemühen ist es erlaubt und zweckmäßig, die Psychopathen darauf hinzuweisen, daß *auch Psychopathie verpflichtet. Psychopathie bedeutet nicht allein Abwegigkeit und Schwierigkeit, sondern auch Differenziertheit und Leidensfähigkeit.* Es bestehen Beziehungen zwischen psychopathischer Artung und hoher, selbst genialer Begabung[2]. Die Einsicht in solche Zusammenhänge muß bei entsprechender Führung den Psychopathen keineswegs in den „Narzißmus" hineintreiben; den Arzt aber, besonders auch den Psychotherapeuten, mag sie in der Haltung bestärken, die im Grunde jeder Mensch jedem andern Menschen schuldig ist: in der Achtung vor dem Mitmenschen.

---

[1] Vgl. den Abschnitt von ENTRES.
[2] Vgl. EICHBAUM-LANGE.

Literatur.

Adler: Studie über Minderwertigkeit von Organen. Wien 1907. — Das organische Substrat der Psychoneurosen. Z. Neur. **13** (1912). — Über den nervösen Charakter. 3. Aufl. Wiesbaden 1922. — Individualpsychologische Skizze einer Zwangsneurose. Internat. Z. Individ.psychol. **4** (1926). Albrecht: Der anethische Symptomenkomplex. Berlin 1921. Alexander: Kastrationskomplex und Charakter. Internat. Z. Psychoanal. **8** (1922). Allers: Psychologie des Geschlechtslebens. Hdb. d. vergleich. Psychologie, hsg. v. Kafka. München 1922. Anton: Über Formen und Ursachen des Infantilismus. Arch. f. Psychiatr. **63** (1906). — Vier Vorträge über Entwicklungsstörungen beim Kinde. Berlin 1908. — Über krankhafte moralische Abartung im Kindesalter und über den Heilwert der Affekte. Halle 1910. — Gefährliche Menschentypen. Arch. f. Psychiatr. **54** (1914). Apfelbach: Der Aufbau des Charakters. Wien-Leipzig 1924. Aschaffenburg: Über Pseudologia phantastica. München. med. Wschr. 1908. — Die psychasthenischen Zustände. Curschmanns Lehrb. d. Nervenkrankh. Berlin 1909. — Die Bedeutung der Angst für das Zustandekommen des Zwangsdenkens. Neur. Zbl. **29** (1910). — Die konstitutionellen Psychopathen. Hdb. d. ärztl. Erfahrungen im Weltkrieg 1914—1918 4, Leipzig 1922. — Geltungsbedürftige und Geltungssüchtige. Z. Neur. **88** (1924). — Zur Einwirkung des Cocains auf das Geschlechtsleben. Dtsch. med. Wschr. **1925**, Nr 2, 55. Bang, H.: Gedanken zum Sexualitätsproblem. Bonn 1922. Bauer, J.: Die konstitutionelle Disposition zu inneren Krankheiten. 2. Aufl. Berlin 1921. Baumann, Franziska: Die Lüge bei Kindern und Jugendlichen. Beih. Z. angew. Psychol. Leipzig 1926. Becker: Über Simulation von Schwachsinn. Klinik für psychische und nervöse Krankheiten **4** (1909). Berze: Über moralische Defektzustände. Jb. Psychiatr. **15** (1897). — Über die sog. Moral insanity und ihre forensische Bedeutung. Arch. Kriminalanthrop. **30** (1908). — Die hereditären Beziehungen der Dementia praecox. Leipzig und Wien 1910. — Beiträge zur psychiatrischen Erblichkeits- und Konstitutionsforschung (II. Schizoid, Schizophrenie, Dementia praecox). Z. Neur. **96** (1925). Beschloss: Freud und die klinische Psychiatrie. Z. Neur. **107** (1927). Bier: Gedanken eines Arztes über die Medizin. IV. Abschn.: Die Seele. 4. T.: Geschichtliche Entwicklung des Seelenproblems und eigene endgültige Stellungnahme zu ihm. Münch. med. Wschr. **75**, 265—268. 307—311, 350—353. (Ref.: Kahn: Zbl. Neur. 50 (1928). Binswanger, K.: Über schizoide Alkoholiker. Z. Neur. **60** (1920). Birnbaum, K.: Über degenerative Phantasten. Allg. Z. Psychiatr. **64** (1907). — Über degenerativ Verschrobene. Mschr. Psychiatr. **21** (1907). — Über psychopathische Persönlichkeiten. Wiesbaden 1909. — Zur Nomenklatur der psychopathischen Grenzzustände. Psychiatr.-neur. Wschr. 1911—12. — Der Konstitutionsbegriff in der Psychiatrie. Z. Neur. **20** (1913). — Pathologische Überwertigkeit und Wahnbildung. Mschr. Psychiatr. **37** (1915). — Kriminalpsychopathologie. Berlin 1921. — Der Aufbau der Psychose. Berlin 1923. — Konstitution, Charakter und Psychose. Dtsch. med. Wschr. **50** (1924). — Referat Kurt Schneiders Psychopathische Persönlichkeiten. Dtsch. Literaturz. **1925**. — Das Persönlichkeitsproblem in der Psychiatrie. Jb. Charakterol. Hsg. v. E. Utitz, **2, 3** (1926). — Die psychopathischen Verbrecher, 2. Aufl. Leipzig 1926. — Die pathologische Lüge, in „Die Lüge", hsg. von Lipmann und Plaut. Leipzig 1927. — Über die psychopathischen Charaktere. Z. ärztl. Fortbildg. **23** (1926). — Die Hysterie und ihre Behandlung. Z. ärztl. Fortbildg. **25** (1928). Bleuler: Über moralische Idiotie. Vjschr. gerichtl. Med., III. F. **6**, (1893). — Der geborene Verbrecher. München 1896. — Dementia praecox. Leipzig-Wien 1911 (Aschaffenburgs Handbuch). — Verhältnisblödsinn. Allg. Z. Psychiatr. **71** (1914). — Mendelismus bei Psychosen, speziell bei der Schizophrenie. Schweiz. Arch. Neur. **1** (1917). — Die Probleme der Schizoidie und der Syntonie. Z. Neur. **78** (1922). — Affektivität, Suggestibilität, Paranoia, 2. Aufl. Halle 1926. — Lehrbuch der Psychiatrie. 4. Aufl. Berlin 1923. Blum: Hysterie. Aschaffenburgs Handb. d. Psychiatr., Leipzig-Wien 1927. Boehm, F.: Homosexualität und Bordell. Internat. Z. Psychoanal. **7** (1921). Böhmer: Untersuchungen über den Körperbau des Verbrechers. Mschr. Kriminalpsychol. **19** (1928). Bonhoeffer: Zur Differentialdiagnose der Neurasthenie und der endogenen Depressionen. Berl. klin. Wschr. 1912. — Über die Beziehungen der Zwangsvorstellungen zum manisch-depressiven Irresein. Mschr. Psychiatr. **33** (1913). — Psychische Residualzustände nach Encephalitis epidemica bei Kindern. Klin. Wschr. 1922. — Inwieweit sind politische, soziale und kulturelle Zustände einer psychopathologischen Betrachtung zugänglich? Klin. Wschr. 2, Nr 13 (1923). Borchardt: Konstitution und innere Sekretion. Halle 1926. Bostroem: Zum Verständnis gewisser psychischer Veränderungen bei Kranken mit Parkinsonschem Symptomenkomplex. Z. Neur. **76** (1922). — Über krankhafte Persönlichkeitsveränderungen. Münch. med. Wschr. **71** (1924). — Über eine eigentümliche Form psychischer Entwicklungshemmung mit Beziehung zur Athetose oder zur frühkindlichen Motorik. Arch. f. Psychiatr. **75** (1925). — Zur Frage des Schizoids. Arch. f. Psychiatr. **77** (1926). — Die Encephalitis und ihre Bedeutung für die Psychiatrie.

Münch. med. Wschr. 74 (1927). BRATZ: Über affektepileptische Anfälle bei Neuropathen und Psychopathen. Mschr. Psychiatr. 29 (1911). BRATZ-LEUBUSCHER: Die Affektepilepsie, eine klinisch von der echten Epilepsie abtrennbare Gruppe. Dtsch. med. Wschr. 1907. BRAUN: Schizophrenien. Arch. f. Psychiatr. 80 (1927). (Jahresbericht d. Psychiatr. u. Nervenklinik München.) — Hysterischer Charakter, hysterische Einzelsymptome und die hysterische Reaktion. Klin. Wschr. 7 (1928). BREMER, F. W.: Zur Vererbung der Selbstmordneigung. Arch. f. Psychiatr. 73 (1925). BRENNECKE: Debilität, Kriminalität, Revolution. Arch. f. Psychiatr. 63 (1921). — Zur Frage der Psychologie und Psychopathologie der Revolution und der Revolutionäre. Langensalza 1922. BUCHNER: Klinischer Beitrag zur Lehre vom Verhältnisblödsinn (BLEULER). Allg. Z. Psychiatr. 71 (1914). BÜHLER, CH.: Das Seelenleben der Jugendlichen, 4. Aufl. Jena 1927. BÜHLER, K.: Die geistige Entwicklung des Kindes. 4. Aufl. 1924. — Die Krise der Psychologie. Jena 1927. BÜRGER: Die Sexualstörungen der Encephalitiker. Allg. Z. Psychiatr. 87 (1927). — Über Encephalitis und Zwang. Z. Neur. 113 (1928). BUMKE: Suggestibilität, psychogene Reaktion und hysterischer Charakter. Berl. klin. Wschr. 50 (1918). — Beziehungen von Erkrankungen des Nervensystems zum weiblichen Genitale. Handb. d. Inn. Med., hsg. v. Mohr u. Staehelin. Berlin 1919. — Der Arzt als Ursache seelischer Störungen. Dtsch. med. Wschr. 1925. — Das Unterbewußtsein. Eine Kritik, 2. Aufl. Berlin 1926. — Lehrbuch der Geisteskrankheiten, 2. Aufl. München 1924. — Die Revision der Neurosenfrage. Zbl. Neurol. 41 (1925). — Kultur und Entartung, 2. Aufl. Berlin 1922.

CARP, E. A. D. E.: A case of transvestitism. Med.-leg. J. 41 (1924). Ref.: RAECKE in Zbl. Neur. 39 (1924). CIMBAL: Die Zweck- und Abwehrneurosen als sozialpsychologische Entwicklungsformen der Nervosität. Z. Neur. 37 (1917). CLAUDE, BOREL und ROBIN: La Constitution Schizoïde. Encéphale 19 (1924). — Démence précoce, Schizomanie et Schizophrénie. Encéphale 19 (1924). — Sur la Constitution Schizoïde et la Constitution Paranoïque. Encéphale 19 (1924).

DELBRÜCK: Die pathologische Lüge und die psychisch abnormen Schwindler. Stuttgart 1891. DETENHOFF: Über die schizoide Konstitution. Mschr. Psychiatr. 55 (1924). DEUTSCH: Alkoholismus und Homosexualität. Wien. klin. Wschr. 1913. — Über die pathologische Lüge. Intern. Z. Psychoanal. 8 (1922). DOBNIGG-ECONOMO: Die hereditäreBelastung der Dipsomanen. Allg. Z. Psychiatr. 76 (1920/21). DONATH: Zur Kenntnis des Anankasmus (psychische Zwangszustände). Arch. f. Psychiatr. 29 (1897). — Der epileptische Wandertrieb (Poriomanie). Arch. f. Psychiatr. 32 (1899). — Weitere Beiträge zur Poriomanie. Arch. f. Psychiatr. 42 (1907). DREYFUS: Über nervöse Dyspepsie. Jena 1908.

EDENHOFER: Ein kasuistischer Beitrag zur Kenntnis des sog. Automonosexualismus (ROHLEDER). Dtsch. Z. gerichtl. Med. 9 (1927). EWALD, G.: Charakter, Konstitution und der Aufbau der manisch-melancholischen Psychosen unter besonderer Berücksichtigung der biologischen Grundlagen. Z. Neur. 71 (1921). — Schizophrenie, Schizoid, Schizothymie (Kritische Bemerkungen). Z. Neur. 77 (1922). — Die biologischen Grundlagen von Temperament und Charakter und ihre Bedeutung für die Abgrenzung des manisch-melancholischen Irreseins. Z. Neur. 84 (1923). — Temperament und Charakter. Berlin 1924. — Die biologischen Grundlagen von Temperament und Charakter. Jkurse ärztl. Fortbildg. Maiheft 1926. — Charakter und Temperament und ihre körperliche Grundlage. Erg. inn. Med. 10 (1927). — Verstehen und Erklären. Z. Psychol. 103 (1927). — Die Stigmatisierte von Konnersreuth. München 1927. — Die körperlichen Grundlagen des Charakters. Monogr. zur Frauenkunde u. Konstitutionsforsch. H. 12. Leipzig 1928.

FEUCHTWANGER, H.: Pubertätsneurose und jugendliche Psychopathie. Vortragsautoreferat Zbl. Neur. 67, 244 (1927). FISCHER, H.: Psychopathologie des Eunuchoidismus und dessen Beziehungen zur Epilepsie. Z. Neur. 50 (1919). — Eunuchoidismus und heterosexuelle Geschlechtsmerkmale. Z. Neur. 52 (1919). — Zur Biologie der Degenerationszeichen und der Charakterforschung. Z. Neur. 62 (1920). — Über Eunuchoidismus, insbesondere über seine Genese und seine Beziehungen zur Reifung und zum Altern. Z. Neur. 87 (1923). — Eunuchoidismus und heterosexuelle Geschlechtsmerkmale. Z. Neur. 87 (1923). — Die Wirkungen der Kastration auf die Psyche. Z. Neur. 94 (1924). — Die Rolle der inneren Sekretion in den körperlichen Grundlagen für das normale und kranke Seelenleben. Zbl. Neur. 34 (1924). FISCHER, S.: Die Beziehungen der eidetischen Anlage zu körperlichen Merkmalen. Z. Neur. 108 (1927). FLATAU: Sexualpathologie. Lewandowskys Handbuch 5 (1914). FLEISCHER: Zur Vererbung nervöser Degeneration. Z. Neur. 82 (1923). FLEISCHMANN: Beiträge zur Lehre von der konträren Sexualempfindung. Z. Neur. 7 (1911). FOREL, O. L.: Masochismus und Kleptomanie. Z. Neur. 84 (1923). FRÄNKEL: Der psychopathologische Formenreichtum der Eunuchoiden. Z. Neur. 80 (1923). FRANK, L.: Affektstörungen. Berlin 1913. — Zur Frage der Unlustneurosen: Trotzneurosen, Kleptomanien. Z. Neur. 82 (1923). FRANK, S.: Praktische Erfahrungen mit Kastration und Sterilisation in der Schweiz. Mschr. Psychiatr. 57 (1925). FRANKHAUSER: Über Kraepelins und Janets Hysteriebegriffe. Z. Neur. 34 (1916). FREUD: Gesammelte Schriften. Leipzig-Wien

Zürich. — Die Zukunft einer Illusion. Leipzig-Wien-Zürich 1927. Friedmann: Janets Werk: „Les obsessions et la psychasthénie". Zbl. Nervenheilk. 28 (1905). — Zur Auffassung und zur Kenntnis der Zwangsideen und der isolierten überwertigen Ideen. Z. Neur. 21 (1913/14). — Über die Natur der Zwangsvorstellungen und ihre Beziehungen zum Willensproblem. Wiesbaden 1920.

Galant: Der Mongolismus. Fortschr. Med. 44 (1926). — Über verschiedene Formen des Eunuchoidismus beim Manne. Anat. Anz. 62 (1926/27). — Ein neues Konstitutionstypensystem der Frau. Schweiz. med. Wschr. 57 (1927). — Morbus Banti und Infantilismus. Fortschr. Med. 46 (1928). Gaupp: Die Dipsomanie. Jena 1901. — Über moralisches Irresein und jugendliches Verbrechertum. Halle 1904. — Über den heutigen Stand der Lehre vom „geborenen Verbrecher". Mschr. Kriminalpsychol. 1 (1904). — Zur Lehre vom psychopathischen Aberglauben. Arch. Kriminalanthrop. 28 (1907). — Über paranoische Veranlagung und abortive Paranoia. Allg. Z. Psychiatr. 67 (1910) und Zbl. Nervenheilk. 33 (1910). — Über den Selbstmord, 2. Aufl. München 1910. — Über den Begriff der Hysterie. Z. Neur. 5 (1911). — Zur Psychologie des Massenmordes. Berlin 1914. — Über den Begriff der psychopathischen Konstitution. Z. ärztl. Fortbildg 14 (1917). — Dienstverweigerung aus religiösen (und politischen) Gründen und ihre gerichtsärztliche Beurteilung. Württ. Med. Korr.-Blatt 1918. — Der Überzeugungsverbrecher. Mschr. Kriminalpsychol. 17 (1926). — Die Unfruchtbarmachung geistig und sittlich Minderwertiger. Z. Neur. 100 (1926). Geill: Brandstiftungsmotive. Mschr. Kriminalpsychol. 13 (1922). Göring: Ein hysterischer Schwindler. Z. Neur. 1 (1910). — Grafe und Mayer: Über den Einfluß der Affekte auf den Gesamtstoffwechsel. (Untersuchungen in Hypnose.) Z. Neur. 86 (1923). Gregor: Über Verwahrlosungstypen. Mschr. Psychiatr. 42 (1917). Gregor-Voigtländer: Die Verwahrlosung. Berlin 1918. Grohmann: Die Vegetarieransiedlung in Ascona und die sog. Naturmenschen im Tessin. Halle 1904. Gross: Über psychopathische Minderwertigkeiten. Wien-Leipzig 1909. Grossmann: Endokrine und psychische Mechanismen in der Ätiologie der Sexualinversion. Z. Neur. 62 (1920). Grünthal: Ein Fall von Leichenfetischismus. Mschr. Kriminalpsychol. 15 (1924). Gruhle: Psychologie des Abnormen. Handb. vergl. Psychol., herausg. v. Kafka. München 1922. — Historische Bemerkungen zum Problem Charakter und Körperbau. Z. Neur. 84 (1923). — Die ursprüngliche Persönlichkeit schizophren Erkrankter. Zbl. Neur. 35 (1924). — Der Körperbau der Normalen. Arch. f. Psychiatr. 77 (1923). — Psychiatrie für Ärzte, 2. Aufl. Berlin 1922. — Über die Fortschritte in der Erkenntnis der Epilepsie in den Jahren 1910—1920 und über das Wesen dieser Krankheit. Zbl. Neur. 34 (1924). Gurewitsch: Über die epileptoiden Zustände bei Psychopathen. Beitrag zur Differentialdiagnose der Epilepsie. Z. Neur. 18 (1913). — Über die primitiven Psychogenien. Z. Neur. 86 (1923). — Über die Formen der motorischen Unzulänglichkeit. Z. Neur. 98 (1925). — Über die Einteilung der Psychopathien. Z. Neur. 108 (1927). Guttmann: Beobachtungen bei Chorea minor. Z. Neur. 107 (1927).

Hahn: Über Eifersucht. Vortrag (Eigenbericht). Zbl. Neur. 38 (1924). Handbuch der Individualpsychologie. Hsg. v. Wexberg. München 1926. Handwörterbuch der Sexualwissenschaft, 2. Aufl. Hsg. v. Max Marcuse. Bonn 1922. Hartmann: Cocainismus und Homosexualität. Z. Neur. 95 (1925). Hasche-Klünder: Können Zwangsvorstellungen in Wahnideen übergehen? Z. Neur. 1 (1910). v. Hattingberg: Analerotik, Angstlust und Eigensinn. Internat. Z. Psychoanal. 2 (1914). — Trieb und Instinkt. Z. angew. Psychol. 17 (1920). — Die Triebbedingtheit des seelischen Geschehens als Grundbedingung einer biologischen Psychologie. Münch. med. Wschr. 1923. Hauptmann: Menstruation und Psyche. Arch. f. Psychiatr. 71 (1924). — Psychogen — Hysterisch — Simuliert. Arch. f. Psychiatr. 74 (1925). Heilbronner: Über progressive Zwangsvorstellungspsychosen. Mschr. Psychiatr. 5 (1899). — Über Fugues und fugueähnliche Zustände. Jb. Psychiatr. 23 (1903). — Zwangsvorstellung und Psychose. Z. Neur. 9 (1912). — Konstitutionelles Wachträumen. (Als Beitrag zur Pathologie des Persönlichkeitsbewußtseins.) Mschr. Psychiatr. 34 (1913). Heindl: Der Berufsverbrecher. Jb. Charakterol. 2/3 (1926). Hsg. v. Utitz. Heller: Über Psychologie und Psychopathologie des Jugendlichen. Wien 1927. Hellpach: Grundlinien der Psychologie der Hysterie. Leipzig 1904. — Über Amphithymie (Zwiemut). Z. Neur. 19 (1920) (Ref.). Hellstern: Das Inzestverbrechen. Allg. Z. Psychiatr. 85 (1926). Henneberg: Zur forensischen und klinischen Beurteilung der Pseudologia phantastica. Charité-Annalen 25 (1900). v. Hentig und Viernstein: Untersuchungen über den Sittlichkeitsverbrecher. Z. Neur. 70 (1921). — Untersuchungen über den Inzest. Heidelberg 1925. Herschmann: Zwei Fälle von Eigentumsdelikten infolge krankhaften Triebes zum Verschenken. Z. Neur. 73 (1921). — Über homizide Impulse als Ursache „fahrlässiger" Tötungen. Z. Neur. 74 (1922). Herzig: Die Hysterie Neurose oder Psychose? Z. Neur. 37 (1917). Hesnard: Les syndromes névropathiques. Paris 1927. Hildebrandt: Funktionell, endogen, psychogen. Ein Beitrag zur allgemeinen Psychopathologie. Z. Neur. 53 (1920). — Wertbegriffe in der Psychiatrie. Mschr. Psychiatr. 63 (1927). — Über die angeborene Minderwertigkeit des

Charakters. Monogr. zur Frauenkunde u. Konstitutionsforschg, H. 12. Leipzig 1928. HIRSCH: Ärztliche Heilkunde und Charakterforschung. Monogr. zur Frauenkunde u. Konstitutionsforschg H. 12, Leipzig 1928. HIRSCHFELD: Vom Wesen der Liebe. Jb. sex. Zwischenstuf. 8 (1906). — Sexualpathologie. Bonn 1917. — Ist die Homosexualität körperlich oder seelisch bedingt? Münch. med. Wschr. 65 (1918). HITZIG: Über den Querulantenwahnsinn. Leipzig 1895. HOCHE: Über die leichteren Formen des periodischen Irreseins. Halle 1897. — Die Differentialdiagnose zwischen Epilepsie und Hysterie. Berlin 1902. — Über Hysterie. Arch. f. Psychiatr. 56 (1916). — Die Wechseljahre des Mannes. Berlin 1928. VAN DER HOEVEN: Verhältnisblödsinn (BLEULER). Allg. Z. Psychiatr. 78 (1922). HOFFMANN, H.: Die Nachkommenschaft bei endogenen Psychosen. Berlin 1921. — Vererbung und Seelenleben. Berlin 1923. — Die individuelle Entwicklungskurve des Menschen. Berlin 1922. — Die konstitutionelle Struktur und Dynamik der „originären" Zwangsvorstellungsneurose (Fall Anna Reimer). Z. Neur. 80 (1922). — Über Temperamentsvererbung. Wiesbaden 1923. — Schizothym — Cyclothym. Z. Neur. 82 (1923). — Seelische Erscheinungen der Pubertät. Klin. Wschr. 5 (1926). — Familienpsychosen im schizophrenen Erbkreis. Berlin 1926. — Das Problem des Charakteraufbaus. Berlin 1926. — Charakterantinomien und Aufbau der Psychose. Z. Neur. 109 (1927). — Der „Gesundheitswille" der Zwangsneurotiker. Z. Neur. 110 (1927). — Charakterforschung und Vererbungslehre. Jb. Charakterol. 4 (1927). Hsg. v. Utitz. — Die seelischen Grundlagen des Charakters. Monogr. z. Frauenkunde u. Konstitutionsforschg H. 12. Leipzig 1928. HOFMANN: Zur Frage des epileptischen Konstitutionstypus. Z. Neur. 94 (1924). HOMBURGER: Vorlesungen über Psychopathologie des Kindesalter. Berlin 1926. HOPPE: Militärischer Ungehorsam aus religiöser Überzeugung. Z. Neur. 45 (1919). HORSTMANN: Fanatismus, Aberglaube, Wahnvorstellung. Z. Neur. 1 (1910). — Religiosität oder Wahn? Z. Neur. 49 (1919). HÜBNER: Das Problem der psychopathischen Konstitutionen. Jahressitzung d. Niederrhein. Ges. f. Natur- u. Heilkunde. Juli 1923. Eigenber. Zbl. Neur. 70, 252. — Untersuchungen an sexuell Abnormen (Klinisches und Forensisches). Arch. f. Psychiatr. 68 (1923) und 71 (1924). HUTTER: Das konstitutionelle Familienbild bei der Schizophrenie. Z. Neur. 106 (1926).

ILBERG: Ein pathologischer Lügner und Schwindler. Z. Neur. 15 (1913). ISEMANN: Bericht über die Abteilung für jenseits der Pubertät stehende Psychopathen im Jugendsanatorium Nordhausen a. H. Z. Kinderforschg 32 (1926). ISSERLIN: Die Erwartungsneurose. Münch. med. Wschr. 1908.

JAENSCH, E. R.: Die Eidetik und die typologische Forschungsmethode, 2. Aufl. Leipzig 1927. JAENSCH, W.: Über Wechselbeziehungen von optischen, zerebralen und somatischen Stigmen bei Konstitutionstypen. Z. Neur. 59 (1920). — Über psychophysische Konstitutionstypen. Z. Neur. 97 (1925). — Grundzüge der Physiologie und Klinik der psychophysischen Persönlichkeit. Berlin 1926. JAHRREISS: Über Zwangsvorstellungen im Verlauf der Schizophrenie. Arch. f. Psychiatr. 77 (1926). — Über einen Fall von chronischer systematisierender Zwangserkrankung. Arch. f. Psychiatr. 77 (1926). — Epileptische Reaktionen und epileptische Erkrankungen. Jahresbericht d. Psychiatr. u. Nervenklinik München. Arch. f. Psychiatr. 80 (1927). JACOBI und KOLLE: Betrachtungen zum schizophrenen Reaktionstypus. Arch. f. Psychiatr. 76 (1926). JAMIN: Zur Entwicklung des psychischen Infantilismus. Z. Neur. 83 (1923). JANET: L'état mental des hystériques, 2. Aufl. Paris 1911. JASPERS: Heimweh und Verbrechen. Arch. Kriminalanthrop. 35 (1909). — Eifersuchtswahn. Ein Beitrag zur Frage „Entwicklung einer Persönlichkeit" oder „Prozeß"? Z. Neur. 1 (1910). — Allgemeine Psychopathologie, 3. Aufl. Berlin 1923. JELGERSMA: Die Geschichte einer Hysterika. Psychiatr. en neur. bladen., 1926. Ref. König: Zbl. Neur. 65 (1927). JISLIN: Körperbau, Motorik, Handschrift. Z. Neur. 98 (1925). — Konstitution und Motorik. I. Zur Psychomotorik der Kretschmerschen Typen. Z. Neur. 105 (1926). JOEL: Cocainismus. Med. Klin. 19, 817 (1923). Ref. Seelert: Zbl. Neur. 33, 452 (1923). JOEL und FRÄNKEL: Zur Verhütung und Behandlung der Giftsüchten. Klin. Wschr. Nr. 36, 1713 (1925). — Kokainismus und Homosexualität. Dtsch. med. Wschr. 51 (1925). JÖRGER, J.: Beitrag zur Kenntnis der Pseudologia phantastica. Vjahrsschr. gerichtl. Med. III. F. 27 (1904). — Die Familie Zero. Arch. Rassenbiol. 2 (1905). — Über unklares Denken und Pseudologie bei Verhältnisblödsinn. Allg. Z. Psychiatr. 73 (1917). — Über Dienstverweigerer und Friedensapostel. Z. Neur. 43 (1918). — Die Familie Markus. Z. Neur. 43 (1918). — Psychiatrische Familiengeschichten. Berlin 1919. JOSSMANN: Das Problem der Überwertigkeit. Z. Neur. 64 (1921). JUNG: Über manische Verstimmungen. Allg. Z. Psychiatr. 61 (1904). — Psychologische Typen. 4. u. 3. Tausend. Zürich 1925. — Die Bedeutung des Vaters für das Schicksal des Einzelnen. 2. Aufl. Wien (1927). — Die Beziehungen zwischen dem Ich und dem Unbewußten. Darmstadt 1928.

KAHLBAUM: Über Heboidophrenie. Allg. Z. Psychiatr. 46 (1890). KAHN: Psychopathen als revolutionäre Führer. Z. Neur. 52 (1919). — Zur Frage des schizophrenen Reaktionstypus. Z. Neur. 66 (1921). — Über die Bedeutung der Erbkonstitution für die Entstehung, den Aufbau und die Systematik der Erscheinungsformen des Irreseins.

Z. Neur. 74 (1922). — Referat über Kretschmers „Körperbau und Charakter" (2. Aufl. 1922). Z. f. indukt. Abstamm.- u. Vererb-Lehre. 30, 1922. — Schizoid und Schizophrenie im Erbgang. Berlin 1923. — Versuch einer einheitlichen Gruppierung aller schizophrenen Äußerungsformen des Irreseins. Allg. Z. Psychiatr. 84 (1926). — Über Reizbarkeit im manisch-depressiven Irresein. Münch. med. Wschr. 73 (1926). — Abschnitte über manisch-depressives Irresein und Psychopathien und psychogene Reaktionen im Jahresber. d. Psychiatr. u. Nervenklinik München. Arch. f. Psychiatr. 80 (1927). — Über psychopathische Verläufe. Münch. med. Wschr. 74 (1927). — Bemerkungen zur Frage der Organminderwertigkeit. Der Nervenarzt 1 (1928). — Nochmals: Bemerkungen zur Frage der Organminderwertigkeit. Der Nervenarzt 1 (1928). Kankeleit: Selbstbeschädigungen und Selbstverstümmelungen der Geschlechtsorgane. Z. Neur. 107 (1927). Kant, O.: Der Geisteszustand (erwachsener) chronischer Encephalitiker. Arch. f. Psychiatr. 72 (1924). — Depression und psychopathische Verstimmung. Klin. Wschr. 6 (1927). — Über die Psychologie der Depression. Z. Neur. 113 (1928). Kattentidt: Zur Frage einer Belastungsstatistik der Durchschnittsbevölkerung. Z. Neur. 103 (1926). Kauders, O.: Keimdrüse, Sexualität und Zentralnervensystem. Berlin 1928. Kehrer: Der Fall Arnold. Z. Neur. 74 (1922). — Erotische Wahnbildungen sexuell unbefriedigter weiblicher Wesen. Arch. f. Psychiatr. 65 (1922). — Über Spiritismus, Hypnotismus und Seelenstörung, Aberglaube und Wahn. Zugleich ein Beitrag zur Begriffsbestimmung des Hysterischen. Arch. f. Psychiatr. 66 (1922). — Über Wesen und Ursachen der Homosexualität. Dtsch. med. Wschr. 1924, Nr. 19. Kehrer und Kretschmer: Die Veranlagung zu seelischen Störungen. Berlin 1924. Kielholz: Symbolische Diebstähle. Z. Neur. 55 (1920). Kirschbaum: Über zwei ungewöhnliche Fälle von Parasexualität. Z. Neur. 64 (1921). — Über Persönlichkeitsveränderungen bei Kindern infolge von epidemischer Encephalitis. Z. Neur. 73 (1921). Kläsi: Beitrag zur Differentialdiagnose zwischen angeborener und hysteriform erworbener Homosexualität. Z. Neur. 52 (1919). — Beitrag zur Frage der kindlichen Sexualität. Z. Neur. 74 (1922). Klages: Die Grundlagen der Charakterkunde, 4. Aufl. Leipzig 1926. — Bemerkungen zur sogenannten Psychopathie. Der Nervenarzt 1 (1928). Klein: Hypothese zur Vererbung und Entstehung der Homosexualität. Z. Neur. 83 (1923). Kleist: Die Streitfrage der akuten Paranoia. Z. Neur. 5 (1911). — Die gegenwärtigen Strömungen in der Psychiatrie. Berlin 1925. Klieneberger: Psyche und innere Sekretion. Halle 1927. v. Klinckowstroem, Graf: Der okkultistische Komplex. Psychol. Med. 2. Stuttgart 1927. Koch, I. L. A.: Kurzgefaßter Leitfaden der Psychiatrie. 2. Aufl. Ravensburg 1889. — Die psychopathischen Minderwertigkeiten. Ravensburg 1891—1893. — Die Frage nach dem geborenen Verbrecher. Ravensburg 1894. — Abnorme Charaktere. Wiesbaden 1900. Köhler: Intelligenzprüfungen an Menschenaffen. Berlin 1921. Köppen: Zur Lehre von der überwertigen Idee und über die Beziehungen derselben zum Querulantenwahn. Allg. Z. Psychiatr. 51 (1895). — Über die pathologische Lüge. Charité-Annalen 23 (1898). — Über einen reinen Fall von überwertiger Idee und über seine forensische Bedeutung. Charité-Annalen 29 (1905). Kohnstamm: Zum Wesen der Hysterie. Ther. Gegenw. 1911. Kraepelin: Über hysterische Schwindler. Allg. Z. Psychiatr. 63 (1916). — Zur Entartungsfrage. Zbl. f. Nervenheilk. 31 (1908). — Psychiatrie, 8. Aufl. Leipzig 1909 bis 1915. — Über Hysterie. Z. Neur. 18 (1913). — Geschlechtliche Verirrungen und Volksvermehrung. Münch. med. Wschr. 1918. — Psychiatrische Randbemerkungen zur Zeitgeschichte. Südd. Monatsh. 1919. — Über Entwurzelung. Z. Neur. 63 (1921). v. Krafft-Ebing: Über eine seltene Form von Neurasthenia sexualis mit Zwangsvorstellungen. Allg. Z. Psychiatr. 48 (1892). — Psychopathia sexualis. 16. u. 17. Aufl. Stuttgart 1924. Kraus, Fr.: Vegetatives System und Individualität. Med. Klin. 18 (1922). — Über das Neuroseproblem. Klin. Wschr. 6 (1927). — Medizinisches über die Beziehungen von Konstitution, Temperament und Charakter. Monogr. zu Frauenkunde u. Konstitutionsforschg. H. 12. Leipzig 1928. Kretschmer: Körperbau und Charakter. 2. Aufl. Berlin 1922. — Konstitution und Rasse. Z. Neur. 82 (1923). — Körperbau und Charakter, 5. u. 6. Aufl. Berlin 1926. — Medizinische Psychologie, 3. Aufl. Leipzig 1926. — Der sensitive Beziehungswahn, 2. Aufl. Berlin 1927. — Über Hysterie, 2. Aufl. Leipzig 1927. — Der Körperbau der Gesunden und der Begriff der Affinität. Z. Neur. 107 (1927). — Diskussionsbemerkung. Zbl. Neur. 45 (1927). Kreuser: Über Sonderlinge und ihre psychiatrische Beurteilung. Psychiatr.-neur. Wschr. 1913/14. Krisch: Die psychischen Erscheinungen der Eunuchoiden. Z. Neur. 45 (1919). — Woher stammt die subjektive Überzeugung, daß eine Relation zwischen somatischem und physischem Habitus besteht? Arch. f. Psychiatr. 79 (1927). — Die hysterische Reaktionsweise. Wien-Berlin 1928. Kroemer: Beitrag zur Kastrationsfrage. Z. Neur. 52 (1906). (Literatur bis 1905.) Kronfeld: Über einen schweren Gewohnheitsverbrecher, der wieder sozial wurde. Allg. Z. Psychiatr. 76 (1920/21). — Der konstitutionelle Faktor bei sexuellen Triebanomalien. Z. Sex.wiss. 8 (1921). — Über psychosexuellen Infantilismus. Leipzig u. Bern 1921. — Über Gleichgeschlechtlichkeit. Stuttgart 1922. — Sexualpathologie. Aschaffenburgs Hdb. d. Psychiatr. Leipzig-Wien 1923. — Das seelisch Abnorme und die Gemeinschaft. Stuttgart

1923. — Zur Phänomenologie des Triebhaften. Z. Neur. 92 (1924). — Über seelischen Zwang. Zbl. Neur. 42 (1926). — Psychotherapie, 2. Aufl. Berlin 1925. — Zur phänomenologischen Psychologie und Psychopathologie des Wollens und der Triebe. Jb. Charakterol. 4 (1927). Hsg. v. Utitz. — Das Sexualsystem in individual- und konstitutionsbiologischer Hinsicht. In: Die Biologie der Person. Hsg. v. Brugsch und Lewy, Berlin-Wien 1927. — Fragestellungen und Methoden der Charakterologie. Monogr. zur Frauenkunde und Konstitutionsforschg. H. 12. Leipzig 1928. KÜNKEL: Einführung in die Charakterkunde auf individualpsychologischer Grundlage. Leipzig 1928. KÜPPERS: Die Hysterie als Urbild einer regressiven Entwicklung bei parasitärer Lebensführung. Z. Neur. 23 (1921) (Ref.). KUNZ-BINNINGEN: Zur phänomenologischen Psychologie der Einsamkeit. Z. Neur. 100 (1926). LAFORGUE, R.: Schizophrenie, Schizomanie, Schizonoia. Z. Neur. 105 (1926). LANDAUER: Das Tetanoid. Arch. f. Psychiatr. 66 (1922). LANGE, J.: Periodische, zirkuläre und reaktive Erscheinungen bei der Dementia praecox. Z. Neur. 80 (1922). — Der Fall Bertha Hempel. Z. Neur. 85 (1923). — Über die Paranoia und die paranoiden Psychopathen. Z. Neur. 94 (1924). — Genealogische Untersuchungen an einer Bauernsippschaft. Z. Neur. 97 (1925). — Über Melancholie. Z. Neur. 101 (1926). — Ein Fall von „Hysterie". Sitzungsbericht. Zbl. Neur. 67 (1927). — Allgemeine Psychiatrie. Leipzig 1927. — Psychiatrische Zwillingsprobleme. Z. Neur. 112 (1928). LANGE und GUTTMANN: Hysterischer Anfall, Hyperventilation, epileptischer Krampf. Münch. med. Wschr. 1926. LANGE-EICHBAUM: Genie, Irrsinn und Ruhm. München 1928. LEGEWIE: Ein Beitrag zur Frage der Zwangsneurose und -Psychose. Z. Neur. 86 (1923). v. LEUPOLDT: Zur klinischen Bewertung pathologischer Wanderzustände. Allg. Z. Psychiatr. 62 (1905). LEWIN: Die Psychopathien. Ein Beitrag zu ihrer Charakteristik und Einteilung. Mschr. Psychiatr. 45 (1919). — Das Hysterie-Problem. Mschr. Psychiatr. 48 (1920) und 50 (1921). LIENAU: Grenzzustände bei Gebildeten. Zbl. Neur. 29 (1922). LIEPMANN: Die Beurteilung psychopathischer Konstitutionen (sog. psychischer Minderwertigkeit). Z. ärztl. Fortbildg. 9 (1912). LINDWORSKY: Die Psychoanalyse vom Standpunkt der Psychologie. Z. Kinderforschg. 30 (1925). LIPMANN und PLAUT: Die Lüge in psychologischer, philosophischer, juristischer, pädagogischer, historischer, soziologischer, sprach- und literaturwissenschaftlicher und entwicklungsgeschichtlicher Betrachtung. Leipzig 1927. LIPSCHÜTZ: Innere Sekretion und Persönlichkeit. Jb. Charakterol. 2/3 (1926). Hsg. v. Utitz. LOEB: Dienstverweigerung aus religiösen Gründen und ihre gerichtliche Beurteilung. Psychiatr.-neur. Wschr. 1918/19. LÖWENSTEIN: Experimentelle Hysterielehre. Bonn 1923. LÖWY: Subakute Raucherparanoia und einige andere Fälle von diffusem Beachtungswahn aus dem Gefühle subjektiver unbestimmter Unruhe oder unbestimmter Angst (drohenden Unheils), und unbestimmter Erwartung und aus dem Gefühle allgemein erhöhter Importanz der Eindrücke. Z. Neur. 5 (1911). — Zuwendungsbetrag und Lustbetrag der Motilität. Psychologische Erwägungen zur Trieblehre. Z. Neur. 90 (1924). LONGARD: Ein forensisch interessanter Fall. Pseudologia phantastica. Allg. Z. Psychiatr. 55 (1898). — Über Moral insanity. Arch. f. Psychiatr. 43 (1908). LÖWENFELD: Über einen Fall von pathologischem Wandertrieb. Zbl. Nervenheilk. 24 (1901). — Die psychischen Zwangserscheinungen. Wiesbaden 1904. v. LUKOWITZ-TOEPEL: Ein bemerkenswerter Fall von Pseudologia phantastica. Mschr. Kriminalpsychol. 13 (1922). LURJE: Autismus und Buddhismus. Eine Parallele. Z. Neur. 70 (1921). LUXENBURGER: Über neuere Ergebnisse in der erbprognostischen Forschung. Allg. Z. Psychiatr. 88 (1928).

MAEDER: Eine seltsame Triebhandlung in einem Falle von psychischer Epilepsie. Z. Neur. 5 (1911). MAIER, H. W.: Über moralische Idioten. J. Psychiatr. u. Neur. 13 (1908). — Über einige Arten der psychogenen Mechanismen. (Katathymie, Athymie, Synthymie). Z. Neur. 82 (1923). — Zum gegenwärtigen Stand der Frage der Kastration und Sterilisation aus psychiatrischer Indikation. Z. Neur. 98 (1925). MAJOR: Das Wesen der Debilität, im Gegensatz zur moralischen Verderbtheit. Z. Psychotherap. 5 (1914). MARANON: Psychopathologie des Don-Juanismus. Siglo med. 73 (1924); Ref. Creutzfeld, Zbl. Neur. 39 (1924). MARCINOWSKI: Die Bedeutung der Weltanschauungsprobleme in der Heilkunst. Z. Psychotherap. 1 (1909). MARCUSE, MAX: Ein Fall von vielfach komplizierter Sexualperversion. Z. Neur. 9 (1912). — Inzest. Z. Sex.wiss. 9 (1922). — Selbstmord und Sexualität. Z. Sex.wiss, 9 (1922). MARX: Ärztliche Gedanken zur Revolution. Berl. klin. Wschr. 1919. MATHES: Die Konstitutionstypen des Weibes, insbesondere der intersexuelle Typus. In: Biologie u. Pathologie d. Weibes, hsg. v. Halban u. Seitz. Berlin-Wien 1924. MAUZ: Zur Frage des epileptoiden Charakters. Zbl. Neur. 1927. MAYER, W.: Über Simulation und Hysterie. Z. Neur. 39 (1918). — Über induzierten religiösen Wahn und eine Hexenglaubenepidemie. Allg. Z. Psychiatr. 75 (1919). MAYER-GROSS: Zum Problem des „schizophrenen Reaktionstypus". Z. Neur. 76 (1922). — Bemerkungen zur psychiatrischen Charakterkunde. Z. Neur. 89 (1924). MEDOW: Zur Erblichkeitsfrage in der Psychiatrie. Z. Neur. 26 (1914). MEGGENDORFER: Klinische und genealogische Untersuchungen über „Moral insanity". Z. Neur. 66 (1921). — Über spezifische Vererbung einer Angst- und Zwangsneurose. Zbl. Neur. 30 (1922). — Die psychischen

Störungen bei der Huntingtonschen Chorea, klinische und genealogische Untersuchungen. Z. Neur. 87 (1923). Mendel: Die Wechseljahre des Mannes. Neur. Zbl. 29 (1910). — Die Wechseljahre des Mannes. Zbl. Neur. 29 (1922). Mercklin: Sittlichkeitsvergehen. Zwangsvorstellungen. Ärztl. Sachverst.ztg. 1906. — Über das Mißtrauen und den sog. Verfolgungswahn der Schwerhörigen. Allg. Z. Psychiatr. 74 (1918). Metzger: Die abnorme Charakteranlage. Arch. Kriminalanthrop. 49 (1912). Meyer, S.: Zur Hysterietheorie. Z. Neur. 5 (1911). Michel: Zur Psychopathologie der Spitalsbrüder. Arch. Kriminol. 76 (1924). Minkowska, F.: Charakterologische Probleme im Lichte psychiatrischer und genealogischer Hereditätsforschung (mit besonderer Berücksichtigung der Epileptoidie). Z. Neur. 82 (1923). — Recherches généalogiques et Problèmes touchant aux Caractères. Ann. méd.-psychol. 1923. Minkowska, F., und E. Minkowski: Famille B . . . . et Famille F . . . . Ann. méd.-psychol. 1920. Minkowski, F. und E.: Probleme der Vererbung von Geisteskrankheiten auf Grund von psychiatrischen und genealogischen Untersuchungen an zwei Familien. Schweiz. Arch. Neur. 12 (1923). Moebius: Über Entartung. Wiesbaden 1900. Moeli: Lüge und Geistesstörung. Allg. Z. Psychiatr. 48 (1892). Mönkemöller: Psychiatrisches aus der Zwangserziehungsanstalt. Allg. Z. Psychiatr. 56 (1899). — Eine Vagabundenfamilie. Mschr. Kriminalpsychol. 4 (1908). Moerchen: Über degenerierte Frauen höherer Stände. Z. Neur. 4 (1911). — Neuere Erfahrungen mit degenerierten Frauen höherer Stände. 100. Vers. d. psychiatr. Ver. d. Rheinprov., Bonn, 1925. Zbl. Neur. 17 (1925). Moll: Handbuch der Sexualwissenschaften. Berlin 1912. Moravcsik: Neurosis anancastica. Budapester kgl. Ärzteverein. Psychiatr.-neur. Sektion, 26. V. 1924. Ref.: Hudovernig im Zbl. Neur. 39 (1924). Müller, E.: Über „Moral insanity". Arch. f. Psychiatr. 31 (1899). Müller-Schurch: Vom Wandertrieb. Z. jugendl. Schwachsinns 5 (1912).

Nachmansohn: Über chronische Masturbation. Z. Neur. 98 (1925). — Zur Symptombildung bei Hysterie. Z. Neur. 107 (1927). Näcke: Über die sog. „Moral insanity". Wiesbaden 1902. — Einteilung der (habituell) Antisozialen und der mehr oder minder moralisch Defekten. Z. Neur. 10 (1912). — Einiges zur Lehre von der Homosexualität und speziell ihrer Ätiologie. Z. Neur. 15 (1913). Nippe: Über Ladendiebinnen. Arch. f. Psychiatr. 71 (1924). Nitsche: Über chronisch manische Zustände. Allg. Z. Psychiatr. 67 (1910).

Onanie. Sonderheft Z. psychoanalyt. Pädagog. 2 (1928). Oppenheim: Über Misopädie. Z. Neur. 45 (1919).

Pachantoni: Über die Prognose der Moral insanity (mit Katamnesen). Arch. f. Psychiatr. 47 (1910). Panse: Ein Fall von „moral insanity" mit besonderer Berücksichtigung der Aszendenz. Z. Neur. 97 (1925). Pappenheim: Über Dipsomanie. Z. Neur. 11 (1912). Pelman: Psychische Grenzzustände. Bonn 1909. Perelmann: Zur Frage der Verwandtschaft zwischen Hysterie und Schizophrenie. Z. Neur. 100 (1926). Peretti: Von der Übertragung religiös überspannter und theosophischer Ideen und von einer Gruppe „wahrer Menschen". Allg. Z. Psychiatr. 74 (1918). Persch: Über die erblichen Verhältnisse in Psychopathenfamilien. Allg. Z. Psychiatr. 83 (1925). Peters: Die Vererbung geistiger Eigenschaften und die psychische Konstitution. Jena 1925. Petrova: Eine 14jährige Muttermörderin. Mschr. Kriminalpsychol. 16 (1925). Pettow: Über eine besondere Form sexueller Anomalie. Z. Neur. 4 (1911). Pfeiffer: Die verschiedenen Störungen nach Kriegsverletzungen des Gehirns. Lewandowskys Handb., Erg.-Bd. 1924. Pick: Über einige bedeutsame Psycho-Neurosen des Kindesalters. Halle 1904. Piltz: Über homologe Heredität bei Zwangsvorstellungen. Z. Neur. 43 (1918). Placzek, S.: Das Geschlechtsleben der Hysterischen. Bonn 1922. — Selbstmordverdacht und Selbstmordverhütung. Leipzig 1925 (Dort Literatur über Selbstmord). Pönitz: Die Zweckreaktion. Arch. f. Psychiatr. 59 (1918). — Die klinische Neuorientierung zum Hysterieproblem unter dem Einflusse der Kriegserfahrungen. Berlin 1921. Pophal: Über exogene Charakterveränderungen im Sinne der „Moral insanity". Mschr. Psychiatr. 53 (1923). Popper: Der schizophrene Reaktionstypus. Z. Neur. 62 (1920). — Zur Psychopathologie der Fugues. Mschr. Psychiatr. 47 (1920). — Notiz zu Kahns: Zur Frage des schizophrenen Reaktionstypus. Z.Neur. 68 (1921).

Raecke: Psychopathien und Defektprozesse. Arch. f. Psychiatr. 68 (1923). — Der Querulantenwahn. Wiesbaden 1926. Raimann: Die hysterischen Geistesstörungen. Leipzig-Wien 1904. — Über Warenhausdiebinnen. Mschr. Kriminalpsychol. 13 (1922). Rank: Die Don Juan-Gestalt. Leipzig-Wien-Zürich 1924. Rau: Die Grausamkeit mit besonderer Bezugnahme auf sexuelle Faktoren, 5. Aufl. Berlin 1925. Redlich: Ein Beitrag zur Kenntnis der Pseudologia phantastica. Allg. Z. Psychiatr. 57 (1900). — Zur Kenntnis der Pseudologia phantastica. Mschr. f. Psychiatr. 56 (1924). — Die Revision der Neurosenfrage. Dtsch. Z. Nervenheilk. 88 (1926). Rehm: Bettnässertypen und ihre Behandlung. Z. Gesdh.fürs. u. Schulgesdh.pfl. 36 (1923). (Ref.: Jappert: Zbl. Neur. 38 (1924). — Jugendliche Kotspieler. Z. Kinderforschg. 30 (1925). Reichardt: Der jetzige Stand der Lehre von der Hysterie. Dsch. med. Wschr. 47 (1921). — Die Anlageforschung in der Psychiatrie und die sog. physikalische Hirnuntersuchung. Z. Neur. 84 (1923). Reichmann:

Zur Soziologie der Neurosen. Z. Neur. 89 (1924). REIK: Das Ritual, 2. Aufl. Leipzig-Wien-Zürich 1928. REIS: Bemerkungen zur Frage der Organminderwertigkeit. Der Nervenarzt 1 (1928). REISS: Konstitutionelle Verstimmung und manisch-depressives Irresein. Z. Neur. 2 (1910). — Über formale Persönlichkeitswandlung als Folge veränderter Milieubedingungen. Z. Neur. 70 (1921). — Ein Prophet der Keuschheit mit sexuell perverser Betätigung. Z. Sex.wiss. 8 (1921). RÉVÉSZ: Zur Psychologie der Moral Insanity. Z. Neur. 108 (1927). RIESE: Über Persönlichkeitsmerkmale hypophysär Fettsüchtiger. Mschr. Psychiatr. 59 (1925). RIGGENBACH: Somatopsychische Untersuchungen an Kindern von Schizophrenen im Kindesalter. Allg. Z. Psychiatr. 88 (1928). RINDERKNECHT: Über kriminelle Heboide Z. Neur. 57 (1920). RISCH: Über die phantastische Form des degenerativen Irreseins (Pseudologia phantastica). Allg. Z. Psychiatr. 65 (1908). ROEMER: Zur Symptomatologie und Genealogie der psychischen Epilepsie und der epileptischen Anlage. Allg. Z. Psychiatr. 67 (1910). RÖSSLE: Referat über Adler: ,,Studie über die Minderwertigkeit von Organen". Münch. med. Wschr. 1907, Nr 33. ROHLEDER: Die Trisexualität. Verhandl. d. I. intern. Kongr. f. Sexualforschung. Berlin, vom 10.—16. 10. 1927. Berlin-Köln 1928. RORSCHACH: Zwei schweizerische Sektenstifter. Leipzig-Wien-Zürich 1927. ROTHENHÄUSLER: Charakterologische Kriterien zur Psychopathologie. Z. Neur. 112 (1928). RÜDIN: Zur Vererbung und Neuentstehung der Dementia praecox. Berlin 1916. — Der gegenwärtige Stand der Epilepsieforschung. Genealogisches. Z. Neur. 89 (1924). — Erbbiologisch-psychiatrische Streitfragen. Z. Neur. 108 (1927). DE SANCTIS: Les enfants dysthymiques. Encéphale 18 (1923). Ref. Rehm im Zbl. Neur. 33 (1923). SCHAEFER: Moralischer Schwachsinn. Allg. Z. Psychiatr. 63 (1906). — Der moralische Schwachsinn. Halle 1906. SCHEFFER: Über den reaktiven Faktor bei einigen Fällen von Fugues und Dipsomanie. Mschr. Psychiatr. 42 (1911). SCHERK: Zur Psychologie des Eunuchoiden. Stuttgart 1924. SCHILDER: Über Identifizierung auf Grund der Analyse eines Falles von Homosexualität. Z. Neur. 59 (1920). — Zur Kenntnis der Zwangsantriebe. Z. Neur. 65 (1921). — Medizinische Psychologie. Berlin 1924. — Der gegenwärtige Stand der Neurosenfrage. Klin. Wschr. 6, Nr 2, 49/61 (1927). SCHLIEPS: Wandertrieb psychopathischer Knaben und Mädchen. Mschr. Kinderheilk. 10 (1911). SCHLUND: Beitrag zur Psychopathologie des Eunuchoidismus. Mschr. Psychiatr. 53 (1923). SCHNEIDER, A.: Über Psychopathen in Dementia praecox-Familien. Allg. Z. Psychiatr. 79 (1924). — Untersuchungen über den Körperbau der Psychopathen. Mschr. Psychiatr. 59 (1925). SCHNEIDER, KURT: Die Lehre vom Zwangsdenken in den letzten zwölf Jahren. Z. Neur. (Ref.) 17 (1918). — Die Schichtung des emotionalen Lebens und der Aufbau der Depressionszustände. Z. Neur. 59 (1920). — Bemerkungen zu einer phänomenologischen Psychologie der invertierten Sexualität und erotischen Liebe. Z. Neur. 71 (1921). — Die psychopathischen Persönlichkeiten. Aschaffenburgs Handb. d. Psychiatr. Leipzig-Wien 1923. — Die Daseinsweisen der Hysterie. Z. Neur. 82 (1923). — Der Begriff der Reaktion in der Psychiatrie. Z. Neur. 82 (1923). — Studien über Persönlichkeit und Schicksal eingeschriebener Prostituierter. 2. Aufl., mit katamnestischen Untersuchungen von L. von der Heyden. Berlin 1926. — Das ,,nervöse" Schulkind. Z. Schulgesdh.pfl. u. soz. Hyg. 40 (1927). — Die abnormen seelischen Reaktionen. Aschaffenburgs Handb. d. Psychiatr. 1927. — Zur Einführung in die Religionspsychopathologie. Tübingen 1928. SCHNITZER: Psychiatrie und Fürsorgeerziehung. Z. jugendl. Schwachsinns 7 (1914). — Über Psychopathenfürsorge. Z. Neur. 68 (1921). SCHOLZ, F.: Die moralische Anästhesie. Leipzig 1904. SCHOLZ, L.: Anomale Kinder, 3. Aufl. Berlin 1922. SCHOTT: Klinischer Beitrag zur Lehre von der chronischen Manie. Mschr. Psychiatr. 15 (1904). SCHRÖDER: Das Fortlaufen der Kinder. Mschr. f. Kriminalpsychol. 8 (1911). SCHULTZ: Die seelische Krankenbehandlung, 3. Aufl. Jena 1922. — Zur Psychopathologie d. Operationssucht. Z. Neur. 86 (1923). — Perseveration und Psychopathentyp. Allg. ärztl. Z. Psychother. 1 (1928). SCHULTZE: Über krankhaften Wandertrieb. Allg. Z. Psychiatr. 60 (1903). — Krankhafter Wandertrieb, räumlich beschränkte Taubheit für bestimmte Töne und ,,tertiäre" Empfindungen bei einem Psychopathen. Z. Neur. 10 (1912). SCHULZ: Zum Problem der Erbprognosebestimmung. Die Erkrankungsaussichten der Neffen und Nichten von Schizophrenen. Z. Neur. 102 (1926). SCHULZE: Sektierertum und Geistesstörung. Allg. Z. Psychiatr. 59 (1902). SCHUPPIUS: Ein Beitrag zur Vagabundenfrage. Z. Neur. 10 (1912). SCHWARZ: Zwangsvorstellungen bei einem Hebephrenen. Mschr. Psychiatr. 38 (1915). SCHWARZWALD: Die Kriegsdelikte der Psychopathen. Z. Neur. 43 (1918). SCHWEIGHOFER: Die Familie 135. Z. Neur. 104 (1926). — Die nervöse Anlage. Z. Neur. 109 (1927) und 112 (1928). SCHWENNINGER: Zur Psychologie des Autismus. Z. Neur. 78 (1922). SEIGE: Wandertrieb bei psychopathischen Kindern. Z. jugendl. Schwachsinns 4 (1910). SELZ: Über die Persönlichkeitstypen und die Methoden ihrer Bestimmung. Jena 1924. SENF: Homosexualisierung. Abh. Sex.forschg. 4 (1924). SEREJSKI: Über die Konstitution der Narkomanen. Z. Neur. 95 (1925). SICHEL: Der Geisteszustand der Prostituierten. Z. Neur. 14 (1913). SIEFERT: Über chronische Manie. Allg. Z. Psychiatr. 59 (1902). — Erblich Belastete, Degenerierte, Desequilibrierte. Die psychopathischen Minderwertigkeiten. Handb. f. ärztl. Sachverständigentätigkeit 9. Wien-Leipzig 1910. — Psychiatrische Untersuchungen über Fürsorgezöglinge. Halle 1912. Sieveking, Koopmann und Boettiger: Die Selbstmorde in Hamburg während der letzten drei Jahrfünfte (1909—1923). Dtsch. med. Wschr. 1925, Nr 17, 694. Skliar: Zum Wesen der Hysterie. Z. Neur. 10 (1912). Soecknick, A.: Kriegseinfluß auf jugendliche Psychopathen. Arch. f. Psychiatr. 70 (1924). Specht, G.: Chronische Manie und Paranoia. Zbl. Nervenheilk. 28 (1905). — Über die klinische Kardinalfrage der Paranoia. Zbl. Nervenheilk. 31 (1908). — Vegetatives Nervensystem und Geistesstörung. Z. Neur. 84 (1923). Spranger: Lebensformen, 2. Aufl. Halle 1921. — Psychologie des Jugendalters, 8. Aufl. Leipzig 1927. Ssucharewa: Die schizoiden Psychopathien im Kindesalter. Mschr. Psychiatr. 60 (1925). — Die Besonderheiten der schizoiden Psychopathien bei den Mädchen. Mschr. Psychiatr. 62 (1926). Ssucharewa und Ossipowa: Materialien zur Erforschung der Korrelationen von Begabungstypen und Konstitution. Z. Neur. 100 (1926). Staehelin: Zur Psychopathologie der Folgezustände der Encephalitis epidemica. Z. Neur. 76 (1922). — Moralische Oligophrenie und Schizoidie. Z. Neur. 82 (1923). Stallmann: Über affektepileptische Anfälle bei Psychopathen. Allg. Z. Psychiatr. 68 (1911). Stelzner: Die psychopathischen Konstitutionen und ihre soziologische Bedeutung. Berlin 1911. — Die Frühsymptome der Schizophrenie und ihre Beziehungen zur Kriminalität und Prostitution der Jugendlichen. Allg. Z. Psychiatr. 71 (1914). — Zur Psychologie der verbrecherischen Renommisten. Z. Neur. 44 (1919). — Psychopathologisches in der Revolution. Z. Neur. 49 (1919). — Warenhausdiebstähle der Jugendlichen und deren Äquivalente. Z. Neur. 62 (1920). — Der Inzest. Mit kasuistischen Beobachtungen an Berliner weiblichen Fürsorgezöglingen. Z. Neur. 93 (1924). Stemmermann: Beiträge zur Kenntnis und Kasuistik der Pseudologia phantastica. Allg. Z. Psychiatr. 64 (1907). Stemmler: Die Unfruchtbarmachung Geisteskranker, Schwachsinniger und Verbrecher aus Anlage unter Erhaltung der Keimdrüsen (Vasektomie und Salpingektomie). Allg. Z. Psychiatr. 80, 487 (1924). Stern, E.: Die Psyche des Lungenkranken. Halle 1925. Stern, W.: Die Anwendung der Psychoanalyse auf Kindheit und Jugend. Z. angew. Psychol. 8 (1914). — Die differentielle Psychologie und ihre methodischen Grundlagen, 3. Aufl. Leipzig 1921. — Person und Sache. System des kritischen Personalismus. 1. Band: Ableitung und Grundlehre, 2. Aufl. Leipzig 1923. 2. Band: Die menschliche Persönlichkeit, 2. Aufl. Leipzig 1923. 3. Bd: Wertphilosophie. Leipzig 1924. — Sittlichkeitsvergehen an Kindern und Jugendlichen. Z. pädag. Psychol. 27, 45 und 73 (1926). — Jugendliche Zeugen in Sittlichkeitsprozessen. Leipzig 1926. Stern-Piper: Kretschmers psychophysische Typen und die Rassenformen in Deutschland. Arch. f.Psychiatr. 67 (1923). — Zur Frage der Bedeutung der psychophysischen Typen Kretschmers. Z. Neur. 84 (1923). — Konstitution und Rasse. Z. Neur. 86 (1923). Stertz: Verschrobene Fanatiker. Berl. klin. Wschr. 1919. Stier: Über familiären Wandertrieb. Charité-Annalen 36 (1912). — Wandertrieb und pathologisches Fortlaufen bei Kindern. Jena 1913. — Psychiatrie und Fürsorgeerziehung mit besonderer Berücksichtigung der Frage der psychopathischen Kinder. Mschr. Psychiatr. 34 (1913). — Fahnenflucht und unerlaubte Entfernung. Halle 1918. — Erkennung und Behandlung der Psychopathie bei Kindern und Jugendlichen. Z. Neur. 45 (1919). — Das Einschmutzen der Kinder und seine Beziehungen zum Einnässen. Z. Kinderforschg. 30 (1925). Stöcker: Über Genese und klinische Stellung der Zwangsvorstellungen. Z. Neur. 23 (1914). Storch: Von den Triebfedern des neurotischen Persönlichkeitstypus. Z. Neur. 36 (1917). — Zur Psychologie und Pathologie des Selbstwerterlebens. Arch. f. Psychol. 37 (1918). — August Strindberg im Lichte seiner Selbstbiographie. München und Wiesbaden 1921. — Das archaisch-primitive Erleben und Denken der Schizophrenen. Berlin 1922. — Der Entwicklungsgedanke in der Psychopathologie. Erg. inn. Med. 26. — Wandlungen der wissenschaftlichen Denkformen und „neue" Psychiatrie. Z. Neur. 107 (1927). Strauss: Zur Psychologie der pathologischen Schwindler. Arch. Kriminalanthdop. 56 (1914). Strömme: Zum Behandlungsmodus des Sado-Masochismus. Z. Neur. 82 (1923). Strohmayer: Über die ursächlichen Beziehungen der Sexualität zu Angst- und Zwangszuständen. J. Psychol. u. Neur. 12 (1908). — Über die Rolle der Sexualität bei der Genese gewisser Zwangsneurosen. Z. Neur. 45 (1919). — Hans Thoma und Anselm Feuerbach. Ein Beitrag zur Lehre Kretschmers von den Temperamenten. Z. Neur. 76 (1922). — Zur Genealogie der Schizophrenie und des Schizoids. Z. Neur. 95 (1925). Stuurman: Der präpsychotische Charakter verschiedener Geisteskranker. Z. Neur. 103 (1926). Suttie: Moral insanity. Journ. of mental science 70 (1924), Ref. Campbell im Zbl. Neur. 39 (1924). Thiele: Zur Kenntnis der psychischen Residuärzustände nach Encephalitis epidemica bei Kindern und Jugendlichen. Berlin 1926. Thomsen: Zur Klinik und Ätiologie der Zwangserscheinungen, über Zwangshalluzinationen und über die Beziehungen der Zwangsvorstellungen zur Hysterie. Arch. f. Psychiatr. 44 (1908). Thumm: Beitrag zur Kasuistik und Bewertung der Heimwehdelikte. Z. Neur. 28 (1915). Tilling: Über angeborene moralische Degeneration oder Perversität des Charakters. Allg. Z. Psychiatr. 52 (1896). — Die Moral insanity beruht auf einem exzessiv sanguinischen Temperament. Allg. Z. Psychiatr. **57** (1900). — Individuelle Geistesartung und Geistesstörung. Wiesbaden 1904. TOEPEL, H:. Zur Phychologie der lesbischen Liebe. Z. Neur. **72** (1921). TRAMER: Vaganten (Arbeitswanderer, Wanderarbeiter, Arbeitsmeister). Z. Neur. **35** (1917). TRÜPER: Psychopathische Minderwertigkeiten im Kindesalter. Gütersloh 1893. DI TULLIO, BENIGNO: Su di un raro caso di feticismo in due soggetti criminali. Rass. Studi sess. **4** (1924). Ref. Kastan im Zbl. Neur. **39** (1924).

UTITZ: Charakterologie. Charlottenburg 1925. — Charakter und Umwelt. Monogr. zur Frauenkunde und Konstitutionsforschg. **12**. H. Leipzig 1928.

VOIGTLÄNDER-GREGOR: Geschlecht und Verwahrlosung. Z. Neur. **66** (1921). VOLLAND: Beiträge zur Kasuistik der unsteten, affektepileptischen Psychopathen und Neuropathen (BRATZ) und der psychasthenischen Krämpfe (OPPENHEIM). Z. Neur. **8** (1911/12).

WARDA: Zur Geschichte und Kritik der sog. psychischen Zwangszustände. Arch. f. Psychiatr. **39** (1905). — Zur Pathologie und Therapie der Zwangsneurose. Mschr. Psychiatr. **22** (1907). WEICHBRODT: Der Selbstmord. Berlin 1923. WEIDENREICH, F.: Rasse und Körperbau. Berlin 1927. WEIDNER: Hysteriformes Zustandsbild bei ovarieller Dysfunktion und seine therapeutische Beeinflussung durch temporäre Röntgensterilisierung. Z. Neur. **97** (1925). WENDT: Ein Beitrag zur Kasuistik der „Pseudologia phantastica". Allg. Z. Psychiatr. **68** (1911). WENGER-KUNZ: Kasuistische Beiträge zur Kenntnis der Pseudologia phantastica. Z. Neur. **53** (1920). WERTHEIMER und HESKETH: The significance of the physical Constitution in mental disease. Medicine **5** (1926). WESTPHAL: Die Agoraphobie. Arch. f. Psychiatr. **3** (1872). — Über Platzfurcht. Arch. f. Psychiatr. **7** (1877). — Über Zwangsvorstellungen. Arch. f. Psychiatr. **8** (1878). WETZEL, ANDREAS: Die Stillersche Konstitutionsanomalie (Asthenia universalis congenita) im Säuglingsalter. Münch. med. Wschr. **69** (1922). WETZEL, ALBRECHT: Über Massenmörder. Berlin 1920. — Das Interesse des Staates im Kampfe mit dem Recht des Einzelnen, erörtert an den Rechtsstreitigkeiten des Freiherrn von Hausen. Mschr. Kriminalpsychol. **12** (1921/22). WETZEL und WILMANNS: Geliebtenmörder. Berlin 1913. WEXBERG: Die Angst als Kernproblem der Neurose. Dtsch. Z. Nervenheilk. **88** (1925). WILDERMUTH: Geschwisterpsychosen. Z. Neur. **110** (1927). WILMANNS: Die leichten Fälle des manisch-depressiven Irreseins und ihre Beziehungen zu Störungen der Verdauungsorgane. Volkmannsche Sammlung 1906. — Zur Psychopathologie des Landstreichers. Leipzig 1906. — Die Psychopathien. Lewandowskys Handbuch der Neurologie **5** (1914). — Die Schizophrenie. Z. Neur. **78** (1922). — Die Abhängigkeit der Haftpsychosen vom Zeitgeist. Mschr. Kriminalpsychol. **15** (1925). WOLF: Erblichkeitsuntersuchungen zum Problem der Homosexualität. Arch. f. Psychiatr. **73** (1925). WOLLENBERG: Psychopathische Persönlichkeiten im Kriege. Jber. ges. Neur. **20** (1916).

ZIEHEN: Über ethische Defektzustände in der Pubertät. Allg. Z. Psychiatr. **67** (1910). — Zur Lehre von den psychopathischen Konstitutionen. Charité-Annalen, 29 (1905); **31** (1907); **32** (1908); **36** (1912). — Die Geisteskrankheiten des Kindesalters. Berlin 1917.

Die Behandlung der abnormen nervösen Reaktionen und der Psychopathien.

(Unter Ausschluß der Vergiftungen und soziologischer Fragen.)

Von

J. H. Schultz
Berlin.

Die auf vielen Gebieten der Medizin nicht seltene *gewisse Gegensätzlichkeit forscherisch beschreibenden und heilend handelnden Verhaltens* mußte aus guten Gründen auf psychiatrischem Gebiete besonders deutlich und häufig in Erscheinung treten; ist doch der Psychiater nur für einen kleinen Teil seines Krankenmaterials, und oft auch da noch mit sehr viel Vorbehalten in der Lage, Diagnose und Therapie durch die Ergebnisse körperlicher („objektiver") Untersuchung zu bestimmen. In der großen Mehrzahl der Fälle werden nicht somatische Symptome für ihn wegweisend sein, sondern er ist genötigt, das allgemeine Verhalten seiner Kranken, insbesondere ihre psychischen Reaktionen seinen ärztlichen Entscheidungen zugrunde zu legen. Schwerster Verantwortung bewußt ist der Psychiater suchend und beobachtend auf alle Reaktionen seiner Kranken eingestellt, sie gewinnen für ihn eine ganz andere klinische Dignität, als für Ärzte anderer Fachgebiete. Das braucht im einzelnen hier nicht ausgeführt zu werden, da wir hier nur das prinzipielle Verhalten im Auge haben, dessen Wesen sich wohl am besten kurz dahin formulieren läßt, daß dem Psychiater eine andere „Objektivität" erwächst, als andern Ärzten. In demselben Sinne beeinflußt die überragende Rolle schicksalhafter, erbgangmäßiger Faktoren ganz unmerklich das psychiatrische Denken. Die absolute Notwendigkeit, einer abschließenden Beurteilung in der großen Mehrzahl der Fälle vollständige Lebensläufe zugrunde zu legen, verführt weiter nur allzu leicht zu einem gewiß in sehr vielen Fällen verständlichen und berechtigten Fatalismus und Pessimismus. So kann es nicht wundernehmen, daß dem psychiatrisch gewissenhaft denkenden Arzte eine ihm selbst unmerkliche Zurückhaltung, ja vielfach sogar Ablehnung gegenüber therapeutischer Entschlossenheit erwächst, ganz besonders wenn sein Gesichtskreis durch jahrelange ausschließliche Bearbeitung des Krankenmaterials geschlossener Anstalten eingeengt ist, in denen sich naturgemäß die Ausgangszustände ungünstiger Krankheitsverläufe häufen.

Binet hat vor vielen Jahren in einer sehr anregenden Studie gegen eine gewisse Einseitigkeit in der Psychiatrie Einspruch erhoben; er schlug vor, in jedem Falle systematisch sich nicht auf Feststellung und Bearbeitung der krankhaften Erscheinungen, der „*syndrômes*", zu beschränken, sondern prinzipiell wenigstens den Versuch zu machen, auch den *erhaltenen Normalrest* der Persönlichkeit, die „*attitudes*", zu erforschen. Der naive Protest der Angehörigen unserer Kranken, die uns nur allzu oft in quälender Einsichtslosigkeit die Normalreaktionen unserer

Kranken entgegenhalten, und das in schweren Fällen selbstverständlich zu Erfolglosigkeit verurteilte, meist rührend hilflose, laienhafte, allgemein-menschliche Helfertum weisen in derselben Richtung. In diesem Zusammenhang sind die an schwerstem Material gewonnenen Erfahrungen von STRANSKY, KLAESI, SIMON, RÖMER, THUMM u. a. über die Reichweite einer mehr aktiven Therapie der Psychosen von grundlegender Bedeutung.

Gewiß darf keineswegs verkannt werden, und das sei hier gleich einleitend nachdrücklichst hervorgehoben, daß *irgendein therapeutischer Enthusiasmus auf unserem Arbeitsgebiete bei nüchterner, sachlich-kritischer Beurteilung völlig ausgeschlossen* erscheint; es ist durchaus notwendig und außerordentlich zu begrüßen, wenn die einmal im Prinzip kritisch eingebaute therapeutische Arbeit jederzeit schärfstmöglicher Kritik unterzogen wird, an der es im Kreise ehrlich begeisterter Therapeuten gewiß nur allzu oft gemangelt hat und noch mangelt, so daß kritische Beurteiler notwendigerweise in die Opposition gedrängt wurden; doch wäre es gänzlich verfehlt, etwaiger Begeisterungsentgleisungen wegen den prinzipiellen Standpunkt zu verschieben. Das gilt durchaus nicht etwa nur für die Psychotherapie weitesten Sinnes, sondern auch für andere Maßnahmen, die im Verfolge unserer Aufgabe zu erwägen sind.

Sachgemäßes therapeutisches Handeln bei den abnormen nervösen Reaktionen und den Psychopathien hat eine durchaus umfassende und lebendige Konzeption der kranken Persönlichkeit zur unerläßlichen Voraussetzung; klinisch gesprochen ist es nur möglich auf Grund eines durchaus universellen somatopsychischen Status, der alle Anteile, alle „Schichten" der erkrankten Person so weitgehend umfaßt, als es nach Lage unserer jetzigen wissenschaftlichen Erkenntnis überhaupt möglich ist, und danach gliedert sich unser therapeutisches Handeln nach drei großen, sich oft durchflechtenden Gesichtspunkten, indem wir *erstens* versuchen auf den *Erbgang* Einfluß zu gewinnen, *zweitens* überwiegend oder rein *körperliche Methoden* in den Dienst unserer Aufgabe stellen oder endlich *drittens* mit Hilfe *psychischer Beeinflussung* weitesten Sinnes vorgehen, wobei im einzelnen Falle die beiden letzten Methoden sich nicht nur im praktischen Falle oft ergänzen, sondern vielfach in der Benutzung „*psychophysisch-neutraler*" Mechanismen im Sinne von WILLIAM STERN prinzipiell untrennbare Einheit darstellen. Wir werden im folgenden versuchen, zunächst in diesem Sinne einen gewissen allgemeinen Überblick zu geben, dem Sonderfragen verschiedener Art nachzufügen wären.

I. Hereditäre Prophylaxe.

Hinsichtlich des *ersten Punktes*, der Möglichkeit, auf den *Erbgang Einfluß zu nehmen*, dürfen wir uns hier kurz fassen, da alle diese Bestrebungen sich kaum von den aus der allgemeinen Psychiatrie in dieser Richtung bekannten Anschauungen herausheben, nur daß für unser Grenzgebiet alle hier zu treffenden Entscheidungen noch wesentlich schwieriger sind, als auf dem Gebiete der schweren geistigen Erkrankungen. Zudem besitzen wir wissenschaftlich einwandfreies Material über den Erbgang der abnormen nervösen Reaktionen und der Psychopathien aus naheliegenden Gründen nur sehr spärlich, und viele hier gerade wesentliche Probleme, wie etwa das der progressiven Entartung und der erblichen Regeneration (H. HOFFMANN, 1926) sind z. Z. wohl aufgezeigt, aber keinesfalls durchgearbeitet. Auch Einzelstudien, etwa über die Vererbung der Selbstmordneigung (BREMER, 1925) oder über die Aszendenz in Fällen von „Moral insanity" (MEGGENDORFER, 1923, PANSE, 1925) oder über die hereditären Verhältnisse bei Schwerverbrechern (REISS, 1922) haben im allgemeinen über sehr vorsichtige Schlußfolgerungen nicht hinausgeführt, die etwa dahin gehen, daß die in Frage stehenden Eigenzüge wohl meist zu recessivem Erbgang neigen (Rüdin), daß der Inzuchtfaktor eine große Rolle spiele, und sich vielleicht mit Bratz (1910) drei große Erbkreise im Sinne des Manisch-Depressiven, des Schizophrenen und eines gemischten, etwa der „erblich-degenerativen Psychopathie" von Hilde-brandt unterscheiden lassen, von dem nahe Beziehungen zum Schwachsinn, zur Epilepsie und zu allgemeiner Psychopathie bestehen.

Am meisten Aufschluß haben uns in neuerer Zeit über das Zustandekommen der in Frage stehenden „Deviationen" (Walton) die ausgedehnten Familien-forschungen der Münchener und Tübinger Schulen im Umkreise der psychia-trischen Grundformen gegeben; hier sehen wir überaus häufig in den Sippen Geisteskranker randständig oder in unmittelbarer Nähe Typen erscheinen, die ohne nähere Kenntnis der hereditären Verhältnisse unserm Formenkreise ein-zugliedern, nach Urteil mancher Autoren, dem ich mich anschließen möchte, auch mit Berücksichtigung der Erblichkeit, ihm zu überlassen wären.

Für die wissenschaftliche Begründung erbhygienischer Stellungnahmen dürften auch die letzterwähnten Materialien recht wenig fördernd sein, so daß im Bereich der abnormen nervösen Reaktionen und der Psychopathien über die allgemeine Warnung vor Inzucht- und Additions-Gefährdungen hinaus sich kaum ein allgemeiner Gesichtspunkt rechtfertigen lassen dürfte. Die so vielfach allgemein erhobene Forderung, das Zustandekommen psychopathischer Indi-viduen fortpflanzungshygienisch auszuschalten, erscheint nicht in weiterem Aus-maße lösbar, als durch die Erfahrungen und Hoffnungen hinsichtlich der eigent-lichen Psychosen bereits bekannt ist, wobei wir nicht vergessen dürfen, daß der um diese Fragen so hoch verdiente Rüdin erst ganz neuerdings (1926) in seinen Ausführungen über klinische Psychiatrie und psychiatrische Erbbiologie die große Mehrzahl aller dieser Bestrebungen als „Zukunftsmusik" bezeichnete.

Die radikalste Maßnahme, die Aufhebung der Fortpflanzungsfähigkeit, dürfte bei unsern Kranken kaum je ernsthaft vom erbbiologischen Standpunkte aus zu begründen sein, ebensowenig wie aus dem Bestehen eines der hier in Frage stehenden Krankheitszustände bei einer Schwangeren aus eugenischen Motiven eine Abortindikation sich rechtfertigen ließe. Wir befinden uns hier in voll-kommener Übereinstimmung mit der durchweg mindestens stark zurückhalten-den, ja vielfach ausgesprochen ablehnend kritischen Haltung der wissenschaft-lichen Psychiatrie gegenüber den weitgehenden, zweifellos sachlich durchaus unzulänglich begründeten Vorschlägen von Boether-Zwickau [Gaupp, H. W. Maier (c) 1925]. Gerade hier begegnet uns wieder das für eugenische Ent-scheidungen so überaus wesentliche, aber bisher noch durchaus unübersehbare Problem des Erbganges moralischer Defektuositäten. Daß alle diese Entschei-dungen sofort ganz erheblich vollziehbarer werden, sobald Erbfaktoren aus dem Kreise der eigentlichen Psychosen mitwirken, erhellt ohne weiteres. Ganz be-sonders dürfte dies für Einschläge aus dem erblich oligophrenen Formenkreise gelten; gerade sein Zusammentreffen mit unsern Abartigkeiten dürfte für viele der bekannten Entartungsfamilien mit krimineller oder asozialer Tendenz von entscheidender Bedeutung sein und ernste Prüfung einer eugenischen Ausschal-tung durchaus begründen. Für die reinen Fälle abnormer nervöser Reaktion oder Psychopathie dürfte dagegen irgendeine Erwägung solcher Art gar nicht in Frage kommen. Es wird vielmehr lediglich die Möglichkeit ärztlicher Beratung bei der Eheschließung in Betracht zu ziehen sein, bei der über allgemein psychiatrische Bewährung hinaus vor allen Dingen mindestens einseitiges Freisein von indivi-duellen oder familiären, ausgesprochen psychopathischen Erscheinungen im Sinne unseres Formenkreises anzustreben wäre, doch wird kein Sachverständiger sich einer Täuschung darüber hingeben, daß zu den allgemein bekannten Schwierigkeiten hygienischer Eheberatung hier noch ganz spezifische treten, die einmal in der Eigenart des einzelnen psychopathischen Menschen, seiner Neigung zu impulsiven, unüberlegten Reaktionen und zu tiefer prinzipieller Ablehnung gegenüber aller nüchternen, sachlichen und rationalen Lebensgestaltung, um ein paar sehr häufige Züge zu nennen, zum andern in der außerordentlich starken Anziehung gegeben sind, die erfahrungsgemäß gerade bestimmte ausgesprochen psychopathische Menschentypen aufeinander ausüben. Auch die, namentlich bei psychopathischen Menschen besonders häufige Neigung zu Verwandtenehen, oft ein typischer Ausdruck ihrer unselbständigen Umweltgebundenheit, wird hier vielfach zu großen Schwierigkeiten führen. Man wird daher die Erfolgsaussichten ärztlich hygienischer Eheschließungsberatung für unsern Formenkreis gewiß nicht überschätzen.

Stehen wir ärztlich bereits vor dem Faktum einer entgegen diesen Gesichtspunkten geschlossenen Ehe zweier manifest psychopathischer Menschen oder zweier Abkömmlinge ausgesprochen psychopathischer Sippen, so wird es ärztliche Aufgabe sein, die Fortpflanzung nach Möglichkeit zu hygienisieren, dafür zu sorgen, daß, soweit irgend durchführbar, beide Gatten nur in bestem Wohlbefinden und unter optimalen Allgemeinumständen zur Fortpflanzung schreiten und jede Einwirkung schädigender Art weit sorgfältiger und pedantischer vermeiden, als es für robuste Eltern notwendig ist, Anforderungen, die leider nur allzu häufig rein theoretisch bleiben müssen.

Psychopädagogisch kann es in diesem Zusammenhange von entscheidender Bedeutung sein, Menschen unserer Krankheitsgruppe zur Vollziehung des „Erbopfers" zu führen. Sehr vielen psychopathischen Menschen ist der allzu gesunde, primitive und reale Menschentypus bis zum äußersten fremd, ja peinlich und lästig. Gewissenhafte Psychopathen sind aber imstande, der Erbgesundung zuliebe für ihr persönliches Leben auf die eheliche Ergänzung durch den ihnen verwandten psychopathischen Menschentypus zu verzichten, und durch Verheiratung mit einem nach dieser Richtung hin gesunden Menschen ihre Nachkommenschaft zu sichern.

II. Das therapeutische Problem.

Als *zweite Möglichkeit* therapeutischen Vorgehens im Sinne der oben gegebenen schematischen Dreiteilung wären die *rein oder überwiegend körperlichen* Maßnahmen zu erörtern. Das allgemeine therapeutische Problem bietet einer universellen somato-psychischen Betrachtungsweise Anhaltspunkte für verschiedenste Angriffsmöglichkeiten. Man darf ganz allgemein von einem konditionalen Subtraktionssystem sprechen, nach dem man aus dem meist fast unübersehbaren Vielerlei körperlicher und seelischer Fehlreaktionen und Auslösungsquellen Punkt für Punkt soviel wie möglich zu eliminieren versucht. Die verwickelte Frage nach Möglichkeit und Grenzen einer „Konstitutionstherapie" eröffnet sich. Jedenfalls können echt konstitutionelle oder erworbene körperliche Störungsfaktoren gerade bei Kranken unserer Gruppe weitreichend im Gesamtbetriebe wirksam werden; nur unermüdliche Beobachtung und von aller unkritischen Polypragmasie freie, systematisch alle Möglichkeiten umtastende therapeutische Aktivität wird den hier gestellten Aufgaben wirklich gerecht und ist in der Lage, soweit es der Stand unseres Wissens erlaubt, Störungsfaktoren auszuschließen. Neben diesem mehr korrigierenden Vorgehen, oder besser vielleicht hinter und über einem solchen, steht die eigentlich ideale Aufgabe der Konstitutionstherapie, beschlossen in den biologischen Grundprinzipien, einerseits der Entwicklung und ihrer Förderung, andererseits der Übung und der mnemischen Funktionen in dem universellen Umfang, der seit Hering Besitz des biologischen Denkens geworden ist. Auch diese Gesichtspunkte werden sich realiter oft durchflechten.

A. Somatotherapie.

Störungshygiene.

Die *rein subtraktive Ausschaltung von Störungsfaktoren* läßt sich im Prinzip ebenso einfach klarstellen, wie sie im Einzelfalle schwierige Aufgaben stellt. Gerade hier wird der Psychiater durch unkritische Geschäftigkeit oberflächlicher Therapeuten nur allzu oft zu berechtigtem Widerspruch gereizt und seinerseits der Gefahr ausgesetzt, ,,periphere'' Störungen zu unterschätzen. Sachgemäßerweise werden Störungsfaktoren etwa des Nasen-Rachen-Raumes, der Verdauungs-Kreislaufs- oder Fortpflanzungsorgane physiologisch und psychologisch auf ihren *Krankheitswert* zu prüfen sein, in unklaren Fällen etwa auch durch einen vorwegnehmenden Versuch psychotherapeutischer Beseitigung. Störungsfaktoren geringeren Krankheitswertes dürfen nur solchen therapeutischen Angriffen ausgesetzt werden, die weder für das körperliche noch für das psychische Gleichgewicht (auch kleine chirurgische Eingriffe können schwere psychische Traumen darstellen, wie besonders Zangger schon vor Jahren nachdrücklich hervorhob) irgendeine Gefährdung bedeuten. Insbesondere ist hier auf die erhöhte konstitutionelle Eignung vieler unserer Kranken zu abnormen Heilverläufen nach Eingriffen und schweren daran anschließenden reaktiven Störungen physischer und psychischer Art gegenüber nichtpsychiatrischen Kollegen hinzuweisen. Hier findet das allgemeine Prinzip einer ,,*Störungshygiene*'', das sonst völlig richtunggebend ist, seine entschiedene ausnehmende Verengung, deren Durchbrechung mit ihren oft katastrophalen Folgen jedem Psychiater traurig bekannt ist.

Die hier entwickelten Bedenken richten sich durchaus nicht nur gegen irgendwelche chirurgischen Eingriffe, sondern mindestens so sehr gegen die zahllosen belastenden, störenden, einschränkenden, Lebensfreude und Lebenssicherheit gefährdenden Diät- oder Kurverordnungen bei peripheren Störungsfaktoren niederen Krankheitswertes. Iatrogene Schädigungen im Sinne von Bumke führen gerade in diesem Zusammenhang bei unseren so oft unsicheren und leicht beeinflußbaren Kranken zu Hypochondrie, Krankenhaussucht und anderen Bildern des Scheinsiechtums, oder werden von Lebensabgekehrten oder sonst neurotisch tendenziös eingestellten Psychopathen in ihrem krankhaften Sinn verwertet.

Störungsfaktoren erheblichen oder ernsten Krankheitswertes werden, unter Berücksichtigung der individuellen Eigenart des Kranken, nach Möglichkeit mit allen Mitteln in Angriff genommen werden müssen, wobei verständnisvolle Unterstützung und Vorbereitung psychotherapeutischer Art von nicht zu unterschätzender Bedeutung ist. Hier, ebenso wie bei allen Störungsfaktoren geringeren oder niederen Krankheitswertes, deren Beseitigung ohne Belastung des Kranken durchführbar ist, erscheint das Prinzip der ,,*Störungshygiene*'' absolut verpflichtend, fehlt uns doch in Wirklichkeit in weitestem Maße jede Grundlage für eine sichere Beurteilung pathogener oder pathoplastischer Wirksamkeit komplizierender Anomalien; als typisches Beispiel sei nur an die Aprosexie bei behinderter Nasenatmung erinnert. Zweifellos können manche psychologisch-allzu-psychologisch gerichteten Auffassungen ein Hemmnis für den allgemeinen Fortschritt bilden, indem allzusehr das psychologische Moment irgendwelcher peripherer Eingriffe oder Behandlungsweisen überschätzt und der Blick vom Gesamtproblem abgeengt wird. Daß bei der ungeheuren Weite der hier schwebenden Fragen der Psychiater gewissenhafterweise kaum je allein eine Entscheidung wird treffen können, sondern verständnisvolle Unterstützung durch fachärztliche Kollegen bedarf, ist gewiß ebenso sehr theoretisch eine Selbstverständlichkeit, wie es praktisch häufig versäumt wird. Es erscheint wesentlich, hier die ganz prinzipielle Forderung zu erheben, jeden Fall abnormer, nervöser Reaktion oder psychopathischer Konstitution einer solchen gemeinsamen Klarstellung zuzuführen.

An dieser Stelle sind die aufsehenerregenden Mitteilungen des Chemieprofessors ALFRED STOCK (1926) vom Kaiser-Wilhelm-Institut-Berlin zu erwähnen, der auf Grund trauriger Selbsterfahrungen mit jahrelanger unbemerkter im Laboratorium erworbener Quecksilbervergiftung in gewissem Sinne eine Quecksilbertheorie der Nervosität aufgestellt hat. Ähnlich wie in dem Falle eines sehr bekannten Psychologen, bei dem SOMMER-Gießen die Möglichkeit einer Selbstvergiftung durch Quecksilberplomben anerkannte und langjährige nervöse Beschwerden nach Entfernung aller Plomben verschwanden, verlor STOCK jahrelange schwere nervöse Störungen nach Beseitigung der chronischen Quecksilbervergiftung. Wenn STOCK selbst auch in begreiflicher persönlicher Beteiligung an der ganzen Frage zweifellos geneigt ist, diesen Störungsfaktor weit zu überschätzen, möchte ich doch auf Grund persönlicher Informationen durch den Leiter der Berliner Nachprüfungsstelle, Prof. FLEISCHMANN, darauf hinweisen, daß in einigen Fällen von „Psychopathie" z. T. auch aus meiner Klientel der Nachweis von Quecksilber im Urin gelungen ist, so daß die Frage kritischer Nachprüfung durchaus wert erscheint.

Konstitutionsregulierung.

Das gilt nicht nur für die „Störungshygiene" in dem eben ausgeführten Sinne, sondern mindestens ebenso, vielleicht noch mehr, für alle Versuche einer *körperlichen Konstitutionstherapie*, deren *Möglichkeiten* entweder in einem *Korrigieren* falscher Anlagefaktoren oder in einem allgemeinen *Roborieren* oder endlich in *Übungsmechanismen* gegeben sind, zu denen sich *reaktionsausgleichende*, eigentlich abstellende Maßnahmen gesellen können.

Dem heutigen medizinischen Denken erscheint eine *Konstitutionskorrektur* vor allen Dingen im Zusammenhange mit *endokrinen Mechanismen* erreichbar, die allerdings eine durchaus kritische Besonnenheit zur Voraussetzung hat, laufen wir doch sonst Gefahr, analog der viel bespötelten Hirnmythologie früherer Psychiatergenerationen, einer Hormonmythologie zum Opfer zu fallen.

Relativ am durchsichtigsten erscheint in dieser Beziehung die Rolle der *Schilddrüse*, wenn die nahen Beziehungen zu Jodwirkungen im Auge behalten werden. Es sei besonders auf die neue kritische Zusammenfassung von OSWALD (1926) über Schilddrüsentherapie verwiesen und daran erinnert, daß über der Diagnose Psychopathie nur allzu leicht Herabsetzungen oder Steigerungen der Schilddrüsentätigkeit übersehen werden, die sicher vielfach die neuerdings z. B. von DATTNER hervorgehobene günstige Wirkung kleiner Joddosen bei „Neurosen" erklären. Einzelhinweise auf günstige Erfahrungen mit Schilddrüsendarreichung, namentlich bei zeitlich ausgedehnter Verabreichung kleiner Dosen, verdanken wir in neuerer Zeit besonders LAUDENHEIMER (1922), LAUBRY (1924), RUTHERFORD (1922), die an symptomatisch ganz differenten Fällen sehr Gutes erreichen konnten. Die von HERTOGHE zuerst ganz charakteristisch geschilderte klinische Eigenart leichter Fälle von Schilddrüsenschwäche wird nur allzu oft zum Nachteil der Patienten übersehen, so daß sich Beobachtungen wie die folgende ergeben:

19jähriges Mädchen aus psychopathischer Familie erleidet beim Wintersport eine Gehirnerschütterung leichter Art und bietet im darauffolgenden Monate zwei leichte epileptiforme Anfälle. Zwei hervorragende Psychiater nehmen Epilepsie an und verordnen regelmäßigen Gebrauch von Luminal. Untersuchung nach dreiviertel Jahren ergibt: Athletisch kräftiger Körperbau, keinerlei Zeichen örtlicher Schädigung des Zentralnervensystems, Unfähigkeit zum Schwitzen, struppig trockenes Haar, deutliche Lichtung des äußeren Augenbrauendrittels, Darmträgheit, ganz spärliche, oft ganz ausbleibende Menstruation, kleine derbe Schilddrüse, psychische Klagen über Schläfrigkeit und gesteigertes Schlafbedürfnis, Herabsetzung der Konzentrationsfähigkeit, nicht reizbar, verengt, klebrig oder sonst epileptisch verändert. Starkes Selbständigkeitsstreben, Andeutung maskuliner seelischer Züge, überwiegend homosexuelle Einstellung, im ganzen disharmonisches Gemisch überdurchschnittlicher Begabung und Reife und pubertäthafter Züge, Überschwenglichkeit und ablehnende Verschlossenheit. Nach Entziehung des Luminal und konsequenter Darreichung kleiner Schilddrüsendosen (hier kombiniert mit reichlichen Mengen Eierstoffextrakt) sowie intensiver psychotherapeutischer Bearbeitung völlige Rückbildung der Schilddrüseninsuffizienz, regelmäßige Menstruation, Überwindung der juvenilen Inversion, in drei Jahren weiterer Beobachtung keinerlei irgendwelche Krampfreaktionen, Verschwinden der psychischen Leistungsstörungen (Luminal?), Eintritt in befriedigende, normale Ehe.

Levi und Rotschild haben schon vor vielen Jahren analoge Beobachtungen als „Schilddrüsenneurasthenie" mitgeteilt. Während eine vorsichtige (jeden zweiten Tag 0,1) Schilddrüsendarreichung unter sorgfältiger Kontrolle nie Nachteile stiften und daher ruhig versuchsweise geschehen kann, stellt das Vorhandensein von Anzeichen vermehrter Schilddrüsentätigkeit vor erheblich schwierigere Entscheidungen, da hier in einigermaßen ausgesprochenen Fällen wirklich durchgreifende Erfolge nur operativ erzielt werden können. Leichtere Formen, die gleichfalls häufig der Beachtung entgehen, reagieren oft ganz ausgezeichnet auf Antithyreoidin, ein viel zu sehr vernachlässigtes Mittel, oder (Kassenpraxis) auf längere Darreichung des von Kocher empfohlenen Natrium phosphoricum (Vetlesen).

Selbstverständlich verlangt die Regulierung einzelner Seiten des endokrinen Systems immer eine Berücksichtigung des gesamten Endokriniums, wobei stets die klinische Diagnostik führend bleiben wird. Wieweit die Resultate des Abderhalden-Verfahrens, namentlich in der Quantitativen Interferometrischen Modifikation von Hirsch uns hier weiter helfen kann, ist z. Z. noch unentschieden. Sehr ausgedehnte klinische Studien an dem Psychopathenmaterial des Lahmannschen Sanatoriums schienen mir, wie später L. R. Grote, auffallend häufig Übereinstimmung zwischen dem klinischen Bilde und dem Resultat der Blutuntersuchung hervortreten zu lassen, doch ist die ganze Frage zweifellos noch nicht spruchreif. Sollten sich die günstigen Eindrücke bestätigen, so läge hier ein gerade für unsere Fragestellung wichtiges Hilfsmittel bereit. Bei Verdacht auf Schilddrüsenstörungen wird man nicht versäumen, eine Grundumsatzbestimmung (Levine 1924, Curschmann 1925) herbeizuführen.

An nächster Stelle wäre die Keimdrüsentherapie zu nennen. Hier hat die Frage der Kastration und Sterilisation aus psychiatrischer Indikation in letzter Zeit vielfache und intensive Bearbeitung gefunden. In Übereinstimmung mit Gaupp (1925), H. W. Maier (c) (1925), S. Frank (1925), Kankeleit (1925) und vielen andern dürfen wir die Kastration bei Männern als „allerletztes Hilfsmittel bei gewissen dauernd gemeingefährlichen und sich damit stets selbst wieder schädigenden Sexualverbrechern (Satyriasis, beständiger Rückfall in Exhibitionismus usw.) in Betracht" ziehen, „wenn alle andern Methoden der Behandlung — sowohl psychische wie medikamentöse — versagt haben; sie darf aber mit Aussicht auf Erfolg nicht bei allen solchen Kriminellen empfohlen werden, sondern nur bei einer ganz bestimmten Auswahl derjenigen, die im übrigen psychisch relativ intakt sind, die sich gegen ihre antisozialen Tendenzen wehren wollen, und bei denen die körperliche Komponente der Libido für die Delikte den Ausschlag gibt" [H. W. Maier (c)]. Auch bei immer wiederkehrenden starken menstruellen Aufregungszuständen von Psychopathinnen kann die Kastration als ultimum refugium in Betracht gezogen werden. Außer dem Material der angeführten Autoren, besonders dem von H. W. Maier, sind hier drei Einzelbeobachtungen kurz zu erwähnen (Kutzinski 1924, Mendel 1925, Weidner 1925), in denen übereinstimmend verschieden schwere „hysteriforme" Symptomenkomplexe und Zustandsbilder nach chirurgischer (Kutzinski, Mendel) oder röntgenologischer

Kastration teilweise oder ganz zum Verschwinden kamen, Beobachtungen, die mit alleräußerster Vorsicht aufzufassen und zu verwerten sind, was selbstverständlich den Autoren selbst nicht entging. Während in dem Fall von WEIDNER ein manifestes „nymphomanes" Zustandsbild vorlag, konnte MENDEL in seinem Fall, der eine Pastorentochter betraf, nichts Entsprechendes nachweisen. Auch KUTZINSKIS Kranke machte wenigstens den Versuch, die gesteigerte Sexualempfindung nach außen hin zu verbergen, während der MENDELsche Fall, wie wohl auch WEIDNER annimmt, anscheinend unter Verdrängung stand. Allerdings dürfen wir nach neueren Erfahrungen über sichere Schädigungen der Nachkommenschaft temporär röntgensterilisierter Frauen uns kaum so intensiv für diese Methode einsetzen, wie es WEIDNER 1925 tat, der im übrigen selbst die Beurteilungsschwierigkeiten solcher Fälle hervorhebt. Besonders wesentlich sind hier die Nachuntersuchungen von S. FRANK an 21 männlichen und 22 weiblichen Patienten der Züricher Klinik. Es handelte sich bei den 19 Kastrationen an Männern um Satyriasis (4), Exhibitionismus (6), Päderastie (2) und 7 Psychosen mit sexueller Haltlosigkeit. Alle Kranken waren mehrmals rückfällig, ehe zur Operation geschritten wurde. Unter den 10 kastrierten Frauen handelte es sich um moralischen Defekt (2) und schwere Hysterie (1), sonst Psychosen. 16 der kastrierten Männer verloren innerhalb einiger Wochen bis Monate nach der Operation die Potenz, 2 erst nach mehreren Jahren, einer war nach 10 Jahren noch teilweise potent. 17 von den 19 Operierten wurden nicht mehr straffällig, ein außerordentlich günstiges Resultat, das gewiß zu einem großen Teile der außerordentlich zurückhaltenden Indikationsstellung der Züricher Klinik für die Kastration zuzuschreiben ist. Von den beiden Rückfälligen beging ein früherer Notzuchtverbrecher perverse homosexuelle Handlungen, und ein Exhibitionist fiel noch einmal in seine abnorme Gewohnheit zurück. Hier hatte interessanterweise ohne Wissen der Psychiater der Chirurg, um allzu stürmische Ausfallserscheinungen zu vermeiden, etwas Hodensubstanz heterotop implantiert; der Operierte exhibitionierte noch einmal während der Resorptionszeit des Implantates, führte sich aber nachher tadellos. Einige Operierte zeigten vorübergehende Depressionen, schwere Ausfallserscheinungen traten nirgends hervor, und 15 der 19 Kastrierten waren mit der erreichten Veränderung durchaus zufrieden, die sich auch darin äußerte, daß 8 früher zu Eigentumsdelikten neigende, teils ganz (6), teils beinahe (2) von diesen verbrecherischen Neigungen frei wurden. Ein Mann beschwerte sich darüber, daß seine Umgebung von der Verstümmelung erfahren habe, 2 andere wurden durch psychische sexuelle Reizbarkeit bei erloschener Potenz belästigt. Jedenfalls wurde erreicht, daß von den 19 kastrierten Männern sich 15 außerhalb der Anstalt halten konnten. Bei den kastrierten Frauen nahm die Libido meist nach einigen Monaten, seltener erst nach mehreren Jahren außerordentlich stark ab.

Gerade dies psychiatrisch besonders gut ausgewählte und kontrollierte Material läßt deutlich erkennen, wie segensreich in geeigneten Fällen eine Konstitutionskorrektur durch Keimdrüsenentzug sein kann.

Die umgekehrte Maßnahme, möge es sich um Verstärkung herabgesetzter oder fehlender Keimdrüsentätigkeit oder gar um den Versuch einer Richtungsänderung bei Perversionen mit oder ohne vorhergehende teilweise oder vollständige Kastration handeln, ist bei weitem nicht so klar zu beurteilen, sowohl die Operation nach STEINACH, als die Implantation (LICHTENSTERN, MÜHSAM) sind mit größter Zurückhaltung zu bewerten und haben jedenfalls die anfangs vielfach auf sie gesetzten Erwartungen in keiner Weise erfüllt, so eindrucksvoll auch die gleichgerichteten Tierexperimente erscheinen mögen. Die Relation Drüse-Organismus dürfte eben doch bei Tier und Mensch außerordentlich divergent sein.

Noch schwieriger ist hier, wie bei allen Organpräparaten außer der Schilddrüse (Jod!) und der Hypophyse (Adrenalin!?) die Beurteilung einer Ergänzungstherapie durch Tabletten oder Injektionen, wobei letzteren immer noch der Faktor des artfremden Eiweiß und bei allen ähnlichen Versuchen die Rolle typischer Begleitsubstanzen Berücksichtigung verlangt. Vielleicht darf man gerade auf diesem Gebiete von verfeinerten biologischen Prüfungsverfahren (Zondek) und immer schonenderen Darstellungsweisen Fortschritte erhoffen. Jedenfalls muß man mindestens bei Tablettenbehandlung eine Sicherung gegen Aufschluß und Zerstörung im Magen verlangen, wie es etwa in den neuen Merckschen Präparaten (Novotestal und Novarial) versucht worden ist. Die Erfahrungen an hypogenitalen Adipositasfällen sind im allgemeinen nicht sehr ermutigend, und das Gebiet der sexuellen Funktionsstörungen oder allgemeiner Leistungsfähigkeit dürfte kaum ein geeigneter Test für diese Entscheidungen sein. In diesem Sinne werden wir auch keine ernsten Bedenken haben, wenn Hambert (1925) bei alten ledigen Frauen ohne Zeichen von Ovarialstörungen die Verabreichung von Hodenextrakt zur Maskulinisierung empfiehlt. Bemerkenswert ist die Beobachtung von Riese, der 1925 nach Behandlungen mit dem eben erwähnten Novarial eine Charakterumstimmung im Sinne einer Abnahme der „hypophysären" abnormen Gutmütigkeit und Nachgiebigkeit und die Ausbildung stärkerer Zielsicherheit und Aktivität in einem Falle von Fettsucht aus der Klinik Klemperers mitteilte; allerdings wurde hier auch Schilddrüse gereicht! Sehr mit Recht hat Wagner v. Jauregg (1923) zur Kritik bei der Organotherapie der Neurosen geraten und drei exzessive Onanisten geschildert, deren Libido nach einer Steinach-Operation stark abnahm. Auch die von Anhängern der Organotherapie als Umstimmung oder Bahnung aufgefaßte häufige Erscheinung, daß in vielen Fällen der Erfolg die Darreichung des Präparates lange überdauert, erscheint ihm mit Recht bedenklich. Jedenfalls haben wir allen Grund, die therapeutischen Möglichkeiten auf diesem Gebiete recht zurückhaltend einzuschätzen. Dasselbe gilt für die Versuche, durch eine Röntgenreizdosis Funktionssteigerungen innersekretorischer Drüsen zu erzielen, Unternehmungen, die noch durchaus im Stadium des Versuches stehen.

Mehr Aussicht eröffnet dagegen bei den lange bekannten Beziehungen depressiver Schwankungen zu Veränderungen des Kohlenhydrat-Stoffwechsels der jüngst aus Amerika von Cowie, Pharsons und Raphael (1924) gemachte Vorschlag einer Insulin-Behandlung bei entsprechenden Fällen. Es erscheint durchaus möglich, daß hier wirklich wesentliche therapeutische Erfolge erreichbar werden, wie sie ähnlich bereits auf einem Nachbargebiete, der Behandlung „idiopathischer" Anorexiezustände bekannt geworden sind.

Bestehen Zeichen ausgesprochener Untertätigkeit der Nebenniere im Sinne von Boenheim (1925), so kann nach den Erfahrungen von Hansen (1926) in Übereinstimmung mit Boenheim die Verabreichung von Nebennierentabletten (Merck) zu 0,1 Gewichtszunahme, Rückverschiebung des Blutbildes und Hebung des Blutunterdruckes herbeiführen.

Nächst den Möglichkeiten endokriner Beeinflussung erscheint besonders eine Einwirkung auf den Mineralstoffwechsel und das ionale Gleichgewicht aussichtsreich. Jaensch und seine Mitarbeiter gewannen bekanntlich den Eindruck, daß die gesteigerte eidetische Veranlagung bei Tetanoiden durch Darreichung von Kalkpräparaten beeinflußbar sei. Wenn diese Feststellung ebenso wie die gesamte Konzeption der Eidetik auch noch durchaus im Flusse befindlich und eingehender kontrollierender Nachuntersuchung bedürftig ist, erscheint doch der Hinweis der Marburger Schule auf die hier liegenden Möglichkeiten durchaus beachtlich. Er steht in gutem Einklang mit den anregenden Arbeiten von Peritz über die spasmophile Konstitution und ihrer Beeinflußbarkeit durch Kalkdarreichung. Außerordentlich weite Möglichkeiten, die gerade auf unserem Gebiet noch nicht entfernt ausgeschöpft erscheinen, sind ferner durch die neueren Arbeiten über das Säure-Basen-Gleichgewicht und über die nahen Beziehungen von Nerven- und Ionen-Wirkungen erschlossen, die wir BISGAARD und FRIEDRICH KRAUS und seinen Mitarbeitern (ZONDEK) danken. Viele Anwendungen im Sinne von bewährten Hausmitteln und sogenannten Naturheilmethoden gewinnen in diesem Zusammenhalt neuen Sinn, was um so leichter zu verstehen ist, als es sich ja bei diesen Dingen ausnahmslos um illegale Nachkommen früher ärztlich erprobter Anwendungen handelt. So gewinnen etwa die praktisch durchaus bewährten Verordnungen „niederschlagender Getränke" Verbindung mit modernsten medizinischen Problemen. STURMANN (1923) spricht in Verfolg solcher Überlegungen direkt von einer „Ionentherapie". Er geht von der ZONDEKschen Gleichsetzung der Vagus- und Sympathicus-Wirkung mit Alkali- und Kali-Ionisierung aus und empfiehlt bei Sympathikonen Darreichung von 4 bis 8 mal 1,0 Natrium bicarbonicum oder Verordnung einer Lösung von 15,0 Natrium citricum, 0,5 Kalium citricum auf 300 Wasser, wovon 4 bis 8 mal ein Eßlöffel zu nehmen ist. Zur Erzielung der gegensätzlichen Wirkung, zur „Säure-Therapie", rät er besonders zu Recresal. Es ist durchaus wahrscheinlich, daß die oft beobachtete günstige Wirkung von Trinkkuren oder von oft aus ganz falschen Voraussetzungen hergeleiteten allgemeinen Diätverordnungen durch Bewegung der hier in Frage stehenden Mechanismen Erfolge zeitigen, die nicht lediglich psychologisch deutbar sind. Besonders die Kinderheilkunde hat nach dieser Richtung hin sehr aufschlußreiches Material gesammelt. Auch an die neuesten Hinweise auf Beeinflussung des Säure-Basengleichgewichtes durch Insulin (SIMNITZKI) sei hier erinnert.

Es erscheint endlich notwendig, das schwierige Problem allgemeiner Umstellungsversuche konstitutioneller Art hier kurz zu erwähnen. GOLDSCHEIDER (a), dem wir die letzte zusammenfassende Darstellung dieser Frage danken, stellt in seiner Monographie „Über die krankhafte Überempfindlichkeit und ihre Behandlung" neben die nicht in allen Fällen durchführbare *kausale* Behandlung, neben die Beseitigung der endogenen oder exogenen *„wirklichen" Ursachen*, die Abschwächung oder Ausschaltung von *Gelegenheitsursachen*, welche nur die latente Überempfindlichkeit zur Manifestation bringen, und läßt hier sehr mit Recht die Behandlung mittels Ruhe und Reizausschaltung (unmittelbare Methode) und die in Hemmungswirkung oder Reizanpassung bestehende Reizbehandlung (mittelbare Methode) diätetischer, pharmakologischer und psychologischer Art, deren besondere Bedeutung er für die Therapie „neurasthenischer Überempfindlichkeit" eindringlich hervorhebt, voll zu Recht bestehen. Alle diese Maßnahmen gelten, wie GOLDSCHEIDER ausdrücklich betont, keinesfalls nur für die Behandlung manifester, krankhafter Reaktionen auf Grund von Überempfindlichkeit, sondern namentlich auch für die Behandlung der latenten Überempfindlichkeit. Die außerordentlich klaren und besonnenen aus reichster klinischer Erfahrung geschöpften Darlegungen GOLDSCHEIDERS, die naturgemäß überwiegend physiologischen Gedankengängen entspringen, verdienen gerade bei der Behandlung unserer Krankheitsgruppe für den Psychiater ernstester Beachtung und sind geeignet, allerlei psychologistische Einseitigkeiten zugunsten einer universellen biopsychologischen Orientierung zu korrigieren. Allerdings darf hier nicht vergessen werden, daß wir hinsichtlich vieler für die Behandlung unserer Kranken zweifellos sehr wesentlicher Punkte wissenschaftlich noch durchaus mangelhaft orientiert sind, so etwa in der Diätfrage. Gewissenhafterweise wird man hier im Einzelfalle die allgemeinen Gesichtspunkte und Möglichkeiten scharf im Auge behalten und sich auf ein gewisses systematisches Probieren, besonders durch versuchsweises Ausschalten bestimmter Nahrungsstoffe beschränken müssen. Unbestritten sicher ist nur, daß hier jeder Schematismus gänzlich verfehlt sein muß. Der allergische Fragekomplex sei hier, als völlig therapeutisch problematisch, nur erwähnt.

Auch wenn eine eigentliche Konstitutionskorrektur nach einer der hier kurz angedeuteten Möglichkeiten nicht in Frage kommt, wird gelegentlich das Einsetzen körperlicher Verordnungen gerechtfertigt sein, um eine allgemeine *Roborierung* anzuregen. Die Zahl der hier von der geschäftigen Industrie auf den Markt geworfenen Präparate ist bekanntlich Legion; zudem besteht heute bei vielen, auch Spezialkollegen eine durch nichts sachlich begründete Neigung zu schematischer Anwendung von Injektionen, die bei dem hier am meisten verwendeten Arsen zweifellos meist ganz überflüssig sind, da das Mittel bei internem Gebrauche dieselben Wirkungen entfaltet. Neben dem Arsen spielen besonders Phosphor und Strychnin eine Rolle. Die außerordentliche Häufigkeit leichter Fälle unserer Krankheitsgruppe bedingt es, daß gerade bei ihnen diese Mittel besonders gerne verordnet werden und zu literarischer Empfehlung kommen. In neuerer Zeit beziehen sich diese Mitteilungen namentlich auf die fertigen Injektionspräparate, von denen etwa Optarson (Strychnin + Solarson) von Lange (1921), Astonin (Phosphor + Arsen + Strychnin) von Voss (1923), Tonophosphan (Phosphor) von Blum (1923) für unsere Zwecke besonders in Vorschlag gebracht wurde. Juvenal (Natrium nucleinicum + Lecithin + Calcium glycerophosphoricum + Coffeinum syntheticum in Tabletten) fand in Oppenheim (1926) einen warmen Fürsprecher, Ringler berichtete günstige Erfahrungen mit dem Hefeeiweiß Neuracen (1923), Weichsel (1924) gleiches mit Plasmon (Milcheiweiß), besonders bei Unterernährung, und Pharmozon (Calcium-magnesiumsuperoxyd + Kohlenhydrate + Eiweiß), zu allgemeiner Anregung, und namentlich mit einem neuen anscheinend wesentlichen Präparate, dem auf Anregungen von Abderhalden zurückgehenden Promonta (Nervensubstanz + Vitamin + Calcium + Eisen + Hämoglobin + Milcheiweiß in Pulver), über das neben vielen andern Autoren auch Röll (1921), Kafka (1923) und Gérard (1924) sehr Günstiges berichten. Es wurde auch von vielen meiner Patienten gelobt. Ebenso günstig lauten in Übereinstimmung mit meinen Erfahrungen die Berichte zahlreicher Kliniker über das von Embden dem normalen Muskelstoffwechsel analog rein dargestellte Phosphorpräparat Recresal (von Bergmann, v. Mettenheim, v. Noorden, Schittenhelm, Schmitz u. v. a.), das anscheinend wirklich eine Bereicherung unseres Arzneischatzes darstellt.

Alle diese und die unzähligen analogen Verordnungen haben in allgemeiner Asthenie eine gewisse, in allen mit deutlichen Zeichen der Erschöpfung verlaufenden abnormen nervösen Reaktionen eine klare Indikationsstellung.

Im Gegensatz zu den Maßnahmen einer roborierenden Therapie, bei welcher der kritische Arzt nur allzu leicht das peinliche Gefühl einer Verordnung von „Mittelchen“, im Sinne von Kurt Schneider, nicht los wird, stellt die nun zu besprechende *dritte prinzipielle Möglichkeit* einer Konstitutionsregulierung durch *Übung* im weitesten Sinne nicht nur das ideale Vorgehen überhaupt, sondern auch ein Arbeitsgebiet dar, wo wir uns in engster Fühlung mit grundlegenden und gesicherten physiologischen und allgemein klinischen Daten befinden. So ist es z. B. auch Brugsch bei seinen Studien über körperliche Konstitutionstypen nicht entgangen, daß die von ihm als Einteilungsmerkmal benutzte Relation von Körperlänge und Brustumfang in weitestem Maße durch Körperübung beeinflußbar ist. *Für alle Versuche in dieser Richtung gilt als oberstes Gesetz ein absolutes Individualisieren, mindestens nach verschiedenen Typen,* wenn irgend durchführbar nach Einzelfällen. Hier sind moderne sporthygienische Bestrebungen von großer Bedeutung, wie sie etwa in der zusammenfassenden Darstellung von R. W. SCHULTE (1925) über „Eignungs- und Leistungsprüfung im Sport" vorliegen. Nicht nur die allgemeine Ertüchtigung, namentlich mit Unterstützung durch und Vermittlung von Lusterlebnissen (VAN BREMEN 1923) kann hier erreicht werden, sondern ein ganz veränderter Ablauf und Einbau des Leistungserlebnisses. So konnte HELMUT RICHTER (1925) in sorgfältigen Versuchen zur Feststellung der geistigen und körperlichen Ermüdung durch sportliche Anstrengungen in verschiedenen Trainingsabschnitten nachweisen, daß bei Anfängern in der Leibesübung die körperliche Betätigung ein Absinken der geistigen Leistungsfähigkeit erzeugt, daß Übende mittlerer Durchbildung keinen Einfluß mitteldosierter Leibesübungen auf die psychische Leistung erkennen lassen, fertig Durchtrainierte im Gegenteil sogar mit einer ausgesprochenen Erfrischung und Leistungssteigerung auf geistigem Gebiete reagieren. Es ist daher durchaus zu wünschen, daß derartige Bestrebungen in richtigem Ausmaße schon recht zeitig einsetzen, wie es durch die modernen Bestrebungen der Kinderleibesübungen (GOTTSTEIN 1926) geschieht. Der Psychiater wird der Gefahr entgehen, aus unkritischer hygienischer Begeisterung heraus der augenblicklich beinahe seuchenhaften Sportverblödung und Körperkulturvertrottelung gewisser namentlich jugendlicher Kreise Vorschub zu leisten. Derartige Auswüchse dürfen den Blick dafür nicht verschließen, daß gerade Deutschland, dem durch die Auflösung seines Heeres eines der wertvollsten Instrumente zur gesundheitlichen Volkserziehung zerbrochen wurde, besonderen Anlaß hat, alle hier in Frage stehenden Bestrebungen in vernünftigen Grenzen zu unterstützen.

Von eigentlich ärztlichen Anwendungen steht traditionellerweise die *Hydrotherapie* in diesem Zusammenhange an erster Stelle, ist sie doch bei sachgemäßer Anwendung ein souveränes Mittel zur übenden, abhärtenden und erziehenden Beeinflussung des Organismus, besonders hinsichtlich seiner vasomotorischen Funktionen. Auch hier wird viel zu viel schematisiert und zu wenig physiologisch gedacht. Man begegnet z. B. immer wieder der ganz verfehlten Verordnung kurz dauernder Abendbäder bei Psychopathen zur Erleichterung des Einschlafens. Die zur Bahnung des Einschlafens erforderliche vasomotorische Umstellung kann in geeigneten Fällen nur durch Vollbäder, Ganz- oder Dreiviertelpackungen von mindestens einer Stunde Dauer erreicht werden; die Temperatur des Bades soll indifferent angenehm sein, also etwa 35° C betragen, die Packungen sollen nicht schematisch kalt angelegt werden, sondern können bei fröstelnden Asthenischen mit demselben Nutzen reichlich körperwarm verabfolgt werden. Den gleichen schlaffördernden Einfluß hat ein möglichst heißes Fußbad von 30 Minuten. Irgendein Fichtennadel- oder ähnliches kosmetisches Bad von 10 bis 15 Minuten Dauer, womöglich mit folgender kühler Abwaschung verhindert selbst bei gut schlafenden Kranken oft den Eintritt der Nachtruhe, ebenso die abends völlig zweckwidrigen wechselwarmen Anwendungen. Sinngemäß sind dagegen kühl oder indifferent angelegte Teilpackungen, etwa im Sinn der Winternitzstrümpfe oder der Wadenwickel, mit denen der Kranke sich schlafenlegen und geeigneten Falles die Nacht durchschlafen kann; sie belästigen den Schlafenden nicht, während die fälschlicherweise oft zu demselben Zwecke verordneten, an und für sich ebenso zweckmäßigen Brust- und Leibwickel soviel Unbequemlichkeiten verursachen, daß einigermaßen empfindliche Kranke dadurch in der Schlaffähigkeit stark beeinträchtigt werden. Diese banalen Hinweise sind hier zu entschuldigen und zu rechtfertigen, weil dauernd, auch von sonst sehr erfahrenen und tüchtigen Fachgenossen Verstöße entstehen, indem etwa in irgendeinem Falle von Schlafmangel leichterer Art aus unserem Formenkreise nur der allgemeine Rat erteilt wird, es einmal abends mit einem Bade oder einem Umschlage zu versuchen, womit dem Kranken nicht gedient und beim Arzte eine unsachliche Unterschätzung der hier liegenden therapeutischen Möglichkeiten gesetzt wird.

Ein besonders wertvolles Instrument in der Hand des sorgfältigen Arztes ist die von E. Weber empfohlene systematische wechselwarme Behandlung. Hier läßt sich der Effekt nach dem Ausmaße des Temperaturunterschiedes und der Ausdehnung der benutzten Körperoberfläche vollkommen genau dosieren. Die Behandlung beginnt mit wechselwarmen (nach Celsius: 12°, 5 Sekunden; 38° bis zu intensiven subjektiven Wärmegefühl; wieder 12° 5 Sekunden, nochmalige Durchwärmung mit 38°, kurze Abfrischung mit 12° und Frottieren) Anwendungen, bei vasomotorisch empfindlichen Patienten erst nur eine Hand. Tritt nach einem solchen Versuche noch irgendeine lästige, allgemeine vasomotorische Reaktion auf, so müssen die beiden Temperaturen einander genähert werden, bis die Anwendung ohne irgendeine Allgemeinreaktion abläuft, wird die erste Probeanwendung ohne jede Allgemeinreaktion vertragen, so wird vorsichtig das Anwendungsgebiet am Körper vergrößert, bis bei glatter Durchführung der Kranke endlich wechselwarme Ganzanwendung, etwa im Sinne der schottischen Dusche, reaktionslos verträgt. Stellen sich bei der Heranziehung größerer Körperoberflächen störende Allgemeinreaktionen ein (Schwindel, Kopfschmerz, Herzklopfen, Übelkeit, Frösteln usw.), so wird entweder das Hautgebiet wieder eingeengt oder eine Zeitlang mit einer geringeren Temperaturdifferenz gearbeitet. Gewissenhaftes und sachgemäßes Vorgehen dieser Art führt zu einer außerordentlich deutlichen Übungsverbesserung der vasomotorischen Leistung, so daß allerlei vasomotorische Empfindlichkeiten gegenüber physikalischen Reizen, ja häufig auch gegenüber chemischen Einwirkungen verschwinden. „Intoleranzen" leichter Art gegen Alkohol, Nicotin, Kaffee oder andere Gefäßgenußmittel können in geeigneten Fällen auf diese Weise abtrainiert werden (eigene Beobachtungen). Für die Kranken unserer Gruppe kann durch ein solches Vorgehen eine gewisse, oft sehr störende „Unterwertigkeit peripherer Neurone", wie Sänger vor Jahren sagte, erfolgreich angefaßt werden. Gerade bei den Kranken unserer Gruppe sind die komplizierten Zusammenhänge zwischen bewußten, möglichst lustgetönten Organempfindungen namentlich der Haut und allgemeinen Leistungen, auf die Rancken (1925) neuerdings hinwies, ein Übungsfaktor höherer Ordnung, der außer den meist flüchtigen Zirkulations- und Organfunktionsschwankungen bei physikalischen Eingriffen in unserem Zusammenhang von Wert ist. Einer mehr physiologischen Betrachtung eröffnet sich mit sachgemäßer Hydrotherapie auch die Möglichkeit einer Beeinflussung des vegetativen Nervensystems (Stahl 1924), die für die Behandlung der abnormen nervösen Reaktionen und der Psychopathien oft sehr förderlich sein dürfte. Dringend zu warnen ist nur vor jedem Zuviel und vor jedem ungerechtfertigt radikalen Verordnen differenter, besonders sehr kalter Anwendungen (Fürstenberg 1909), sowie, mit einziger Ausnahme der Einschlaferleichterung, vor der Verabreichung warmer oder indifferenter Wasserbehandlungen ohne abschließende, kurze kühle Abfrischung. Die in der Bäderbehandlung von jeher mit Recht eine so große Rolle spielende „Reaktion" muß unbedingt angestrebt werden, weil andernfalls Verweichlichung, Erschlaffung, Frösteln und Mißempfinden unerwünschte, aber unvermeidliche Folge sind. Gerade derartige hydrotherapeutische Kunstfehler verstoßen absolut gegen das Grundprinzip einer Leistungs- und Resistenzsteigerung, gegen das innere Prinzip der Übung im physiologischen Sinne. Spezieller Daten wegen muß selbstverständlich auf die entsprechenden Sonderdarstellungen verwiesen werden.

Auch *Luft-*, *Licht-* und *Klimatherapie* kann mit Erfolg einem biologischen Übungsverfahren dienstbar gemacht werden. Die von verschiedenen Seiten über Klimawirkung aufgestellten Regeln dürften hier nur sehr annähernd zu Recht bestehen. So meint der sehr erfahrene DETERMANN (b), man solle „reizbare" Nervöse nicht über 1000 m, „Schlaffe" über 1000 m Höhe verschicken. EULEN-BURG empfiehlt für „jugendliche Beschäftigungsneurastheniker" 1300 bis 1800, für Kranke mit Neigung zu Angst und Herzbeschwerden und schwereren allgemein psychopathischen Erscheinungen 1000 bis 1300 m Höhe, während NOLDA auf Grund seiner Beobachtungen angibt, daß 90% aller „Nervösen" über 1300 m besser schlafen. In Übereinstimmung mit HELLPACH (1925), GEIGEL (1924), BERLINER (1925) und anderen dürfen wir ganz allgemein in einem Klimawechsel ein reaktionsauslösendes Moment ähnlich der Frühlingswirkung des Jahres (EHR-STRÖM) sehen, das um so intensiver wirkt, je größer, wie bei allen physiologischen Reizen, die Differenz ist. Doch wird dies klare Prinzip durch die Unzahl bei jedem Klimawechsel durcheinander und ineinander wirkender Faktoren so überlagert, daß eine exakte Entscheidung außerordentlich schwer ist. Es ist daher leicht verständlich, daß sogar über einen relativ so einheitlich umschriebenen Wirkungskomplex wie das Seeklima (IDE, FRANCKEN, FINKH, 1922) noch keinerlei Einigkeit besteht. Der letztgenannte Autor meint, das Seeklima sei nur für Ausnahmefälle auf unserem Gebiete für „kontrast- und reizhungrige Nervöse" empfehlenswert. Sicher ist hier ein prinzipieller Unterschied, ob das Klima in kürzerem Aufenthalte, sozusagen als Einzelreiz verabfolgt, oder ob ein ausgedehnter Aufenthalt in anderm Klima vorgenommen und dem Organismus Muße zu einer vielleicht etwas erschwerten Anpassung gegeben wird. Die ausgezeichneten Resultate in Kinderheilstätten im Hochgebirge und an der See, gerade auch bei psychopathischen Kindern und Kindern mit abnormen nervösen Reaktionen legen diese Auffassung nahe.

In jüngster Zeit hat sich HANS CURSCHMANN ausführlicher über Ostseekuren bei Neurosen geäußert. Er empfiehlt sie bei hysterischen Dauerveränderungen ohne äußerlich alarmierende Erscheinungen, wo besonders von der körperlichen Allgemeinkräftigung Gutes erwartet werden darf. Sehr erregbare und sehr schlaffe Asthenische eignen sich nach seinen Beobachtungen nicht für Ostseekuren, die dagegen bei allen der Erschöpfung und dem gesteigerten Aufbrauch nahestehenden Zuständen Vorzügliches leisten. Im Gegensatz zu BERLINER schreibt CURSCH-MANN dem Ostseeklima eine erotisch abdämpfende Einwirkung zu; hier wird der Psychiater geneigt sein, individuelle Gesichtspunkte weitesten Sinnes für wichtiger zu halten. Sehr günstig waren CURSCHMANNS Erfahrungen mit Ostseekuren bei „vagotonen" und spasmophilen Zuständen, mit Ausnahme des Asthma bronchiale, sowie bei Kinderschlafstörungen, für die da im allgemeinen das gleiche gelten dürfte, wie für die Reaktion der Sexualität. Ausgesprochen endokrine Störungen sind nach CURSCHMANN nicht für Ostseekuren geeignet.

Ein außerordentlich wertvolles Hilfsmittel für die übende Ertüchtigung konstitutioneller Schwächlinge, auch unseres Gebietes, stellen regelmäßige *Luftbäder*, leichtgymnastische Übungen möglichst in ganz unbekleidetem Zustande und im Freien, nicht in der prallen Sommersonne, dar, deren systematische Anwendung mit entsprechend verkürzter Zeit auch in den Winter hinein ein ausgezeichnetes und schonendes Abhärtungsmittel darstellt, das von allen verständigen Patienten gerne regelmäßig aufgenommen wird, wenn sie erst einmal unter ärztlicher Anleitung erlebt haben, daß der nackte Mensch weniger friert als der bekleidete; hier ist die Luftbewegung für die Wirksamkeit entscheidend (LÖWENFELD, GRABLEY). Dagegen stellt direkte Sonnenbestrahlung, das „Sonnenbad", eine außerordentlich eingreifende Maßnahme dar, die nervöse Menschen nur unter Ausschluß des Kopfes und in geringerer Dosis schadlos ertragen, während sie auf Unmäßigkeit in dieser Beziehung mit sehr erheblichen Erhöhungen der Körpertemperatur und unangenehmsten Allgemeinerscheinungen, besonders vasomotorischer Art reagieren (Lissmann 1925); das gleiche gilt für die jetzt so überaus moderne Anwendung künstlichen, chemisch wirksamen Lichtes (Höhensonne usw.).

Elektrische Anwendungen irgendwelcher Art dürften für unsere heutigen Anschauungen bei den in Frage stehenden Krankheitszuständen nur als larvierte Psychotherapie in Betracht kommen, woran auch nicht ändert, daß Müller-Ragaz (1922) wundersame Heilungen aus dem magnetischen Wechselfelde mitteilt.

Der außerordentliche Wert allgemein ertüchtigender und disziplinierender, sportlicher und gymnastischer Anwendungen (August Schmidt, 1921 Lagrange 1922, Giese-Hagemann, Giese 1924, Thiele 1920, Lorentz 1923) ist schon einleitend gebührend hervorgehoben und hat namentlich hinsichtlich des Wintersportes (Keller 1901, Marcuse 1924, Hirschfeld 1925) für die Kranken unserer Gruppe besondere Empfehlung gefunden. Zweifellos viel zu wenig Berücksichtigung und Verständnis hat bisher die *Atemgymnastik* erfahren, die eine außerordentlich erwünschte Möglichkeit übender Konstitutionsverbesserung ohne komplizierte Umstände bedeutet, wie besonders die grundlegende Atmungspathologie und Therapie von L. Hofbauer dartut. Daß von all diesen Anwendungen bei richtiger Festlegung des Heilplanes durchaus fließende Grenzen zur Beschäftigungs- und Arbeitstherapie im eigentlichen Sinne hinüberführen, ist eine Selbstverständlichkeit, die nur darum der Hervorhebung bedarf, weil die oft entscheidende Bedeutung zweckmäßiger und systematischer Organisation der Heilarbeit noch viel zu oft verkannt wird. Der überwältigende Erfolg in dieser Hinsicht richtig organisierter Heilstätten für Nervöse, von Lahmanns Sanatorium, dessen Heilplan durchaus vom Grundprinzip der Übung und Ertüchtigung getragen wird, und dem analog orientierten Battle-Creek-Sanatorium bei New York bis zu in dieser Hinsicht konsequent durchgearbeiteten Volksnervenheilstätten, wie etwa dem vorbildlichen Provinzial-Sanatorium für Nervenkranke „Rasemühle" bei Göttingen, das auf Anregung des praktisch so sehr erfahrenen A. Cramer von Quaet-Fasslem unter besonderer Berücksichtigung turnerischer und gymnastischer übender Ertüchtigung geleitet wird, und zu den ärztlich oft nicht genügend ernst genommenen, psychopathische Menschen oft aus unsachlichen Gründen besonders anziehenden und begeisternden Bestrebungen der Laienvereinigungen für „Naturheilverfahren", „Naturgemäße Lebensweise", usw., reicht hier ein außerordentlich weites Feld wesentlicher, bis heute fast nur im Bereich der eigentlichen Leibesübungen genügend gewürdigter Leistungen und Aufgaben, deren weiterem Ausbau allerdings die heutigen wirtschaftlichen Schwierigkeiten unseres Vaterlandes nicht nur erschwerend, sondern direkt aufhebend im Wege stehen.

Als passives Unterstützungsmittel der hier möglichen aktiven Heilarbeit der Kranken sei hier noch kurz die *Massage* erwähnt, deren Anwendung bei den Kranken unserer Gruppe, von Komplikationen und Sonderfällen abgesehen, nur im Einklang mit dem allgemeinen Übungsprinzip sachgemäß und sinnvoll ist. Die nahe Verwandtschaft des psychopathischen oder neuropathischen Konstitutionstypus mit anderen konstitutionellen Anomalien wird bei sorgfältiger Untersuchung, gerade bei unseren Kranken außerordentlich häufig „rheumatische" Komplikationen aufdecken, namentlich in Form der *Valleix-Müller-Edinger-Goldscheiderschen Druck- und Nervenpunkte*, deren sachgemäße Massagebehandlung, besonders auch im Sinne der Corneliusschen Punktmassage und der antimyalgischen Therapie nach Peritz, außerordentlich wertvolle Dienste leisten, den Weg für erfolgreiches Üben frei machen und den Mißbrauch antineuralgischer, im Dauergebrauch meist nicht unbedenklicher Mittel vermeiden oder abbrechen lassen kann (PERITZ 1906, GOLDSCHEIDER (b), TELLGMANN 1923, MANDLER, ROBERT BAUER, BLUMENFELD und SCHALL, BIELING 1924, KOCHS 1925). Es scheint um so wesentlicher, dies hier hervorzuheben, da mancherlei berechtigter Widerspruch gegen theoretische Verallgemeinerungen auf diesem Gebiete, namentlich gegen solche des technisch-therapeutisch so sehr verdienstvollen CORNELIUS, zu einer durchaus unsachlichen und für das therapeutische Handeln schädliche Ablehnung geführt hat. Es sei besonders auf die eingehende und in kritischen Grenzen anerkennende Stellungnahme von OPPENHEIM und GOLDSCHEIDER und seinen Mitarbeitern hingewiesen. Im Sinne unserer hier vorliegenden Darstellung würde diese Behandlung unter die Beseitigung von Störungsfaktoren, in die „Störungshygiene" einzuordnen sein, doch schien es zweckmäßiger, ihrer an dieser Stelle Erwähnung zu tun.

Reaktionsausgleich.

Mehr indirekt mit dem eigentlichen Problem der Konstitution verbunden und begreiflicherweise vor allen Dingen für die Therapie abnormer nervöser Reaktionen von Belang erscheinen alle die Maßnahmen, die in unserer Übersicht neben der Konstitutionsbeeinflussung durch Korrigieren, Roborieren und Üben als *reaktionsausgleichende* in weitestem Sinne aufzufassen sind. Wenn es auch durchaus selbstverständlich ist, daß den sämtlichen bisher im Prinzip kurz angedeuteten Maßnahmen auch die Wirkung eines Reaktionsausgleiches innewohnt, so stellt dies doch bei den eigentlich auf irgendeine Konstitution abgestellten Heilverfahren gewissermaßen nur einen indirekten und sekundären Erfolg dar, während die im folgenden gemeinten therapeutischen Anwendungen prinzipiell der Reaktion als solcher gelten. Sie involvieren eine weit mehr exogen-symptomatische Auffassung des vorliegenden Krankheitsgeschehens und sind daher schon seit langer Zeit festgelegt, als eine mehr exogen-symptomatische Auffassung der hier in Frage stehenden Erkrankungen ganz allgemein herrschend war. Besonders die starke Bewertung „erschöpfender" Einflüsse im weitesten Sinne in der Ätiologie der abnormen nervösen Reaktionen war für diese Ära charakteristisch und hat bei allen Vertretern eines mehr biologischen oder pädagogischen Erfassens unseres Gebietes stets lebhaften Widerspruch erfahren, wie er etwa in neuester Zeit von BLEULER und BJERRE (1924) am nachdrücklichsten erhoben wurde.

Es sind vor allen Dingen *abstellende* und *erholungsfördernde* Maßnahmen weitesten Sinnes, die hier in Frage kommen. Als systematisch abgegrenzte Therapie steht hier noch immer die Ruhekur nach WEIR-MITCHELL (WEISENBURG 1925) im Vordergrund, als deren Hauptfaktoren Milieuwechsel, Ruhe, Überernährung (Mastkur), Massage und milde physikalische Anwendungen anzusehen sind. Ausgezeichnete Belege für die gute Wirksamkeit der *Weir-Mitchell-Kur* finden sich besonders in der immer noch so überaus lehrreichen monographischen Darstellung der Neurasthenie von BINSWANGER, der für ihre Zeit (1896) durchaus klassischen Behandlung dieser Fragen. Hier kommt, wie das bei der durchaus menschlich lebendigen Erfassung der Kranken und der unvergleichlichen praktischen Erfahrung BINSWANGERS nicht anders möglich ist, neben den im ganzen leitenden physiologischen Gesichtspunkten auch das psychologische Moment voll zu seinem Rechte, wenn auch manche Einzelbeobachtung bei kritisch-historischer Betrachtung nach 30 Jahren andere Einordnungen erfordern mag. Es sei hier auch daran erinnert, daß ein so ausgesprochen pädagogisch eingestellter Autor wie DUBOIS seine Psychotherapie prinzipiell mit einer Weir-Mitchell-Kur verband. Die Kur wird so begonnen, daß zuerst alle zwei bis drei Stunden 90 bis 120 ccm Milch gereicht werden. Nach 3 bis 4 Tagen ist das tägliche Milchquantum auf $1^1/_2$ bis 2 bis 3 l innerhalb 24 Stunden zu steigern. Um der individuellen Geschmacksrichtung der

Kranken entgegenzukommen, wird ihnen die Auswahl zwischen frisch gemolkener und abgerahmter, frischer warmer und kalter Milch gestattet; auch Zusätze von Tee oder Kaffee, Salz oder Zucker, Natron, Nährpräparaten, Reis- oder Gerstenschleim sind erlaubt. Nach 14 Tagen Milchdiät, welche die Aufnahme großer Nahrungsmengen gestattet und meist regulierend auf die Verdauungstätigkeit einwirkt, kann zu gemischter Kost übergegangen werden. Wo besonderer Widerwille gegen Milch besteht, kann eine entsprechende Suppen-, Fett- oder ähnliche indifferente Überernährung in den ersten 14 Tagen gereicht werden, wenn der Kranke nur von Anfang an gewöhnt wird, „alle 2 bis 3 Stunden unweigerlich eine neue Mahlzeit zu sich zu nehmen" (Binswanger). Bei Kranken, denen die rein mechanische Aufnahme so erheblicher Flüssigkeitsmengen Schwierigkeiten macht, kann auch von Anfang an feste Nahrung konzentrierter Form ersetzend eingelegt werden, als schematisches Beispiel diene der Speiseplan nach Binswanger.

1. Erste Mahlzeit 7 Uhr morgens: 250 g Milch oder Kakao, Haferkakao (halb Milch, halb Wasser) oder Weizenschrotsuppe, 2 bis 3 Keks oder Zwieback.

2. Zweite Mahlzeit 9 Uhr vormittags: Tasse Bouillon 20 g Fleisch, 30 g Grahambrot oder Toast, 10 g Butter.

3. Dritte Mahlzeit 11 Uhr: 125 bis 175 g Milch mit Eßlöffel Malz oder einem Eigelb mit Zucker gequirlt.

4. Vierte Mahlzeit 1 Uhr mittags: 80 bis 100 g Suppe (Hafer, Gerste, Reis, Grünkern usw.), 50 g Braten, 10 g Kartoffeln, 7 bis 10 g Gemüse, 20 g süße Reisspeise, 50 g Kompott.

5. Fünfte Mahlzeit 4 Uhr nachmittags: 125 ccm Tee, Milch, Kakao mit Malz, 2 Keks.

6. Sechste Mahlzeit 6 Uhr abends: 20 g Fleisch, 10 g Grahambrot oder Toast, 5 g Butter.

7. Siebente Mahlzeit 8 Uhr: 125 ccm Suppe mit 10 g Butter und ein Eigelb.

8. Achte Mahlzeit zwischen $9^1/_2$ und 10 Uhr: 125 ccm Milch mit Malz.

Die Speisemengen werden nach und nach gesteigert, so daß nach 14 Tagen die Menge der Milch, bzw. der Suppe usw. auf das Doppelte, die Fleisch-, Brot- und Butterration auf das Dreifache ansteigt. Nach den moderneren Erfahrungen über die Rolle der Vitamine wird man Sorge tragen, diesen sehr zweckmäßigen Grundplan der Ernährung durch reichliche Zulagen von Frischobst, schonend bereiteten Gemüsen und tierischen Rohfetten erheblich zu ergänzen. Weir-Mitchell selbst führte seine Kuren bei völliger Isolierung der Kranken, womöglich in einem abgedunkelten Isolierzimmer durch. Wir dürfen Umber (1909) durchaus recht geben, wenn er meint, „eine derartige Mästung in womöglich noch abgedunkelten Zimmern bei völliger Vermeidung aller Muskelbewegung ist nicht allein unästhetisch, sondern auch unrationell". Wie Bornstein, Strauss, Boas, Albu und viele andere hervorgehoben haben, darf selbstverständlich bei all diesen Maßnahmen kein starres Schema walten und vor allen Dingen die Eiweißzufuhr nicht überschätzt werden, da es je nach der Konstitution des Kranken oft sehr viel besser gelingt, eine Fettmast oder Kohlenhydratmast durchzuführen. Auch die Volumfrage der Ernährung erheischt durchaus individuelle Berücksichtigung, da viele motorisch insuffiziente Astheniker durchaus auf konzentrierte Nahrung kleinen Volums angewiesen sind. Wesentlich ist, daß die ersten Weir-Mitchell-Tage calorisch durchaus eine Unterernährung darstellen (Bornstein), worin sicher in vielen Fällen ein Antrieb für weiteren günstigen Verlauf gegeben ist. Schon Binswanger selbst, der mit Burkhart und Jolly um die Einführung der Weir-Mitchell-Kuren besondere Verdienste hat, erkannte völlig klar, daß die Weir-Mitchell-Kur nicht schematisch angewendet werden darf, und stellte ihr folgende Indikation:

„1. Nervöse abgemagerte Kranke, welche entweder konstitutionell für Neurosen veranlagt oder ohne neuropathische Disposition durch mannigfache schädigende Einflüsse in ihrer Gesamternährung und nervösen Leistungsfähigkeit heruntergekommen sind, bilden den Stamm der Patienten.

2. Auch diejenigen Fälle erscheinen geeignet, welche bei guter Ernährung und guter Blutfüllung an funktioneller Herzschwäche und ausgebreiteten vasomotorischen Störungen leiden (Angioneurotische Form der Neurasthenie).

3. Aber auch jene Fälle sind für eine solche, freilich dann modifizierte, Heilmethode geeignet, welche zwar blutarm und nervenschwach sind, aber zugleich eine ungesunde Fettbildung darbieten. Hier werden mit einer Entfettungskur die übrigen Heilfaktoren vereinigt.

4. Je voll entwickelter und ausgeprägter die psychopathischen Krankheitserscheinungen vorhanden sind, desto ungenügender sind die Erfolge. Es gelingt wohl die Gesamternährung zu heben, doch hält die Heilung des psychischen Zustandes nicht gleichen Schritt damit."

Die außerordentlichen Fortschritte der speziellen Konstitutions- und Stoffwechsel-Pathologie und Therapie in den letzten Jahrzehnten werden es in der Mehrzahl der Fälle unumgänglich machen, auch die Frage sinngemäßer diätetischer Anstellung und Erholung mit einem erfahrenen Internisten gemeinsam zu beraten. Die Verwertung des alten WEIR-MITCHELLschen Verfahrens, des Vegetarianismus (ALBU 1912), sowie die rationelle Entscheidung, ob und welche Normaldiät, Mast- oder Entfettungskur, fleischarme oder fleischfreie oder Milch-Diät, Obst- oder Weintraubenkur, Obstipationsdiät, alkalische Diät (HIRSCH-STEIN), Säurediät, reizlos kochsalzarme Diät usw. angewendet werden soll, ist nur sachgemäß in den Heilplan einzubauen, wenn große internistische Erfahrung uns beratend zur Seite steht. Sinngemäß eingeordnet können alle diese Verfahren außerordentlich wertvolle Dienste zur Abstellungs- und Reaktionsangleichung leisten, in geeigneten Fällen sogar Durstkuren im Sinne von SCHROTH oder Hungerkuren, die allerdings in der Mehrzahl der Fälle unserer Krankheitsgruppe als Verordnung von Laien, kritiklosen Ärzten oder als Selbstversuch der Patienten schweren, oft jahrelang dauernden Nachteil stiften, ähnlich wie die heute so vielfach verbreiteten, unsachgemäßen Entfettungskuren, denen aus naheliegenden Gründen gerade unsere Kranken besonders oft und schwer zum Opfer fallen.

Man wird modernerweise im Sinne der ersten von BINSWANGER gekennzeichneten Krankheitsgruppe die Verordnung einer Mast- und Ruhekur davon abhängig machen, daß entweder im Krankheitsbilde selbst ausgesprochene Zeichen von Erschöpfung (schwer gesteigerte körperliche Ermüdbarkeit, Hypotonie des Kreislaufapparates, Steigerung der direkten mechanischen Muskelerregbarkeit, schlechter Allgemeinzustand und experimentellpsychologisch typische Zeichen reiner Erschöpfung) bestehen, oder körperliche vorausgehende Schädigungen (Infektionen, Vergiftungen, Stoffwechselstörungen, Blutverluste, Überleistung echter Art usw.) in der Vorgeschichte sicher nachweislich sind, oder daß endlich ein auffallender Unterschied im Gesamtzustand der Kranken gegenüber früher (Gewichtsverlust! Leistungsfähigkeit!) besteht, ohne daß auch sehr eingehende psychiatrische und psychologische Durchforschung dafür einen Grund entdecken läßt. In diesem letzten Falle bedeutet das Einsetzen einer Ruhe- und Mastkur in gewissem Sinne eine Frage an den Organismus, die im Falle des Erfolges mit erheblicher Wahrscheinlichkeit dahin beantwortet ist, daß schädigende Einflüsse körperlicher Art bei der Entstehung des Zustandes im Spiele waren, die sich unserer Kenntnis entzogen. Die Indikation ist in diesen Fällen nur relativ und erst nach Erledigung anderer therapeutischer Versuche erlaubt, während sie in den ersten beiden Krankheitsgruppen als absolut und klar zu bezeichnen ist, ganz besonders bei den Zuständen, die BONHÖFFER als emotionell-hyperästhetische Schwächezustände erkennen gelehrt hat.

Nur in Ausnahmefällen wird eine solche Behandlung in der Häuslichkeit des Kranken durchführbar sein, es wird sich meistens nicht umgehen lassen, die Auf-

nahme in ein *Krankenhaus* oder eine *Nervenheilstätte* zu empfehlen, deren Krankenbehandlung zu einem erheblichen Teile in der Vermittlung entsprechender Erholung und Ruhe besteht, wenn auch Beschäftigungs- und Übungsbehandlungen
dort in ihrem Werte erkannt und nach Möglichkeit durchgeführt werden. Besonders die im Anschluß an die grundlegenden Erfahrungen von Laehr in *Haus
Schönow* in entsprechend organisierten Nervenheilstätten gesammelten Erfahrungen sind hier von Interesse. Götze (1907) und neuerdings Beyer (b) (1926) haben
die Geschichte der Neurosenheilstätten in Deutschland ausführlich dargetan,
Röper, Hallervorden, Römer haben über allgemeine ermutigende Resultate
mit einzelnen Daten statistischer Art berichtet, Beyer (a) (1925) besonders über eine
entsprechende Fürsorge bei erholungsbedürftigen Frauen, ähnlich wie dies
Schönhals 1906 bearbeitete. Beyer (b) (1926), Chefarzt der Nervenheilstätte
Roderbirken, hat in diesem Zusammenhang drei sehr berechtigte Wünsche aufgestellt: er verlangt eine Vermehrung wirklich sachverständig geleiteter Nerven-
abteilungen an Krankenhäusern, Gründung von öffentlichen und Volksnervenheilstätten und weiteren umfassenden Ausbau der offenen Fürsorge für Nervenkranke, besonders auch im Sinne von Fürsorgestellen, durch die neben andern
Aufgaben namentlich auch die Ruhe- und Erholungskurbedürftigen rechtzeitig
andern Anstalten zuzuführen wären.

So wichtig alle diese Maßnahmen bei richtiger Indikationsstellung sind, wie
namentlich auch die neueren Berichte über Psychopathenfürsorge lehren (Kolb-
Falthauser 1925, M. Breuer 1925, M. Fischer 1925, Raecke 1924, Bericht
über die dritte Tagung, Psychopathenfürsorge, Heidelberg 1924), so außerordentlich verantwortungsvoll ist die Verordnung einer wirklich strengen und systematischen Ruhe- und eventuellen Diätbehandlung, besonders aber die Aufnahme in
ein entsprechend geleitetes *Sanatorium* bei den Kranken unserer Gruppe, verlegt
doch eine solche Therapie den Schwerpunkt der Heilarbeit vollkommen ins
Körperliche und befreit den Kranken weitgehend von irgendeiner Mitarbeit. Jede
aktive und individuelle Beeinflussung unserer Kranken, jeder Versuch, sie in weitestem Sinne psychotherapeutisch zur Gesundung zu führen, fordert nun von ärztlichem und sonstigem Personal der Heilanstalten und Sanatorien zeitlich und persönlich so viel, daß nur die wenigen Anstalten in der Lage sind, diese außerordentlich wichtigen und aussichtsreichen Aufgaben zu erfüllen, die sehr reichlich mit gut
geschultem und gewissenhaftem ärztlichen und pflegenden Personal versehen
sind. Es ist daher selbstverständlich, daß die Mehrzahl der Heilstätten und Sanatorien sich auf die mehr oder weniger individuelle Durchführung von Allgemein-
behandlungen beschränken muß, wobei aus Gründen technischer Bequemlichkeit
und der Personalersparnis alle allgemein erholenden Maßnahmen, Liegekuren
im Freien, halbtägige Bettruhen usw., eine überragende Rolle spielen müssen.
Solche Umweltbedingungen sind für die ersten beiden der oben charakterisierten
Gruppen sowie für das Überstehen von Spontanabläufen zu rechtfertigen, sie
bedeuten außerhalb dieser Indikationsstellung die Gefahr mindestens einer Ver-
schleppung, nicht selten einer Erschwerung der Gesundung, kommen sie doch der
Tendenz zum Ausweichen vor der Wirklichkeit, zur Selbstpflege, Unselbständigkeit und Verzärtelung nur allzusehr entgegen. Der Rat zu einer Heilstätten- oder
Sanatoriumsbehandlung muß daher sehr wohl erwogen werden, und es ist zum
mindesten zu fordern, daß Fälle, die nicht restlos den oben umschriebenen ersten
beiden Gruppen angehören, nur solchen Anstalten überwiesen werden, in denen
wirklich sachverständige psychiatrische Behandlung gewährleistet ist. Das gleiche
gilt für die Verordnung von Erholungsreisen oder ähnlichen Vorschlägen.

Es dürfte keinem Zweifel unterliegen, daß man *bei der Behandlung der abnormen nervösen Reaktionen und der Psychopathien nach Möglichkeit versuchen*

wird, ohne irgendwelche eigentlichen Medikamentverordnungen auszukommen, können doch in der überwiegenden Mehrzahl der Fälle die in Frage stehenden Krankheitserscheinungen medikamentös gar nicht erreicht, geschweige denn beeinflußt werden; aber auch wenn einmal besonders eine abnorme nervöse Reaktion für eine arzneiliche Behandlung geeignet erscheint, ist nach Möglichkeit ein physikalisches oder psychisches Heilverfahren vorzuziehen, müssen wir doch bei den Kranken unserer Gruppe nicht nur jederzeit mit ganz überraschenden Reaktionen auf Medikamente, sowohl im Sinne extrem gesteigerter Empfindlichkeit oder ganz abnormer Verläufe, als auch in Form gänzlicher Unempfindlichkeit rechnen, sondern namentlich jederzeit die Gefahr bedenklichster Gewöhnungen und Süchtigkeiten im Auge behalten. Das gilt nicht allein von den eigentlichen Genußrauschmitteln der Gruppen des Morphium, Cocain usw., sondern geht so weit, daß fast jedes für den durchschnittlichen Menschen ganz belanglose und keinerlei Ausnahmezustände vermittelnde Pharmakon von Süchtigkeit belegt werden kann.

Aber selbst bei einer nach diesen Grundsätzen durchgeführten allersparsamsten Verwendung von Medikamenten ist bei dem überaus weiten und von vielfältigsten Krankheitserscheinungen erfüllten Rahmen unserer Krankheitsgruppe jeder Versuch irgendeiner Vollständigkeit nur in geradezu monumentalem Umfange denkbar. Es soll daher hier in bewußter und ausdrücklicher Beschränkung nur auf eine Reihe von prinzipiellen Gesichtspunkten hingewiesen und eine Anzahl neuerer Mittel genannt werden, die sich in den letzten Jahren besonders bewährt haben. Hinsichtlich aller Einzelheiten muß auf die Spezialliteratur verwiesen werden, von der hier vor allen Dingen die Darstellung der medikamentösen Therapie von ROBERT BING in HEINRICH VOGTS Handbuch der Therapie der Nervenkrankheiten[1] und die monographische Behandlung der Schlafmitteltherapie von ALBRECHT RENNER[2] genannt seien. Gerade für unsere Krankheitsgruppe schließen wir uns dem Proteste von ROBERT BING gegen schematisches Tablettenverordnen und seiner warmen Empfehlung eines individuellen Rezeptierens völlig an.

Ein *medikamentöser Reaktionsausgleich* wird bei den abnormen nervösen Reaktionen und Psychopathien namentlich im Sinne einer *Beruhigung* und *Abstellung* in Frage kommen, vor allen Dingen unter Umständen, welche die Anwendung der vielfach dasselbe leistenden physikalischen Verordnung nicht erlauben. Mit Recht haben ASCHAFFENBURG, BING, BUMKE, DORNBLÜTH, HOCHE u. v. a. hier vor gedankenlosem und schematischem Verordnen von Brompräparaten gewarnt, so bemerkenswert auch die Mitteilungen von KRASSNOGORSKY (1925) über die Abstellung bedingter Reflexe durch Bromdarreichung sind. Besonders wenn echte neurasthenische Reaktionen mit deutlichen Erschöpfungszeichen vorliegen oder rein depressive, der Zyklothymie nahestehende Phasen vorhanden sind, wirkt Brom erfahrungsgemäß außerordentlich ungünstig, indem es subjektiv und objektiv Hemmungen, Insuffizienzgefühl, Unsicherheit und allgemeine Dysphorie erhöht. Trotzdem begegnet man immer wieder Patienten auch aus der Spezialpraxis, die bei diesen Zuständen ein Brompräparat erhalten haben, besonders die so viel verordnete „Mixtura nervina". An diesem Präparat ist für die Mehrzahl unserer Fälle schon die Dosierung zu bemängeln, selbst wenn das Zustandsbild an und für sich eine Bromdarreichung rechtfertigt. Es enthält 16 g Brom in 200,0 ccm, also im Eßlöffel etwas mehr als ein Gramm Brom, und wird im allgemeinen zu dreimal täglich einem Eßlöffel verordnet. Wie BINSWANGER, DORNBLÜTH u. a. hervorhoben, genügt bei den meisten Anwendungen

---

[1] Jena: Fischer 1916.   [2] Berlin: Julius Springer 1925.

auf unserem Gebiet eine wesentlich geringere Dosierung von etwa 2 bis 3mal 0,5.
Man wird daher zweckmäßig anders verordnen, also etwa im Sinne der jetzt soviel
erprobten und bewährten Kombinationstherapie:

Cod. phosph.	0,5
Natr. Brom ⎫	
Tcra. val. ⎬	30,0
Syr. Rub. id ⎭	
Pyraz. phenyl-dimethyl.	15,0
Aqua ad.	300,0

M. D. S.: dreimal täglich einen *Teelöffel*. Umschütteln!

Hier haben wir in der Einzeldosis gerade die gewünschte Menge von 0,5.
Nicht selten wird aus äußern technischen Gründen die flüssige Arzneiform unzweckmäßig sein und kann dann durch Darreichung von Bromural (Mono-
bromisovalerianylharnstoff 0,3), in Fällen schwererer Unruhe Adalin (Bromdiäthyl-
acetylharnstoff 0,5) oder durch das leider in den letzten Jahren im Handel nicht
mehr erreichbare Adamon (Dibromdihydrozimtsäureborneolester 0,5), das sich
besonders bei sexuellen Reizzuständen bewährte, ersetzt werden. Eine außerordentlich wesentliche Bereicherung unseres Arzneischatzes stellt das Abasin
(Acetylbromdiätylacetylcarbamid 0,25) dar, bei dem die ermüdende, einschläfernde
und verlangsamende Wirkung in der Mehrzahl der Fälle zugunsten einer rein
beruhigenden und lösenden, namentlich angstentspannenden Wirkung völlig
zurücktritt. Wir dürfen das Abasin als Schutzpräparat für endogene und situa-
tive Affektreaktionen besonders ängstlicher Färbung als ein vielfach ideales Mittel
empfehlen, das namentlich auch die Entwöhnung von schweren Situationsneu-
rosen außerordentlich erleichtert. Bei sehr bromempfindlichen Patienten ist zu
demselben Gebrauch das Luminal in Form der Luminaletten (0,015!) zu rühmen,
oder an das Veramon (Veronal + Pyramidon 0,2) zu denken, das neben seiner
vorzüglichen, schmerzlindernden auch nicht selten eine störungsfreie beruhigende
Wirkung ausübt.

Nur bei sehr leichten abnormen nervösen Reaktionen, besonders mit deutlicher Beteiligung der Vasomotoren ist im pharmakologischen Sinne etwas von
Baldrian zu erwarten, der in Form eines vom Kranken selbst zu machenden,
morgens brühend angesetzten Aufgusses zu abendlichem kaltem Genusse am
nachhaltigsten wirkt. Die unzähligen Pillen, Perlen und Tropfenzubereitungen
der Industrie haben nur den Vorzug leichterer äußerer Anwendbarkeit. Über die
neuerdings für die verschiedenartigsten Zustandsbilder besonders empfohlenen
Präparate Adonigen (Bechterew, 1925) und Aconitdispert sind noch weitere Erfahrungen abzuwarten.

Alle diese Verordnungen sind vom äußeren Symptomenbilde unabhängig;
von „reinpsychischen" bis zu „Organfunktionsstörungen" können sie überall da
mit Erfolg eingesetzt werden, wo im Symptomenbilde selbst oder in der Auseinandersetzung von Persönlichkeit und Symptom Momente der Unruhe,
namentlich ängstlicher Färbung oder erhöhter Reizbarkeit und Explosivität
nachweisbar sind.

Schwere Angst- und Unruhezustände, namentlich depressiver Färbung, werden im allgemeinen die Darreichung von Opiaten nicht vermeiden lassen, ohne
daß man deswegen dem vielfach bestehenden Mißbrauche verfallen darf, jeden
Kranken, dessen Zustandsbild sich direkt oder in weiterem Sinne (Angst! Zwangserscheinungen!) im depressiven Formenkreise einordnen ließe, schematisch eine
Opium-Bettkur zu unterziehen, was bei den nicht seltenen, leichteren depressiven Verstimmungen auf psychopathischer Grundlage mit oft eigenartiger sympto-
matischer Gestaltung durchaus einem Kunstfehler gleichzusetzen ist. „Depression"
bedeutet eine viel zu grobe rein symptomatische Bezeichnung und keinesfalls,

ohne eingehende Analyse des gesamten Zustandsbildes, einen Beweis für die Zugehörigkeit zum manisch-depressiven Irresein weitesten Sinnes. Es scheint mir wichtig, diesen Tatbestand hier ganz ausdrücklich hervorzuheben, da mir im Laufe der Jahre eine Reihe von Fällen genau bekannt geworden sind, wo mangels genauen Eingehens auf die Kranken stark schicksalsbedingte reaktive Depressionszustände auf psychopathischer Grundlage monatelang als manisch depressive Erkrankungen eigentlichen Sinnes verkannt wurden und durch eine schematische oft sehr kräftige Opiumkur, verbunden mit ausgesprochen psychiatrischer Überwachung die einzig sinngemäße, die psychotherapeutische Behandlung verschleppt und durch oft monatelange belastende Anstaltseindrücke erschwert wurde. Die hier vorliegenden Schwierigkeiten sollen gewiß in keiner Weise verkannt und unterschätzt werden, doch wäre in den Fällen, die ich im Auge habe, bei genügendem und gewissenhaftem Eingehen auf die Kranken, die richtige Beurteilung der Zustände zweifellos auch den vorbehandelnden Fachkollegen möglich gewesen.

Eigentliche Opiumkuren im psychiatrischen Sinne kommen in unserem Formenkreise nur bei dauernden, meist mit viel zwanghaften Motiven durchsetzten, schweren Angstzuständen in Frage; meist halten sich auch die schwierigeren Unruhe-, Angst- und Spannungszustände in Grenzen, die das Auskommen mit einem der leichteren Alkaloide der Gruppe erlauben. Es ist das Verdienst von DORNBLÜTH (b), in seiner Kodeinkur ein sehr zweckmäßiges, bei vielen Kranken unserer Gruppe wirksames Hilfsmittel an die Hand gegeben zu haben, besonders bei Ängstlichkeit, Erwartungsaffekt, innerer Unruhe und leichten Verstimmungen, namentlich dysphorischer Art („Psychalgien"). Wesentlich ist bei dem Verfahren das langsame Ansteigen. Die Originalrezeptur von DORNBLÜTH lautet:

> Codeini phosphorici   2,5
> Mass. pil.   10,0
> F. Pil.   100
> D. S.: dreimal täglich eine Pille am Schluß der Mahlzeiten.
> (Pille = 0,025)

Nach 5 Tagen verordnet man morgens 1, mittags 2, abends 2 Pillen und geht nach 14 Tagen zu den Original-Kodein-Tabletten, Knoll, von 0,05 über; zunächst 5 Tage 3mal täglich eine, dann 5 Tage morgens 1, mittags 1, abends 2, dann 5 Tage 3mal täglich 2. Dann ist etwa der 30. Tag der Kur erreicht mit einer Tagesgabe von 0,3 Codein, von wo man bei erreichtem Wohlbefinden langsam fallend oder schnell heruntergehen kann, da Entziehungserscheinungen ausbleiben. Als Nebenwirkungen der Kur ist Darmträgheit häufig, die meist diätetisch oder durch 3 Tage wöchentliche Verabreichung von 3mal 5 Tropfen Tcra. strophanti behoben werden kann, ferner bei sehr empfindlichen Kranken in den ersten Tagen etwas Müdigkeitsgefühle. Bleibt nach einem Monat jede Wirkung aus, also einige Tage nach Erreichung der Höchstdosis, so darf die Kur als zwecklos aufgegeben werden, längere Ausdehnung hat keinen Wert. Besteht sehr ausgesprochene Morgendepression, so möchte ich auf Grund günstiger Erfahrungen raten, die steigenden Dosen auf den Morgen zu legen und beim Zurückgehen vom Abend her abzubauen. In neuerer Zeit erlauben die zahlreichen modernen analogen Mittel, insbesondere das Dicodid, die Durchführung ähnlicher Kuren, ebenso anscheinend das Dilaudid; bei Eucodal, Heroin und besonders Pantopon sind die außerordentlich schweren Gewöhnungs- und Süchtigkeitsgefahren genügend allgemein bekannt; bei *Dornblüth*kuren habe ich in Übereinstimmung mit der 20jährigen Erfahrung ihres Autors niemals Gewöhnungen oder andere Gefährdungen beobachtet.

In der Mehrzahl der Fälle wird eine so spezifische Behandlung nicht erforderlich sein, sondern nur zweckmäßig erscheinen, andere pharmakologische Wirkungen durch Zugaben von kleinen Mengen eines Opiumalkaloides, ohne Wissen der Kranken und ohne ihnen ein entsprechendes Rezept in die Hand zu geben, zu verstärken. Besonders kommen hier Schlafmittel in Frage, etwa in der Kombination 0,5 Medinal + 0,005 Eukodal. Das entsprechend dargestellte Kodeonal (Cod. diaethylbarbitur 0,02 + Natrium diaethylbarbitur 0,15) leidet an dem Schönheitsfehler schlechter Löslichkeit und unsympathischem Äußern und hat die günstigen Eindrücke von Gaupp und Mann, die 2 bis 4 Tabletten abends reichten, nicht durchweg bestätigen lassen (Renner).

Sehr ermutigend sind die Erfahrungen Kehrers (1926) über ein neues Kombinationspräparat der Potratz G. m. b. H., Hamburg, Neuro-Phyllin, das in Tabletten Opium, Baldrian, Aloe und HCl enthält.

Gehen die Reaktionen auch über die mit diesem Mittel zu beherrschenden Grenzen hinweg, so wird eine speziell psychiatrische Behandlung, meist in geschlossener Anstalt, mindestens unter Anwendung stärkster Abstellungsmittel im Sinne von Scopolamin, Narkose u. dgl. nicht zu umgehen sein. Sehr wesentlich ist bei der Behandlung akuter Angstanfälle, Auslösungen vom Gefäßsystem her nicht zu übersehen, an Kardiaca bei Unterdruck (Adrenalin!), an Nitroglycerin bei spastischen Zuständen zu denken, eventuell bei Anhaltspunkten für „Vagotonie" auch prophylaktisch Belladonna heranzuziehen (Naudacher, Ludwig Stein, 1923). Prophylaktisch scheint sich gelegentlich ferner eine längere Darreichung von Luminaletten (Tscherning, 1925) eventuell in Kombination mit einem Drittel mg. Atropin (Kutzinski) oder Papaverin (Schaffer) zu bewähren.

Auch die *Schlafmittelbehandlung* in unserem Formenkreise erfordert besondere Sorgfalt und Kritik. Alle Mittel mit langgestreckter Wirkungskurve, wie Luminal und Veronal, sind im allgemeinen zu meiden, und bei dem meist starken Mitwirken psychischer Faktoren immer wieder Versuche mit ganz blanden Mitteln, wie Somnervin (ätherische Pflanzenpillen der Viktoria-Apotheke, Magdeburg), mit den Hnvaletten (Hopfenextrakttabletten der Zyma-G. m. b. H., Erlangen) und ähnlichen Präparaten anzustellen. Nächstdem kommen die leichten Einschlafmittel Adalin, Bromural, Abasin, Adamon und besonders das von Hauptmann eingeführte Voluntal (Urethan des Trichloräthylalkohols 0,5) in Frage. Voluntal hat entsprechend seiner chemischen Verwandtschaft zum Chloral eine gute schnell-abstellende Wirkung, gibt relativ kurze Schlafdauer und meist frisches Erwachen. Alle diese Präparate können auch bei nächtlichem Erwachen gegeben werden, während die zahllosen Veronalabkömmlinge mittlerer Schwere wie Medinal, Curral, Dial, Phanodorm, Allional usw. ihrer längeren Wirkung wegen im allgemeinen nur zu Abendverordnungen geeignet sind.

Die teilweise bestätigten, in geeigneten Fällen sehr günstigen Erfahrungen von Klaesi mit einer therapeutischen Somnifen-Dauernarkose bei Psychosen haben vielfach zu entsprechenden Versuchen bei schweren Neurosen geführt, insbesondere den tief konstitutionell eingewurzelten schweren Formen von „Zwangsdenken" (Aschaffenburg). Es hat sich hier weder Klaesi selbst noch anderen Autoren, denen ich mich anschließe, irgendein Vorteil ergeben, während akute Affektschwankungen auf verschiedenster Basis und hysterische pathologische Reaktionen vielfach einer solchen Behandlung durchaus zugänglich sind. Hier und bei den mit schwerer subjektiver Angst, Qual und Unruhe einhergehenden „Organneurosen" (Asthma! Pruritus!) muß vor allen Dingen der Kranke durch ganz massive Dosen aus dem Banne seiner falschen Verkrampfung gerissen werden, wobei Chloral, Paraldehyd (10 bis 20 g rektal mit 10 Tropfen Digalen und entsprechendem, gut einhüllendem Zusatz) und Somnifen- oder andere Narkose unerläßlich sein können. So notwendig im allgemeinen bei den abnormen nervösen

Reaktionen und den Psychopathien die möglichste Sparsamkeit mit chemischen Mitteln ist, so völlig irrig wäre es, die gekennzeichneten Erregungszustände mit unzulänglichen Mitteln angehen, nur halbe Beruhigung und eine unsichere Heilsituation schaffen zu wollen.

Sehr bewährt hat sich mir, namentlich bei stark reaktiv konditionierten Schlafstörungen, das von BÜRGI in die Therapie eingeführte Indonal (Veronal + Cannabis, Hirsch-Apotheke, Frankfurt am Main), dem eine traumeuphorisierende Wirkung zuzukommen scheint.

Persönliche Prophylaxe. Psychische Hygiene.

Fast in allen konstitutionsregulierenden oder reaktionsausgleichenden, ja auch in der Mehrzahl der Maßnahmen einer „Störungshygiene" in unserem Sinne an und für sich oder in naher allgemeiner Beziehung Momente gegeben, die für die große Frage einer *allgemeinen*, eventuell *prophylaktischen Hygiene* unserer Krankheitszustände von Bedeutung sind. Von den Überlieferungen ältester Lebensweisheit allgemein menschlicher oder religiöser und konfessioneller Art, von den Träumereien weltbeglückender Schwärmer und den unbedingten Gesetzlichkeiten doktrinärer Lebensformer bis zu allen Bestrebungen einer „Hygiene des Nervensystems", wie sie von FOREL (1905), DETERMANN (a) (1906), DORNBLÜTH (a) (1908), v. STRÜMPELL (1908), EHRHARDT (1910), PILCZ (1925) u. v. a. zusammenfassend darzustellen versucht wurde, führt hier eine lückenlose Reihe, in der neben der brennenden Frage „Nervosität und Erziehung" (H. OPPENHEIM 1911) namentlich auch die Frage einer Verhütung der Entstehung oder wenigstens der Auslösung der in Frage stehenden Krankheitserscheinungen durch Maßnahmen einer mehr medizinischen körperlichen Hygiene eingehend erörtert ist. SCHWARTZ (1925), dessen Studien über die ätiologische Rolle der Berufsarbeit bei den Psychoneurosen wir nach dieser Richtung hin nur mit großem Vorbehalte folgen können, ist sicher darin völlig beizustimmen, daß für die Mehrzahl der Menschen mit abnormen nervösen Reaktionen und Psychopathien eine *erhöhte Arbeitshygiene* dringend wünschenswert ist. Erfahrungsgemäß sind viele Vertreter unserer Krankheitsgruppe nicht nur zu durchschnittlichen, sondern oft sogar ganz außerordentlichen Leistungen und zur Gestaltung eines durchaus positiven Lebensgefühles fähig, wenn auf ihre Eigenart entsprechende Rücksicht genommen werden kann. In diesem Zusammenhange sind nicht nur alle allgemein hygienischen Fortschritte gerade für unsere Kranken von besonderem Werte, wie etwa sachgemäße Wohnungsfürsorge, besonders im Sinne einer gemäßigten Bodenreform, zeigt, sondern es bedeutet auch eine „*psychische Hygiene*", wie sie SOMMER (a) (1925) in großen Zügen andeutete, wesentlichen Wert. Zweifellos können wir hier trotz aller Kritik gegenüber generalisierender Schnellarbeit viel Anregung von Amerika übernehmen, wo die ganze Bewegung der „*mental hygiene*" seit 1907 auf Anregung des verdienten ADOLF MEYER-Baltimore und CLIFFORD W. BEERS organisiert worden ist (ABBOT, 1924). BEERS hat besonders durch seine Autobiographie „A mind that Found itself" sehr wesentlich angeregt. Die Vereinigten Staaten besitzen seit 1909 ein National comitee for mental hygiene, Frankreich hat seit 1920 eine Ligue d'hygiène mentale gebildet, dem eine große Anzahl prominenter Psychiater angehören, und ähnliche Organisationen sind, wie SOMMER mitteilt, in Sowjet-Rußland im Werden.

Die großen und schönen Ziele einer solchen Bestrebung und ihre sicher sehr segensreiche Auswirkung bei nüchternem, kritischem und doch lebendigem Erfassen der tatsächlichen Gegebenheiten wird uns allerdings nicht den Blick dafür verschließen, daß viele Vertreter unserer Krankheitsgruppe wahre Virtuosen darin sind, segensreiche Allgemeinbestrebungen zu eigenem oder fremdem Nachteil zu mißbrauchen; die „Unfallneurosen" geben hierfür ein sehr reichliches und anschauliches Material, so wenig es psychiatrisch gerechtfertigt ist, hier von einer einheitlichen Krankheitsgruppe zu reden. Auch die Resultate der grundlegenden Studien von LAEHR und seinen Mitarbeitern über die Nervosität des modernen Arbeiters geben hier sehr zu denken, lehren sie doch überzeugend, daß als einer der wesentlichsten nosogenen Faktoren die Hebung des modernen Fabrikarbeiters in ein höheres Kulturniveau mit inadäquaten Anforderungen an das Leben anzusehen ist.

Mindestens so gefährlich sind für viele Kranke mit abnormen nervösen Reaktionen und Psychopathien „hygienische" Belehrungen irgendwie unsachlicher, einseitiger oder fanatischer Art, die zu hypochondrischen Beängstigungen, zu zelotischer Askese, zu Kränkungen der Lebensfreude oder phantastischen, gesundheitsschädigenden Lebensführungen, namentlich auf dem Gebiete der Diät, führen können. Der gewissenhafte Arzt steht hier vielfach vor einer gewissen Antinomie, die ihn zwingt nach Maß und Form auf das genaueste abzuwägen, wie weit Aufklärung und Verordnung Belastung und Beengung oder Sicherung und Ertüchtigung bedeuten, was immer nur nach individuellen Gesichtspunkten zu entscheiden sein wird.

Wenn wir unter ausdrücklichem Hinweis auf diese außerordentlichen Schwierigkeiten trotzdem noch ein paar Punkte *allgemeinhygienischer Art* berühren, die erfahrungsgemäß häufig zu Fehlgriffen Anlaß geben, so dürfte genügend einsichtig sein, daß es sich hier niemals um Anregungen zu einem irgendwie schematischen Vorgehen handeln kann.

An erster Stelle würde hier die *Hygiene des Schlafes* zu nennen sein, hinsichtlich deren u. E. an den Kranken unserer Gruppe ebensoviel verfehlt wird, wie dies früher hinsichtlich der Ernährung in schematischer Verwendung von Mastkuren geschah. Immer wieder begegnen uns Kranke, bei denen wohlmeinende Kollegen eine Art von „Schlafmast" durchführen wollen, indem sie ein Früheinschlafen und eine Nachruhe von 8 bis 9 Stunden verlangen, oder gar den Kranken ernsthafte Befürchtungen unwesentlicher Schlafverkürzungen wegen erwecken. Es kann demgegenüber gar keinem Zweifel unterliegen, daß zahlreiche Kranke unserer Gruppe an und für sich nicht einem monophasischem Schlaftypus im Sinne von SZYMANSKI (1922) angehören, sondern, wie ich meinen möchte vielfach im Sinne eines gewissen *Schlafinfantilismus*, polyphasische Schlafperioden darbieten. Sie gehören im Sinne der Kraepelinschen Feststellungen zum Typus II mit relativ kurzer Tiefschlafperiode, die sich bei längerer Nachtruhe in den Morgenstunden wieder einstellt. Diese „Nyktophilen" im Sinne HELLPACHs haben durchaus recht, wenn sie die Abend- und Nachtstunden als Zeiten ihrer besten Kondition bezeichnen, und es wäre völlig irrationell, hier ohne weiteres eine Umkehr des Schlaftypus durch langwierige Maßnahmen erzwingen zu wollen. Sinngemäß wird man vielmehr, wie ich auch in meinen kurzen Bemerkungen zur Psychotherapie des Schlafmangels (1926) beiläufig erwähnt habe, versuchen, mit einer Tagesschlafhygiene die Erhaltung des diesen Menschen natürlichen Schlaftypus zu erstreben. Erlaubt es die soziale und berufliche Lage irgendwie, so können diese Menschentypen durch regelmäßigen, meist sehr tiefen und erquickenden Nachmittagsschlaf durchaus leistungsfähig und lebensfreudig gehalten werden, während sie unter „Schlafmast" wesentliche Teile ihrer Leistungs- und Lebenszeit durch abendliche Übermüdung verlieren und aus dem überlangen, erzwungenen Nachtschlafe mißlaunig, verstimmt, partiell oder ganz gehemmt und mit vielerlei oft sehr erheblichen körperlichen Beschwerden erwachen, die sich oft noch bis weit in den Tag hinein erstrecken.

Besteht trotz entsprechender Rücksichtnahme auf den Typus ein regelmäßiges schlechtes und unlustiges Erwachen, so ist es vielfach sehr zweckmäßig, diesen Kranken morgens beim Erwachen Stoffe aus der Coffeingruppe reichen zu lassen, am einfachsten in Form von etwas echtem Kaffee oder Tee, unter deren Einwirkung sehr häufig der Eintritt in den Tag mühelos gelingt. Den morgenmüden Psychopathen ist ferner sachgemäß zu empfehlen, die gerade hier so sehr förderlichen anfrischenden Maßnahmen allgemeiner Körperpflege im Sinne von leichten Leibesübungen usw. am Abend vorzunehmen und sich morgens mit einem ganz kurzen Luftbade und schnell auszuführenden, einfach anfrischenden Maßnahmen zu begnügen. Häufig geben uns verständig denkende und sachlich beobachtende Kranke unserer Gruppe mit Bestimmtheit an, daß ihre Morgenindispositionen regelmäßig verschwinden, wenn sie Darmentleerung gehabt hätten. Hier kann sachgemäße diätetische Beratung oder regelmäßige Verabfolgung eines der indifferenten Quellungs- (Normakol) oder Gleitmittel (Nujol, Mitilax) zu völligem Verschwinden der Morgenbeschwerden führen, um an dieser Stelle nur die rein körperlichen Verordnungen zu nennen. Hier bestehen sicher auch häufig Beziehungen zu dem von allen erfahrenen Therapeuten oft gewürdigten nachteiligen Einflusse falscher Zwerchfell- und Atemeinstellung, so daß weniger die Darmentleerung als solche sondern die Abstellung eines erfahrungsgemäß bei sensitiven Menschen sehr lästigen Meteorismus mit Zwerchfellhochstand von Belang ist. Es ist mir vielfach gelungen, bei Kranken dieser Art durch Anleitung zu regelmäßigen, morgens vor dem Aufstehen anzustellenden Atem- und Zwerchfellübungen die Morgenindisposition völlig und dauernd zum Verschwinden zu bringen. Löwy hat 1912 drei sehr bemerkenswerte Fälle von meteoristischen Unruhebildern mitgeteilt und unter ausführlicher Berücksichtigung der Literatur hierüber und über das Problem, ,,daß ein Teil der Unruheerscheinungen auf dem Gebiete der inneren Unruhe möglicherweise von *Gemeinempfindungsstörungen*, und von *assoziativen Anknüpfungen an körperliche Unlustsensationen usw.* abhängt,'' sehr anregende Überlegungen beigebracht, auf die hier besonders verwiesen sei. Sie sind namentlich geeignet, die Ausdehnung und Verflechtung der hier vorliegenden Möglichkeiten darzutun.

In gleichem Maße sind wir oft verpflichtet, die Kranken unserer Gruppe, abgesehen von rein diätetischen Vorschriften, zu einer entsprechenden *Hygiene der Nahrungsaufnahme* zu erziehen. Die Aufgaben sind hier sehr verschiedenartige; der antianimalische Psychopath mit seiner Neigung den Akt der Nahrungsaufnahme als störend, gleichgültig, widerlich oder ausgesprochen ekelhaft zu bewerten, muß durch unermüdliche Belehrung, in schweren Fällen durch Zwang und Aufsicht oder intensive spezielle Psychotherapie dazu geführt werden, die Nahrungsaufnahme in seinem Weltbilde richtig einzuordnen, und in meist sehr langwieriger und schwieriger Arbeit dazu erzogen werden, hier gewisse allgemeinhygienische Gesichtspunkte zu ihrem Rechte kommen zu lassen; der von körperlichen Ermüdungsgefühlen behelligte echte Asthenische oder ,,Hysterisch-pseudoneurasthenische'' im Sinne von BINSWANGER muß nach Möglichkeit vor jeder Nahrungsaufnahme ein paar Augenblicke Ruhe und Erholung einlegen, in schweren Fällen einen ,,Vormittagsschlaf'' halten, damit nicht lästige bis schmerzhafte allgemeine oder örtliche Müdigkeitsempfindungen die Nahrungsaufnahme stören, wie wir es so häufig bei sogenannten ,,Kaufaulen'' sehen; der fahrige, überhastige, gejagte und getriebene Psychopath, namentlich mit starken Zeichen ,,motorischer Unzulänglichkeit'', muß vielfach selbst im erwachsenen Alter lernen, den Akt der Nahrungsaufnahme richtig zu vollziehen. Hier begegnen uns die seltsamsten Typen, etwa Menschen, die einfach jeden Bissen nur einmal mit der Zunge an den Gaumen drücken und dann ganz herunterwürgen, Menschen, die

wesentliche Teile der Nahrung stundenlang in Backentaschen behalten u. dgl.
mehr. Es ist ohne weiteres einleuchtend, daß derartig fehlerhafte Maßnahmen
der Nahrungsaufnahmen zu erheblichen Störungen Anlaß geben müssen. Häufig
begegnet man bei dem in Frage stehenden hastig-erethischen Psychopathentypus
einer andern Störung des Eßaktes; die Kranken verbinden jede Zubringung von
Nahrungsteilen, besonders flüssiger Art, und ihr Verschlucken mit übertrieben
heftigen, oft von Gesichtsverzerrungen, wie Hochziehen der Augenbrauen, Auf-
reißen der Augen usw. begleiteten, ruckhaften Inspirationen; ein solches „gewalt-
sames" Ergreifen und Verschlingen der Nahrung führt rein mechanisch dazu, daß
ganz erhebliche Mengen Luft mit der Nahrung aufgenommen werden und zu oft
enormer Gasanfüllung des Magens führen, die dann wieder im Sinne der oben erwähnten meteoristischen Beunruhigungen sehr quälend wirkt, oder ohne jede
Rücksicht auf die Umgebung in direkten Rülpsorgien abgestellt werden muß.
Kranke dieser Art müssen dazu angeleitet werden, langsam zu essen, flüssige
Kost zu meiden und immer nur in der Ausatmungsphase Nahrung zu nehmen
und zu schlucken. Endlich sei hier noch einer häufigen Alltagsbeobachtung gedacht die gleichfalls in dieses engste Fragegebiet gehört. Die Häufigkeit vegetativer Störungen bei den Kranken unserer Gruppe bedingt es, daß wir hier vielfach
einer ganz abnormen Hemmung der Speichelsekretion als dauerndem Stigma
begegnen; Kranke dieser Art sind bei bestem Willen nur in der Lage, angefeuch-
tete Nahrung zu schlingen, und es kann nichts unzweckmäßiger sein als bei diesem
Menschentypus darauf zu bestehen, daß „zum Essen nicht getrunken werden
darf", ein Fehlgriff, der namentlich von pädagogischer Seite häufig begangen
wird. Hier sollen nicht weiter Einzeltypen aufgezeigt, sondern nur die Konsequenzen hervorgehoben werden, die sich für das ärztliche Handeln prinzipiell ergeben. Es ist bei allen diesen Kranken unerläßlich, sich durch genaue, persönliche
Beobachtung der Nahrungsaufnahme davon zu überzeugen, ob irgendwelche rein
mechanische Störungen im hier gemeinten Sinne vorliegen; nur wer sich dieser
kleinen Mühe unterzieht, ist in der Lage, wirklich sachgemäß zu beraten, und hier,
wie überhaupt in allgemein-hygienisch-pädagogischen Momenten liegt eine sehr
wesentliche Aufgabe für ernsthafte und individuelle Sanatorium- und Heil-
stättenbehandlungen, die zu solchen Beobachtungen besonders günstige Gelegenheit bieten.

Endlich sei hier noch eine kurze Bemerkung über die *Bekleidungshygiene* gestattet. Die erhöhte allgemeine Empfindlichkeit vieler unserer Kranken läßt bei
ihnen die Hygiene des Wärmehaushaltes viel wesentlicher erscheinen, als bei robusten Durchschnittsmenschen. Deshalb ist es hier außerordentlich wesentlich,
die Kleidungsfrage einer gründlichen Kontrolle zu unterziehen, die sich gänzlich
nach dem Einzelfall zu richten hat. Es ist gewiß kein Zufall, daß eine Reihe
„Reformatoren" auf diesem Gebiete (Jäger, Lahmann) gerade bei unseren Kranken außerordentlich Gutes geleistet haben, das auch nach Abzug aller „psychologischen" Momente volle Beachtung verdient; auch hier sollen nur ein paar Beispiele gegeben werden. So ist es durchaus unsachgemäß, daß die städtische Bevölkerung besserer Kreise, die sich mit Ausnahme kurzer Gänge überwiegend in
gut oder gar überheizten Räumen aufhält, winters schwerere Anzugsstoffe trägt
als sommers oder darüber hinaus sogar noch stark wärmende Unterwäsche benutzt. Für den kurzen Aufenthalt in frischer Luft im Winter sind warme Über-
kleider völlig ausreichend, der Aufenthalt in geheizten, womöglich noch menschen-
gefüllten Räumlichkeiten in übermäßig warmer Kleidung führt aber mit Sicherheit zu Wärmestauungen mit den entsprechenden quälenden Sensationen und
falschen Reaktionen, die in weiterer Verarbeitung sehr leicht den Gelegenheits-
kern zur Ausbildung von Befürchtungsgewohnheiten bilden können. Empfind-

liche Kranke unserer Gruppe tragen daher zweckmäßig die sogenannte Winter-
kleidung und Unterkleidung nur in den Übergangsjahreszeiten, wo Daueraufent-
halt in unterkühlten Räumen in Frage kommt, während im eigentlichen Winter
bei entsprechender Beheizung der Aufenthaltsräume leichtere Bekleidung ratsam
ist. Hygienisch zweckmäßige, gutperspirable und ohne Vermittlung lästiger
Temperaturempfindungen zu brauchende Unterwäsche im Sinne von JÄGER,
LAHMANN usw. ist für viele unserer Kranken durchaus schätzenswert und geeignet, ihnen vielerlei Unannehmlichkeiten zu ersparen. Daß wir mit solchen Rat-
schlägen bei Damen der großen Mode keinen Erfolg haben werden, bedarf hier
nicht der näheren Ausführung; wir werden trotzdem auch hier die hygienischen
Forderungen immer wieder stellen.

Selbstverständlich kann das Problem persönlicher, geeigneten Falles prophylaktischer Hygiene bei den Kranken unserer Gruppe sinngemäß immer nur in
Abstimmung auf die Einzelpersönlichkeit und ihre Sonderbedingungen gelöst
werden. Es erschien mir aber bedeutsam, an der Hand einiger alltäglicher Beobachtungen hier ganz besonders auf dieses Gebiet hinzuweisen, da Gefahr besteht,
daß alle diese unscheinbaren, aber im Einzelfall oft entscheidend wichtigen Gesichtspunkte zugunsten einer allzusehr konstitutionspathologischen oder einer
allzu psychologistischen Auffassung der hier liegenden therapeutischen Aufgaben
vernachlässigt werden, was ebensosehr im Interesse unserer Kranken, als unseres
ärztlichen Handelns zu bedauern wäre.

Zur persönlichen hygienischen Beratung im weitesten Sinne gehört auch eingehende vorurteilslose und persönliche Belehrung und Beratung unserer Kranken
über das *Sexualleben* und *seine Probleme*. Wir sehen dabei hier von eigentlich
psychotherapeutischen Fragen ab und beschränken uns auf die mehr hygienisch-
physiologischen Gesichtspunkte. Ältere Kinder, Jugendliche, vor allen Dingen
aber Eltern, Lehrer und Erzieher müssen wissen, daß onanistische Betätigungen
in Kindheit und Jugend etwas so Regelhaftes sind, daß ihr Fehlen (wenn es sich
nicht um Verschweigen oder Erinnerungstäuschung handelt!) als Sonderfall zu
beurteilen ist. Auf diesem Punkt hat die Aufklärungsarbeit der letzten 20 Jahre
zweifellos erhebliche Früchte getragen, so daß wir weltfremden und lebensfernen
Verstiegenheiten bei der Behandlung dieser Frage in verantwortlichen Kreisen
nur noch ausnahmsweise begegnen. Dieser Auffassung entsprechend werden wir
alle drückenden Zwangs- und Verbotmaßnahmen direkter Art auf pädagogischem
Gebiete ablehnen, die nur zu Unaufrichtigkeit, Abkehr und Auflehnung führen,
und in jedem solchen Falle nicht von der physiologischen Einzelerscheinung
onanistischer Betätigung, sondern von der ganzen Persönlichkeit aus im Sinne
allgemeiner Ertüchtigung, Förderung, Verselbständigung und Sicherung arbeiten.

Hinsichtlich *eigentlicher sexueller Hygiene* begegnen wir gerade bei Kranken
unserer Gruppe oft den abenteuerlichsten Vorstellungen. Erwachsene Männer,
die keinerlei klare Vorstellung vom Sexualakt haben, verheiratete Frauen, die
im sechsten Monat der ersten Schwangerschaft noch der Ansicht sind, das Kind
verlasse den Mutterleib durch den Darm, oder auch Menschen beiderlei Geschlechtes, die jede andere Körperzärtlichkeit als den eigentlichen Coitus als
„pervers" bewerten, auch wenn es sich im ganz normalen Sinne nur um Vorspiele
einer lebendigen, normaler Vereinigung zustrebenden Erotik handelt, sind hier
außerordentlich häufig zu beobachten und ihrer abwegigen Einstellung entsprechend durchaus ungeeignet für die Erfüllung der erotischen, sexuellen und
genitalen Anforderungen. Über diese allgemein physiologischen Kenntnisse und
Gesichtspunkte hinaus begegnet uns namentlich bei den „neurotisch Ungeschickten" oft ein so gänzliches Unvermögen, den technischen Anforderungen
des Sexuallebens gerecht zu werden, daß schwere Schädigungen resultieren. Hier

ist taktvolle, aber eingehende Erörterung und Belehrung ebenso dringlich, wie
oft die Erreichung größerer körperlicher Gewandtheit und besserer Vertrautheit
mit dem eigenen Körper durch Sport, Gymnastik und ähnliche Maßnahmen. Der
Mitteilung eines amerikanischen Arztes aus neuster Zeit konnte man entnehmen,
daß ihm mehrfach Ehen vorher abstinenter junger Leute begegneten, in denen
die sexuelle Vereinigung daran scheiterte, daß die junge Frau, trotz innerer Be-
reitwilligkeit aus Unkenntnis der mechanischen Umstände beim Verkehr die
Schenkel geschlossen hielt. Wenn auch solche Monstrositäten bei uns als durchaus
seltene Ausnahmefälle anzusehen wären, begegnen wir doch noch häufig genug
Ehepaaren, bei denen lediglich infolge rein technischen mechanischen Ungeschicks
ein Sexualgenuß nicht zustande kommt.

Die psychische Empfindlichkeit vieler Kranker unserer Gruppe, ihre oft erhöhte Verantwortlichkeit und ihre so häufige Neigung zur Selbstquälerei, besonders im Sinne ängstlicher Befürchtung und Erwartung machen es dem gewissenhaften Arzte zur Pflicht, Sexualbefriedigung und Fortpflanzung mit der
Sicherheit zu trennen, die unser bisheriges ärztliches Wissen gestattet. Hier werden wir der Hilfe erfahrener Gynäkologen nicht entraten können.

Durchaus strittig sind noch die ärztlichen Anschauungen darüber, ob eine aus
freier Persönlichkeit entschiedene, nicht irgendwie auf neurotische Fehlreaktionen
zurückgehende sexuelle Abstinenz Nachteile für die Gesundheit birgt. Viele
erfahrene Autoren durchaus frei-menschlicher Einstellung, denen ich mich anschließen möchte, haben sichere Fälle dieser Art nicht beobachtet, wenn auch
selbstverständlich anerkannt werden muß, daß bei gesunden Erwachsenen ein
derartiger Entbehrungszustand mit gewissen Unbequemlichkeiten verknüpft
ist, die sich auch körperlich im Sinne von leichten Schlafstörungen, Unruhe, Reizbarkeit und Appetitmangel, sowie besonders in vasomotorischen Erscheinungen
zeigen können.

Vor ganz besonders schwierige Aufgaben sieht sich der gewissenhafte Fach-
arzt bei Kranken mit abnormen nervösen Reaktionen und Psychopathien gestellt, wenn die Frage der *Schwangerschaftsunterbrechung* in einem solchen Falle
zu entscheiden ist. Jedenfalls ist prinzipiell die Forderung zu erheben, daß die
psychiatrische Indikation niemals vom Gynäkologen gestellt werden, sondern nur
in eingehender gemeinsamer Arbeit mit dem Psychiater geklärt werden darf.
Wir werden H. W. Maier (a) unbedingt recht geben, daß die psychiatrische Indikation zum künstlichen Abort gegenüber der bisher üblichen allgemeinen Ge-
pflogenheit einer Erweiterung bedarf, so daß, wie Maier 1924 ausführlich darlegte,
bei ausgesprochenen Psychopathien, wenn die Gravidität die Existenz der Schwangeren im weitesten Sinne höheren Maßes gefährdet, eine Unterbrechung sehr ernsthaft erwogen werden darf. Besonders schwere, echte, reaktive bis in die Vitalgefühle hinabreichende Depressionen dürften hier in Frage kommen, wie auch
Maier hervorhebt. Entscheidend ist das weitgehendste verstehende Erfassen der
Gesamtpersönlichkeit und der mit allen Mitteln anzustrebende Versuch, die Bedeutung der krankhaften Reaktionen in diesem Gesamtbilde richtig einzuschätzen.
Bei dem häufig geringen inneren organischen Zusammenhalt der Persönlichkeit
unserer Kranken, besonders in überzeitlicher Beziehung, bei ihrer starken Disposition zu oft schwer berechenbaren und übersehbaren jähen Umschaltungen
von Affekt-, Willens- und Einstellungsvorgängen sind wir hier Täuschungen nur
allzu leicht ausgesetzt, Belege dafür sind die nicht seltenen, neuerdings besonders
von Horstmann (1925) hervorgehobenen Beobachtungen, die in ähnlicher Form
wohl jedem erfahrenen Kollegen zur Verfügung stehen, wo nach der Unterbrechung nicht etwa eine Entlastung des Krankheitsbildes, sondern eine deutliche
Verschlechterung in Erscheinung tritt, so daß Horstmann den Standpunkt ver-

tritt, es sei überhaupt unmöglich, hier allgemeine Normen aufzustellen. BUMKE weist mit Recht auf ähnliche Fälle hin, wo im Anschluß an eine auf den Wunsch der Kranken ausgeführte Schwangerschaftsunterbrechung schwere Selbstbeschuldigungen, zweimal sogar Selbstmord auftrat, und rät zu allersorgfältigster und engster Indikationsstellung, erkennt aber trotzdem in Übereinstimmung mit H. W. MAIER namentlich bestimmte nicht dem manisch-depressiven Irresein angehörende Zustände von Depressionen mit bedrohlichem Kräfteverfall als ausnahmsweise Indikation an. Alle übrigen neurasthenischen, neuropathischen, psychogenen und hysterischen Zustände, einschließlich des auf dieser Grundlage erwachsenen unstillbaren Erbrechens lehnt BUMKE „auch wenn sie noch so schwer aussehen" als Indikation völlig ab. Allerdings dürfte im Einzelfall hier die sichere Entscheidung zwischen den abnormen Reaktionen unserer Gruppe und Zuständen von Schwangerschaftstoxikose nicht immer leicht sein, und so der Psychiater nicht selten durch die diagnostische Entscheidung des Gynäkologen entlastet oder ausgeschaltet werden; jedenfalls werden wir in Übereinstimmung mit A. GROSS die ganz allgemeine Forderung FRIEDMANNS, bei psychogenen atypischen Erregungszuständen ängstlicher Natur, wo eine psychopathische Reaktion auf die Gravidität vorliegt im Sinne einer Überwertigkeit des Schwangerschaftskomplexes mit stürmischem Suiciddrang, ohne weiteres die Unterbrechungsindikation zu stellen, durchaus ablehnen. FRIEDMANN begründete seine Auffassung damit, daß die in Frage kommenden Personen nicht ausgesprochen geisteskrank und daher nicht geeignet seien, in geschlossenen Anstalten behandelt zu werden, daß sie aber andererseits außerhalb einer geschlossenen Anstalt nur durch die Unterbrechung geheilt werden könnten. Mit Recht hält GROSS eine Anstaltsbehandlung in solchen Fällen für durchaus angezeigt und weist auf die außerordentlichen Gefahren einer neurotisch-tendenziösen Ausnutzung derartiger Entscheidungen gerade durch zielbewußte Psychopathen hin. Die bekannte Neigung konstitutionell oder reaktiv Depressiver, gerade an sexualethische Konflikte anzuknüpfen [B. FISCHER 1924] wird hier, von juristischen Schwierigkeiten abgesehen, lediglich im Sinne fürsorgender ärztlicher Helfertätigkeit strengste Zurückhaltung auferlegen.

Die kurzen hier gegebenen Anregungen zur Frage körperlicher Therapie weitesten Sinnes bei Kranken mit abnormen nervösen Reaktionen und Psychopathien unterstehen vor allen Dingen dem leitenden Gedanken, daß es gerade für den Psychiater von besonderer Bedeutung ist, bei all diesen Zuständen diese ganze Seite der Frage immer wieder zu überholen und in eingehender gemeinsamer Arbeit mit psychologisch hellsichtigen Vertretern der in Frage kommenden Nachbardisziplinen praktisch durchzuarbeiten. Nur in Ausnahmefällen erscheint es möglich, die für eine solche gemeinsame Durchforschung und Beeinflussung in Frage kommenden Kranken in eine bestimmte nosologische Untergruppe zu beschränken, es wird sich vielmehr, wenn einmal der Gesichtspunkt einer universellen Therapie in diesem Sinne in kritischer Anwendung und Begrenzung ganz erfaßt ist, in der Mehrzahl der Fälle zeigen, daß psychiatrisch ganz differente Vertreter unserer Krankheitsgruppe Angriffspunkte in diesem Sinne bieten, wie das nach erbbiologischen Erfahrungen, die wir hier und überall unserm Entscheiden und Handeln zugrunde legen werden, nicht anders erwartet werden kann.

B. Psychotherapie.

Aber nicht allein Fragen der praktischen therapeutischen Technik lassen es so wichtig erscheinen, die im vorstehenden angedeuteten Einzelpunkte und damit die Blickrichtung auf das biologisch Ganze und alle hereditären, konstitutionellen und

physiologischen Konditionierungen bei unserer Heilarbeit an Kranken mit ab-
normen nervösen Reaktionen und Psychopathien unverrückbar im Auge zu behalten,
sondern vor allen Dingen die völlig ausschlaggebende Entscheidung kritisch nor-
mierter systematischer Einordnung psychotherapeutischer Maßnahmen im ge-
samten Heilplane.

So verstanden, ordnet sich psychotherapeutische Arbeit durchaus organisch
in den allgemein ärztlichen Aufgabenkreis ein und wird nie und nirgends zu dem
jetzt noch so verbreiteten Mißverständnisse Anlaß geben können, als bestünde
zwischen ihr und andern ärztlichen Maßnahmen irgendeine Beziehung des Gegensatzes oder gegenseitigen Sichausschließens. So bleibt der psychotherapeutisch
arbeitende Arzt vor der oft nur allzu verführerischen Verlockung bewahrt, anderes
zu sein, als eben Arzt, etwa Menschheitsbeglücker, Pastorenersatz, Schulmeister
für Erwachsene, Systempropagandist, Weltanschauungshändler oder anderes
mehr, und nur so bleibt ihm Recht und Sicherheit, Überheblichkeiten laienhaften
Halbwissens in die gehörigen Schranken zu weisen, die jetzt in verschiedenster
Färbung vielerorts zu einem fast beängstigenden Unwesen gediehen sind. Nicht
,,Führer'' zu irgendeinem Menschheitsziele zu sein, ist der Arzt berufen und be-
fugt, sondern nur Beratung und Anleitung zu geben, wie krankhafte nervöse Erscheinungen zu beseitigen sind, die der Lebenserfüllung unserer Kranken im Wege
stehen.

Damit soll gewiß in keiner Weise das Bereich des Psychischen zu einem igno-
rablen Epiphänomen unterwertet werden; für unsere ärztliche Arbeit werden wir
vielmehr in ihm ein Funktionssystem eigener Ordnung mit vielfach autochthonen
Regelhaftigkeiten, die ,,biologischen Höchstfunktionen'' zu erblicken haben, wie
ich das vor Jahren im meinem Grundriß der Psychotherapie anzudeuten versucht habe.

Auch wenn so psychotherapeutische Betätigung ärztlicher Art die allein mög-
liche richtige Stellung im System der Heilbestrebungen und die ihr unerläßlich
notwendige sachliche Beschränkung gegeben worden ist, bleiben der Aufgaben
und Schwierigkeiten noch genug. An erster Stelle ist die weitgehende Unabhängigkeit von Zustandsbild, bzw. Symptomgestaltung und Pathogenese zu nennen.
Selbst für den erfahrenen und sorgfältig untersuchenden Psychiater ist es in der
Mehrzahl der Fälle nur nach längerer und eingehender Beschäftigung mit dem
Kranken, wenn überhaupt möglich, zu entscheiden, ob vorliegende krankhafte
Erscheinungen, etwa einer depressiven Verstimmung, einer Zwangserscheinung
oder einer ,,Organneurose'' Ausdruck tiefgreifender Persönlichkeitsveränderung
oder mehr akzidenteller, in gewissem Sinne äußerlicher und peripherer Symptomproduktion sind. Durchaus unzuverlässig ist in vielen Fällen nach dieser Richtung
hin eine Urteilsableitung lediglich aus der Dauer des Bestehens, lehrt doch die
Erfahrung immer wieder, daß nicht selten Fehlreaktionen von selbst jahrelangem
Bestande ganz einfachen, in keiner Weise tiefgreifenden Beeinflussungen dauernd
weichen, während in andern Fällen Krankheitsbilder, die zunächst den Eindruck
durchaus oberflächlicher Verankerung machen und erst kürzeste Zeit bestehen,
nur allerintensivster Bearbeitung allmählich nachgeben. Dabei sollen hier die in
der Praxis unvermeidlichen Irrtümer prinzipiell ausgeschaltet gelten, daß eine
schleichende Prozeßpsychose, eine überdeckte Phase ausgesprochen manisch
depressiven Irreseins, eine auch sorgfältiger diagnostischer Prüfung noch unzu-
gängliche fortschreitende organische Erkrankung und dergleichen mehr als abnorme nervöse Reaktion oder Psychopathie verkannt werden, sondern die Betrachtung durchaus auf sichere Fälle unserer Krankheitsgruppe beschränkt
bleibe. Die Schwierigkeiten werden bei dieser theoretischen Abgrenzung nicht
geringer, es wird sich vielmehr auch dann gewissenhafterweise in jedem Falle die

zwingende Notwendigkeit ergeben, *jedes, auch das äußerlich unscheinbarste Krankheitsbild einer möglichst eingehenden Strukturanalyse zu unterziehen.*

Dabei darf als erster Gesichtspunkt der Versuch genannt werden zu entscheiden, *wie weit akute, meist überwiegend exogen-reaktive* und *wie weit mehr endogen, phasen- oder entwicklungsbedingte Erscheinungen* vorliegen, ob mehr eine in gewissem Sinne „*äußere*" *Symptombildung* oder eine *Teilmanifestation einer Gesamtverbildung* in Frage steht.

Hier gilt es vor allen Dingen der Verführung zu widerstehen, ein einheitliches Schema neurotischer Symptombildung an die lebendige Fülle krankhafter seelischer Reaktionen heranzutragen, und sich damit der Möglichkeit zu berauben, das krankhafte Einzelgeschehen und seinen Einbau in die Persönlichkeit des Kranken sachlich beobachtend aufzunehmen. Sicher erfordert gerade die Beschäftigung mit den Kranken unserer Gruppe weitesten Maßes ein ausgesprochen individuelles Vorgehen, und bei sorgfältiger Analyse wird jeder Einzelfall uns seine Besonderheiten und Eigentümlichkeiten, auch in der Symptombildung, verraten; so könnte es ein fruchtloses Bemühen erscheinen, überhaupt etwas Allgemeines über die pathogenetische Struktur im Bereiche unserer Krankheitsgruppe auszumachen, und jedenfalls wird jeder solcher Versuch immer nur dürftigstes Schema zu bleiben verurteilt sein. In voller Würdigung, dieser Unzulänglichkeiten seien hier doch ein paar Stichworte gegeben, die wenigstens aller gröbster Vereinseitigung ein wenig entgegenwirken können. Sachliche, von Voreingenommenheiten freie Beobachtung und psychologische Durchforschung der Kranken unserer Gruppe läßt *zwei verschiedene, prinzipiell gut trennbare,* wenn auch im Einzelfalle nicht selten sich durchflechtende *Mechanismen des Erkrankens* erkennen, indem wir *entweder im Sinn der Verstärkung oder Abschwächung veränderte Normalreaktionen* oder *eigentlich spezifisch neurotische Verhaltungsweisen* feststellen können. In die *erste* Gruppe hätten wir *Shockwirkungen, Imitations-, Suggestions-* und *Gewöhnungsvorgänge, Irrtumshaltungen, Fehl- und Vorurteilsbildungen, Willensstörungen,* besonders im Sinne der Trägheit und Passivität, *Phantasiefälschungen,* gesteigerte oder ausbleibende *Affektreaktionen* und alles *Versagen in Konfliktbewältigungen,* um nur ein paar wichtigste Beispiele zu nennen, einzuordnen. Unter den *spezifisch neurotischen Reaktionen* würden die *Störungen der Selbstsicherheit* und des *Geltungsstrebens,* die neurotische Fälschung der Einordnung in die Umwelt, wie sie besonders ALFRED ADLER und seine Schüler bearbeiten, die *Verdrängungsmechanismen* und die von FREUD gegebene Anwendung einer darauf basierten, *neurotischen Dynamik* von Konversionsreaktionen bis hinunter zur Zwangsneurose, und endlich die von vielen Seiten konzentrisch in Angriff genommene Problematik *spezifisch neurotischer Störungen der Persönlichkeitsentwicklung* zu nennen sein.

Verstärkte Normalreaktionen.

Vor die Aufgabe, der Nachwirkung von *Shockerlebnissen* therapeutisch entgegen zu treten, sieht sich der Psychiater bei Kranken unserer Gruppe außerordentlich häufig, leider allerdings meistens zu spät gestellt, möge es sich nun um eine mehr quantitative Shockwirkung im Sinne des „Katastrophenerlebnisses" handeln, wofür manche Unfallsfolgen, zahlreiche Kriegsbeobachtungen, Schicksalszertrümmerungen und anderes mehr überreiches Material bieten, oder um mehr qualitative Shockwirkungen, denen nicht so sehr an und für sich besonderes Gewicht beizumessen ist, sondern die nur mehr indirekt Existenzialwerte des Betroffenen zu gefährden geeignet waren, bis hinüber zu der besonders durch die psychoanalytische Forschung eindringlichst zur Diskussion gestellten, aber bisher nur außerordentlich unvollkommen bearbeiteten Frage des „psychischen Traumas". Als Kern des spezifischen und primären Shockerlebnisses dürfen wir Schreckemotionen ansehen, deren nahe Beziehung zu vasomotorischen Symptomenkomplexen, besonders von BONHOEFFER (1919) vielfach und eingehend hervorgehoben wurde. Von den recht seltenen Ausnahmefällen eines Überganges in echte Dämmerzustände von „organischer" Symptomatik oder epileptoide Zustände abgesehen, dürfen wir in den hier in Frage stehenden reinen Shockreaktionen primärer Art durchaus gutartige Bilder sehen, die in relativ kurzem Spontanablauf zu völliger Genesung führen, wenn nicht, von anderweitiger sekundärer psychopathischer Fehlverarbeitung abgesehen, ein ganz abnormes Maß konstitutioneller Asthenie (KRETSCHMER 1918) dem entgegen steht, was gleichfalls als zweifellos ungewöhnlich und selten zu bezeichnen ist und in jedem Falle dauernde, sehr genaue klinische und therapeutische Nachprüfung erfordert.

Es darf daher für die überwiegende Mehrzahl der in Frage kommenden Beobachtungen die psychotherapeutische Aufgabe in drei Richtungen gesehen werden:

1. Förderung des Spontanabklingens, evtl. mit chemischen und physikalischen Hilfen.

2. Eingehendste Frischuntersuchung, stets verbunden mit sorgfältiger Aufklärung und psychischer Unterstützung, evtl. unter Heranziehung suggestiver Methoden.

3. Rekonvaleszenzverbesserung und Ertüchtigungsanleitung, sowie Vorbeugung falschen neurotischen Ausbaus.

Die ersten beiden der oben gestellten therapeutischen Forderungen erscheinen von entscheidender Bedeutung namentlich für die Katastrophenfolgen weitesten Sinnes und konnten besonders im Rahmen der Kriegserfahrungen vollste Bewährung finden. Möglichst völliges Herausnehmen der Betroffenen aus der Bedrohungsatmosphäre und coupierende Ruhigstellung, nötigenfalls durch bald verabreichte große Schlafmittelmengen sind an erster Stelle zu nennen und bei sinngemäßer Organisation sofort mit der klärenden eingehenden ärztlichen Untersuchung zu verbinden.

Es erscheint kaum zweifelhaft, daß auch unter den dem unklaren und ganz Ungleichwertiges in sich schließenden Sammelbegriff der „Unfallneurose" eingeordneten Fällen solche sind, bei denen sinngemäße Früherfassung und Bearbeitung weitere Neurotisierung hätte vermeiden können. Sehr mit Recht ist daher von allen erfahrenen Autoren die sachverständige Frühuntersuchung dieser Krankheitszustände so dringlich prinzipiell gefordert worden. Als positiven Beitrag zu dieser Frage möchte ich auf die guten Erfahrungen suggestiver Frühcoupierungen solcher Zustände hinweisen; entsprechende Beobachtungen von BECKER, BERNHEIM, BRODMANN, CORVAL, GUMPERTZ, HIRT, MOLL und TATZEL finden sich in meiner Bearbeitung der Hypnotherapie in HEINRICH VOGTS Handbuch der Therapie der Nervenkrankheiten zusammengestellt[1], sowie eine eigene, die hier nochmals kurz erwähnt sei. Ein 30 jähriger Arbeiter entwickelte nach einer geringfügigen Verletzung eine allmählich einsetzende Motilitätsstörung des rechten Beines mit hypochondrisch-depressiver Allgemeinverstimmung und anfangs stark ablehnendem Verhalten gegenüber dem Arzte. Es gelang, die Störung in einer hypnotischen Sitzung zum Verschwinden zu bringen und, wie die Nachuntersuchung nach $2^1/_2$ Jahren lehrte, vollkommene Arbeitsfähigkeit zu erhalten.

Es dürfte nicht gerechtfertigt sein, die Bedeutung der primären Ruhigstellung bei Schreckreaktionen, auch wenn sie psychotherapeutisch durchführbar ist,

---

[1] Jena: Fischer 1916.

allzu einseitig „rein psychologisch" einzuordnen. Wenn auch die Mehrzahl kritischer Autoren nicht geneigt sein wird, BECHTEREW und SCHUMKOW (1925) in ihren Ausführungen über eine „objektiv reflexologisch feststellbare und charakterisierbare Lokalkontusionsneurose" (1925) zu folgen, die eine rein physiologisch funktionelle Auffassung der in Frage stehenden Zustände anstreben, so darf doch andererseits eine einheitliche biologische Auffassung nicht zu kurz kommen. Es sei daher besonders auf die Ausführungen SOMMERS (b) (1925) über die „psychomuskuläre Komponente der Schreckneurose" verwiesen, in der auf Grund einer Selbstbeobachtung auf die Wichtigkeit dieser Komponente verwiesen wurde. Im Problemkreis der „Kriegsneurosen" ist in demselben Sinne besonders von SINGER die Bedeutung rein körperlicher Entspannung, namentlich muskulärer Art, hervorgehoben worden.

Es ist hier nicht der Ort, den ausgedehnten Fragestellungen allgemeiner Art nachzugehen, die sich schon an und für sich für den Psychiater aus der Auseinandersetzung des Kranken mit dem Erlebnis shockierender Art ergeben und vor allen Dingen im Problemkreise der „Reaktion in der Psychiatrie" (EWALD, KRISCH, HOMBURGER, K. SCHNEIDER 1925 u. a.) eingehende Bearbeitung gefunden haben. Besonders hingewiesen sei nur darauf, daß an Shockerlebnisse anschließende Zustände schizoider und katatoner Färbung nicht diagnostisch überwertet und zu Hemmungen therapeutischer Aktivität werden dürfen (TH. BECKER 1925, BRILL 1925, LIENAU 1925). Nach dieser Richtung waren auch die Kriegsjahre besonders lehrreich, wie vielfach hervorgehoben wurde (BIRNBAUM).

Während die bisher hier erörterten rein primären Shockwirkungen katastrophenhafter Art auch für das rüstige Nervensystem eine außergewöhnliche Belastung darstellen und entsprechend ihrem überwiegend exogenen Charakter durchschnittlich zu relativ glattem Spontanverlauf der Reaktion führen, tritt beim „qualitativen Shock" in unserem Sinne die Eigenart des Erlebenden weit stärker in Erscheinung, und der Schwerpunkt der therapeutischen Aufgabe verschiebt sich von dem ersten und zweiten der erwähnten Teile zunehmend auf den dritten Abschnitt der Heilarbeit, die Rekonvaleszenzverbesserung und Ertüchtigungsanleitung, sowie Vorbeugung falschen neurotischen Ausbaues. Pathologische Reaktionen nach Kinoeindrücken (MONDIO 1925), nach sexueller Infektion (A. M. MEYER 1924), nach Geburten (GREGORY 1924) und ähnlichen, durchschnittlich reaktionslos verarbeiteten Erlebnissen machen die Voraussetzung besonderer Eignung der Erlebenden um so nötiger, als wir wissen, daß z. B. an und für sich so schwere Erlebnisse wie das Erleiden einer Notzucht in der Kindheit, wie GORONEY (1926) auf Grund von Nachuntersuchungen betonte, ohne äußere Nachwirkungen bleiben können. In seinem Material waren die Erinnerungen an das Verbrechen meist vergessen und verblaßt, eine vorzeitige Erotisierung wurde nicht zugestanden, und nach der Erinnerung irgendein geschlechtliches Lustgefühl bei dem Verbrechen „von allen bestritten". Die inzwischen erwachsenen Untersuchten schätzten das Erlebnis subjektiv als belanglos und ließen in ihrer Psychosexualität und ihrem seelischen Gleichgewicht keinerlei Störungen erkennen.

Diese Überlegungen dürfen nur nicht dazu führen, das Erlebnis in seiner Eigenart ohne weiteres hinter einer schematischen Rückführung pathologischer Reaktionen auf konstitutionelle Anomalien irgendwelcher Art zu vernachlässigen; außerordentlich lehrreich sind in dieser Beziehung die augenärztlichen Erfahrungen über pathologische Reaktionen im Verlauf der Starbehandlung. Wie AXENFELD 1925 mitteilte, hat sich der Prozentsatz pathologischer Reaktionen nach Staroperationen, der früher den Prozentsatz allgemein postoperativer pathologischer Reaktionen wesentlich übertraf, auf den gleichen Prozentsatz erniedrigt, seitdem nicht mehr die früher aus falschen Schonungsrücksichten angeordnete, der Operation anschließende Dunkelkur verwendet wurde, sondern sachgemäße kräftigende und übende Luft- und Licht-Nachbehandlung und sinngemäße Regulierung der Schlaffrage eingesetzt hat. Diese Erfahrungen Axenfelds zeigen den prophylaktischen Wert einer Rekonvaleszenzverbesserung psychophysischer Art außerordentlich deutlich und sind in unserm Zusammenhange gerade deswegen sehr wesentlich, weil bei der überragenden Bedeutung des Gesichtssinnes im gesamten psychischen Leben und der besonderen subjektiven Empfindlichkeit des Sehorganes folgenschwere Eingriffe chirurgischer Art hier ganz besonders nahe an allgemeine Existenzialwerte rühren.

Je mehr das Shockerlebnis physischen Unterbaues entbehrt, und sich überwiegend oder ausschließlich im Rahmen seelischen, menschlichen Erlebens hält, um so stärker wird der psychotherapeutische Anteil der ärztlichen Arbeit in den Vorgerdrund zu stellen sein. Wir werden von Weizsäcker manchen helfersüchtigen Psychotherapeuten gegenüber durchaus darin recht geben, daß es nicht ärztliche Aufgabe ist, menschliches Leid überhaupt auszuschalten oder zu verwischen, hat doch der Arzt keinerlei Anspruch darauf, zu entscheiden, wie weit derartige Erlebnisse im Schicksal des Einzelnen oder gar der Menschheit Recht, Sinn, Wert und Bedeutung haben. Die ärztliche Aufgabe beginnt erst dort, wo an menschliches Leiden irgendeiner Form, an ein „psychisches Trauma" Fehlreaktionen anschließen, die wir ärztlich berechtigt sind, als krankhaft zu bezeichnen. In diesem Sinne werden auch dem seine Tätigkeit sachlich und kritisch beschneidenden Arzte Aufgaben genug bleiben. Vasomotorische, muskuläre, vielleicht auch endokrine oder sonstige metabole Fehlreaktionen, Störungen von Allgemeinfunktionen, wie besonders Schlaf, Appetit oder Aufmerksamkeit, Affektregulation, Willenshaushalt, Gedächtnis usw. nach erschütternden Außen- oder Innen-Erlebnissen werden oft genug Anlaß und Berechtigung zu ärztlichem Handeln geben. Ich möchte nicht unerwähnt lassen, daß gerade bei Schlafstörungen nach Schicksalszertrümmerungen, die den üblichen Schlafmitteln aus der Brom-, Veronal-, Chloral- oder Paraldehyd-Gruppe gegenüber refraktär blieben, das von Bürgi 1925 in die Therapie eingeführte Indonal (Veronal + Cannabis) besonders gute Dienste leistete und zu kritischer Nachprüfung anregen. Die gleichsinnige Wirkung der Opiate aller Form ist ja ebenso bekannt, wie die Bedenken, die ihrer Verordnung entgegenstehen, so daß hier das Indonal geeignet zu sein scheint, eine Lücke auszufüllen.

Psychotherapeutisch wird man auch den dritten Teil der Shockbehandlung zunächst vor allen Dingen durch rationale Wachpsychotherapie mit etwa suggestiven Hilfen durchzuführen versuchen. Führen diese einfachen Maßnahmen nicht zum Ziel, so sind vor allen Dingen Versuche nach der psychokathartischen Richtung angezeigt, die gerade hier, wie ich in Übereinstimmung mit L. Frank, B. Hahn u. a. sagen kann, oft Ausgezeichnetes leistet. Bleibt auch dieses Vorgehen erfolglos, so wird vertiefte Auseinandersetzung mit der Persönlichkeit des Kranken bis zur eigentlichen psychoanalytischen Durchdringung hinüber herangezogen werden müssen. Hier darf daran erinnert werden, daß Räther 1925 auch bei veralteten Rentenneurosen gute Erfolge mit einer sehr aktiven Therapie im Sinne der Behandlung der Kriegsneurosen bei einem Material von 50 Fällen berichtete.

Rein *imitative* pathologische Reaktionen in direktem und offenkundigem Sinne gehören zweifellos zu ziemlich seltenen Ereignissen, mag es sich um die Induktion psychopathischer, besonders krimineller (Nippe, 1925) Reaktionen, oder um mehr allgemeine „psychische Infektionen" (WEDEKIND, 1927) oder um „psychische Epidemien" (HELLPACH) im kleinen handeln. Die Psychotherapie hat hier zwei Wege offen, indem sie entweder das pathogene Vorbild äußerlich ausschaltet, beziehungsweise seine Wirkung durch Aufklärung, Belehrung, Suggestion oder in schwierigen Fällen tiefergreifende psychologische Durcharbeitung des oder der Imitierenden aufhebt, oder die Imitierenden in eine andere Umwelt setzt. Bei dieser letzteren Maßnahme sollte allerdings, wenn nur irgend durchführbar, die innere Befreiung des Imitierenden Vorbedingung sein, da sonst die wohltätige Maßnahme der Entfernung für den Behandelten Fluchtcharakter annimmt und langdauernde innere Unsicherheit mit gegebenenfalls pathologischen Reaktionen zur Folge haben kann. Daß man erfahrungsgemäß die Umwelt in dieser Beziehung gefährdende Menschen mit pathologischen Reaktionen nach Möglichkeit in eine Umwelt versetzen wird, wo sie keinen Schaden anrichten können, ist eine theoretisch ebenso klare wie praktisch undurchführbare Forderung, die trotzdem in jedem Falle zu erfüllen versucht werden soll. In besonders günstigen Fällen wird es auch möglich sein, den „Infektionsträger" selbst einer erfolgreichen Behandlung zuzuführen und dadurch die weitere Ausbreitung und den Fortbestand pathologischer Imitationsreaktionen zu verhindern. Besonders die nach außen stark hervortretenden und für unselbständige Laien so eindrucksvollen Störungen der Ausdrucks- und Bewegungs-Haltung, ferner krampfähnliche Reaktionen und Funktionsstörungen, deren Vergegenwärtigung oder Anblick starke Gefühlsreaktionen auslöst (Erbrechen!), sind hier zu nennen, doch wird hier, wie überall, die Ausschaltung von Schädigungen für die Allgemeinheit weniger wichtig sein, — von der Unmöglichkeit ihrer Durchführung abgesehen, — als die Ertüchtigung und Abhärtung der Miterlebenden.

Im Beginn der Erforschung des Suggestionsproblems hat die Annahme *suggestiver* Auslösung abnormer nervöser Reaktionen und psychopathischer Erscheinungen eine durchaus ungerechtfertigte Verallgemeinerung erfahren; mit dem bequemen Schlagwort einer „suggestiven Wirkung" wurden die verschiedenartigsten Erlebniszusammenhänge in Bezug gebracht und damit vertiefterer Bearbeitung entzogen. Hier soll die suggestive Auslösung pathologischer Reaktionen nur im ganz speziellen Sinne verstanden sein; unbeschadet der Erkenntnis, daß im weiteren Sinne suggestive Momente in die verschiedenartigsten Erlebniszusammenhänge eingehen können und hier richtigen Ortes und richtigen Maßes Beachtung erfordern, sollen an dieser Stelle nur diejenigen pathologischen Reaktionen hinsichtlich ihrer Behandlung berücksichtigt werden, die an ausgesprochen suggestive Maßnahmen speziellen Sinnes anschließen. Als Prototyp derartiger Erscheinungen dürfen die Gesundheitsschädigungen nach Hypnose [I. H. SCHULTZ (c), 1922] angesehen werden. Dabei kommen sowohl allgemeine Störungen des Befindens und Funktionierens in Frage (eingenommener Kopf, Kopfschmerzen, Schwindelgefühle, Konzentrations-, Willens-, Gedächtnis- und Bewußtseinsstörungen, Verstimmungen, besonders ängstlicher Art, usw.), als spezielle auf technische Mängel zurückzuführende Einzelerscheinungen, namentlich infolge schlechten Desuggestionierens oder anderer technischer Mängel, endlich das Einbrechen endogener, pathologischer Reaktionen, die vordem durch die gesammelte Vollpersönlichkeit niedergehalten wurden. Während bei diesen letzten dem Eingriff der Hypnose lediglich die Bedeutung eines meist wohl unspezifischen psychischen Traumas zuzuschreiben ist, stellen die spezifischen, hypnotischen Schädigungen mindestens therapeutisch etwas Besonderes dar, indem sie schnell und sachgemäß nur durch erneute sachverständige Hypnotisierung zu beheben sind. Es ist in diesem Zusammenhang wichtig mit ERNST

Schultze-Göttingen darauf hinzuweisen, daß bei posthypnotischen Dämmer-
und Erregungszuständen die vorhergehende Hypnotisierung von den Angehörigen
der Kranken dem Arzte gegenüber gerne verheimlicht wird, und die von mir
in diesem Zusammenhang 1922 erhobene Forderung, es müsse jeder auf eine
solche Entstehung verdächtige Ausnahmezustand prinzipiell Anlaß zu einem
therapeutischen Versuche mit Hypnose geben, auch wenn die Vorgeschichte
im Stiche läßt, erscheint auch heute noch durchaus gerechtfertigt. Die spezifische Wirkung erneuter, sachverständiger ärztlicher Hypnotisierung ist besonders bei den ersterwähnten Allgemeinstörungen durch vielfältige allgemeine
Erfahrungen sichergestellt. In manchen Fällen wurde bei in der Hypnose ge-
schädigten Personen eine so intensive Angst vor erneuter Hypnotisierung beobachtet, daß es den behandelnden Kollegen nicht gelang, ihre Einwilligung
zu erneuter Hypnotisierung zu gewinnen. Es erscheint mir nicht sehr wahrscheinlich, daß eine derartige ängstliche Ablehnung bei eingehender und sachlicher psychischer Vorbereitung von Bestand bleibt. Der schwerste analoge
Fall eigner Beobachtung betraf eine 19jährige Künstlerin aus bester Familie,
die im Anschluß an hypnotische Laienexperimente in einem Badeorte nervöse
Störungen zeigte. Ihre anfangs ganz intensive ängstliche Ablehnung ließ sich
durch mehrtägige psychische Vorbereitung und allgemeine Beeinflussung überwinden und in der anschließenden therapeutischen Hypnose stellte sich als
tieferer Grund dieser Hemmungen heraus, daß die Kranke in hypnotisiertem
Zustande von dem Suggestor in sein und seiner Frau Schlafzimmer genommen
und außerordentlich raffinierten sexuellen Angriffen unterworfen wurde, die
unter Beihilfe der Frau zur Defloration führten, Tatsachen, deren Richtigkeit
später auf anderem Wege festgestellt werden konnte.

Nahe Beziehungen zu den eben erwähnten pathologischen Reaktionen haben
die von Henneberg zuerst ausführlich bearbeiteten Manifestationen psychopathischer Eigenart nach Teilnahme an spiritistischen und ähnlichen Sitzungen,
wo auch die Bedeutung „medialer" Vorgänge und Zustände nicht zu übersehen
ist. Alle unter diesen Umständen auftretenden psychopathischen Reaktionen
schwererer Art vom Charakter einer Psychose werden immer den Verdacht
auf eine Prozeßpsychose erwecken, so daß die anfängliche Diagnose einer pathologischen Reaktion aus unserem Formenkreise nicht selten später korrigiert
werden muß, wie etwa in fünf von Kronfeld beobachteten Fällen.

Während Imitations- und Suggestionswirkungen im engeren Sinne nur in
relativ seltenen Fällen entscheidender Anlaß zur Produktion abnormer nervöser
oder psychopathischer Reaktionen sind, spielen *Gewöhnungsmechanismen* hier
eine ganz außerordentliche Rolle. Das Gedächtnis im weitesten biologischen
Sinne als Urphänomen ist nächst der physiologischen Reizvorgängen nahestehenden Shockwirkung häufigste, wesentlichste und bedeutsamste Grundlage für die Aufrechterhaltung, die „Fixierung" nervöser Fehlreaktionen zu
Dauerzuständen. Es ist theoretisch ungeheuer bedeutsam, daß der tiefsinnige
Begründer der Psychoanalyse nach 30 Jahren psychoanalytischer Forschung
und Theorieschaffung diesem Urphänomen als „Wiederholungszwang" Einlaß
und Ort in seinem System gab und es ausdrücklich außerhalb, ja in gewissem
Sinne jenseits des bis dahin allmächtigen Lustunlustprinzips anerkannte. Allgemeinere biopsychologische Auffassung wird eher geneigt sein, die Grund-
funktion alles Lebendigen, als die uns das Gedächtnis im biologischen Sinne
erscheint, zum Ausgangspunkt aller Überlegungen und Beobachtungen und
dementsprechend aller therapeutischen Maßnahmen der hier in Frage stehenden
Erscheinungen zu machen.

Die einfachste psychotherapeutische Maßnahme stellt die Mobilisierung der

Eigenleistung des Kranken durch positive Aufforderung oder Verbot dar, die allerdings zur Voraussetzung hat, daß der Kranke in nicht ganz selbstverständlichen Fällen durch eingehende Aufklärung und Belehrung wirklich verstanden hat, daß es sich bei seinen Fehlreaktionen um die paradoxe Wirkung eines sonst lebenswichtigen Mechanismus handelt. Die einfache Mitteilung, daß es sich im vorliegenden Falle um eine Art „schlechter Angewohnheit" handle, wird sehr vielfach gar nicht im tieferen Sinne erfaßt werden können, wenn der Patient nicht über gewisse allgemeinbiologische Anschauungen und ihre spezielle Anwendung auf Gewöhnungsvorgänge orientiert wurde; ist diese Grundlage aber gesichert, so genügt in gar nicht sehr seltenen Fällen ein Appell an Selbstbeherrschung und guten Willen oder ein Verbot, um die falsche Reaktion zum Verschwinden zu bringen. Sehr mit Recht spricht H. W. MAIER (1923) in diesem Zusammenhange von athymen Reaktionen, reinen Gewohnheitsassoziationsreihen ohne nachweisliche Affektwirkungen im Gegensatz zu seinen katathymen Abläufen, bei denen bestimmte Affekte und bestimmte Assoziationsketten aufzeigbar sind, oder den synthymen, lediglich affektiv, ohne nachweisliche Assoziationsketten verlaufenden Reaktionen. MEIGE und FEINDELs bekannte Studie über den Tic aus der Brissaudschen Klinik darf hier noch immer als eine der gründlichsten und anregendsten Werke genannt werden. BRISSAUDS Methode einer „Immobilisation des mouvements" und von „mouvements d'immobilisations" besagt für Tickranke als Wesentlichstes entweder die direkte, erst nur für kürzeste Zeit willensmäßig darzustellende absolute, photographische Ruhehaltung oder die indirekte Erarbeitung muskulärer Beherrschung durch befehlsmäßige, langsame, regelmäßige, korrekte Bewegungen, die sich auch auf die Muskelgebiete beziehen, an denen der Tic sich abspielt. Besonderen Wert legten MEIGE und FEINDEL in geeigneten Fällen auf Spiegelschriftübungen, also die Umkehr von Bewegungsformeln für die rechte, die Ausnutzung der physiologischen Disposition für die linke Hand. „Erziehung zur Ruhe, Zucht der Bewegungen, Ordnung und Methode bei allen Vorgängen des täglichen Lebens" sind ihnen die wirksamsten therapeutischen Faktoren. Durch Kontrolle des Spiegelbilds seiner Haltung wird zu gleicher Zeit schrittweise der Kranke befähigt, seine motorischen Leistungen bewußt zu erleben und zu kontrollieren, eine Erziehung, die sich nach MEIGE und FEINDEL nicht auf die befallenen Muskeln zu beschränken, sondern den ganzen Menschen zu erfassen hat. Die nahen Beziehungen zu dem jetzt soviel erörterten und gerade bei Kranken unserer Gruppe vielfach so sehr aktuellen Problem der allgemeinen motorischen Unzulänglichkeit leuchten ohne weiteres ein[1]. Sobald die Verbot- oder Aufforderungswirkung in dem gleichen Sinne, wie es MEIGE und FEINDEL so sorgfältig für den Tic durchgeführt haben, in übungsmäßige Mechanismen überführt und eingebaut werden, hebt sich die Stärke unserer therapeutischen Stellung gegenüber krankhaften Gewöhnungsmechanismen außerordentlich, arbeiten wir doch prinzipiell gesehen mit demselben Mechanismus, aus dem die hier in Frage stehenden Erscheinungen erwuchsen, ja bei einer Erweiterung des Arbeitsplanes im Fall des Tic zur gesamten motorischen Erziehung des Kranken schaffen wir mit denselben Kräften aus isolierter Fehlreaktion produktive allgemeine Höherwertigkeit.

Dieses *Grundprinzip der Erhöhung des Gesamtwertes durch übende Ertüchtigung derselben Kategorie, in der einzelne Gewöhnungsfehler liegen,* ist sinngemäß allen analogen Heilversuchen zum Ziel zu setzen und wird uns auch als Richtschnur dienen, wenn wir versuchen, eine solche Fehlgewöhnung suggestiv, geeigneten

---

[1] Vergleiche die Erörterungen dieser Frage in dem Abschnitt „Allgemeine Nervosität" desselben Werkes vom Verfasser.

Falles mit Hypnose anzugreifen. Nur in seltenen Fällen wird es gelingen, durch einmaliges hypnotisches Verbot die Gewöhnungskette suggestiv zu zerreißen, es wird in der großen Mehrzahl der Fälle vielmehr eine Suggestivbehandlung der in Frage stehenden Reaktionen nur Aussicht auf Erfolg bieten, wenn wir in Übereinstimmung mit allen erfahrenen Vertretern der Suggestivtherapie das übende und bildende Prinzip genügend zu seinem Recht kommen lassen, wie man z. B. an geeigneten Fällen von Stottern gut beobachten kann. Selbstverständlich steht richtige Einschätzung des Gewöhnungsfaktors bei abnormen nervösen Reaktionen und psychopathischen Einstellungen nicht im geringsten im Widerspruch dazu, daß diese falschen Gewohnheitsfixierungen von außerordentlich vielfältigen Persönlichkeiten verschiedenartig verarbeitet und eingeordnet werden. Von ganz „peripher" und „physiologisch" aussehenden und rein übungsmäßig sehr erfolgreich anzugreifenden Haltungen und Kundgaben bis hinüber zu äußeren symbolhaften Manifestationen tiefgreifender Persönlichkeitsveränderungen mit all ihren nur zentral zu erfassenden Kräftespielen führt eine unendliche lückenlose Reihe, in der die Relation Symptom und Ich in allen nur denkbaren Akzentverschiebungen festgelegt ist. MEIGE und FEINDEL nahmen noch an, eine Suggestivbehandlung käme nur für die hysterische Form des Tic in Frage. Daß eine so schlagwortartige Erledigung des eben aufgezeigten Problems unmöglich ist, bedarf hier nicht der Ausführung.

Führen durch sachgemäße Aufklärung genügend vorbereitete Verbote und Ermunterungen oder Übungsmaßnahmen weitesten Sinnes, gegebenenfalls suggestiver Verstärkung nicht zum Ziele, so ist vor allen Dingen zu überlegen, ob durch eine Shocktherapie irgendeiner Form mehr zu erreichen ist. Ihre Anwendung wird hier im wesentlichen dem Gesichtspunkt zu unterstellen sein, den Gewöhnungsvollzug mit irgendwelchen unangenehmen und abschreckenden Eindrücken zu verbinden, wie es etwa in typischer Weise beim Entwöhnen des Kindes von Mutterbrust oder Fingerlutschen durch Einschalten störender Eindrücke üblich ist. Besonders bei Kranken primitiver Struktur mit Zügen von Indolenz, Apathie oder sonst geringer psychischer Ansprechbarkeit wird ein solches Vorgehen ernstlich erwogen werden dürfen, ferner bei solchen Zuständen, wo reinen Reflexverläufen, auch bedingter Art (KROLL, 1925) nahestehende organneurotische Automatismen das Bild beherrschen. Es ergeben sich dann äußerlich ähnliche Maßnahmen, wie sie besonders im Anschluß an KAUFMANNS Wiedererinnerung vielfach bei Kriegsneurotikern angewandt wurden; so konnte z. B. HÜBNER durch „faradosuggestive" Behandlung, die er auf Anregung von Kriegserfahrung ausführte, in mehreren Fällen „weiblicher Genitalneurose" sehr gute Erfolge erzielen. Von ähnlichen Voraussetzungen aus ist in der älteren Periode der Suggestivtherapie häufig versucht worden, bei Genuß- und Rauschmittelgewöhnung die Aufnahme der schädlichen Substanz hypnotisch mit unangenehmen Reaktionen, namentlich mit Erbrechen und Übelkeit zu verbinden und damit dem Kranken zu verleiden. Man darf diese Versuche, von ganz seltenen Ausnahmen abgesehen, als völlig mißlungen bezeichnen, was nicht wundernehmen kann, da in der Mehrzahl dieser Krankheitsfälle wesentlich kompliziertere Zusammenhänge und weit stärkere Affektbesetzungen anzunehmen sind, als der reine Gewöhnungsmechanismus umfaßt. Genuß- und Rauschmittelgewöhnung wird nur in den seltensten Fällen eine „athyme Reaktion" im Sinne von H. W. MAIER darstellen, am ehesten noch bei den passiven Gelegenheitsschwächlingen. Sehr erschwert kann die Feststellung, ob wirklich lediglich eine mechanische Gewöhnungsreaktion vorliegt, dadurch werden, daß selbstverständlich der von ihr belastete Mensch mit Verbildungen der Persönlichkeit sekundärer Art, besonders auf affektivem Gebiete, zu reagieren geneigt

ist, und dies um so mehr, je mehr er an und für sich und auch sonst zu Persön-
lichkeitsverbildung und neurotischen Verarbeitungen neigt. Die Entscheidung
darüber, ob lediglich ein etwa äußerlich störendes Gewöhnungssymptom zu
sekundären Veränderungen der erwähnten Art geführt hat oder ob umgekehrt
das Aufrechterhalten der Fehlreaktionen nur Ausdruck und Auswirkung primärer tiefgreifender psychopathischer Anomalie ist, wird immer sehr schwierig,
ja in nicht seltenen Fällen unmöglich sein. Die volle Würdigung des verwickelten
Charakters dieser Zusammenhänge wird praktisch immer dazu ermutigen, zunächst den Versuch einer einfachen Gewöhnungsabstellung durchzuführen,
dessen Mißglücken gewiß an und für sich ebensowenig beweist, wie sein Gelingen, dessen geeigneten Falles relativ leichte Durchführbarkeit aber immerhin
Erfolgsaussichten ohne allzu großen Aufwand möglich erscheinen läßt. Es ist
durchaus unbillig, derartige Maßnahmen als primitiv, oberflächlich oder als
notwendigerweise in jedem Falle von nicht beachteten oder unverstandenen
komplizierteren Mechanismen bedingt aburteilen und entwerten zu wollen.
Der große und entscheidende Wert verstehend psychologischer, analytisch-
synthetischer Persönlichkeitserfassung am richtigen Orte und in richtiger
Fragestellung wird in keiner Weise durch die Erkenntnis eingeengt, daß ohne
Widerspruch mit der Bedeutung höchster Instanzen auch ganz primitive, mehr
physiologisch-psychologische Gesetzmäßigkeiten und Regelhaftigkeiten ihr An-
wendungsbereich besitzen. Es sei an dieser Stelle besonders auf die über
30 Lebens- und Arbeitsjahre reichenden Erfahrungen von ALFRED FUCHS-Wien
hingewiesen, der mit einer relativ einfachen, gerade auch den hier in Frage
stehenden Gewöhnungsmechanismus mechanisch bearbeitenden Methoden außerordentlich günstige Erfolge in der Behandlung sexueller Perversitäten und
Perversionen erzielen konnte, wie er in seiner Monographie über die konträre
Sexualempfindung (1926) mitteilt. Im selben Zusammenhang ist die von A. MOLL
für die gleichen Störungen seit Jahren systematisch ausgebildete „Assoziations-
therapie" zu nennen, deren Wesen darin gegeben ist, durch systematische Einführung und Fixierung von Gegenvorstellungen falsche psycho-sexuelle Einstellungen zu durchbrechen. Hierbei legt MOLL durchaus in Übereinstimmung
mit dem bei MEIGE und FEINDEL prinzipiell Ausgeführten entscheidenden Wert
nicht so sehr auf den rein passiven Entzug falscher Wunscheinstellung, sondern
auf die übungs- und erziehungsmäßige Heranbildung positiver Gewöhnungs-
verknüpfung in erwünschter Richtung. Systematische Gestaltung der Umwelt,
der Lektüre, Zubringung künstlerischen Materials bildhafter, szenischer oder
literarischer Art usw. müssen dauernd und überall in den Dienst der Arbeit
gestellt werden. Selbstverständlich erfordern derartige Behandlungen, wenn sie
bei irgendwie schwierigeren Fällen Erfolg bringen sollen, ein außerordentliches
Maß von Geduld und Konsequenz, nicht nur, wie ohne weiteres einleuchtend,
von seiten des Kranken, sondern auch von seiten des behandelnden Arztes;
ich kann mich dem Eindruck nicht entziehen, daß nicht ganz selten eine über-
legen-abschätzige Beurteilung der hier in Frage stehenden Behandlungsweisen
namentlich von solchen Kollegen erfolgt, denen die gleichförmige, übende Bil-
dungsarbeit solcher Art zu eintönig erscheint und darum die Beschäftigung mit
den ja zweifellos inhaltlich ungleich reizvolleren Problemen menschlichen Verstehens und sinnhafter Erfassung näher liegt, so daß die Ablehnung der hier
in Frage stehenden, geduldsprüfenden Arbeiten in manchen Fällen eine Kompensation eigener Unzulänglichkeit darstellt.

Die entscheidende, im Einzelfalle oft sehr schwierig auszuwertende Relation
des Gewöhnungsmechanismus zur Persönlichkeit des Kranken ermöglicht es in
geeigneten Fällen, wie die nicht selten vorzügliche Wirkung verständnisvoll

vorbereiteter Verbote oder Ermunterungen beweist, falsche Gewöhnungen durch eine Verstärkung der Selbstsicherheit, durch Sicherungen des Ich im weitesten Sinne zu durchbrechen. Gewiß ist auch jede Übungstherapie äußerlich mehr mechanischer Art von Einfluß auf diese Faktoren, es läßt sich aber trotzdem das Vorgehen des Arztes in gewissem Sinne dahin charakterisieren, ob es, mehr direkt auf den Gewöhnungsmechanismus gerichtet, diesen abzuschwächen oder abzustellen sucht, oder sich von Anfang an mehr der Persönlichkeit des Kranken zuwendet, ein Vorgehen, das bei allen irgendwie tiefer liegenden Fällen zweifellos unentbehrlich und allein aussichtsreich ist. Eine ebenso traurige wie deutliche Sprache reden die hier überwiegend so sehr schlechten Erfahrungen mit Opiatsüchtigen, von denen zweifellos ein erheblicher Teil nur deshalb auch nach einer sogenannten gelungenen Entziehung bald oder später wieder rückfällig wird, weil die ausschlaggebende Forderung einer tieferen Umbildung der süchtigen Persönlichkeit nicht einmal angestrebt, geschweige denn erreicht wird. Gewiß wird jeder einigermaßen mit den hier vorliegenden Fragen Vertraute unbedingt und dringend in jedem Falle auf klinischer Entziehung bestehen, deren Einzelheiten hier nicht Gegenstand der Erörterung sein können. Eindringlich muß aber hervorgehoben werden, daß ein einfaches Wiederhinausstellen der süchtigen Persönlichkeiten nach einer Zwangsentziehung ebenso fehlerhaft ist, wie im allgemeinen der Versuch ambulanter Entziehung, auch mit intensivster psychotherapeutischer Beeinflussung. So hat selbst Wetterstrand, den wir als den erfolgreichsten Hypnotherapeuten Europas ansehen dürfen und sicher nicht im Verdachte eines ungenügenden Optimismus haben werden, derartige Behandlungen nur unternommen, wenn durch dauernde einwandfreie Überwachung der Kranken der wichtigste Punkt klinischer Behandlung garantiert war. Auch sein bekannter Fall eines nach vieljährigem Morphinismus hypnotisch geheilten Kollegen, der in der Zeit der heftigsten Diskussion über Hypnotismus in einem offenen Briefe seine seit mehreren Jahren absolut bestehende Heilung mitteilte, ist unter diesen Bedingungen behandelt worden.

Sachliche Beurteilung wird zwischen begründeten klinischen Anforderungen und den berechtigten Ansprüchen kritischer Psychotherapie nirgend einen unlöslichen Widerspruch entdecken können; beide Verfahrensweisen sind in allen schwereren Fällen des hier vorliegenden Gebietes durchaus aufeinander angewiesen, wobei allerdings betont werden muß, daß bei aller Berechtigung kritischen Widerspruchs rein klinischer Behandler gegen psychotherapeutische Übergriffe und Voreiligkeiten der psychotherapeutische Faktor tieferen Sinnes, die ernsthafte und eingehende persönlichkeitsumbildende Arbeit vielerorts noch nicht entfernt in seiner Bedeutung erkannt und entsprechend berücksichtigt worden ist. Das mag vielfach weniger an irgendwelchen theoretischen Voreingenommenheiten, sondern mehr daran liegen, daß an den meisten Heilanstalten und Kliniken den Kollegen ein solches Maß anderer dringlichster Arbeit zugemessen ist, daß für eine eigentliche psychotherapeutische Betätigung ernsthafter Art nichts mehr übrigbleibt. Es soll allerdings noch Anstalten und Kliniken geben, an denen eine derartige Betätigung unerwünscht erscheint.

Der Versuch, krankhafte Gewöhnungen irgendwelcher Art von der Persönlichkeit her anzugreifen, unterscheidet sich technisch nicht von den sonst zu diesen Zwecken üblichen Verfahren; rationelle Wachpsychotherapie jeden Sinnes und psychoanalytische Maßnahmen geeigneter Form werden hier heranzuziehen sein.

Liegen die krankhaften Gewöhnungen besonders deutlich in der physiologisch funktionellen Sphäre im Sinne von „Organneurosen" oder organneurotischen Manifestationen komplizierter Neurosen und Psychopathien, so kann ein Verfahren, das Gewöhnungsabstellung und Ichsicherung zu vereinigen in der Lage ist, oft Ausgezeichnetes leisten. Wir haben hier Versuche im Auge, die unter dem neuerdings ganz unzulässig verwässerten Schlagwort der Autosuggestion zusammenzufassen sind und durch die Schweizer Laienbewegung der letzten Jahre viel Beachtung erregten.

Schon in dem 1787 herausgegebenen „Archiv für Magnetismus und Somnambulismus" (Hofrat Boeckmann, Karlsruhe) finden wir Hinweise darauf, daß es manchen „Sensitiven" im Sinne des Magnetismus möglich sei, leichte heilmagnetische Schlafzustände selbst herbeizuführen; entsprechend der damals herrschenden mystisch-magischen Geistesrichtung vieler in der Magnetismusforschung tätiger Ärzte wurden diese Zustände von „selbständigem Magnetismus" überwiegend nach der Richtung „übersinnlicher" Leistungen bearbeitet. Erst Oskar Vogt hat in den 90er Jahren des vorigen Jahrhunderts bei seiner grundlegenden Neubearbeitung des Hypnotismus ausdrücklich darauf hingewiesen, daß es bei Versuchspersonen von einem gewissen intellektuellen und charakterologischen Niveau möglich und gerechtfertigt sei, Anleitungen zur *Selbstdarstellung von Hypnosen* zu geben, und legte in prinzipiell durchaus erschöpfender Weise fest, was mit einer derartigen Methode zu leisten sei: erhöhte körperliche und seelische Selbstbeherrschung, Darstellung prophylaktischer Ruhepausen, Selbsterteilung echter Suggestionen und vertiefter Einblick in psychogenetische Zusammenhänge der eigenen Persönlichkeit, dies letzte in ähnlichem Sinne wie es Kohnstamm viele Jahre später als „hypnotische Selbstbesinnung" empfahl. Es bedeutet gewiß keinerlei Schmälerung der unvergänglichen Verdienste von Oskar Vogt, wenn wir heute hinter seiner Stellungnahme zum Problem der Hypnose noch allzusehr naturwissenschaftlich - mechanistische Prinzipien und eine durch sie notwendige dualistische Auffassung wirksam fühlen. Im Sinne einer Einheitsauffassung ergeben sich hier zwanglos weitere, bisher wohl etwas wenig gesehene Möglichkeiten. Beachten wir die seit den Zeiten des Magnetismus ganz unabhängig von der äußeren Methode des Suggerierens oder etwa gar von speziellen darauf gerichteten Suggestionen immer wieder konstant auftretenden Angaben Hypnotisierter, so fällt ohne weiteres auf, daß die Versuchspersonen regelmäßig zwei Erlebniskomplexe schildern, die kurz dahin zu charakterisieren sind, daß auf dem Gebiete körperlicher Empfindung eigentümliche Schwere- und Wärmeerscheinungen das Bild beherrschen. Physiologisch formuliert: echte Suggestivzustände sind mit Entspannungserscheinungen der Muskeln und Gefäße verbunden, wie schon die fast regelmäßige „initiale Hypotonie" (J. H. Schultz 1912) der durchschnittlichen Hypnose zeigt. Im Sinne der Ganzheitserfassung schien es daher wohl berechtigt zu versuchen, durch entsprechende übende Umstellung einen rationellen Weg zur Selbstdarstellung echt suggestiver und produktiver Umschaltung zu suchen. Sind die erwähnten eigenartigen Körpererlebnisse in echten Suggestivzuständen nicht, wie eine dualistische Anschauung meinen möchte, irgendwie gewissermaßen begleitende Zutat, sondern im Sinne der Einheitserfassung wesentliche Manifestation des eigenartigen empfänglichkeitschaffenden Vorganges der Umstellung, die wir am besten mit dem kurzen Stichworte einer „Versenkung" kennzeichnen. so mußte sinngemäßo Fortführung derartiger Übungen den erwarteten Erfolg herbeiführen. Meine seit 1907 diesem Problem gewidmeten Bemühungen lassen mir keinen Zweifel an der Richtigkeit der hier entwickelten Gedankengänge. Wir sind mittels der Methode der „*autogenen Organübungen*", wie ich (f) das Verfahren neuerdings bezeichnet habe, in der Lage, nicht nur den in Deutschland relativ kleinen Prozentsatz „autosuggestiver Wunderkinder" irgendwelche erwünschte Dinge „sich einreden" zu lassen, sondern können gerade kritische, konsequente und besonnene Versuchspersonen durch ein rationelles Training zur Darstellung echter autosuggestiver Leistungen heranbilden. Die von Oskar Vogt gekennzeichneten Möglichkeiten sind auf diesem Wege durchaus erreichbar, auffällig leicht gelingt namentlich auch sehr vielen guttrainierten Versuchspersonen die völlige Abstellung von Schmerzerlebnissen bei zahnärztlichen oder anderen kleinen chirurgischen Eingriffen. Unter den etwa 600 Normalpersonen, die ich persönlich nach meinem Verfahren praktisch ausgebildet und durchtrainiert habe, konnten über 400 gute bis sehr gute und über 140 mäßige Fortschritte erzielen, nur etwa 40 gelang es nicht, sich die Technik anzueignen. Hierunter befanden sich, wie ich in einigen Fällen nachher feststellen konnte, eine erhebliche Anzahl äußerlich latenter Psychopathen. Bei diesen ist, was hier kaum besonders hervorgehoben zu werden braucht, vielfach erst eine intensive allgemeine psychotherapeutische Vorbehandlung notwendig, ehe sie in der Lage sind, so weit über sich zu verfügen, daß sie mit Vorteil autogene Organübungen vornehmen können. Das beweist nichts gegen den Wert dieser Methode, die gerade für die Durchbrechung krankhafter Gewöhnungserscheinungen oft ganz Vorzügliches leisten kann. Aus diesem Grunde und auch darum, weil das Verfahren noch ziemlich unbekannt und von der Kritik vielfach nicht nach seinem eigentlich inneren Sinn aufgefaßt ist — es wird mir frühestens in zwei Jahren möglich sein, Ausführliches über die ganze Methode zu berichten — schien es mir angezeigt, hier kurz die wesentlichsten Punkte hervorzuheben. Beigefügt darf vielleicht werden, daß besonders auf dem Gebiete der Vasomotoren, deren trainierende Entspannung zum Rüstzeuge der Methode gehört, sehr weitgehende Beeinflussungen möglich sind, so daß etwa Patienten mit situativen oder endogenen kongestiven Zuständen bis zur Errötungsfurcht hinüber vielfach lernen, die vasomotorische Welle in indifferente Körperteile, etwa in die Füße, abzulenken. Daß wir uns hier durchaus im Gebiet der Organfunktion befinden, beweisen, außer den gleichlautenden Befunden im hypnotischen Experiment, kontrollierende Messungen der Wärmestrahlung des menschlichen Organismus, über die ich (g) 1926 kurz berichtet habe. Das Verfahren erlaubt eine Psychisierung sonst automatischer Organfunktionen, deren Wesen innerlich nahe Beziehungen zur psychoanalytischen Auffassung der Hypnose als eines regressiven Phänomens hat (Schilder).

Hier ist der Ort, noch spezieller Störungen der eigentlichen Gedächtnisfunktionen zu gedenken, wie sie uns in Form „funktioneller" Gedächtnisausfälle und amnestischer Lücken, besonders bei Kranken mit ausgesprochen hysterischer Reaktion, aber wohl auch im weiteren Rahmen allgemeiner Psychopathie und abnormer nervöser Reaktionen, besonders unter dem Einfluß affektiver Schwankungen begegnen. Entstehen auf dieser Grundlage ausgedehntere Erinnerungslücken, so stellt dieser Umstand für die Kranken eine starke innere Belastung dar, indem sie ebensosehr unter dem unheimlichen Gefühle leiden, daß ihnen Anteile des Lebenszusammenhanges fehlen, als sie andererseits das Wiederauftreten ähnlicher Störungen fürchten. Man darf sich nicht dadurch täuschen lassen, daß gerade hierüber viele Kranke nur sehr ungern sprechen. Wenn wir an die schönen Studien von Mayer-Gross über die Verarbeitung abgelaufener Psychosen denken, wird es uns auffallen, daß gerade die hier in Frage stehenden Kranken eine außerordentliche Neigung haben, der Bearbeitung und der Erörterung ihres Symptomes aus dem Wege zu gehen und sich in fruchtlos unsicherer falscher innerer Verarbeitung zu quälen. Es dürfte daher der Hinweis gerechtfertigt sein, wie wesentlich bei allen derartigen Kranken ein aktives therapeutisches Vorgehen ist, das, wie ich (e) 1924 an Hand von entsprechenden Fällen näher dargelegt habe, eine doppelte Aufgabe zu erfüllen hat. Es muß einmal angestrebt werden, dem Kranken auf dem Wege hypnotischer Hypermnesie die verlorengegangenen psychischen Materialien wieder zu verschaffen, und ihn zweitens durch suggestive und allgemein therapeutische Maßnahmen vor einem Rückfall zu schützen. Gelungenenfalls führt dieses Vorgehen zu einer ganz außerordentlichen psychischen Entlastung, die ich als „Erlösungserlebnis" zu charakterisieren versucht habe; ihr Einfluß reicht weit in die Sphäre der Selbstsicherheit und des Eigenwertes hinein. Daß man gegebenenfalls diese speziellen Maßnahmen mit entsprechenden allgemeinen verbinden wird, bedarf hier nicht der näheren Ausführung.

Das starke Hervortreten irrationaler Momente im Verhalten vieler Kranker mit abnormen nervösen Reaktionen und Psychopathien hat viele hervorragende Autoren dazu geführt, hierin das überhaupt entscheidende Moment dieser Zustände zu erblicken. Alle Vertreter einer ausgesprochen rationalen Wachpsychotherapie von FEUCHTERSLEBEN, HUFELAND, LIEBERMEISTER und DUBOIS bis MOLL und in gewissem Sinne ALFRED ADLER behaupten mehr oder weniger verklausuliert, daß letzten Endes *Irrtümer, Fehl- und Vorurteile* die tiefste Grundlage dieser Zustände bilden. Wie überhaupt jede allgemeine Formel, so ist auch diese für den lebendigen Erfahrungskreis vollkommen unzureichend, womit nicht in Widerspruch steht, daß wir bei den Kranken unserer Gruppe stets auf derartige falsche Reaktionen zu achten haben werden. Sie erfordern als spezifische Therapie Aufklärung, Belehrung und Beratung, soweit es die Persönlichkeit des Kranken erlaubt. Bei primitiveren Patienten leistet systematische Persuasion, im Sinne von DUBOIS, oft sehr Gutes. Außerordentlich interessante, bisher noch durchaus nicht abschließend zu beurteilende Möglichkeiten eröffnen hier manche den Wahnbildungen nahestehenden Erscheinungen pathologischer Einfälle, wahnhafter Einbildungen Degenerierter und vielleicht auch mancher Fehlbildungen, wie sie KRETSCHMER in seinem „sensitiven Beziehungswahn" so lebendig erfaßt hat. Sehr wesentliche, zum Teil sicher auch vorbeugend wirksame Maßregeln gegenüber der Einwurzelung von Irrtümern, Fehl- und Vorurteilen sind in einer psychologisch richtig organisierten allgemeinen Aufklärung gegeben, ohne daß sie vielfach auch in engeren Fachkreisen entsprechende Würdigung erfahren hätten. Die fünfjährige leitende Tätigkeit an einem großen Sanatorium, in dem auf meine Anregung gerade diesem Faktor der Massenpsychotherapie in meinem Sinne besondere Beachtung und Pflege zuteil ward, haben mich dies in ganz überzeugender Weise erkennen lehren. Noch jetzt nach mehreren Jahren erhalte ich nicht selten Nachricht von früheren Kurgästen, die gerade im Anschluß an derartige gehaltvoll populäre und psychologisch richtig redigierte Vorträge Vorteil gehabt haben. In denselben Zusammenhang gehört das Schrifttum, wobei besonders an die für gebildete Nervöse bestimmte Schriftenreihe „der nervöse Mensch" erinnert sei, in der VON HATTINGBERG zum erstenmal in systematischer Weise versucht hat, die immer wiederkehrenden allgemeinen Fragen ärztlicher Aufklärung und Belehrung durch einen größeren Kreis moderner Fachgenossen bearbeiten zu lassen und so die persönliche psychotherapeutische Arbeit zu entlasten und zu unterstützen. Die im Anthroposverlage (Prien, Oberbayern) erschienene, vom Herausgeber mit HEYER, MARCINOWSKI, MOHR und andern bearbeitete Schriftenreihe kann dem gebildeten Nervösen unbedenklich empfohlen werden, zumal jede Anleitung zu irgendeiner „Selbstbehandlung" oder dergleichen peinlich vermieden ist. Besonders glücklich scheint mir die kleine Broschüre von MARCINOWSKI „Probleme und Praxis der geschlechtlichen Aufklärung", deren Übermittlung an Eltern und Erzieher mir in vielen Fällen ganz ausgezeichnete Dienste geleistet hat.

Prinzipiell gesehen reichen die hier liegenden Aufgaben von einfachen, mehr äußerlichen und oft ohne innere Notwendigkeit übernommenen Irrtümern bis hinauf zu den letzten Problemen einer Selbstklärung. Unbeschadet der komplizierten Aufgaben, die aus der Bearbeitung eigentlicher Persönlichkeitsentwicklung und ihrer Störung erwachsen, liegen hier für die Abrechnung und Inventarisierung, die ich 1919 als wesentliche Teilziele wissenschaftlicher Psychotherapie gekennzeichnet habe, sehr bedeutsame Aufgaben, deren Prinzip darin gegeben ist, wie ich in meinem Grundriß der seelischen Krankenbehandlung ausführte, „daß am Schlusse der modernen mitarbeitenden Psychotherapie der Kranke imstande ist, sich und seine Krankheitserscheinungen zu erkennen, richtig zu beurteilen und sich selbst herauszuarbeiten, wo noch Störungen zu erwarten sind, oder wenigstens klar zu erkennen, wann er ärztliche Hilfe braucht, wenn ein abschließendes Resultat nicht erreicht ist". Neben dieser „klaren Abrechnung" besagt die „Inventarisierung", „daß der Kranke sein Persönlichkeitskapital, seinen Persönlichkeiterwerb und seine Leistungsfähigkeit möglichst im einzelnen übersieht. Er muß auch auf körperlichem Gebiete darüber klar sein, welche Leistungen er von sich erwarten darf, und welche Krankheitserscheinungen er beachten muß, insbesondere wie weit — z. B. bei älterer Syphilis — eine ärztliche Dauerkontrolle erforderlich ist". Erst nach Klärung dieser Vorfragen kann an das Endziel der Psychotherapie gedacht werden, an die Anpassung nach drei Richtungen: An sich selbst und die Realität; an die Lebensaufgabe; an die Umgebung.

Es ist ohne weiteres einleuchtend, daß gerade die klare Abrechnung und Inventarisierung in meinem Sinne auch die hier in Frage stehenden Auseinandersetzungen zu wesentlicher, oft entscheidender Voraussetzung hat. So häufig auch bei Psychopathen jeder Art Selbsttäuschungen in dem tieferen Sinne, wie er von Nietzsche, Klages, Scheler und andern besonders erschlossen wurde, anzutreffen sind, so wenig darf der sachliche ärztliche Berater solcher Kranken den Blick dafür verlieren, daß aus sehr begreiflichen Gründen psychologischer Art bei diesen Kranken auch Irrtümer, Fehl- und Vorurteile weit mehr rein urteilender, in gewissem Sinne „oberflächlicher" oder kenntnisbedingter Form Wesentlichstes bedeuten können. Ohne zu verkennen, daß die intensive Wirksamkeit derartiger „Oberflächenerscheinungen" in der großen Mehrzahl der Fälle die Annahme tiefer begründeter krankhafter Eigenart zur Voraussetzung hat, an der nach Möglichkeit kausale Therapie eigentlichen Sinnes anzugreifen hätte, darf unbedingt nicht übersehen werden, daß durchaus nicht selten lediglich eine Korrektur sozusagen „von außen" oder „von oben" weitgehendste Entlastungen und Umbildungen in Bewegung setzen kann. Man dürfte im klinischen Vergleiche sagen, daß ebenso, wie geeignete Fälle von Lungentuberkulose durch sachgemäße Atmungstherapie und dadurch gesetzte Veränderung der Kreislauf-, Stoffwechsel- und mechanischen Verhältnisse gefördert werden können, obwohl die aktiven Krankheitserreger in der Lunge aufhältlich und angriffsfähig bleiben, so auch der Zustand von Kranken mit abnormen nervösen Reaktionen und Psychopathien nach Ausschaltung von „Oberflächensymptomen" der Urteilssphäre ganz außerordentlich gebessert werden kann. Ist durch Heranziehung aller nur möglichen methodischen Verfahren gegebenenfalls auch experimentellpsychologischer (Ranschburg, Moll, Verfasser) Versuchsanordnungen oder speziell psychotechnischer Hilfsberatung die sachliche Voraussetzung für Abrechnung und Inventarisierung geschaffen, so kann durch schonungslos nüchterne Aufzeigung der objektiv gegebenen Möglichkeiten und ihrer Grenzen gar manche neurotisch fehlerhafte Selbsteinschätzung rein aufklärend korrigiert werden („Verhältnisblödsinn" Bleulers). Damit eröffnet sich nicht selten zum erstenmal die Schaffung einer positiven oder mindestens erträglichen Lebensbilanz.

Solche Korrekturen beziehen sich sinngemäß nicht nur auf die Kontrolle der Eigenbilanz, sondern ebensosehr auf die Übermittelung ausreichender Kenntnis allgemeiner oder überhaupt menschlich möglicher Ansprüche. Auch der Psychopath muß wissen, wieviel Leistung, Befriedigung, Selbst- und Fremdwert, um nur ein paar wichtigste Kategorien anzuschlagen, überhaupt im menschlichen Leben, ganz allgemein gesehen, erreichbar ist, denn, so wichtig alle Eigenmotivierungen affektiver und triebhafter Art auch in jedem Falle sein mögen, es bleibt doch irgendwo gleichfalls von großer Wichtigkeit, welchen Erfüllungsbereich die Realität überhaupt, immer gesehen durch das Medium des Erlebenden, umspannt. Hier ist der Ort für die Vermittlung gewisser weltanschaulicher, dem Wesen des Kranken gemäßer, nicht dem Eigenwillen des Arztes entfließender Stellungnahmen und Horizontierungen, die auch dann im Rahmen der gesamten psychotherapeutischen Arbeit richtigen Ortes Berechtigung und Bedeutung behalten, wenn das eigentliche Vertreten irgendeiner Doktrin in der psychotherapeutischen Arbeit als direkt außerärztlich und kritisch begrenzter Psychotherapie zuwiderlaufend erachtet wird. Nur möglichst tiefe, freischauende Versenkung in das Wesen unserer Kranken darf hier für ärztliches Handeln entscheidend sein, nur die Frage, wohin die möglichst produktive Entfaltung der vor uns stehenden Persönlichkeit zu drängen scheint, darf uns hier bestimmen, nicht irgendwie die persönliche Einstellung des Arztes zu Weltanschauung oder Persönlichkeitstypus.

Treten bei einem unserer Kranken *Störungen des Willensablaufes* besonders deutlich in den Vordergrund, so wird der Therapeut vor allen Dingen zu klären suchen, ob die Störungen mehr in der vorbereitenden Situation, ob mehr in der Entschlußfassung, der Durchführung oder dem Abschlusse hervortreten, denn je nach dieser Entscheidung wird die therapeutische Arbeit sich verschieden gestalten. Gewiß kann auch das Willensergebnis im ganzen durch geistige und körperliche Disziplinierung, durch Ermutigung zu freier Entscheidung oder Ertüchtigung zu selbstgewähltem Entbehren in Angriff genommen werden, wie es seit Jahrtausenden in den Exerzitien religiöser Gemeinschaften oder in der Heereserziehung geschah. Nicht selten eröffnet aber das nähere Eingehen auf die Art der Willensstörung Möglichkeiten speziellen Vorgehens. Liegen die Schwierigkeiten in der *Vorsituation*, so hat die psychotherapeutische Arbeit das Ziel, die Fähigkeit zur sachlichen Klärung äußerer und innerer Situationen zu fördern, indem der mehr optische Typ sich zu schriftlicher, möglichst schemaartig diagrammatischer Situationsdarstellung innerer und äußerer Art entschließt, während der mehr akustische Typ zu stichwortartigen Zusammenfassungen im Telegrammstil geführt werden muß. Strenge Enthaltsamkeit von allen verwischend gefühlsmäßigen Erlebnissen, besonders auch künstlerischer Art, und dauernde exakt nüchterne Hinwendung auf jede Verrichtung des Alltages sind weitere wesentliche unterstützende Momente, ebenso die Anweisung zu ganz kurzen schriftlichen Übersichtsbilanzen jedes abgelaufenen Tages.

Bei Kranken mit abnormen nervösen Reaktionen und Psychopathien ist die *Entschlußphase des Willenserlebnisses* sehr häufig und in verschiedenem Sinne gestört, indem Erschwerungen und Erleichterungen krankhafter Art in Erscheinung treten. Für die entschlußschwachen „Abulischen" im Sinne von JANET, die wir besonders im Umkreise der Asthenisch-Depressiven, der Gehemmten und Zwangsdenkenden in dem allgemeinen Sinne, wie es ASCHAFFENBURG darlegte, finden, werden alle diejenigen Allgemeinmaßnahmen sinngemäß sein, die, wie etwa der Fecht- oder Boxsport, schnelle Entscheidungen erzwingen, ferner alle experimentellpsychologischen Verfahren, die im Sinne mehrfacher Wahlreaktionen in gleicher Richtung übend wirksam sind. POTOTZKY (a) hat in

diesem Sinne eine spezielle Konzentrationsgymnastik für zerstreute und nervöse
Kinder ausgearbeitet, deren innerer Sinn in der Förderung und Rhythmisierung
des eigentlichen Aktionserlebnisses, des Eintretens in eine intentionale Aktivität
zu sehen ist (s. o. Meige-Feindel). Hier ist auch der Ort, neuerer Bestrebung
zu gedenken, deren Gemeinsamkeit darin gegeben ist, ausgesprochen rhythmische
Erlebnisse der Psychotherapie dienstbar zu machen. Langelüddeke (1926),
Nachmannsohn (1925) und Rosenfeld (1925) haben dies schon von Plato
und Goethe, Rosseau, Wedekind, Dalcroze u. a. allgemein gesehene Problem
in neuerer Zeit für unser Fachgebiet näher bearbeitet, wobei Nachmannsohn
besonders auf positive Erfahrungen des Züricher Otologen Otto Laubi (1923)
verweist, der eine eigentliche „Rhythmustherapie" tänzerisch-gymnastischer
Form ausbaute und als wesentliche Unterstützung zur „Körperentdeckung" für
diejenigen Psychopathen empfiehlt, die nach der Einteilung von Jung als „zu
stark Introvertierte" zu bezeichnen sind. Zweifellos werden bei einem solchen
Vorgehen auch Mechanismen des hier in Frage stehenden Sondergebietes in
Gang gesetzt. Daß bei all diesen Verfahren wesensnotwendig auch die *aktive
Aufmerksamkeit* geübt wird, ist ohne weiteres einleuchtend, bestehen doch
zwischen ihr und der aktiven Essenz des Willenserlebnisses weitgehendste Gemeinsamkeiten. Umgekehrt wird bei den Kranken, deren Entschließungsverzug
abnorm leicht anspricht, wie wir sie vor allen Dingen in den Grenzbereichen
der Debilität erethischer Form, der hypomanischen Konstitution und bei vielen
ausgesprochen erregbaren Psychopathen finden, im allgemeinen das therapeutische Bestreben dahin gehen, mindestens stundenweise am Tage Tätigkeiten
verrichten zu lassen, die nur unter Einstellung ausgesprochen hemmender Willenstätigkeit durchführbar sind, wie etwa Schießsport, Tierzähmung oder pädagogische Tätigkeit, besonders an schwierigem Menschenmaterial; experimentell-
psychologisch sind vor allen Dingen die Verfahren heranzuziehen, die zur Prüfung der „Tenazität der Aufmerksamkeit" und der „Störungsempfindlichkeit"
im Leistungsversuche ausgebildet wurden. Praktisch ärztlich können gerade
bei diesen Persönlichkeiten mit Einwilligung des Kranken angesetzte Übungs-
sitzungen zu fortschreitender, reaktionsloser Festigkeit gegen nach Zeit und
Intensität zunehmende elektrische Schmerzreize sehr Gutes leisten, ferner alle
Verordnungen,die freiwilligen, hemmenden Verzicht auf Lust oder Gewöhnungen
bedeuten: Schweigegebote, Ausgehverbote, Enthaltsamkeitsvorschriften irgendwelcher Art usw.

Ist die *Durchführung des Willenserlebnisses* gestört, so besteht die spezifische
Behandlung in einer direkten gewöhnenden Umstellung, selbstverständlich unter
der Voraussetzung, daß sachliche und eingehende Beobachtung nicht ganz andere
Momente, etwa des Affektlebens oder irriger allgemeiner Anschauung als wirksam erkennen läßt, wie dies gerade bei Durchführungsstörungen besonders häufig
ist und jedes rein spezifische Übungsarbeiten zu Erfolglosigkeit verurteilt. Wir
befinden uns hier in unmittelbarer Nähe rein pädagogischer Aufgaben, die sich
in der Mehrzahl der Fälle nur in einem entsprechenden familiären oder klinischen
Umgebungskreise lösen lassen. Auch hier dürfen rein „äußerliche" der psycho-
technischen Beratung nahestehende Gesichtspunkte der allgemeinen psychologischen Leistungs- und Arbeitshygiene nicht zu kurz kommen. Es ist durchaus notwendig, sich mindestens durch eingehende Befragung, gegebenenfalls
durch persönliche Beobachtung, davon zu überzeugen, ob eine auf den ersten
Blick lediglich als willensmäßige Durchführungsstörung imponierende Fehl-
leistung nicht etwa Ausdruck oder Auswirkung fehlerhafter Arbeitsdisposition,
mangelnder Rhythmisierung der Leistung, Nichtbeachtung von Monotonie-
schädigung, falscher Pausenverteilung oder ähnlicher Fehlerquellen ist, deren

schädlicher Einfluß naturgemäß auf rein übendem Wege ohne nähere Zergliederung des Willensverlaufes nicht gelingen kann. Bezieht sich die Störung nur auf langgestreckte Willensleistungen mit nachweislich frischem Leistungsbeginn und schnell absinkender Intensität, so können prophylaktische Ruhepausen allgemeiner, fremdsuggestiver (OSKAR VOGT) oder autosuggestiver Art, im Sinne der „autosuggestiven Organübungen", ganz Ausgezeichnetes leisten, besonders bei denjenigen Vertretern unserer Krankheitsgruppe, die nach längerem ununterbrochenem Willens- und Leistungsverlaufe mit abnormen neuropathischen Reaktionen der Körpersphäre zu reagieren disponiert sind. Man gewinnt bei Bearbeitung eines größeren Menschenmaterials nach dieser Richtung durchaus den Eindruck, daß gerade der entspannenden Quote rationeller autosuggestiver Trainierung hinsichtlich Leistungs- und Spannungsersparnis und damit gegebener Erleichterung der Willensdurchführung eine spezifische Bedeutung zukommt, ein besonders deutliches Beispiel dafür, wie wenig rationellsuggestives Arbeiten geeignet ist, die willentliche Selbständigkeit der Behandelten zu gefährden, was immer wieder von oberflächlichen Beurteilern der Materie behauptet wird. Daß wir uns gerade in diesem Fragebereiche besonders gern und mit viel Erfolg psychotechnischer fachmännischer Hilfsberatung bedienen werden, sei hier nochmals ausdrücklich hervorgehoben.

Nicht minder häufig als Vorbereitungs-, Entschluß- und Durchführungsstörung begegnen wir bei Kranken unserer Gruppe einer herabgesetzten Fähigkeit oder einer abnormen Leichtigkeit des *Abschlusses von Willenserlebnissen*, wobei die Kranken sich im allgemeinen prinzipiell ähnlich gruppieren wie bei den Entschlußstörungen; doch begegnet man nicht selten psychopathischen Persönlichkeiten, bei denen die Willensstörung überwiegend in dieser letzten Phase hervortritt, besonders wenn es sich um langfristige, mit tieferen und tiefsten Erlebnissen verknüpfte Abläufe handelt. Nicht umsonst hat FRIEDMANN für die dem Willenserlebnis so verwandte Denksphäre die Abschlußunfähigkeit als in vielen Fällen so sehr wesentlich für das Verständnis des Zwangsdenkens erwiesen. In gleichem Sinne sind auch psychopathische Typen durchaus nicht selten, die nach klarer Vorbereitung mit freiem Entschluß in eine gute Willensdurchführung eintreten und erst Schwierigkeiten begehen, wenn der ganze Verlauf einen Abschluß verlangt, sei es nun, daß sie klaren Abschlusses unfähig in der Durchführungshaltung stecken bleiben, oder daß sie den ganzen Verlauf abspringend abreißen, so daß wesentliche Anteile des ganzen Vorganges umgestaltet oder unentwickelt bleiben, wie bei den „ewigen Anregern" und „Gründern". Hier kann länger fortgesetzte regelmäßig durchgeführte Erziehung zu anfangs pedantisch durchgeführter, am besten schriftlich festgelegter Bilanzierung der Willens- und Leistungsverläufe oft Ausgezeichnetes leisten, während bei der umgekehrten Störung des durch Hemmung erschwerten Abschlußvollzuges entsprechend seiner viel komplexeren Natur ein vielseitigeres Vorgehen notwendig ist. Von ganz primitiven Reaktionen aus dem Bereiche des „nervösen Eigensinns", des „Negativismus Nervöser" und des allgemeinen Passivismus bis herüber zu den schwierigen Fällen von Selbstunsicherheit, Verantwortungsscheu, namentlich auch der so häufigen Flucht in übertriebene mechanische Arbeiterei aus Insuffizienzgefühlen gegenüber größeren Entscheidungen, neuen Aufgaben oder andern belastenden Lebenssituationen führt hier eine überaus gestaltenreiche Reihe verschiedenster Typen und dementsprechend mannigfaltigster therapeutischer Aufgaben. Ganz besonders verhängnisvoll und schwierig macht sich die in Frage stehende Hemmung geltend, wenn sie Lebensentscheidungen eigentlicher Art, namentlich Berufs- und Ehefragen betrifft; hier kann sie im eigentlichen Sinne existenzzerstörend wirken.

Die schon kurz zuvor hervorgehobene nahe Beziehung der Willensvor-
gänge zu den Erscheinungen des Denkens als zwischen vielleicht nur formal
verschiedenen Hauptmanifestationen der psychischen Aktivität im eigentlichsten
Sinne rechtfertigt hier einen Hinweis darauf, wie weit allgemeine therapeutische
Bemerkungen über die *Zwangserscheinungen engeren Sinnes* (BUMKE), insbesondere
des Zwangsdenkens möglich sind. Wir werden kaum Widerspruch begegnen,
wenn wir die eigentliche, echte, meist in der Kindheit beginnende, in der Sym-
ptomenbildung meist ärmliche und stereotype Zwangserkrankung als ein pro-
gressives, malignes und einer Heilung im eigentlichen Sinne unzugängliches
Leiden bezeichnen, während vorübergehend oder nur auch in ganz leichter Form
randständig und mit meist sehr wechselnder Symptomproduktion auftretende
Zwangssymptome bekanntlich auf verschiedenster psychopathischer Grundlage
erwachsen und namentlich bei deutlicher Beziehung zu psychogenen und hysterischen Mechanismen einer Beeinflussung sehr wohl zugänglich sein können,
die geeignetenfalles zum Verschwinden führen kann, während bei der echten
progressiven Zwangserkrankung bestenfalls nur eine erhebliche Milderung und
eine Erleichterung der Wirklichkeitsanpassung erhofft werden darf. So sehr
namentlich von psychoanalytischer Seite vor irgendwelchen falschen und rohen
Gewaltmaßnahmen mit Recht gewarnt wird, so wenig darf vergessen werden,
daß doch nicht ganz selten ein einfach übendes Anfassen der Kranken mit Er-
munterung, Appell und Disziplinierung zu außerordentlichen Fortschritten
führen kann. Wie weit ein solches Vorgehen durchaus gerechtfertigt und nicht
falsche Härte und Grausamkeit ist, kann nur aus eingehender Vertiefung in die
Gesamtpersönlichkeit des Kranken mit einem gewissen Maß von Sicherheit
entschieden werden. Gerade hier macht sich der in der Einleitung zu diesem
ganzen Abschnitt hervorgehobene Übelstand ganz besonders deutlich, daß Art,
äußere „Schwere" und Dauer der Symptome durchaus nicht ohne weiteres
einen Rückschluß auf Struktur und Verankerung erlauben. Schematische
„Tiefenbehandlung" in jedem Falle erscheint bei sachlicher Beurteilung mindestens ebenso verfehlt, wie unkritische brutalisierende Bändigungsversuche
ohne vorhergehende genügende Vertiefung in die Gesamtpersönlichkeit, aber
auch dem erfahrenen und gewissenhaften Arzte werden zweifellos nach beiden
Richtungen Irrtümer unterlaufen. Je mehr nach allgemein klinischen Gesichtspunkten ein Fall sich der unheimlichen Nachbarschaft des schizophrenen Formenkreises nach ganzer Persönlichkeitsstruktur nähert, zu dem die oben erwähnten
echten progressiven Fälle zweifellos in der Gesamtstruktur, wie auch erbbiologisch, nächste Beziehungen haben, oft so nahe, daß, wie vielfach hervorgehoben,
selbst bei jahrelangem Verlaufe die diagnostische Entscheidung unsicher bleiben
muß, um so schwerer werden wir uns zu allen „aktiven" Maßnahmen weitesten
Sinnes entschließen dürfen, ebenso wenn klinische und erbbiologische Analyse
den besonders durch die Forschungen von BONHOEFFER und seinen Schülern
für viele Fälle sicher mit Recht hervorgehobenen Zusammenhang mit ausgesprochen manisch-depressiven Phasen erkennen läßt, so daß gegebenenfalls
tiefere klinische Auffassung die vorliegenden Erscheinungen im Sinne einer
vikariierenden depressiven Phase auffassen muß. In allen diesen Fällen werden
wir uns kritischerweise durchaus im Sinne der Verständniserleichterung und
Ermutigung einstellen und auch somatische Therapie entsprechender Art nicht
vernachlässigen. Taktvolle und schematisch nicht gebundene psychoanalytische
Bearbeitung, auf die weiter unten im Zusammenhang zurückzukommen sein
wird, kann hier Ausgezeichnetes leisten, ebenso sachgemäß eingestellte ent-
lastende und ermutigende, vor allen Dingen auch allgemein beruhigende Sug-
gestiv- und Rationalpsychotherapie.

Läßt das eingehende Studium der Gesamtpersönlichkeit mehr Anhaltspunkte dafür gewinnen, daß die vorliegenden Zwangserscheinungen auf allgemein psychopathischem Boden erwachsen sind, so dürfte zunächst ein wesentlich aktiveres Vorgehen theoretisch wie praktisch durchaus begründet sein. Aufklärung und Appell an Selbstbeherrschung und Disziplin dürften wohl überall als erster Ausgangspunkt in der Therapie dieser Fälle gewählt werden und können nicht selten schöne Erfolge zeitigen; in zweiter Linie wird man fremd- und autosuggestive Methoden und psychokathartische Maßnahmen heranziehen, und erst wenn nach konsequenter Durchführung dieser Anwendungen ein Erfolg ausbleibt, zu den viel Zeit und Opfer erfordernden analytischen Verfahren übergehen. Man darf in diesem Sinne das therapeutische Vorgehen bei Zwangserscheinungen ganz allgemein in die Formel fassen, daß Schwere der Erkrankung und therapeutische Aktivität hinsichtlich der Methodenauswahl in genau umgekehrter Proportion zueinander stehen müssen.

Gleichfalls auf verschiedenstem psychopathischen Boden treten uns eigentümliche *phantastische Erlebnisverfälschungen*, namentlich in der typischen Form der Pseudologie, aber auch in sehr viel allgemeinerem Sinne entgegen, die für den Aufbau vieler psychopathischer Persönlichkeiten so kennzeichnend sind, daß die psychoanalytische Arbeit in einer Erziehung zur Anerkennung des Realitätsprinzips im Gegensatz zum infantilen Lust-Unlustprinzip des Phantasielebens ihre wesentlichste Aufgabe gefunden hat, durchaus in Übereinstimmung mit anderen, mehr offenkundig-pädagogischen Bestrebungen einer Führung „Nervöser" zu Einsicht, Vernunft und Selbstbeherrschung. Es erscheint wesentlich, darauf hinzuweisen, daß diese wichtige Aufgabe der Psychotherapie durch eine große Anzahl praktischer Maßnahmen wesentlichste Förderung erfahren kann. Systematische Hinleitung zu fortlaufender exakter Beobachtung von Gegenständen, Vorgängen und Mitmenschen (Schauübungen u. dgl.), zu dauernder selbsttätiger Aussagekontrolle und kritischer Rückbesinnung auf Wort, Handlung und Erlebnis, Ausbildung in der Bericht- und Meldetätigkeit und Anleitung zu exakter praktischer Betätigung angemessener Art können hier ebensoviel leisten, wie der immer wiederholte Hinweis auf Erlebnisform und Erlebnisrecht der Umweltmenschen. Geeignetenfalls kann dieser Gesichtspunkt sogar in der Berufswahl, mindestens aber in der selbstgewählten Dauerbetätigung der Freistunden mit gutem Erfolg Berücksichtigung finden.

Die alte Erkenntnsi, daß Kranke mit abnormen nervösen Reaktionen und Psychopathien sich besonders im Gesamtbereiche der *Affektivität* in dem von BLEULER umschriebenen Sinne verändert zeigen, hat von jeher auch für die hier liegenden Behandlungsaufgaben hervorragende Beachtung gefordert, in den letzten Jahrzehnten, sicher nicht unbeeinflußt durch die psychoanalytischen Arbeiten, in solchem Maße, daß vielfach die Kranken unserer Gruppe schlechthin als „Affektkranke" aufgefaßt und alle therapeutischen Bemühungen, die sich nicht direkt mit diesem Problem beschäftigen oder sich in seinem Sinne deuten lassen, wie etwa in der psychoanalytischen Auffassung der Hypnose, als mehr oder weniger harmlose Atavismen oder mehr oder weniger fromme Selbsttäuschungen angesehen werden. Die bisherigen Ausführungen sollten dem in etwas entgegenwirken; denn so sehr einseitige Erledigung der hier liegenden Probleme im Sinne etwa physiologisch-allzu physiologischer, dem Fragekreise der „Mneme" nahestehender Erfassung oder allzu begrenzt willensmäßiger Erschließung unzureichend und in gewissem Sinne überholt erscheint, so sicher dürfen wir erwarten, daß der augenblicklich wohl ein wenig künstlich hochgetriebene Kurswert der Affektivität in der Beurteilungsbilanz und Behandlungsentschließung bei Kranken mit abnormen nervösen Reaktionen und Psychopathien in späteren Zeiten einem größern Rahmen allgemeiner Persönlichkeitserfassung sicherer und vorurteilsfreier, als es jetzt geschieht, eingeordnet und sachlicher Einwertung zugeführt wird.

Damit steht selbstverständlich nicht in Widesrpruch, daß auch der in diesem Sinne kritisch und universell eingestellten Psychotherapie auf dem Gebiete der *Affektreaktionen* wesentlichste Aufgaben erwachsen. Es kann bei dem unübersehbaren Umfange, den die Bearbeitung gerade dieser Frage in den letzten 30 Jahren gewonnen hat, auch nicht entfernt daran gedacht werden, hier irgendwie ins Einzelne zu gehen, sondern im Sinne dieser ganzen Darstellung nur der Versuch gerechtfertigt erscheinen, die wesentlichsten prinzipiellen hier liegenden Möglichkeiten und Aufgaben zu charakterisieren. Wir erinnern an erster Stelle an die häufige und primitive Erscheinung einer *erleichterten Auslösbarkeit affektiver Reaktionen*, wie sie uns bei den verschiedensten Psychopathentypen, etwa bei manchen „Hyperthymischen, Fanatischen, Stimmungslabilen, Geltungsbedürftigen" und besonders den „Explosiblen" so häufig entgegentritt, um hier einmal der Gruppierung von Kurt Schneider (1923) zu folgen. Dabei kann es sich ebensowohl um eine psychische Primärreaktion als um eine ungünstige Relation zwischen Reiz- und Hemmungsstärke handeln (Klages). Je mehr sachliche Beobachtung die allerdings immer wieder durch Nachprüfung und geeignete Umstellungsversuche zu erhärtende Auffassung berechtigt erscheinen läßt, daß im vorliegenden Falle eine echte Primärreaktion gegeben ist, wobei besonders auch hereditäre Gesichtspunkte zu berücksichtigen sind, um so mehr wird der kritische Arzt geneigt sein, zu einer resigniert-versorgungshaften Behandlung zu raten, zu Verpflanzung in ein reizfreies Milieu, zu Versetzung in eine pflegend verständnisvolle, an der Realität gemessen gefälschte Umgebung. Die therapeutische Arbeit würde sich dementsprechend durchaus in rein psychiatrisch-klinischem Vorgehen erschöpfen und psychotherapeutische Gesichtspunkte im eigentlichen Sinne vernachlässigen dürfen. Allerdings muß dabei streng beachtet werden, daß eine solche ärztliche Stellungnahme zwar kein soziales Todes-, aber ein Siechtumsurteil bedeutet, das nur nach Erschöpfung aller andern therapeutischen Möglichkeiten, selbstverständlich auch somatischklinischer Art zulässig ist. Hier erscheinen Erfahrungen aus der allgemeinheilpädagogischen, aus der psychoanalytischen und, besonders bei Kindern und Jugendlichen, aus der individual-psychologischen Arbeitswelt sehr beachtlich, wie sie etwa in der neueren Mitteilung von Allers und Freund (1925) vorliegen. Gerade diese Veröffentlichung eines gründlich klinisch vorgebildeten und kritischen Individualpsychologen läßt deutlich erkennen, wie sehr man sich zu hüten hat, vorschnell affektive Sonderreaktionen, auch der hier in Frage stehenden Art, als konstitutionell gegebene Primärreaktionen aufzufassen, Auch an die wichtigen Erfahrungen von Simon, Römer, Thum, Stransky u. a., daß bei aktiverer Beeinflussung selbst ausgesprochen schwerer Psychosen sich weit mehr „Erregungszustände" als reaktiv und durch Umweltgestaltung beeinflußbar erweisen, ist hier mit Bezug auf die schweren Affektauslösungsstörungen bei Kranken unserer Gruppe zu erinnern.

Läßt eingehende Beobachtung auch nur die Möglichkeit offen oder gar mit Wahrscheinlichkeit oder Sicherheit erkennen, daß die in Frage stehende Reaktionsstörung nicht einfach in gewissem Sinne „cerebrales Stigma" ist, so kann therapeutische Arbeit verschiedenster Art einsetzen. Gemeinsamer Ausgangspunkt sowohl für die nähere Analyse der Erscheinung als auch für ihre Behandlung ist eine sehr eingehende Vertiefung in die Selbstbeobachtung des Kranken unter ärztlicher Kontrolle, die nicht nur geeignet ist, dem Kranken und dem Arzte genauesten Einblick in die Eigenart des einzelnen Ablaufes zu geben, sondern darüber hinaus viele Kranke instandsetzt, durch ein „Objektivieren" des eigenen Erlebens Distanz zu gewinnen und Hemmungen einzuschalten. Sicher wird in der Mehrzahl der Fälle ein solches vertieftes Studium abnorm leichter Affektauslösbarkeit in tiefere verständliche Zusammenhänge, und damit in Fragekreise führen, die erst weiter unten im Zusammenhange anzudeuten versucht werden soll, es erscheint aber bei nüchterner Beobachtung immer ein erheblicher Rest von Kranken solcher Art zu bleiben, bei denen auch eingehende Beobachtung lediglich zu dem Resultat einer allgemeinen Reaktionsstörung führt, die sicher sehr häufig in sehr klaren und naheliegenden Fremd- oder Selbsterziehungsmängeln Erklärung findet. Trotzdem kann auch eine solche mehr allgemeine Reaktionsanomalie bestimmte Prädilektionssituationen und -auslösungen besitzen; Herausbildung der hemmenden Willenserlebnisse leisten dann oft sehr Gutes, vor allen Dingen auch gut durchgeführte „autogene Organübungen", die gerade hier, wie auf einem großen Teile des Affektgebietes, den wesentlichen Wert haben, daß sie durch Ruhigstellung der Ausdruckssphäre auf dem Wege selbsttätiger Muskel- und Gefäßentspannung die „körperlichen Begleiterscheinungen" der Affektreaktionen auslöschen und so zu einer, wie ich es genannt habe, „*Resonanzdämpfung*" unerwünschter Affekterlebnisse führen. Sind die Kranken nach persönlicher Struktur zu einem solchen freien gemeinsamen Arbeiten nicht fähig, so kann, wie zahlreiche günstige Erfahrungen kritischer Vertreter der Suggestivtherapie seit langer Zeit erwiesen haben, denen ich ausgedehnte eigene Erfahrungen beifügen kann, rationelle fremdsuggestive Ruhigstellung allgemeinerer oder situativer Art, sinngemäß meistens im Rahmen allgemeiner pädagogischer Hypnotherapie oft Vorzügliches leisten. In der Mehrzahl der Fälle wird der Arbeitskontakt mit einem sachlichen, keine unnötigen Reizwiderstände vermittelnden und alles provozierende „Pädagogische" vermeidenden sachverständigen Arzte auch ohne besondere dahin gerichtete Arbeit eine allgemeine Niveauhebung der behandelten Persönlichkeit mit sich bringen, und eine Verminderung falschübersteigerter Wertakzente vermitteln, Ziele, die in manchen Fällen durch eine ihnen gewidmete rationell-psychotherapeutische Sonderarbeit allgemeiner Form anzustreben sind.

Bei der Entscheidung, ob die gesteigerte Auslösbarkeit von Affektreaktionen im Sinne einer Primärreaktion zu beurteilen oder als Äußerung innerer Zusammenhänge zu bewerten ist, kommen vor allen Dingen noch eine Reihe von Gesichtspunkten sehr wesentlich und für das therapeutische Handeln entscheidend in Frage, die nicht so sehr der eigentlichen „Tiefenpsychologie" einzuordnen sind, der wir weiter unten begegnen werden, sondern einfachere Möglichkeiten betreffen. L. FRANK ist diesen Dingen in seiner bekannten Monographie der „Affektstörungen" besonders genau nachgegangen, worauf hier ausdrücklich verwiesen sei, doch handelt es sich bei den Abläufen, die wir hier im Auge haben, um Vorgänge, die in der allgemeinen Psychologie durchaus bekannt und nicht besonderes geistiges Eigentum der „modernen Neurosenpsychologie" sind. Wir nennen als durchaus typisch nur zwei solcher Zusammenhänge, die *Irradiation* und die *Kumulation* (oft mit Stauung und Verhaltung) von Affekten, die beide durchaus geeignet sind, die Auslösbarkeit von Affektreaktionen abnorm zu erleichtern. Begreiflicherweise wird in solchen und ähnlich gelagerten Fällen eine lediglich auf das äußere Symptom der erleichterten Affektansprechbarkeit eingestellte Therapie Schiffbruch leiden, während eine sinngemäße Affektökonomie bei den Erscheinungen der Kumulation und ein vertiefter Einblick in die Falschbeziehung bei der Irradiation und Anleitung zur Verarbeitung der irradiierenden Primärerlebnisse Aussicht auf Erfolg bieten. Erfahrungsgemäß werden gerade Abläufe der hier benannten Art nur allzu häufig einfach einer „allgemeinen Reizbarkeit" eingeordnet und oft sehr unzweckmäßigerweise ohne nähere Aufklärung zum Gegenstande einer sedativen medikamentösen Behandlung gemacht, die bei genügender Dosierung das Bild wohl verschleiern und vorübergehende Scheinerfolge bringen, niemals aber eine wirklich kausale Therapie darstellen kann.

Neben der abnorm erleichterten Auslösbarkeit von Affektreaktionen begegnen wir bei Kranken mit abnormen nervösen Reaktionen und Psychopathien nicht selten *Affektreaktionen,* die dadurch auffallen, daß sie ganz *auffallend lange anhalten.* Damit ist über die außerordentlich schwierige, den größten Irrtümern und den tiefsten Mißverständnissen ausgesetzte Frage der „Quantität" oder „Intensität" der Affekterlebnisse an und für sich durchaus nichts ausgesagt, wie es denn überhaupt bei dem jetzigen Stande psychologischer Verständigung und Erkenntnis nur ratsam erscheinen kann, diese schwierigen Kategorien nach Möglichkeit gar nicht zu berühren. Es muß vielmehr bei sachlicher Beobachtung und Bearbeitung eines größeren Materials von Kranken mit abnormen nervösen Reaktionen und Psychopathien auffallen, daß vielfach derartige „protrahierte Affektreaktionen" im Sinne von Ziehen-Bresowski gerade bei solchen Fällen in Erscheinung treten, die alles weniger als den Eindruck besonders affektlebendiger oder triebhaft vitaler Menschen machen. Wir sehen vielmehr die in Frage stehende Erscheinung besonders häufig bei Menschen, die mit dem so sehr kennzeichnenden Schlagworte Kretschmers als „affektlahm" zu bezeichnen sind, sehr häufig dieselben Persönlichkeiten, denen auch die Abschlußleistung des Willenserlebnisses besondere Schwierigkeiten macht. Gerade bei diesen Menschentypen sind Beobachtungen ungemein häufig, daß etwa nach Aufnahme einer verdorbenen Speise dieses Nahrungsmittel jahrelang vermieden wird, daß eine einmalige Enttäuschung oder Entfremdung einem Mitmenschen gegenüber zu jahrelanger Ablehnung führt, oder daß einmalige Fehlschläge oder Mißerfolge mit dauernder schlaffer, unfreudiger Entmutigung beantwortet werden, um nur ein paar häufige Beispiele aus verschiedenen Sphären zu nennen. Es dürfte kaum einem Zweifel unterliegen, daß für die Mehrzahl dieser therapeutisch sehr schwierigen Fälle die Auffassung im Sinne eines Vitalitätsmangels die nächstliegende und besonders der Erschließung ganzer Lebensläufe am meisten gerecht werdende ist. Ganz vorsichtiges, mit dauernder Ermutigung verbundenes Heranführen dieser Menschtypen an eine mehr aktive, sachlichnüchterne Lebensauffassung stellt hier die spezifische, aber in der Mehrzahl der Fälle ohnmächtige Therapie dar; es ist gewiß kein Zufall, daß wir bei den in Frage stehenden Individuen auch besonders häufig Zeichen körperlicher Unzulänglichkeit, besonders im Sinne einer ausgesprochen asthenischen Konstitution finden, wie ebenso psychisch häufig nahe Beziehungen zu asthenisch-schizoiden und konstitutionell-depressiven Typen. Es darf in diesem Zusammenhang vielleicht darauf verwiesen werden, daß der geniale Begründer der Heilsarmee Booth bei jeder Meldung eines neuen Hilfesuchenden zunächst fragte: „Was tut er?"; erfuhr er dann, daß der Neuling im Trinken, Verschwenden, Gewalttätigkeit oder ähnlichen Ausschreitungen befangen sei, so ging Booth mutig an sein großes Werk, wurde ihm aber von allen Seiten mitgeteilt, daß der Hilfesuchende nach keiner Richtung hin Besonderes erkennen lasse, so pflegte Booth zu sagen: „Das ist schlimm". Diese Erfahrungen eines Massenerziehers Erwachsener finden wir im engen Rahmen der hier in Frage stehenden Reaktionen durchaus bestätigt, indem solche Patienten, bei denen die Affektreaktionen nicht nur lediglich durch ihre „perseveratorische" Dauer, sondern durch die äußeren Erscheinungen besonderer Heftigkeit gekennzeichnet sind, therapeutisch weit bessere Aussichten eröffnen.

Damit überschreiten wir die Grenze zu einer weiteren großen Gruppe häufiger *abnormer Affektreaktionen,* die eben *durch die besondere stürmische Heftigkeit des Verlaufs, die Maßlosigkeit der begleitenden Ausdruckserscheinungen und die völlige Überwältigung der erlebenden Persönlichkeit* gekennzeichnet sind. Erscheinungen, denen wir sowohl im Bereich der Primitivreaktionen KRETSCHMERS, als auch wesentlich komplizierterer Abläufe verschiedenster Form begegnen, ohne daß auch hier ohne weiteres ein Urteil über die ,,Quantitäts-" und ,,Intensitätsfrage" möglich wäre, die vielmehr nur in tieferer Beziehung auf das Problem der Echtheit (PFAENDER, HAAS, SCHELER, KLAGES) klärbar erscheinen. Während bei Erscheinungen dieser Art, die auch bei eingehender Prüfung den Charakter der Echtheit wahren, nur allgemein persönlichkeitsbildende Methoden in Frage kommen können, deren Prinzip immer in einer Einsichtförderung, Objektivierung und Distanzierung bis zu weltanschaulichen Fragen hinüber gegeben ist, wobei Umwelt- und Beispielwirkungen und Förderung der Selbsterziehung eine wesentliche Rolle zukommt, gelingt es in andern Fällen, die Kranken entweder zur Selbsterkenntnis der unechten tendenziösen oder ,,irgendwie gespielten" oder ,,halbgewollten" Natur ihrer Gefühlserlebnisse zu führen, ein wesentlicher Grund für die alte Erfahrung, daß für Verlauf und Lebenstragfähigkeit neurotisch insbesondere hysterisch veränderter Persönlichkeiten schon außerhalb jeder ärztliche Beeinflussung, ebensosehr aber in der Heilarbeit das Gesamtniveau von entscheidender Bedeutung ist. Primitive Persönlichkeiten verlangen schrofferes Eingreifen, wenn ,,unechte" gesteigerte Affektreaktionen zur Beobachtung kommen; energische Vorhaltungen, rücksichtslose Disziplin und schonungslose, oft wiederholte Einschüchterung können hier oft nicht vermieden werden, insbesondere erziehliche Verbindung der in Frage stehenden Reaktionen mit für die Kranken selbst möglichst unangenehmen Konsequenzen, sei es im Sinne der Zufügung shockierender Maßnahmen verschiedenster Art oder auf dem Wege des Lust- und Gewinnentzuges irgendwelcher Form. So sachgemäß und therapeutisch notwendig ein solches Vorgehen bei scharfer Indikationsstellung ist, so streng müssen dabei zwei naheliegende Irrtümer vermieden werden; der Arzt darf gerade bei diesen Behandlungen niemals selbst irgendwie in die Affektsphäre hineingleiten und dadurch aus der Therapie eine Vergeltungsreaktion persönlicher Art werden lassen, er darf zum andern sich keinesfalls einer Täuschung darüber hingeben, daß ein solches ,,aktives" Vorgehen immer nur für einen ganz bestimmten Bruchteil von Patienten in Frage kommt und keinesfalls dem Gesamtproblem der abnormen nervösen Reaktionen und Psychopathien besonders nahe führt. Wird diese Gefahr nicht vermieden, so ergibt sich nur allzu leicht die vielfach verbreitete eigentümliche feindselige Haltung des Arztes gegenüber den Kranken unserer Gruppe, die so manchem Fachgenossen erfolgreiches Arbeiten mit allen nicht der gekennzeichneten engsten Gruppe zugehörigen Kranken unseres Gebietes unmöglich macht. Hier werden nur allzu leicht mehr oder weniger klare moralische Wertungen vollzogen, die mit dem ärztlichen, nur auf den Gesundheitswert eingestellten Arbeiten durchaus unvereinbar sind. Damit soll gewiß nicht unsachgemäßer Weichlichkeit und Nachgiebigkeit gegenüber allen den Kranken unserer Gruppe das Wort geredet werden, bei denen nur durch energischen Zugriff Fortschritt oder Gesundung erzielt werden kann, sondern nur vor jedem schematischen Vorgehen dringend gewarnt werden. Diese Beobachtungen und Überlegungen lassen uns auch ein Übereinstimmung mit ASCHAFFENBURG, LEVY-SUHL und andern gewisse Bedenken gerechtfertigt erscheinen, ob die etwas sehr allgemeine Stellungnahme von STIER, BONHOEFFER und HISS, daß für ,,Unfallneurosen" ohne nähere Charakterisierung der klinischen Eigenart Rentenentzug die spezifische Heilbehandlung darstelle, nicht doch einer Ergänzung dahin bedarf, daß hier nur ganz bestimmte nervöse Folgezustände nach Unfall gemeint sein können, die vielleicht besser als „Rentenhysterie", „Rentenkampfneurose" oder ähnlich zu bezeichnen wären. Bei der weitgehenden Unabhängigkeit auslösender Konditionen und anschließender abnorm nervöser oder psychopathischer Reaktionen dürfte die Charakterisierung der in Frage stehenden Zustandsbilder lediglich als „Unfallneurose", also in dem ganz allgemeinen Sinne irgendwelcher an ein Unfallerlebnis anschließender, nicht organisch begründeter abnormer psychisch-nervöser Zustände doch zu sehr verschiedenartiges und strukturell differentes Material umfassen. Die überragende Bedeutung gesteigerter Affektreaktionen gerade für diese Reaktionen läßt die Erwähnung an dieser Stelle gerechtfertigt erscheinen, und es darf darum wohl des näheren hier darauf hingewiesen werden, daß nach den Erfahrungen der speziellen Bearbeitung der Neurosenfrage und der Psychotherapie in den letzten Jahrzehnten nicht nur die eben ausgesprochene mehr theoretische und allgemeine Mahnung zur Vorsicht gerechtfertigt erscheint, sondern durchaus auch die Möglichkeit spezieller therapeutischer Vorschläge besteht, deren wesentlichster Punkt zunächst, wie schon oben bei den Shockreaktionen erwähnt, in möglichst sofortiger Überweisung in fachärztliche Behandlung und Beobachtung besteht, über die hinaus aber nach den engeren psychotherapeutischen Erfahrungen der letzten Jahrzehnte in jedem Falle die Ansetzung eines ernsthaften speziellen psychotherapeutischen Versuches angestrebt werden müßte, dessen Verlauf und Ergebnis ohne Zweifel in vielen Fällen wesentlichstes Material auch dafür beibringen würde, ob der in Frage stehende Kranke der eigentlichen Gruppe der „Rentenneurose" einzufügen ist, wo zweifellos der Rentenentzug die einzig sachgemäße Therapie darstellt, oder ob andere Zusammenhänge das Bild beherrschen. Es darf nochmals daran erinnert werden, daß in der Suggestivliteratur Beobachtungen kritischer Autoren vorliegen, in denen suggestive Coupierungen äußerlich typischer „Unfallneurosen" gelungen sind (Becker, Bernheim, Brodmann, Corval, Gumpertz, Hirt, Moll, J. H. Schultz, Tatzel u. a.); ferner an die in meiner Psychotherapie mitgeteilte Erfahrung eines Knappschaftsarztes, dem es in mehreren eindringlichen Unterhaltungen gelang, einen Fall von „Unfallneurose" so umzustimmen, daß der vorher gegen die „Rentenfeinde" gerichtete typische Affekt auf den erst begutachtenden Arzt, der durch Attestierung einer Vollerwerbsunfähigkeit den Kranken in seine abnorme Haltung gedrängt hatte, auf diesen umgeleitet wurde und völliges Aufgeben der Symptome eintrat. Man wird dem gewiß entgegen halten, daß es sich in diesen und ähnlichen Fällen eben um Ausnahmen handle, aber daß solche Erfahrungen bis jetzt als Ausnahme zu bezeichnen sind, braucht durchaus nicht lediglich in der Eigenart der „Unfallneurose" begründet zu sein, sondern kann für einen theoretisch nicht einzuschätzenden Bruchteil der Fälle in der bisher erfahrungsgemäß durchaus unzureichenden psychotherapeutischen Bearbeitung des in Frage stehenden Materials seine Ursache haben. Allerdings wird man sich der Einsicht nicht verschließen dürfen, daß zur Zeit bei der wirtschaftlichen Notlage unseres Vaterlandes die hier geäußerten psychotherapeutischen Hoffnungen durchaus dazu verurteilt sind, rein theoretisch zu bleiben, und es steht selbstverständlich mit ihnen in keiner Weise in Widerspruch, daß in dem rücksichtslosen energischen Aufräumen mit allerlei „rentenhysterischen, ärztlichen und sozialen Artefakten" und der unbedingten Forderung möglichst sofortiger psychiatrischer Klärung jedes in Frage kommenden Falles zwei überaus wichtige positive Punkte für den „Krieg" gegen die Unfallneurose gegeben sind.

Neben erleichterter Auslösbarkeit, überlanger Dauer oder abnormer Erscheinungsheftigkeit affektiver Reaktionen tritt uns bei Kranken mit abnormen nervösen Reaktionen und Psychopathien noch eine andere Erscheinung besonders häufig entgegen, die als „Affekthemmung", als „Verkrampfung" oder allgemeine „Affektverhaltungstendenz" von verschiedenen Seiten her und im Rahmen der verschiedensten psychopathischen Bilder geschildert worden ist.

Zweifellos begegnen wir hier einer lückenlosen Reihe abnormer Reaktionen, die vom tief charakterologisch-verwurzeltem, meist dem asthenisch-sensitiven oder „schizoiden" Typus bis hinüber zum situativen verhaltenden „Eigensinn" kindhafter Psychopathen und psychopathischer Kinder führt und außerordentlich schwierige therapeutische Aufgaben stellen kann; wird doch hier der Arzt vor die unbedingte Wahl gestellt, ob er mit zuwartendem Verständnis und vertieftem Eingehen auf die Eigenart des Erkrankten, namentlich auch mit psychoanalytischen Hilfen weitesten Sinnes eine allgemeine Lösung erleichtern und abwarten, oder ob er mit energischem Zugriff die geladene Situation im Sinne eines Bruches oder der bewußten Herbeiführung einer affektiven Explosion lösen soll. Mißgriffe nach beiden Richtungen, die selbst für den erfahrenen und gewissenhaft abwägenden Psychotherapeuten nie ganz vermeidlich sind, können zu außerordentlich folgenschweren Entwicklungen Anlaß werden, eine Überlegung, die bei immer zunehmender Erfahrung immer größere Zurückhaltung und stets zunehmende Neigung zu verstehendem Abwarten angezeigt sehen lassen wird.

Die gröbsten derartigen Beobachtungen durchsichtiger Art konnten bei der Bearbeitung der „Kriegsneurosen" gemacht werden. Hier führten, wie etwa Erfahrungen von SIMMEL zeigten, denen ich auch entsprechende beifügen kann, selbst ganz schonende aufschließende Maßnahmen, etwa im Sinne der Psychokatharsis nicht selten ganz explosiv zu schweren aggressiven Reaktionen, so daß etwa, wie in einer eigenen Beobachtung, ein Kranker mit psychogener Gehstörung und von äußerlich ganz unauffälligem Verhalten im unmittelbaren Anschluß an eine leichte psychokathartische Lösung in „tobsüchtiger" Erregung auf den Arzt losstürzt und einen zehn Stunden lang dauerden schweren Verwirrungs- und Erregungszustand im Sinne schwerster Gewalttätigkeit produziert, an den sich weitgehende Amnesie anschließt. Dabei bestand ein rein „psychogenes" Zustandsbild ohne jede epileptische, alkoholische, postkommotionelle oder irgend andere „organische" oder tiefer psychotische Beimengung. Hier löst die Psychotherapie Zustände aus, die durchaus dem Bilde des „Zuchthausknall" und ähnlicher explosiver Reaktionen entsprechen, Reaktionen, die in dem hier vorliegenden Zusammenhange nur so deutbar sind, daß eine im sonstigen Verhalten ganz unmerkliche, schwere Affektstauung in der psychotherapeutisch gesetzten Enthemmung zu eruptiver Entladung führt.

Derartige vulkanische Ausbrüche lang gestauter oder verhaltener Affekte brauchen durchaus nicht aggressive Formen anzunehmen; bei den verschiedensten therapeutischen Maßnahmen, möge es sich um vertiefte verstehende Aussprache, um suggestive Enthemmung oder psychoanalytische Affektaktivierung handeln, können derartige unvermittelt aus dem Tiefsten hervorbrechende Affektentladungen zur Beobachtung kommen und als Prototyp tiefsten „Abreagierens" zu weitgehenden Persönlichkeitsumstellungen führen. Die allgemeine psychotherapeutische Erfahrung berechtigt zu dem Urteil, daß Kranke verschiedenster Art mit abnormen nervösen Reaktionen und Psychopathien die zu solcher Art Umstellungserlebnissen fähig sind, durchschnittlich relativ günstige therapeutische Aussichten bieten, steht doch eine solche lösende Entlastung dem psychischen Normalgebiet außerordentlich nahe und beweist durch ihr Auftreten, daß der Träger solcher Reaktionen gleichfalls in weitem Maße psychischer Normalerlebnisse fähig ist. Die Psychologie des künstlerischen und

religiösen Erlebens ist überreich an entsprechenden Beobachtungen, in denen
ein meist unter sehr ähnlichen Erscheinungen verlaufender „Durchbruch" zu
einer echten Bekehrung, einer dauernden Persönlichkeitswandlung führt, die
wir auf Grund unserer erbbiologischen Grundanschauungen ebensosehr wie
nach unsern psychologischen und psychopathologischen Erfahrungen immer nur
so werden auffassen dürfen, daß nicht das letzte Wesen des Erlebenden, in dem
wir Letztgegebenes, „Persönlichkeitskapital", wie ich es in meiner Psychotherapie genannt habe, zu sehen berechtigt sind, eine Änderung erfährt, sondern
Verhaltungsweisen und Einstellungen tiefgreifende, oft gegensätzliche Richtungs-
und Qualitätsänderungen erfahren, ohne daß die letzte und tiefste Formel der
Persönlichkeit sich ändert. Es sei in dieser Beziehung besonders auf die ausgezeichnete Studie von Reiss über den Propheten Häußer verwiesen, die mit
völliger Deutlichkeit erkennen läßt, wie ohne Veränderung der tiefsten Persön-
lichkeitsformel aus einem Pariser Sektreisenden ein Messias wurde. Gerade an
dieser Stelle werden wir für die psychotherapeutische Arbeit und ihre Beurteilung und Wertung nachdrücklich auf das Problem der Erlebnisechtheit verwiesen, denn es bedarf keiner näheren Ausführung, daß theatralisch arrangierte
Explosivreaktionen spezifisch hysterischer Genese die hier gemeinten Zusammenhänge nicht erreichen. Ausdruckssucht im Sinne von Klages tritt gerade hier
vernichtend an die Stelle echter Erlebnisquellen und lustvoll schauspielerisches
Immerwiederdarstellen leerer hysterischer Scheinreaktionen wird nur allzu leicht
zu selbstgefälligem, „befriedigendem" Scheinerleben, ohne daß dadurch irgendein psychotherapeutischer Gewinn tieferen Sinnes erreicht werden kann. Auch
hier liegen Täuschungsmöglichkeiten und damit selbstverständlich Enttäuschungsmöglichkeiten auch für den erfahrenen Psychotherapeuten, wenn ihn auch oft
eingehende Versenkung in die Gesamtpersönlichkeit des Kranken und jene
schwer faßbaren Merkmale des „hysterischen Theaters", das Gewollte, Gesteigerte, allzu Deutliche, allzu demonstrativ Tendenziöse und sinnfällig Situa-
tionsgerechte der ablaufenden Reaktion warnen wird. Trotzdem wird die Gefahr
„scheinheiliger Scheinheilung" im Bereiche dieser Arbeit immer ernstliche Beachtung fordern.

Einen gewissen Anhaltspunkt dafür, ob wir bei einem Kranken mit echten
Erlebnissen der Abreaktion, des Durchbruchs und der Wandlung rechnen dürfen,
können wir aus dem ganzen Persönlichkeitstypus entnehmen, wenn wir die
naheliegende Gefahr vermeiden, hier voreilig zu schematisieren und uns immer
bewußt bleiben, daß auch im Rahmen einer „wertvollen", „differenzierten" und
„tiefen" Gesamtpersönlichkeit von „hohem Niveau" sehr wohl Einzelreaktionen
und Zusammenhänge durchaus unechter, im medizinischen Sinne namentlich
hysterischer Art vorkommen können. Immerhin wird die Feststellung, daß
wir es mit einem Kranken aus der „schwerlebigen", medizinisch gesprochen
zyklothymen, schizoiden, sensitiven oder paranoiden Formenreihe oder mit einem
ausgesprochen perseveratorischen Typus mit „verstärkter Sekundärfunktion"
im Sinne von Gross, Heymans und Wiersma zu tun haben, oder mindestens,
daß Lebensgeschichte und Verhalten unseres Patienten berechtigten Anlaß gibt,
eine, wenn auch äußerlich verhaltene, so doch lebendige innere Affektivität oder
gar Leidenschaftlichkeit anzunehmen, uns geneigter stimmen, in der psychotherapeutischen Arbeit produzierte Affekterlebnisse dem hier gemeinten Zusammenhange einzuordnen.

Wesentlich schwieriger gestaltet sich die therapeutische Arbeit bei denjenigen Kranken mit abnormen nervösen Reaktionen und Psychopathien, deren
Einstellung durchaus in dauernder völliger oder fast absoluter Affektverhaltung
oder Verkrampfung eindeutigste Erfassung findet. Die nahen Beziehungen zu

schizophrener Sperrung, zu konstitutioneller depressiver Verstimmung und allgemeinem Vitalitätsmangel leuchten ohne weiteres ein und sind auch häufig erbbiologisch faßbar, ohne daß vielfach das klinische Bild so durchsichtig und geschlossen wäre, daß kritische Beurteilung eine psychiatrische Diagnose in unserem Sinne erlaubt. Alle diese unglücklichen Menschentypen sind irgendeiner primitiven Psychotherapie vollkommen unzugänglich, sie sind dauernd völlig oder mindestens in erheblichem Maße refraktär gegen suggestive Beeinflussung jeder Form, unfähig zur Bejahung und zum Vollzuge menschlich helfender Psychiagogik und setzen auch der psychoanalytischen Bearbeitung durch mangelnde Übertragung und schwerste Widerstände ganz außerordentliche, in ausgesprochenen Fällen unüberwindliche Schwierigkeiten. Es sind mir eine ganze Reihe derartiger Fälle persönlich bekannt, die infolge günstiger materieller Lage langdauernde therapeutische Versuche der führenden Vertreter aller psychotherapeutischen Richtungen ohne einen Vorteil durchgemacht haben und gerade beim psychoanalytischen Arbeiten durch völliges, oft durch monate- und wochenlang fortgesetztes Schweigen oder auch Einschlafen in den Sitzungen jeden Zugriff in ihr Inneres unmöglich gemacht haben. Gerade diese Fälle könnten gelegentlich mit einem gewissen Erfolge mit Narkolyse angegangen werden, wobei selbstverständlich die von mir ausdrücklich hervorgehobene Gegenindikation strengste Beachtung fordert, daß nämlich narkolytische Versuche bei all den Kranken einen Kunstfehler schwerer Art darstellen, die irgendwie zu Rauschmittelmißbrauch, Selbstvernichtung oder Selbstbetäubung disponiert sind, wodurch namentlich die den konstitutionell Depressiv-Verstimmten nahestehende Krankengruppe fast völlig ausschaltet.

Glücklicherweise liegen nun die Verhältnisse in Wirklichkeit nicht so, daß lediglich eine Gruppe von Kranken mit Affektverhaltung festzustellen ist, die selbständig-schicksalhaft oder mit ärztlicher Hilfe zu lösenden und erlösenden Affektausbrüchen geführt werden kann, und eine zweite im Sinne der eben gekennzeichneten, meist hoffnungslosen Fälle; es liegt vielmehr bei gar nicht wenig Kranken die Sache so, daß nur bestimmte Affektgebiete der Verhaltung und der Verkrampfung unterworfen sind, so daß grob gesprochen nicht die ganze Persönlichkeit „verkrampft" ist, sondern nur auf bestimmten Affektgebieten die in Frage stehenden Hemmungen hervortreten. Hier kann je nach Lage des Falles verstehendes Aufschließen der gegebenen, oft dem Kranken durchaus unklaren oder unbewußten Affektökonomie, Konfliktaufschließung und Konfliktberatung, weltanschauliche Lockerung, Anleitung zu sachlicher Selbstbeobachtung, Distanzierung, Objektivierung und Klärung der Wertakzente ebenso Gutes schaffen, wie gegebenenfalls teilweise psychokathartische Entlastung, fremd- und autosuggestive Entspannung und allgemeine Persönlichkeitslösung, namentlich auch von der körperlichen Seite her im Sinne gymnastischer, tänzerischer, sportlicher Erziehung. Methodische und Leistungshilfen aus der psychoanalytischen Arbeit der verschiedenen Richtungen werden hier ebenso häufig unentbehrlich sein, wie in schwierigen Fällen psychoanalytisches Arbeiten engeren Sinnes ohne sklavische Bindung an ein alleinseligmachendes Schema, sondern lediglich geleitet durch Eigenart und Anforderung des vorliegenden Falles, Fragen, die weiter unten im Zusammenhang des näheren zu berühren sein werden.

Als prinzipielle wesentliche Aufgaben auf dem hier vorliegenden Arbeitsgebiete dürfen wir ganz allgemein die psychologische Motivklärung und die Beseitigung von Selbsttäuschungen bezeichnen, wie sie vor Jahren von SCHELER im Prinzip aufgezeigt wurde, und etwa in der Rückführung einer Ressentimentstellung auf tiefere Besetzungen ihr Vorbild hat; daß die äußere symptomatische

Erscheinung der hier in Frage stehenden Reaktionen eine ganz beliebige, von primitiven Reaktionen und „Gelegenheitsunarten" bis hinauf (oder hinab) zu tiefsten charakterologischen und Persönlichkeitsverbildungen ist, darf als selbstverständlich hier nur kurz erwähnt und näherer Darstellung nicht bedürftig bezeichnet werden.

Als letzte Form typischer, der psychotherapeutischen Arbeit an Kranken mit abnormen nervösen Reaktionen und Psychopathien immer wieder Aufgabe stellender Erlebnisverläufe sei hier endlich auf die *Auseinandersetzung mit Konflikten* hingewiesen, für deren Bearbeitung die Kranken unserer Gruppe außerordentlich häufig ärztliche Hilfe fordern, möge es sich nun somato-, allooder autopsychische Konflikte in dem von mir 1919 gekennzeichneten Sinne handeln. Wenn wir auch nicht so weit gehen werden, etwa mit Stekel in dem Konflikterlebnis ganz allgemein „die Grundbedingung jeder Neurose" sehen zu wollen, sondern vielmehr nur das Versagen in Konfliktsituationen, denen der rüstige Mensch gewachsen ist, im Sinne einer Provokation konstitutionell bedingter abnormer Reaktionen ansehen werden, so bleiben doch auch für den klinisch kritischen Bearbeiter unserer Frage Beobachtungen genügend übrig, deren Eigenart durch das Stichwort einer „Konfliktneurose" am treffendsten gekennzeichnet ist. Auch hier wird ohne Zweifel das äußere symptomatische Erscheinungsbild durch die Eigenart der vorliegenden abnormen Persönlichkeit charakterisiert sein, und für die psychotherapeutische Einstellung die klare Erfassung des entscheidenden Konfliktfaktors hauptsächlich deswegen Bedeutung haben, da sie uns therapeutische Möglichkeiten an die Hand gibt, die etwas mehr Aussicht auf Erfolg bieten, als die selbstverständlich in der Mehrzahl der Fälle fruchtlose Bemühung einer Veränderung der abnormen Persönlichkeit in ihrer letzten Eigenart. Gewiß wird auch diese uns bei der Art unseres Vorgehens wesentlich beeinflussen, aber mehr im allgemeineren Sinne methodischer Auswahl, als hinsichtlich der gesamten therapeutischen Aufgabestellung. Es darf daher eine allgemeine Erörterung der hier gestellten Aufgaben nicht als überflüssig erachtet werden. Die prinzipiell einfachste Konfliktbereitschaft ist darin gegeben, daß angeborene (Adler) oder erworbene körperliche Unzulänglichkeit unter dem Einfluß psychopathischer Eigenheit erfolgreicher und sachlicher Verarbeitung entgeht und so Anlaß zu Fehlreaktionen oder Mißentwicklungen wird („*somatopsychischer Konflikt*"). Von den lästigen Einzel- und Allgemeinempfindungen konstitutionell Nervöser, die vor allen Dingen durch übende Leistungssteigerung, durch Aufklärung, Belehrung und Willenserziehung unwirksam gemacht werden müssen, bis hinauf zu dem schwierigen Unternehmen, körperfeindliche psychopathische Pseudoidealisten zum Erlebnis bejahender Körperbeseeltheit und Sinnenfreude zu führen, liegt eine einheitliche Reihe ärztlich pädagogischer Aufgaben engeren Sinnes. Einzelmängel, mögen sie Sinnesleistung, Gesamtleistungsfähigkeit oder isolierte Funktionsbereiche, etwa in Form der bei Kranken unserer Gruppe so häufigen motorischen Unzulänglichkeit, der „nervösen Ungeschicklichkeit" betreffen, müssen sachlicher Verarbeitung und Wertung zugeführt werden und dürfen weder zu mutloser Resignation noch zu verkrampften Kompensationsbestrebungen Anlaß werden. Kritische Lebens- und Entwicklungsphasen, Pubertät, Rückbildung usw. dürfen gerade bei den Kranken unserer Gruppe nicht schematisch biologisch angesehen werden, sondern müssen immer dazu auffordern, der Frage somatopsychischer Konflikterlebnisse nachzugehen. Für zahlreiche dem hier berührten Problem nahestehende allgemein bekannte Beobachtungen, für die wahnhaften Verbildungen Schwerhöriger, für die psychopathische Mißentwicklung Kyphoskoliotischer, die abnormen Persönlichkeitsgestaltungen Amputierter und andere analoge Verläufe sind in neurer Zeit wohl sehr wesentliche psychologische und psychopathologische Erhellungen erfolgt, aber in der therapeutischen Frage fehlt es bisher noch durchaus an ausreichendem Material, so sehr gerade diese Fälle vertiefte therapeutische Bearbeitung, zum Teil sicher mit Aussicht auf Erfolg, erfordern.

Der therapeutische Weg hat bei allen hier vorliegenden Erlebnisverläufen eine Reihe typischer Stationen zurückzulegen, Ausgangspunkt wird immer schonungslos sachliche, mit dem gesamten Rüstzeuge aller in Frage kommenden Methoden zu schaffende und dem Kranken zu übermittelnde Klärung der Situation sein. Alles Verschleiern und unwahrhaftige Vertrösten ist absolut als Kunstfehler anzusehen, und mit allen Mitteln eine rücksichtslose Versachlichung der Situation anzustreben. Ist dieser erste, meist schwierige Schritt gemacht, der in gar nicht seltenen Fällen ohne vertieftes umbildendes Eingehen auf den Erlebenden und seine psychopathische Eigenart unausführbar ist, so erfolgt gründliche und rein sachliche Auswertung und Bilanzierung, und erst nach Vollzug dieser beiden vorbedingenden Schritte die eigentliche therapeutische Arbeit, die, wenn irgend möglich, entweder in leistender produktiver Überwindung oder in Aufzeigung wirklichkeitsnaher und objektiv wesentlicher Ersatzleistungen und Ersatzwerten zu bestehen hat. Nur wenn reiflichste Prüfung aller nur erdenklichen Möglichkeiten keinerlei solche Aussichten eröffnet, wird sich der gewissenhafte Therapeut entschließen, den Weg zu resignativer Lebenshaltung zu bahnen. Wird dieser hier im prinzipiellen aufgezeigte Weg gewissenhaft innegehalten, so bleiben die Kranken unserer Gruppe, die im Anschluß an somatopsychische Konfliktversagung ärztliche Hilfe aufsuchen, vor allen Dingen gegen ein Erlebnis geschützt, das für die gemeinsame therapeutische Arbeit mit ihnen und die Erreichung und Erhaltung möglicher Erfolge vernichtend sein kann, vor Enttäuschungen infolge falsch erweckter Erwartungen und Hoffnungen. Da es erfahrungsgemäß überwiegend die sensitiven, depressiven, selbstunsichern oder paranoiden Psychopathentypen sind, die an somatopsychischen Konflikten zusammenbrechen, muß gerade hier ein Enttäuschungserlebnis besonders sorgfältig vermieden werden, das zu durchaus katastrophalen Folgen, ja bis zur Selbstvernichtung zu führen geeignet ist.

Stößt bei den somatopsychischen Konflikten im eigentlichen Sinne der Kranke irgendwie hart auf biologische Beschränkung und Abhängigkeit, so wird ihm dasselbe Erlebnis der menschlichen Umwelt gegenüber in der Welt *allopsychischer Konflikte*; Unverträglichkeit gegen Zwang und Autorität jeder Form, illusionäre Anforderung an Rücksicht und Verständnis der Umwelt, Verkettung an andere Lebensschicksale auf Grund phantastischer Fälschung, Überempfindlichkeit gegen den unvermeidlichen Kampf verschiedener Weltanschauungen (JASPERS) und Persönlichkeitstypen, abnorme Reaktion auf die tausenderlei Unzulänglichkeiten mensch-zu-menschlicher Beziehung jeder Art im Sinne der Eigenbeziehung, unstillbarer Herrschsucht, mangelnder Fähigkeit des Fremderlebens und Unfähigkeit des Weges zum Du (SCHELER, L. BINSWANGER) oder zum Wir (PFÄNDER, SPRANGER, ADLER), um nur ein paar banale Beispiele zu nennen, führen die Kranken unserer Gruppe außerordentlich häufig in belastende, ja unerträgliche Konfliktsituationen, die mit oft stürmischen Außenreaktionen oder schweren inneren Verbildungen beantwortet werden. Auch hier ist Klärung und Ernüchterung erste Forderung, die aber bei der Mehrzahl unserer Kranken sofort gefährdet ist, wenn der Arzt allzusehr in die Stellung eines Pädagogen ausgesprochener Art, besonders mit moralisierender Tendenz, oder eines irgendwelchen allzu deutlich disziplinierenden Führers gleitet. Diese Stellungnahme ist psychotherapeutisch nur ausgesprochen unterentwickelten oder völlig passiv-

kernlosen Psychopathen am Platze, sie wird sogar bei Primitiven mit guter
Vitalität nur fruchtlosen Widerstand, endlose Kampfsituationen ohne Ergebnis
und feindliche Einstellung gegenüber dem ärztlichen Helfer schaffen. Ganz
analog dem Vorgehen bei somatopsychischen Konflikten werden wir bei den
allopsychischen Konfliktversagungen psychopathischer Patienten durch vorsichtig abwägende Herbeiführung praktischer Erfahrungen die Kranken zu
umweltgerechterer Einstellung zu führen suchen und dabei gewiß nicht davor
zurückschrecken, sie auch sehr unangenehme Eindrücke empfangen zu lassen.
Stehen schwere ethische Defekte echter Art als Primäreigenschaften im Vordergrund des Persönlichkeitsbildes, so werden wir uns kaum zu irgendwelchen
psychotherapeutischen Bemühungen entschließen, sondern rein versorgende und
vorbeugende Maßnahmen bevorzugen. Der psychotherapeutische Arbeitsauf-
wand ist bei der Mehrzahl der hier in Frage stehenden Konfliktversagungen
notwendigerweise ein so großer, daß es sich durchaus empfiehlt, die Indikationen
für ein eigentlich psychotherapeutisches Vorgehen eng zu stellen. Wirklich
gründliche Bearbeitung einiger weniger aussichtsreicher Fälle ist hier mehr
gerechtfertigt als ein halbes, bei diesen überwiegend pädagogischen Aufgaben
notwendigerweise meist fruchtloses Herumprobieren an einer größeren Anzahl
von Kranken. Durch Angliederung an fürsorgende, schützende und tragende
Organisationen und Gemeinschaften kann auch ohne eigentliche Therapie in
nicht allzu schweren Fällen noch Gutes geleistet werden, besonders wenn die
segensreiche Tätigkeit psychiatrischer Fürsorgeorganisationen für Psychopathen
nach jeder Möglichkeit gefördert und rechtzeitig in Anspruch genommen wird.
    Es ist hier der Ort, auf eine für die gesamte therapeutische Arbeit an Kranken
mit abnormen nervösen Reaktionen und Psychopathien nicht selten ausschlaggebende wichtige Aufgabe hinzuweisen, deren Erfüllung allerdings leider nur
allzuoft im Bereiche frommer Wünsche bleibt, die *sinngemäße Beeinflussung
der menschlichen Umwelt unserer Kranken.* So sehr der klinisch psychiatrisch
denkende und um Kritik seiner eigenen Arbeit bemühte Psychotherapeut es
ablehnen wird, in noch so sehr bis zur letzten Tiefe vorgetriebenen verständlichen Zusammenhängen die letzte Grundlage der „Neurosen" zu sehen, sondern
selbstverständlicherweise immer mit einem erheblichen Maße schicksalhaft-
erbbiologischer, eigentlich konstitutioneller Faktoren rechnen wird, so unzweifelhaft besteht die Tatsache zu Recht, daß die auf dieser letzten Grundlage sich
ergebenden Reaktionen, Einstellungen und Entwicklungen in weitestem Maße
vom Verhalten der Umwelt abhängig sind. Nicht umsonst sprechen wir in der
psychotherapeutischen Praxis gern von Ungehörigen statt von Angehörigen.
Um ihnen gerecht zu werden, muß vor allen Dingen beachtet werden, daß das
Erlebnis psychopathischer Abhängigkeit von vielfach dem eigenen Willen ent-
zogenen Reaktionen wirklichkeitsfremder Begründung für die meisten Menschen
aus letzten weltanschaulichen Gründen unvollziehbar ist. Es widerstreitet allzusehr dem schönen Traume vom freien Willen und alleinseligmachender Selbstbeherrschung, als daß es überhaupt nur im Prinzip ohne schwerste Kämpfe von
den Angehörigen unserer Kranken anerkannt, geschweige denn durch Nach-
fühlung oder Einfühlung mit vollzogen werden könnte. Über diese grundsätzlichen Schwierigkeiten hinaus setzt naturgemäß das Bestehen abnormer nervöser
Reaktionen und psychopathischer Eigenheiten so große Erschwerungen der
menschlichen Gemeinschaftsfindung, daß in der großen Mehrzahl der Fälle
intensive, aktive Ablehnungen allgemein menschlicher Empörung, Ungeduld
und Unduldsamkeit oder auch persönliches Gekränktsein bis zu offenkundiger
Feindseligkeit und tiefem Haß verständliche Folgen sind, die um so mehr hervortreten, als in den meisten Fällen die Blutsverwandtschaft, bei der außer-

ordentlichen Verbreitung allgemein psychopathischer Eigenheiten und darüber hinaus der gegenseitigen Anziehung psychopathischer Persönlichkeiten auch die durch äußeres Schicksal oder durch eigene Wahl geschaffene menschliche Umwelt unserer Kranken reicher an ausgesprochen psychopathischen Persönlichkeiten sein wird, als es unter durchschnittlichen Verhältnissen erwartet werden darf.

Es ist in diesem Sinne eine ganz geläufige psychotherapeutische Erfahrung, daß von den Mitgliedern irgendeiner Lebens- oder Berufsgemeinschaft in der Mehrzahl der Fälle die leichteren allerdings häufig durch äußere Manifestationen offenkundiger gekennzeichneten Kranken in Behandlung treten, während die viel schwerer Abnormen sich auf die Rolle der „Begleiter" beschränken. Am deutlichsten tritt dies selbstverständlich in der Heilarbeit an psychopathischen Kindern und Jugendlichen hervor, die fast immer nur auf dem Wege über Eltern und Erzieher geleistet werden kann, doch liegen hier nur, wie überhaupt in der Arbeit mit Kindern und Jugendlichen, die Beziehungen relativ häufig besonders klar und deutlich, ohne daß die wirklichen Zusammenhänge in der Mehrzahl anderer Lebensgemeinschaften andere wären. Die in Frage stehenden Schwierigkeiten werden gar nicht selten so unüberwindlich groß, daß nichts anderes übrigbleibt, als den Kranken in eine andere Umwelt zu versetzen, oder ihm dringend zu empfehlen, sonst irgendwie seine Lebenssituation zu ändern, da selbstverständlich auch die intensivste therapeutische Arbeit, selbst bei einem an und für sich guten Krankenmaterial durch schädigende Umwelteinflüsse völlig zunichte gemacht werden kann. Es ist allgemein psychologisch nur zu verständlich und allgemein menschlich wohl unvermeidlich, daß in jeder solchen Arbeit vom Kranken und seiner Umwelt unablässig versucht wird, den Arzt zur Entscheidung von „Schuldfragen" oder zu anderer parteilicher Stellungnahme zu zwingen, und diese tendenziöse Einstellung wird um so mehr ganz versteckt instinkthaft und fast unmerklich um Anerkennung kämpfen, je mehr wir es mit ausgesprochen psychopathischen Persönlichkeiten, besonders hysterischer Färbung zu tun haben. Hier zwischen ausreichendem Verständnis für die Not des Kranken und seiner Umgebung und voreilig wertender Stellungnahme den richtigen Mittelweg zu finden, erfordert außerordentliche Aufmerksamkeit und dauernde Überprüfung der eigenen Haltung und höchst gestellte kritische Anforderungen für die Verwertung des uns in der Schilderung vermittelten Erlebnismaterials, Voraussetzungen, die wohl nur in einer sehr eingehenden, nach allen Seiten vertieften Bearbeitung der Zusammenhänge mit einem gewissen Maß von Sicherheit erfüllt werden können, ohne daß auch der Erfahrene vor groben Irrtümern nach der einen oder andern Seite sich sicher schützen könnte. Zweifellos liegt in dem vertieften allgemein psychologischen Verständnis, das jede gründliche therapeutische Bearbeitung vermittelt, eine außerordentliche wesentliche Hilfe für den Kranken, um eine gerechte und sachliche Einstellung der menschlichen Umwelt gegenüber anzustreben, eine Erkenntnis, die intuitiv begabte Psychopathen in allopsychisch belasteter Lebenssituation so schnell und bis in alle Konsequenzen übersehen, daß sie schon im Beginn der psychotherapeutischen Arbeit die Anerkennung psychologischer Gebundenheiten für sich selbst ablehnen, um nicht ihrer Umgebung das gleiche Recht zugestehen zu müssen, eine der häufigsten Quellen des namentlich in der Psychoanalyse eingehend studierten „Widerstandes" in seinen vielfältigen Verkleidungen.

Durchaus nicht immer braucht der allopsychische Konflikt in irgendeiner feindlichen oder Ablehnungshaltung der menschlichen Umwelt gegenüber charakterisiert zu sein, es wird uns vielmehr nicht selten die umgekehrte Aufgabe

gestellt werden, abnorme psychische Abhängigkeiten von der menschlichen Umwelt oder von einer einzelnen Persönlichkeit bei Psychopathen abzustellen oder
zu mildern, wobei sich außerordentlich reizvolle, aber sehr schwierige Arbeiten
ergeben, um so mehr, als in der Mehrzahl der Fälle solche Kranken gegen ihren
Willen dem Arzt zugeführt werden. Das häufigste Problem aus diesen Kreisen
stellt die genitale, sexuelle, erotische oder Liebeshörigkeit dar, doch kommen
auch abnorme seelische Fixierungen an unerwünschte Freundschaften usw. in
Frage. Gar nicht selten zeigt der weitere Verlauf, daß die in den ersten Jahren
rein psychopathisch aussehende Angelegenheit in Wirklichkeit Vorspiel einer
tieferen psychischen Veränderung, namentlich paranoider Form ist, doch bleiben
auch hiervon abgesehen noch Fälle genug übrig, die wir berechtigt sind, in unsere
Krankheitsgruppe zu stellen. Sehr häufig spielen perverse sexuelle Einstellungen
eine entscheidende Rolle, wobei hinter der abwegigen aktuellen Sexualbetätigung
in der Mehrzahl der Fälle Tiefenhinweise auf masochistische Komponenten erheblicher Art nachweisbar werden. So opferte z. B. eine meiner Kranken,
Akademikerfrau und Mutter von 4 Kindern, ihr und ihres Mannes gesamtes
Vermögen und kontrahierte eine Schuldenlast von über 30 000 Mark, lediglich,
um bei einer sadistisch homosexuellen Filmschauspielerin gegen hohen Preis
Liebesstunden zu erkaufen, bei denen die in Frage kommende Artistin der
Kranken jedesmal mit dürren Worten erklärte, es sei ihr an der Person der
Kranken gar nichts gelegen, aber wenn sie die genügenden materiellen Auf-
wendungen mache, gestatte sie ihr die ersehnten aktiv lesbischen Zärtlichkeiten.
Fälle dieser Art können ähnlich den Rauschmittelsüchtigen fast immer nur
mit Erfolg angegangen werden, wenn sie entweder selbst eine mindestens zeitweise Trennung absoluter Art aufbringen und durchführen können, oder zu
diesem Behufe durch klinische Aufnahme gesichert werden, und teilen mit den
Rauschmittelsüchtigen die im allgemeinen ungünstige Prognose. Allerdings gelingt es manchen von ihnen, die äußere Lebensführung aufrechtzuerhalten und
eheliche oder menschliche Beziehungen nach anderer Richtung hin anzuknüpfen,
ohne daß sie innerlich von ihrer Sucht freikommen, so daß etwa 50 jährige Frauen
nach einem Hörigkeitserlebnis in den zwanziger Jahren mit passionellem erotischem Genusse 20 Jahre eine äußerlich geordnete, vielleicht fruchtbare, aber
nach Liebesempfinden völlig leere Ehe führen und in ihrem Phantasieleben un-
wandelbar auf ihren menschlichen Fetisch eingestellt bleiben. Therapeutisch
wird an erster Stelle bei allen diesen Abhängigkeiten ein Versuch allgemein
aufklärend-belehrender und persönlichkeitsentwickelnder Psychotherapie gerechtfertigt sein, während die oft von den Kranken selbst erhobene Forderung
nach hypnotischer Befreiung nur mit größtem Vorbehalte erfüllt werden darf,
weil hier das suggestive Erlebnis nur allzu leicht, halb oder ganz bewußt masochistisch umgewertet wird und durch eine ganz primitive, meist stark bewußt
sexuelle Übertragung zu Fixierungen an den Arzt führt, die nicht minder hartnäckig und störend sind. Eher zu verantworten sind psychokathartische Maßnahmen in dem von Frank gekennzeichneten Zustande leichter Hypnose, ohne
irgendwelche allzu aktive Unterwerfungsaktionen des Arztes gegenüber dem
Patienten. Alle die bisher erwähnten Maßnahmen haben begreiflicherweise nur
bei leichteren Fällen Aussicht auf Erfolg; tiefere Abhängigkeiten sind lediglich
psychoanalytisch aufzufassen, wobei auf richtige Auswertung der Übertragung
und ihren rechtzeitigen Abbau besonders entscheidendes Gewicht zu legen ist.

Somato- wie allopsychische Konflikte haben mit seltenen Ausnahmen *autopsychische Konfliktlagen* zur Voraussetzung, durchaus in Übereinstimmung mit
der psychiatrisch klinischen Auffassung, daß ein Versagen vor bestimmten allgemein menschlichen Aufgaben das besonders kennzeichnende Merkmal Kranker

mit abnormen nervösen Reaktionen und Psychopathien bedeutet. Psychotherapeutisch wird man nur immer versuchen, über diese mehr deskriptive Feststellung hinaus einen näheren Einblick in die Zusammenhänge des einzelnen Falles oder des psychopathischen Typus zu gewinnen und daher auch im Bereiche der hier angedeuteten Probleme nach Möglichkeit vertieften Einblick in Art, Entwicklung und Bedingtheit des allopsychischen Konfliktes zu erreichen. Es kann sich dabei lediglich um die Verarbeitung einzelner oder allgemeiner, mehr typenhafter psychischer Unzulänglichkeit oder Ungleichmäßigkeit in der Gesamtpersönlichkeit, oder noch ausgesprochener um den Widerstreit inkongruenter, vielleicht meist erblich bedingter (HOFFMANN) Persönlichkeitsanteile handeln, wofür BLEULER in seinem „Verhältnisblödsinn" ein klassisches Paradigma gegeben hat. Wenn auch prinzipiell und am lebendigen Material die Möglichkeiten solcher Dissonanzen ganz außerordentlich vielfältig sind, so wird doch in der Mehrzahl der Fälle ein Mißverhältnis zwischen Einsicht, Kritik, Selbstanforderung und Selbstwertung auf der einen und Triebhaftigkeit, Gefühlsüberschwang und Verletzlichkeit auf der anderen Seite irgendwie Hauptproblem darstellen, wie es modernerweise gern ausgedrückt wird, etwa die „Mischung sthenischer und asthenischer Züge", auf deren Bedeutung für die Entwicklung wahnhafter Verbildungen KRETSCHMER hinwies. Wenn auch ohne weiteres zugegeben werden muß, daß die hier gekennzeichnete Gegensätzlichkeit und Disharmonie irgendwie letzter integrierender Bestandteile der Persönlichkeit vieler Kranker unserer Gruppe ist, darf doch darüber nicht vergessen werden, daß schon das ältere Kind, mehr der Jugendliche, geschweige denn der Erwachsene nur durch sehr komplizierte Entwicklungen und Auseinandersetzungen in der Umwelt zu dem wird, als was er uns zunächst gegeben scheint, und daß dementsprechend bei einer erheblichen Anzahl psychopathischer Persönlichkeiten vertieftes psychotherapeutisches Eingehen so weitgehende Umgestaltung vermitteln kann, daß hinsichtlich des aktuellen Fertigwerdens mit den Anforderungen des Lebens von einer „Heilung" gesprochen werden darf, wie ebenso auch in geeigneten Fällen oft jahrelange negative und schiefe Innenbilanzen positiviert werden können. Die Vielfältigkeit der hier liegenden Aufgaben ist naheliegenderweise unabsehbar und dementsprechend der therapeutische Weg selbst im Prinzip durchaus von Fall von Fall verschieden. Ob der Arzt, was nach den Grenzen der Gegebenheit in jedem Falle versucht werden muß, eine nach Möglichkeit bis ins letzte getriebene kritisch regulierte Innenschau und Selbstbeurteilung des Kranken an erster Stelle anstrebt und erst nach einer solchen „klaren Abrechnung" und „Inventarisierung" in dem von mir gezeichneten Sinne schrittweise zur „Anpassung" an die innere und äußere Forderung des Lebens zu führen sucht, oder ob er den umgekehrten Weg bevorzugt, indem er durch Herbeiführung entsprechender Situationen den Kranken zuerst zu einer Wirklichkeitsanfassung führt, indem er ihn etwa zu Entschlüssen oder zur Betätigung ermutigt, ihm falsche Lebensansprüche zerbricht, ihm fremd- oder selbstverwöhnende Umweltbedingungen entzieht usw. und dann erst im Rhythmus praktischer Leistung und im Gange lebendiger Erfahrung tiefere Einsicht in die autopsychische Konfliktlage bei dem Kranken anstrebt, kann niemals allgemein normiert werden, sondern muß durchaus von Fall zu Fall und von Typus zu Typus wechselnd geschehen, führt uns doch diese letzte und tiefste Konfliktlage ganz direkt an die Grenzen unseres Verstehens und unserer Leistungsmöglichkeit und stellt uns unmittelbar vor das Persönlichkeitsproblem.

Die im vorstehenden kurz angedeuteten typischen Erlebnisformen, die Shock-, Imitations-, Suggestions-, Gewöhnungs- und Gedächtniserlebnisse, die Irrtum-, Fehl- und Vorurteilshaltungen, die Willens-, Denk- und Phantasiefälschungen, die Affekt- und Konflikterlebnisse, scheinen vielleicht zu sehr von dem entfernt, was die moderne Psychiatrie als „psychopathisch" bezeichnet und zu sehr dem Bereiche normalpsychischer Reaktionen angenähert. Man könnte dem entgegenhalten, daß hier doch vielmehr von der Therapie hysterischer, paranoider, expansiver und anderer typischer psychopathischer Reaktionen oder von der Umbildung hyperthymischer, selbstunsicherer, fanatischer, stimmungslabiler, geltungsbedürftiger usw. Psychopathentypen die Rede sein müßte. Es sei gerade nach dieser letzten Seite ausdrücklich auf die ausgezeichnete Darstellung von Schneider (1923) verwiesen, in der sich auch eine erschöpfende Literaturübersicht findet. So wohlbegründet die von ihm vorgenommene Abtrennung verschiedener Psychopathentypen erscheint, es ist ihm selbst nicht entgangen, wie außerordentlich schwierig hier jede Typenordnung ist, und darüber hinaus rückverweisen wir hier ausdrücklich darauf, daß der ernsthafte Psychotherapeut auch bei aufrichtiger und weitgehendster kritischer Überprüfung seiner Leistungen und Möglichkeiten an die endgültige Bestimmtheit der von Schneider gezeichneten Typen, nicht im Sinne der Klassifikation, sondern im Sinne menschlicher Entwicklung vielfach geneigt sein wird, ein Fragezeichen zu setzen. Sicher liegt ein wesentlicher Grund für das verschiedene Vorgehen Schneiders und dieser Darstellung, abgesehen vom speziellen Thema, darin, daß er sich zu einem wesentlichen Teil auf Anstaltserfahrungen stützt, während unsere Darstellung in der speziellen psychotherapeutischen Arbeit (gewiß auch mit all ihren Unzulänglichkeiten) ihre eigentliche Quelle hat. Aber gerade hier ist das theoretisch und praktisch Entscheidende das unermüdliche Immerwiedersuchen und -fragen, das Immerwiederüberprüfen jeder Reaktion und jeder Eigenart nach tieferen Zusammenhängen und nach der Möglichkeit umstellender, mildernder oder manchmal vielleicht auch heilender Beeinflussung. Damit steht nicht in Widerspruch, daß wir Schneider durchaus folgen dürfen, wenn er bei den hyperthymen Psychopathen im eigentlichen Sinne, ebenso wie bei den fanatischen, gemüt- und willenlosen und den geltungssüchtigen in seinem speziellen Sinne eine eigentliche Behandlung für unmöglich hält, und bei schwerster Ausprägung vorübergehende oder dauernde Internierung empfiehlt, eine Entscheidung, die immer nur nach allgemein psychiatrischen oder sozialen Gesichtspunkten erfolgen kann und wohl überwiegend dann ernsthaft zu erwägen ist, wenn die Gesamtpersönlichkeit Züge ausgesprochener Minderwertigkeit, besonders nach der oligophrenen Seite hinüber zeigt. In diesem Sinne weist Schneider auch mit Recht umgekehrt auf intelligente und differenzierte explosible Psychopathen hin, die durch Fremd- und Selbsterziehung zu einer vollkommenen Beherrschung ihrer Reaktionen oder mindestens einer sinngemäßen Ökonomie ihres Affekthaushaltes kommen. Im übrigen erscheint ihm allgemein menschliches, verständnisvolles Eingehen und die Erstrebung adäquater Umweltbedingungen je nach dem vorliegenden Typus das Wesentliche, nur bei Besprechung der Zwangssymptome gedenkt er etwas näher eigentlich psychotherapeutischer Methoden.

Demgegenüber wird die therapeutische Arbeit eigentlichen Sinnes aus dem vorliegenden Psychopathentypus klinischer Abgrenzung nur gewisse Gegenindikationen ableiten können, indem überall da, wo eigentliche Defektzustände und schwere degenerative Mißbildungen vorliegen, unumgängliche Voraussetzungen psychotherapeutischer Arbeit fehlen. Darüber hinaus aber wird bei Erfüllung der Bedingungen von „Einsicht und Bildsamkeit", wie ich sie 1919 kennzeichnete, die psychotherapeutische Möglichkeit ebenso, wie das methodische Vorgehen, weit weniger von der Eigenart des gerade vorliegenden psychopathischen Typus und seiner besonderen Symptomatik, als davon abhängen, welche Seite der gerade gegebenen Persönlichkeit oder inwieweit der gegebene

Mensch im ganzen Angriffsmöglichkeiten bietet. Wohl verfügen wir über zwei Methoden, deren innerer Mechanismus außerhalb der verständlichen Zusammenhänge liegt, die eigentlichen Suggestiv-Methoden weitesten Sinnes und die Benutzung mechanischer Gedächtnis- und Übungsvorgänge. Alle andern psychotherapeutischen Methoden aber, mögen sie der Rationaltherapie oder dem weiten Bereich psychoanalytischer Bestrebungen angehören, haben verständliche Zusammenhänge zur Grundvoraussetzung, und es ist daher als Ausgangspunkt für alle diese Arbeiten sehr viel wichtiger, die oben angedeuteten, gewiß den Normalreaktionen sehr naheliegenden Abläufe klärender gemeinsamer Arbeit zu unterziehen und tieferen, nach Möglichkeit verarbeitenden Einblick in ihre psychologischen Bedingtheiten zu suchen, als Zuordnungen zwischen bestimmten psychopathischen Typen und dafür besonders sinngemäßen psychotherapeutischen Maßnahmen zu versuchen, die notwendigerweise der Vielfältigkeit und Grenzflüssigkeit unserer Krankheitsgruppe nicht gerecht werden können. Wir begegnen hier dem schon einmal aufgezeigten Widerspruch deskriptiver und therapeutischer Einstellung; der beschreibende und ordnende Kliniker wird sein Hauptaugenmerk auf die abnormen Erscheinungen richten, dem Therapeuten fällt die umgekehrte Aufgabe zu, in der pathologischen Persönlichkeit die Normalanteile zu erkennen und zu entwickeln, und deswegen wird für ihn jede Möglichkeit, das Krankhafte in faßbare Verläufe einzuordnen, von entscheidender Bedeutung sein und, günstigen Falles, Ausgangspunkt produktiver Heilarbeit werden können.

Aus diesem Grunde wurden die im vorstehenden kurz angedeuteten Erlebnisformen als Demonstrationsobjekt psychotherapeutischer Möglichkeiten benutzt, ohne Rücksicht darauf, in welcher Gesamtpersönlichkeit sie sich abspielen, was ja selbstverständlicherweise immer dem Erlebnisverlaufe besondere Färbung geben, aber ebenso sicher in seiner letzten Eigenart jenseits aller psychotherapeutischen Möglichkeiten liegen wird.

Spezifisch neurotische Reaktionen.

Es ist im vorstehenden genügend hervorgehoben worden, daß die erbbiologisch und psychiatrisch-klinisch unumstößlich festgelegte Tatsache der konstitutiv-biologischen Eigenart der Kranken unserer Gruppe für wesentliche, von Fall zu Fall wechselnd ausgedehnte und gelagerte Bereiche ihrer Persönlichkeit Schicksal, endgültige Selbstbestimmtheit und „Unheilbarkeit" bedeutet; es ist weiter versucht worden, immer wieder darauf hinzuweisen, daß diese letzte unausweichliche Gebundenheit sinngemäß nur dispositionelle Bedeutung habe und insofern wirklich kritischer therapeutischer Arbeit keinerlei Aufhebung, wohl aber sehr erwünschte und ernüchternde Begrenzung schafft. Ganz besonders entscheidend ist die absolute Respektierung der hier gegebenen klinisch biologischen Grenzen für die kritische, aber doch fruchtbare Verwertung derjenigen neueren Arbeitsrichtungen, die weniger im Sinne des eben gemachten Versuchs unter Beachtung der durch die psychopathischen Konstitutionen begrenzten Möglichkeiten Angriffsflächen für sachliche psychotherapeutische Arbeit zeigen, sondern durch Aufzeigung und Bearbeitung spezifisch „neurotischer" Reaktionen Einsicht und Fortschritt schaffen und ausnahmslos aus dem Material ihrer Erfahrung ein „System der Neurose" oder eine „Neurosentheorie" gestalten wollen: die *Psychoanalyse*, die *Individualpsychologie* und die *Entwicklungspsychologie*.

Jede dieser Arbeitsrichtungen ist dadurch gekennzeichnet, daß sie in irgendwelchen, dem psychologischen Verständnis zugänglichen Voraussetzungen das für alles „Neurotische" Entscheidende sieht und nun dieselben Grundanschauungen zu allgemein-psychologischer oder mehr minder klar weltanschaulicher Ausdehnung erweitert. Der kritische allgemeine Psychotherapeut wird diese Grenzüberschreitungen verstehen, ohne ihnen zu folgen, aber dadurch nicht verhindert sein, die in vieler Beziehung grundlegenden Anregungen anzuerkennen, die seiner Arbeit von diesen Seiten her erwachsen. Die allgemein-psychopathologische Bedeutung der in Frage stehenden Anschauung darf hier, wo lediglich die Frage der Therapie zur Diskussion steht, auf sich beruhen. Für die vorstehende Darstellung führt eine kurze Besprechung dieser Bestrebungen über die bisher angedeuteten, der Normalpsychologie nahestehenden Reaktionen weiter hinaus in das Bereich spezifisch psychopathischer Verhaltungsweisen und der durch sie gestellten therapeutischen Aufgaben, wobei allerdings die methodischen Grenzen und Unzulänglichkeiten aller „verstehenden" psychologischen Versuche sorgfältigste Beachtung erfordern, wie etwa Langelüddecke (1922) für die Psychologie des vergleichsweise viel exakteren Psychographierens demonstrierte.

Als Ausgangspunkt dient hier am besten die ohne die grundlegenden Anregungen Freuds undenkbare Individualpsychologie Adlers, deren Problematik sich im wesentlichen um die Frage der *Selbstsicherheit* dreht. Durch Organminderwertigkeit, durch Familienkonstellation, durch das Geschlecht, durch die Erziehung und durch ungünstige soziale und wirtschaftliche Lebensbedingungen in der Kindheit entstehen nach Ansicht Adlers und seiner Schüler die für „den Neurotiker" entscheidenden Minderwertigkeitsgefühle, die durch fingierte aggressive und sichernde Tendenzen kompensiert werden sollen. Im Gegensatz zum freilebendigen Menschen, der in produktiver Erfüllung seiner Lebensaufgaben sich gemeinschaftlich einordnet, bleibt der Neurotiker vom Adlerschen Typus in sich selbst, in seinen Angst- und Minderwertigkeitserlebnissen befangen, er muß, wie ich es 1919 ausdrückte, „den Weg vom Ich" geführt werden. Die neurotischen Symptome bis zur Persönlichkeitsspaltung hinüber sind für den Individualpsychologen nur Fiktionen, nur „neurotisches Arrangement". Neurotische Mutigkeit und Tollkühnheit erscheint ihm etwa als ausgleichender Protest gegen eigene Mutlosigkeit, so daß ganz allgemeine Aggression aus Entmutigung einsetzen kann, auf sexuellem Gebiet in Form des „männlichen Protestes", des „Obenseinwollens", der vom Frauen fürchtenden Schein-Don-Juan und Frauenverächter bis hinüber zur unecht maskulinen Haltung neurotischer Frauen führt. „Zögernde Attitüden", neurotische Aufgaben- und Verantwortungsscheu sind häufige Beispiele von Sicherungs- und Fluchtreaktionen. Alle diese neurotischen Kunstgriffe werden mehr oder weniger bewußt geübt und zu immer höherer Virtuosität erhoben, so daß sie schließlich anstrengungslos, ja vielfach ohne Zusammenhang mit der bewußt erlebenden Persönlichkeit verlaufen. Obwohl sie im psychologischen sinnvollen Zusammenhange mit dem eigentlichen Ich gesehen Ausdruck nachfühlbarer Fehlhaltung einer gefälschten „fiktiven Leitlinie" sind. So in ihren wesentlichsten Punkten angedeutet, stellt die Individualpsychologie eine Sinnfindung im psychopathischen Verhalten, bezogen auf das Persönlichkeitsganze, dar, wobei ganz analog ihrer Quellenforschung, der Freudschen Psychoanalyse, psychisch-dynamische Zusammenhänge unter weitgehender Berücksichtigung von Selbsttäuschungs- und Unbewußtheitsproblemen der ärztlichen Feststellung, der Selbsterkenntnis des Kranken und der gemeinsamen Heilarbeit vermittelt werden. Ihr Ziel ist die Einordnung des „Neurotikers" in die Gemeinschaft, der Weg eine von Ermutigung getragene Heranführung des „Neurotischen" an die Wirklichkeit und ihre Aufgaben. Durchaus in Übereinstimmung mit der Psychoanalyse Freuds, die ihre Zentralaufgabe in der Befreiung des Kranken aus dem Banne des infantil fantasiegerechten Lust-Unlust-Prinzips und seiner ernüchternden Verpflichtung zur Anerkennung des Realitiker-Prinzips sieht.

Die großen Vorzüge individualpsychologischer Auffassung sind ebenso deutlich wie ihre Grenzen. Grundlegend ist für die ganze Arbeit die Auffassung „neurotischen Verhaltens" und „des nervösen Charakters" als eines zielgerichteten, zweckhaften Kunstgriffes, eine Meinung, die unvermeidlich „das Wesen der Neurose" in sehr nahe Beziehung zur Willkür, Simulation, Aggravation und unechter Darstellung rückt. Das soll gewiß nicht so verstanden werden, als hätte sachliche Beurteilung Anlaß dazu, die Individualpsychologen schematisch disziplinhaft-pädagogischer Arbeitsweise zu beschuldigen; wir möchten im Gegenteil glauben, daß die von ihnen universell supponierten Minderwertigkeitsgefühle und die daraus fließende Verpflichtung des Therapeuten zu verständnisvoller Ermutigung, im Zusammenhang mit gewissen theoretisch sehr erfreulichen Humangemeinschaftsidealen, weit eher die gegenteilige Gefahr einer erheblichen Verweichlichung und unbegründet prinzipiellen Ablehnung übend disziplinierterer Maßnahmen mit sich bringt, ein Bedenken, das hier nicht nur theoretisch ausgesprochen, sondern auch mit Erfahrungen aus der Praxis belegt werden kann, indem etwa ein kleiner neurotischer Faulpelz von 10 Jahren aus dem allgemeinen Schulunterricht genommen und von einer individualpsychologischen Lehrerin so mit „Ermutigung" verwöhnt wird, daß er seiner Mutter mit dürren Worten sagt: „Das Fräulein Doktor ist großartig, da braucht man überhaupt nichts zu arbeiten," ein Programm, das auch ein dreiviertel Jahr individualpsychologischer Pädagogik durchgeführt wurde. Selbstverständlich beweisen solche Einzelentgleisungen nichts gegen eine so verdienstvolle Gesamtanschauung, wie die von ALFRED ADLER, sie sind aber, ähnlich einer Karikatur, besonders geeignet, eine gewisse Typik erkennen zu lassen. Zweifellos ist damit ein außerordentlich wichtiger und häufiger psychopathischer Wesenszug gekennzeichnet; Zweckneurose, Fluchtneurose, Ausweichreaktionen und psychopathische Wirklichkeitsscheu bei den verschiedensten in Frage kommenden Typen Kranker mit abnormen nervösen Reaktionen und Psychopathien werden sehr häufig in diesem Zusammenhange letzte und abschließende Erfassung finden und heilender Bearbeitung in kritisch gegebenen Grenzen sich zugänglich erweisen. Auch in der Festlegung auf ein ganz bestimmtes Rettungsziel im Sinne des Gemeinschaftsideals ist eine große Stärke der individualpsychologischen Heilarbeit zu sehen, die sie mit andern philanthropischen, religiösen und menschheitsbeglückenden „Seelenrettungen" teilt.

Die grundlegende Fiktion eines geschlossenen, hinter dem Krankheitsbilde quasi absichtlich kämpfenden Ichs, diese ganz ausgesprochen primitive Rationalisierung neurotischer Zusammenhänge und die betont „humane", vielfach auch parteipolitisch angefärbte Evangelisation der Individualpsychologie bedingen, daß vom Arzte aus gesehen besonders solche Psychotherapeuten sich der Individualpsychologie anschließen, denen eine gewisse Rationalbedürftigkeit oder eine starke Einstellung auf philanthropische Erlebnisse oder vielfach beides eigen ist; vom Patienten aus gesehen werden alle die Fälle, wo sachliche Beobachtung starkes Hervortreten der individualpsychologischen Mechanismen erkennen läßt, ganz besonders Kinder, Jugendliche, Primitive und sozial Gedrückte im weitesten Sinne dankbare Aufgaben für eine Therapie im Sinne von ALFRED ADLER geben. Nicht folgen wird man dagegen den Individualpsychologen können, wenn sie einfach ex principio jede neurotische Sondereinstellung als ich-fiktiven Kunstgriff abtun und ihrem etwas sehr durchsichtigen System einordnen wollen. Eine derartige Vereinfachung erscheint weder dem Reichtum wirklicher Formenfülle gemäß und noch weniger im praktisch therapeutischen

Sinne erwünscht, nähern wir uns doch sonst unaufhaltsam wieder einer Arbeitsweise ebenso dürrer Einseitigkeit, wie sie aus den Tagen eines Dubois trotz aller
leuchtenden Verdienste am entsprechenden Material längst überwunden und
nur in bestimmtem Arbeitskreise berechtigt, hinter der moderenn Psychotherapie
liegt. Durchaus anzuerkennen ist im Sinne einer Prophylaxe gewisser psychopathischer Fehlentwicklungen die zunehmende Durchdringung fortschrittlicher
pädagogischer Kreise mit individualpsychologischen Anschauungen, die gerade
hier zu ebenso fruchtbaren und aufschließenden Entdeckungen allgemein-
psychologischer Bedingtheiten führen kann, wie etwa das Hereintragen psychoanalytischer Vertiefung in das Weltbild des geistlichen Seelsorgers. Nur müssen
auch hier Übertreibungen selbstverständlich vermieden werden. Mit vielen
Fachgenossen erscheint es mir unzweifelhaft, daß zahlreiche Jugendliche, an
denen nach Ellen Key und andern Schwärmern „das Kind entdeckt wurde",
unter größten Schmerzen und Konflikten genötigt sind, Erfahrungen und Er-
ziehungserfolge nachzuholen, die eine etwas disziplinertere Kindererziehung
müheloser mit weniger schmerzlichem Verzichte zeitiger und mit weniger Aufwand vermittelt hätte, wenn nicht überhaupt eine endgültige Versäumnis zustande gekommen ist. Kein Geringerer als Gad hat ja vor vielen Jahren mit
Recht auf die unersetzlich wichtige Rolle vernünftig eingesetzter eigenleistungs-
sparender „Dressur" in der Kindererziehung hingewiesen, und gerade der Psychiater und der Psychotherapeut, die sich um Feststellung und Ausgleich charakterologischer Erziehungsschäden mühen, werden allen Grund haben, in diesem
Zusammenhang ihre warnende Stimme zu erheben, damit nicht Vernunft zu
Unsinn, Wohltat zur Plage wird.

Nicht umsonst ist Alfred Adler in der Entwicklung seiner gesamten An-
schauungswelt von seinen glänzenden Studien über die Rolle der Organminderwertigkeit ausgegangen; hier steht in der Tat in durchaus einleuchtender Weise
ein Gesamt-Ich geschlossen einer irgendwie äußeren, in jedem Sinne peripheren
Hemmung gegenüber. Er befand sich hier, im Sinn unserer Gruppierung, im
Bereiche somatopsychischer Konflikte, deren Psychologie er zweifellos in vorbildlicher Weise förderte.

Demgegenüber setzte die Arbeit seines Lehrers Sigmund Freud überwiegend
an weit komplizierteren Geschehnissen ein. Nicht die Frage somatopsychischer
Konfliktbewältigung und daraus resultierender Haltungs- und Entwicklungsstörungen, sondern das Erlebnis psychokathartischer Selbstheilung in dem
historischen, mit Breuer beobachteten Fall Anna O. war für ihn, den in Paris
und Nanzig in die Ideenwelt von Charcot und Bernheim eingeführten, aus-
gangsweise neurologisch-physiologisch eingestellten Forscher und erfolgreichen
Bearbeiter der Kinderlähmung und der Aphasie entscheidender Ausgangspunkt.
Auch hier Sinnfindung und Rückführung „neurotischer Symptome" und damit
neurotischer Persönlichkeitsentwicklungs- und Wirklichkeitsanpassungsstörungen,
aber weit mehr in innerer Fühlung und mit weitester Respektierung psychologischer Schicksalhaftigkeit und mit genialer Intuition für die nach allen Richtungen
hin komplexe und vielsinnige Natur der in Frage stehenden Abläufe. Auch hier
erbitterte Ablehnung gegen menschliche Ungerechtigkeit und Verständnislosigkeit und dahinter ein seltsam zwiespältiges Verstehen für Glücksanforderung
und Sehnsucht des menschlichen Herzens auf der einen und auf der anderen
Seite ein resignativ idealistisches Fordern begründeten Selbstverzichtes zur in
schweren Fällen fast asketischen Durchblutung produktiver Leistung mit den
aus psychischer Lösung freiwerdenden Lebenskräften. Es wurde in der letzten
Zeit viel diskutiert, warum die Psychoanalyse Freuds in Frankreich, trotz
Laforgue und einigen andern, relativ wenig Anhänger fand. Es erscheint sehr

naheliegend, daß hier in vieler Beziehung ähnliche Gründe vorliegen, wie gegenüber IBSEN, der in Frankreich niemals wirklich Eingang fand: „parce qu'il est trop moral". Ist das Zentralproblem der Individualpsychologie in der Selbstsicherheit und den mit ihr verbundenen Störungszusammenhängen gegeben, so finden wir viel allgemeiner in der Lebensarbeit FREUDS den Versuch, ausgehend von einer Symptomanalyse durch das Studium einer Theorie hindurch, nach der „die Neurosen" Folgewirkungen einzelner Erlebnisschädigungen in der Kinderzeit sein sollten, bis zu der jetzigen Auffassung der Neurosen in der Psychoanalyse als Fehlhaltungen in allen Lebenssituationen, auch in der Behandlungsarbeit dem Ärzte gegenüber, lediglich durch Auswirkungen kompliziertester Störungen der Triebentwicklung und ihrer unbewußten Folgen ein umfassendes System zu schaffen. Entscheidend ist die Voraussetzung einer psychoanalytisch aufzeigbaren, zu tiefstem Einblick in die innere Ökonomie führenden Dynamik, wobei eine langjährige Entwicklung vom einfachen Schema eines verschiebbaren Affektbetrages, einer disponiblen Erregungssumme, bis zu einer alle psychisch-vitalen Beziehungen umfassenden beweglichen Libidobesetzung führte, deren innere Vertiefung und Gesetzlichkeit wiederum zu kompliziertesten Annahmen über den Aufbau des Ich, besonders in der „Sphäre" (JAMES, SCHILDER), in der „halbklaren Region" (J. H. SCHULTZ) Anlaß gab. Der unmerkliche Übergang kindlicher „Animalität", wie ich schon vor Jahren empfahl, die Bereiche der FREUDschen Säuglings- und Kleinkinder-„Sexualität" weniger mißverständlich zu benennen, in vielfältigste Haltungen und Einstellungen des jugendlichen und erwachsenen Lebens, das untrennbare Mitschwingen instinktiver, dumpf-ziel-gerichteter Tendenzen in und neben bewußter Lebensgestaltung und ihre vielfach weitgehendste, ja völlige Verschleierung für den Erlebenden im Sinne unbewußt wirksamer Gestaltungs- und Richtungstendenzen, die „Ermutigung" ärztlich-psychologischer Forschung zur Bearbeitung letzter Ausdrucks- und Symbol-Fragen, der Hinweis auf schichtenhaften Aufbau neurotischer Symptombildung und abnormer Persönlichkeitsstruktur, mit gleichzeitig vielfach einleuchtendem Bestreben, klinische Schwere und Tiefe der Verankerung in der Persönlichkeit in durchsichtigen Zusammenhang zu bringen, alle diese, in reichstem Maße fruchtbaren Anregungen stehen und fallen mit der Grundtatsache der *Verdrängung*, als eines typischen, neurotischen Mechanismus und der Aufhebbarkeit ihrer Macht durch psychokarthartische oder psychoanalytische Arbeit, im letzteren Falle mit der weiteren Voraussetzung, daß sich diese Tendenz in ihrer typischen Auswirkung als Widerstand müsse erkennen und beseitigen lassen. Im Anfang ihrer Entwicklung eine „Hysterie-Theorie", wurde die psychoanalytische Erfassung mit zunehmender Ausgestaltung eine allgemeine Neurosenlehre so universellen Umfanges, daß sie auch weit in den Bereich der eigentlichen Psychosen verständliche Zusammenhänge zu tragen versuchte, ohne daß ihre kritischen Vertreter, wie namentlich etwa SCHILDERS Darlegungen über Grenzen und Aussichten psychoanalytischer Therapie bei Psychosen auf dem Baden-Badener Kongreß 1926 zeigen, den Vorwurf enthusiastischer therapeutischer Einstellung verdienten. Wenn wir weiter oben versuchten deutlich zu machen, daß mit Ausnahme der Suggestiv- und Übungstherapie, beides im weitesten Sinne genommen, jede eigentliche Psychotherapie verständliche Zusammenhänge oder ihre Herstellung zu unerläßlicher Vorbedingung hat, so werden wir in der Psychoanalyse einen gleichsinnigen Versuch sehen, unter Voraussetzung des, nach Ansicht der Psychoanalytiker universell-psychologischen, vielleicht aber doch im eigentlichen Sinne nur für hysterische Phänomene weitesten Sinnes kennzeichnenden Mechanismus der Verdrängung „neurotisches Geschehen" dem Verständnis und der Bearbeitungs-

möglichkeit zugänglich zu machen. Sehr alltägliche Tatsachen, wie etwa die
der Aktualisierung ausgesprochen grob hysteriformer Erscheinungen durch eine
anbrechende multiple Sklerose oder die Beobachtung sonstiger neurotischer
Begleiterscheinungen oder Zwischenglieder von Organerkrankungen (von Weis-
äcker) oder Psychosen lassen die Fruchtbarkeit solcher allgemeiner Ver-
ständnis- und Bearbeitungs-Erleichterung unschwer erkennen, ohne daß dadurch
die Einsicht verschleiert würde, wie sehr das so gewonnene Verständnis nur bis
an die *Auslösung* des gerade in Frage stehenden krankhaften Geschehens, nicht
aber in seine tiefste Eigenart reichen kann. Selbst wenn wir etwa, was auch von
Schilder als durchaus möglich zugegeben wird, im Sinne von Stekel zwischen
bestimmten, wohl unserem Formenkreise im Sinne der „Affektepilepsie" usw.
sehr nahestehenden epileptiformen Erkrankungen und schweren verdrängten,
aggressiven Tendenzen Zusammenhänge häufiger nachweisen, ja vielleicht sogar
durch eine entsprechende analytische Entlastung in einem oder anderem Fall
therapeutischen Gewinn davontragen könnten, würde für eine kritische und
sachliche Beurteilung dieser Fälle die Frage durchaus offen und unbeantwortet
bleiben, warum diese auch sonst anzutreffende innere Konfliktlage nun gerade
mit einer epileptiformen Reaktion beantwortet wird, und kaum ohne ein „Organ-
entgegenkommen" bilanziert werden können. Lediglich die eigentlich hysterischen Reaktionen weitesten Sinnes erscheinen bisher geeignetenfalls unter
Zuhilfenahme des Verdrängungsmechanismus restlos aufklärbar, und es würde
nicht verwunderlich sein, wenn schon bei tieferen psychopathischen Fehlreaktionen und Persönlichkeitsverbildungen, nur ganz grob ausgedrückt der „hysterische Anteil", eigentlich und sinngemäß im Bereiche psychoanalytischer Erfassung läge. Damit würde von der therapeutischen Seite die Zusammenfassung
Freuds, daß „Angst- und Konversions-Hysterie" und „Zwangsneurose" als
„Übertragungsneurosen" therapeutische Aussichten gäben, die Einschränkung
erfahren, daß diejenigen Zwangsneurosen, die psychoanalyser Therapie zugänglich sind, im psychiatrisch-klinischen Sinne der Hysterie einzubeziehen seien.
Freud selbst meint zur therapeutischen Frage etwa bei seiner Besprechung
der Dynamik der therapeutischen Arbeit: „Bei einer ganzen Anzahl von Formen
nervöser Erkrankungen, bei den Hysterien, Angstzuständen, Zwangsneurosen
trifft unsere Voraussetzung zu. Durch solches Aufsuchen der Verdrängung,
Aufdecken der Widerstände, Andeuten des Verdrängten gelingt es wirklich, die
Aufgabe zu lösen, also die Widerstände zu überwinden, die Verdrängung aufzuheben und das Unbewußte in Bewußtes zu verwandeln. Dabei gewinnen wir
den klarsten Eindruck davon, wie sich um die Überwindung eines jeden Widerstandes ein heftiger Kampf in der Seele des Patienten abspielt, ein normaler
Seelenkampf auf gleichem psychologischem Boden zwischen den Motiven, welche
die Gegenbesetzung aufrecht halten wollen, und denen, die bereit sind, sie aufzugeben. Die ersteren sind die alten Motive, die seinerzeit die Verdrängung
durchgesetzt haben; unter den letzteren befinden sich die neuhinzugekom-
menen, die hoffentlich den Konflikt in unserem Sinne entscheiden werden. Es
ist uns gelungen, den alten Verdrängungskonflikt wieder aufzufrischen, den damals erledigten Prozeß zur Revision zu bringen. Als neues Material bringen
wir erstens hinzu die Mahnung, daß die frühere Entscheidung zur Krankheit
geführt hat, und das Versprechen, daß eine andere den Weg zur Genesung bahnen wird, zweitens die großartige Veränderung aller Verhältnisse seit dem Zeitpunkt jener ersten Abweisung. Damals war das Ich schwächlich, infantil, und
hatte vielleicht Grund, die Libidoforderung als Gefahr zu ächten. Heute ist es
erstarkt und erfahren und hat überdies in dem Arzt einen Helfer zur Seite. So
dürfen wir erwarten, den aufgefrischten Konflikt zu einem besseren Ausgang

als dem in Verdrängung zu leiten, und wie gesagt, bei den Hysterien, Angst-
und Zwangsneurosen gibt der Erfolg uns prinzipiell recht."

Die Möglichkeit einer Einordnung der analytisch angreifbaren Zwangs-
erkrankungen in das klinische Gesamtbereich der Hysterie dürfte FREUDS
Hinweis darauf, daß bei der von ihm gegebenen Darstellung der Zwangsneurosen
eine Ich-verändernde Reaktionsbildung die verdrängenden Instanzen vertritt
und übertreibt, was im Gegensatz zur Hysterie im analytischen Sinne charakteristisch sei, nicht prinzipiell aufheben, ebensowenig die psychoanalytische Auffassung, daß bei der Zwangsneurose die Regression zu einer primitiveren Trieb-
stufe zurückgeht, zur sadistisch-anal-homosexuellen, wobei in Übereinstimmung
mit der psychoanalytischen Hysterieauffassung „der nicht bewältigte, erotische
(allerdings sadistisch-anal gefährdete) aktuelle *Konflikt* der Anlaß zur Regression
ist"; „der Mechanismus ist der, daß unbefriedigte Impulsregungen den Gedanken zum Zwangsgedanken machen, allerdings wird dabei die Impulsregung auch
noch inhaltlich entstellt", wie SCHILDER in seiner „medizinischen Psychologie"
sagt.

Vielleicht ist der Hinweis nicht überflüssig, daß wir in der eben angeführten
Zusammenfassung FREUDS auch wieder dem Stichwort begegnen, das uns weiter
oben den Übergang zur modernen Neurosen-Psychologie und Psychotherapie
vermittelte, dem *Konflikte*. Denn in der Tat hat FREUD, wie etwa schon ein
Hinweis auf seine erste Auffassung der psychokathartischen Beobachtungen
dartut, wo er im Gegensatz zu BREUERS Wertung physiologisch-hypnoider
Zustände die *Unverträglichkeit* von Erlebnissen als entscheidenden Grund für
ihre spätere Verdrängung bezeichnete, niemals eine rein mechanische Ver-
gangenheitsdurchleuchtung „vom sexuellen Standpunkt aus" angestrebt, sondern stets, in der analytischen Sprache ausgedrückt, dem „Konflikt von Ich-
und Sexualtrieben", im Sinne unserer Gruppierung einen ausgesprochene *auto-
psychischen* Konflikt (ein ethisches Erlebnis κατ᾽ ἐξοχήν!) in den Mittelpunkt
seiner Fragestellung gerückt, ein Gesichtspunkt, der von vielen Kritikern vor
lauter Schrecken über die hier „dem Sexuellen", allerdings bekanntermaßen
in einem viel weiteren und wohl in mancher Beziehung abänderungsfähigen
Sprachgebrauche, eingeräumt wurde, ganz übersehen wurde.

Eine eingehende Auseinandersetzung mit dem allgemeinen Problem der Psychoanalyse kann hier aus naheliegenden Gründen nicht unternommen werden. Der
außerordentliche Zeitaufwand, den eine regelrechte psychoanalytische Behandlung zur Voraussetzung hat, ihr unmittelbares Angehen innerster Lebenshaltung
und die hohen Anforderungen, die eine derartige Bearbeitung an den Kranken
stellt, werden außer rein praktischen Gründen zunächst auf andere Methoden
verweisen, die, wie etwa die neusten Berichte aus der Berliner psychoanalytischen
Poliklinik lehren, auch hier zunehmende Beachtung finden. Eine abschließende
Beurteilung der psychoanalytischen Frage dürfte zur Zeit noch nicht möglich
sein, weist doch nicht umsonst ihr genialer Begründer immer wieder auf die
Unabgeschlossenheit seiner Anschauungen hin, die er gerade in den letzten Jahren
in außerordentlichster Weise durch eigene Arbeiten dargetan hat.

Die Psychotherapeuten, die nicht einer bestimmten Arbeitsrichtung zugehören, sondern versuchen, die verschiedenen Arbeitshilfen in einem gemeinsamen Rahmen zu vereinigen, werden neben der eigentlichen, geschlossenen
psychoanalytischen Richtung, in der wir neben FREUD SCHILDER als umfassendsten und produktivsten Forscher einschätzen dürfen, eine Reihe von Persönlichkeiten im Auge behalten, die in mehr oder weniger mittelbaren Zusammenhängen das psychoanalytische geistige Erbe verwalten und bereichern, wie
etwa v. HATTINGERS, MAEDER, MOHR, PRINZHORN und ganz besonders C. G. JUNG.

Bei allen diesen Ärzten sehen wir mehr und mehr allgemein-psychologische und Fragen der Persönlichkeit und ihrer Entwicklung weitesten Sinnes in die psychoanalytische Gedanken- und Arbeitswelt eindringen. Menschheitskonflikte und Zeitprobleme, endloser Kampf zwischen dem Prinzip des Ich und dem Prinzip des gestaltlosen Triebes werden je nach verschiedenen Persönlichkeitstypen zu verschiedenen Problemstellungen und Konflikterlebnissen führen, die für JUNG zu der tiefgreifenden Scheidung Extra- und Introvertierter Anlaß wurden.

Es erscheint sehr naheliegend, diese Erkenntnis verschiedener typischer Gegebenheiten darauf zurück zu führen, daß JUNG durch jahrelange psychiatrische Arbeit letzten biologischen Grenzsetzungen näher blieb, als viele Mitarbeiter des individualpsychologischen oder psychoanalytischen Kreises. Auch die Lebensperiode des Kranken ist für JUNG therapeutisch von Bedeutung, indem in der Regel die Neurosen Jugendlicher in einer durch Elternfixation bedingten Infantilität kausale illusionäre, neurotisch-fiktive, finale Motivierung besitzen. Hier genügt eine reine Lösung der Persönlichkeit aus ihren Bindungen, während beim reiferen Menschen die therapeutische Arbeit über das Gegensatzproblem geht, indem nicht mehr Infantilbindungen, sondern unentwickelte unbewußte Anteile der eigenen Persönlichkeit das Entscheidende darstellen; das Mitschwingen eines kollektiven Unbewußten und damit letzter urtümlicher Bilder und hierauf abgestimmter „magischer" Reaktionen, besonders im Bereich der Übertragungsvorgänge, fordert besonders für reifere Menschen Verständnis und Beachtung und muß im Sinne JUNGS zu einer synthetischen Symbolverarbeitung führen.

Wer sich in dem von uns angedeuteten und seit Jahren vertretenen Sinne um eine alle methodischen Möglichkeiten und prinzipiellen Anregungen verwertende universelle kritische Psychotherapie bemüht, wird in jedem Fall versuchen, die hinter den äußerlich terminologischen Dissonanzen oft so verborgenen Hinweise auf die allgemeine Weltanschauungssphäre der verschiedenen „Richtungen" zu vernehmen und nach Möglichkeit zu verwerten, und in Fällen, die überhaupt für eine psychoanalytische Spezialbehandlung in Frage kommen, hiernach die nähere Wahl entweder des methodischen Vorgehens für sich selbst oder des in Frage kommenden Psychotherapeuten vollziehen. Der Arbeit der Zukunft wird es vorbehalten bleiben, in der hier versuchten produktiv-kritischen Haltung gegenüber den modernen psychotherapeutischen Bestrebungen, die gern von einseitigen Enthusiasten als „Farblosigkeit" übel vermerkt wird, durch weiteren Ausbau der Erfahrungen und durch förderungswilliges gegenseitiges Verständnis eine weitere Synthese zu entwickeln, in deren Rahmen auch keinerlei Gegensätzlichkeit zu allgemein-psychiatrischen und klinisch-biologischen Gesichtspunkten mehr denkbar erscheint.

Literatur[1].
(Abgeschlossen 1. XII. 1927.)
Die nachfolgenden kurzen Hinweise enthalten lediglich die benutzte Literatur, ohne jeden Anspruch auf Vollständigkeit.

ABBOT, E. STANLEY: What is mental hygiene? A definition and an outline. (Was ist seelische Hygiene? Eine Erläuterung und Umgrenzung.) Americ. J. Psychiatry. 4, Nr 2, 261—284 (1924). ALLERS und FREUND: Schwererziehbarkeit. Z. Neur. 53, 361 (1926). ALBU: Vegetarische Diät. Berlin 1912. ALEXANDER, WILLY: Beschäftigungsneurosen.

---

[1] Bei der ungeheuren Ausdehnung des neueren Schrifttums auf dem Gebiete der Psychotherapie und der Neurosen-Psychologie ist hier von Einzelzitierungen fast ganz abgesehen worden. Es genügt an die bekannten neueren zusammenfassenden Darstellungen führender Neurosenpsychologen und Psychotherapeuten zu erinnern.

Beitrag in Spezielle Pathologie und Therapie innerer Krankheiten. Hrsg. v. Friedr. Kraus u. Theodor Brugsch. 10, T. 3: Nervenkrankheiten 3 Berlin u. Wien: Urban & Schwarzenberg 1924. 15, 1029 u. 2 Taf. GM. 28,80. Axenfeld, Th.: Staroperation und Psyche. (Univ. Augenklinik, Freiburg i. Br.) Arch. f. Psychiatr. 74, H. 2/4, 193—203 (1925).

Bauer, Robert: Bemerkungen zur Symptomatologie und Therapie der Myalgien. Wien. med. Wschr. 74, Nr 47, 2455—2456 (1924). Bechterew: Heilwert geistiger Arbeit bei allgemeinen Neurosen. Z. Neur. 88, 49 (1924). Bechterew, W. M. und G. A. Pewsner: Adonis vernalis und deren Präparat „Adonilen" bei Behandlung von Epilepsie und allgemeinen Neurosen. (Psychiatr. Klinik, Staatsinst. f. med. Wissensch., Leningrad u. staatl. chemopharmazeut. Forschungsinst., Moskau). Münch. med. Wschr. 72, Nr. 27, 1106—1107 (1925). Bechterew und Schumkow: Lokalkontusionsneurose. Z. Neur. 99, 409 (1925). Becker, Th.: Fehldiagnosen durch Überbewertung katatoner Symptome. Z. Neur. 94, 248 (1924). Berliner, B.: Die Jahreszeiten und unser Seelenleben. Bl. Volksgesdh.pfl. 25, H. 4, 58—59 (1925). Beyer, Ernst Chefarzt Roderbirken/Leichlingen: (a) Die erholungsbedürftige Frau und ihre Behandlung in der Heilstätte. (Nervenheilst. Roderbirken b. Leichlingen.) Arch. f. Psychiatr. 74, H. 2/4, 204—217 (1925). — (b) Fürsorge für Nervenkranke. Z. Neur. 101 (Kraepelin), 56 (1926). Bieling: Druckpunktmassage bei der Behandlung der Myalgien und Neuralgien. Dtsch. med. Wschr. 50, Nr 47, 1613 (1924). Bing, R.: Pharmacopoea neurologica (Vogt, H., Handbuch, Ther. d. Nervenkrankh. Jena: Fischer 1916). Binswanger, O.: Pathologie und Therapie der Neurasthenie. Jena: Fischer 1396. Bisgerard, A.: Dysregulation. Zbl. Neur. 29, 1 (1922). Bjerre, Paul: Die neurasthenische Erschöpfung. Hygiea (Stockh.) 86, H. 13, 417—426 u. H. 14, 462—472 (1924). (Schwedisch.) Blum: Münch. med. Wschr. 1923, 1087. Blumenfeldt, E. und K. Schall: Beiträge zu der Therapie der Neuralgien und Myalgien. (2. med. Univ.-Poliklin., Charité, Berlin.) Med. Klin. 20, Nr 5, 146—147 (1924). Bonhöffer: Schreckpsychose. Mschr. Psychiatr. 46, 143 (1919). Bornstein-Gondberg: Stoffwechseltherapie der Nervenkrankheiten. Jena: Fischer 1916. van Breemen: Sport und Nervenleiden. Z. physik. Ther. 1923, 4. Breuer, Maria: Die Fürsorge für Geisteskranke und Nervöse außerhalb der Anstalten. (Psychiatr. Klin., Univ. Köln.) Psychiatr.-neurol. Wschr. 27, Nr 12, 110—115 u. Nr 13, 119—122 (1925). Bremer, Friedrich Wilhelm: Zur Vererbung der Selbstmordneigung. (Univ.-Klin. f. Psych. u. Nervenkrankh., Göttingen.) Arch. f. Psychiatr. 73, H. 2/4, 168—185 (1925). Brill, A. A.: Schizoid and syntonic factors in neuroses and psychoses. (Schizoide und syntone Züge bei Neurosen und Psychosen.) Amer. J. Psychiatry. 4, Nr 4, 589—598 (1925). Bumke, Oswald (München): Die Revision der Neurosenfrage. 15. Jahresvers. der Ges. dtsch. Nervenärzte in Cassel, vom 3.—5. 9. 1925. Ber. Zbl. 41, H. 12/13, 669.

Cowie, David, M., John P. Parsons und Theophile Raphael: Insulin and mental depression. (Insulin und psychische Depression) (Dep. of pediatr. a. infect. dis. a. of psychiatry, univ. of Michigan hosp. ann. Arbor.) Arch. of Neur. 12, Nr 5, 522—533 (1924). Craig, M.: Education and training in relation to mental disorder. J. ment. Sci. 68, 209 (1922). Curschmann: (a) Die Stoffwechseluntersuchung in der Diagnostik der Neurose. Jahresvers. d. Ver. nordwestdtsch. Psychiater u. Neurol., Rostock, Sitzung v. 24.—25. 10. 1925. Ber. Zbl. 42, H. 14, 840. — (b) Ostseekuren bei Neurosen. Fortschr. Ther. 2, 378 (1926).

Dattner, Bernhard (Wien): Über Pharmakotherapie der Neurosen. 15. Jahresvers. der Ges. dtsch. Nervenärzte in Kassel, vom 3.—5. 9. 1925. Ber. Zbl. 41, H. 12/13, 678. Determann, Dr. H.: (a) Über die Nervosität der Jetztzeit und ihre Bekämpfung. Freiburg i. Br. u. Leipzig: Speyer u. Kärner 1906. — (b) Physikalische Therapie der Neurasthenie (inkl. Schlaflosigkeit). (Aus dem Handbuch der physikalischen Therapie, hsg. v. Goldscheider und Jakob.) Handbuch der Balneologie, medizinischen Klimatologie und Balneographie. Hrsg. v. Dietrich u. Kaminer. 4. Leipzig: Georg Thieme 1924. Doerr, R.: Die Idiosynkrasien. Naturwiss. 12, H. 47, 1018—1031 (1924). Dornblüth, O.: (a) Gesunde Nerven. Ärztliche Belehrungen für Nervenkranke und Nervenschwache. Würzburg: A. Stuber 1908. — (b) Psychoneurosen. Leipzig: Veith 1911.

Ehrhardt: Über die Verhütung der Nervosität und der Geisteskrankheiten durch eine gesundheitsgemäße Erziehung der Kinder und der heranwachsenden Jugend, besonders in der Schule. Dtsch. Vjschr. öff. Gesundh.pfl. 1910. Ehrström, Robert: Frühlingsmüdigkeit. (11. congr. de med. des pays du nord, Kristiania, 3.—5. 7. 1923.) Acta med. scand. (Stockh.) Suppl. 7, 43—51 (1924). Eulenburg: Zur Klimatotherapie und Balneotherapie der Neurasthenie verwandter nervöser Zustände. Z. Baln. 1908, Nr 1. Ewald: Krankheitseinheit und Reaktionsart. Z. Neur. 94, 777 (1925).

Falthauser: Zur Abhandlung von Maria Breuer „Die Fürsorge für Geisteskranke und Nervöse außerhalb der Anstalten". Psychiatr.-neur. Wschr. 27, Nr 16, 153—154 (1925). Finkh, I.: Seeklima und Nervosität. Arch. f. Psychiatr. 65, 104 (1922). Fischer: Reaktive Melancholie. Z. Neur. 88, 226 (1924). Fischer, Max: Die Fürsorgestelle für Nerven- und Gemütskranke in Mannheim in der ersten beiden Betriebsjahren (I. 10. 1922 bis 1. 10. 1924).

Psychiatr.-neur. Wschr. 27, Nr 6, 49—53 (1925). Flatau, Dr. G.: Über Verwendung von Sauerstoffbädern (Sarasons Ozetbäder) bei der Behandlung v. Neurosen. Med. Klin. 1908, Nr 47. Forel, A.: Hygiene der Nerven und des Geistes. Stuttgart: Moritz 1905. Frank, L.: Affektstörungen. Berlin: Julius Springer 1913. Frank, S.: Kastration, Sterilisation. Mschr. Psychiatr. 57, 58 (1925). Francken, Dr. W.: Höhenklima und Seeklima. Z. physik. u. diät. Ther. 11. Fuchss, A.: Konträre Sexualempfindung. Stuttgart: Enke 1926. Fürstenberg, Dr. Alfred: Die hydriatische Behandlung der Neurasthenie. Med. Klin. 1909, Nr 24.

Gaupp (Tübingen): Die Unfruchtbarmachung geistig und sittlich Minderwertiger. Versammlung des dtsch. Vereins f. Psychiatrie in Kassel. 1.—2. 9. 1925. Zbl. Neur. 42, H. 5/6, 330. Geigel, Richard: Wetter und Klima. Ihr Einfluß auf den gesunden und auf den kranken Menschen. München: J. F. Bergmann 1924. Gérard: Fortschr. Neur. 1924, 39. Giese: Körperseele. Delphin-Verlag 1924. Giese-Hagemann: Körperbildung. Delphin-Verlag. Goldscheider, A.: (a) Krankhafte Überempfindlichkeit. Leipzig: Thieme 1919. — (b) „Nervenpunkte“. Dtsch. med. Wschr. 49, 839 (1923). — (c) Über die wirtschaftliche und doch sachgemäße Behandlung von Neurasthenikern. Dtsch. med. Wschr. 51, Nr 2, 53—55 (1925). Goroney: In Kindheit Stuprierte. Dtsch. Z. gerichtl. Med. 7 (1926). Gottstein: Kinderleibesübungen. Klin. Wschr. 1926, 1593. Götze, Dr. Rud. in Leipzig: Über Nervenkranke und Nervenheilstätten. Halle a. S.: Carl Marhold 1907. Grabley (Woltersdorfer Schleuse): Die therapeutische Bedeutung der Luftbäder bei der Behandlung der Neurasthenie, Anämie und Chlorose. 79. Vers. dtsch. Naturforscher u. Ärzte i. Dresden v. 15.—21. 9. 1907. Ber. Neur. Zbl. 26, Nr. 19, 925. 1. 10. 1907. Gross, A.: Therapie der Psychosen. Aschaffenburgs Handbuch 1912. Gregory, Menas, S.: Mental diseases associated with childbearing. (Geistige Störungen im Anschluß an den Geburtsakt.) Amer. J. Obstetr. 8, Nr 4, 420—430 u. 516—522 (1924).

Hallervorden, Julius: Über Heilerfolge bei nervösen Invalidenversicherten. Hambert: Opotherapie des vieilles filles. Bull. méd. 1925, 1144. Hansen: Benigne Nebennieren-Hypofunktion. Klin. Wschr. 1926, 1282. Hellpach: Geopsychische Erscheinungen. 3. Leipzig: Engelmann 1925. Hildebrandt, R.: Norm und Entartung. Dresden: Sibyllen-Verlag 1923. Hirschfeld, I. H.: Ein neuer Gedanke zur Therapie im Hochgebirgsklima. Schweiz. med. Wschr. 55, Nr 23, 540—542 (1925). Hofbauer, L.: Atmungs-Pathologie und -Therapie. Berlin: Julius Springer 1921. — Hoffmann, H.: Progressive Entartung. Z. Neur. 101 (Kraepelin) 158 (1926). Horstmann, Wilhelm: Zur Frage der Schwangerschaftsunterbrechung, bzw. Schwangerschaftsverhütung bei Geisteskranken und Psychopathen. (Provinz.-Heilanst., Stralsund). Dtsch. Z. gerichtl. Med. 5, H. 6, 651—664 (1925).

Ide, Dr.: Die Behandlung der Neurasthenie durch das Seeklima. Neur. Zbl. 25, Nr 14, 654. 16. 7. 1906. Isserlin: Die Erwartungsneurose. Münch. med. Wschr. 1908, Nr 27.

Kafka: Med. Klin. 1923, 278. Kankeleit: Sterilisation. Z. Neur. 98, 220 (1925). Kehrer: Neurophyllin. Klin. Wschr. 1926, 2286. Keller, Fr.: Bergsteigekuren für Nervenkranke. Ther. Mh. 1901, Okt./Nov. Kochs, Johannes: Über den objektiven Tastbefund bei der Myalgie (Muskelrheumatismus). (Orthop. Klin., Univ. Köln.) Z. orthop. Chir. 46, H. 3, 429—448 (1925). Krassnogorsky: Conditioned reflexes. Amer. J. Dis. Childr. 30, 753 (1925). Kretschmer: Der sensitive Beziehungswahn. Berlin: Julius Springer 1918. Krisch, H.: Der heutige Stand der Lehre von den exogenen Reaktionstypen und deren klinische Auswertungsmöglichkeiten. (Psychiatr. u. Nervenklin., Univ. Greifswald.) Mschr. Psychiatr. 57, H. 5/6, 255—284 (1925). Kroll: Bedingungsreflex. Jber. ges. Neur. 22 (1925). Kronfeld: Sexual-Pathologie. Aschaffenburgs Handbuch 1923. Kutzinski: Kastration. Dtsch. med. Wschr. 1924, 28.

Lagrange, F.: Leibesübungen. Diederichs 1912. Lange: Optarson. Dtsch. med.Wschr. 1921, 472. Langelüddeke: Rhythmik Gesunder und Geisteskranker (Hamburg). Z. Neur. 101 (Kraepelin), 320 (1936). Laubi, Otto (Züricher Otologe): Rhythmustherapie. Laubry, Ch., Mussio-Fournier und J. Walser: Syndrome angineux et insuffisance thyroidienne. (Angina pectoris und Hypothreoidismus.) Bull. Soc. méd. Hôp. Paris. 40, Nr 34, 1592—1598 (1924). Laudenheimer: Ther. Gegenw. 1922, 204. Levi, Leopold und Henri de Rothschild: Schilddrüsenneurasthenie. Soc. de Neur. de Paris. 10. 1. 1907. Ber. neur. Zbl. 26, Nr 7, 329. 2. 4. 1907. Levine, B. S.: Grundumsatz bei Psychoneurosen. Z. Relig.psychol. 36, 323 (1924). Lienau: Schizoide Zustände bei Neurosen. Jahresvers. d. Ver. nordwestsch. Psychiater und Neurol., Rostock, Sitzg. v. 24.—25. 10. 1925. Ber. Zbl. 42, H. 14, 840. Lissmann: Sonnentherapie. Münch. med. Wschr. 72, Nr 43, 1830—1834 (1925). Lorentz, Fr. H.: Sporthygiene. Berlin: Julius Springer 1923. Löwenfeld, Dr. L.: Über Luftkuren für Nervöse und Nervenkranke. München 1901. Löwy, M.: Meteoristische Unruhebilder. Prag. med. Wschr. 12 (1912).

Maier, Hans W. (Burghölzli-Zürich): (a) Die Erweiterung der psychiatrischen Indikation zum künstlichen Abort. Jahresvers. d. südwestdtsch. Psychiatr.-Vereinig., Frankfurt a. M., Sitzg. v. 25.—26. 10. 1924. Ber. Zbl. 40, H. 15/16, 943. — (b) Psychogenien. Z. Neur.

82, 193 (1923). — (c) Kastration und Sterilisation. Z. Neur. 98, 200 (1925). MANDLER, OTTO: Die physikalische Behandlung der Neuralgien und Myalgien. Orv. Hetil. (ung.) 68, Nr 31, 498—500 (1924). MARCUSE, JULIAN: Wintersport bei Nervenkrankheiten. Z. ärztl. Fortbildg. 21, Nr 24, 739—741 (1924). MENDEL, K.: Schwinden hysterischen Symptomen-Komplexes nach Kastration. Dtsch. med. Wschr. 1925, 947. MENNEL: Physical treatmen. Lancet 1924, 160. MEYER, MONROE A.: Mental reaction to venereal infection. (Seelische Reaktion auf eine geschlechtliche Erkrankung.) Med. J. a. Rec. 119, Nr 11, 554—555 (1924). MONDIO, GUGLIELMO: Il cinematografo nell' etiologia di malattie nervose e mentali sopratutto dell' eta giovanile. (Der Kinematograph in der Ätiologie der Nerven- und Geisteskrankheiten, vor allem des jugendlichen Alters.) (Manicomio interprov. „Lorenzo Mandalari", Messina.) Il Manicomio 38, Nr 1, 75—96 (1925). MÜLLER, A.: Lehrbuch der Massage. Bonn 1915. MÜLLER, E. K.: Neues Verfahren der Heilelektrizität. Ragaz 1922. MÜLLER, E.: Über Sarasonsche Ozetbäder. Münch. med. Wschr. 1908, Nr. 30.

NACHMANNSOHN: Chronische Masturbation. Z. Neur. 98, 27 (1925). NAUDASCHER: Trémois artérielle habituelle dans les états déprémifs. Encéphale 18, 516 (1923). NIPPE: Induzierter Kindesmord. Dtsch. Z. gerichtl. Med. 5, H. 4, 398—400 (1925). NOLDA, A.: Über die Indikation der Hochgebirgskuren für Nervenkranke. Halle a. A.: C. Marhold 1909.

v. OORDT: Physikalische Therapie innerer Krankheiten. Berlin: Julius Springer 1920. OPPENHEIM, H.: Nervosität und Erziehung. Berlin: Karger 1911. — Juvenal. Z. Neur. 100, 417 (1926). OSTWALD: Schilddrüsen-Therapie. Klin. Wschr. 1926, 1618.

PANSE, FRIEDRICH: Ein Fall von „moral insanity" mit besonderer Berücksichtigung der Aszendenz. (Berlin, Städt. Irrenanstalt Dalldorf). Z. Neur. 97, H. 3/4, 570—580 (1925). Bericht über die 3. Tagung über Psychopathogenfürsorge, Heidelberg, 17.—19. 9. 1924. Berlin: Julius Springer 1925. (U. a.: PAULSSEN: Erziehung bei Verwahrlosung, und NOHL: Pädagogik.) PERITZ, G.: Über die Ätiologie und Therapie der neurasthenischen Kopfschmerzen, des neurasthenischen Schwindels und der Migräne. Med. Klin. 1906, Nr 44—46. PILCZ, ALEXANDER: Hygiene des Nervensystems. (Moderne Hygiene. Vorträge führender Ärzte.) Wien und Leipzig: Moritz Perles 1925. POTOTZKY, C.: (a) Konzentrationsgymnastik für zerstreute und nervöse Kinder. Leipzig: Thieme 1926. — (b) Kohlensaure Hand- und Fußbäder. Münch. med. Wschr. 1908, Nr 7.

RAECKE: Über Psychopathenfürsorge. Psychiatr.-neur. Wschr. 26, Nr 21/22, 111—114 (1924). RAETHER: Neurosenbehandlung nach dem Kriege. 100. Vers. d. psychiatr. Ver. d. Rheinprovinz, Bonn, Sitzg. v. 27. u. 28. 6. 1925. Ber. Zbl. 72, H. 9/10, 571. RANCKEN, D.: Über die Bedeutung des Rezeptionslebens für die intellektuelle Arbeit und dasselbe als Basis für die physikalische Therapie. Finska Läk.sällsk.Hdl. 67, Nr 2, 154—179 (1925). REDLICH, EMIL (Wien): Die Revision der Neurosenfrage. 15. Jahresvers. der Ges. dtsch. Nervenärzte in Kassel, vom 3.—5. 9. 1925. Ber. Zbl. 41, H. 12/13, 666. RENNER, ALBRECHT: Schlafmitteltherapie. Berlin: Julius Springer 1925. RICHTER, HELLMUTH: Einige Versuche zur Feststellung der geistigen und körperlichen Ermüdung durch sportliche Anstrengungen in verschiedenen Trainingsabschnitten. Veröff. Heeressan.wes. H. 78, 15—36 (1925). RIESE, W.: Novarial. Ther. Gegenw. 1925, 463. RINGLER: Hefe („Neuracen"). Med. Klin. 1923, 1296. RÖLL: Psycho-neur. Wschr. 1921, 105. RÖMER, C.: Heilerfolge bei Psychoneurosen. Münch. med. Wschr. 1911, 30. RÖPER: Heilerfolge der Neurasthenie. Mschr. Psychiatr. 30, H. 6 (1911). ROSENFELD, M.: Rhythmische Gefühle. Allg. Z. Psychiatr. H. 762. J. Psychol. u. Neuro 14, 1. RÜDIGER, TSCHERNING: Luminaltherapie in kleinsten Dosen. (0,015) (Augusta-Hosp. Berlin.) Münch. med. Wschr. 72, Nr 35, 1464—1465 (1925). RÜDIN, E.: Klinische Psychiatrie und psychiatrische Erbbiologie. Z. Neur. 101 (Kaepelin), 549 (1926). RUNGE: Psychopathie, Encephalitis, Würgesucht. Arch. f. Psychiatr. 68, 429 (1923). RUTHERFORD, H. R. C.: Psychopathic inheritance. J. ment. Sci. 68, 236 (1922).

SÄNGER, ALFRED: Neurasthenie und Hysterie bei Kindern. Berlin: S. Karger 1902. SOMMER (Gießen): (a) Die nationale und internationale Organisation der psychischen Hygiene. Bericht der Versammlung des deutschen Vereins für Psychiatrie in Kassel 1.—2. 9. 1925. Zbl. Neur. 42, H. 5/6, 331. — (b) Psychomuskuläre Komponente der Schreckneurose. Z. Neur. 17 (1925). SZYMANSKI, I. S.: Aktivität und Ruhe beim Menschen. Z. angew. Psychol. 20, 192 (1922). SCHILDER, PAUL (Wien): Die organischen Grundlagen der Neurosen. 15. Jahresvers. der Ges. dtsch. Nervenärzte in Kassel, vom 3.—5. 9. 1925. Ber. Zbl. 41, H. 12/13, 685. SCHMIDT, AUGUST: Physiologie der Leibesübungen. Voigtländer 3, 1921. SCHNEIDER, KURT: (a) Begriff der Reaktion in der Psychiatrie. Z. Neur. 95, H. 3/4, 500—505 (1925). (b) Die Psychopathien. (Aschaffenburgs Handbuch.) SCHOENHALS: Neurasthenie und Hysterie bei Arbeitern. T. A. D., Berlin 1906. SCHULTE, R. W.: Eignungs- und Leistungsprüfung im Sport. Berlin: Hackebeil 1925. SCHULTZ, J. H.: (a) Die Schicksalsstunde der Psychotherapie. Stuttgart: Enke 1925. — (b) Praktischer Arzt und Psychotherapie. Berl. Klin. 32, H. 348, 1—32 (1925). — (c) Gesundheitsschädigungen nach Hypnose. Halle: Marhold 1922. — (d) Taschenbuch der psychotherapeutischen Technik. Berlin: Fischer 1924. — (e) Psychopathologie und Psychotherapie amnestischer Zustände. Z. Neur. Psatr. 89, 107

1924. — (f) Über Narkolyse und autogene Organübungen. Med. Klin. **1926**, Nr 24. — (g) Über selbsttätige Umstellungen der Wärmestrahlung der menschlichen Haut im autosuggestiven Training. Dtsch. med. Wschr. **1926**, Nr 14. — (h) Therapie des Schlafmangels. Dtsch. med. Wschr. **54** (1926). SCHWARTZ, L.: Du rôle étiologique du travail professionel dans les psychoneuroses. Schweiz. Arch. Neur. **16**, 321 (1925). STAHL, RUDOLF: Die Bedeutung der Haut und des vegetativen Nervensystems für Herdreaktionen, besonders bei der Bäder- und Reiztherapie. (Med. Univ.-Klin., Rostock.) Dtsch. med. Wschr. **50**, Nr 35, 1186—1187 (1924). STEIN, LUDWIG: Zur medikamentösen Therapie der Angstzustände. Wien. klin. Wschr. **36**, Nr. 35, 627—628 (1923). STOCK, A.: Quecksilberdampfgefahr. Berlin: Verlag Chemie, G. m. b. H. 1926. v. STRÜMPEL, A.: Nervosität und Erziehung. Leipzig: F. C. W. Vogel 1908. STUURMAN: Ionentherapie. Neurotherapie **1923**, 41.

TELLSMANN: Nervenpunkte. Dtsch. med. Wschr. **1923**, 843. THIELE: Die neue Erziehung. Leipzig: Grethlein 1920.

UMBER: Lehrbuch der Ernährung und der Stoffwechselkrankheiten. Berlin 1909.

VETLESEN, H. J.: Fosforsurt natron ved nevrastheniske tilstande. Norsk. Mag. Laege-vidensk. 1907. VOSS: Dtsch. med. Wschr. **1923**, 1551.

WAGNER-JAUREGG: Organotherapie bei Neurosen. Wiener klin. Wschr. **1923**, 1. WEDE-KIND, A. W.: Psychische Infektion. J. Psychol. **1917**, 22/23. WEICKSEL: Psycho-neurol. Wschr. **1924**, 69, 80. WEIDNER, E.: Kastration. Z. Neur. **97**, 725 (1925). WEISENBURG, T. H.: The Weir Mitchell rest cure forty Years ago and today. (Die Weir-Mitchell-Kur vor 40 Jahren und heute.) (Infirm. f. nev. dis., Philadelphia.) Arch. of Neur. **14**, Nr 3, 384—389 (1925). WEIZSÄCKER. V. v. (Heidelberg): Über neurotischen Aufbau bei inneren Krankheiten. 15. Jahresvers. d. ges. dtsch. Nervenärzte in Kassel, v. 3.—5. 9. 1925. Ber. Zbl. **41**, H. 12/13, 688.

ZONDEK, S. G.: Die Identität von Nerv-Ionen- und Giftwirkung. (2. med. Univ.-Klin. Charité, Berlin) Klin. Wschr. **4**, Nr 17, 809—816 (1925).

Namenverzeichnis.

Die kursiv gedruckten Zahlen weisen auf die Literaturverzeichnisse hin, die Zahlen in gewöhnlichem Druck auf die Anführungen im Text.

ABBOT 511, *560*.
ABDERHALDEN 41, 498.
ABRAHAM 95, *104*.
ADLER 75, 80, 85, 89, 92, 93, *104*, 179, 198, *217*, 232, 233, 234, 246, 250, 259, 291, 292, 367, 368, 369, 370, 388, 404, 425, 473, *478*, 519, 531, 546, 547, 554, 555, 556.
ALBERT 56, *104*.
ALBRECHT, TH. 25, *27*, *478*.
ALBU 504, 505, *560*.
ALEXANDER, G. 46, 66, *104*, *478*.
ALEXANDER, WILLY *104*, *560*.
ALLERS 93, *104*, 176, 213, *217*, 291, 300, 301, 304, *478*, 538, *560*.
ALLPORT *104*.
AMBERG 50, *105*.
ANTON *478*.
APFELBACH 247, 307, 312, *478*.
ARNDT 28, 30, *103*.
ARONOWITSCH 33, *104*.
v. ARTWINSKY *217*.
ASCHAFFENBURG 36, 69, *104*, 123, 211, *217*, 303, 453, *478*, 507, 510, 533, 541.
AST 215, *217*.
AUERBACH 26.
AXENFELD *103*, 213, *217*, 521, 522, *561*.
AZAM 171, *217*.

BAADE 87, *104*.
BABCOCK 57, *104*.
BABINSKI 144.
BAELZ 183, 185, *217*.
BAERWALD 34, *104*.
BALINT 58.
BALLET 34.
BANG, HERMAN 293, 294, 298, 300, *478*.
BAPPERT 77, *104*.
BARTELS 33, 59, *104*.
BAUER, J. 32, 33, 39, 41, 43, 44, 50, 55, *104*, *105*, *217*, 382, 461, *478*.

BAUER, R. 503, *561*.
BAUMANN 51, *105*, *478*.
BEARD 19, *27*, 29, 31, 40, 70.
BECHTEREW 64, 85, *104*, 213, 214, *217*, 508, 521, *561*.
BECKER *217*, *478*, 520, 521, 542, *561*.
BEELITZ *217*.
BEHM 50, *105*.
BENEDEK 26, 39, *104*.
BÉNESI, C. 46, *110*.
BÉNESI, O. *110*.
BENJAMIN 57, *104*.
BENON 103, *104*.
BERGER 52, 56, 162, *217*.
v. BERGMANN 30, 42, 177, 179, *217*, 498.
BERINGER 227.
BERITOFF 85, *104*.
BERLINER 501, *561*.
BERNHEIM 30, 63, *104*, 520, 542, 556.
BERZE 393, 397, *478*.
BESCHLOSS *478*.
BEYER *104*, 506, *561*.
BIBROWICZ *108*.
BICKEL 44.
BIELING *217*, 503, *561*.
BIER *478*.
BILLIGHEIMER 177, 185, *221*.
BINET 171, *217*, 302, 488.
BING 31, 32, 62, *104*, 181, 507.
BINNINGEN *483*.
BINSWANGER *27*, 30, 40, 47, 70, 95, 101, 102, *104*, 172, 180, 181, 182, 200, *217*, 393, *478*, 503, 504, 505, 507, 513, 547, *561*.
BIRNBAUM 1, 3, *18*, 24, *27*, *104*, *105*, 117, 118, 119, 120, 121, 123, 163, 164, 191, 206, 207, 208, 210, 211, 212, *217*, 227, 234, 238, 243, 246, 248, 262, 267, 268, 270, 273, 312, 388, 415, 423, 429, 431, 432, 451, *478*, 521.
BISGAARD 33, 41, *104*, 497.

BJERRE 97, *104*, 503, *561*.
BLEULER 43, 71, 79, 80, 82, 92, 97, 118, 134, 149, 168, 175, 176, 204, 216, *218*, 237, 242, 393, 394, 395, 398, 400, 416, 450, 452, *478*, 503, 532, 537, 551.
BLOCH 177, *218*.
BLUM 175, *218*, 422, *478*, 498, *561*.
BLUMENFELDT 503, *561*.
BOAS 58, *104*, 504.
BOECKMANN 529.
BOEHM *478*.
BOENHEIM 32, *104*, 496.
BOETHER 490.
BOETTIGER 191, *218*, *486*.
BOGEN 34, *108*.
BOLTEN 54, 61, *104*.
BÖMER *478*.
BONCOUR 36, *109*.
BONHOEFFER 23, *27*, 62, 80, 87, 103, *104*, 118, 119, 121, 142, 151, 152, 159, 167, 168, 169, 184, 186, 187, 188, 189, 195, 199, 201, 203, 211, 212, 214, 215, *218*, 423, *478*, 505, 520, 536, 541, *561*.
BORCHARDT *478*.
BOREL *479*.
BORN *218*.
BORNSTEIN 49, 504, *561*.
BORZA *105*.
BOSTROEM *105*, 162, 179, *218*, 242, 247, 263, 264, 265, 266, 267, 272, 274, 307, 310, 316, 395, 396, 399, *478*.
BOUCHUT 29.
BOURRU 171.
BOUVERET *103*.
BOVET 63, *105*.
BRACLOWSKI *110*.
BRAILOWSKY 48.
BRANDT 100, *105*.
BRATZ 62, 162, 167, *218*, 269, 348, *479*, 490.
BRAUN, E. 43, *105*, 153, 176, 177, *218*, 227, 318, 332, 422.

Sachverzeichnis.

Psychopathologische Dokumente. Selbstbekenntnisse und Fremdzeugnisse aus dem seelischen Grenzlande. Von Dr. med. **Karl Birnbaum,** Privatdozent der Psychiatrie an der Universität Berlin. XII, 322 Seiten. 1920.

RM 8.—; gebunden RM 11.—

Kriminal-Psychopathologie. Systematische Darstellung von Dr. med. **Karl Birnbaum,** Privatdozent der Psychiatrie an der Universität Berlin. VIII, 214 Seiten. 1921.

RM 5.25

Der Aufbau der Psychose. Grundzüge der psychiatrischen Strukturanalyse. Von Dr. med. **Karl Birnbaum,** Privatdozent der Psychiatrie an der Universität Berlin. VI, 108 Seiten. 1923.

RM 3.60

Die Psychoide als Prinzip der organischen Entwicklung. Von **E. Bleuler,** o. Professor der Psychiatrie in Zürich. V, 152 Seiten. 1925.

RM 6.60

Schizoid und Schizophrenie im Erbgang. Beitrag zu den erblichen Beziehungen der Schizophrenie und des Schizoids mit besonderer Berücksichtigung der Nachkommenschaft schizophrener Ehepaare. Von Dr. **Eugen Kahn,** Stellvertretender Oberarzt der Psychiatrischen Universitätsklinik München. (IV. Teil der „Studien über Vererbung und Entstehung geistiger Störungen", herausgegeben von E. Rüdin.) Mit 31 Abbildungen und 2 Tabellen. IV, 144 Seiten. 1923. RM 7.—*

Bildet Band 36 der „Monographien aus dem Gesamtgebiete der Neurologie u. Psychiatrie".

Die klinische Neuorientierung zum Hysterieproblem unter dem Einflusse der Kriegserfahrungen. Von Dr. med. **Karl Pönitz,** Privatdozent und Oberarzt der Psychiatrischen und Nervenklinik Halle. IV, 72 Seiten. 1921.

RM 5.40*

Bildet Band 25 der „Monographien aus dem Gesamtgebiete der Neurologie u. Psychiatrie".

Studie über Minderwertigkeit von Organen. Von Dr. **Alfred Adler.** VIII, 92 Seiten. 1927.

RM 4.20

Verlag von J. F. Bergmann in München

Psychogenese und Psychotherapie körperlicher Symptome. Von R. Allers-Wien, J. Bauer-Wien, L. Braun-Wien, R. Heyer-München, Th. Hoepfner-Cassel, A. Mayer-Tübingen, C. Pototzky-Berlin, P. Schilder-Wien, O. Schwarz-Wien, J. Strandberg-Stockholm. Herausgegeben von **Oswald Schwarz,** Privatdozent an der Universität Wien. Mit 10 Abbildungen im Text. XVIII, 481 Seiten. 1925. RM 27.—; gebunden RM 28.50

Verlag von Julius Springer in Wien

---

* *Die Bezieher der „Zeitschrift für die gesamte Neurologie und Psychiatrie" und des „Zentralblattes für die gesamte Neurologie und Psychiatrie" erhalten die Monographien mit einem Nachlaß von 10%.*

Die konstitutionelle Disposition zu inneren Krankheiten.
Von Dr. **Julius Bauer,** Privatdozent für innere Medizin an der Universität Wien.
Dritte, vermehrte und verbesserte Auflage. Mit 69 Abbildungen. XII, 794 Seiten.
1924. RM 40.—; gebunden RM 42.—

Vorlesungen über allgemeine Konstitutions- und Vererbungslehre. Für Studierende und Ärzte. Von Dr. **Julius Bauer,** Privatdozent für innere Medizin an der Universität Wien. Zweite, vermehrte und verbesserte Auflage. Mit 56 Textabbildungen. IV, 218 Seiten. 1923. RM 6.50

Verbrechertypen. Von **Hans W. Gruhle** und **Albrecht Wetzel,** Heidelberg.

I. Band. 1. Heft: **Geliebtenmörder.** Von **Albrecht Wetzel** und **Karl Wilmanns,** Heidelberg. 101 Seiten. 1913. RM 2.80

— 2. Heft: **Säufer als Brandstifter.** Von **H. W. Gruhle, K. Wilmanns,** Heidelberg, und **G. L. Dreyfus,** Frankfurt a. M. Mit einer Tafel. 83 Seiten. 1914. RM 3.50

— 3. Heft: **Zur Psychologie des Massenmordes.** Hauptlehrer Wagner von Degerloch. Eine kriminalpsychologische und psychiatrische Studie von Prof. Dr. **Robert Gaupp,** Tübingen, nebst einem Gutachten von Geheimem Medizinalrat Prof. Dr. **R. Wollenberg,** Straßburg i. E. Mit einer Textfigur und einer Tafel. VIII, 238 Seiten. 1914. RM 6.30

Lebensschicksale geisteskranker Strafgefangener. Katamnestische Untersuchungen nach den Berichten L. Kirns über ehemalige Insassen der Zentralstrafanstalt Freiburg i. Br. (1879—1886) von Privatdozent Dr. med. **August Homburger,** Heidelberg. (Heft 2 der „Abhandlungen aus dem Gesamtgebiet der Kriminalpsychologie".) Mit 6 Textfiguren und 12 farbigen Tafeln. VIII, 207 Seiten.) 1912. RM 14.—; gebunden RM 16.20

Sexuelle Anomalien, ihre psychologische Wertung und deren forensische Konsequenzen. Von Dr. med. **Ludwig Frank,** Spezialarzt für Nerven- und Gemütskrankheiten in Zürich. IV, 76 Seiten. 1914. RM 2.—

Die Gemeingefährlichkeit in psychiatrischer, juristischer und soziologischer Beziehung. Von Dr. jur. et med. **M. H. Göring,** Privatdozent für Psychiatrie, Assistenzarzt an der Klinik für psychische und nervöse Krankheiten zu Gießen. VII, 149 Seiten. 1915. RM 7.—
Bildet Band 10 der „Monographien aus dem Gesamtgebiete der Neurologie u. Psychiatrie".
Die Bezieher der „Zeitschrift für die gesamte Neurologie und Psychiatrie" und des „Zentralblattes für die gesamte Neurologie und Psychiatrie" erhalten die Monographien mit einem Nachlaß von 10%.

Die Unfruchtbarmachung geistig und sittlich Kranker und Minderwertiger. Erweitertes Referat, erstattet auf der Jahresversammlung des Deutschen Vereins für Psychiatrie am 2. September 1925 in Kassel. Von Dr. **Robert Gaupp,** Professor an der Universität Tübingen. II, 43 Seiten. 1925. RM 2.70

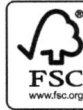